普通外科图像解剖与诊断丛书

ULTRASOUND ATLAS OF GENERAL SURGERY

普通外科
超声解剖与诊断图谱

名誉主编 王深明　丛书主编 王天宝　本册主编 任　杰　苏中振

广东省出版集团 广东科技出版社

· 广　州 ·

图书在版编目（CIP）数据

普通外科超声解剖与诊断图谱／任杰，苏中振主编. —广州：广东科技出版社，2013.11

（普通外科图像解剖与诊断丛书）

ISBN 978-7-5359-6314-7

Ⅰ. ①普…　Ⅱ. ①任…②苏…　Ⅲ. ①外科学—超声波诊断—图谱　Ⅳ. ①R604-64

中国版本图书馆CIP数据核字（2013）第185857号

责任编辑：周　良　曾　冲
封面设计：林少娟
责任校对：谭　曦
责任印制：任建强
出版发行：广东科技出版社
　　　　　（广州市环市东路水荫路11号　邮政编码：510075）
http://www.gdstp.com.cn
E-mail：gdkjyxb@gdstp.com.cn（营销中心）
E-mail：gdkjzbb@gdstp.com.cn（总编办）
经　　销：广东新华发行集团股份有限公司
排　　版：广州市友间文化传播有限公司
印　　刷：广州嘉正印刷包装有限公司
　　　　　（广州市番禺区大龙街大龙村工业区新凌路边C号　邮政编码：511450）
规　　格：889mm×1 194mm　1/16　印张25.5　字数600千
版　　次：2013年11月第1版
　　　　　2013年11月第1次印刷
定　　价：260.00元

主编简介

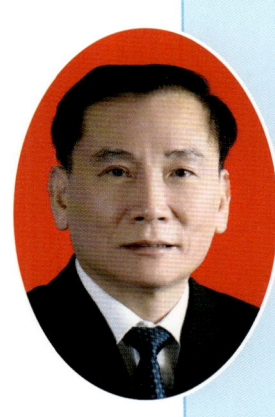

名誉主编　王深明，医学博士，二级教授，一级主任医师，博士生导师，享受国务院政府特殊津贴。现任中山大学附属第一医院院长，血管甲状腺乳腺外科学科带头人和首席专家，中华医学会外科学分会血管外科学组副组长，中国医师协会外科医师分会副会长，广东省医学会副会长，广东省医学会血管外科学分会主任委员，广东省医师协会外科医师分会主任委员，广东省抗癌协会乳腺癌专业委员会主任委员，国际外科学会委员，国际脉管学会委员，国际内分泌外科学会委员，亚洲血管外科学会委员，亚洲内分泌外科学会委员，美国外科医师学院委员。兼任《中华普通外科学文献》和《中国血管外科杂志》主编，《中华医学杂志》和《中华实验外科杂志》副总编辑，《中华普通外科杂志》《中国实用外科杂志》《中华外科杂志》等多个核心期刊副主编、常务编委。是广东省健康管理学会会长，中国医院协会医院医疗保险专业委员会副主任委员，广东省医院协会医院医疗保险管理专业委员会主任委员。近年来在国内外核心期刊上发表论文200多篇，SCI收录60余篇（第一作者或通讯作者40余篇），主持国家863重大项目2项，国家自然科学基金项目9项，省部级科研项目19项。主编、主译专著9部，参编专著30部，参编或主编2007年全国统编本科教材和研究生教材，获教育部奖、中华医学奖等省部级以上科技成果奖多项和发明专利5项。

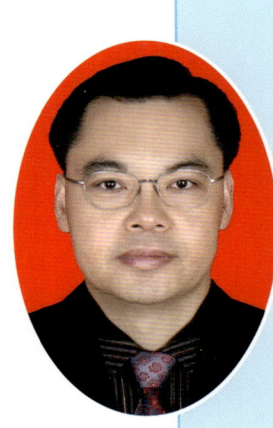

丛书主编　王天宝，山东省人，中山大学附属第一医院外科副教授，副主任医师，外科学医学博士，博士后研究员，硕士研究生导师。1994年7月获青岛医学院医学学士学位；1999年7月获青岛大学外科学硕士学位，师从青岛大学陈咸增教授；2002年7月获山东大学医学博士学位，得到山东大学李兆亭教授悉心指导；2002年9月至2004年10月于中山大学附属第一医院胃肠外科从事博士后研究工作，师从于中山大学汪建平教授。现为中华医学会肠内与肠外营养专业委员会青年委员，中国抗癌协会肿瘤营养与支持治疗专业委员会委员兼秘书，广东省抗癌协会肿瘤营养专业委员会委员，广东省医学会肠内与肠外营养学会委员、代谢外科学组组长，广东省康复医学会性功能障碍康复专业委员会常务委员，广东省科技厅科技咨询专家，《中华肿瘤防治杂志》及《中华结直肠疾病电子杂志》编委。主要研究胃肠及腹膜后恶性肿瘤的诊治，擅长胃癌、结肠癌、直肠癌及腹膜后肿瘤根治性切除术。现主持教育部、卫生部及省级课题6项。以第一作者发表SCI论文7篇，《中华医学杂志》等杂志论著50余篇，主编《实用胃肠恶性肿瘤诊疗学》《盆腔外科手术与图谱》及《实用代谢疾病诊断与治疗》，参编《直肠癌保肛手术》《普通外科营养学》及《围手术期病理生理与临床》。

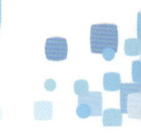

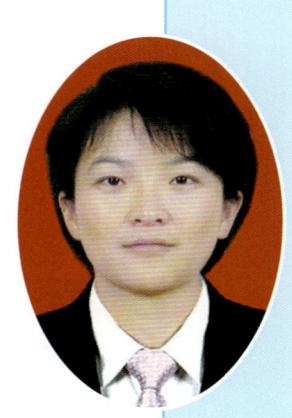

主编 任杰，江苏省人，中山大学附属第三医院超声科副主任医师，影像医学与核医学博士，硕士研究生导师。1999年7月获中山医科大学医学学士学位；2005年6月获中山大学医学影像学与核医学硕士学位，师从中山大学郑荣琴教授；2008年7月获中山大学医学影像学与核医学博士学位，师从中山大学吕明德教授。现为中国超声医学工程学会肌骨超声分会委员，广东省医学会超声医学分会第一届青年委员会委员，广东省超声医学工程学会第六届理事会理事，广东省科技厅科技咨询专家。主要研究消化系统及肌肉骨骼系统超声诊断及介入性超声治疗。以第一作者或通讯作者在国内外专业杂志上累计发表学术论文22篇，其中SCI 论文2篇；主持国家自然基金项目1项，中央高校基本科研业务费专项资金项目1项，省计划项目1项，省医学科学研究基金项目1项；参编《肌肉骨骼系统超声学》《超声造影新技术临床应用》《肝脏移植影像学》《重型肝炎肝移植围手术期治疗学》《特殊与少见骨关节病影像诊断学》。

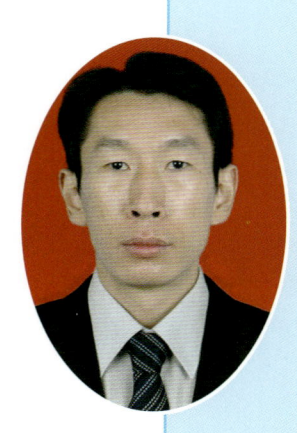

主编 苏中振，河南省人，中山大学附属第三医院超声科副主任医师，影像医学与核医学博士，硕士研究生导师。1998年7月获中山医科大学医学学士学位；2003年7月获中山大学医学硕士学位，指导老师为中山大学附属第二医院梁碧玲教授；2008年7月获中山大学医学博士学位，师从中山大学附属第三医院单鸿教授。长期从事腹部超声诊断、肝癌局部介入治疗以及消融术后疗效评估等工作，特别是对肝脏疾病的超声诊断具有较为深入的研究，积累了丰富的临床实践经验。目前主持国家自然科学基金项目1项、广东省科技计划项目1项，参与国家级、省级基金项目3项；获得、参与学术成果4项，其中1项为2010年广东省科学技术一等奖；发表核心期刊专业论文50余篇，以第一作者发表SCI论文3篇，其中2篇被 *Eur J Radiol*、*Ultraschall Med* 收录。参加国外、国内进修培训3次，并获得合格证书。入选广东省科技咨询专家库，担任广东省中小型企业创新基金评审专家及《影像诊断与介入放射学杂志》和《器官移植》杂志审稿专家。

《普通外科图像解剖与诊断丛书》编委会

名誉主编　王深明

丛书主编　王天宝

丛书编委　（以姓氏笔画排序）

　　　　王　劲　中山大学附属第三医院

　　　　王天宝　中山大学附属第一医院

　　　　任　杰　中山大学附属第三医院

　　　　苏中振　中山大学附属第三医院

　　　　李玉军　青岛大学医学院附属医院

　　　　杨建勇　中山大学附属第一医院

　　　　张水兴　广东省人民医院

　　　　赵　鹏　青岛大学医学院附属医院

　　　　高振华　中山大学附属第一医院

　　　　尉秀清　中山大学附属第三医院

　　　　樊　卫　中山大学肿瘤防治中心

《普通外科超声解剖与诊断图谱》编委会

主 编 任 杰 苏中振

编 委（以姓氏笔画排序）

王 平 中山大学附属第三医院

王小立 中山大学附属第三医院

吕 艳 中山大学附属第三医院

吕发勤 中国人民解放军总医院

刘广建 中山大学附属第六医院

许尔蛟 中山大学附属第三医院

李 凯 中山大学附属第三医院

吴 涛 中山大学附属第三医院

吴宇轩 中山大学附属第三医院

沈 理 上海交通大学附属新华医院

武心萍 江苏省中西医结合医院

周柱玉 上海交通大学附属新华医院

顾世明 宁波北仑区人民医院

郭心璋 浙江遂昌县人民医院

梁 彤 佛山市中医院

曹君妍 中山大学附属第三医院

彭成忠 浙江杭州市中医院

智 慧 中山大学附属第二医院

谢亚羽 浙江杭州市萧山第三医院

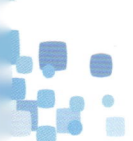

总　序

　　王天宝医生是我的博士研究生，在山东大学齐鲁医院学习3年，认真、勤奋、务实，是一位很有培养前途的外科医生。我在查房时，多次对年轻医生讲，要多看书，遇见不清楚的问题，赶快记下来，查资料弄明白，日积月累，能学到很多东西。就我所知，王天宝医生在此方面做得很好，他不断学习，充实自己，是令我欣慰的学生之一。王天宝医生曾写过一本《实用胃肠恶性肿瘤诊疗学》，内容覆盖从基础到临床的各个方面，主要是外科治疗讲得很详细，实用性很强，作为老师，我很是高兴。

　　普通外科学是临床医生必不可少的基础知识，这是因为普通外科疾病几乎在每个专科都可见到，因此，普通外科的会诊医生总是医院内最忙碌的，不停穿梭于院内各个科室。普通外科疾病包括甲状腺、乳腺、肝、胆、胰、脾、胃、十二指肠、小肠、阑尾、结肠、直肠、肛门、肠系膜、腹膜、腹主动脉、下腔静脉、门静脉系统及下肢大隐静脉等器官的良性和恶性病变，病种繁、变化快、鉴别难、误诊多。"工欲善其事，必先利其器"，正确诊断是有效治疗疾病的前提。病理检查是临床诊断的金标准；MRI以软组织分辨率高和重建管道系统而占据一席之地；超声简便易行；放射则是目前临床应用最多的辅助检查；内镜在消化道疾病诊治方面则具有不可替代的地位。然而，尺有所短，寸有所长，各种检查手段互相补充，难以彼此替代。上述诊断方法经多年实践，日积月累，保留了大量弥足珍贵的图像资料，应将其梳理成册，以提高临床医生的诊治水平，这是一件繁重而有意义的工作。另外，已有的各种专著对人体的正常解剖涉及少，然而，不知正常，焉识异常。基于此，广东科技出版社策划出版一套"普通外科图像解剖与诊断丛书"，委托王天宝医生组织有关专家撰写，王劲、任杰、李玉军、苏中振、张水兴、赵鹏、高振华及尉秀清等中青年专家欣然应邀，不辞劳苦，合著此丛书，以飨读者，实在是一件大好事。本丛书涵盖面广，丰富翔实，注重实用，通俗易懂，图文并茂，是一套难得的案头工具书，对临床医生和研究生更新知识、开阔视野、提高技能颇有裨益。

　　值"普通外科图像解剖与诊断丛书"即将付梓之际，向付出辛勤汗水的作者们表示由衷的祝贺；同时，我也高兴地向广大的中青年内、外科医生和研究生推荐此书。

　　是为序！

李兆亭 于山东大学

2013年3月

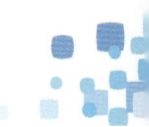

前　言

　　从事腹部超声诊断工作迄今为止已经15个年头，随着临床经验和科研成果的不断积累，心中一直想编写一本有关普通外科疾病的超声专著。1年前，接到"普通外科图像解剖与诊断丛书"主编王天宝教授的邀请，委托编撰《普通外科超声解剖与诊断图谱》分册，使这一愿望有机会得以实现。超声诊断技术的发展提高了普通外科疾病的确诊率，特别是腹部疾病，超声在良好观察细微结构的同时，且可广泛了解腹腔内脏器官的状况，获得较全面的诊断信息，为诊断和治疗提供参考依据。迄今，已有不少优秀的超声书籍出版，促进了中国超声的不断发展。本图谱重点在于阐述图像阅读分析能力，因为一位合格的超声医生不仅要求有坚实的医学基础，还要求有娴熟的临床分析能力，从一定意义上说超声医师是"复合型人才"，即首先是一位优秀的操作技师，同时又要具备临床医师的诊断能力，所以相关能力的全面培养就显得尤为重要。

　　参加编写的作者多为本科的年轻医师及研究生，另外还邀请了几位省内外的专家，他们以极大的热情投入资料收集和讨论编写工作。本书共计14章，约60万字，插图960余幅。基本囊括了普通外科超声诊断领域的所有内容，其中有不少临床诊断困难或误诊的病例。在编写过程中，我们努力做到资料丰富，图文并茂，且与临床密切结合，争取使该图谱具有更强的可操作性、参考性和实用性。与以往其他专家编写的腹部超声图谱专著相比，我们对目前超声诊断领域的最新进展进行补充，显示超声在诊断疑难复杂疾病的优越性。

　　在编写过程中，得到前辈吕明德教授与郑荣琴教授的悉心指导和帮助，他们在百忙之中提出宝贵意见，使笔者受益匪浅，在此表示真诚的感谢！

　　本书出版得到广东科技出版社的大力支持，在此深表谢意！

　　由于时间仓促，水平、经验有限，书中难免存在不尽如人意之处，欢迎各位前辈和同道批评指正。

任杰　苏中振　于中山大学

2013年3月

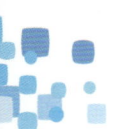

目 录

第一章
颈 部 疾 病

第一节　解剖概要及正常超声表现

颈部上界为头部的下界，即下颌骨下缘、下颌角、乳突尖上项线和枕外隆凸的连线；下界为胸部和上肢的上界，即胸骨颈静脉切迹、胸锁关节、锁骨上缘和肩峰至第7颈椎棘突的连线。两侧以斜方肌前缘和脊柱颈段前方与项部分界。

颈部重要结构包括甲状腺、颈部大血管、淋巴结、颈椎、食管、气管等。甲状腺位于颈前下方，颈部大血管走行于肌肉间，淋巴结多分布于肌肉间及皮下。高频超声可清晰显示颈前三角区结构，由浅至深为皮肤、皮下组织、肌肉、血管、甲状腺、甲状旁腺、淋巴结及神经等（图1-1）。

皮肤：分为表皮和真皮层，声像图表现为高回声带。

皮下组织：以脂肪组织为主，呈低回声，脂肪内可见条索状高回声的筋膜回声。

肌肉：呈低回声，周边有线状高回声肌外膜包裹。长轴切面肌肉回声内可见羽毛状高回声，短轴切面则呈星点状高回声。

颈总动脉与颈内静脉：横切面颈总动脉与颈内静脉呈圆形或卵圆形无回声，内侧为颈总动脉、外侧为颈内静脉。平甲状软骨上缘颈总动脉分为颈内动脉和颈外动脉。颈动脉搏动感明显，管壁回声明亮，可见内中膜回声；颈内静脉易压扁，管壁较动脉薄，可见静脉瓣回声。

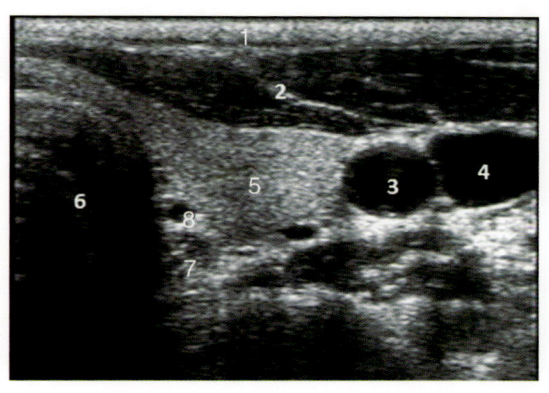

1. 皮肤及皮下组织　2. 颈前肌及颈侧肌　3. 颈总动脉　4. 颈内静脉　5. 甲状腺左侧叶　6. 气管　7. 食管　8. 甲状旁腺区域

图1-1 颈部结构超声示意图

甲状腺：甲状腺横切面呈蝶形或马蹄形，纵切面呈前尖后钝的叶片形。周边可见清晰光滑的高回声包膜，实质为均匀中等回声（略低于正常肝脏回声）（图1-2）。峡部后方为气管，因其内含气体，故呈一弧形强回声带伴多重反射。甲状腺后外侧为颈动脉鞘，鞘内包含颈总动脉、颈内静脉和迷走神经。甲状腺左侧叶后方气管旁为颈段食管，呈典型的5层声像结构。正常甲状腺的上下径<5cm，左右径<2cm，前后径<2cm。当前后径>2cm时，可肯定诊断甲状腺肿大。甲状腺实质内血流较丰富，甲状腺上动脉起源于颈外动脉，位置表浅，走向较直，较甲状腺下动脉容易显示，脉冲多普勒呈单向搏动频谱，收缩期急速上升，舒张期缓慢下降（图1-3）。甲状腺上、下动脉直径均<2mm，收缩期峰值速度为20～55cm/s，平均速度12～30cm/s，阻力指数0.55～0.75。

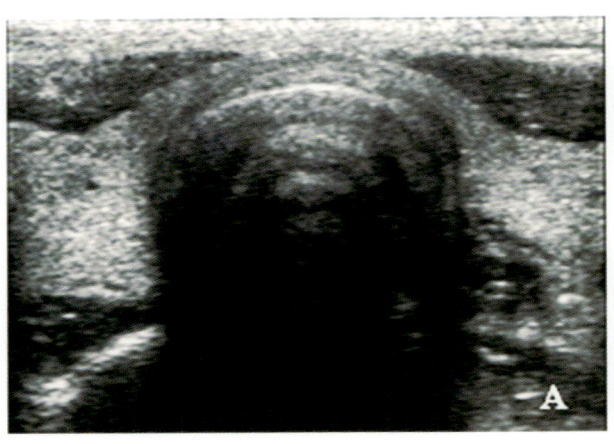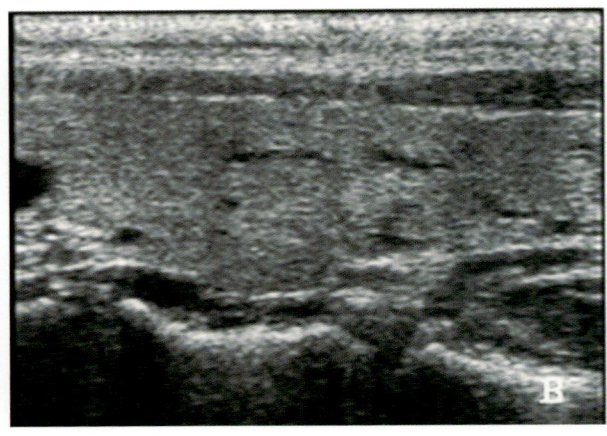

A：横切呈蝶形，实质呈中等回声；B：纵切呈前尖后钝的形状

图1-2　正常甲状腺二维灰阶超声表现

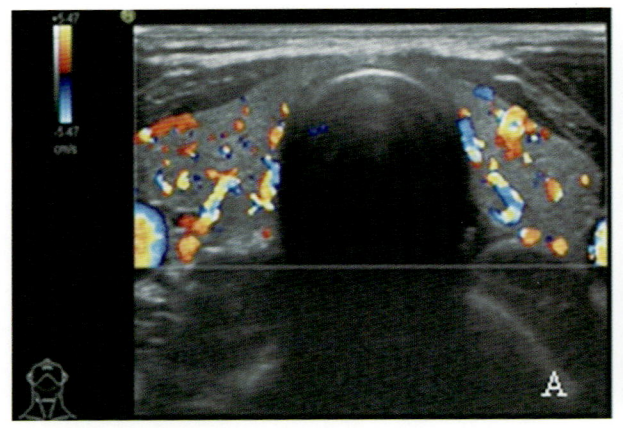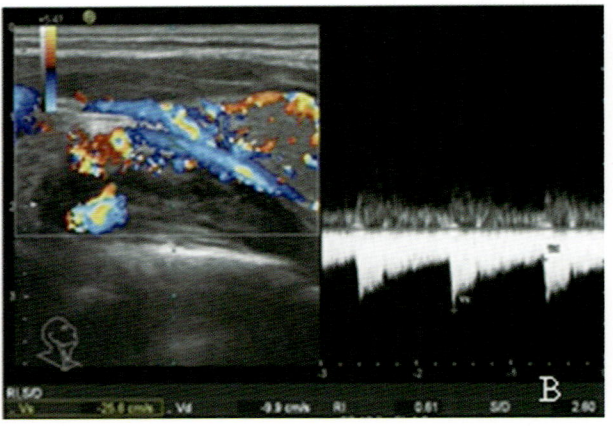

A：甲状腺实质内见短棒状、条状血流信号；B：甲状腺上动脉呈单向单峰图像，上升支较陡直，下降支较缓慢

图1-3　正常甲状腺多普勒超声表现

　　甲状旁腺：紧贴于甲状腺背面，形状不一，其数目、位置变化较大，80%以上有4个，分上下两对，分别称为上甲状旁腺和下甲状旁腺。目前的超声技术无法显示正常的甲状旁腺，但增大的甲状旁腺可能被显示。

　　淋巴结：颈部淋巴结主要包括环形组淋巴结群和纵形组淋巴结群。环形组淋巴结群依次为枕区淋巴结、耳后淋巴结、腮腺区淋巴结、颌下区淋巴结、面颊部淋巴结和颏下区淋巴结。纵形组淋巴结群包括咽后淋巴结、颈浅区淋巴结、颈深区淋巴结。纵形组淋巴结群以胸锁乳突肌为界分为颈浅区和颈深区淋巴结。美国癌症联合委员会（AJCC）依据肿瘤转移范围和水平将颈部淋巴结分为7组（图1-4）。第Ⅰ区：包括颏下及下颌下淋巴结。第Ⅱ区：为颈内静脉上组淋巴结，相当于颅底至舌骨水平，前界为胸骨舌骨肌前缘，后界为胸锁乳突肌后缘，为该肌所覆盖。第Ⅲ区：为颈内静脉中组淋巴结，从舌骨水平至环状软骨上缘，前后界与Ⅱ区同。第Ⅳ区：为颈内静脉下组淋巴结，从环状软骨到锁骨之间，前后界分区上。第Ⅴ区：为颈后三角淋巴结，含副神经链淋巴结、颈横淋巴结及锁骨上淋巴结在内，后界为斜方肌前缘，前界为胸锁乳突肌后缘，下界为锁骨。第Ⅵ区：为颈前中央区淋巴结，上界为舌骨，下界为胸骨上窝，两侧界为颈动脉鞘。第Ⅶ区：为胸骨上切迹下方的上纵隔淋巴结。正常淋巴结在超声上表现为扁平状或椭圆形低回声结节（位于颌下区及腮腺区的淋巴结趋于圆形），周边为高回声包膜，内部回声均匀，中央可见高回声淋巴结门结构，多普勒超声显示树枝状或星点状的中央部淋巴结门供血（图1-5）。

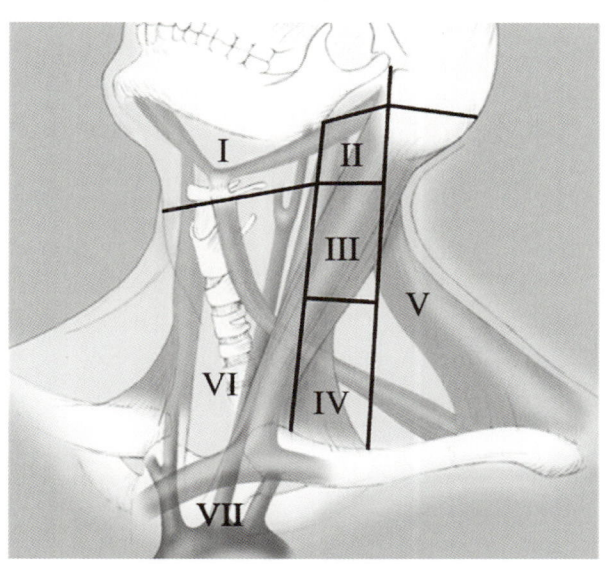

图1-4 颈部淋巴结分组示意图

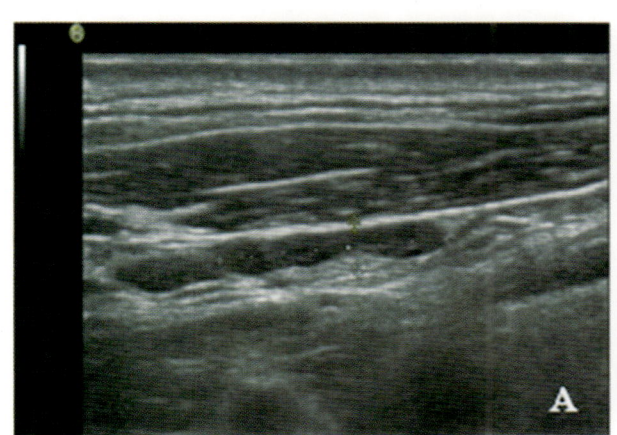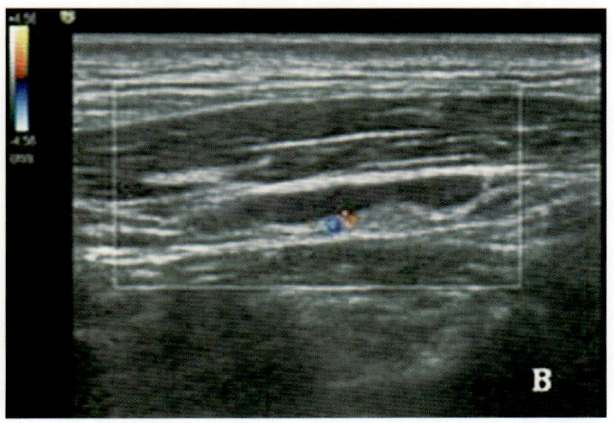

A：二维灰阶超声显示呈椭圆形，周边见高回声包膜，内部为均匀低回声，中央见高回声淋巴结门结构；B：多普勒超声显示内部见星点状血流信号，以中央淋巴结门供血为主

图1-5 正常淋巴结超声表现

第二节 甲状腺弥漫性病变

一、弥漫性非毒性甲状腺肿

弥漫性非毒性甲状腺肿（diffuse nontoxic goiter）是最常见的一类甲状腺增生性疾病，不伴有甲状腺功能亢进，可分为地方性和散发性两类。地方性甲状腺肿主要病因包括缺碘、食物含致甲状腺肿因子及先天性甲状腺激素合成酶缺乏等导致TSH分泌增多，从而使甲状腺滤泡上皮细胞增生引起甲状腺

肿大。而散发性甲状腺肿以女性多见，病因复杂多样，除上述因素，部分与细菌感染、微量元素及遗传免疫因素有关。青年人以弥漫性甲状腺肿为主，老年人以结节性甲状腺肿多见。

【超声表现】

1. 弥漫性增生性甲状腺肿　甲状腺不同程度增大，呈弥漫性、对称性增大，内部回声可类似正常，随着病程发展，实质回声可较正常增粗、增高，甚至分布不均匀，多普勒超声显示内部血供无明显改变或轻度增加（图1-6）。由于甲状腺前后径与甲状腺体积相关性最佳，甲状腺前后径>2cm则要怀疑甲状腺肿大。甲状腺明显增大时，颈部血管可向外移位。需注意的是，此时甲状腺大小测量值也可在正常范围内，可能其体积较发病前有所增大，但仍在人群正常值以内。

2. 弥漫性胶性甲状腺肿　甲状腺肿大情况与弥漫性增生性甲状腺肿类似，因滤泡内充满胶质而高度扩张，表现为甲状腺内可见多个薄壁的液性无回声区，部分可见点状强回声伴彗星尾征，呈胶质样囊肿改变（图1-7）。

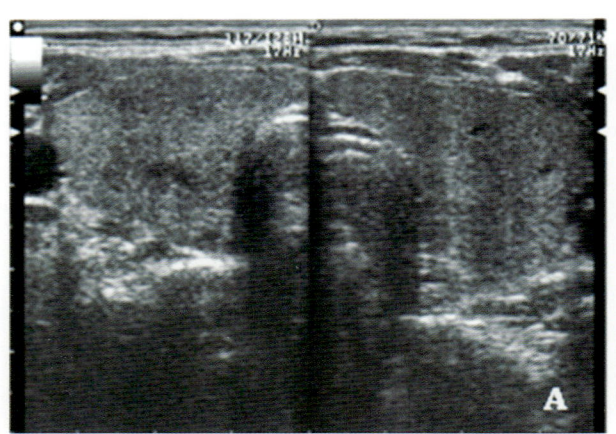
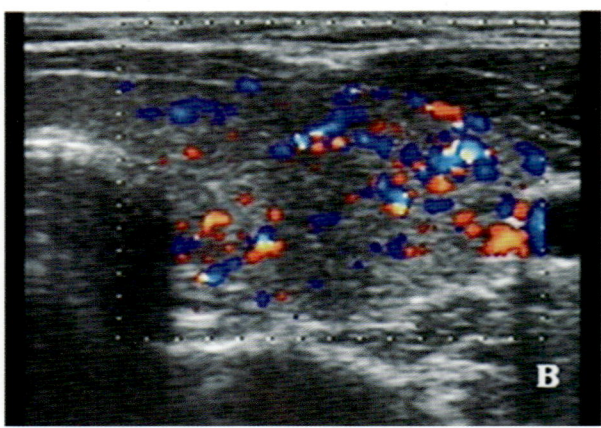

A：二维灰阶超声显示甲状腺弥漫性、对称性稍增大，实质回声欠均匀；B：多普勒超声显示甲状腺实质内血流信号稍增加

图1-6　女，21岁，发现颈部肿物半月

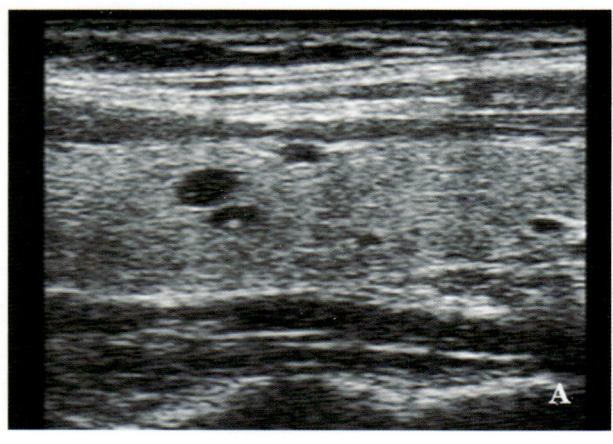
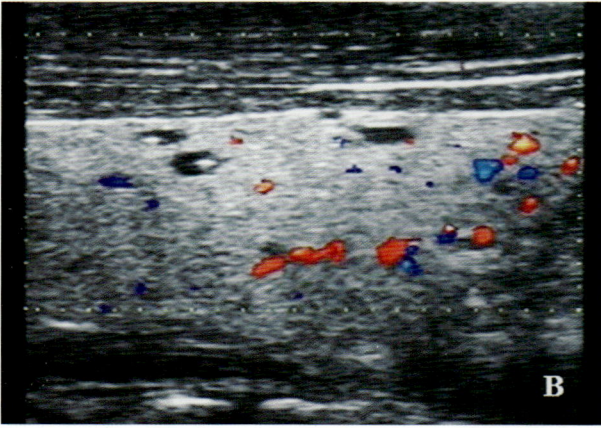

A：二维灰阶超声显示甲状腺内多发薄壁液性暗区，部分内见点状强回声后方伴彗星尾征；B：多普勒超声显示暗区内未见明显血流信号

图1-7　男，20岁，体检

3. 结节性甲状腺肿　甲状腺对称或不对称性增大，实质回声常增粗，分布均匀或不均匀，可见散在点状、条状回声。腺体内见结节，可单发，但多发结节占大多数，结节形状不定，多呈低回声，边

界欠清，结节内回声不均匀，可出现不规则液性暗区、强回声斑后伴声影等改变。多普勒超声显示结节内部及周边见少量血流信号，呈点状、短条状（图1-8）。若结节纵横比＞1、呈极低回声或出现沙砾样钙化时应注意结节恶变可能。

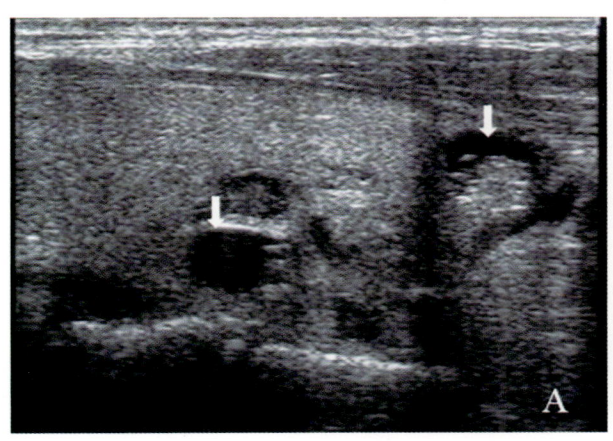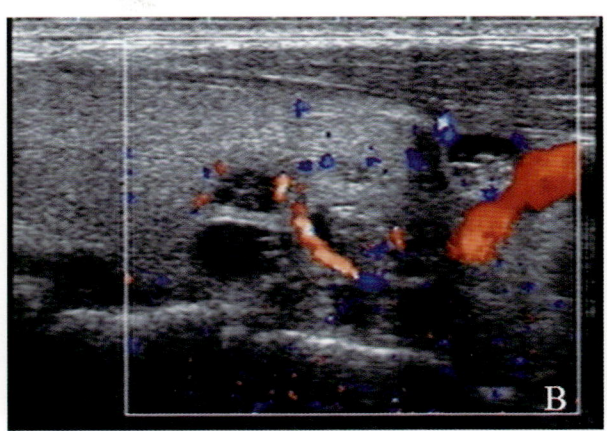

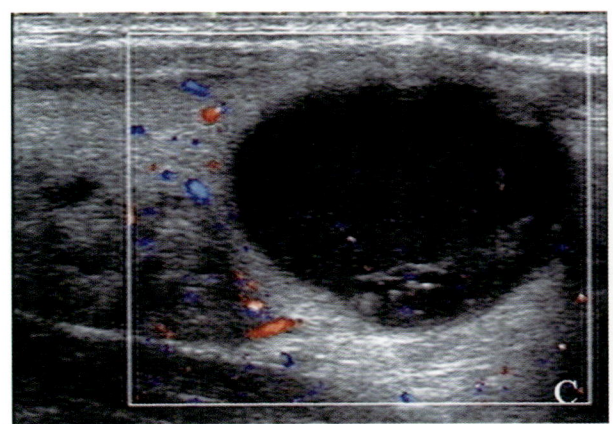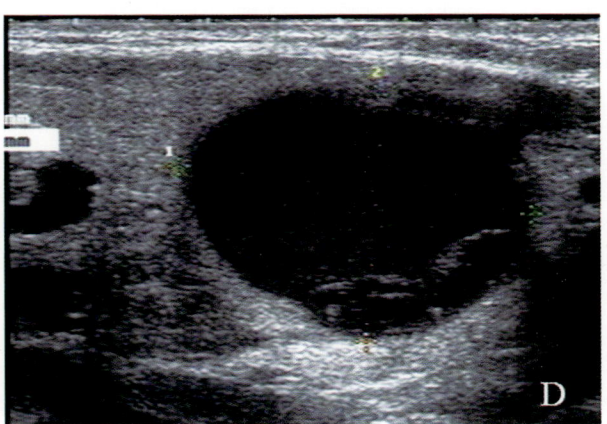

A：二维灰阶超声显示甲状腺右侧叶内多发结节，大部分呈等回声，部分内部见不规则液性暗区(↓)；B：多普勒超声显示结节内部血流信号稀少；C：二维灰阶超声显示甲状腺右侧叶内多发结节，较大者以液性暗区为主，内见条状分隔回声；D：多普勒超声显示较大结节内部未见明显血流信号。术后病理证实为结节性甲状腺肿

图1-8　女，31岁，发现颈部肿物1周

4. 弥漫性非毒性甲状腺肿　甲状腺上动脉内径正常或稍增宽，频谱多普勒显示血流速度可增加，但与甲状腺增生程度无相关性。

【超声诊断与鉴别诊断】

1. 非毒性甲状腺肿应与毒性甲状腺肿相鉴别（表1-1）。

表1-1　非毒性甲状腺肿与毒性甲状腺肿鉴别要点

鉴别项目	非毒性甲状腺肿	毒性甲状腺肿
甲状腺大小	峡部厚<0.4cm	峡部厚≥0.4cm
甲状腺形态	不规则，表面不光滑	较规则，表面光滑
内部回声	不均匀，可见多个结节回声	欠均匀，常无明显结节
血流信号	一般	丰富，可呈火海征
甲状腺上动脉管径	多不宽	多增宽
收缩期峰值速度	<70cm/s	≥70cm/s
T_3、T_4	正常	增高

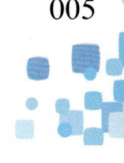

2. 结节性甲状腺肿应与甲状腺腺瘤相鉴别（表1-2）。

表1-2 结节性甲状腺肿与甲状腺腺瘤鉴别要点

鉴别项目	甲状腺腺瘤	结节性甲状腺肿
甲状腺大小	不大或局限性肿大	可明显肿大
甲状腺表面	表面整齐光滑	表面不光滑，可呈波浪形
结节数目	单发多见，少数多发	通常多发
结节回声	低回声，分布均匀	低回声或等回声，分布不均匀
结节边界	清晰	欠清晰
结节包膜	有	无或有（不完整）
肿块周围组织	正常	回声异常

二、毒性弥漫性甲状腺肿

毒性弥漫性甲状腺肿（toxic diffuse goiter）又称Graves病或甲状腺功能亢进，是一种伴甲状腺激素分泌增多的器官特异性自身免疫疾病，发病率仅次于单纯性结节性甲状腺肿，约31/10万。多数起病缓慢，亦有急性起病，好发于20~40岁女性，女性发病率约为男性的5倍，临床特点为甲状腺肿大伴有甲状腺激素分泌过多的症状，如心动过速、神经过敏、体重减轻、突眼等症状，实验室检查T_3、T_4增高，TSH下降。

【超声表现】

1. 二维灰阶超声 甲状腺不同程度肿大，呈弥漫性、对称性肿大。边缘相对不规则，可呈分叶状，包膜欠光滑，边界欠清晰，与周围无粘连。与周围肌肉组织相比，65%~80%的甲状腺实质呈弥漫性低回声，70%~80%内部回声分布不均匀，可出现不规则斑片状回声减低区，或弥漫性细小减低回声，构成"筛孔状"结构。甲状腺功能亢进治愈后内部回声可逐渐减低或高低相间、分布不均。

约16%患者伴有实质性结节，因实质局部出血、囊变而出现低回声、无回声结节，结节边界模糊，回声不均匀，随访观察此类结节可逐渐吸收消失。部分患者可形成多发增生性结节，声像表现类似结节性甲状腺肿，部分结节可见钙化，甚至发生结节恶变，但非常少见，发病率为1.65%~3.5%。

2. 多普勒超声 多数未治疗过的患者甲状腺周边和实质内血流信号增多，表现为弥漫分布点状、分支状和斑片状血流信号，呈搏动性闪烁，称之"火海征"（图1-9）。"火海征"为Graves病的典型表现，但非其特有，也见于亚甲状腺功能减退症、桥本甲状腺炎甲状腺功能亢进期等。如血流信号增多分布范围较局限，称之"海岛征"。部分患者血流信号增多，呈棒状或枝状，但未达到"火海征"。

甲状腺上下动脉扩张，流速加快，收缩期峰值流速＞70cm/s(图1-10)，血流可呈喷火样，治疗后可恢复正常。甲状腺下动脉频谱准确性较甲状腺上动脉高，有学者研究表明甲状腺下动脉收缩期峰值流速是预测甲状腺功能亢进症复发的最佳指标，其流速＞40cm/s往往预示复发。

【超声诊断与鉴别诊断】

　　毒性弥漫性甲状腺肿应与非毒性甲状腺肿、桥本甲状腺炎、亚急性甲状腺炎相鉴别（参见表1-1、表1-3）。

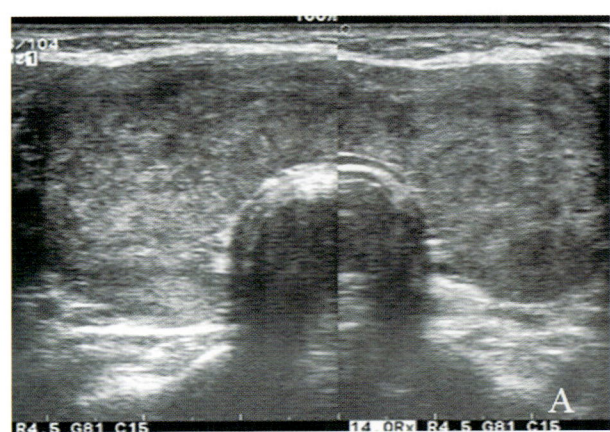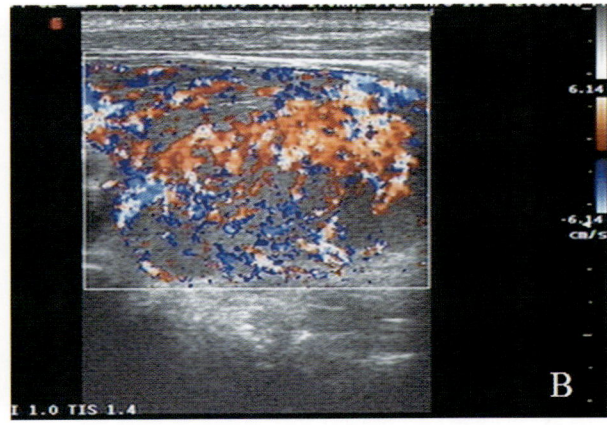

　　A：二维灰阶超声显示甲状腺弥漫性、对称性增大，包膜欠光滑，实质呈弥漫性低回声，分布不均匀；
　　B：多普勒超声显示实质内部血流信号丰富，呈"火海征"。术后病理证实为毒性弥漫性甲状腺肿

图1-9　女，26岁，发现突眼1周

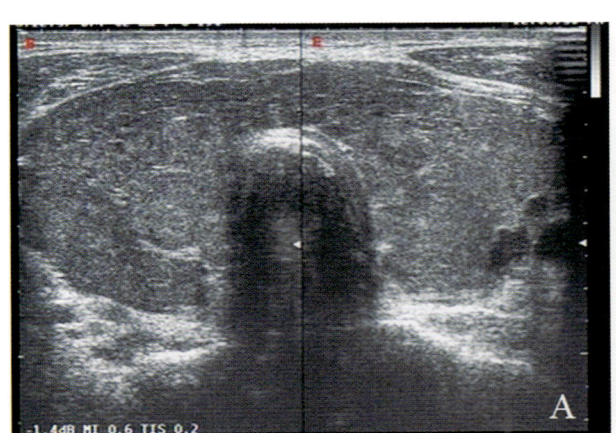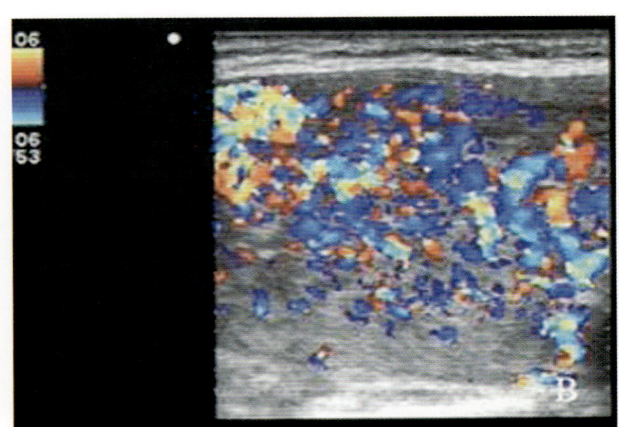

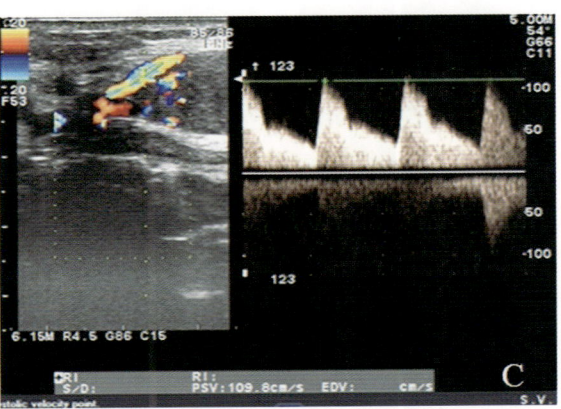

　　A：甲状腺弥漫性、对称性增大，包膜尚光滑，实质回声呈弥漫性分布不均匀；B：多普勒超声显示实质内部血流信号丰富，呈"火海征"；C：频谱多普勒显示甲状腺上动脉血流速度加快，收缩期峰值流速109cm/s。临床追踪证实为毒性弥漫性甲状腺肿

图1-10　女，25岁，发现手颤、消瘦3个月余

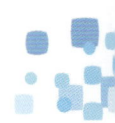

三、亚急性甲状腺炎

亚急性甲状腺炎（subacute thyroiditis）又称病毒性甲状腺炎、肉芽肿性甲状腺炎，为病毒感染后甲状腺发生变态反应所致。发病率为3%~5%，好发年龄为20~60岁，女性多见，病程可数周至数月不等。病变可局限于甲状腺一部分或累及一侧叶，较少同时累及两侧腺体。本病常继发于上呼吸道感染或腮腺炎后，临床可见呼吸道感染、发热等症状，伴甲状腺肿大和疼痛、局部压痛。

【超声表现】

1. 二维灰阶超声　甲状腺可轻度肿大，轮廓正常，包膜可增厚。甲状腺实质内可出现单发或多发、散在的异常回声区，回声明显低于正常甲状腺区域，部分可融合成片，大部分边缘不规则，呈地图样低回声（图1-11、图1-12）。早期边界模糊，但和颈前肌肉无粘连，嘱患者吞咽动作时甲状腺与颈前肌存在相对运动。在病程发展过程中，炎症可突破甲状腺包膜累及颈前肌群，出现甲状腺与邻近的颈前肌两者间的间隙消失。随着病程发展，部分低回声区边界可较清晰；但恢复期炎症逐步消退，病灶回声逐渐与周围组织一致；但也有部分患者甲状腺实质内回声增粗，分布不均，仍可见局灶性片状低回声区。

2. 多普勒超声　疾病急性期病变周边血流信号丰富，内部血流信号稀少，原因在于病灶区域的滤泡被破坏。频谱多普勒显示甲状腺上动脉血流速度接近正常。恢复期甲状腺功能减退时，因T_3、T_4降低，TSH持续升高而刺激甲状腺组织增生，引起甲状腺内血流信号增加。

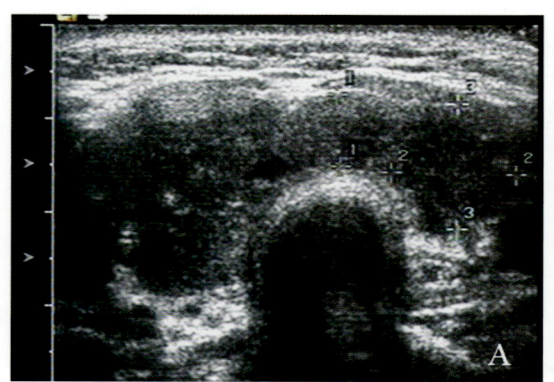
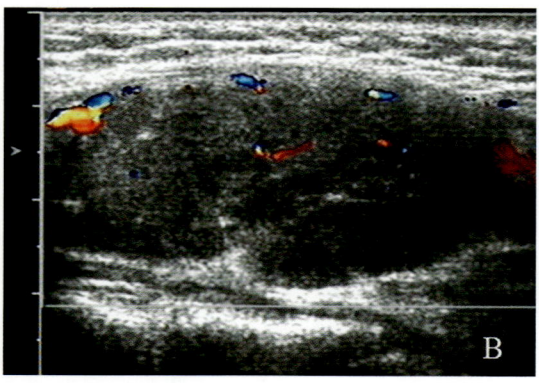
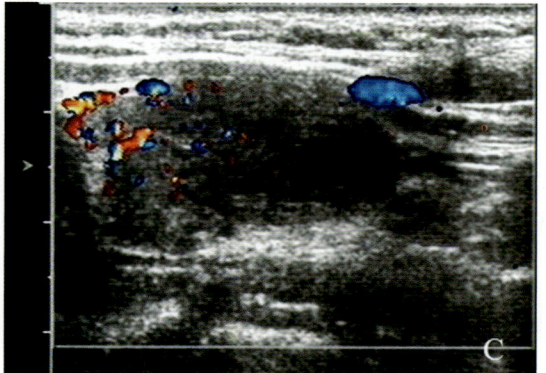

A：二维灰阶超声显示甲状腺不对称增大，包膜欠光滑，实质见弥漫性片状低回声，边界欠清；B、C：多普勒超声显示实质内部血流信号不丰富，仅见散在点状、短条状血流信号。术后病理证实为亚急性甲状腺炎

图1-11　女，28岁，发热并颈部疼痛1周余

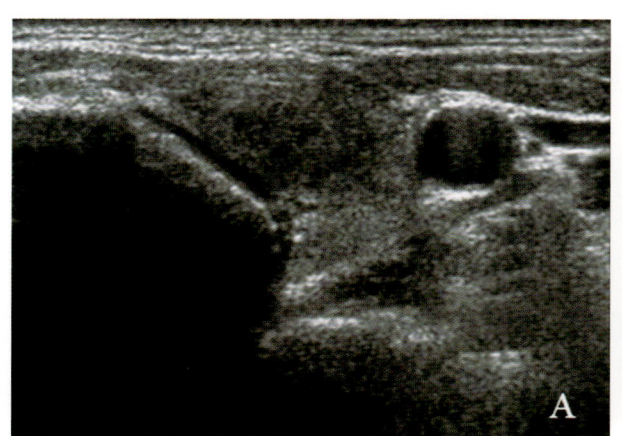
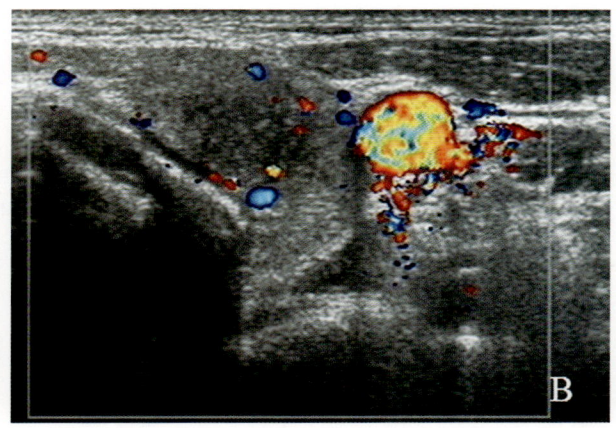
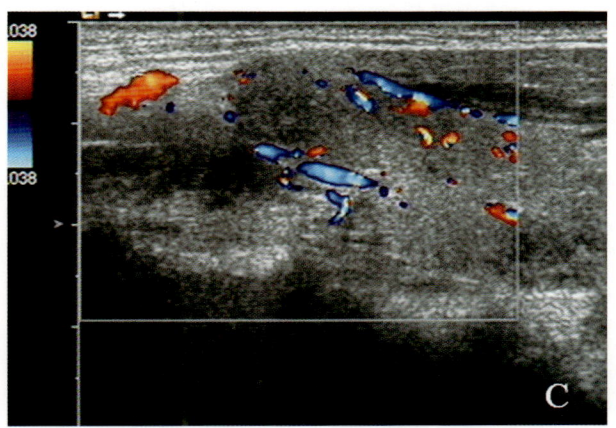

A：甲状腺内见片状低回声区，内部回声不均，边界欠清，占位效应不明显，余甲状腺实质回声尚均匀；B、C：多普勒超声显示低回声区周边见星点状血流信号，内部血流信号不丰富。术后病理：亚急性肉芽肿性甲状腺炎

图1-12　男，44岁，左颈部疼痛半年，发现左颈部肿块2个月余

【超声诊断与鉴别诊断】

亚急性甲状腺炎需与桥本甲状腺炎、甲状腺功能亢进相鉴别（表1-3）。

表1-3　亚急性甲状腺炎与桥本甲状腺炎、甲状腺功能亢进的鉴别要点

鉴别项目	桥本甲状腺炎	亚急性甲状腺炎	甲状腺功能亢进
病因	自身免疫性疾病	病毒感染	自身免疫性疾病
临床症状	可有不适，无疼痛	有疼痛、发热等	心悸、食欲亢进等
病变范围	累及全腺体	常累及一部分腺体	全腺体
甲状腺腺体	稍肿大或肿大	病变侧肿大	肿大
内部回声	弥漫性不均匀	病灶区不均匀，正常组织均匀	弥漫性欠均匀
边界	无明显边界	与正常腺体有边界，呈不清晰过渡型	无明显边界
CDFI	丰富	较丰富	非常丰富
甲状腺上动脉收缩期峰值速度	<70cm/s	<70cm/s	>70cm/s
生化指标	TPOAb、TGAb阳性	TPOAb、TGAb阴性	TPOAb、TGAb阴性，T_3、T_4增高

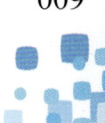

四、桥本甲状腺炎

桥本甲状腺炎（hashimoto thyroiditis）亦称慢性淋巴细胞性甲状腺炎、淋巴瘤样甲状腺肿，是以自身甲状腺组织为抗原的自身免疫性疾病。常见于30～50岁中年女性，起病隐匿，病程发展缓慢，主要表现为甲状腺肿大，大多数为弥漫性病变，少数为局限性。典型的桥本甲状腺炎为甲状腺双侧叶对称性肿大，质地逐渐变韧、变硬，可伴有结节或腺瘤等疾病。

【超声表现】

1. 二维灰阶超声　桥本甲状腺炎常累及整个甲状腺，腺体增大，以峡部明显，常呈弥漫性均匀性或非均匀性增大，可呈分叶状，病程后期可出现萎缩性改变。

桥本甲状腺炎结合内部回声特征可分为弥漫型、局限型和结节形成型3种类型。但病程发展过程中各型图像可互相转化。

（1）弥漫型：弥漫型是桥本甲状腺炎最常见的类型，以腺体弥漫性肿大伴淋巴细胞浸润的低回声图像为主；病程中广泛的纤维组织增生致甲状腺实质内出现线状高回声，呈不规则网格状改变，是桥本甲状腺炎特征性表现（图1-13）。

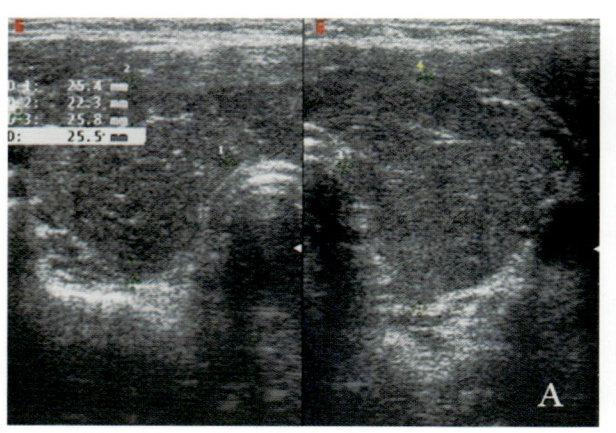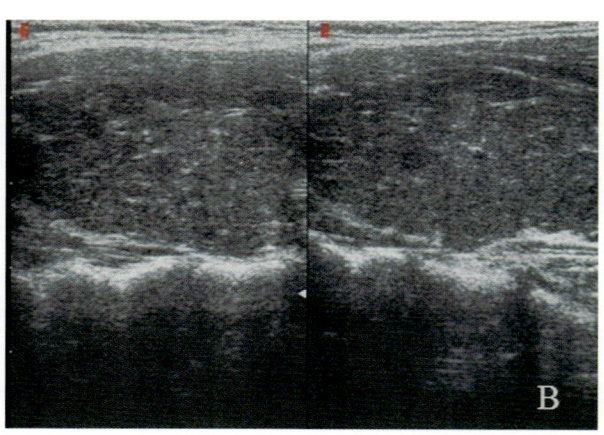

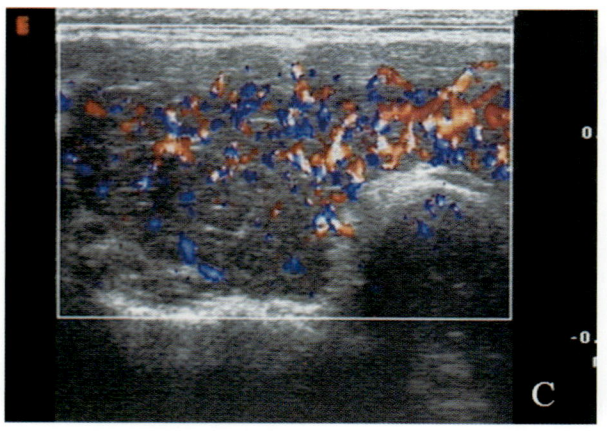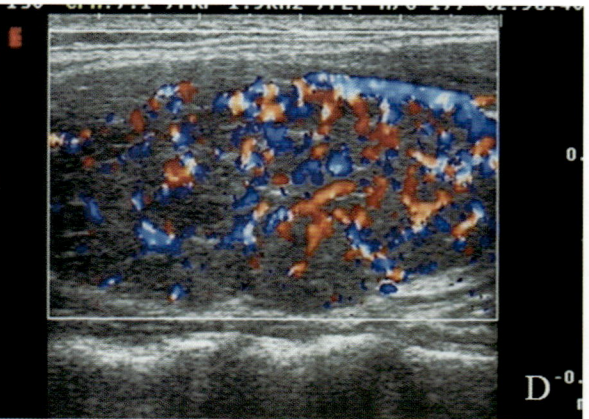

A、B：二维灰阶超声显示甲状腺弥漫性、对称性增大，包膜欠光滑，实质内回声不均，散在分布条状高回声，呈不规则网格状改变；C、D：多普勒超声显示实质内部血流信号丰富。术后病理证实为桥本甲状腺炎

图1-13　女，42岁，发现颈前肿物1个月余，实验室检查TPOAb、TGAb明显升高

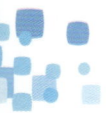

（2）局限型：甲状腺实质内见局限性不均匀低回声区，形态不规则，呈"地图样"（图1-14）。

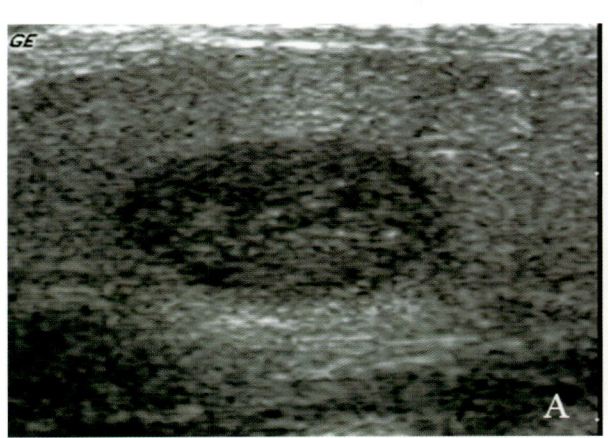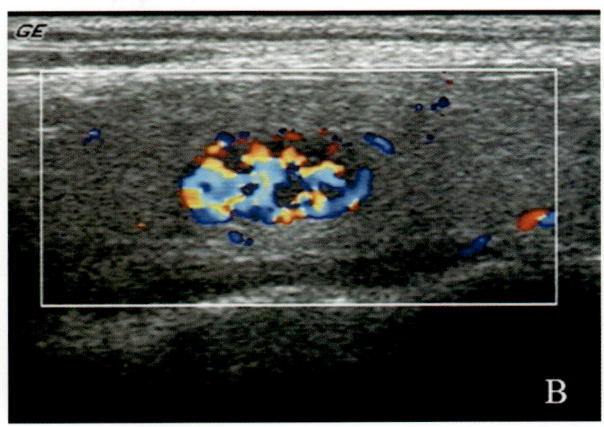

A：甲状腺实质回声尚均匀，甲状腺内见低回声团，边界欠清，内部回声欠均，可见点状强回声；B：多普勒超声显示低回声团内部血流信号丰富，周边甲状腺实质内见稀疏点状血流信号。术后病理：桥本甲状腺炎

图1-14　女，38岁，体检发现甲状腺肿物

（3）结节形成型：双侧甲状腺实质内布满大小不等的结节样回声区，以低回声多见（图1-15、图1-16）。结节形成型桥本甲状腺炎结节外甲状腺组织仍呈弥漫型或局限型改变，即甲状腺实质回声不均匀减低。

2. 多普勒超声　桥本甲状腺炎的腺体实质内血流信号表现各异，多不同程度增多，也可以表现正常，纤维化明显时则血供减少。局灶性病变血供模式也多变，可以是结节边缘和中央均可见血流信号，也可以边缘血流信号为主，常表现为结节内部血流信号高度分布，即"回声越低，血流越多"。频谱多普勒显示甲状腺上动脉收缩期峰值流速明显低于甲状腺功能亢进症，但仍高于正常，通常不超过65cm/s。

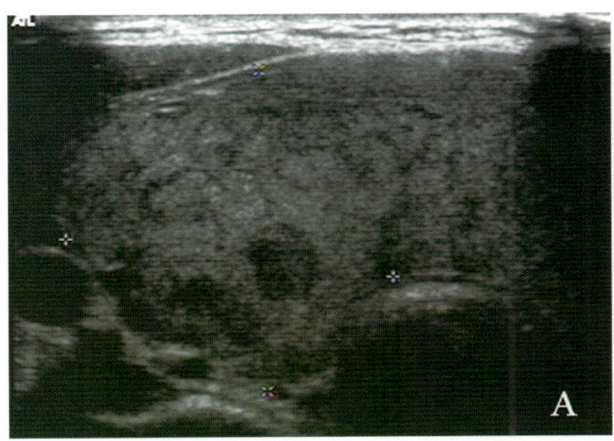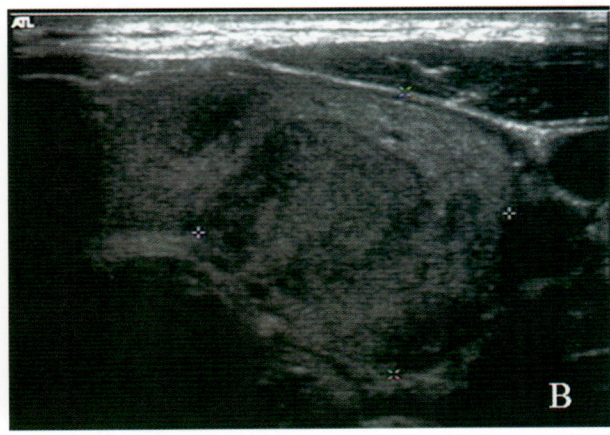

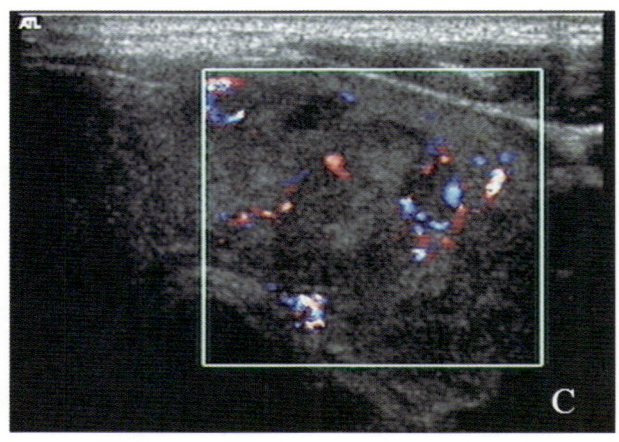

A、B：二维灰阶超声显示甲状腺弥漫性、对称性增大，包膜欠光滑，实质内大小不等结节，结节内部以低回声为主；C：多普勒超声显示结节内见短条状血流信号。术后病理证实为桥本甲状腺炎

图1-15　女，45岁，发现颈前肿物半年余，实验室检查TPOAb、TGAb明显升高

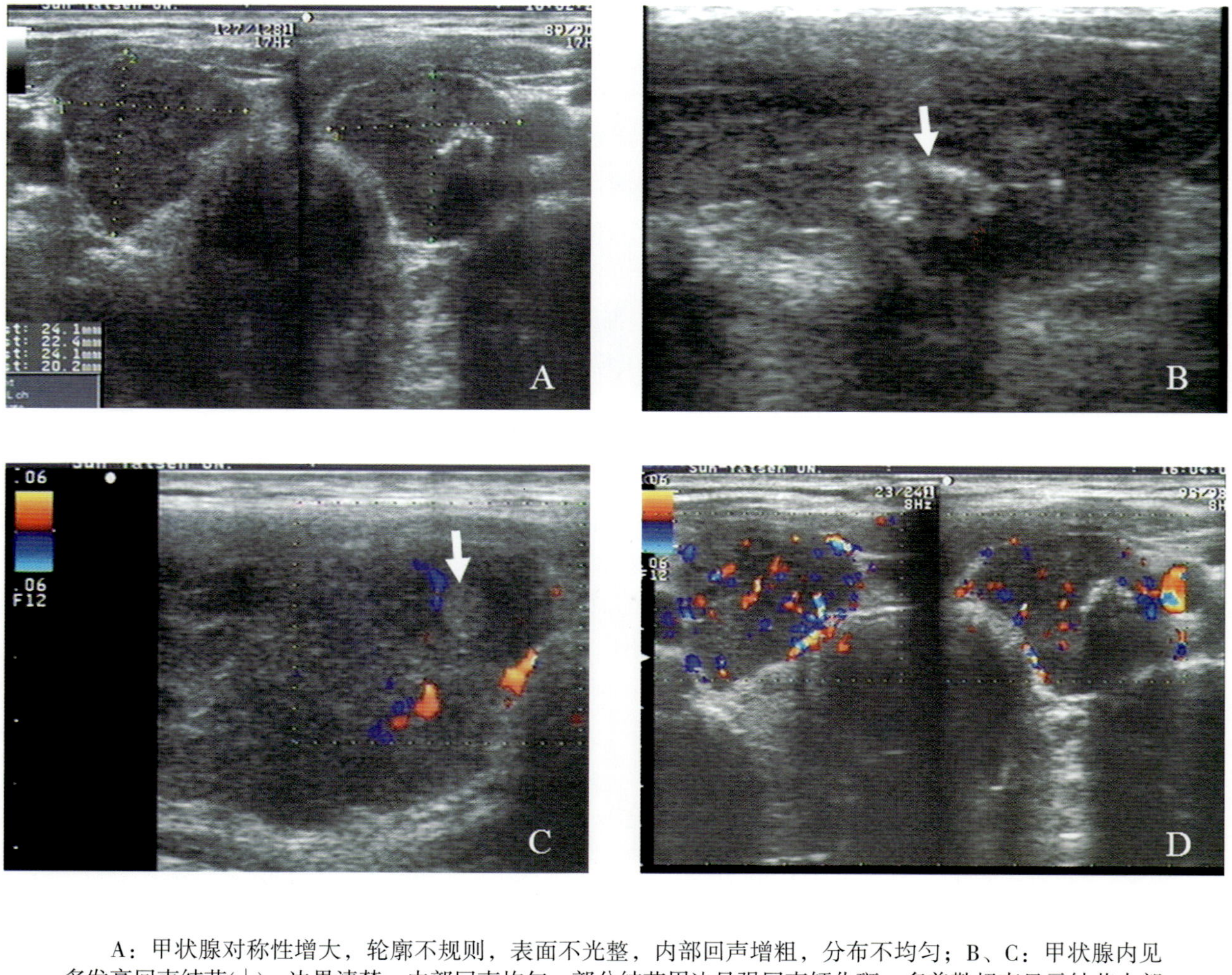

A：甲状腺对称性增大，轮廓不规则，表面不光整，内部回声增粗，分布不均匀；B、C：甲状腺内见多发高回声结节(↓)，边界清楚，内部回声均匀，部分结节周边见强回声钙化斑，多普勒超声显示结节内部未见明显血流信号；D：多普勒超声显示甲状腺内见点状、小条状血流信号。术后病理：桥本甲状腺炎伴结节形成

图1-16　女，49岁，体检发现甲状腺增大

【超声诊断与鉴别诊断】

弥漫型桥本甲状腺炎应与甲状腺功能亢进、亚急性甲状腺炎相鉴别（表1-3）；结节形成型应与结节性甲状腺肿、甲状腺肿瘤相鉴别，桥本甲状腺炎周围甲状腺实质回声不均匀减低，结节内部钙化相对少见，同时常伴TPOAb、TGAb明显升高。

第三节　甲状腺局灶性良性病变

甲状腺良性结节

甲状腺良性结节主要包括甲状腺结节性增生与甲状腺腺瘤。结节性甲状腺肿是弥漫性非毒性甲状腺肿的晚期阶段，滤泡间纤维组织增生，间隔包绕形成大小不等的结节状病灶。甲状腺腺瘤是一种常见的良性肿瘤，起源于甲状腺滤泡上皮组织。流行病学方面，结节性甲状腺肿发病率明显高于甲状腺腺瘤，两者之比为3∶1～20∶1。甲状腺腺瘤好发于中老年者，女性多于男性，大部分为单发肿瘤，一般生长缓慢，如内部出血则突然增大、伴疼痛。鉴于结节性甲状腺肿和甲状腺腺瘤难以鉴别，所以本节主要探讨甲状腺良性结节的超声特征，不涉及两种疾病的鉴别。

【超声表现】

1. 二维灰阶超声　结节性增生可分布于整个甲状腺区域，腺瘤也可发生于甲状腺各个部位，结节性甲状腺肿常为多发结节，而甲状腺腺瘤常为单发结节，但在临床上所见到的结节性甲状腺肿中单个结节较腺瘤更为多见。

良性结节通常呈椭圆形，其前后径和横径的比值（A/T）常<1，仅7.5%～18.5%的比值≥1；边界多清晰，仅14.5%～25.7%边界模糊；结节边缘规则，仅4.5%～59%边缘不规则。40%～86%的结节可出现声晕，声晕指围绕在结节周围的厚度均匀、完整的低回声薄环。声晕常是甲状腺良性结节的特征（图1-17）。

结节内部结构方面，一般认为良性结节出现囊性变的可能大于恶性结节（图1-18）；比较有诊断意义的结构特征是海绵状结构，海绵状结构强烈提示良性非肿瘤病变，其诊断良性结节特异度达

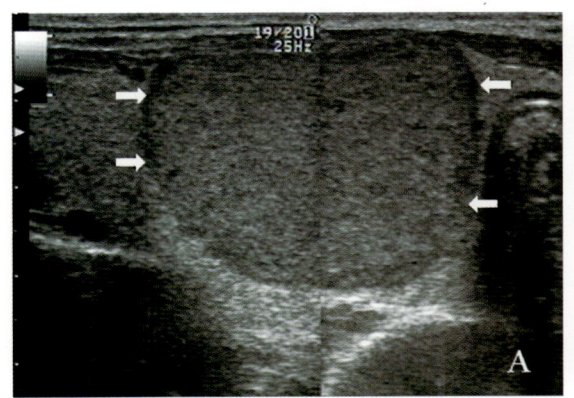
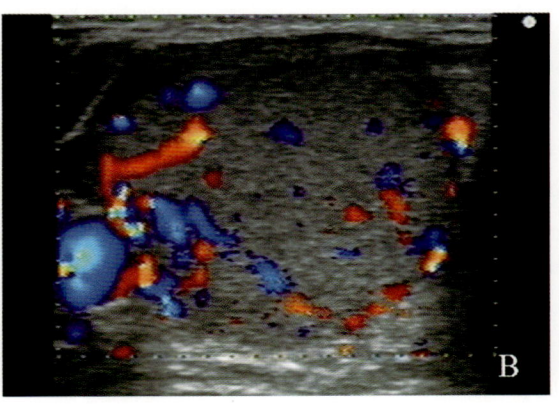

A：二维灰阶超声显示甲状腺结节纵横比<1，声晕薄而均匀，内部呈等回声，分布均匀（↓）；B：多普勒超声显示结节内血流分布为混合血管型，见短条状血流信号。术后病理证实为甲状腺腺瘤

图1-17　男，31岁，发现颈前肿物半年余

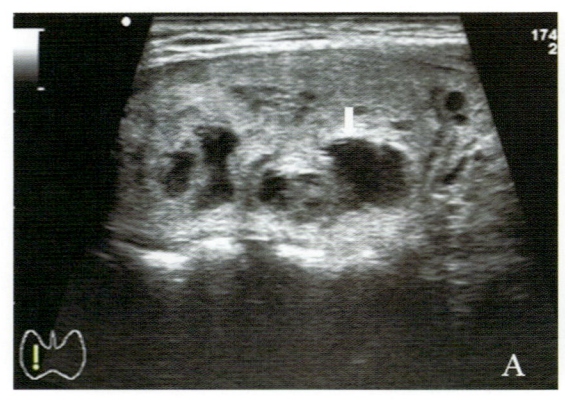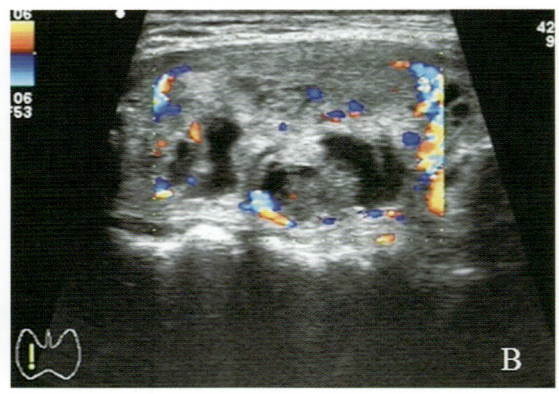

A：二维灰阶超声显示甲状腺结节纵横比<1，内部以等回声为主，可见散在不规则形液性暗区（↓）；
B：多普勒超声显示结节内血流分布为混合血管型，见点状及短条状血流信号。术后病理证实为甲状腺腺瘤

图1-18　女，26岁，发现颈前肿物1个月余

99.7%，但灵敏度仅10.4%。

良性结节内部回声可为高、等或低回声，仅5.6%～7.8%表现为极低回声（低于颈前肌回声）。良性结节倾向于回声均匀。良性结节内钙化发生率为8.0%～38.7%，可出现不同类型的钙化，以粗钙化多见。

2. 多普勒超声　甲状腺结节血流分布状况可分为两种：边缘血管（位于甲状腺结节边缘附近的血管）和中央血管（位于甲状腺结节中央部位的血管）。据此可将甲状腺结节的血管模式分为以下5种：①无血管型，结节内部无血流信号；②边缘血管型，结节内仅显示边缘血管，中央血管不显示；③边缘血管为主型，结节内主要显示边缘血管，中央血管稀少；④中央血管为主型，结节内主要显示中央血管，边缘血管稀少；⑤混合血管型，结节内中央血管与边缘血管丰富程度相当。

甲状腺良性结节内部血流分布多为混合血管型、边缘血管型及边缘血管为主型，少见无血管型及中央血管为主型。

频谱多普勒中，良性结节的RI较低，平均0.56～0.66。据上海交通大学医学院附属瑞金医院资料，良性结节的RI为0.64±0.11，PI为1.07±0.40。

【超声诊断与鉴别诊断】

甲状腺良性结节应与甲状腺癌相鉴别（表1-4）。

表1-4　甲状腺良性结节与甲状腺癌鉴别诊断要点

鉴别要点	甲状腺良性结节	甲状腺癌
A/T	<1	≥1
形状	椭圆形	不规则形
边界	清晰	模糊
边缘	规则	不规则
声晕	均匀声晕	无或厚薄不均声晕
内部回声程度	高、等、低	低或极低
囊性变	多见，囊壁光滑	较少见，囊壁不光滑
沙砾样钙化	少见	多见
颈部淋巴结转移	无	可伴有
多普勒超声	混合血管型、边缘或边缘血管为主型	边缘或边缘血管为主型、中央血管为主型
RI	0.64±0.11	0.74±0.13

第四节 甲状腺恶性肿瘤

一、甲状腺乳头状癌

甲状腺乳头状癌（thyroid papillary carcinoma）是甲状腺癌中最常见的一种，占75.5%～87.3%，属于低度恶性肿瘤，发病年龄10～88岁，女性多于男性，30～40岁女性比例明显增高。WHO将直径≤1.0cm的乳头状癌称为乳头状微小癌。临床上大部分乳头状癌以体检或扪及甲状腺结节而被发现，也有部分患者因颈部淋巴结肿大而最终确诊。

【超声表现】

1. 典型甲状腺乳头状癌　癌灶多位于甲状腺一侧叶，以单发多见。超声上A/T≥1是诊断典型乳头状癌较具特异的指标，特异度达92.5%，敏感度为15%～74.1%。癌灶多边界模糊，边缘不规则，可见低回声晕，声晕常不完整、厚薄不均。癌灶多为实性结节，常呈低回声或极低回声，内部可见微小钙化（图1-19、图1-20）；部分囊性为主的乳头状癌表现为不规则实性成分突向囊腔，实性部分有点状钙化，即"囊内钙化结节"征，此征象是诊断囊性乳头状癌非常特异的指征。

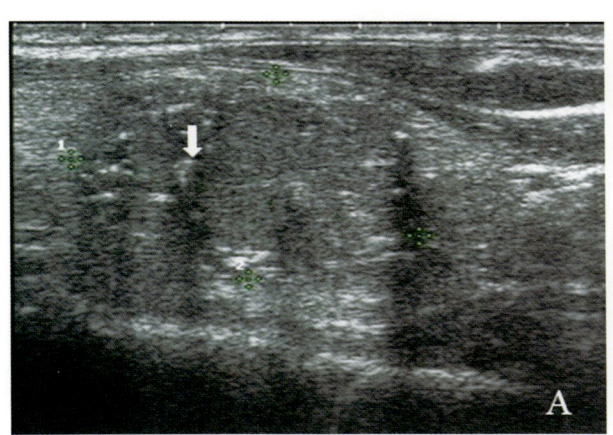
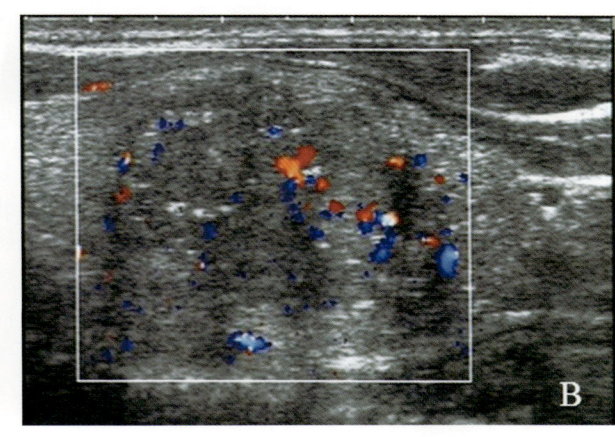

A：二维灰阶超声显示甲状腺结节纵横比<1，声晕不完整，内部以低回声为主，可见散在微小钙化（↓）；
B：多普勒超声显示结节见点状及短条状血流信号。术后病理证实为甲状腺乳头状癌

图1-19　男，31岁，发现左颈前肿物6个月

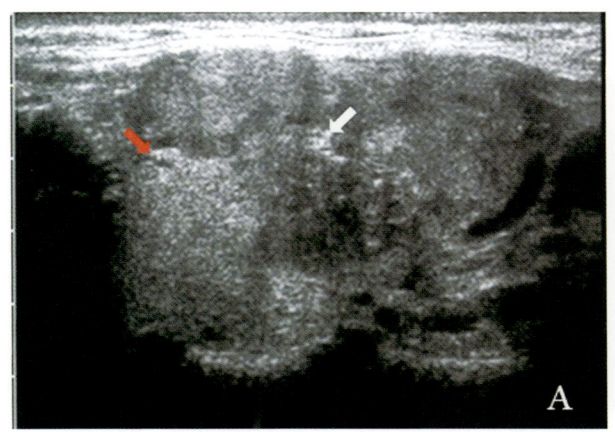
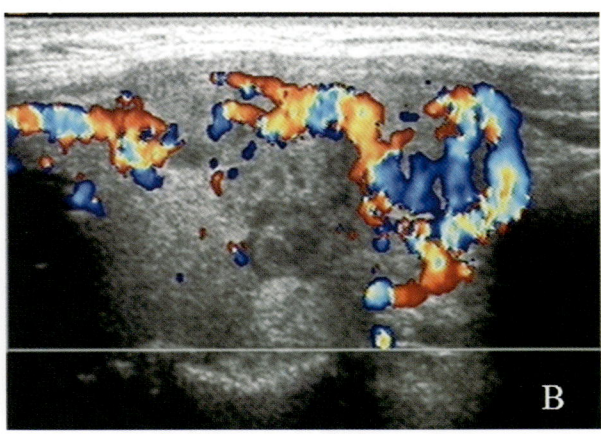

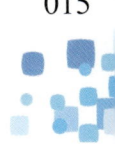

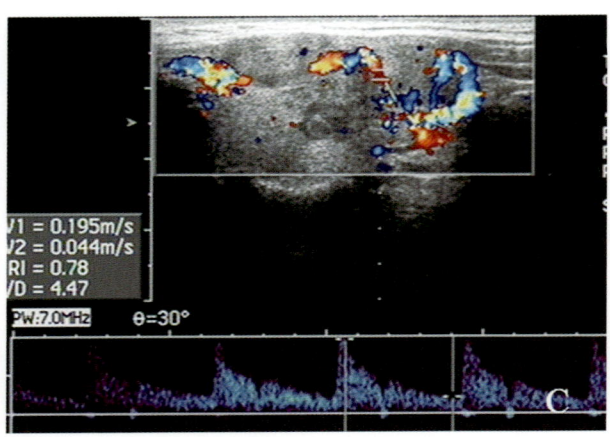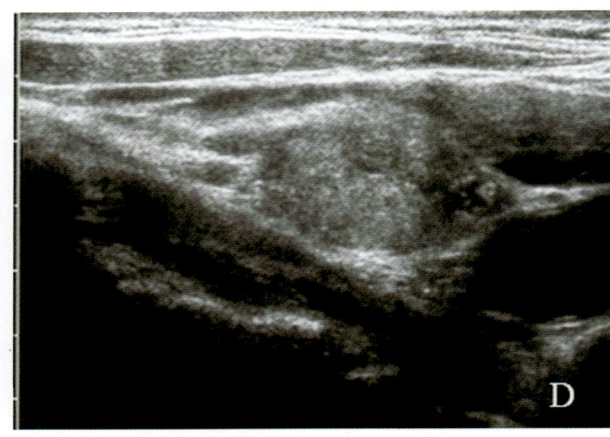

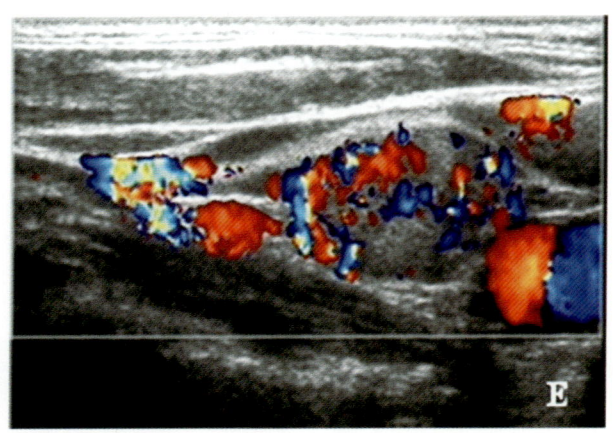

A：二维灰阶超声显示甲状腺结节纵横比<1，边缘不规整（红箭头），内部以低回声为主，可见散在微小钙化（白箭头）；B：多普勒超声显示结节见丰富短条状血流信号；C：频谱多普勒超声显示结节可探及高阻动脉频谱；D：颈部淋巴结内部见团块状高回声，未见明确淋巴结门结构；E：淋巴结内见丰富短条状血流信号。术后病理证实为甲状腺乳头状癌并颈部淋巴结转移

图1-20　女，35岁，发现颈前肿物3个月

边缘或边缘血管为主型为乳头状癌的主要血管模式。癌灶内血管阻力指数较高，据上海交通大学医学院附属瑞金医院资料，RI为0.74 ± 0.13，PI为1.67 ± 0.80。

2. 滤泡型甲状腺乳头状癌　癌灶多呈卵圆形，边缘清晰，部分出现微小分叶或不规则；大部分为实性，呈低回声或等回声，较少出现微钙化，癌灶内部以混合血管型常见。

3. 弥漫硬化型甲状腺乳头状癌　超声上表现为甲状腺弥漫性散在微小钙化，癌灶大多边界模糊，也有部分无肿块形成，仅见微小钙化。多数甲状腺实质呈不均匀低回声，可能由于合并甲状腺炎所致。由于弥漫硬化型甲状腺乳头状癌容易发生颈部淋巴结转移，故应特别注意颈部淋巴结情况。癌灶内部血供情况无特殊表现。

【超声诊断与鉴别诊断】

甲状腺乳头状癌应与甲状腺良性结节相鉴别（表1-4）。

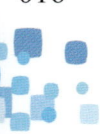

二、甲状腺滤泡状癌

甲状腺滤泡状癌（Follicular Carcinoma of Thyroid）较乳头状癌少见，约占甲状腺癌的20%，其恶性程度较乳头状癌高。好发年龄为40岁以上女性，一般肿块生长缓慢，多数为一侧叶单发，血行转移率相对高，主要转移至肺及骨，淋巴结转移相对较少。

【超声表现】

1. 肿块多发生在甲状腺一侧叶，单发，呈扁平状，A/T<1，边缘可呈微小分叶状，多有声晕，以实性为主，呈等或稍高回声，内部回声不均匀，钙化少见，未见微钙化（图1-21）。

2. 多普勒超声显示癌肿内部血流以中央血管为主型多见。频谱多普勒方面，有研究表明PI>1.35、RI>0.78、PSV/EDV>3.79有助于鉴别滤泡状癌及滤泡状腺瘤。

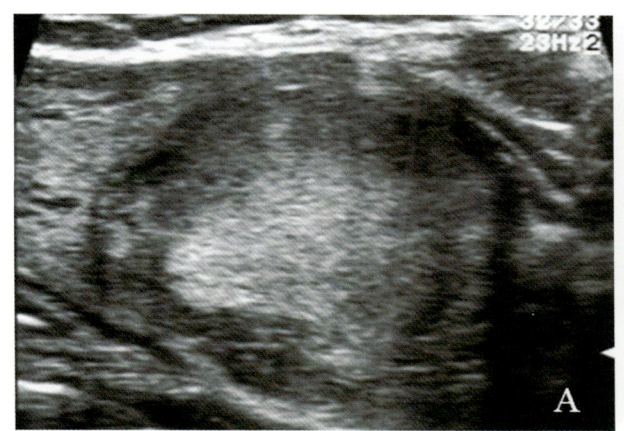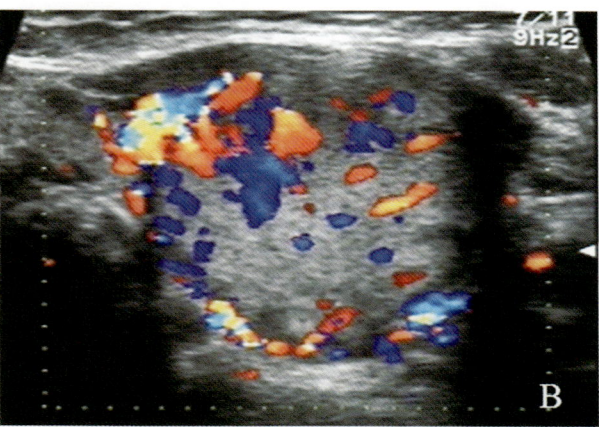

A：二维灰阶超声显示甲状腺结节纵横比<1，声晕厚薄不均，内部以稍高回声为主，可见散在微小钙化；
B：多普勒超声显示结节内血流分布为中央血管为主型，内见丰富短条状血流信号。术后病理证实为甲状腺滤泡状癌

图1-21　女，37岁，发现颈前肿物2年余

三、甲状腺髓样癌

甲状腺髓样癌（medullary thyroid carcinoma）又称滤泡旁细胞癌，约占甲状腺癌的5%，其来源于甲状腺C细胞，可分泌降钙素，从而造成患者严重腹泻等症状；此外，还可分泌异位激素导致合并Cushing综合征或类癌综合征。甲状腺髓样癌属于中度恶性肿瘤，较早发生淋巴结转移，并可血行转移至肺。该病好发年龄为40～60岁，一般发展较慢，大多为单发肿瘤，家族性髓样癌多为双侧发病，肿瘤可侵犯周围组织引起相应症状。

【超声表现】

1. 甲状腺髓样癌多单发，常位于甲状腺上半部，呈卵圆形或不规则形，边缘不光滑，实性为主，多为低回声或极低回声，内部回声不均匀，常可见粗大或微小钙化，声晕少见（图1-22、图1-23）。

2. 癌肿内部血流信号常较丰富，以混合血管型为主。

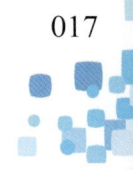

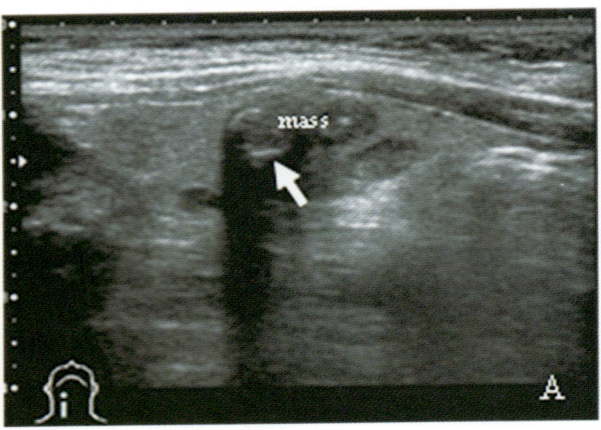
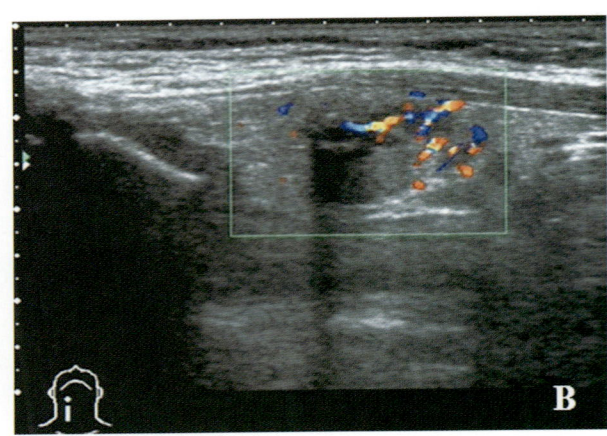

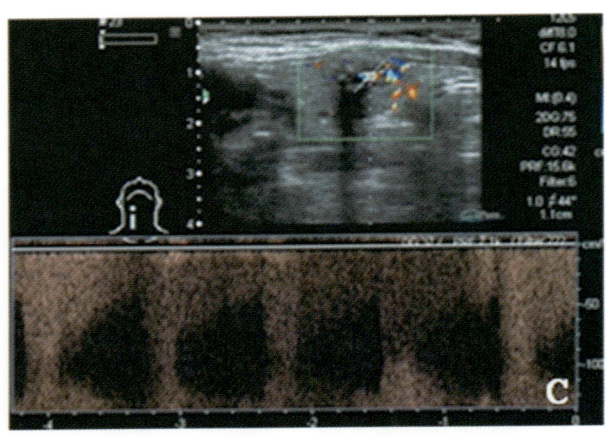

A：二维灰阶超声显示甲状腺结节（mass）呈不规则形，纵横比<1，内部以低回声为主，可见散在粗大及微小钙化，后方伴声影（箭头所示为粗大钙化灶）；B：多普勒超声显示结节内血流分布为混合血管型，内见丰富短条状血流信号；C：频谱多普勒显示结节内可探及高速湍流频谱。术后病理证实为甲状腺髓样癌

图1-22　女，48岁，发现颈前肿物1年余

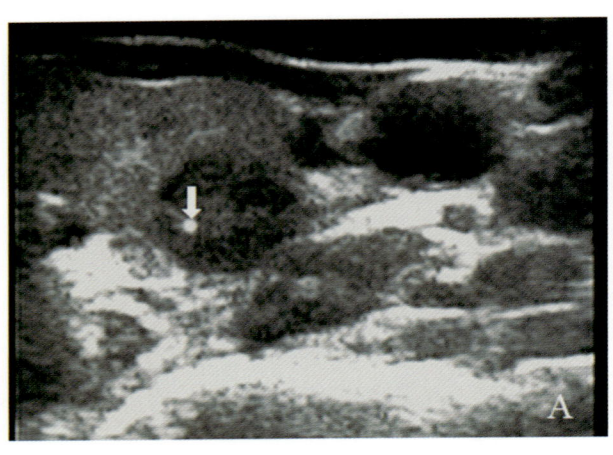
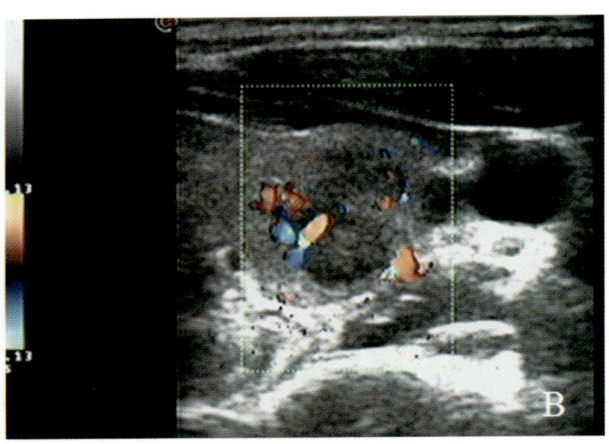

A：甲状腺左侧叶见实性结节，呈类圆形，内部以低回声为主，可见点状钙化（↓）；B：多普勒超声显示结节周边见丰富短条状血流信号，内部见点状血流信号。术后病理：甲状腺髓样癌

图1-23　男，40岁，甲状腺Ca切除术后10余年

第五节　甲状旁腺病变

一、甲状旁腺增生

甲状腺旁腺增生（parathyroid hyperplasia）根据病因可分为原发性和继发性两种，前者指无外界刺激下，病因不明的甲状旁腺增生，常伴有功能亢进；后者指在持续低钙血症等外界因素刺激下导致的腺体增生。

【超声表现】

1. 二维灰阶超声　腺体弥漫性增大，呈圆形、椭圆形、梭形或扁平状，以圆形多见。增生的腺体与甲状腺之间有高回声包膜形成的分界面，这是判断病变来源于甲状旁腺的重要依据（图1-24）。

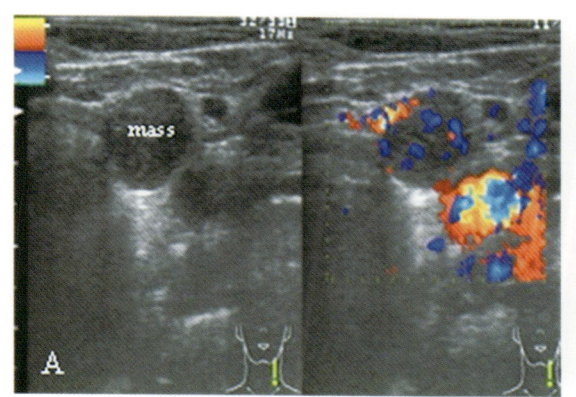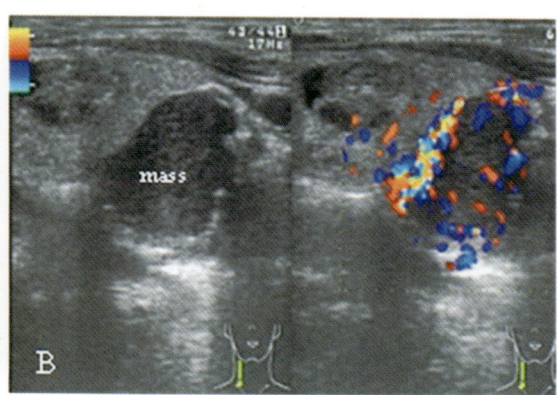

A：二维灰阶超声显示甲状腺左侧叶下方低回声结节（mass），呈圆形，边界清楚，内部回声欠均匀，多普勒超声显示内部见短条状血流信号；B：二维灰阶超声显示甲状腺右侧叶下方低回声结节，呈类椭圆形，边界清楚，内部回声欠均匀，多普勒超声显示内部见短条状血流信号。术后病理证实为甲状旁腺增生

图1-24　男，53岁，发现颈前肿物1个月余

甲状旁腺增生可分为弥漫型和结节型。弥漫型增生表现为均质低回声，结节型增生则内部回声多变，早期可见增大的低回声腺体内部出现等回声结节，随着病情进展，结节内部可有无回声区、强回声斑等继发改变（图1-25）。

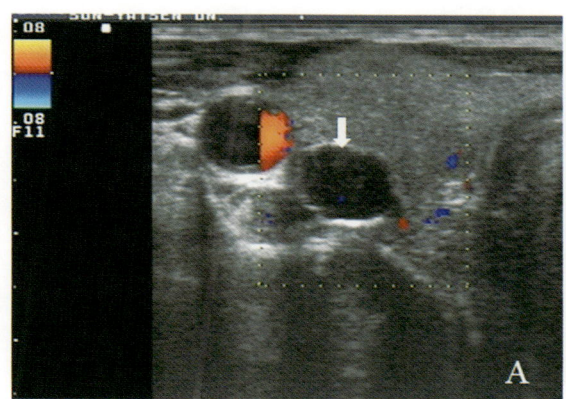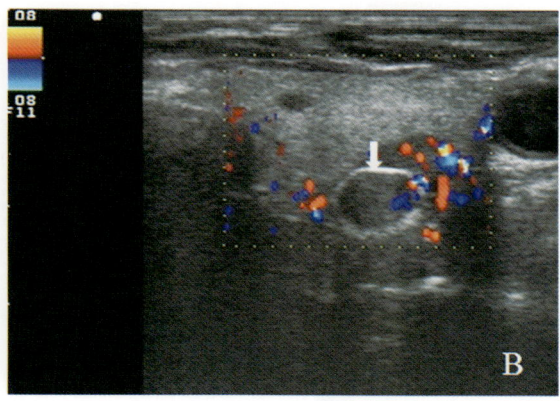

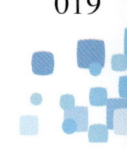

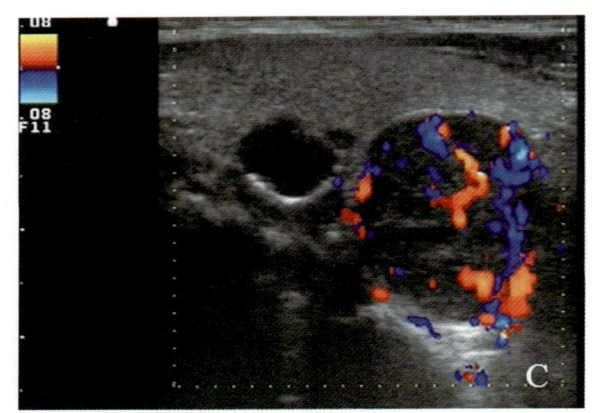

　　A、B：甲状旁腺对称性增大(↓)，与甲状腺分界尚清，形态不规则，内部回声不均匀，周边见强回声斑，呈点状、斑块状及环状，后方伴声影；C：较大甲状旁腺内部及周边见丰富血流信号。临床诊断为甲状旁腺增生

图1-25　女，68岁，慢性肾功能不全多年，发现颈部肿物1个月余

　　2. 多普勒超声　弥漫型增生及早期结节型增生腺体内部无血流信号，单个结节或结节状增生内部有程度不等的血流信号。

二、甲状旁腺腺瘤

　　甲状旁腺腺瘤（parathyroid adenoma）是一种良性的神经内分泌肿瘤，原发甲状旁腺功能亢进症80%以上是由于甲状旁腺腺瘤过多分泌甲状旁腺素所致。甲状旁腺腺瘤以女性多见，好发年龄30～50岁，累及一个腺体者占90%。发生于下甲状旁腺者多于上甲状旁腺者。

【超声表现】

　　1. 二维灰阶超声　肿瘤通常呈卵圆形，肿大后常呈长椭圆形，其长轴与颈部长轴平行。瘤体大小不等，边界清楚，边缘规则，内部以实性低回声为主，较大者可伴出血、坏死、囊性变而出现无回声（图1-26）。

　　2. 多普勒超声　甲状旁腺腺瘤内部血流丰富，部分见起源于甲状腺下动脉的血管蒂位于甲状腺外，扩张的甲状腺外滋养动脉有助于定位甲状旁腺腺瘤。

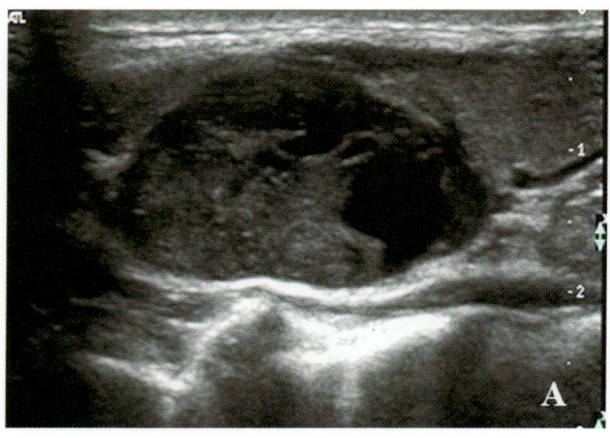

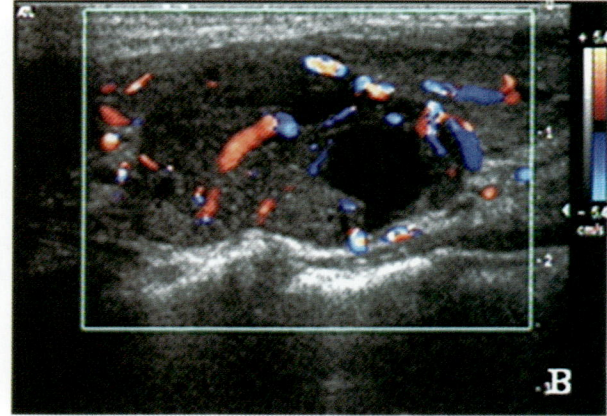

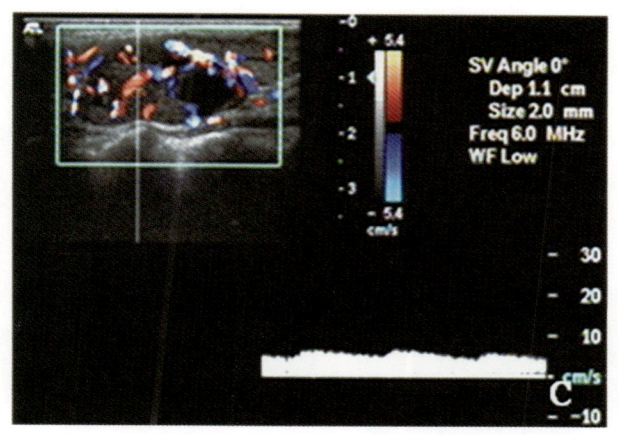

A：二维灰阶超声显示甲状腺左侧叶上方低回声结节，呈椭圆形，边界清楚，内部回声不均匀，可见不规则液性暗区；B：多普勒超声显示内部及周边见短条状血流信号；C：探及低阻动脉血流频谱。术后病理证实为甲状旁腺腺瘤

图1-26 男，37岁，发现血钙降低1周

三、甲状旁腺腺癌

甲状旁腺腺癌（parathyroid carcinoma）是临床少见的神经内分泌恶性肿瘤，占甲状旁腺肿瘤的1%～2%。90%的患者出现甲状旁腺功能亢进。发病年龄国内34岁左右，国外平均发病年龄45～55岁，无性别差异。

【超声表现】

1. 二维灰阶超声　肿瘤通常累及一个腺体，多为下甲状旁腺，多数形态不规则呈分叶状，A/T≥1，肿块边缘模糊、边界不清，内部以实性低回声为主，后可有回声衰减，内部回声不均，可发生囊性变而出现无回声及钙化强回声伴声影。1/3病例可出现淋巴结转移。

2. 多普勒超声　甲状旁腺腺癌内部血流丰富。

第六节　颈部淋巴结疾病

一、淋巴结炎

淋巴结炎（inflammation of lymph node）是指细菌侵入感染病灶或损伤处并沿淋巴管进入淋巴结所致，淋巴结内淋巴细胞和网状细胞高度增生，滤泡生发中心增生扩张，淋巴窦扩张，内充以各种炎症细胞。多见于头颈部、腋窝及腹股沟淋巴结。轻者仅局部淋巴结增大，微痛，无全身症状，可自愈。较重者局部淋巴结增大明显，出现红肿热痛，若累及周围组织，多个淋巴结相互粘连，甚至出现脓肿，部分患者伴有畏寒发热、头痛等全身症状。

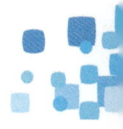

【超声表现】

1. 淋巴结肿大，横径≥5mm，呈圆形或椭圆形，边界清楚，表面光滑，有包膜高回声带。

2. 多呈串珠状分布，内部大多为低回声，皮质、髓质分界欠清，淋巴结门结构显示清晰。

3. 多普勒超声显示淋巴结血流信号较丰富（图1-27、图1-28），淋巴结门供血为主，呈火焰状或树枝状，脉冲多普勒可测得动脉频谱。

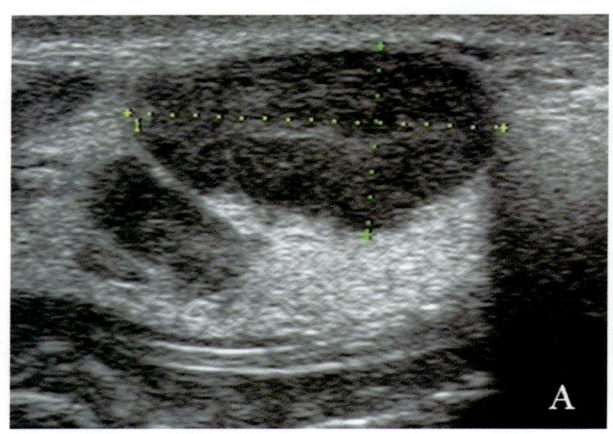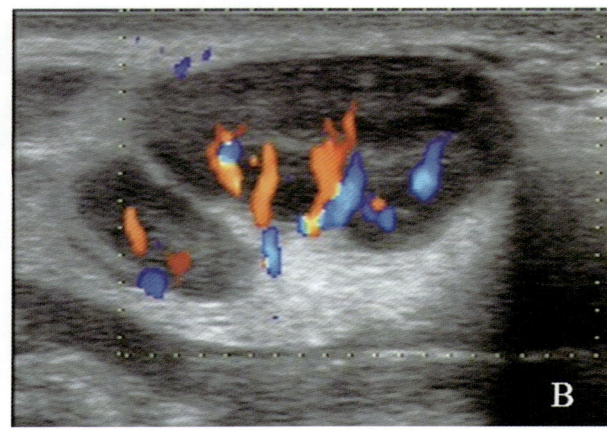

A：二维灰阶超声显示淋巴结肿大，呈椭圆形，边界清楚，内部大部分呈低回声，中央见淋巴结门结构；B：多普勒超声显示内部血流信号较丰富，以淋巴结门供血为主。术后病理证实为慢性淋巴结炎

图1-27　男，43岁，发现颈部淋巴结肿大10余天

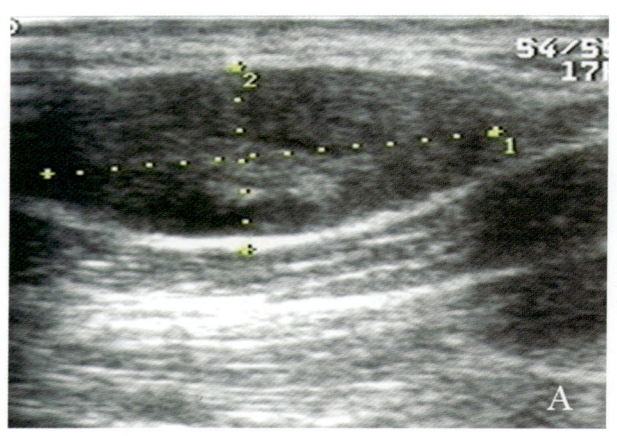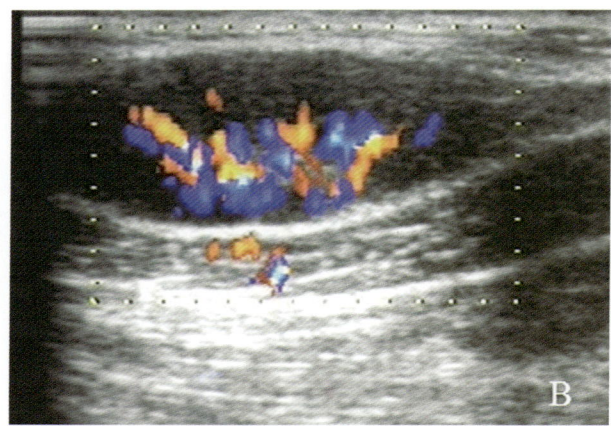

A：二维灰阶超声显示淋巴结肿大，呈椭圆形，边界清楚，内部大部分呈低回声，中央见淋巴结门结构；B：多普勒超声显示内部血流信号较丰富，以淋巴结门供血为主。术后病理证实为慢性淋巴结炎

图1-28　女，25岁，发现颈部淋巴结肿大半年余

【超声诊断与鉴别诊断】

淋巴结炎应与淋巴结结核、淋巴结转移癌和淋巴瘤鉴别。

二、淋巴结结核

淋巴结结核（tuberculosis of lymph node）是指淋巴结感染结核杆菌所致。鼻咽部、口腔、喉部的结核多通过黏膜下淋巴管回流感染颈部淋巴结，肺部结核则可通过血行或淋巴途径感染颈部淋巴结。淋巴结结核病理演变过程由渗出性病变、增生性病变，转愈为纤维化或钙化。淋巴结结核儿童、青少年发病较多，女性多于男性，好发于中下颈及锁骨上窝。该病发展缓慢，初期仅扪及一个或多个肿大淋巴结，呈串珠状分布，可活动，无明显症状。随后淋巴结逐渐增大，彼此融合，形成较大团块，质地硬，推之不动，渐感疼痛，伴有低热、盗汗、厌食、烦躁、疲劳等。当淋巴结包膜破坏后与周围组织粘连，局部皮肤可破溃形成窦道，全身伴有潮热、盗汗、精神倦怠、消瘦等。

【超声表现】

1. 淋巴结结核的超声表现　呈椭圆形或圆形，多聚集成群，边界清楚，轮廓欠规整，包膜高回声存在或局部中断。相邻多个淋巴结内部回声可表现多样，既可表现为实质不均匀低回声，也可伴有无回声区，或强回声斑后方伴声影，发生干酪样坏死时可见不规则液性暗区。淋巴结门结构多显示不清。周围软组织通常有不同程度的增厚。多普勒超声显示内部血流信号减少，多无明显血流信号，仅见散在点状血流信号（图1-29）。

2. 组织结核的超声表现　呈一不规则形肿块，边界不清，无包膜高回声带，内部回声杂乱，呈实质性低回声，分布不均匀，常有钙化点或钙化斑后方伴声影，多普勒超声显示病变内部及周边可见少量血流信号（图1-30）。

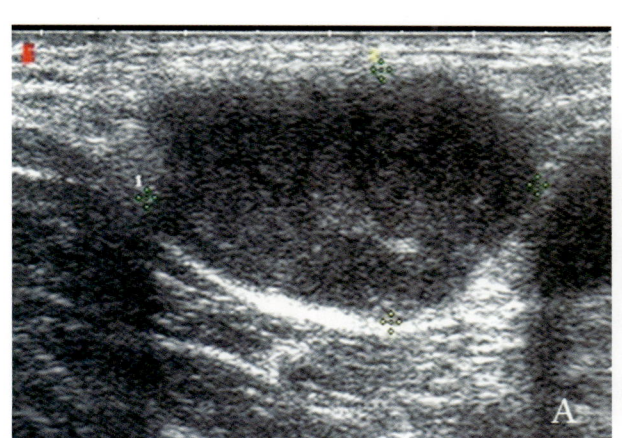
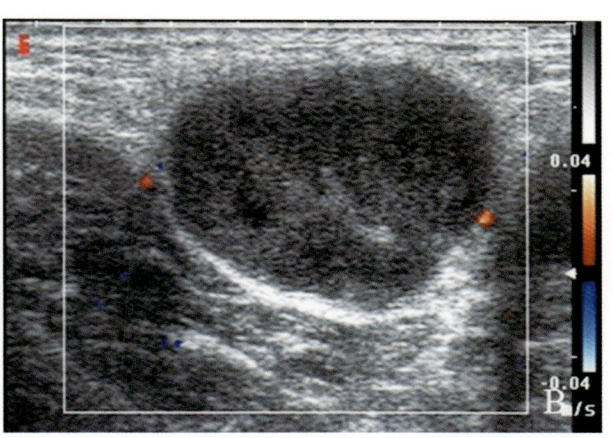
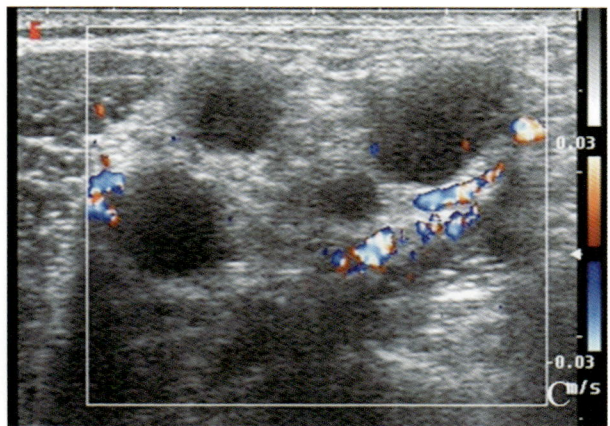

A：二维灰阶超声显示淋巴结呈椭圆形，边界清楚，轮廓欠清，内部回声不均，未见明确淋巴结门结构；B：多普勒超声显示淋巴结内部未见明显血流信号；C：淋巴结聚集成群，大部分淋巴结内血流信号不丰富。术后病理证实为淋巴结结核

图1-29　女，27岁，发现左侧颈部淋巴结肿大半年余

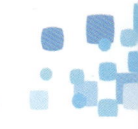

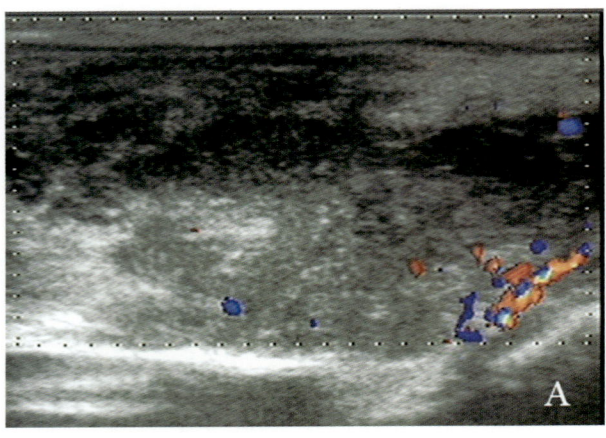
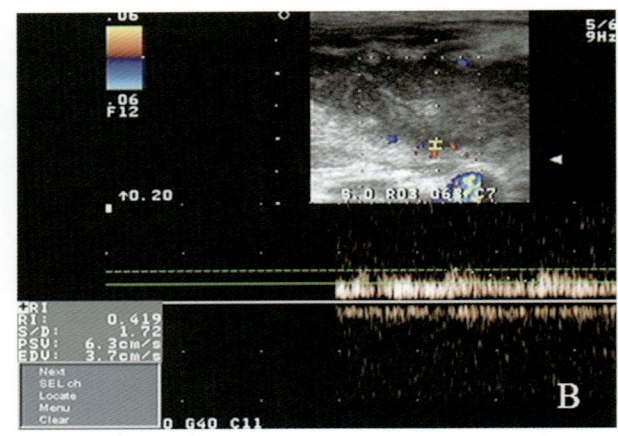
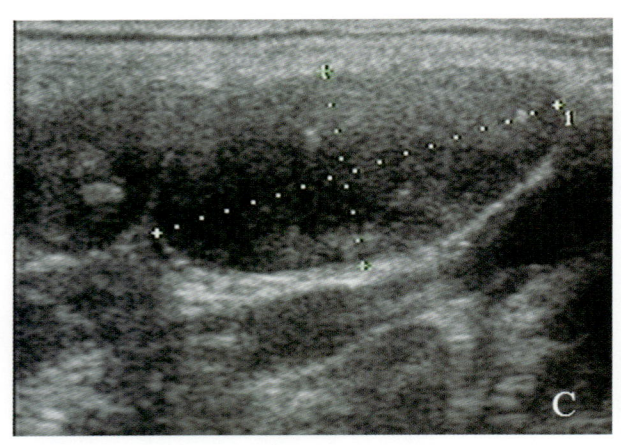
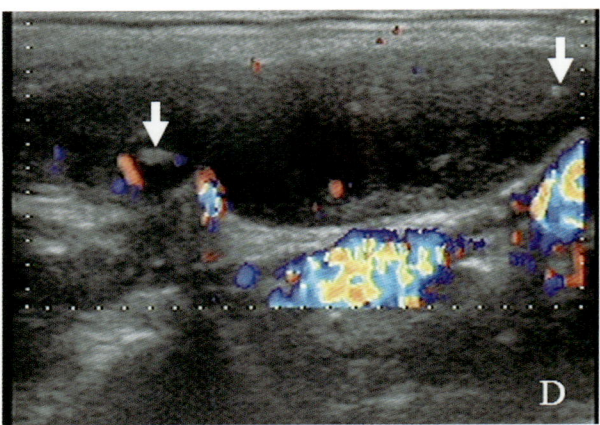

A：颈部皮下软组织内见不规则形混合回声团，边界不清，边缘不规整，内部见液性暗区，暗区内见弱回声点；B：多普勒超声显示混合回声团周边及暗区内分隔可见较丰富的动、静脉血流信号，RI：0.42；C、D：颈部淋巴结肿大，多发，边界清楚，内部回声均匀，部分淋巴结门结构消失，内见强回声钙化斑、点（↓），多普勒超声显示肿大淋巴结内部仅见点状血流信号

图1-30　男，29岁，颈部淋巴结结核并软组织内冷脓肿形成

【超声诊断与鉴别诊断】

淋巴结结核应与淋巴结炎、淋巴结转移癌和淋巴瘤相鉴别。

三、淋巴瘤

淋巴瘤（lymphoma）是原发于淋巴结和淋巴结以外淋巴组织的恶性肿瘤，我国淋巴瘤发病率在各种肿瘤中居第11位。根据瘤细胞特点及瘤组织结构成分淋巴瘤分为霍奇金病和非霍奇金淋巴瘤。霍奇金病是恶性淋巴瘤的一个独特类型，以淋巴结为原发病的一类疾病，约90%侵及浅表淋巴结，以颈部淋巴结和锁骨上淋巴结多见。非霍奇金淋巴瘤是一组疾病，分为T细胞型和B细胞型，85%以上的非霍奇金淋巴瘤是成熟B细胞肿瘤，其瘤组织成分单一，以一种细胞类型为主，常使淋巴结正常结构消失。淋巴瘤其主要特点是无痛性、进行性淋巴结组织增生，以颈部淋巴结最为好发。

【超声表现】

淋巴结多明显增大，呈类圆形或椭圆形，其前后径和横径的比值（A/T）常接近1或超过1；部分淋巴结融合，分界不清；内部呈极低回声（低于周围肌肉回声），分布不均匀，淋巴结门显示不清。多普勒超声显示内部血流信号丰富，可出现边缘供血（图1-31至图1-33）。

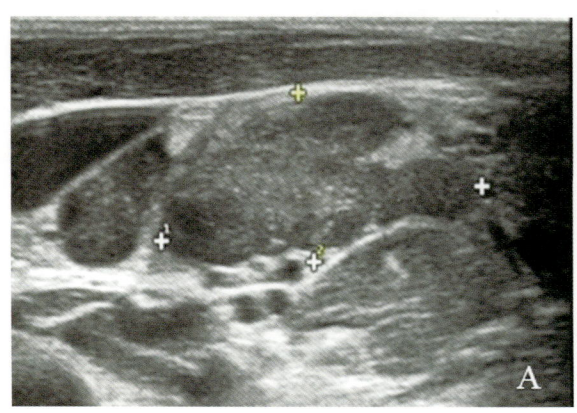
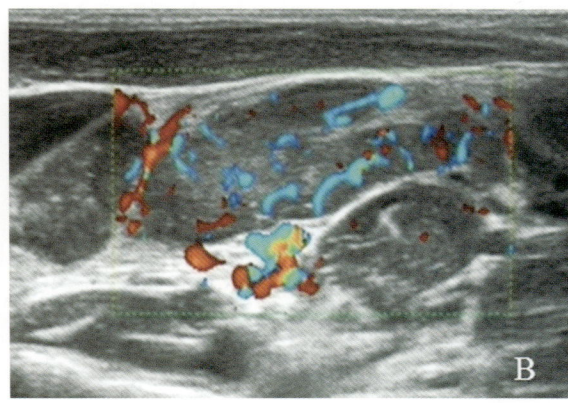

A：二维灰阶超声显示淋巴结呈椭圆形，边界清楚，内部回声不均，淋巴结门结构显示不清；B：多普勒超声显示淋巴结内部见丰富血流信号。术后病理证实为霍奇金病

图1-31　男，31岁，发现颈部淋巴结肿大1周

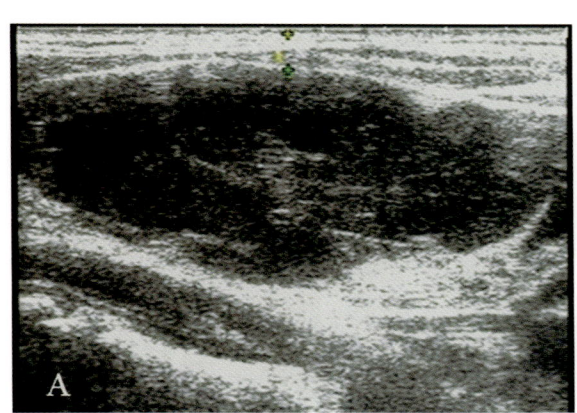
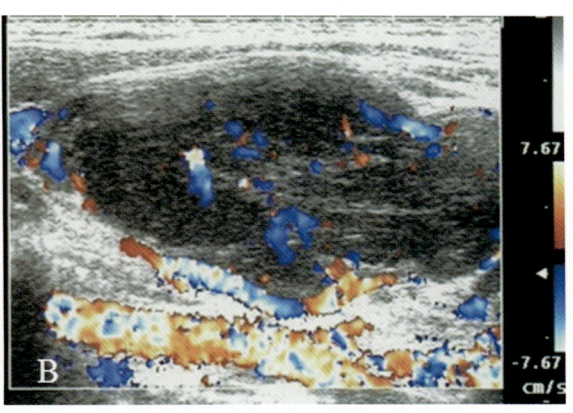

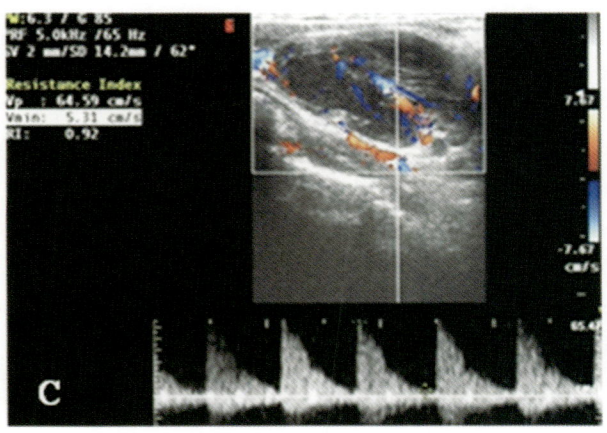

A：二维灰阶超声显示淋巴结呈椭圆形，边界清楚，内部回声不均，中央回声增高；B：多普勒超声显示淋巴结内部见较丰富血流信号；C：频谱多普勒显示淋巴结内血流为高速高阻动脉频谱。术后病理证实为非霍奇金淋巴瘤

图1-32　男，40岁，发现颈部淋巴结肿大1个月

025

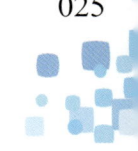

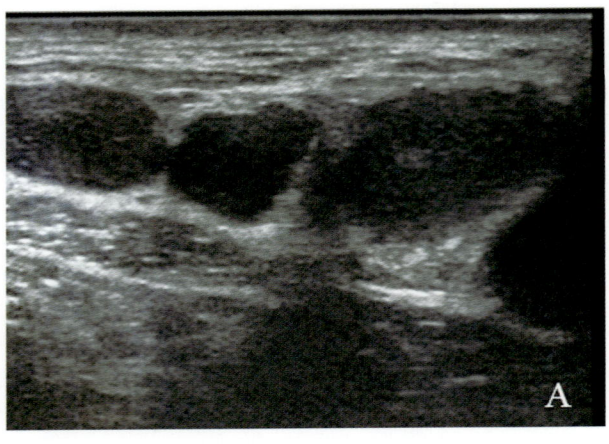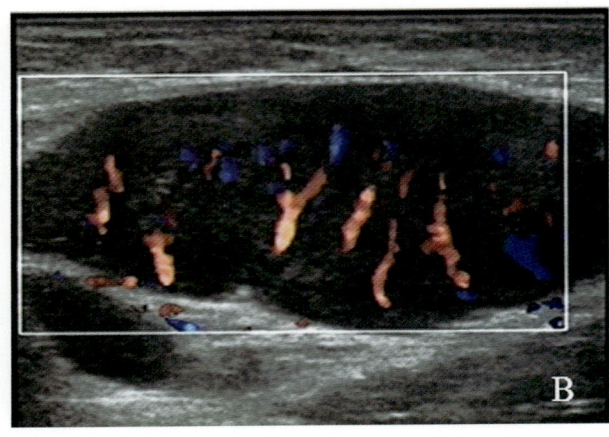

A：二维灰阶超声显示颈部多个淋巴结肿大，呈串珠样，边界清楚，内部呈低回声，部分淋巴结门结构消失；B：多普勒超声显示肿大淋巴结内见丰富血流信号，以周围供血为主。术后病理：非霍奇金淋巴瘤

图1-33　男，61岁，发现颈部淋巴结肿大

四、淋巴结转移癌

口腔、颌面部、颈部恶性肿瘤淋巴结转移时首先转移至同侧颈深上区，胸腔或腹腔恶性肿瘤首先转移至左侧锁骨区。淋巴结转移癌（metastases of lymph node）可单发，也可多发呈串珠状，主要通过淋巴转移，早期发生于输入淋巴管和边缘窦，继而侵入髓窦淋巴组织。临床上颈部淋巴结转移癌常见的原发灶为甲状腺癌、鼻咽癌。

【超声表现】

1. 单个或多个群集，椭圆形或不规则形，边界模糊，边缘不光滑，包膜断续显示，皮质、髓质分界不清，由于原发肿瘤的不同导致其回声多样，多普勒超声显示内部血流信号丰富（图1-34，1-35），可出现边缘血管。

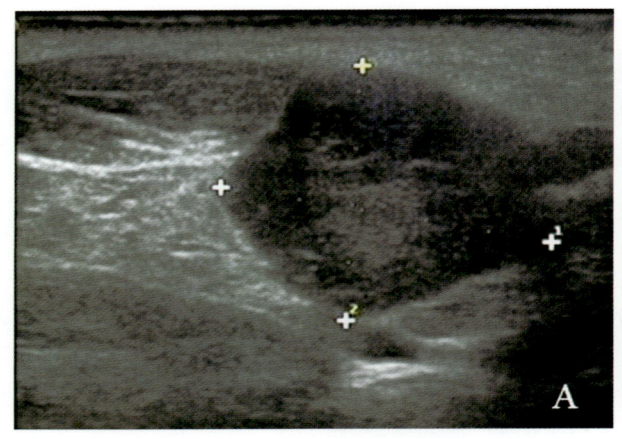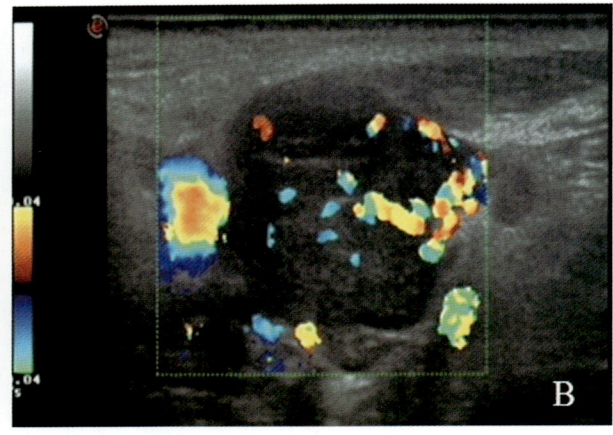

A：二维灰阶超声显示淋巴结呈类圆形，边界清楚，边缘不光滑，内部回声不均，未见淋巴结门回声；B：多普勒超声显示淋巴结内部见较丰富血流信号。术后病理证实为鼻咽癌淋巴结转移

图1-34　男，52岁，发现颈部淋巴结肿大2个月

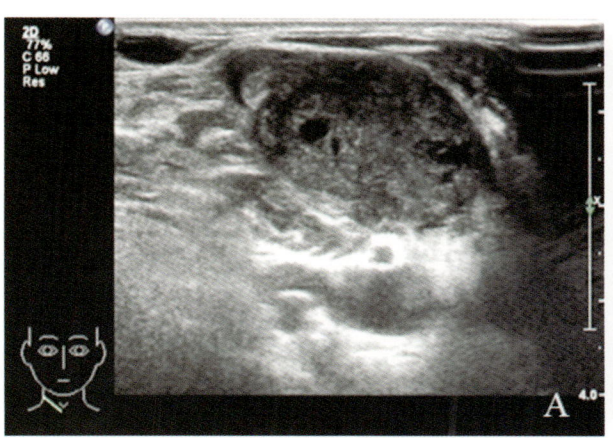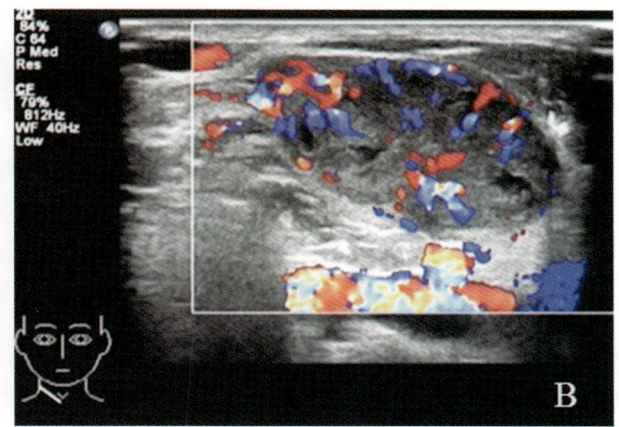

A：右侧颈部淋巴结肿大，边界清楚，内部回声不均匀，内可见不规则液性暗区，淋巴结门结构消失；B：多普勒超声显示肿大淋巴结内部及周边见丰富血流信号，以周边供血为主。右侧颈部淋巴结穿刺活检病理：低分化癌转移

图1-35　男，47岁，发现右侧肺部肿物及右颈部淋巴结肿大1周余

2. 甲状腺癌淋巴结转移　甲状腺癌通常累及同侧颈部淋巴结，少数可出现双侧颈部淋巴结转移，颈部Ⅵ区、Ⅲ区及Ⅳ区是甲状腺癌淋巴结转移发生率最高的部位。除了上述超声特征外，淋巴结内常可见点状强回声或囊性变（图1-36）。乳头状癌转移多呈高回声，髓样癌转移则倾向于低回声。与其他部位来源的颈部转移性淋巴结相比，甲状腺癌淋巴结转移癌RI及PI较低，常表现为RI<0.8，PI<1.6。

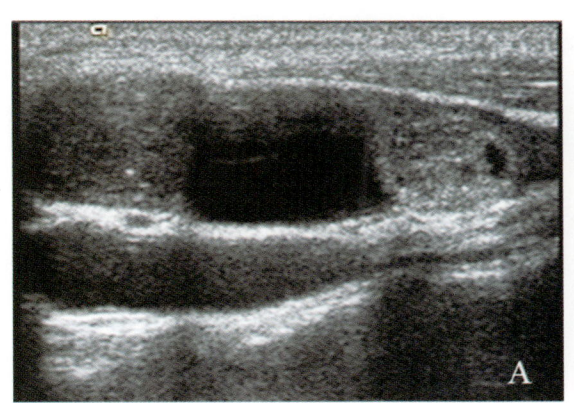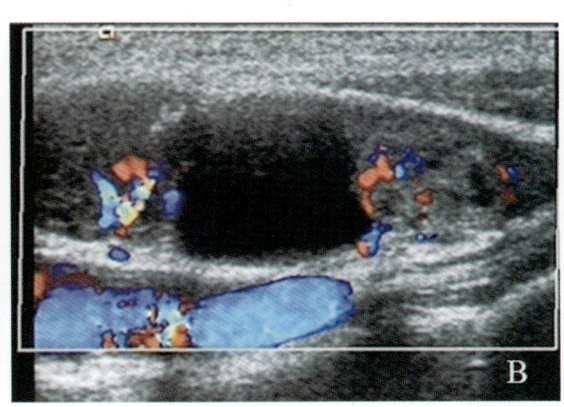

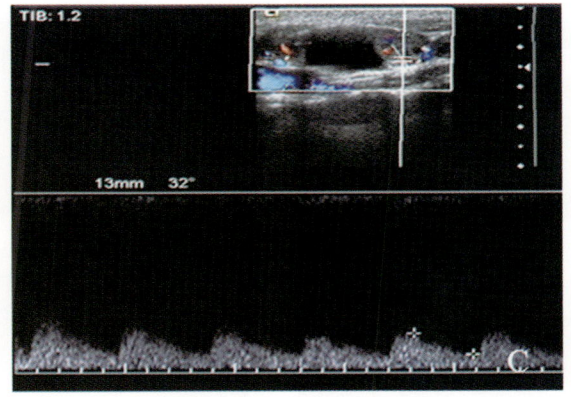

A：二维灰阶超声显示淋巴结呈扁圆形，边界清楚，内部回声不均，未见淋巴结门回声，可见团块状稍高回声、片状液性暗区及点状强回声；B：多普勒超声显示淋巴结内部见较丰富短条状血流信号；C：频谱多普勒显示淋巴结内部为中等阻力动脉频谱。术后病理证实为甲状腺癌淋巴结转移

图1-36　女，30岁，甲状腺癌术后半年余，发现颈部淋巴结肿大半月

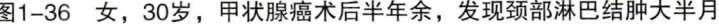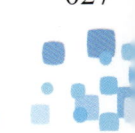

第七节 颈部其他常见疾病

一、甲状舌管囊肿

甲状舌管囊肿（thyroglossal duct cyst）是胚胎时期甲状舌管未闭合消失，其残存上皮分泌物积聚而成的一种先天发育异常，是颈前中线处最常见的良性肿物，多位于口底舌部盲孔至胸骨切迹的颈中线区域，以甲状腺上方最为多见。肿物生长缓慢，多呈圆形，边界清楚，表面光滑，与皮肤及周围组织无粘连，触之坚韧而有弹性。因通过条索状结构与舌骨体相连，可随吞咽或伸、缩舌而上下移动。

【超声表现】

甲状舌管囊肿常表现为圆形或椭圆形、边界清楚的囊性包块，囊壁较薄，后方回声增强。囊内可为无回声、均质低回声、类似实性或混合性回声。多普勒超声显示包块周边可见短条状血流信号，内部无血流信号（图1-37、图1-38）。囊肿可随吞咽上下移动，其后方可见强回声表现的舌骨回声。

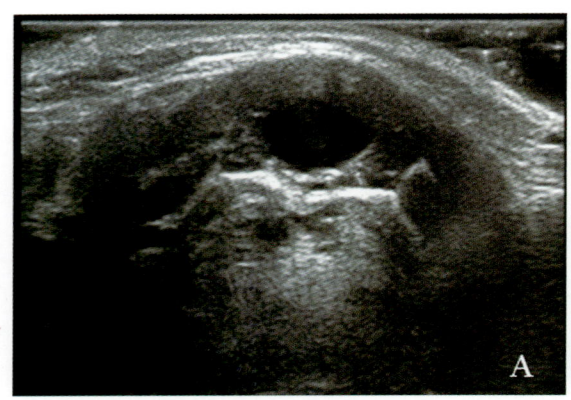
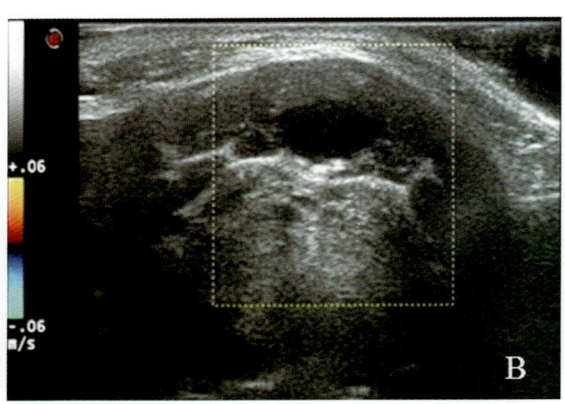

A：二维灰阶超声显示肿物位于颈部正中区域，呈类圆形，边界清楚，内部为无回声；B：多普勒超声显示内部未见明显血流信号。术后病理证实为甲状舌管囊肿

图1-37 男，30岁，发现颈前肿物1个月余

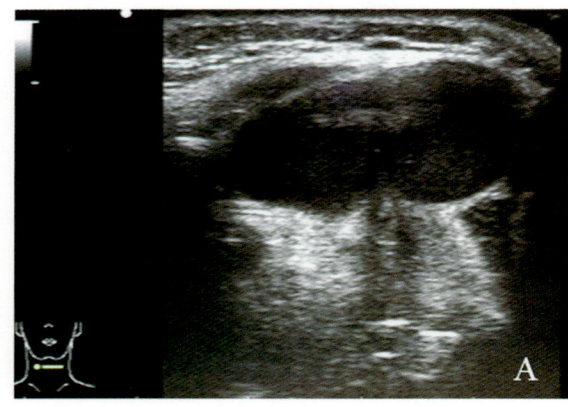
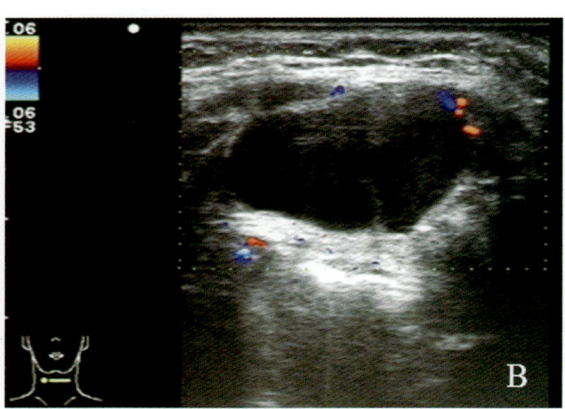

A：二维灰阶超声显示囊性肿物位于颈部正中区域，呈类椭圆形，边界清楚，囊壁薄，内壁光滑，内为无回声，并见细弱回声点漂浮，后方回声增强；B：多普勒超声显示囊性肿块内部未见明显血流信号，囊壁可见短条状血流信号。术后病理：甲状舌管囊肿

图1-38 女，43岁，发现颈前肿块1年余

合并感染时，囊肿形态不规则，边界不清，囊壁厚薄不均，囊内透声差，内见散在小点状强回声，部分呈密集点状回声，似实性肿物，向两侧的活动度大于上下活动度，多普勒超声显示周边血流较丰富（图1-39）。若形成瘘道，局部可见条索状低回声一端连于肿物，一端与皮肤相连。

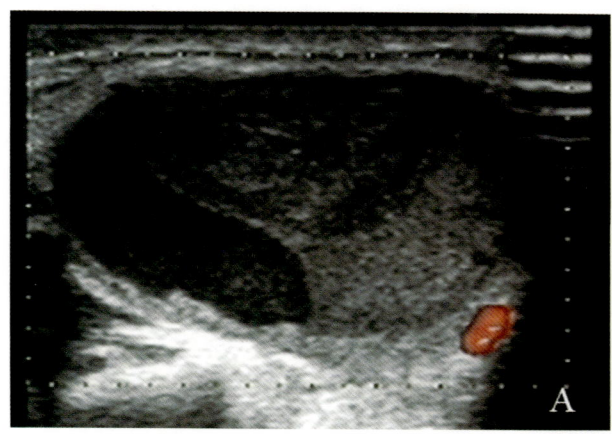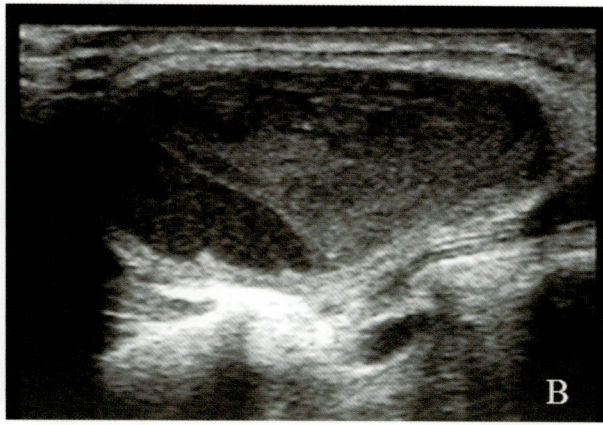

A：二维灰阶超声显示肿物位于颈部正中区域，呈类椭圆形，边界清楚，内部透声差，可见密集点状回声；B：多普勒超声显示内部未见明显血流信号，周边见短条状血流信号。术后病理证实为甲状舌管囊肿合并慢性炎症

图1-39　男，28岁，发现颈前肿物1个月

【超声诊断与鉴别诊断】

不典型的甲状舌管囊肿需与异位甲状腺、甲状腺峡部肿瘤、淋巴结炎、皮样囊肿等鉴别。特别注意与异位甲状腺的鉴别：异位甲状腺组织往往质地较韧，位置不固定，可朝多个方向移动，超声表现为类似甲状腺回声结构，形态不规则，内部可见点条状血流信号。若正常甲状腺两侧叶均缺如，应注意异位孤立甲状腺可能，避免盲目切除后导致患者术后黏液性水肿的不良后果。

二、淋巴管瘤

淋巴管瘤（lymphangioma）是淋巴管先天性发育畸形所形成的一种良性肿瘤，常见于儿童及青少年，好发于舌、唇、颊及颈部，常表现为颈部上1/3或锁骨上区生长缓慢、边界不清、质地柔软的无痛性肿块。毛细管型淋巴管瘤又名单纯淋巴管瘤，由淋巴管扩张而成，扩张淋巴管内含有淋巴液，好发于皮肤及口腔黏膜；海绵状淋巴管瘤最常见，淋巴管极度扩张弯曲，呈多囊腔状，多房性囊肿彼此相通，结构如海绵；囊性淋巴管瘤是一种源自胚胎的迷走淋巴组织，由扩张更加严重的淋巴管构成，常常扩张呈多房性囊腔，囊腔内充满淋巴液，故又称囊性水瘤。

【超声表现】

1. 毛细管型淋巴管瘤　声像图表现不典型，表现为皮下软组织内边界欠清、内部呈网状或细带分隔的低回声区。

2. 海绵状淋巴管瘤　声像图表现为皮下、黏膜下或肌间边界不清的蜂窝状或囊实性回声肿块，内部见散在小片状液性暗区，有时见大量细管状结构。此外，少数海绵状淋巴管瘤因含有淋巴结结构或血管瘤组织成分，内部可见实质性回声。

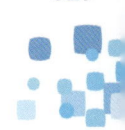

3. 囊状淋巴管瘤　常位于颈后三角区，声像图表现为大小不等、形态多样、可压缩的薄壁囊性肿块，境界清楚，内部透声较好，其间有多发纤细带状分隔回声。若发生囊内血管破裂或感染导致淋巴管阻塞时，囊肿可短时间迅速增大，囊壁毛糙且不规则，内部出现密集点状回声，类似实性回声。多普勒超声显示肿块周边及部分分隔内可见少许短条状动静脉血流信号（图1-40）。

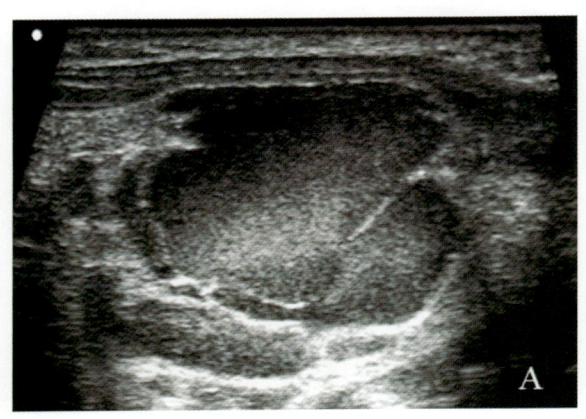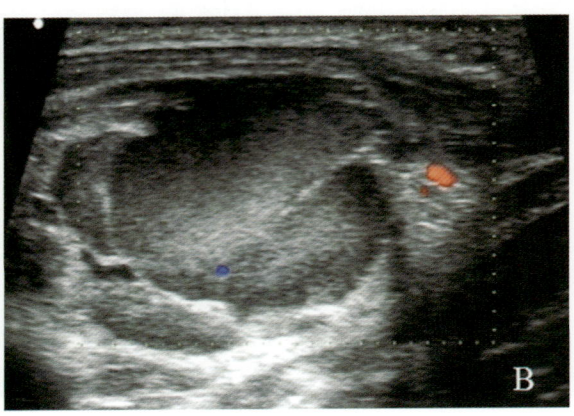

A：二维灰阶超声显示肿物位于颈后三角区，呈不规则形，边界清楚，内部可见密集点状回声及纤细带状分隔回声；B：多普勒超声显示内部未见明显血流信号，分隔可见点状血流信号。术后病理证实为囊状淋巴管瘤

图1-40　女，10岁，发现颈前肿物1个月

【超声诊断与鉴别诊断】

淋巴管瘤需与单纯性囊肿、静脉瘤、海绵状血管瘤、颈部异常肿大淋巴结相鉴别。血管瘤往往挤压探头后可出现红蓝交替的彩色血流信号是其特征性表现；虽然囊性淋巴管瘤也具有可压缩性，但较少出现红蓝彩色血流信号，有时出现也由于囊内液体流动或本身混有血管瘤成分所致。另外淋巴管瘤累及甲状舌管处需要与甲状舌管囊肿相鉴别，前者往往累及范围较为广泛，而后者相对较为局限。还需要与颈部多发淋巴结异常肿大、融合相鉴别，淋巴结周边包膜呈清晰高回声，内部回声常不均匀，中央淋巴结门可显示或显示不清，内部多见较丰富血流信号，而淋巴管瘤内部回声尚均匀，见密集点状回声及纤细分隔回声，内部多无明显血流信号。

三、颈动脉体瘤

颈动脉体位于颈动脉分叉处的外鞘内，为卵圆形或不规则形细小粉红色组织，平均体积为6mm×4mm×2mm，其血供主要来自颈外动脉。颈动脉体瘤（carotid body tumor）又称颈动脉体副神经节瘤，是一种较少见的化学感受器肿瘤，可分为局限型与包裹型。前者肿瘤位于颈总动脉分叉的外鞘内；后者较多见，肿瘤位于颈动脉鞘分叉处，包绕颈总、颈内及颈外动脉生长。肿瘤多无包膜，质地中等，呈红褐色，滋养血管丰富，其恶变率为5%～10%。

【超声表现】

1. 二维灰阶超声　肿瘤位于下颌角下方、胸锁乳突肌内侧深面，颈总动脉分叉处。多为低回声，边界清楚，形态规则或呈分叶状，直径2～20cm。较小者位于颈总动脉分叉处外鞘内，仅使颈内动脉及颈外动脉间距增大。较大者包绕颈总动脉分叉或颈内、颈外动脉（图1-41）；有时颈动脉管腔可受压狭窄甚至闭塞，但仍可见管壁回声。

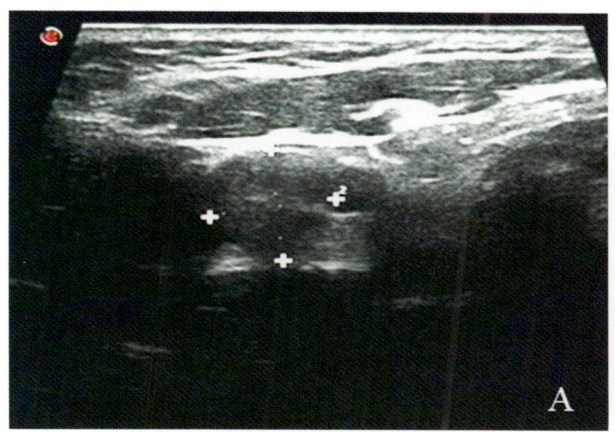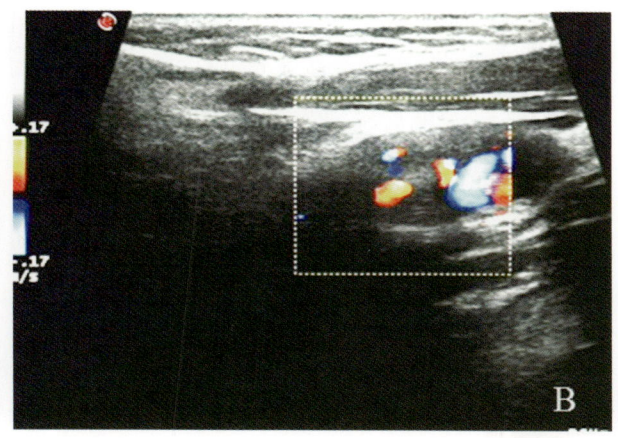

A：二维灰阶超声显示颈总动脉分叉处低回声肿块，呈椭圆形，边界清楚，内部回声尚均匀，局部包绕颈外动脉、颈内动脉；B：多普勒超声显示内部见短条状动脉血流信号

图1-41 女，49岁，头晕1周

2. 多普勒超声 肿瘤内部血流信号丰富，可探及动脉及静脉频谱，可见颈外动脉分支直接进入肿瘤内部，多普勒超声可显示肿瘤与颈动脉的关系。

【超声诊断与鉴别诊断】

1. 神经源性肿瘤 神经源性肿瘤主要包括神经鞘瘤与神经纤维瘤，其均为实性肿物，边界清晰光滑，位于颈总动脉后方，与颈总动脉分叉处无密切关系，一般不包绕颈动脉，血流信号较颈动脉体瘤少。

2. 颈动脉瘤 为颈动脉局限性扩张或动脉旁囊性为主的肿物，瘤体内部习见血栓回声，血流信号紊乱。

3. 鳃裂囊肿、腮腺肿瘤 鳃裂囊肿为囊性肿物，腮腺肿瘤位于耳下腮腺处，后两者均与颈动脉无密切关系。

四、神经鞘瘤

颈部神经鞘瘤（neurilemoma）可来源于迷走神经或位于颈动脉窦周围的神经鞘膜的施万细胞，又称施万瘤。多见于青壮年，无性别差异，25%～45%发生于头颈部，多为单发，包膜完整。颈动脉三角区肿块、颈动脉移位及神经功能障碍（如来源于迷走神经者可出现声音嘶哑）是临床诊断颈部神经鞘瘤的经典标准。本病恶变罕见。

【超声表现】

神经鞘瘤多为单发，呈椭圆形、葫芦形或纺锤形，部分可呈分叶状，边界清晰，多数包膜回声带完整；偶有多发肿块，呈串珠状。肿块内部为实性低回声或中等回声，通常回声尚均匀。肿块内部出现液性无回声及点片状高回声是其较具特征性的表现（图1-42、图1-43）。肿块两端相连的神经干纵切面可见肿块一侧呈渐行变细的锥形结构。多普勒超声显示肿块内部血流信号丰富。

当瘤体直径较大（平均6cm），内部回声不均，边界不清晰，无包膜回声带或包膜不完整，质地硬且不移动，伴有周围淋巴结肿大时注意神经鞘瘤恶变可能。

031

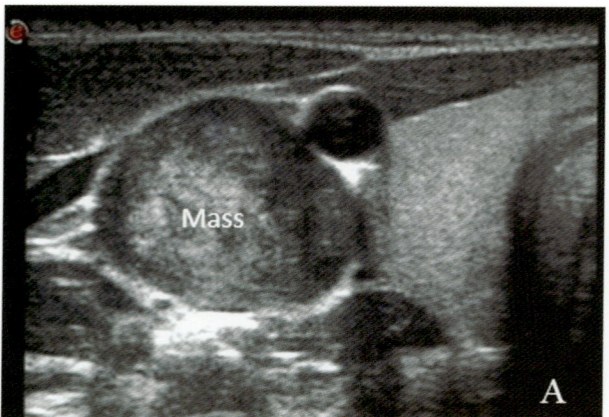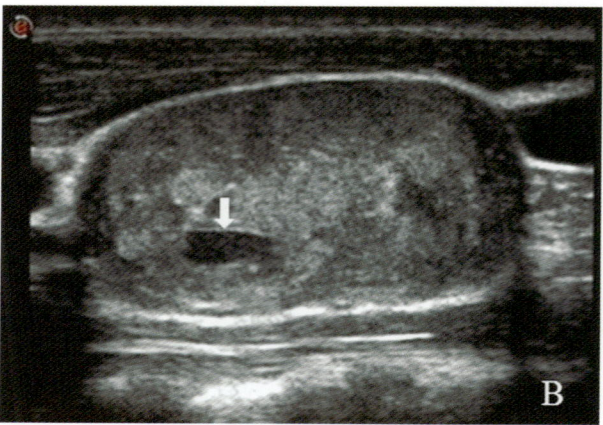

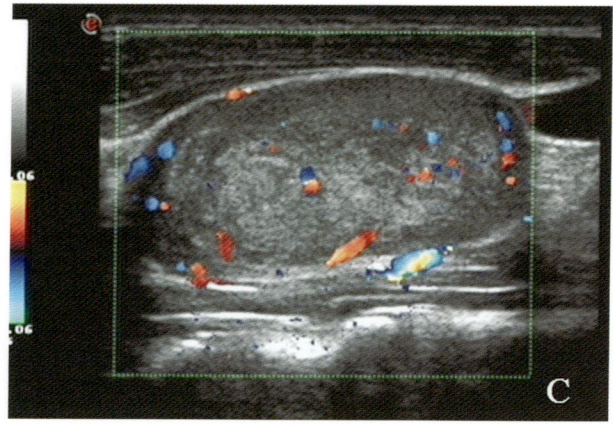

A、B：二维灰阶超声显示颈总动脉旁低回声肿块，呈椭圆形，边界清楚，内部回声不均匀，见片状液性暗区（↓）；C：多普勒超声显示内部见短条状动脉血流信号。术后病理证实为神经鞘瘤

图1-42　男，25岁，发现颈部肿物1周余

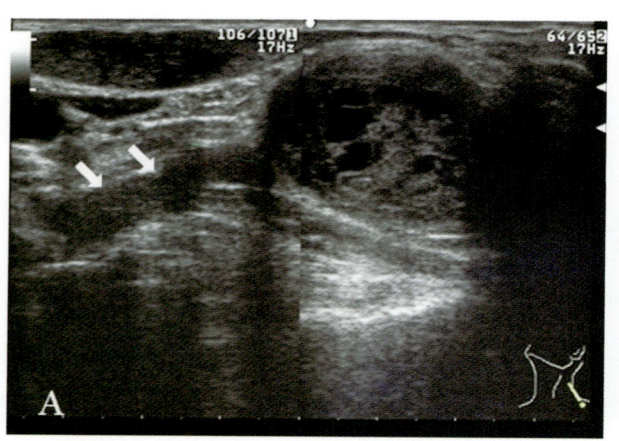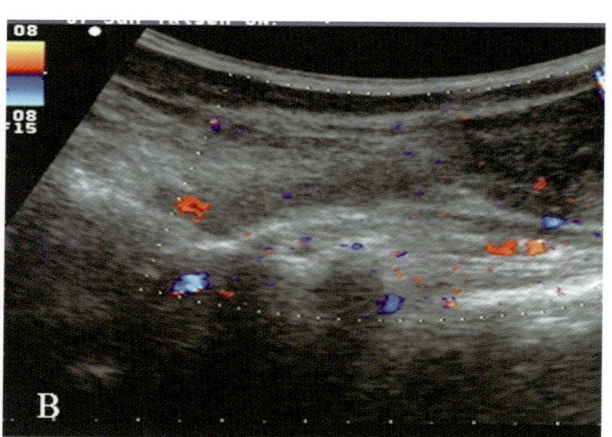

A：颈部臂丛走行区见低回声团，呈类椭圆形，内部回声不均匀，可见不规则液性暗区，内部血流信号不丰富。臂丛神经根明显增粗（↓），与低回声团相连；B：多普勒超声显示低回声团及增粗臂丛神经内部见点状血流信号。术后病理：神经鞘瘤伴囊性变

图1-43　男，41岁，体检发现颈部肿物

【超声诊断与鉴别诊断】

颈部神经鞘瘤应与颈动脉体瘤（参考颈动脉体瘤章节）、神经纤维瘤相鉴别（表1-5）。

表1-5 神经鞘瘤与神经纤维瘤鉴别要点

鉴别项目	神经鞘瘤	神经纤维瘤
部位	颈动脉深面，致颈总动脉与颈内静脉分离	颈前区及胸锁乳突肌区
形态	椭圆形、葫芦形或纺锤形	梭形或类圆形
边界	清晰	部分不清晰
包膜回声	完整	无或有（断续状）
内部回声	低回声或中等回声	不均质低回声
液性无回声	常有	少见
后方回声	大多数增强	稍增强或不变
血供	多较丰富	稀少
神经	与神经干相邻，不通过神经纤维中心	可见"进入"和"走出"的神经纤维

（吴 涛 任 杰 吴宇轩）

第二章
乳腺疾病

第一节　乳腺解剖

　　成人妇女乳腺是两个半球形的性征器官，位于胸大肌浅面，约在第2肋和第6肋骨水平浅筋膜浅、深层之间。外上方形成乳腺腋尾部伸向腋窝。乳头位于乳腺的中心，周围的色素沉着区称为乳晕。正常乳腺由浅至深依次为皮肤层、皮下脂肪层、腺体层、乳腺后间隙、肌肉层及肋骨。

　　乳腺腺体由乳管、乳小叶、腺泡及叶间结缔组织构成。每侧乳腺有15～20个小叶，每一腺叶分成很多腺小叶，腺小叶由小乳管和腺泡组成，是乳腺的基本单位。每一腺叶有其单独的导管（乳管），腺叶和乳管均以乳头为中心呈放射状排列。小乳管汇至乳管，乳管开口于乳头，乳管靠近开口的1/3段略为膨大，是乳腺内乳头状瘤的好发部位。

　　乳腺的淋巴回流主要注入腋窝淋巴结，占淋巴回流总量的75%。腋窝淋巴结包括中央群、外侧群、腋前群、腋后群和尖群。锁骨下淋巴结又称高位腋淋巴结，位于腋顶部，与锁骨上淋巴结距离很近。其余的淋巴回流至胸骨旁淋巴结、胸肌间淋巴结和膈淋巴结等。锁骨上淋巴结是乳腺淋巴引流的第二站，是乳腺癌中引人注目的一个淋巴结群，一般10枚左右。淋巴回流的途径和淋巴结群的位置有重要的临床意义。

第二节　正常乳腺声像图

　　正常乳腺的声像图由浅入深依次为：①皮肤，呈带状强回声，厚2～3mm，边缘光滑整齐。②浅筋膜和皮下脂肪，浅筋膜呈线状高回声，脂肪组织呈低回声，由条索状高回声分隔，边界欠清。③乳腺腺体，因人而异，厚薄不一，老年人可萎缩仅3mm，腺体呈中强回声带夹杂有低回声，排列较整齐。腺体与皮肤间有三角形的中强回声韧带，称为库柏(Copper)韧带，其后方回声可衰减。④深筋膜，筋膜呈线状高回声，光滑整齐，筋膜间脂肪呈低回声。⑤胸肌及肋骨：胸肌为梭形的均质低回声区，肋骨为弧形强回声，其后方衰减为声影。乳腺整体超声表现分均匀和不均匀两种，均匀乳腺声像图表现为连续一致的脂肪、韧带、纤维及腺体组织回声，从乳头、乳晕至周边组织腺体逐渐变薄。不均匀乳腺声像图表现为腺体不规律增厚、回声增强或减弱等（图2-1至图2-4）。

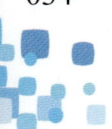

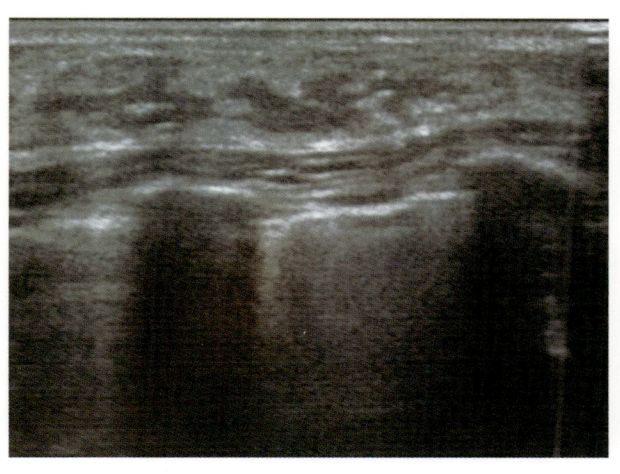

10岁女孩乳腺正常声像图

图2-1　正常乳腺

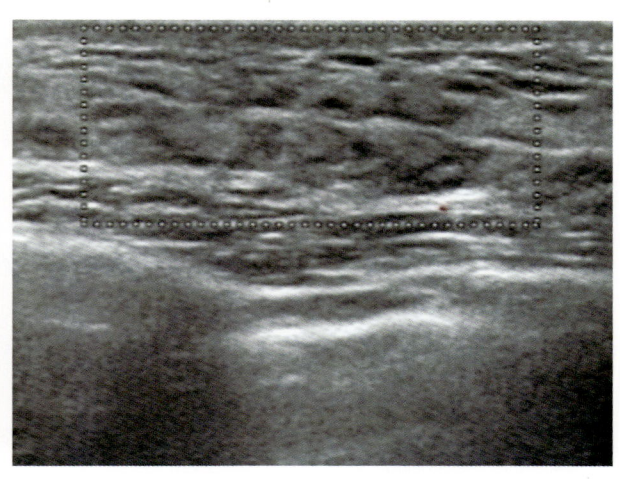

25岁女性乳腺，腺体丰富，脂肪组织少

图2-2　正常乳腺

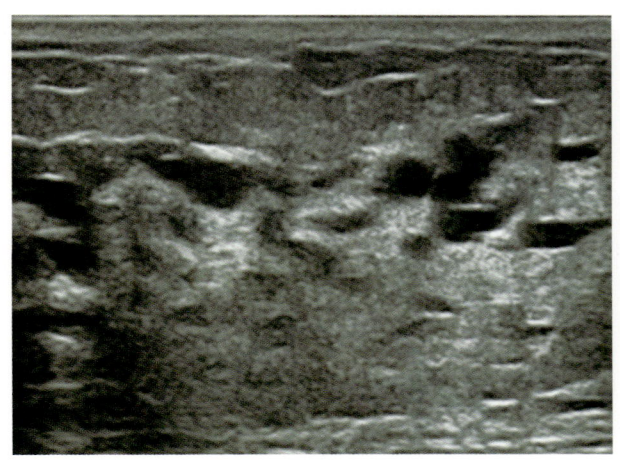

28岁女性哺乳期乳腺，腺体明显增厚，可见扩张的
导管

图2-3　正常乳腺

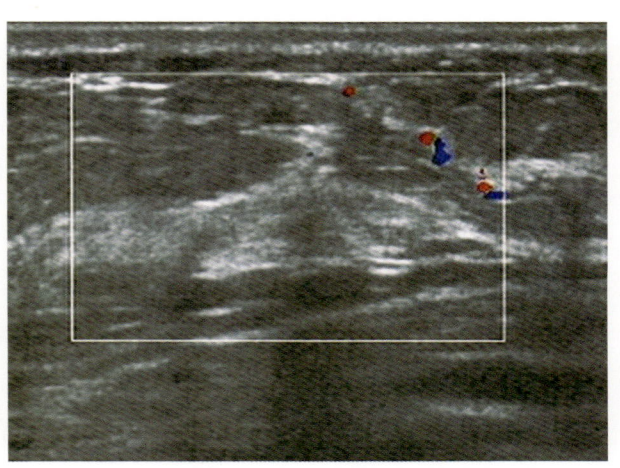

65岁女性乳腺，腺体萎缩，脂肪组织增多

图2-4　正常乳腺

第三节　乳腺疾病声像图

一、急性乳腺炎

急性乳腺炎（acute mastitis）是指乳腺的急性化脓性感染，是产褥期的常见病，多发生于产后哺乳期，以初产妇为多。开始发病时，患者有寒战、高热、乳腺红肿及疼痛。炎症多位于乳腺的外下象限，形成硬结，有压痛。继而转化为脓肿，患侧腋窝淋巴结肿大，白细胞明显增高等。

【超声表现】

病变常累及乳腺的某一区域或全乳，初期病变边界模糊不清，内部回声减低，光点分布不均，CDFI显示血流信号较丰富，血管走形规则、自然。当病灶局限脓肿形成时，超声表现为病灶边界清

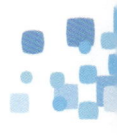

晰，有较厚的壁，以囊性为主，囊内有沉积物回声，内部一般无血流信号。同侧腋窝淋巴结反应性肿大，内部血流信号丰富（图2-5）。

【超声诊断与鉴别诊断】

急性乳腺炎需要与乳腺癌相鉴别。前者多发于产后哺乳期，初产妇多见，年龄多在35岁以下，临床表现有典型红肿热痛表现，CDFI显示血流丰富，血管走形规则、自然；后者多发于40岁以上女性，除炎性乳癌会以红肿热痛症状就诊外，其他类型乳癌很少有典型炎症表现，CDFI显示肿瘤血管走形不规则，粗细不一。

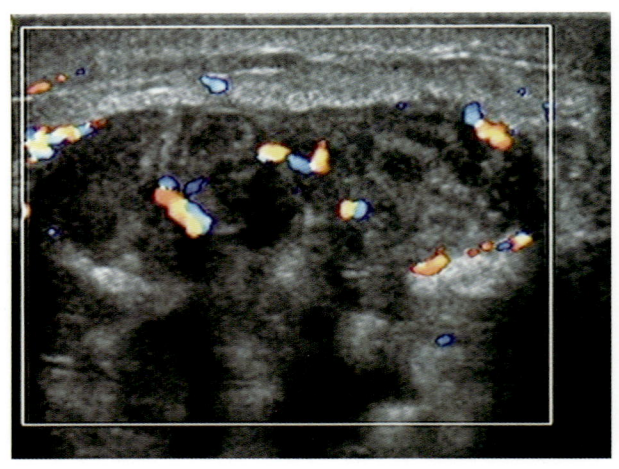

患者，女，33岁，分娩、哺乳后，乳腺疼痛。声像图显示病灶边界尚清，椭圆形，内部回声不均，CDFI：可见较丰富血流信号

图2-5　急性乳腺炎

二、乳腺增生症

乳腺增生症（cyclomastopathy）是正常乳腺小叶生理性增生与复旧不全，形成乳腺正常结构的紊乱，以乳腺泡导管上皮细胞和结缔组织增生为基本病理变化，属于病理性增生，它是既非炎症又非肿瘤的一类乳腺疾病。主要症状是乳腺周期性疼痛，月经来潮前3～4天疼痛加剧，但月经一来潮，疼痛立刻减轻。触诊时可扪及多个大小不等的结节，多呈圆形、质韧、散布于两侧乳腺内，结节与周围组织界限不甚清楚，与皮肤或胸大肌无粘连。

【超声表现】

超声表现为两侧乳腺增大，腺体层增厚，回声减低，内部结构紊乱，回声分布不均，呈粗大光点、光斑。如有囊性扩张时，乳腺内可见多个大小不等液性暗区，后壁回声稍增强。CDFI：无特征性，偶见乳腺组织内血流信号增多，散在分布、无规律性（图2-6、图2-7）。

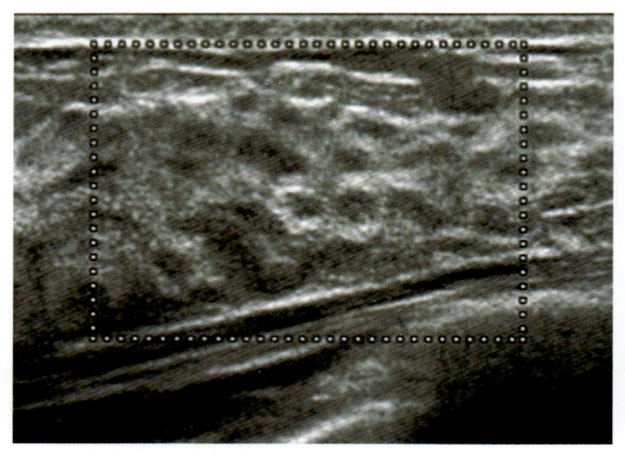

患者，女，20岁，体检。声像图显示乳腺腺体增厚，结构紊乱，见粗大光点、光斑，CDFI：乳腺内未见明显血流信号

图2-6　乳腺增生症

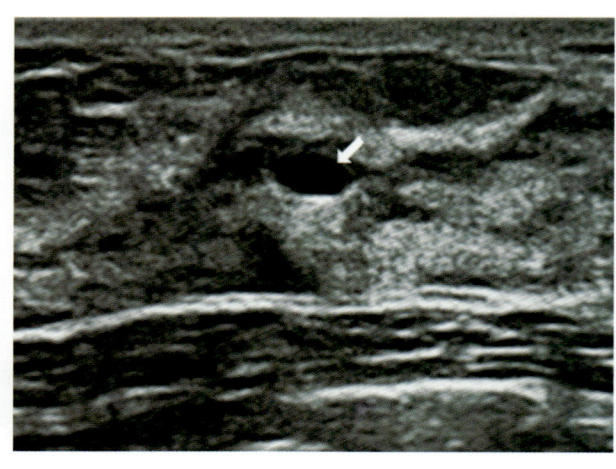

患者，女，29岁，声像图显示腺体回声紊乱，伴有囊状扩张（↑）

图2-7　乳腺增生症

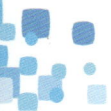

【超声诊断与鉴别诊断】

乳腺增生症需与乳腺癌相鉴别。两者均常表现为低回声，但前者结节为多发，条索状，纵横比1/3~1/4，多个结节间可相互融合，而后者为局限性肿物，前后径大于横径，边界不规则，有浸润、发展快、预后差。

三、乳腺囊肿

乳腺囊肿（breast cysts）为一类乳腺非炎症性增生病变。由于炎症或外伤引起乳腺管阻塞，继之扩大，呈囊性扩张。囊壁内层为扁平上皮，无增生现象，壁层内含清亮液体。常在哺乳期，乳汁淤积而引起。最初症状一般是乳腺肿物，单侧多见，呈圆形或椭圆形，边界清楚，表面光滑，稍活动，触之囊性，有轻度触痛，直径常在2~3cm，一般无腋区淋巴结肿大。

【超声表现】

乳腺囊肿超声表现为圆形或椭圆形液性暗区，边界清楚，壁薄光滑、整齐，单发多见，亦可呈多发或双侧受累，囊液回声均质，后壁及后方回声增强，成蝌蚪尾征。CDFI：囊壁及囊腔内均无血流信号（图2-8）。

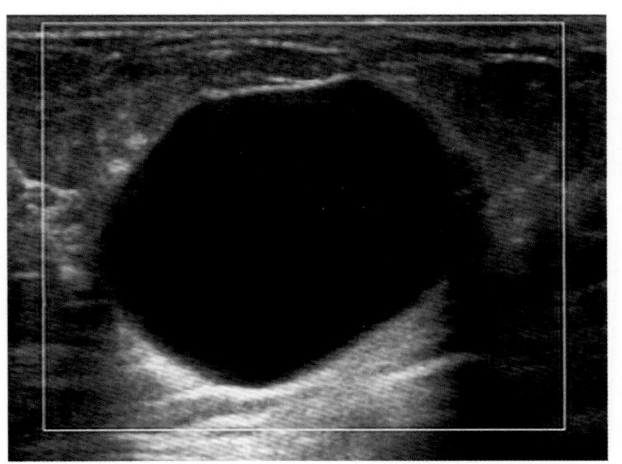

患者，女，58岁。声像图显示病灶呈类圆形液性暗区，透声性好，边界清晰，后壁及后方回声明显增强，有侧方声影；CDFI内部未见明显血流信号

图2-8 乳腺囊肿

【超声诊断与鉴别诊断】

乳腺囊肿诊断并不困难，但当囊肿合并感染或出血时，则应与乳腺脓肿鉴别，见表2-1。

表2-1 乳腺囊肿与乳腺脓肿的鉴别诊断

鉴别项目	乳腺囊肿	乳腺脓肿
病史	无疼痛	可有红肿热痛史
形态	椭圆形	不规则形或椭圆形
边界	清晰	不清晰或欠清晰
囊壁	壁薄光滑	壁较厚，不均匀
内部回声	均匀，若病史长可出现欠均匀弱回声	不均匀，实质性或半囊实混合性回声
后方回声	增强	不变
侧后声影	有	无
内部血流	无	初期血流丰富；后期脓腔内无血流信号，壁上可有少许
硬度	软或一般	软、一般或偏硬

四、浆细胞性乳腺炎

浆细胞性乳腺炎（plasma cell mastitis），简称浆乳或导管炎，也叫导管扩张症。是非哺乳期女性最常见的一种非细菌性炎症。早期可无症状，或表现为乳头浆液性分泌物。常见于中年妇女，病程可达数年。临床上分为急性期、亚急性期和慢性期3个阶段。其发病率占乳腺疾病的2%~5%。

【超声表现】

乳腺导管扩张常位于乳晕区，急性期表现为大导管扩张，如慢性炎症伴渗出，可显示实质性低回声区，形态不规则，边界欠清晰，仔细观察可发现扩张的导管和包块相连的特点。CDFI低回声区内多见点状血流信号，检出率达100%，血流多位于病灶的中心处。

【超声诊断与鉴别诊断】

本病的二维声像图表现无特征性，需与乳腺癌、急性细菌性乳腺炎鉴别：

1. 乳腺癌　两者都可表现为边界不清、回声不均、半囊实混合性包块，均可有钙化，及后方回声衰减，但浆细胞性乳腺炎位置比较表浅，常常突破乳腺皮下脂肪接近皮肤，但与皮肤不粘连；而乳腺癌病灶表浅时，常与皮肤粘连，分界模糊。浆细胞性乳腺炎中心区回声较强，边缘区较弱，为炎症包块机化所致，而乳腺癌病灶无此特点。浆细胞性乳腺炎大多有乳腺红、肿、热、痛病史，急性期及亚急性期结节有触痛感，常见导管扩张，抗菌素治疗无效；而乳腺癌患者常无症状，仅触及包块，多不伴导管扩张。实时组织弹性成像有助于两者的鉴别。

2. 急性细菌性乳腺炎　浆细胞性乳腺炎多见于中年妇女，可触及质硬结节，二维图像为实性或以实性为主的半囊实性结节，边界不清，且抗生素治疗无效，病灶内多有血流信号；急性细菌性乳腺炎多发生于哺乳期的初产妇，可触及质软肿物，为典型的脓肿特征，超声显示病灶有较厚的壁，以囊性为主，囊内有沉积物回声，且抗生素治疗显著有效，乳腺炎病灶（脓肿）内部一般无血流信号。

五、乳腺纤维腺瘤

乳腺纤维腺瘤(fibroadenoma of breast)是由上皮和纤维组织两种成分增生而形成的乳腺局灶性病变。本病可能与内分泌对乳腺的局部作用有关，所以常常伴有乳腺增生性疾病。本瘤常见于育龄期妇女，约占乳腺肿瘤的10%，单发多见，与女性雌激素刺激有关，常见于乳腺外上象限。肿瘤边界光滑，呈圆形，活动度大，质地坚韧。病程长者，纤维组织可发生钙化。

【超声表现】

乳腺纤维腺瘤多为圆或椭圆形肿物，形态规整，长轴与乳腺腺体平面方向平行，边界清晰、光滑、完整，有包膜，部分包膜回声较强时，可有典型的侧方声影，内部回声均匀，呈弱回声，后方回声多属正常，少数回声增强，与皮肤及周围组织没有粘连，探头加压时可有一定程度的压缩（前后径减小）。肿瘤较大时可合并囊性变，出现液性暗区。合并钙化时，可出现强回声后方伴声影。CDFI多数为无血流或少血流型（图2-9至图2-12）。

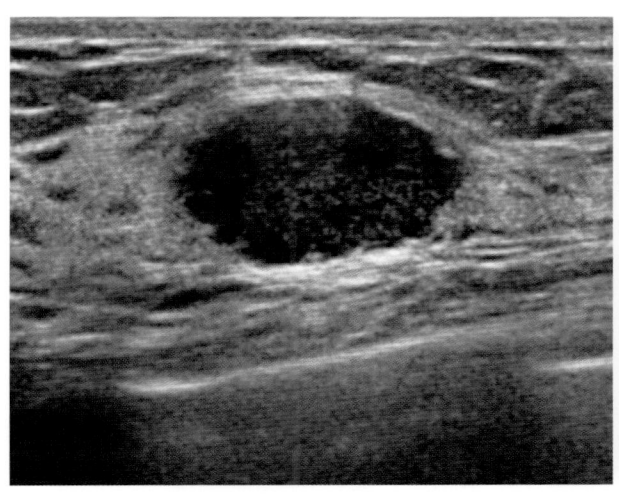

患者，女，39岁，发现乳腺肿物来查。声像图显示病灶呈椭圆形，边界清晰，内部呈低回声，分布不均，后方回声稍增强。病理证实为纤维腺瘤

图2-9　乳腺纤维腺瘤

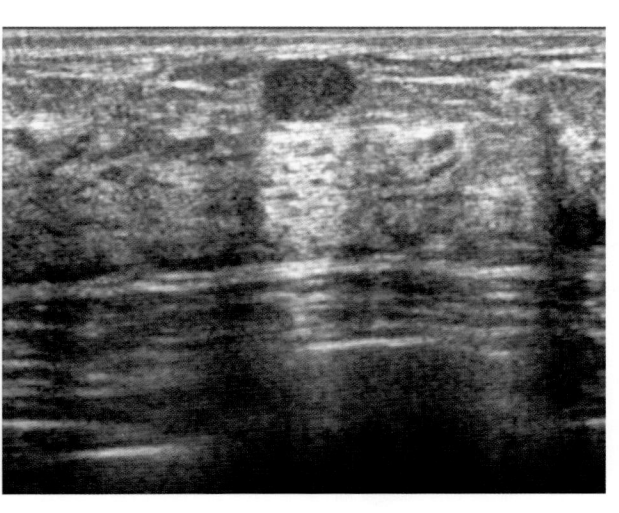

患者，女，46岁，体检来查。声像图显示病灶呈椭圆形，边界清晰，内部呈低回声，分布均匀，后方回声增强。病理证实为纤维腺瘤

图2-10　乳腺纤维腺瘤

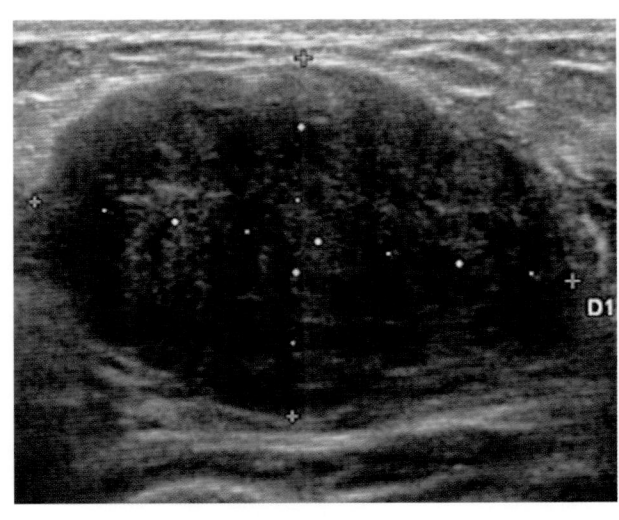

患者，女，15岁，触及乳腺肿物来查。声像图显示病灶呈椭圆形，边界尚清晰，低回声，分布不均匀，后方回声无改变。病理证实为幼年型纤维腺瘤

图2-11　乳腺纤维腺瘤

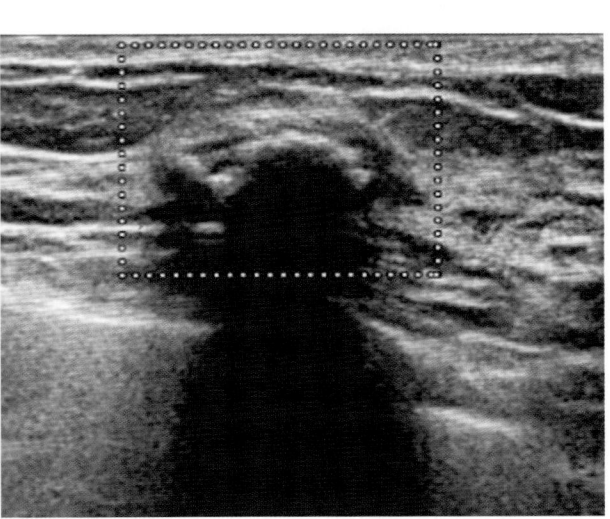

患者，女，64岁，乳腺肿物来查。声像图显示病灶呈类椭圆形，边界不清，内部回声不均匀，可见较粗大钙化，后方回声衰减伴声影；CDFI内部未见明显血流信号。病理证实为纤维腺瘤伴透明样变及钙化

图2-12　乳腺纤维腺瘤

【超声诊断与鉴别诊断】

乳腺纤维腺瘤声像图表现具有一定特征性，诊断并不困难，但对于边界不清，内部回声钙化的病灶，需要与乳腺癌、慢性乳腺炎包块鉴别。

1. 乳腺癌　乳腺纤维腺瘤与乳腺癌的鉴别要点归纳如下，见表2-2。

2. 慢性乳腺炎　超声多表现为实性或半囊实混合性包块，边界不清或欠清，内部回声不均匀，有急性乳腺炎病史及相应临床症状。而乳腺纤维腺瘤多形态规则，包膜完整，内部相对均质，伴侧方声影等。

表2-2　乳腺纤维腺瘤与乳腺癌的鉴别

鉴别项目	乳腺纤维腺瘤	乳腺癌
形态	圆形或椭圆形	不规则形，成角
边界及边缘	边界清晰，边缘规整	边界清或不清，边缘不规整、分叶，有时见毛刺
包膜	有，多有侧方声影	无，侧方声影罕见
内部回声	弱回声或均质低回声	分布不均，见沙砾样钙化
后方回声	正常或增强	多有衰减
内部血供	无血流或少血流型	血供丰富，迂曲，RI大于0.7
皮肤浸润	无	可有
组织浸润	无	可有
腋窝淋巴结	无转移	常有

六、乳腺叶状肿瘤

乳腺叶状肿瘤（breast phyllodes tumor）是一种较少见的乳腺肿瘤，由间叶结缔组织和上皮成分共同构成，其发病仅占乳腺原发肿瘤的0.3%~1%。根据细胞分化程度分为良性、交界性和恶性。最常见临床表现为局部无痛性肿块，患者几乎都因为发现肿块而就诊，也有少数患者有刺痛或轻度胀痛。

【超声表现】

叶状肿瘤肿块常较大，呈椭圆形或分叶状，边界清晰，内部呈低回声，分布常不均匀。良性叶状肿瘤周边可见明亮假包膜回声；交界性叶状肿瘤边界清晰或欠清晰，肿瘤向周围组织浸润不明显；恶性叶状肿瘤多呈分叶状，内部回声较紊乱，多为混合性，边界模糊不清，向周围组织浸润。肿块内部出现囊性变、出血或坏死时，内部可见不规则液性暗区。CDFI：肿瘤内部血流信号较丰富，呈条状或树枝状（图2-13至图2-17）。

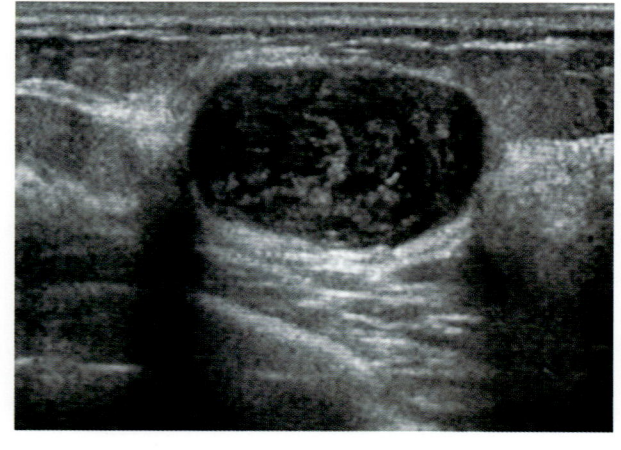

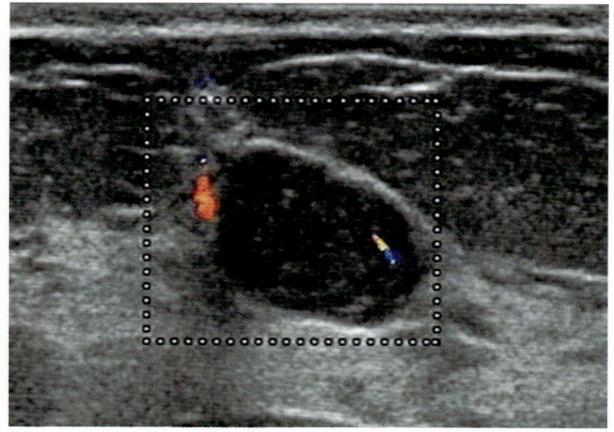

患者，女，40岁，乳腺肿物来查。声像图显示病灶呈椭圆形，边界清晰，边缘规整，似有包膜，伴侧方声影，内部呈低回声，分布不均匀，后方回声稍增强。病理证实为良性叶状肿瘤

图2-13　乳腺叶状肿瘤（良性）

患者，女，23岁，乳腺肿物来查。声像图显示病灶呈椭圆形，边界清晰，边缘规整，内部为均匀低回声，后方回声稍增强，CDFI可见条状血流信号。病理证实为良性叶状肿瘤

图2-14　乳腺叶状肿瘤（良性）

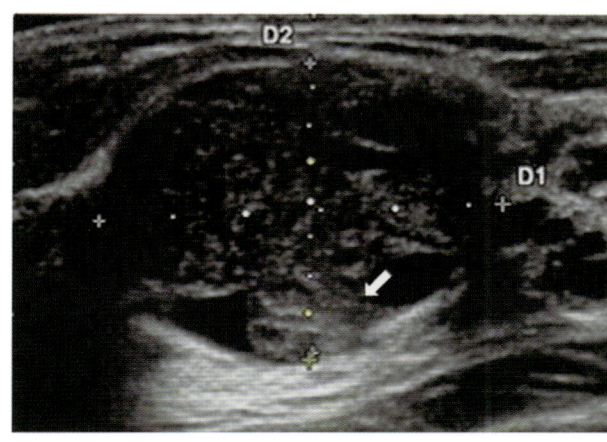 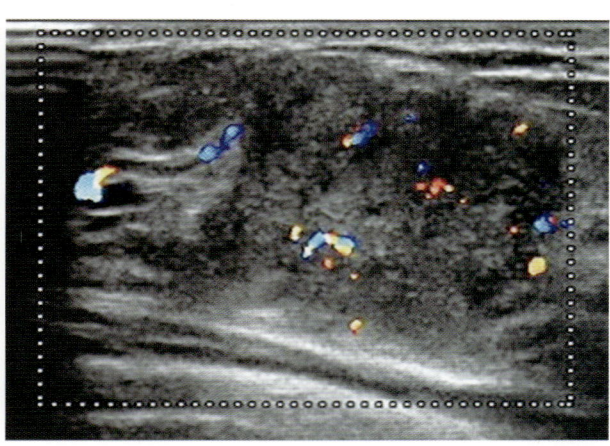

患者，女，35岁，乳腺肿物来查。声像图显示病灶呈椭圆形，边界清晰，边缘尚规整，内部为不均匀低回声，可见不规则无回声区及乳头状回声（↑），后方回声增强。病理证实为交界性叶状肿瘤

图2-15 乳腺叶状肿瘤（交界性）

患者，女，34岁，乳腺肿物来查。声像图显示病灶呈不规则形，边界不清，边缘不规整，内部为不均匀等回声，后方回声稍增强，CDFI内部血流丰富，可见短棒状血流信号。病理证实为交界性叶状肿瘤

图2-16 乳腺叶状肿瘤（交界性）

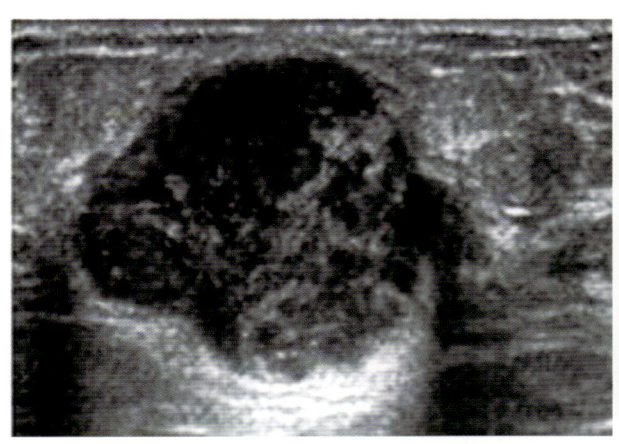 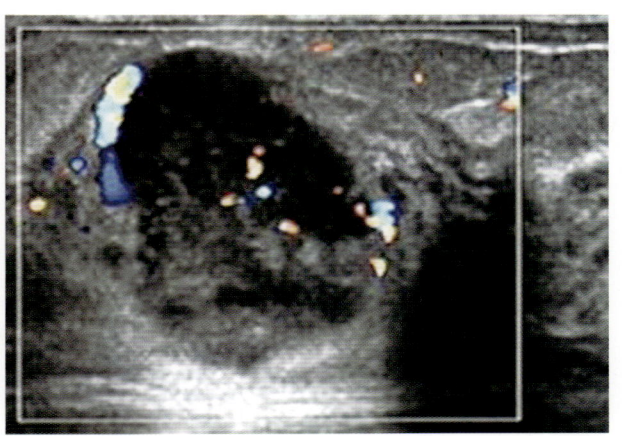

患者，女，27岁，乳腺肿物来查。声像图显示病灶呈分叶状，边界尚清，内部为不均匀低回声，后方回声增强，CDFI可见丰富血流信号。病理证实为恶性叶状肿瘤

图2-17 乳腺叶状肿瘤（恶性）

【超声诊断与鉴别诊断】

乳腺叶状肿瘤声像图不具特征性，但若发现乳腺内较大实性或半囊实性肿物，且无临床症状者，在进行诊断和鉴别诊断时需考虑此病，并与下列疾病鉴别：

1.乳腺癌 乳腺癌恶性度高，病程短，多为不规则形，呈浸润性生长，后方回声衰减，腋窝淋巴结转移常见。而乳腺叶状肿瘤有良性、交界性和恶性之分，病程较长，生长缓慢，可有包膜回声，呈圆形或分叶状，内部可发生囊变，后方回声稍强或不变，少有腋窝淋巴结转移。

2.乳腺纤维腺瘤 纤维瘤体积大都较小，可多发也可单发，多发生在青年妇女，50岁以上少见，内部回声均匀，肿瘤包膜完整。而叶状肿瘤体积较大，多为单发，发病年龄较大，平均45岁，很少患者25岁以下发病，肿瘤内部回声不均匀，可有不完整包膜，恶性者囊实性混合型多见。

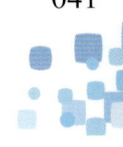

七、乳腺结核

乳腺结核（breast tuberculosis）多继发于肺结核、肠结核、或肠系膜淋巴结结核，经血行传播至乳腺。临床上较少见。多发于20~40岁妇女，病程缓慢。初期时乳腺内有一个或数个结节，无疼痛或触痛，与周围组织分界不清，常有皮肤粘连，同侧腋窝淋巴结可以肿大。患者可伴有低热、盗汗、血沉加快等临床表现。

【超声表现】

乳腺结核声像图表现无特异性，早期似肿瘤图像，脓肿形成时又似囊肿或肿瘤坏死液化后改变，部分可见钙化。

【超声诊断与鉴别诊断】

因乳腺结核声像图表现缺乏特异性，需结合临床才能诊断和鉴别，困难病例可穿刺活检。

八、导管内乳头状瘤

导管内乳头状瘤（intraductal papilloma）是起源于导管上皮的肿瘤，肿块位于扩张的导管腔内，导管壁有乳头物突起，大多数为良性，少数可演变为恶性。其发生与机体内分泌功能有关。多见于40~45岁经产妇，挤压时可有乳头溢液，溢液可为浆液性或血性。镜下组织形态为导管上皮和间质增生，形成乳头状结构。

【超声表现】

导管内乳头状瘤病变早期超声难以发现，或仅表现为结节样低回声，而无周围导管扩张，故无特异的声像图表现。当病程长、病灶较大者，乳腺导管扩张明显时，可探及导管内壁有实性回声，一般为低回声或中等回声，多呈乳头状或结节状向腔内隆起，但导管内壁连续性好，无中断或被侵蚀征象。CDFI：导管内壁隆起物内可探及血流信号（图2-18、图2-19）。

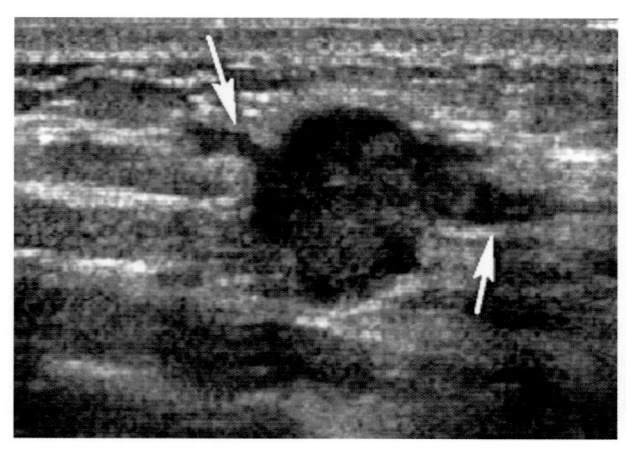

患者，女，33岁，扪及乳腺肿物来查。声像图显示病灶形状不规则，边界清晰，内部为均匀低回声，后方回声无改变，周围可见扩张导管（↑），病理证实为导管内乳头状瘤

图2-18 导管内乳头状瘤

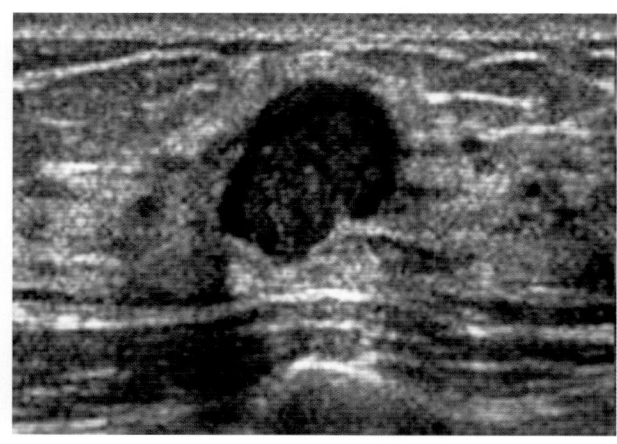

患者，女，34岁，自觉乳腺肿物来查。声像图显示病灶呈椭圆形，边界清晰，内部回声均匀，为低回声，后方回声无改变。病理证实为导管内乳头状瘤

图2-19 导管内乳头状瘤

【超声诊断与鉴别诊断】

如在扩张导管内发现乳头状或结节状回声，结合临床表现，诊断乳腺导管内乳头状瘤不难，但需要与导管内乳头状癌相鉴别。前者导管内壁连续性好，无中断或被侵蚀征象；后者壁厚、不规则，突入腔内的实性回声呈不规则状，囊壁连续性差，常有中断现象，为肿瘤浸润性生长突破内壁基底膜的特有征象。对于不伴周围导管扩张的病灶，诊断较困难，需要与乳腺纤维腺瘤、乳腺癌等鉴别。

九、乳腺癌

乳腺癌（breast cancer）发病高峰为45~55岁，开始常表现为一侧乳腺出现无痛、质硬的肿块，以外上象限最多，其次为乳头上方正中部。少数病例随病程发展，可有红肿痛等类似炎症的症状，病灶侵及Cooper韧带时，可有乳头凹陷。乳腺皮下淋巴管被癌肿阻塞，引起淋巴回流障碍，出现真皮水肿，皮肤呈现"橘皮样"改变。

【超声表现】

乳腺癌常表现为实性肿块，形态不规则，纵横比>1，浸润样生长，边界不清，无包膜，边缘不规整呈"锯齿"状或"蟹足"状，内部为弱回声或低回声，少数为等回声或强回声，分布不均匀，可有散在微钙化点，严重者呈"暴风雪样"，后方回声衰减，肿瘤较大时可伴有中心液化坏死；肿瘤向前可侵犯、突破浅筋膜，与皮肤分界不清，向后可累及胸大肌。CDFI显示肿块内血流信号丰富，走行迂曲，常可探及高阻力动脉血流，RI>0.7有诊断意义。同侧腋窝淋巴结可发生转移性肿大（图2-20至图2-26）。

【超声诊断与鉴别诊断】

乳腺癌如具有典型声像图表现，如形态不规则，内部回声不均匀，见微钙化，后方回声衰减，CDFI：内部血流信号丰富，RI>0.7等，诊断不难。但当声像图表现不典型时，需考虑与以下疾病鉴别：

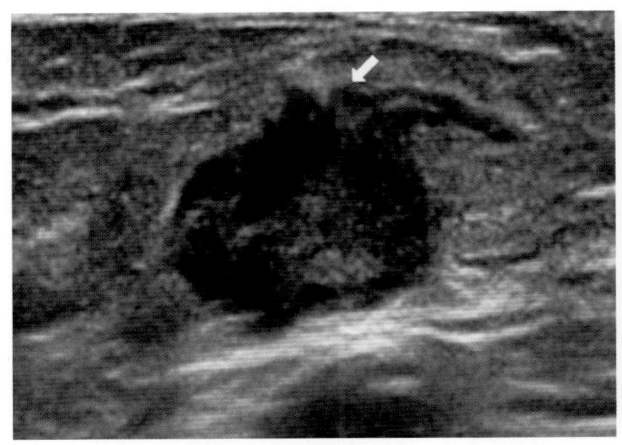

患者，女，45岁，乳腺肿物来查。声像图显示病灶呈不均匀低回声，边界清晰，边缘不规整，见成角，瘤周可见扩张胆管，导管壁连续性中断，病灶上方有明显浸润征象（↑）。病理证实为浸润性导管癌

图2-20　浸润性导管癌

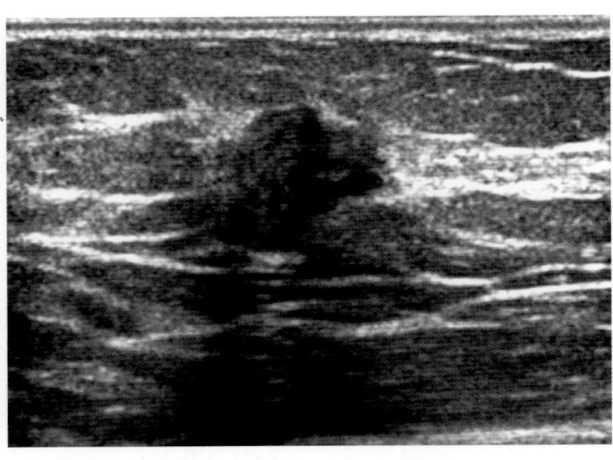

患者，女，47岁，体检来查。声像图显示病灶形态不规则，边界不清，内部呈稍低回声，分布不均匀。病理证实为导管癌

图2-21　导管癌

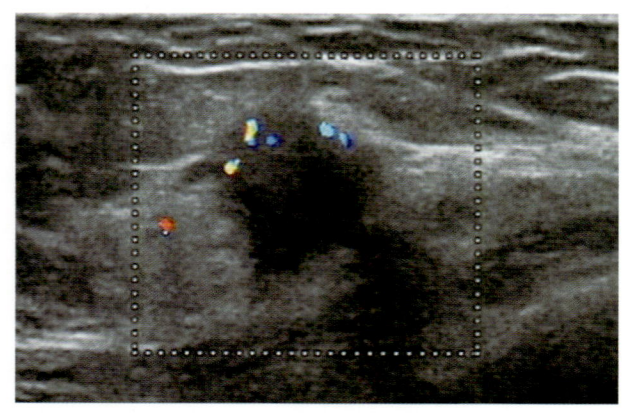

患者，女，53岁，发现乳腺肿物来查。声像图显示病灶形态不规则，边缘呈蟹足状，纵横比＞1，内部为低回声，分布欠均匀，后方回声稍衰减。CDFI显示病灶内可见丰富点条状血流信号。病理证实为浸润导管癌

图2-22　浸润导管癌

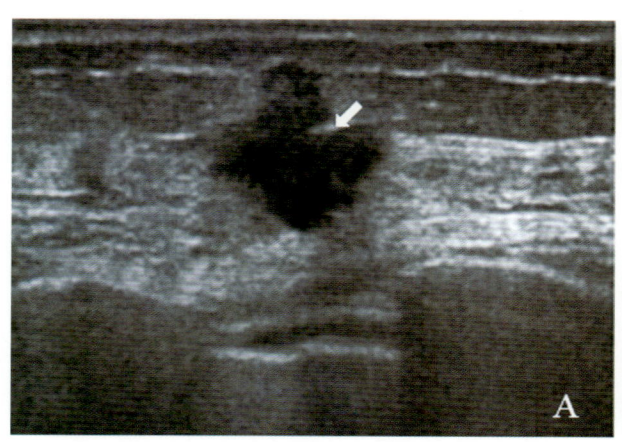

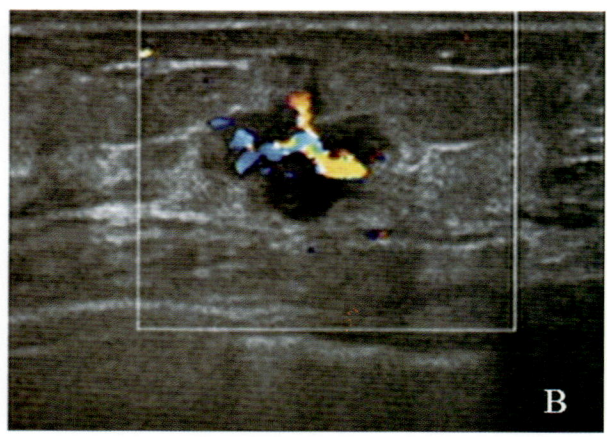

患者，女，67岁，体检来查。A：二维灰阶超声显示病灶呈分叶状，纵横比＞1，内部为低回声，分布欠均匀，后方回声无明显改变，病灶前方浅筋膜回声中断，病灶突向脂肪层内（↑）；B：CDFI显示病灶内血流信号丰富，呈分枝状。病理证实为多形性浸润性小叶癌

图2-23　浸润性小叶癌

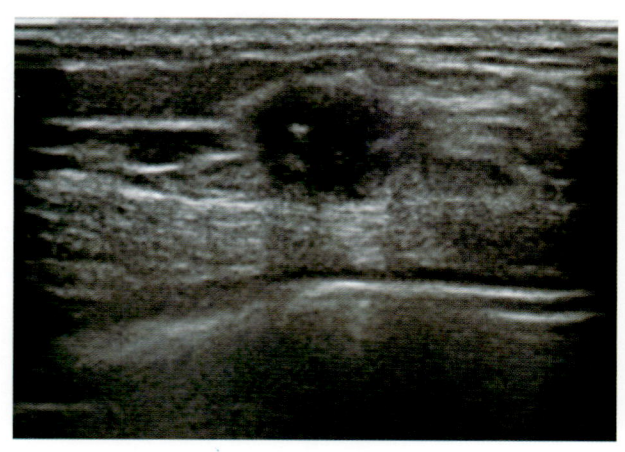

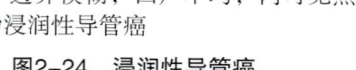

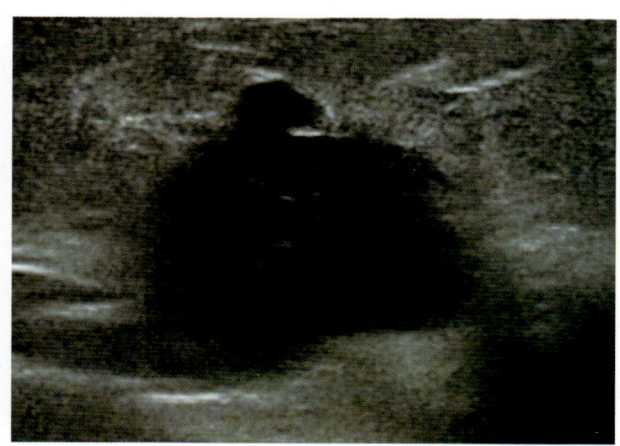

患者，女，45岁，乳腺肿物来查。声像图显示病灶形状不规则，边界模糊，回声不均，内可见点状强回声。病理证实为浸润性导管癌

图2-24　浸润性导管癌

患者，女，53岁，乳腺肿物来查。声像图显示病灶呈不规则形，内部为均匀低回声，边界模糊，后方回声稍增强。病理证实为髓样癌

图2-25　髓样癌

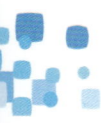

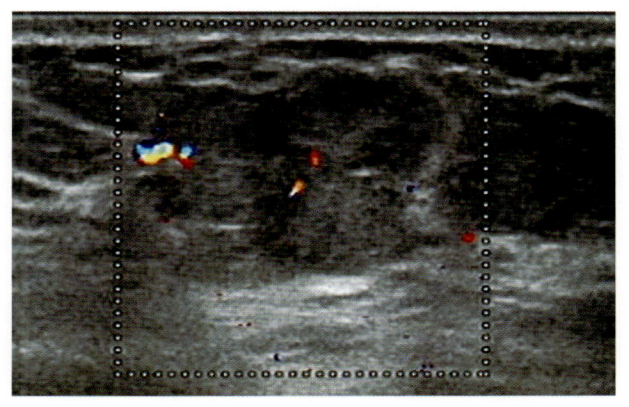

患者，女，86岁，体检发现肿物来查。声像图显示病灶呈不规则形，边缘略有分叶，内部为不均匀等回声，边界不清，无包膜回声。CDFI显示病灶内可见丰富血流信号。病理证实为黏液癌

图2-26　黏液癌

1. 乳腺纤维腺瘤　超声声像图常表现为低回声或等回声团块，边界清晰，边缘规整，有包膜，伴侧方声影，内部回声均匀，后方回声多无衰减。而乳腺癌多不具上述特点。另外，二者的好发年龄也不尽相同。

2. 乳腺良性叶状肿瘤　良性叶状肿瘤病程较长，生长缓慢，可有包膜回声，呈圆形或分叶状，后方回声稍强或不变，无腋窝淋巴结转移。而乳腺癌恶性度高，病程短，多为不规则形，呈浸润性生长，后方回声衰减，腋窝淋巴结转移常见。

第四节　超声弹性成像新技术在乳腺疾病诊断中的应用

超声弹性成像是近年来发展起来的一种乳腺检查新技术，对于乳腺局灶性病变的诊断和鉴别诊断具有重要价值，现介绍如下：

1991年Ophir等提出了"弹性成像"这一概念，经过十几年的研究，弹性成像技术成为一种崭新的超声诊断技术，它在以往超声反映病灶形态结构的基础上，增添了"弹性"这一基本力学信息，从而为乳腺疾病的超声诊断提供一种新的无创检查方法。

1998年Krouskop等发现乳腺内不同组织的弹性系数各不相同，弹性系数由小到大依次为乳腺腺体组织<纤维组织<非浸润性导管癌<浸润性导管癌，为超声弹性成像诊断和鉴别诊断乳腺病变，特别是局灶性病变奠定了物理和病理学基础。

2004年Itoh首先报道了采用彩色超声弹性成像技术进行乳腺疾病检查的临床研究。其原理是利用病灶与周围组织之间的弹性系数的不同，压迫后产生的应变大小也不同，以彩色编码显示，如：将弹性系数小，受压后位移变化大的组织显示为红色；弹性系数大，受压后位移变化小的组织显示为蓝色，弹性系数中等的组织显示为绿色。借助图像色彩来判别病变组织的弹性大小，从而反映组织的硬度，进而推断病变性质。Itoh提出弹性评分五分法概述如下：1分，超声弹性成像检查时，肿块整体发生变形，图像显示病灶与周边组织为均匀绿色；2分，肿块大部分发生变形，图像显示病灶内部为蓝绿

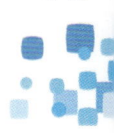

色混合的马赛克状，以绿色为主；3分，肿块边缘可发生变形，中心部分没有变形，图像显示病灶中心为蓝色，周边为绿色，以蓝色为主；4分，肿块整体都没有变形，图像显示病灶完全为蓝色覆盖；5分，肿块整体和周围组织均未变形，图像显示病灶完全为蓝色覆盖，且病灶周围部分组织亦为蓝色，即蓝色超出灰阶图像屏显示的二维病灶范围。在此评分标准下，1～3分表明组织硬度小诊断为良性，4～5分表明硬度大诊断为恶性。诊断乳腺良恶性病灶的敏感性、特异性及准确性分别为86.5%、89.8%及88.3%（图2-27至图2-31）。

国内罗葆明等最早对该项技术进行应用研究，共对170例患者共219个乳腺病灶进行检查，采用五分法，1～3分为良性，4～5分为恶性。以病理诊断作为金标准，结果显示实时组织弹性成像的诊断敏感性为84.9%，特异性为97.6%，准确性为94.5%。尽管采用Itoh五分法，对乳腺肿块的良恶性鉴别具有较好的诊断价值，但是由于乳腺彩色弹性图表现的多样性和复杂性，此五分法尚不能包含所有乳腺病变弹性图像表现。在此基础上，罗葆明等提出了改良弹性五分法。概述如下：1分，病灶全部或大部分为绿色；2分，病灶中心部分为蓝色，周边显示绿色；3分，病灶整体显示为比例相当的绿色和蓝色；

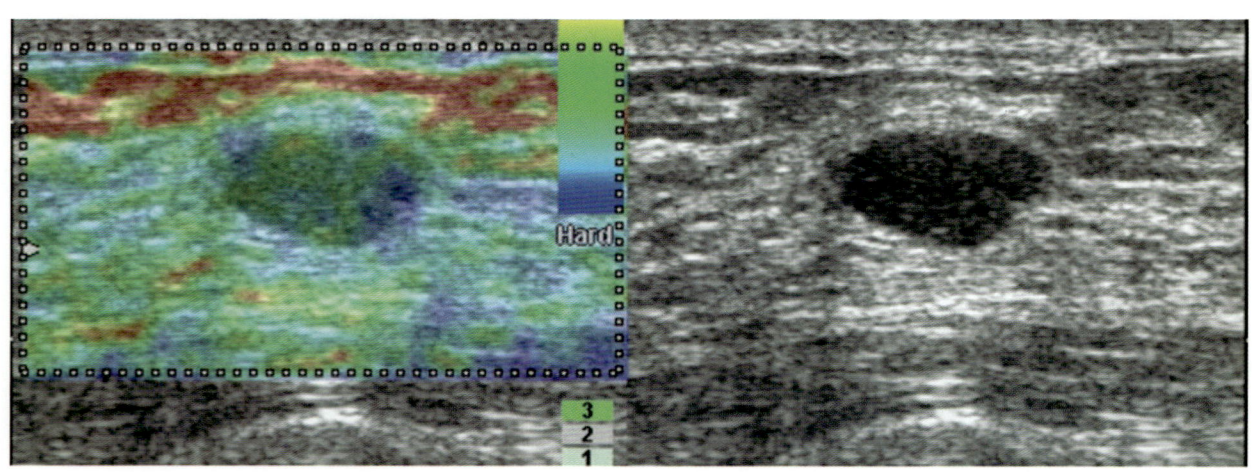

图2-27　弹性评分1分，病灶与周围组织显示为均匀绿色

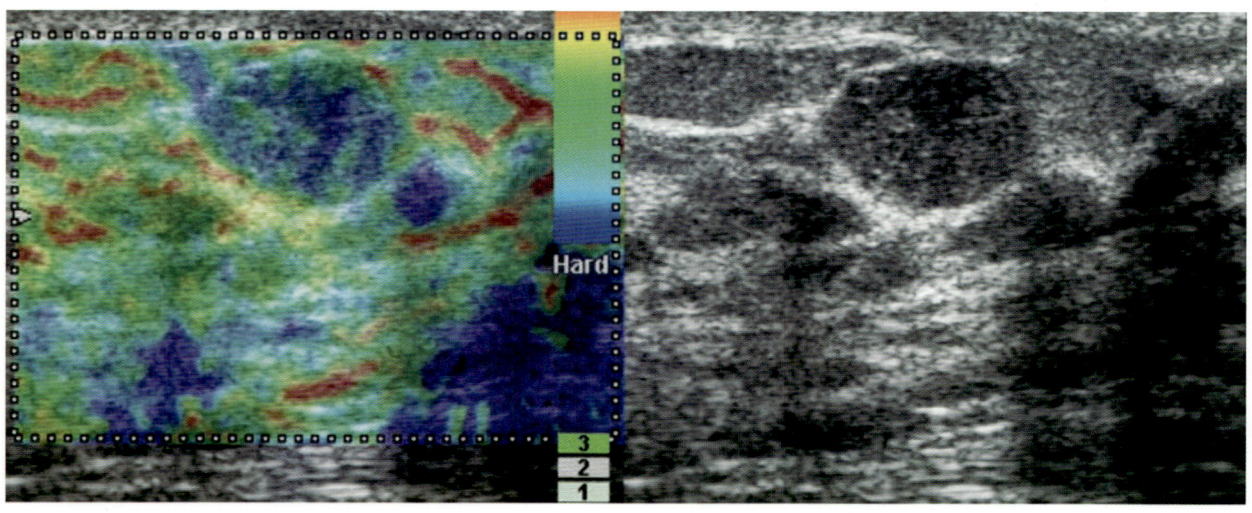

图2-28　弹性评分2分，病灶呈蓝绿相间的马赛克状

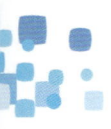

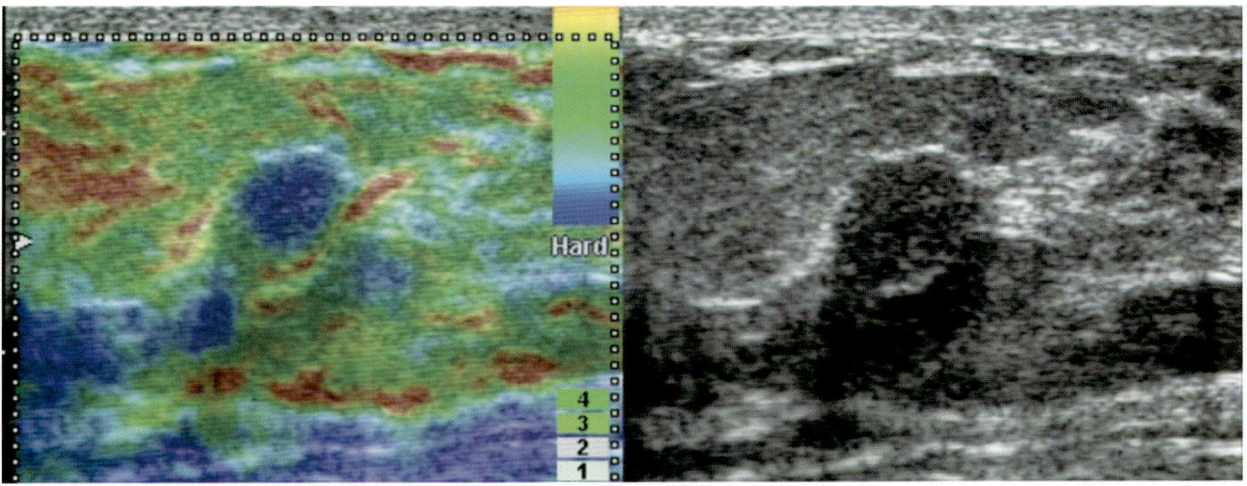

图2-29　弹性评分3分，中心为蓝色，周边为绿色，总体以蓝色为主

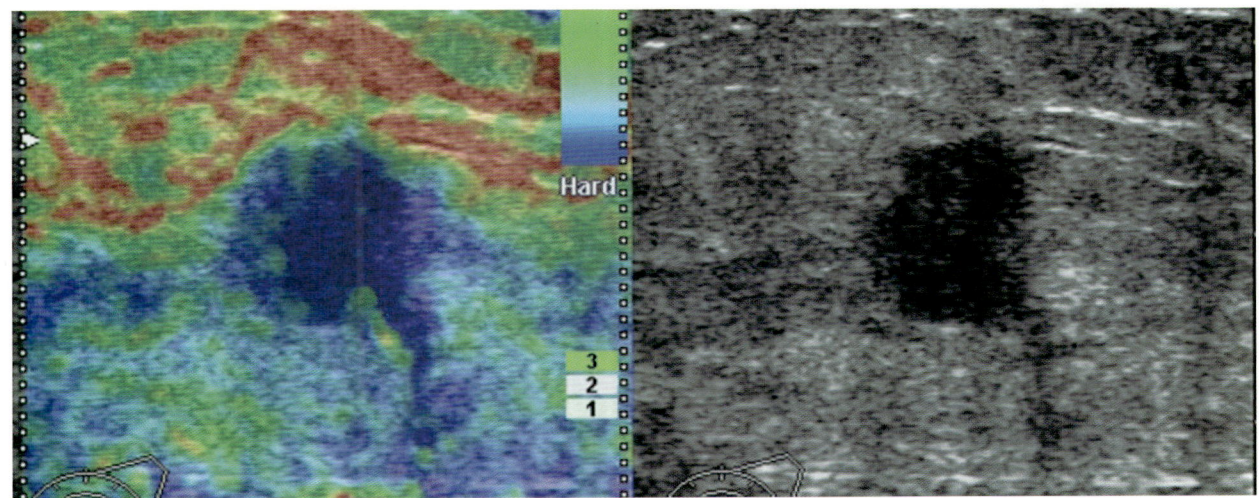

图2-30　弹性评分4分，病灶完全为蓝色覆盖

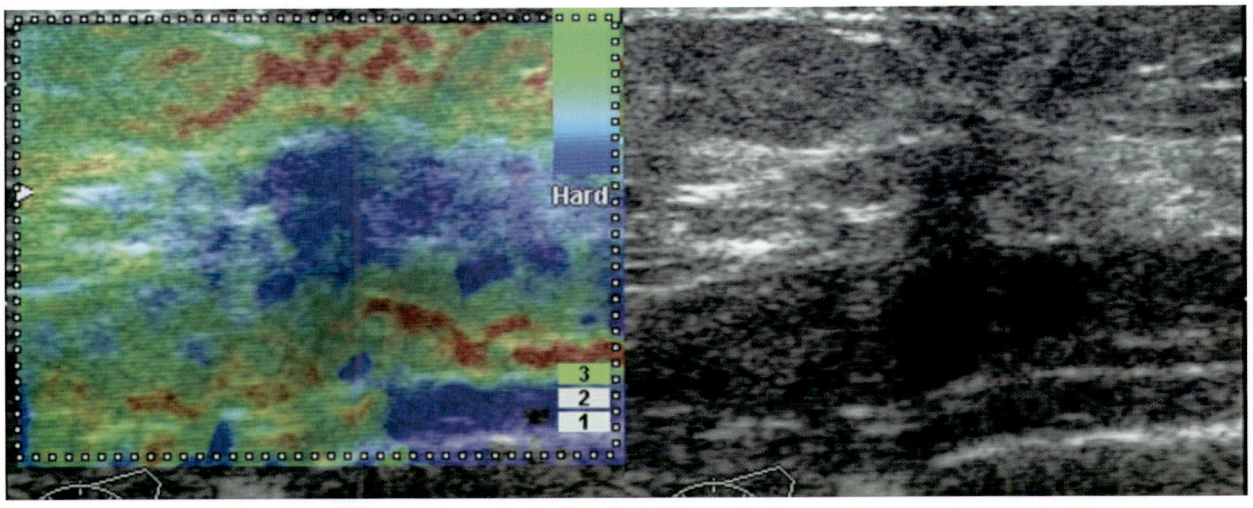

图2-31　弹性评分5分，病灶及周边组织都为蓝色，蓝色范围超过了二维病灶范围

4分，病灶范围内显示为蓝色，内部伴或不伴少许绿色；5分，病灶和周边组织均为蓝色，内部可有绿色。在此基础上对672个病灶进行研究，并与旧的五分法（Itoh评分法）进行比较，结果显示采用旧评分标准，诊断的敏感性、特异性和准确性分别为72.6%、94.9%和89.0%；采用改良评分标准，诊断的敏感性、特异性和准确性分别为87.2%、94.1%和92.7%，研究显示改良评分法具有更高的诊断效能。

随着弹性成像技术的应用，越来越多的技术被应用于临床。定性诊断除了上述的弹性评分法，还有应变率比值法、面积法等半定量法。定量方法有脉冲辐射力弹性成像和剪切波弹性成像。

目前公认的评分标准仍难以判定部分乳腺肿瘤，存在一定的假阴性和假阳性，需有待完善。需要强调的是对于乳腺病灶的诊断仍然需要结合常规灰阶超声和彩色多普勒超声，将三者联合起来进行综合应用和诊断。

第五节　乳腺介入性超声

1. 超声引导下乳腺肿块穿刺活检　随着乳腺诊断技术的进步，许多临床上不可触及的乳腺病灶能够被检出，但部分病灶定性诊断困难，需要超声引导下穿刺活检才能明确诊断。与手术切除相比较，经皮乳腺穿刺活检有诸多的优点：创伤小、不产生疤痕或疤痕极小、操作简单迅速、并发症少、出血及感染率低，其中最突出的优点是可以实时观察穿刺进针、多方位取样，适合对乳腺各部位病变以及腋窝区病变进行安全操作。

2. 乳腺肿块的术前和术中定位　随着高分辨力超声的应用，大多数触摸不清的肿块可在超声上显示出来。超声引导下在病灶内放置标记物（带钩金属丝），或将着色剂注入病变内，从而有助于外科医生正确切除肿物。由于超声定位简便易行，准确性高，并发症少，相对于X线摄影没有辐射，所以在临床上超声定位更受外科医生的青睐。但是应该注意的是，超声对孤立微钙化点的显示敏感性不足，因此超声不易对微小钙化性病灶进行定位。

（智　慧）

第三章
腹 部 损 伤

第一节　腹部实质性脏器损伤

一、肝脏损伤

肝脏是腹部最大的实质性脏器，因其体积大、质地较脆、位置相对固定而易受到损伤，肝脏损伤（liver injury）在闭合性腹部外伤中仅次于脾外伤，居第二位。其中右叶更容易受累，常常伴有右侧肋骨骨折，而左叶损伤则常伴有十二指肠和胰腺的损伤。肝损伤的病理分类：①肝包膜下血肿，肝实质表面裂伤，但包膜完整，血液积聚在包膜与肝实质之间；②中央型破裂，深部肝实质破裂，动静脉、胆管均有破裂形成血肿，易发展为继发性肝脓肿；③真性肝破裂，较多见，肝包膜和实质同时破裂，血液、胆汁可流入腹腔。

【超声表现】

1. 二维灰阶超声及彩色多普勒超声

（1）肝包膜下血肿：早期肝包膜下血肿可表现为肝包膜与实质之间梭形低-无回声区，边界清晰，后方肝组织可受压、内陷，血肿后方回声轻度增强。陈旧性血肿内部可出现细小回声点或低回声团块、条索。

（2）肝内血肿：肝实质内新鲜血肿呈不规则的高回声或等回声，边界不清（图3-1）；随时间推移，血块溶解，血红蛋白减少和血肿水容量增加，血肿回声逐渐降低，至恢复期血肿则变为低回声区。

（3）肝真性破裂：肝边缘不平整，包膜连续性中断，可见不规则低或无回声区向肝实质内延伸（图3-2）。常伴有肝周积液或腹腔游离积液，为最常见的间接征象。超声检测外伤后腹腔内游离液体的敏感性、特异性分别为64.7%～87%、79.4%～100%，并且可初步评估积液量的多少；相同体位下动态观察，能通过发现腹腔积液量的进行性增加而提示可能存在活动性出血。

（4）彩色多普勒超声：肝内及肝包膜下血肿的异常回声区域无血流信号显示。

2. 超声造影　常规超声对肝脏损伤灶的显示率仅为46%～67%，难以显示活动性出血灶及对肝外伤进行准确分级。超声造影是一种血池显像，能够克服常规超声不能显示组织微循环灌注的缺点，增加病变与正常组织的回声对比，使损伤区的部位、范围清晰显示，并且可显示部分活动性出血。肝损伤的超声造影表现具有特征性：肝动脉期、门脉期及延迟期均呈低和（或）无增强区，与周围正常肝

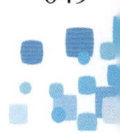

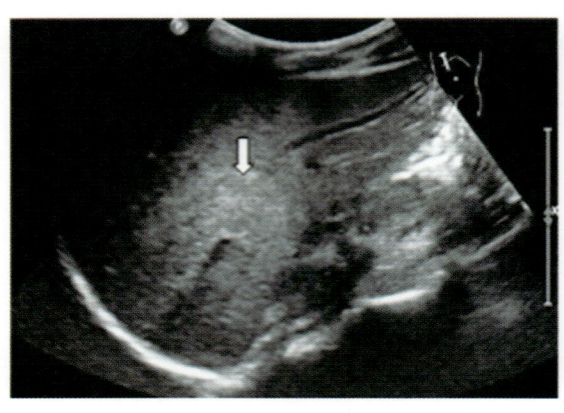

二维灰阶超声显示肝S6区见片状高回声区
（↑），边界不清，局部正常肝实质结构消失

图3-1 肝实质血肿

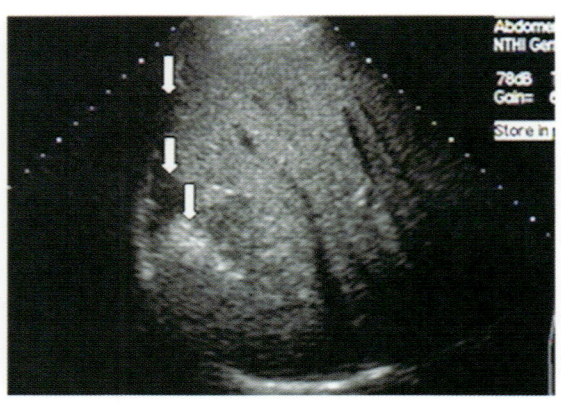

二维灰阶超声显示肝右叶见低-无回声及高回
声区（↑），边界不清，肝包膜连续性中断

图3-2 肝真性破裂

实质界限清晰。活动性出血则表现为创伤灶内或包膜处造影剂外溢或浓聚，即损伤灶内部或周边的异常增强区，其增强强度高于周围正常组织，呈"条状"、"结节状"或"梅花状"，动态观察时，异常增强区发生不同程度的形态改变，部分异常增强区后方可见声衰减。

结合美国创伤外科学会（AAST）对肝创伤的分级标准以及超声造影的成像特征，笔者对肝创伤的超声造影分级如下：Ⅰ级，仅见包膜下血肿，或裂伤深度＜1cm；无或仅肝周少量积液（图3-3A）。Ⅱ级，肝裂伤深度1～3 cm；或实质内血肿直径＜10cm；肝周及盆腔少量积液（图3-3B）。Ⅲ级，肝实质裂伤深度＞3 cm；或实质内血肿直径＞10cm；腹腔少-中量积液（图3-4A）。Ⅳ级，肝实质裂伤累及1～3个肝段；腹腔中—大量积液（图3-4B）。Ⅴ级，肝实质裂伤累及3个以上肝段，或创伤累及肝门部大血管导致大部或整个肝脏实质无造影剂灌注，可见造影剂外溢至腹腔（图3-5）。值得注意的是，部分活动性出血超声造影时不一定会有造影剂外溢现象，这取决于以下因素：①出血速度，文献报道血管造影时造影剂漏出现象只在出血速度＞0.5 mL/s时出现；②出血时间，损伤初期血管断裂，出血迅速，由于人体自身凝血机制，局部会形成血凝块，完全或部分堵塞损伤血管断端，使出血速度减慢或停止。

超声能判断肝外伤的部位、范围及腹腔积血的情况，为外科医师决定手术或保守治疗提供重要的依据。

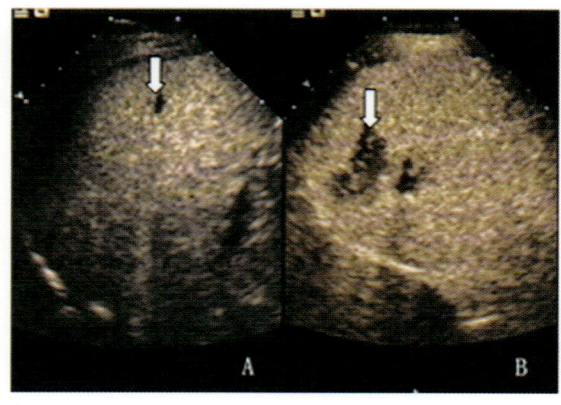

A：Ⅰ级肝损伤CEUS显示肝内见裂隙状无增强区，范围约0.9cm×0.4cm（↓）；B：Ⅱ级肝损伤CEUS显示肝内见不规则低-无增强区，范围约4.7cm×4.1cm（↓）

图3-3 肝损伤

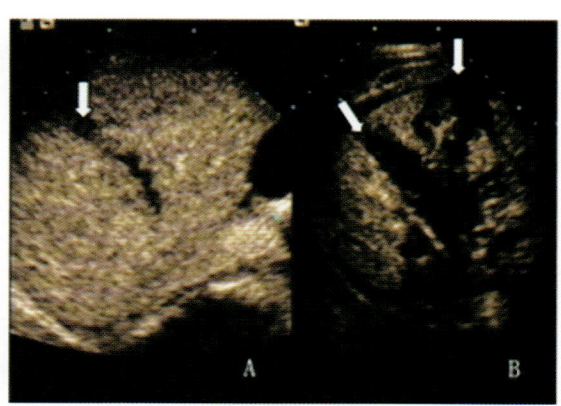

A：Ⅲ级肝损伤CEUS显示肝S5区见带状无增强区，长约6.3cm，该处肝包膜连续性中断（↓）；B：Ⅳ级肝损伤 CEUS显示肝S6、S7区见不规则无增强区，范围约11.6cm×7.9cm，局部肝包膜连续性中断（↓）

图3-4 肝损伤

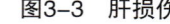

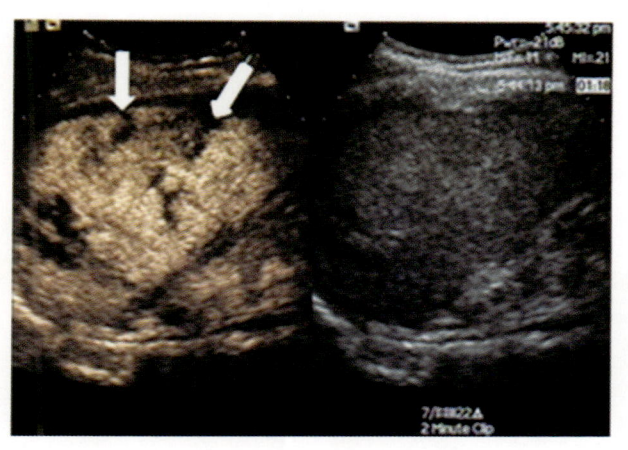

CEUS显示肝右前叶及右后叶见多处不规则低-无增强区，肝包膜多处连续性中断(↓)

图3-5　Ⅴ级肝损伤

【超声诊断与鉴别诊断】

部分肝内损伤灶声像图不典型，不易与肝内原有病变鉴别，如：局灶性脂肪肝、血管瘤、局灶性脂肪缺失、肝囊肿伴囊内出血、孤立性坏死结节等，CEUS有助于诊断。

1. 局灶性脂肪肝及局灶性脂肪缺失　彩超及超声造影显示病变区域血管走行及分支规则，其增强及廓清与周围正常肝组织同步，呈等增强。

2. 血管瘤　球体感明显，彩超显示病灶周围血管绕行，内部有时可见点条状血流信号。超声造影时动脉期周边结节状增强，门脉期及延迟期呈高/等增强。

3. 肝囊肿伴囊内出血及孤立性坏死结节　形态相对规则，而损伤灶多呈不规则形。

二、脾损伤

脾脏是腹部最易受到损伤的实质性脏器，脾损伤（spleen injury）约占各种腹部伤的40%～50%，有慢性病理改变（如血吸虫病、疟疾、淋巴瘤等）的脾脏更易破裂，有时可发生自发性破裂。脾损伤的病理分类：①中央型破裂，损伤位于脾实质深部。②包膜下破裂，损伤位于脾实质周边部，但包膜完整。③真性破裂，损伤累及实质和包膜。脾损伤的主要危险在于大出血，约85%为被膜和实质同时破裂的真性破裂，少数为中央型或被膜下破裂。后者脾被膜尚完整，但可在2周内突然转为真性破裂而大量出血，称为延迟性脾破裂。仅有包膜下破裂或中央破裂的患者症状轻微，主要表现为左上腹疼痛，呼吸时可加剧，脾脏多有肿大且具压痛，腹肌紧张一般不明显；一旦转为完全性破裂，迅速出现腹膜刺激症状，反射性呕吐常见，随后患者于短时期内即可出现明显的内出血症状，如心慌、心悸、四肢无力、呼吸急促、血压下降、神志不清等；严重者可于短期内因出血过多，迅速发生休克而死亡。

【超声表现】

1. 二维灰阶超声及彩色多普勒超声

（1）损伤程度较轻时，脾脏大小形态可无明显改变，重度损伤或脾内血肿较大时，脾脏可增大，轮廓不规则。

（2）脾实质内血肿：早期呈不规则的高回声，边界不清；恢复期呈低至无回声（图3-6）。

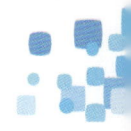

（3）脾包膜下血肿：脾包膜与实质间带状、新月形低或无回声区（图3-7）。

（4）脾真性破裂：脾边缘不平整，包膜连续性中断，并可见不规则低或无回声区向脾实质内延伸，脾周可见低或无回声区（图3-8）。

（5）腹腔游离积液征象，暗区内见细弱回声点漂浮。

（6）彩色多普勒超声：脾内及脾包膜下血肿异常回声区域无血流信号显示。

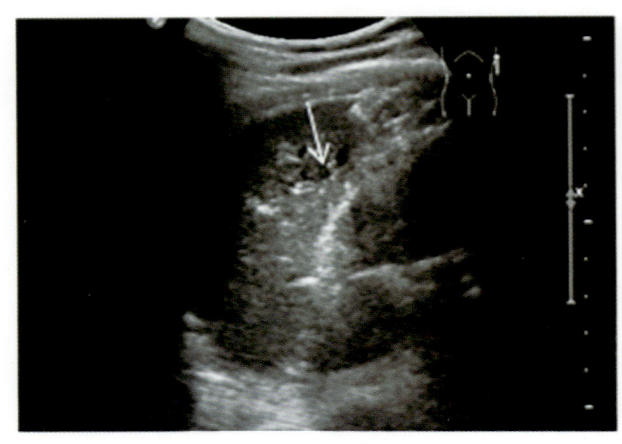

二维灰阶超声显示脾下极见不规则低回声灶，边界不清(↓)

图3-6 脾实质血肿

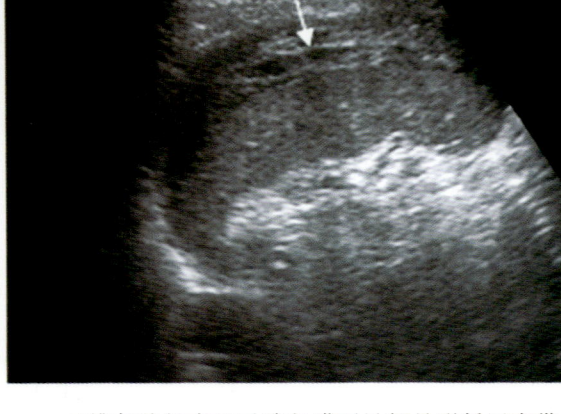

二维灰阶超声显示脾包膜下见新月形低回声带，包膜连续性尚可，脾实质回声均匀(↓)

图3-7 脾包膜下血肿

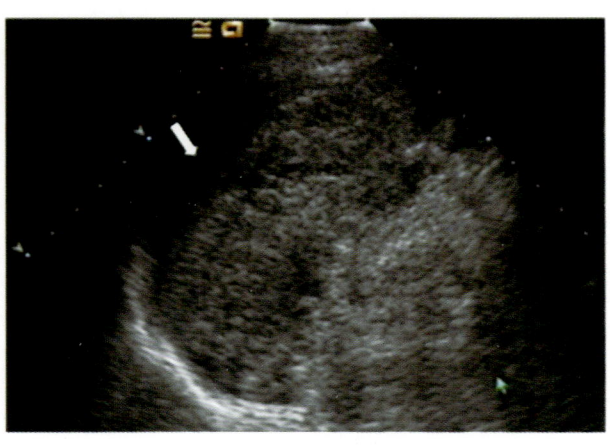

二维灰阶超声显示脾脏肿大，实质回声强弱不均，脾包膜连续性中断，脾周可见少许无回声区(↓)

图3-8 脾真性破裂

2. 超声造影

超声造影有助于提高脾损伤的检出率及明确损伤范围。脾脏血肿表现为动脉期及静脉期脾内不规则低和（或）无增强区，包膜下血肿往往呈"新月形"无增强区，与周围正常组织分界清楚。脾脏损伤活动性出血与肝损伤活动性出血表现相似。笔者结合脾外伤AAST分级及超声造影特征，对脾外伤超声造影分级如下：Ⅰ级，仅见包膜下血肿，或脾实质裂伤深度<1 cm（图3-9A）；Ⅱ级，脾实质裂伤深度1~3 cm，或血肿直径<5 cm（图3-9B）；Ⅲ级，脾实质裂伤深度>3 cm，或血肿直径>5cm或继续扩张（图3-10A）；Ⅳ级，撕裂涉及脾段或者脾门血管，裂伤累及脾段或者脾门血管，创伤累及脾实质1/4~2/3（图3-10B）；Ⅴ级，脾脏碎裂，脾门血管损伤导致大部或整个脾脏实质无造影剂灌注（图3-11）。

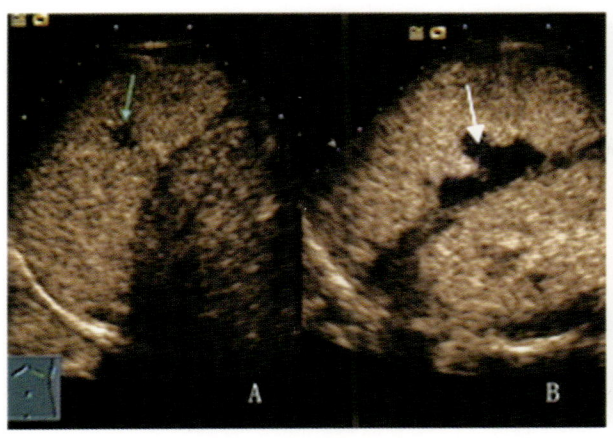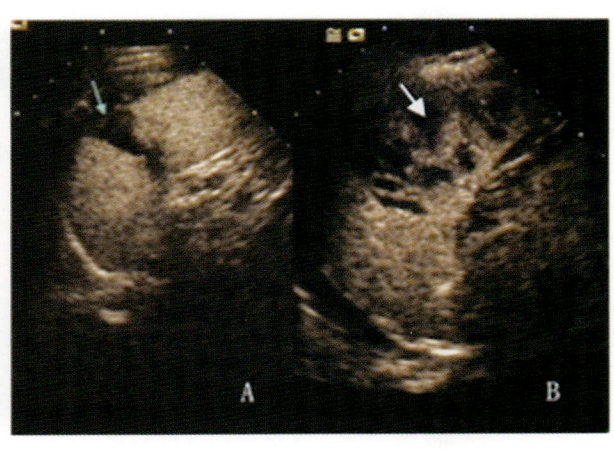

A：Ⅰ级脾损伤CEUS显示脾实质内见无增强灶，范围约1.2cm×0.8cm（↓）；B：Ⅱ级脾损伤 CEUS显示脾实质内见无增强灶，范围约4.3cm×2.7cm，脾脏包膜连续性尚可（↓）

图3-9　脾损伤

A：Ⅲ级脾损伤CEUS显示脾脏包膜连续性中断，脾中部见不规则无增强灶直达脾门（↓）；B：Ⅳ级脾损伤 CEUS显示脾脏包膜连续性中断，脾中下极见蜂窝状低-无增强区域，累及约1/2脾实质（↓）

图3-10　脾损伤

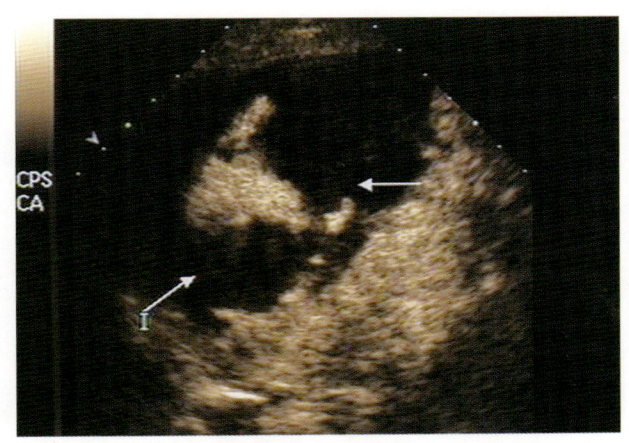

CEUS显示脾脏包膜连续性中断，实质大部分无增强(↓)

图3-11　Ⅴ级脾损伤

【超声诊断与鉴别诊断】

1. 脾深切迹　脾脏损伤大多与脾轴呈垂直的段间破裂，需与脾深切迹相鉴别。脾深切迹可表现为自脾表面向内延伸的裂隙状无增强带，可被误诊为脾横断或游离脾块，但其边缘光滑圆钝，而外伤性脾块边缘参差不齐。

2. 脾血管瘤　球体感明显，彩超显示病灶周围血管绕行，内部有时可见点条状血流信号。动脉期周边结节状增强，静脉期呈高（等）增强，病灶相对规则，而脾损伤灶于各时相均呈不规则无增强区。

三、胰腺损伤

胰腺损伤（pancreatic injury）常系上腹部强力挤压暴力作用引起，因胰体部跨于脊柱前方并向前凸出，受挤压伤时此处常发生断裂。胰腺损伤多为复合伤，病理类型：①轻度挫伤，即胰腺实质轻度挫伤，无胰管损伤或胰周血肿；②严重挫裂伤，胰腺挫裂严重，或伴胰管损伤；③离断损伤，即胰腺

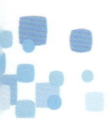

体尾部或胰头部的横断、碎裂伤；④严重的胰头十二指肠复合伤，胰腺损伤临床症状出现迟缓且不具特异性，随着病程的进展，胰酶激活刺激腹膜可使大量的血浆渗入腹腔，致使腹膜刺激征和腹胀进行性加重，同时低血容量等全身反应亦逐渐明显。

【超声表现】

1. 二维灰阶超声及彩色多普勒超声

（1）胰腺轻度挫伤：胰腺稍肿胀，回声减低，胰管无扩张，胰腺周围可见带状无回声区（图3-12）。胰腺损伤后的出血及胰液渗漏所致小网膜囊积液是胰腺损伤最常见的间接征象，可为胰腺轻微损伤的唯一表现。

（2）严重挫裂伤：胰腺明显肿胀，轮廓模糊，实质内回声强弱不均（图3-13）。

（3）胰腺离断伤：胰腺实质连续性中断，断裂处及周围可见低回声或混合回声团块，边界不清（图3-14）。

（4）胰腺假性囊肿：为胰腺损伤的常见并发症，胰腺损伤时外漏的胰液、血液及坏死物质刺激胰腺周围结缔组织增生可形成胰腺假性囊肿，表现为胰腺或胰周圆形、椭圆形或不规则无回声区（混合回声包块），边界欠清或清晰（图3-15）。

（5）彩色多普勒超声：胰腺损伤区无明显血流信号显示。

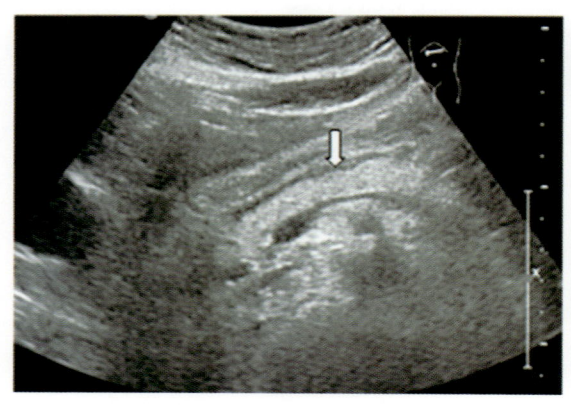

二维灰阶超声显示胰腺实质回声尚均匀，胰周见细带状无回声区（↓）

图3-12 胰腺轻度挫伤

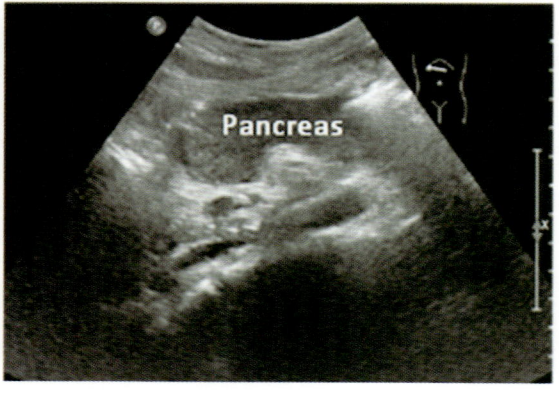

二维灰阶超声显示胰头、体部明显肿胀，边界欠清，实质回声减低（Pancreas）

图3-13 胰腺严重挫裂伤

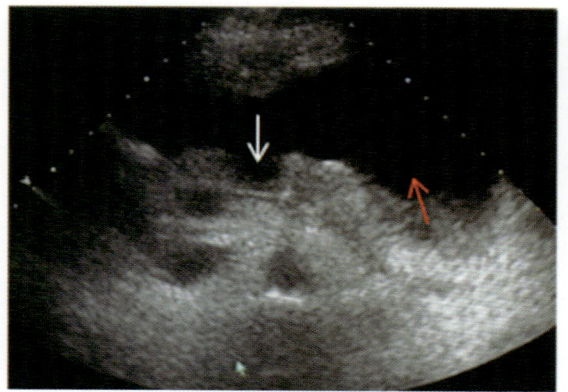

二维灰阶超声显示胰头、体部连续性中断（白色↓），胰周见大片状不规则无回声区（红色↓）

图3-14 胰腺离断伤

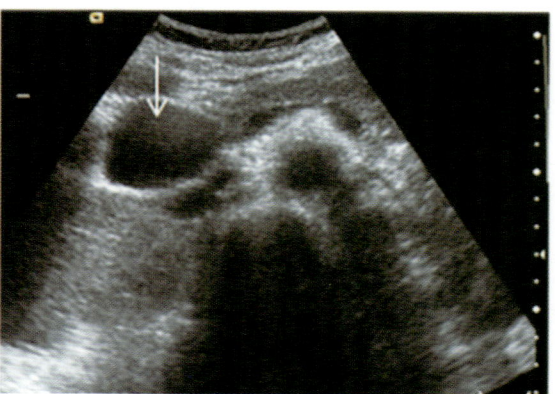

二维灰阶超声显示胰腺头旁见囊性无回声区，边界清晰，与胰头紧邻（↓）

图3-15 胰腺假性囊肿

2. 超声造影

动脉期及静脉期胰腺实质内可见低和（或）无增强区，胰周积液呈带状无增强区。笔者参照AAST分级，并以"断裂深度"为标准间接评估胰管完整性（断裂深度达到或大于胰腺实质厚度1/2者诊断为胰管损伤可能），对胰腺外伤超声造影分级如下：Ⅰ级，裂伤表浅，深度<1/4（图3-16A）；Ⅱ级，1/4<裂伤深度<1/2（图3-16B）；Ⅲ级，远侧胰腺横断伤或裂伤深度≥1/2；Ⅳ级，近侧胰腺（胰头部）横断伤或深度>1/2裂伤，包括壶腹部的裂伤（图3-17）；Ⅴ级，胰头广泛碎裂伤。

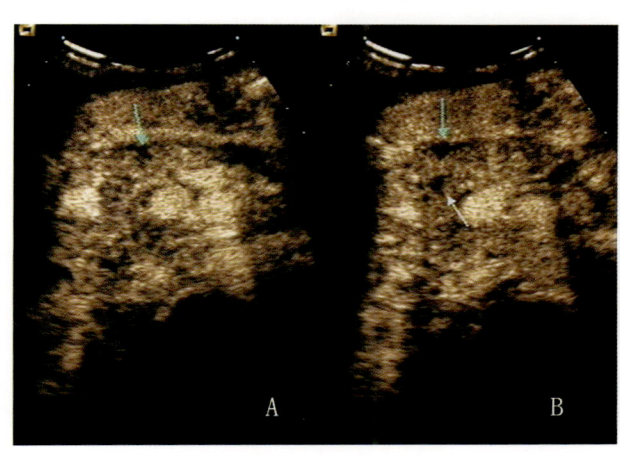

A：Ⅰ级胰腺损伤CEUS显示胰体部见裂隙状无增强灶，深约0.4cm（↓）；B：Ⅱ级胰腺损伤 CEUS显示胰颈部见2处无增强灶，分别深约0.4cm及0.5cm（↓）

图3-16 级胰腺损伤

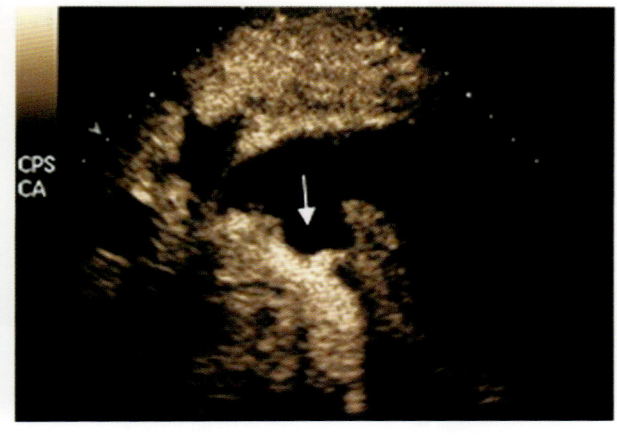

CEUS显示胰头、体部连续性中断(↓)，周边见不规则无增强区

图3-17 Ⅴ级胰腺损伤

【超声诊断与鉴别诊断】

胰腺炎：胰腺炎超声表现可与胰腺挫伤相似，表现为胰腺肿胀，回声减低、不均匀，边界模糊，胰周积液及假性囊肿形成，二者鉴别诊断主要依据临床病史。

四、超声造影引导下腹部实质性脏器外伤止血的微创治疗

近年来，随着对脏器结构、功能的再认识，腹部实质性脏器外伤出血的传统治疗方法受到了挑战，保器官治疗越来越受到重视。但腹部脏器外伤出血，尤其是肝脾出血较凶险，治疗不及时常危及患者的生命，是40岁以下患者死亡的主要原因，因此寻求一种既能彻底止血又能保留脏器功能，同时减少患者痛苦、术后恢复快的治疗方法是医疗工作者关注的焦点之一。而笔者的研究发现，使用超声造影引导的经皮治疗技术能显著扩大非手术治疗的适应证。

依据AAST标准，结合超声造影结果，为便于创伤的治疗，将肝、脾、肾创伤伤情分为Ⅰ～Ⅲ类。Ⅰ类伤情，超声造影表现为肝、脾裂伤最大深度<3cm，或未累及肾髓质的肾实质裂伤；Ⅱ类伤情，超声造影表现为肝实质裂伤，最大径>3cm或累及1～3个肝段，脾实质裂伤深度>3cm或累及脾实质的2/3，累及集合系统的肾实质裂伤，或传统Ⅱ级以下伴有活动性出血的肝、脾、肾创伤；Ⅲ类伤情，超声造影表现为肝创伤累及3个以上肝段，或肝、脾、肾创伤累及肝门、脾门、肾门部大血管导致脏器实质无造影剂灌注。而超声造影引导的经皮治疗适应证为Ⅱ类伤情。

超声造影引导下经皮注射治疗方法：①首先行常规超声检查，测定腹腔积血量；②行超声造影确定创伤灶位置、形态、大小及活动性出血情况；③确定超声造影引导穿刺进针路径，依据创伤程度确定止血剂（胶）的用量；④在超声造影引导下，使用21G多孔微创注射治疗针，首先于创伤灶内多点注射局部止血剂；继之，在创伤灶和活动性出血灶内多点注射医用黏合封闭胶（图3-18）。

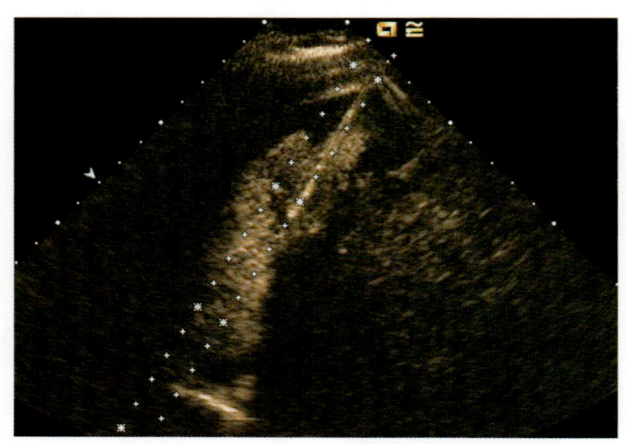

超声造影引导下，首先于脾创伤灶内多点注射蛇毒凝血酶；继之，在创伤灶和活动性出血灶内多点注射α-氰基丙烯酸酯黏合胶

图3-18　超声造影引导脾脏创伤经皮注射治疗

术后监测：①治疗后30～60min，常规超声检查结合生命体征监测，对可疑出血者及时进行超声造影检查。②治疗后1～72h，每天进行常规超声检查，必要时行超声造影检查。③治疗后3天、第7天、14天、1个月、3个月分别行超声造影检查，观察创伤灶的愈合情况，及时发现并发症。

第二节　腹部空腔脏器损伤

胃肠损伤

胃肠损伤（gastrointestinal injury）包括胃损伤、十二指肠损伤、小肠损伤及结直肠损伤。小肠占据中、下腹大部分空间，损伤机会较多。创伤原因包括开放性和闭合性，开放性损伤可由枪伤、弹片伤及刀刺伤所致，而闭合性损伤多由腹部挤压伤或撞击伤所致。若胃壁或小肠壁全层破裂，早期即出现腹膜炎表现；但破口较小，局部被食物残渣、纤维蛋白等堵塞，可能无弥漫性腹膜炎表现。结肠及直肠上段破裂时，因内容物液体成分少而细菌多，腹膜炎出现的较晚，但较严重。

【超声表现】

胃肠损伤的直接征象往往难以探及。肝前及膈下条纹状游离气体回声（图3-19）、腹腔内浑浊积液（图3-20）、肠系膜回声局限性或普遍性增高、边界不清是其重要的声像学表现。其中积液的部位有助于判断空腔脏器损伤的位置及程度：十二指肠破裂积液常位于腹膜后，结肠破裂积液常位于结肠

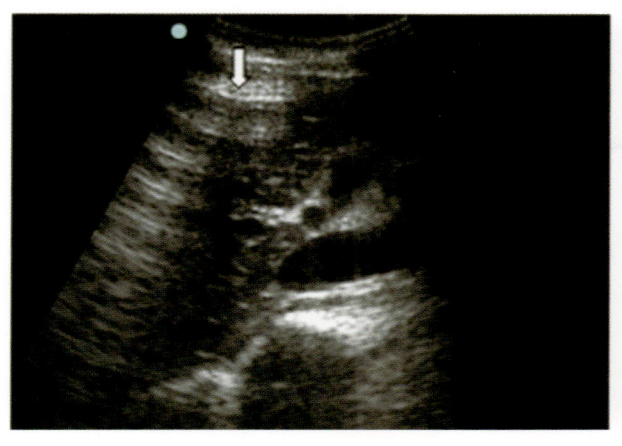

二维灰阶超声显示右肝前方见气体强回声，后方伴多重反射(↓)

图3-19 肠管破裂

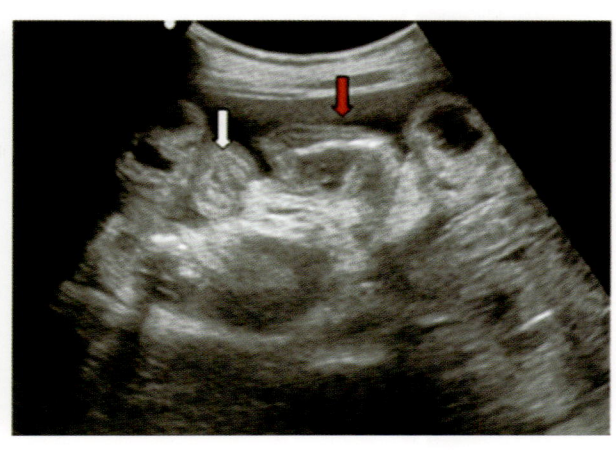

二维灰阶超声显示腹腔肠管壁稍增厚、水肿（白色↓），腹腔内见游离液性暗区（红色↓）

图3-20 肠管破裂

旁沟，胃破裂积液常位于小网膜囊，积液量大时液体常流入腹腔低位如肝肾间隙，而大量或多部位积液常提示合并有腹腔实质脏器损伤。

【超声诊断与鉴别诊断】

胃肠道炎症：也可表现为肠壁增厚、水肿，肠间积液，但无膈下游离气体回声，无明显外伤史可资鉴别。

（梁 彤 吕发勤）

第四章
腹膜、腹壁、肠系膜、腹膜后疾病

第一节　解剖概要及正常声像图

正常腹壁的层次结构由浅到深分别为表皮、真皮层、脂肪层、肌层（图4-1）。在高频超声下，表皮为一层线样高回声，表面光滑，厚度及回声均匀，紧贴真皮层。真皮层厚1.6mm左右，为一稍低回声带，与表皮分界清晰平整。脂肪层为一低回声带，厚度因人而异，可见稍高回声的结缔组织分隔。腹壁肌层为低—中等回声，周边见高回声线状的筋膜包绕，内部回声在纵切面上呈羽状、翼状或梭形，横切面上呈网状、带状分隔或点状高回声。

腹膜分为壁腹膜和脏腹膜两部分，两者相互延续。壁腹膜紧贴于腹壁、盆壁的内面及膈肌脏面；脏腹膜覆盖于内脏表面，成为它们的浆膜层。超声检查腹腔或腹膜后结构，常采用低频探头，成人3.5MHz，小儿5.0MHz或高频探头，一般在空腹下进行。因腹膜与腹盆壁及脏器紧密结合，正常情况下在超声图像上无法区分。肠系膜是腹膜的一部分，由两层腹膜反折而成，参与固定肠管位置，正常情况下超声上亦无法显示，有时候在大量腹水的衬托下可见纤薄的小肠系膜。

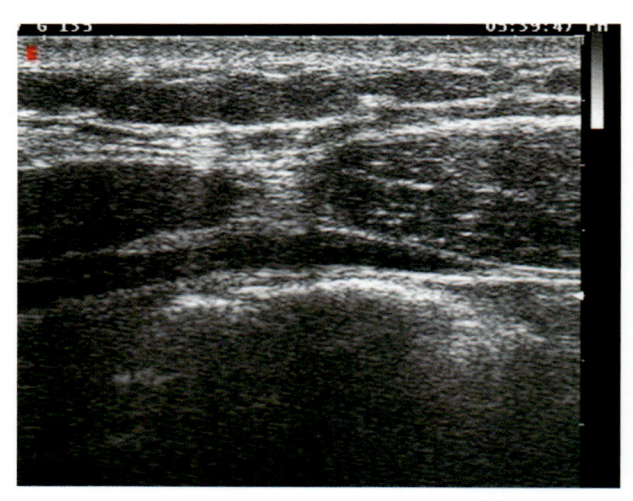

由浅至深依次为真皮层、脂肪层、肌层，肌层深面见腹腔内肠管的气体强回声

图4-1　正常腹壁超声图像

第二节　急性腹膜炎

急性腹膜炎（acute peritonitis）分为原发性腹膜炎和继发性腹膜炎，临床上以继发性为主，常见于腹腔脏器的炎症、化脓、坏疽、胃肠穿孔、损伤、破裂等。腹膜炎可被局限、吸收，也可因细菌繁殖和消化液的刺激而加重、弥散，致腹膜充血水肿、渗出，形成腹腔积液。本病的主要临床表现为腹

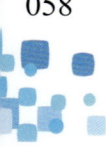

痛、腹部压痛、反跳痛、腹肌紧张，以及全身中毒症状，如发热、中性粒细胞升高等。如感染未能控制，可发生感染性休克，危及生命。

【超声表现】

由于腹膜较薄，一般的非特异性炎症均不能直接观察到腹膜增厚的征象，而是从临床表现和原发病的超声征象来间接诊断，如急性胰腺炎、阑尾炎合并穿孔、腹腔积液等。急性胰腺炎超声表现为胰腺肿大，回声减低，分布均匀或不均匀，胰周积液等。阑尾炎合并穿孔时，超声除发现阑尾肿大，回声紊乱，局部积液外，还可发现大网膜聚集包裹、淋巴结肿大等。腹腔积液表现为腹腔内出现液性暗区，透声性常因炎性渗出而较差，有时可见细弱点状回声或絮状回声，严重者可见大量纤维分隔，分布范围和深度不一（图4-2）。超声在急性腹膜炎的作用主要是寻找原发病，以及引导穿刺抽液来进行治疗或病因的鉴别诊断。选择穿刺点时需注意避开肠管和大血管。

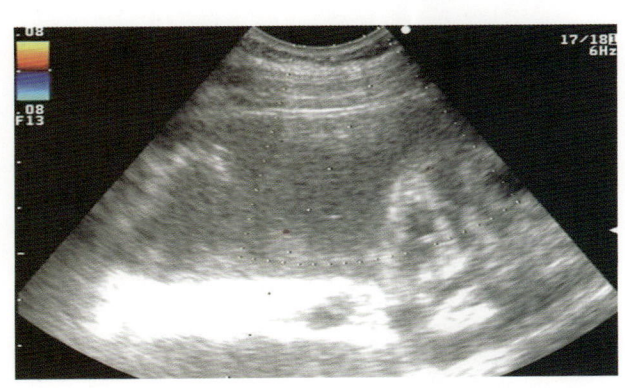

腹腔炎性积液超声引导穿刺，虚线为穿刺模拟线

图4-2 腹腔积液

【超声诊断与鉴别诊断】

急性腹膜炎早期缺乏特征性超声表现，诊断常需依靠临床资料；当发生炎性渗出时，超声易于发现和诊断，但要找出具体病因则比较困难，诊断性腹腔穿刺对诊断和鉴别诊断具有一定帮助，必要时行剖腹探查术。

第三节 腹腔脓肿

腹腔脓肿（intraperitoneal abscess）多为继发性，患者多有急性腹膜炎或腹腔手术病史，原发感染少见。脓液在腹腔内积聚，局部粘连包裹，形成脓肿。根据部位可分为膈下脓肿、盆腔脓肿和肠间脓肿等。

【超声表现】

在脓液尚未局限时，超声表现为相应部位的液性暗区，暗区内见粗细不均的点状、絮状回声，借此与漏出性腹水的均匀暗区相鉴别。随着脓液积聚，炎症被局限，脓肿形成，此时根据病程不同超声表现多样，早期为局部的囊性包块，有厚薄不均的囊壁，无明显包膜，脓腔内可见点、絮状回声；随着脓液逐渐被吸收或穿刺抽液后复查，其超声表现则多样化，可为囊实性包块或混合回声团，有时彩色多普勒可显示囊壁和分隔的血流信号。

一、膈下脓肿

由于平卧位时膈下为腹腔低位，因此脓液容易在此处积聚形成膈下脓肿（subdiaphragmatic

abscess）。原发病不同，膈下脓肿的位置也有不同。阑尾穿孔、肝胆手术后感染等形成的脓肿常在右侧膈下（图4-3）；而胃穿孔、脾脏切除术后等的脓肿常发生在左侧（图4-4）。由于肺气遮挡以及术后患者体位的影响，膈下有时是超声扫查的盲区，因此检查时需仔细。尤其是在有有相关病史的患者怀疑腹腔脓肿时，要格外谨慎，以防漏诊。

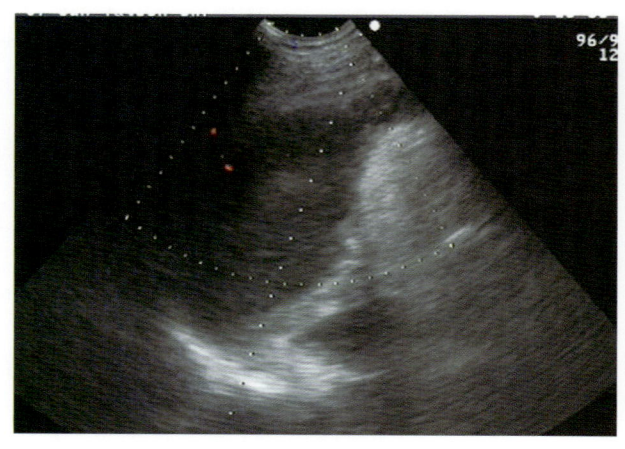
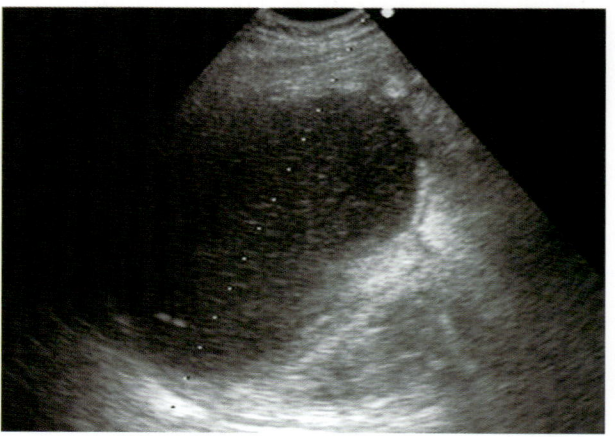

患者，男，58岁，右肝部分切除术后，右膈下脓肿

图4-3　右膈下脓肿

患者，男，55岁，脾切除术后，左膈下脓肿

图4-4　左膈下脓肿

二、盆腔脓肿

盆腔是站立位时腹腔的最低位，腹腔内炎性液体亦容易积聚于此形成盆腔脓肿（pelvic abscess）。多为阑尾穿孔、胃肠道穿孔和盆腔炎症后形成。因盆腔脓肿多位置较深，为了清楚显示脓肿位置及边界、毗邻，选择最安全的位置进行穿刺，可根据情况采用经腹、经直肠或经阴道检查（图4-5、图4-6）。穿刺方式首选经腹，其次是经阴道或经直肠方式。

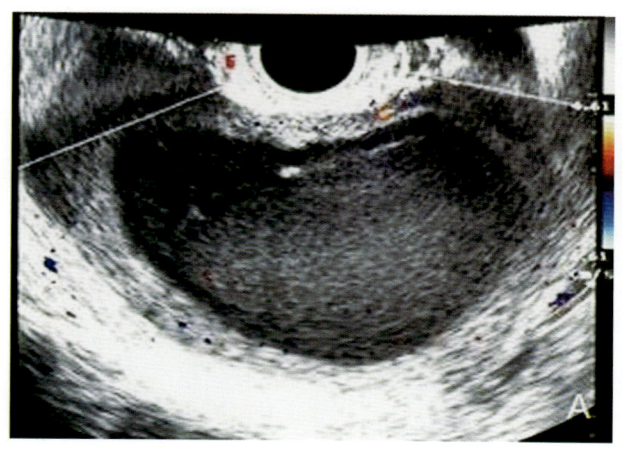
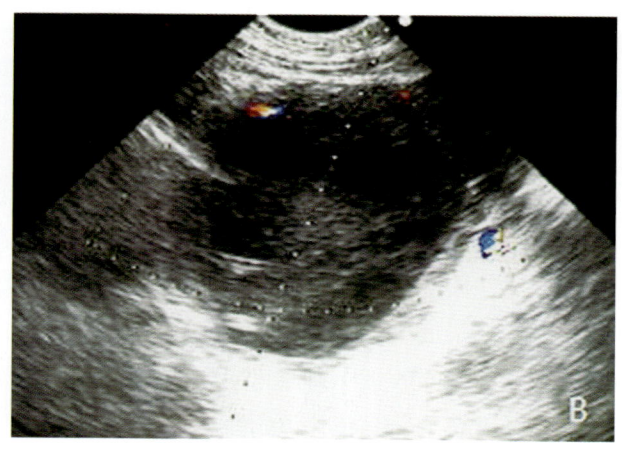

患者，女，33岁，发热、左下腹痛3天。A：阴道超声清楚显示盆腔脓肿，穿刺路径上没有重要脏器及血管；B：经腹超声亦能清楚显示脓肿，且穿刺路径安全。该患者选择了经腹穿刺引流

图4-5　盆腔脓肿

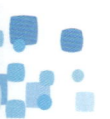

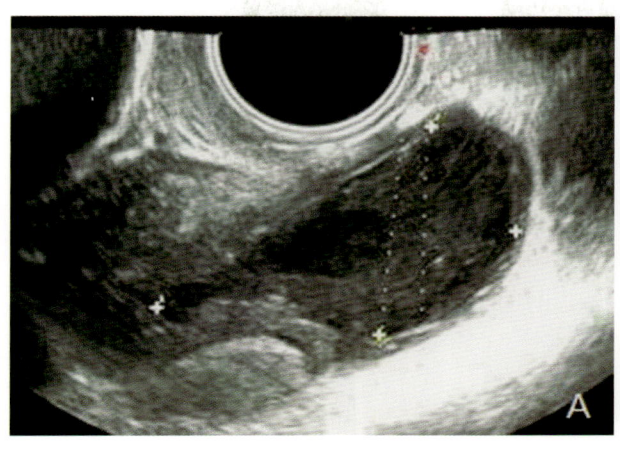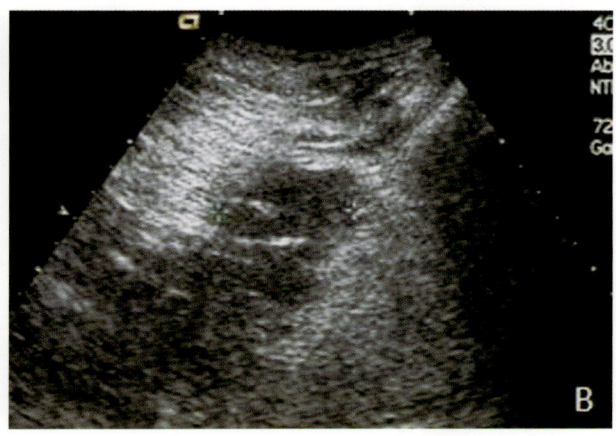

患者，女，43岁，化脓性阑尾炎穿孔致盆腔脓肿。A：阴道超声清楚显示脓肿，穿刺路径安全；B：经腹超声无法清楚显示脓肿，且脓肿前方有肠管遮挡。该患者选择了经阴道穿刺

图4-6　盆腔脓肿

三、肠间脓肿

若脓液被包裹在肠管、肠系膜、网膜之间，则称为肠间脓肿（interbowel abscess），可单发，也可为多个大小不等的脓肿（图4-7、图4-8）。若脓肿周围广泛粘连，可引起粘连性肠梗阻。由于含气体的肠管为超声扫查的盲区，因此超声仅可探查到贴近腹壁且较大的脓肿。

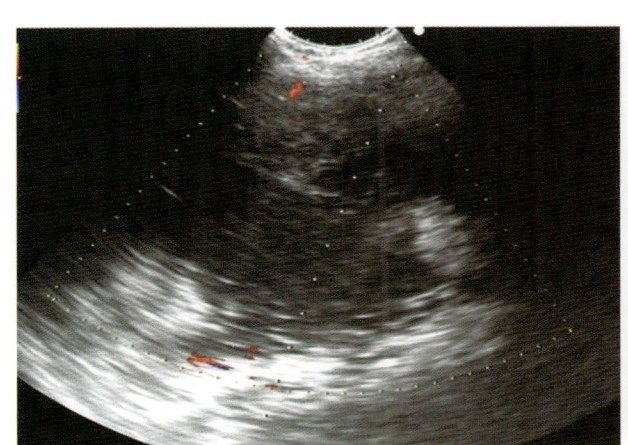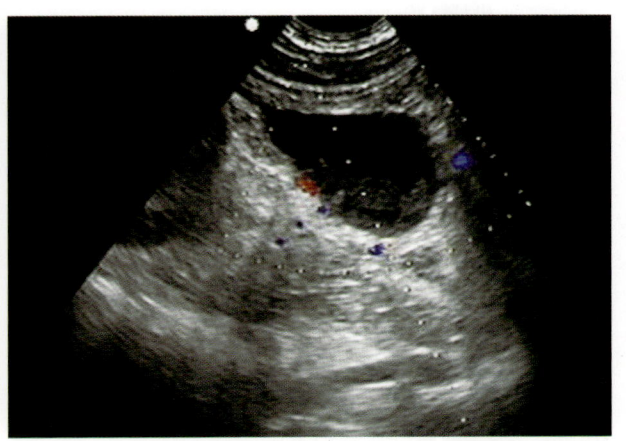

患者，男，49岁，急性胃穿孔，超声检查见腹腔多发脓肿

图4-7　腹腔脓肿

患者，男，22岁，急性阑尾炎穿孔，右下腹肠间脓肿

图4-8　肠间脓肿

【超声诊断与鉴别诊断】

超声对腹腔脓肿的诊断准确率很高，可显示脓肿的大小、部位、深度以及与周围脏器的关系，是怀疑腹腔脓肿时的首选影像学检查。但超声在此的作用不只是诊断，更重要的是可以引导经皮穿刺置管引流，达到帮助鉴别脓液性质，选择合适的抗生素，以及治疗的作用。穿刺的原则是选择距离脓肿最近、脓腔最大处作为穿刺点，穿刺路径上无其他脏器及大血管。

第四节　腹　外　疝

腹腔内容物和壁层腹膜一起，经腹壁的薄弱点或孔隙向体表突出，称为腹外疝（abdominal external hernia），根据疝囊颈位置的不同分为腹股沟疝、股疝、脐疝等。疝囊由壁层腹膜构成，疝内容物常为肠管、大网膜、腹腔液体等。大部分腹外疝患者无明显临床症状，或仅表现为体表包块；当发生疝囊嵌顿时，患者可出现局部疼痛不适等，严重者需手术治疗。

【超声表现】

超声可显示疝内容物，疝囊颈位置及与周围组织的解剖关系。根据疝囊大小及疝囊颈位置的深度选择高频或凸阵探头进行扫查，疝囊较小，疝囊颈较浅者采用高频探头可获得较好的分辨率，反之则最好采用低频探头。疝囊颈的位置对鉴别诊断腹外疝的类型具有决定性意义。

不同疝内容物的声像表现不同。若为肠管，则可见疝囊内强回声团，呈迂曲的管道状，内有浑浊的液体和肠管内气体所致的振铃样伪像，有时可见肠蠕动。未发生绞窄时，彩色多普勒可显示肠壁的血流；发生绞窄后，随着时间的推移可出现肠壁水肿、血流信号减少、积液增多等征象。

疝内容物若为大网膜，疝囊内则见团块状、条索状稍高回声，类似于脂肪组织回声，边界不清，血管呈短条状、点状。疝囊内除肠管和大网膜外，还常见积液，有时由于体位、腹压等原因，积液甚至是唯一内容物。

一、腹股沟疝

腹股沟疝（inguinal hernia）分为斜疝与直疝两种，斜疝是最常见的腹外疝。斜疝疝囊经由腹股沟管内环口进入外环口突出，可进入阴囊，站立或咳嗽时疝囊有向下冲击感，Valsalva动作时疝囊可增大（图4-9至图4-11）；直疝多见于老年人，疝囊经腹壁下动脉内侧的直疝三角区直接向前方突出，不经腹股沟管，也不进阴囊，平卧时多能自行消失，极少嵌顿。典型者可临床确诊，但部分病例鉴别困难。超声可以根据疝囊颈与腹壁下动脉的关系进行鉴别诊断，斜疝疝囊颈位于腹壁下动脉外侧，而直疝的疝囊颈位于内侧（图4-12），准确率很高。

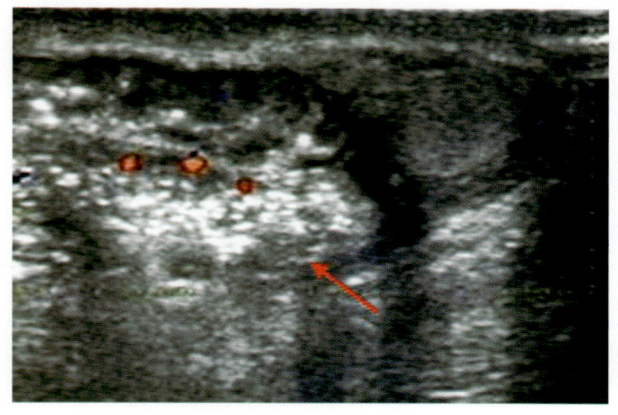

患者，男，1岁，右侧阴囊增大2个月，超声检查见疝囊进入阴囊，提示腹股沟斜疝，疝内容物为肠管（↑）

图4-9　腹股沟斜疝

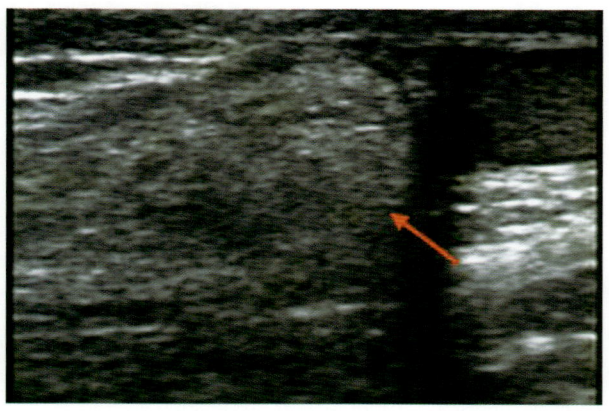

患者，男，2岁，左侧阴囊增大1年，超声检查见疝囊进入阴囊，提示腹股沟斜疝，疝内容物为网膜（↑）

图4-10　腹股沟斜疝

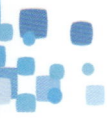

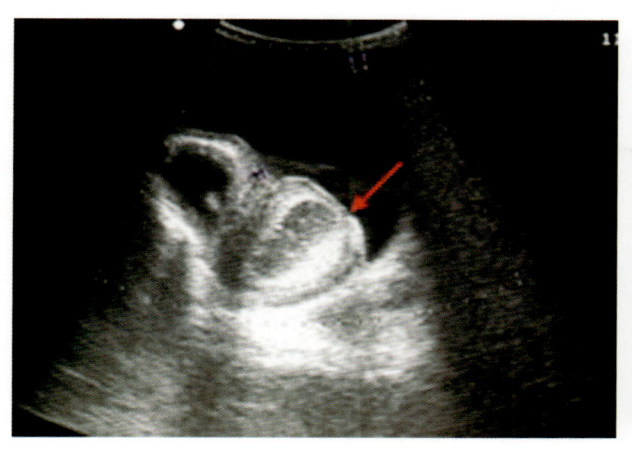

患者，男，60岁，右侧阴囊增大4年，疼痛3天，进行性加重。超声检查见阴囊内肠管壁水肿增厚（↑），睾丸鞘膜腔积液，提示腹股沟斜疝嵌顿

图4-11　腹股沟斜疝嵌顿

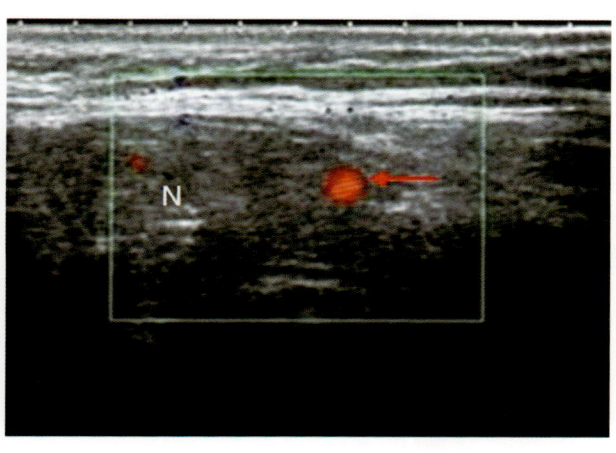

患者，男，48岁，左下腹肿物3年，超声检查见疝囊不入阴囊，疝囊颈（N）位于腹壁下动脉（↑）内侧，提示腹股沟直疝

图4-12　腹股沟直疝

二、股疝

女性多见，疝囊通过股环、经股管向卵圆窝突出，称为股疝（femorocele）。疝囊多位于腹股沟韧带下方，呈球形，疝囊颈位于股环处（图4-13）。

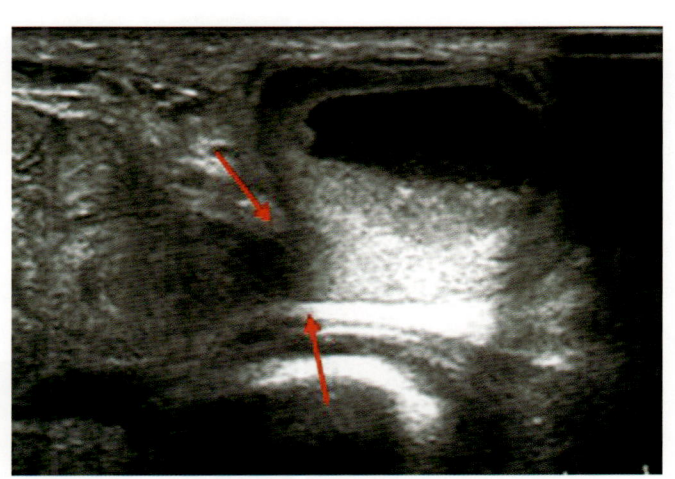

患者，女，42岁，左腹股沟下方肿物3天，超声检查见疝囊颈（↑）位于股环，提示股疝，疝内容物为肠管

图4-13　股疝

三、脐疝

疝囊通过脐环向外突出的疝称脐疝（umbilical hernia），疝囊颈位于脐环，分为小儿脐疝与成人脐疝两种。小儿脐疝多由脐环闭锁不全或脐部瘢痕组织不够坚韧所致，因此疝囊颈较松，在哭闹等腹压增加的情况下发生，多为可复性（图4-14）。成人脐疝较少见，多为中年经产妇女，由于脐环已闭锁，因此疝囊颈较紧，易嵌顿（图4-15）。

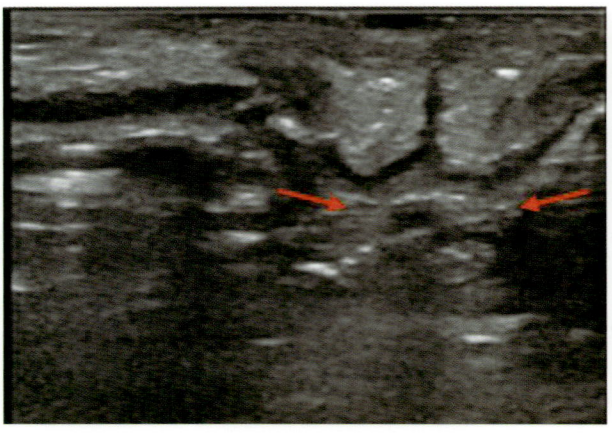

患者，男，出生8个月，哭闹时脐部可复性肿物6个月，超声检查见疝囊颈（↑）位于脐环，提示脐疝，疝内容物为肠管

图4-14　脐疝

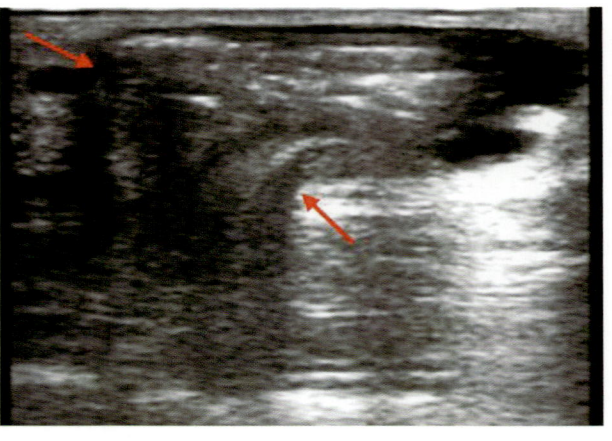

患者，女，47岁，脐部可复性肿物3个月，超声检查见疝囊颈（↑）位于脐环，提示脐疝，疝内容物为肠管

图4-15　脐疝

四、切口疝

切口疝（incisional hernia）发生于腹壁手术切口处，最常发生的是经腹直肌切口，若伤口曾发生过感染等致愈合不良的情况时更易发生。由于切口部位腹膜受损，切口疝疝囊常不完整，且常和腹膜外腹壁组织粘连而成为难复性疝，甚至伴肠梗阻。手术切口裂开处即为疝囊颈，与前面几种腹外疝比较，疝囊颈一般比较大，因此嵌顿少见（图4-16）。

【超声诊断与鉴别诊断】

腹外疝症状典型，大多数经体格检查即可确诊，超声在腹外疝的作用主要是与其他疾病鉴别，如腹壁脂肪瘤、睾丸肿瘤、睾丸鞘膜积液等。

1. 腹壁脂肪瘤　脂肪瘤是常见的浅表软组织良性肿瘤，发生于皮下脂肪层内，表现为体表包块，临床上与腹外疝容易混淆。但脂肪瘤有包膜，质地柔软可压缩，边界清晰，规整，可移动，内部可见密集分布的条状高回声，体积较大的后方回声可有衰减，CDFI：内无明显血流信号显示；另外，脂肪瘤与深部组织分界清晰，无疝颈、不可回复等特点，与腹外疝鉴别不难（图4-17）。

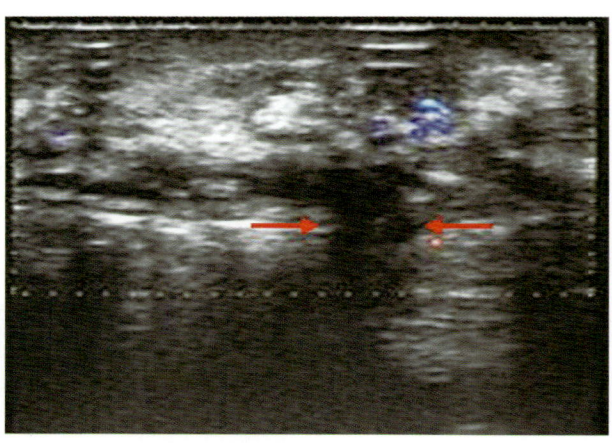

患者，女，67岁，胃大部分切除术后4年，切口处肿物半年。超声检查见局部腹壁连续性中断（↑），见肠管回声，提示切口疝

图4-16　切口疝

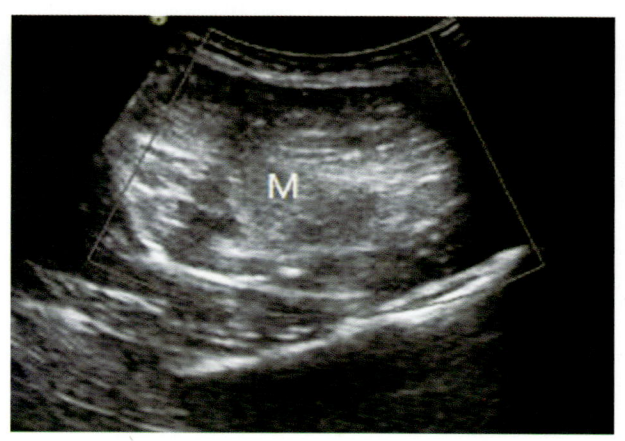

患者，女，58岁，右下腹无痛性肿物10年，临床疑腹股沟直疝，超声检查见腹壁巨大脂肪瘤（M），未见腹外疝声像

图4-17　腹壁脂肪瘤

2. 睾丸肿瘤 睾丸肿瘤超声表现为睾丸肿大，内部回声不均匀，可见实性或混合回声肿块，因肿瘤性质和病理类型不同，具体的回声特点亦有不同。睾丸肿瘤声像图与腹股沟斜疝不同，如睾丸本身回声异常、腹股沟管内无异常回声等，二者易于鉴别（图4-18）。

3. 睾丸鞘膜积液 睾丸鞘膜积液超声表现为阴囊肿大，囊内为圆形或椭圆形液性暗区，睾丸和附睾附着于暗区一侧壁上，改变体位不移动，与腹腔不相连通，大小亦无明显变化，不同于腹股沟斜疝。但值得注意的是交通性鞘膜积液本身会合并腹股沟斜疝，二者可并存。

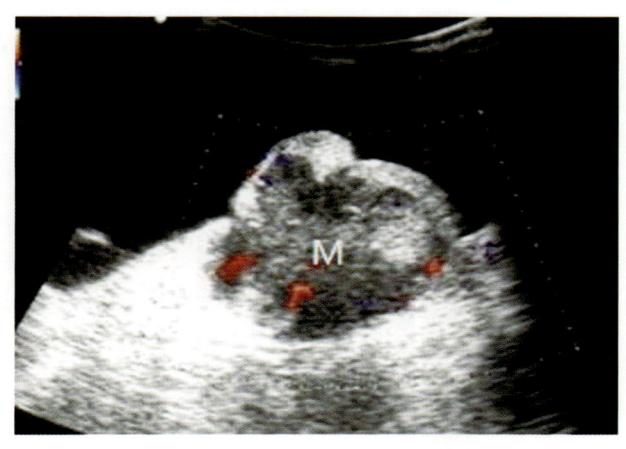

患者，男，52岁，右侧阴囊无痛性增大半年，超声检查见睾丸肿瘤（M）并睾丸鞘膜积液，未见腹外疝声像

图4-18 睾丸肿瘤

第五节 腹膜间皮瘤

腹膜间皮瘤（peritoneal mesothelioma）是原发于腹膜间皮细胞的肿瘤，非常少见，曾有报道与石棉接触相关。肿瘤沿腹膜生长，只要是腹膜覆盖的地方均可发生，可经血行或淋巴转移，但很少侵入脏器内部，因此起病隐匿。按形态大致可分为局限型和弥漫型，局限型多边界清楚，带蒂或有包膜，实性（多见）或囊性（少见），恶性程度较低；弥漫型者腹膜不均匀弥漫性增厚，多为恶性。

【超声表现】

腹膜间皮瘤超声主要表现为腹膜增厚和腹水（图4-19、图4-20）。病变位于腹膜覆盖部位，局限型者可见单个或多个大小不等的不规则形结节，实性或囊性；实性结节常为不均匀低回声，有较丰富血流信号，囊性者内多见分隔，分隔上可见少量血流信号；弥漫型者见腹膜不均匀增厚，血流丰富，有时可致肠粘连；患者常合并腹水，有时为血性；腹腔脏器多不受累。

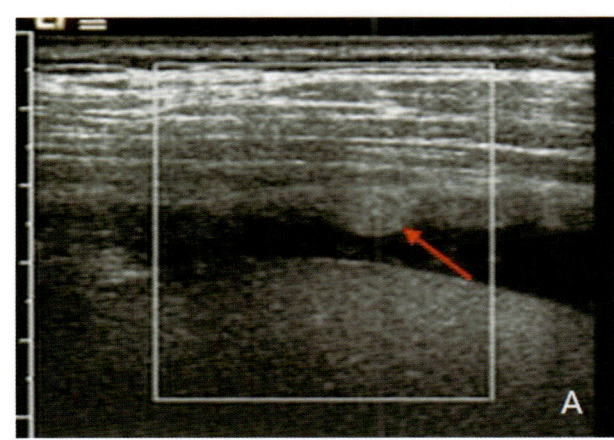
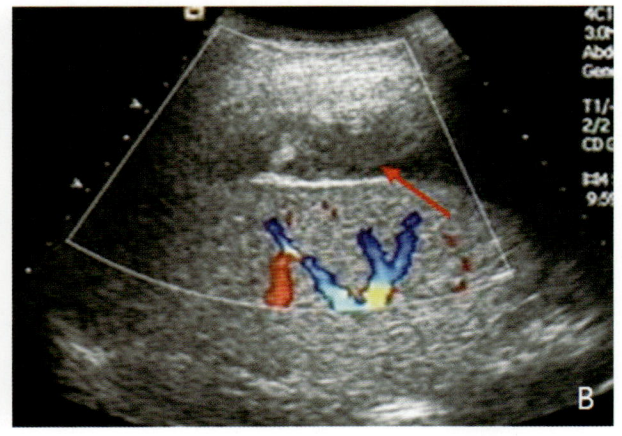

患者，男，39岁，腹胀2个月。A：高频探头见腹膜弥漫性不均匀增厚（↑）；B：低频探头见另一较大局限性结节（↑），并见腹腔积液

图4-19 腹膜间皮瘤

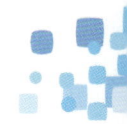

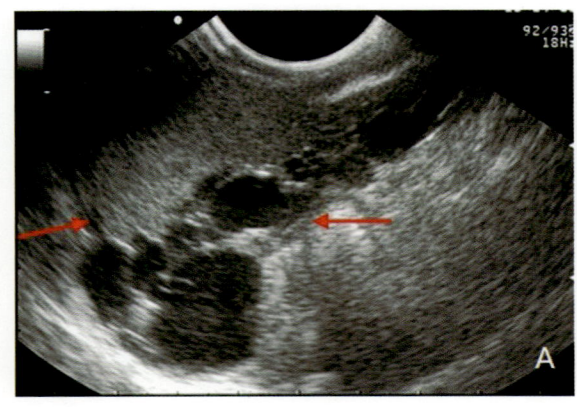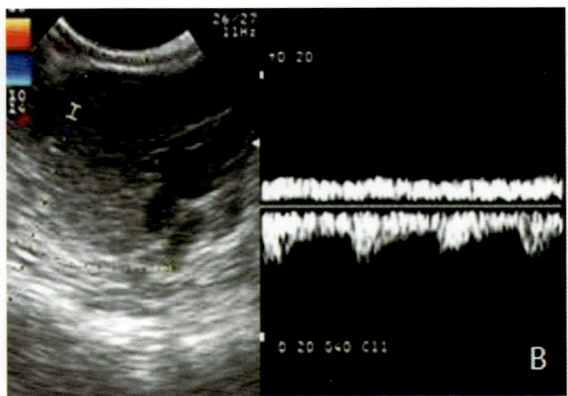

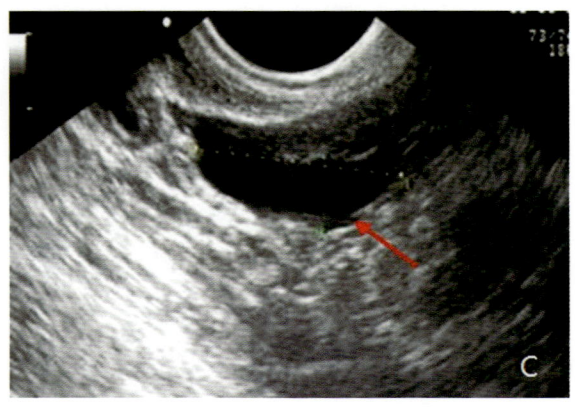

患者，女，41岁，体检发现盆腔多发肿物。A：较大囊实性肿物（↑），实性部分回声均匀，囊性部分呈蜂窝状；B：实性部分内可探及动脉血流频谱；C：盆腔另一囊性肿物（↑），无明显实性成分

图4-20　腹膜间皮瘤

【超声诊断与鉴别诊断】

超声发现腹膜局限性增厚或不规则肿块合并腹水者，应怀疑腹膜间皮瘤，但其声像图无特异性，需与恶性肿瘤腹腔转移或种植，结核性腹膜炎等鉴别。

第六节　腹膜假性黏液瘤

腹膜假性黏液瘤（pseudomyxoma peritonei）是一种以黏液外分泌性细胞为主，在腹膜种植导致腹腔内大量胶冻状黏液性腹水为特征的疾病，临床少见，为良性或低度恶性。有研究表明本病多源于阑尾黏液囊肿或卵巢黏性液囊腺瘤/囊腺癌破裂或转移导致的肿瘤细胞腹膜广泛种植。怀疑本病时，需注意阑尾与卵巢部位的检查。临床主要症状进行性腹部胀痛，后期可出现食欲下降、消瘦、无力等恶液质表现，部分可出现粘连性肠梗阻。

【超声表现】

超声声像图特点：胶冻状、黏液样腹水，多为大量，常分布于腹腔各间隙及肠间，流动性差，内

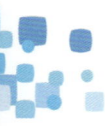

可见密集点状、絮状回声；病变累及范围不等，但多数较广，腹膜或网膜增厚，可见蜂窝状结节，甚至呈饼状；脏器表面可见絮状物覆盖；病灶血供不丰富；偶尔可见原发病灶的肿块回声；病变很少侵及原发灶以外的其他脏器（图4-21）。

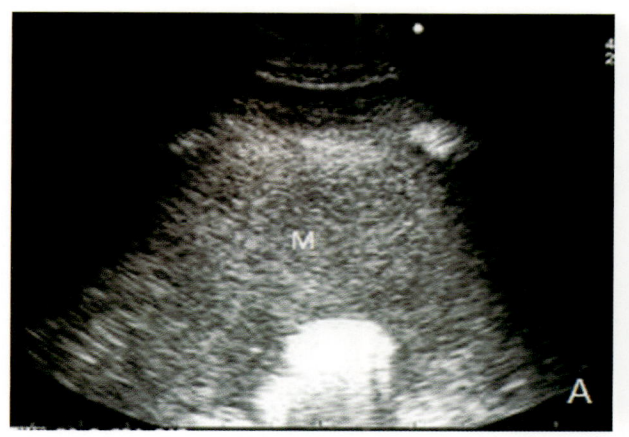
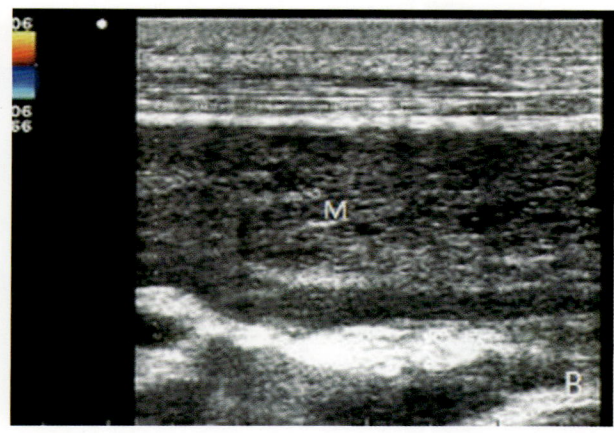

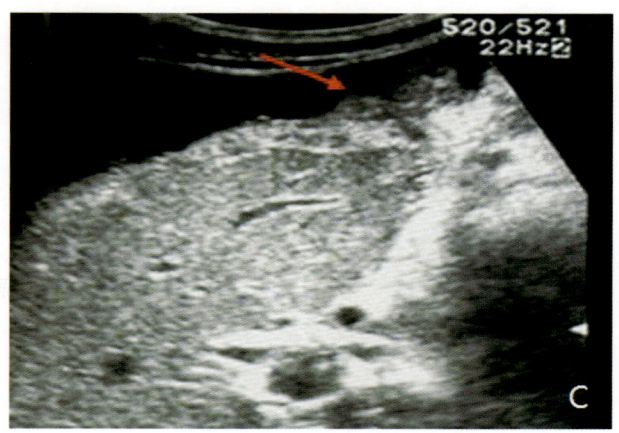

患者，男，49岁，腹胀半年，逐渐加重。A：大量腹水，内见密集点状回声，探头快速冲击见腹水内点状回声移动不明显，呈胶冻样（M）；B：腹膜增厚呈蜂窝状（M），内未见明显血流信号；C：肝脏表面见絮状物覆盖（↑）

图4-21　腹膜假性黏液瘤

【超声诊断与鉴别诊断】

腹膜假性黏液瘤应与化脓性腹膜炎、恶性肿瘤腹膜转移鉴别。综合声像图表现和临床病史可提示本病。诊断性腹腔穿刺，若抽出具有特征性的黄色胶冻样黏液性腹水将有助于诊断。

第七节　肠系膜囊肿和肿瘤

一、肠系膜囊肿

肠系膜囊肿（mesenteric cyst）多发于小肠系膜，均属良性病变，最常见的是肠源性囊肿，它是胚胎期肠道发育的残留物。由于肠系膜分布范围较广，因此囊肿可发生在腹腔任何部位，需与各部位的

囊性包块鉴别，如胆总管囊肿等，女性患者还需注意与附件肿瘤鉴别。肠系膜囊肿常见于儿童，初起时无明显症状，待囊肿增大，则可出现腹胀和隐痛，如发生囊内出血和感染，临床症状更明显。

【超声表现】

超声声像图特点：腹腔内囊性包块，大小不等，较大者可几乎充满整个腹腔，压迫其他脏器，周围可见受压移位的肠管；囊肿内液体透声性好，有时见点状、絮状回声漂浮，若合并感染则透声性变差；部分囊肿内有分隔，囊壁及分隔可见少量血流信号（图4-22、图4-23）。

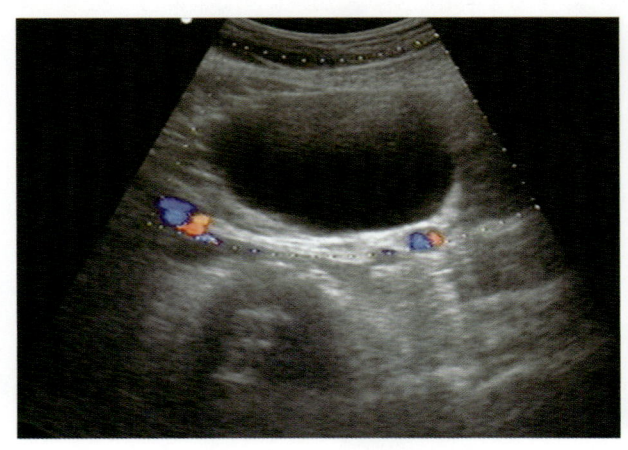

患者，男，54岁，中腹部触及肿物1天。超声见腹腔内囊性包块，边界清楚，壁薄光滑，囊液透声性好，CDFI：囊腔及囊内未见明显血流信号，周围血管受压移位

图4-22　肠系膜囊肿

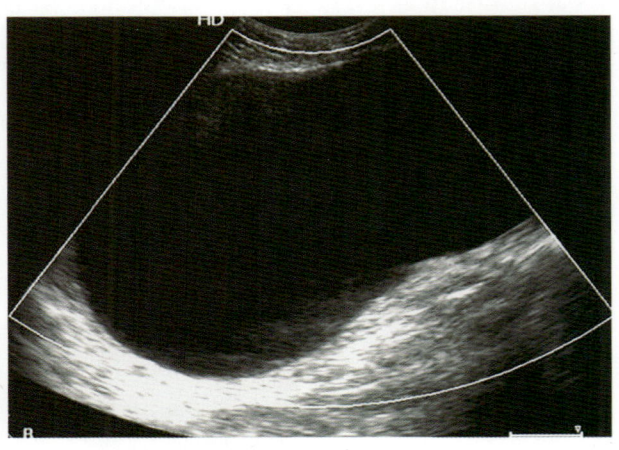

患者，女，36岁，腹胀3个月。超声见腹腔内巨大囊性包块，边界清楚，壁薄光滑，囊液透声性好，CDFI：囊腔及囊内未见明显血流信号

图4-23　肠系膜囊肿

二、肠系膜肿瘤

原发于肠系膜的肿瘤很少见。肠系膜本身为腹膜的一部分，又含有血管、神经、淋巴管、淋巴结、脂肪等二十多种组织成分，因此肠系膜肿瘤（mesenteric tumor）虽然很少见，但是种类很多。而且由于腹腔容积较大，肿瘤较小者无明显症状，加上肠管的遮挡，较小的肿瘤也很难发现，因此，除体检偶然发现外，患者就诊时肿瘤往往已经较大。

【超声表现】

由于肠系膜肿瘤多较大，且组织来源多样，因此肿瘤的大小、边界、内部回声，甚至血供丰富与否都不能成为判断其良恶性或组织来源的标志。少数具典型声像特征的肿瘤如囊性淋巴管瘤等超声可以帮助诊断（图4-24），但是对大部分的肠系膜肿瘤来说，超声的主要作用是诊断肿瘤的存在、区别囊实性，以及判断肿瘤内部的血供丰富与否，为患者的进一步诊治提供初步诊断信息（图4-25）。

【超声诊断与鉴别诊断】

声像图显示腹腔内囊性、实性或半囊实性肿物，并有较大的可移动性，但不能进入盆腔，应首先考虑肠系膜囊肿和肿瘤。当肠系膜肿物体积较大时，移动性变小，如合并感染可与周围组织粘连而致位置固定，常造成定位困难，需与腹膜后肿瘤鉴别。另外，肠系膜和大网膜肿瘤的声像图表现类似，且都具有较大的移动性，单凭声像图鉴别诊断困难。

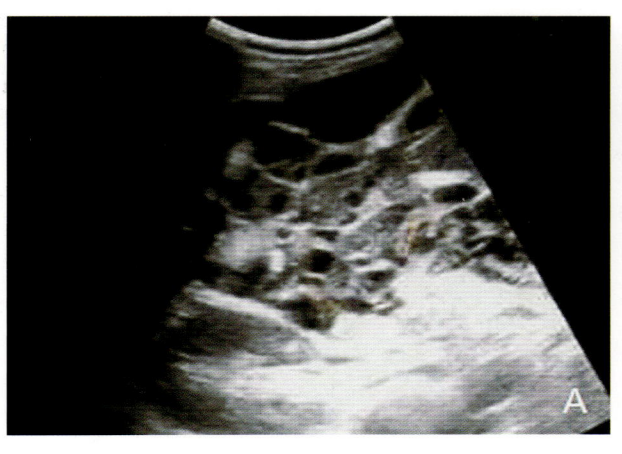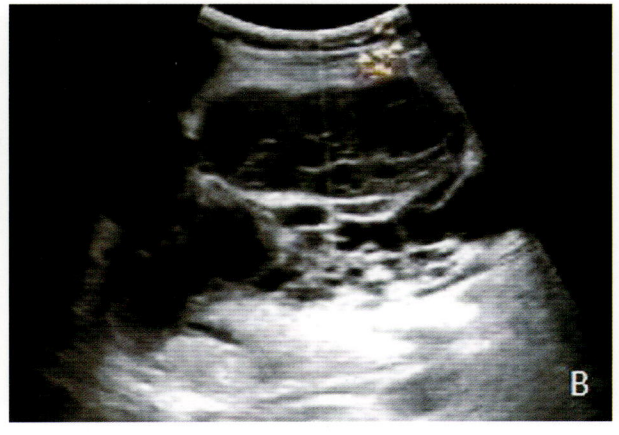

患者，男，54岁，腹胀腹痛10余天。超声见腹腔内巨大囊性包块，内见多发分隔，分隔内未见明显血流，部分囊性成分内见密集点状回声，手术病理符合肠系膜淋巴管瘤，部分感染

图4-24　肠系膜淋巴管瘤

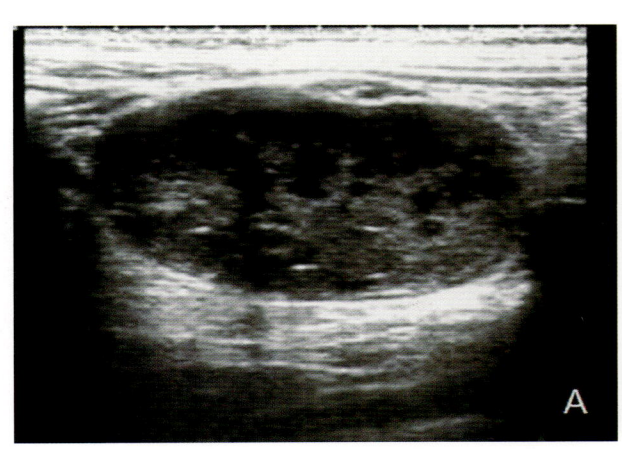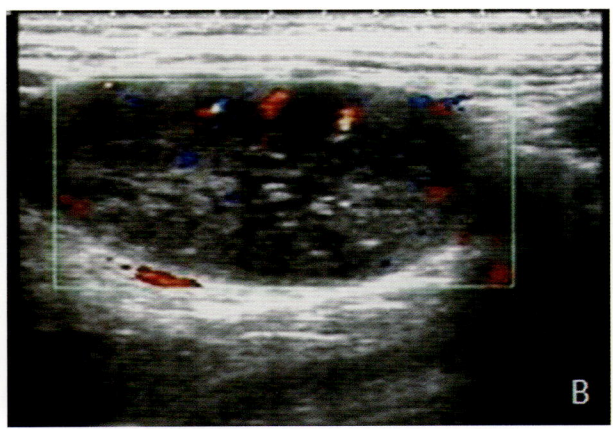

患者，女，11岁，贫血2年。超声见腹腔内多发实性肿物，边界清楚，内见不规则液性暗区，血流丰富。手术病理为肠系膜巨淋巴结增生症（Castalman病）

图4-25　肠系膜巨淋巴结增生症

第八节　腹膜后肿瘤

　　腹膜后间隙是指壁层腹膜后方与腹后壁之间的腔隙。原发性腹膜后肿瘤（retroperitoneal tumor）的发病率较低，占全身所有肿瘤的0.07%～0.20%，但大多数为恶性肿瘤，尤其以肉瘤多见。腹膜后除脏器外，组织来源多样，因此，腹膜后肿瘤的种类繁多，按起源大致可分为间叶组织来源、神经组织来源、生殖细胞来源、淋巴系统来源等几种。腹膜后肿瘤通常起病隐匿，除了具内分泌功能的肿瘤外，早期多无明显症状和体征，至有症状时肿块多已较大。

【超声表现】

　　与腹腔内肿瘤相比，腹膜后肿瘤位置较深，紧贴腹后壁，肠管位于其浅面或两侧；肿瘤推挤压迫

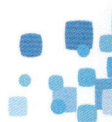

腹膜后脏器或大血管，致脏器血管移位或分离，部分肿块可包绕腹膜后大血管；肿瘤位置较固定，不随呼吸运动而上下移动，改变体位，甚至用手推动也不会移位；由于腹膜后间隙的容积比腹腔狭小且不规则，因此腹膜后肿瘤多前后径较小，上下径或横径较大，形态多不规则。

除定位外，超声还能够显示腹膜后肿瘤的边界、毗邻、包膜、内部回声、血供丰富与否、周围血管是否受侵犯、腹膜后肿大淋巴结等情况（图4-26至图4-35）。按照肿瘤内部回声的物理性质不同大致可分类如下：

1. 囊性肿瘤

（1）囊状淋巴管瘤：声像图表现为单房或多房性囊肿，边界锐利，壁薄光滑，囊液透声性好，囊腔内可见不规则分隔（图4-26）。

（2）皮样囊肿：为畸胎瘤的一种，多见于婴幼儿，常位于腹膜后间隙上部靠近脊柱处。声像图表现为单房性，有完整包膜，囊液见细弱回声点。

（3）包虫性囊肿：多见于有疫区生化史的患者。超声表现为囊内见头节或子囊回声。

2. 实性肿瘤

（1）淋巴瘤：好发于腹膜后大血管周围，具有多中心起源倾向，边界清晰，病灶多发时可出现多病灶融合，呈结节状、分叶状或大块状，可将周围血管包绕其中（图4-28、图4-29）。瘤体内部多呈均匀低回声，血流信号丰富。少数也可能因缺血发生坏死而呈不均匀回声。患者可伴发浅表淋巴结肿大。

（2）脂肪肉瘤：好发于肾周脂肪组织内，倾向于形成较大的肿块，通常不侵犯肾脏。声像图表现低回声或中等回声肿块，病变范围往往较大，可为圆形或不规则形，内部回声不均匀，边界常清晰，CDFI：内部血流信号丰富（图4-30）。

3. 半囊实性肿瘤

（1）良性畸胎瘤：超声表现为腹膜后半囊实性肿物，边界清楚，回声杂乱，可见脂质点状回声漂浮或毛发团高回声，以及骨骼、牙齿强回声，CDFI：病灶内血流信号不丰富（图4-32）。

（2）神经鞘瘤：好发于腹膜后的肾周后间隙，声像图表现为圆形或椭圆形肿块，边界清晰，有包膜，内部回声均匀或不均匀，较大者多因缺血囊变而呈半囊实性。CDFI：内部血流信号多不丰富（图4-33）。

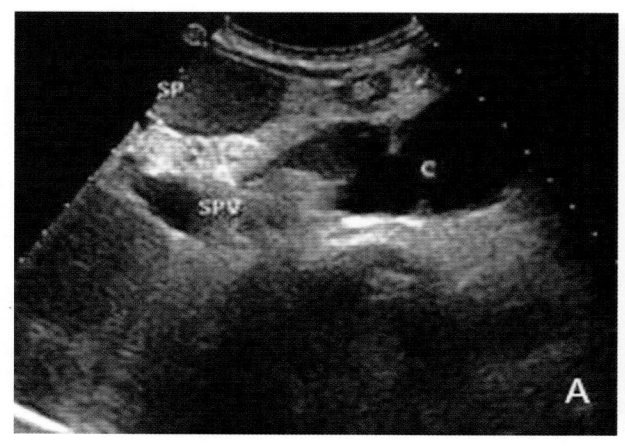
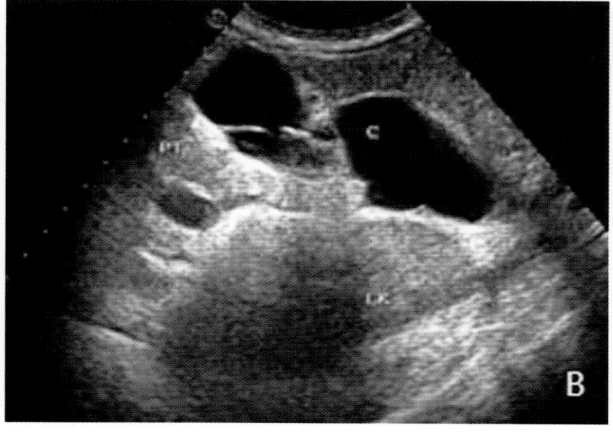

患者，男，65岁，肝硬化。超声检查见左上腹多房囊性包块，位于脾脏（SP）、左肾（LK）与胰尾（PT）之间，边界清楚，囊液透声性好。手术病理提示为腹膜后囊性淋巴管瘤

图4-26　腹膜后囊性淋巴管瘤

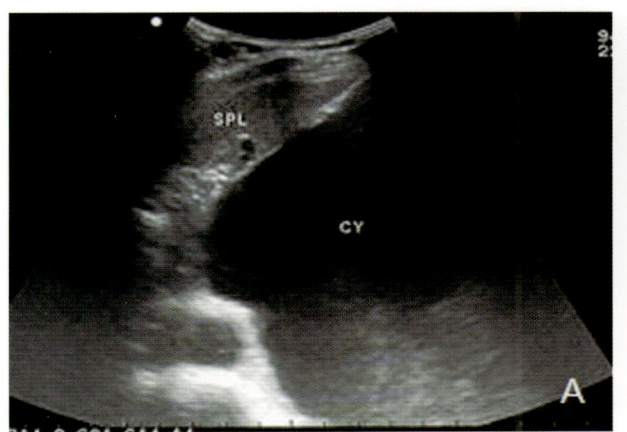
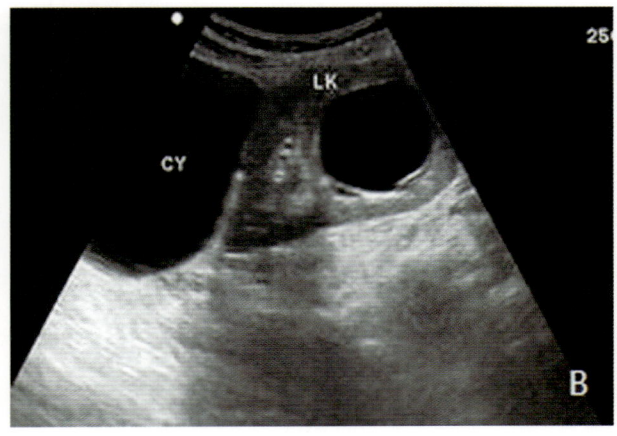
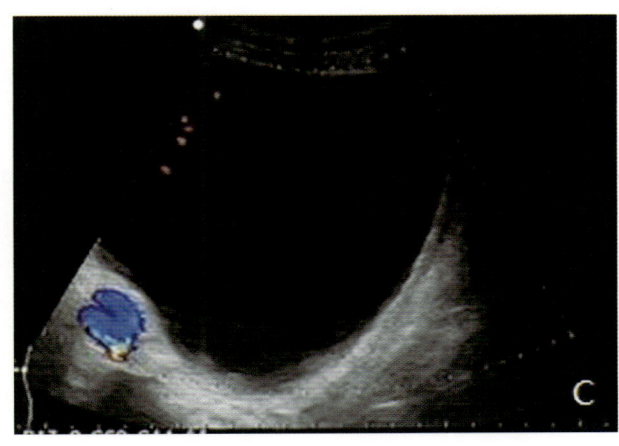

患者，女，58岁，腹部触及肿物就诊，超声见左上腹巨大囊性包块（CY）。A：向前推挤脾脏（SP）；B：向左推挤左肾（LK）；C：位置很深，肠管位于其两侧，周围血管受压移位。手术病理提示为腹膜后中肾管来源囊肿

图4-27　腹膜后中肾管来源囊肿

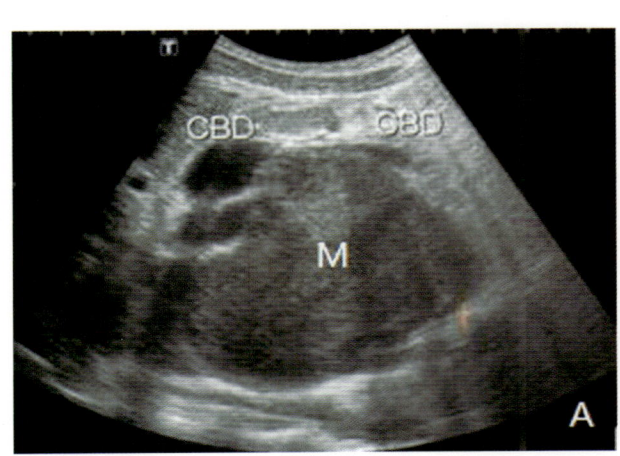
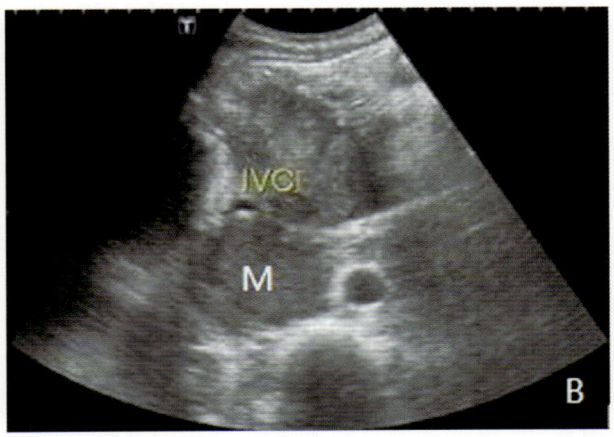

患者，男，49岁，乏力、纳差、腹胀伴双下肢浮肿7天。超声检查见腹膜后多发性肿物（M）。A：一肿物向前压迫胆总管（CBD）致胆总管扩张；B：另一肿物包绕下腔静脉（IVC）生长。肿物内部呈较均匀低回声，边界清楚，血流信号丰富。穿刺病理提示为非霍奇金淋巴瘤

图4-28　腹膜后非霍奇金淋巴瘤

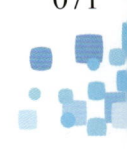

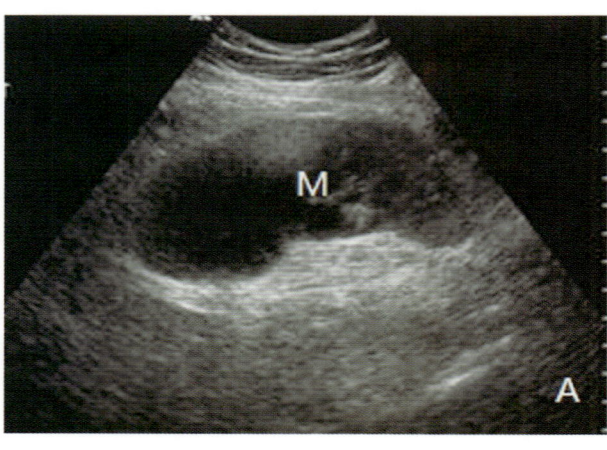
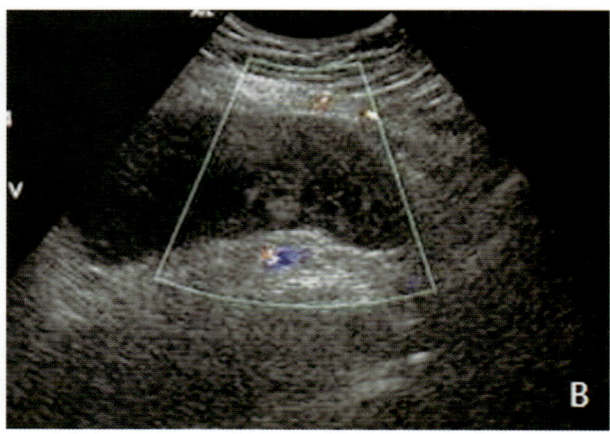

患者，女，75岁，腹部触及肿物3天。超声检查见腹膜后多发实性、半囊实性肿物（M）。A：最大肿物呈半囊实性，边界清楚，形态不规则；B：内未见明显血流信号。手术病理提示为非霍奇金淋巴瘤

图4-29　腹膜后非霍奇金淋巴瘤

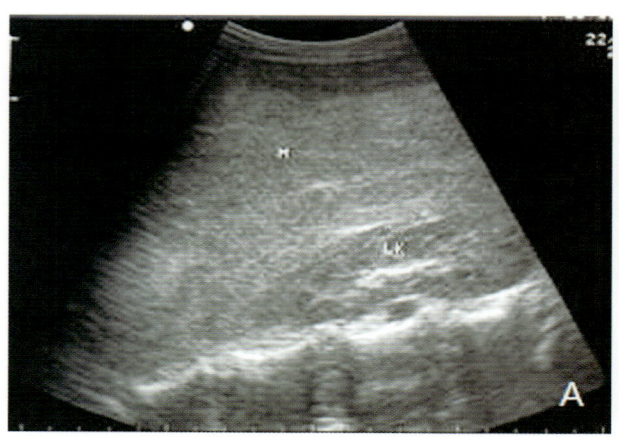
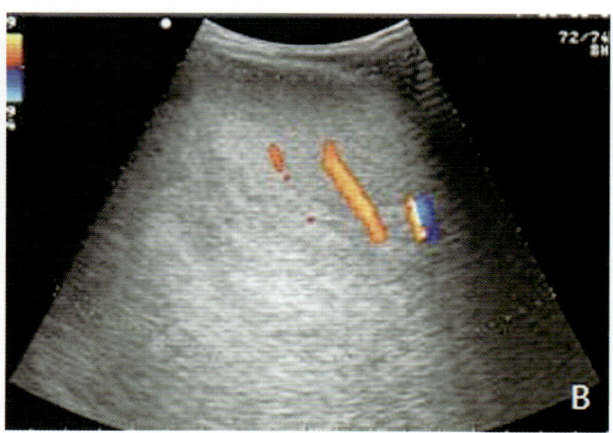

患者，女，54岁，反复腹胀纳差半年。超声检查见腹部巨大实性肿物。A：肿物（M）紧贴左肾（LK），实质回声欠均匀；B：肿物内见较丰富血流信号。手术病理提示为腹膜后硬化性脂肪肉瘤

图4-30　腹膜后硬化性脂肪肉瘤

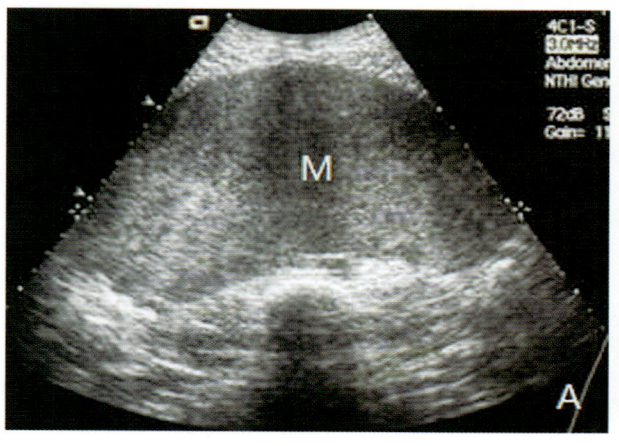
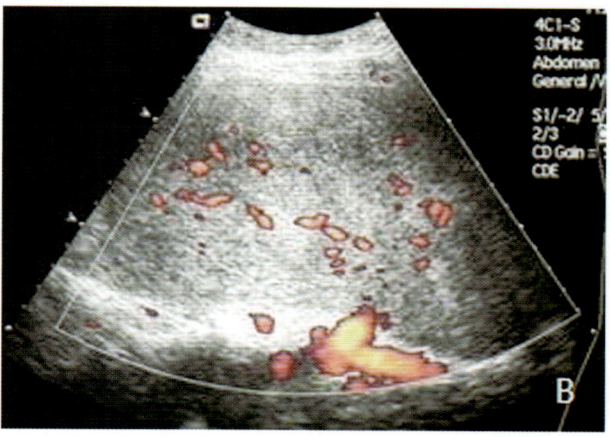

患者，男，20岁，发现腹部包块伴腹胀半月。超声检查见中腹部实性肿物（M），边界清楚，回声均匀，紧贴脊柱前方，肿物内部血流丰富。手术病理提示为韧带状型纤维瘤病

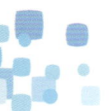

图4-31　韧带状型纤维瘤病

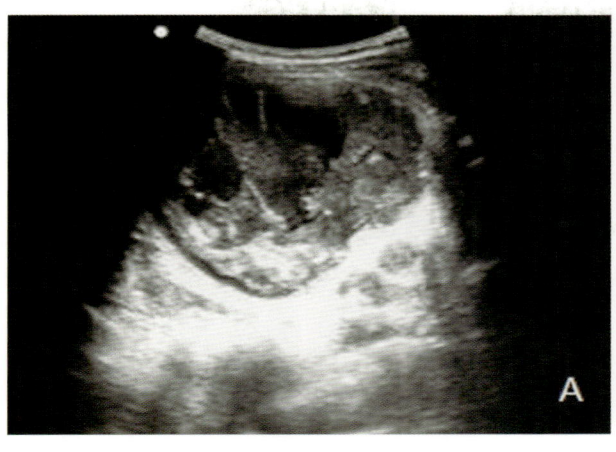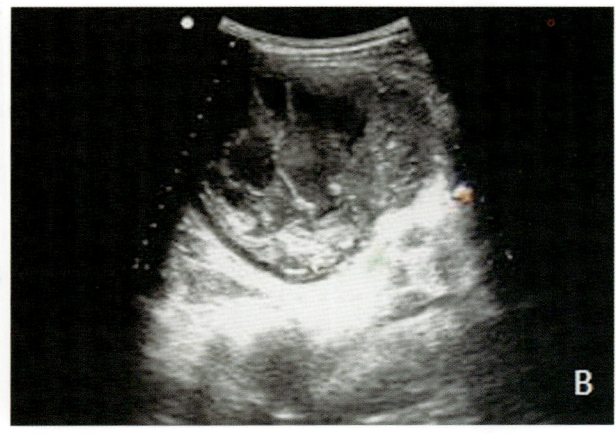

　　患者，女，13岁，反复腹痛3个月，触及腹部包块1周。超声检查见腹部半囊实性肿物，边界清楚，回声杂乱，内未见明显血流信号。手术病理提示为腹膜后成熟畸胎瘤

图4-32　腹膜后成熟畸胎瘤

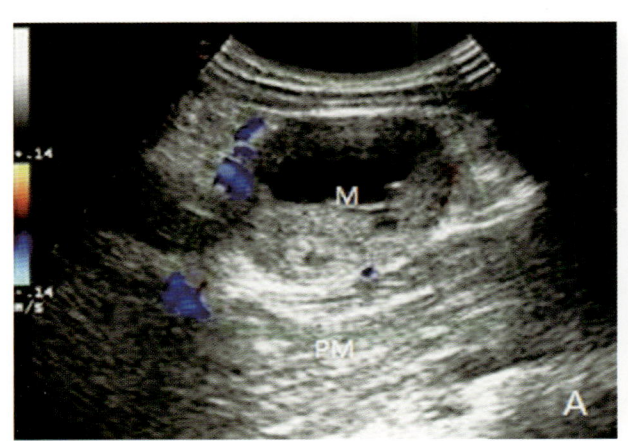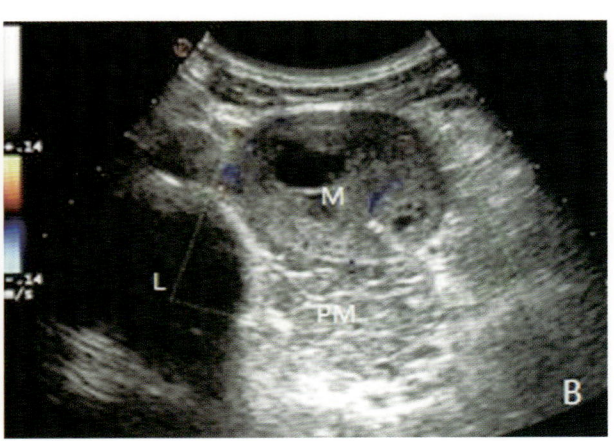

　　患者，男，37岁，反复左中腹疼痛3年。A：纵切面显示左侧腰大肌（PM）前方半囊实性肿物（M），血流不丰富；B：横切面显示肿物（M）紧贴脊柱（L）与左侧腰大肌（PM）。手术病理提示为腹膜后神经鞘瘤

图4-33　腹膜后神经鞘瘤

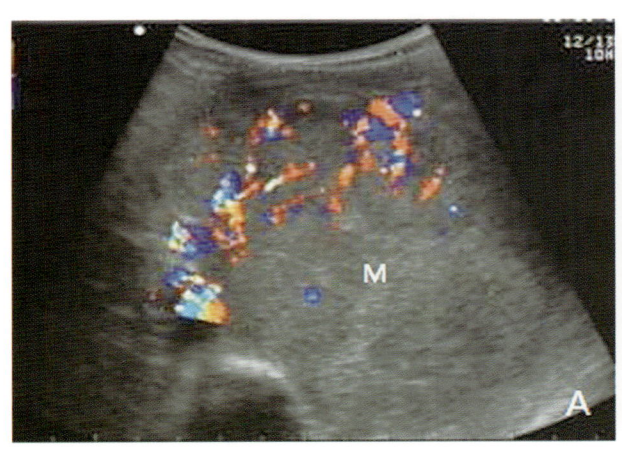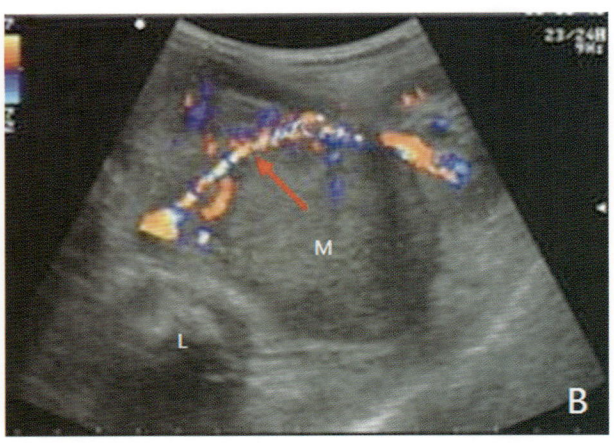

　　患者，男，6岁，反复发热1个月，发现左上腹包块10天。A：见左上腹巨大实性肿物（M），内部回声不均匀，血流信号较丰富；B：肿块（M）紧贴脊柱（L），左肾动静脉（↑）被推向前方。手术病理提示为腹膜后神经母细胞瘤

图4-34　腹膜后神经母细胞瘤

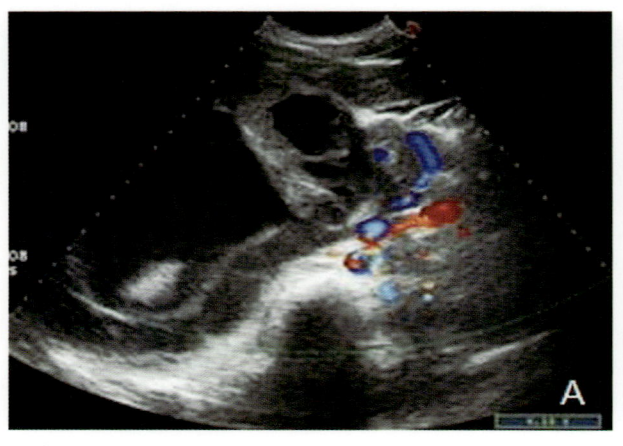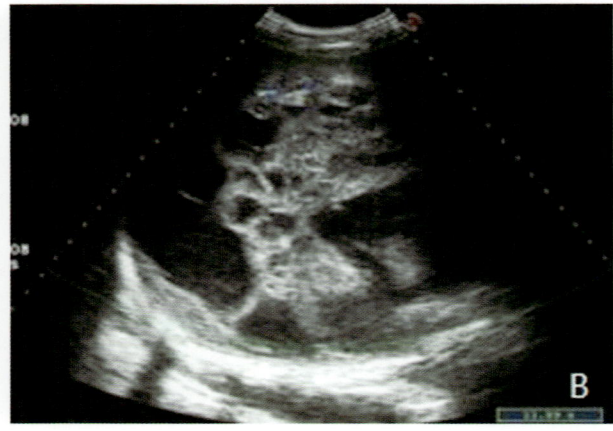

患者，男，15岁，发现右腹部包块1周。超声检查见右腹部巨大囊实性肿物，紧贴脊柱右侧，内部血流信号不丰富。手术病理提示为腹膜后神经母细胞瘤

图4-35　腹膜后神经母细胞瘤

【超声诊断与鉴别诊断】

腹膜后肿瘤种类繁多，且不同来源的较大软组织肿瘤内部均可出现如出血、坏死、囊变、钙化等继发改变，有同病异像或同像异病的情况，给鉴别诊断带来困难，因此超声对腹膜后肿瘤进行定性诊断并不容易，但超声引导下穿刺活检可弥补这方面的不足。超声对腹膜后肿瘤的主要作用之一是帮助判断肿瘤位于腹膜后还是腹腔内，准确定位对手术的选择至关重要。

（吕　艳　苏中振）

第五章
胃十二指肠疾病

20世纪80年代以前，由于胃肠道内气体和内容物的干扰，胃肠道被视为超声检查的盲区。但随着各种胃肠造影剂的研制与应用以及充足的胃肠检查前准备，胃肠道超声现已成为腹部超声检查的重要内容。

第一节　胃十二指肠解剖概要

一、胃的形态

胃是消化管的最膨大部分，成人容量约1500mL。胃分入、出口，前、后壁，大、小弯。胃上端与食管相续的入口称贲门，下端连接十二指肠的出口称幽门。胃前壁朝向前上方，胃后壁朝向后下方；前后壁相连接的上缘较短叫胃小弯，其最低点弯度明显折转处称角切迹，亦称胃角，下缘较长叫胃大弯；贲门平面以上向左上方膨出的部分为胃底；胃底至胃角处的部分即为胃体；胃角处至幽门的部分为幽门部，它被大弯侧的浅沟分为近胃角的幽门窦即胃窦和近幽门的幽门管。胃溃疡及胃癌多发生于胃窦近胃小弯处。幽门管在婴幼儿期长度一般<1.5cm，直径<1.0cm，管壁厚度一般<0.3cm。

二、胃的结构

胃壁厚度一般为0.4～0.6cm，从内向外由黏膜层、黏膜下层、肌层和浆膜构成。①黏膜层：胃在空虚时黏膜形成许多皱襞，主要分布在胃体大弯或后壁，充盈时变平坦，幽门处的黏膜形成环形的皱襞称幽门瓣，突向十二指肠腔内。②黏膜下层：为疏松结缔组织，内有丰富的血管和淋巴管。③肌层：由外纵中环内斜的三层平滑肌组成，环形肌在幽门处变厚，形成幽门括约肌。④浆膜：属于腹膜脏层的一部分。幽门括约肌和幽门瓣具有控制胃内容物排入十二指肠以及防止肠内容物逆流回胃的作用。

三、胃的位置及毗邻

因体型、体位和充盈程度不同，胃的位置有较大的变化。一般情况下，胃在中等充盈的状态下，大部分位于左季肋区，小部分位于腹上区。胃的前壁右侧与肝左叶相近，中部位于剑突下方，直接与腹前壁相贴，左侧与膈相邻。胃后壁与胰腺、横结肠、左肾和左肾上腺相邻。胃底则与膈和脾相邻。

四、胃的血供

胃的血运十分丰富，动脉血来自腹腔干及其分支，先沿胃大、小弯形成两个动脉弓，再由弓发出许多小支至胃前、后壁，在胃壁内进一步分支，吻合呈网状。胃的静脉与同名动脉伴行，均汇入肝门静脉系统。

五、十二指肠

十二指肠属小肠的一部分，详见小肠疾病超声诊断章节。

第二节　胃十二指肠超声检查的观察内容和诊断原则

观察胃贲门开放、贲门壁厚薄、光整程度、有无占位；观察胃底、胃体、胃腔及周围情况；胃窦部造影剂充盈、胃壁蠕动快慢，窦部与幽门瓣有无造影剂逆流征象，幽门瓣造影剂通过顺畅程度，胃窦及周围有无占位征象、肿大淋巴结以及血流情况。对胃病变的观察可从以下几点进行分析：首先分析病变来源，来源于黏膜层？肌层？难以分辨时可考虑从周边移形区观察，有利于发现病变起源。接着观察病变形态，是隆起性病变？缺损性病变？增厚性病变？最后考虑病变性质，是良性病变？恶性病变？炎症？可从病变数目、大小、血供、病变区与正常区的分界和邻近器官的关系、病变周边黏膜皱襞情况等几方面进行分析。

第三节　反流性食管炎

反流性食管炎(reflux esophagitis)是因胃内容物反复反流入食管引起的食管黏膜炎症性病变。其先决条件是胃内容物越过下食管括约肌反流至食管内，而食管本身不能将反流物尽快清除，使胃内容物在食管内长时间滞留，一些损伤因素如胃酸、胆汁酸、胃蛋白酶等对食管黏膜造成损伤而导致炎症改变。反流性食管炎可发生于任何年龄，成人发病率随年龄增长而升高。临床仅表现为上腹疼痛，反流引起的烧心和胸痛，以及消化不良等症状。

【超声表现】

正常人口服"胃窗声学造影剂"（以下简称胃窗）超声造影显示食管下段和贲门形态规则，造影剂通过顺利，贲门管开放时内径通常为0.5～1.2cm（图5-1）。

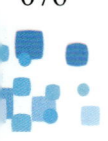

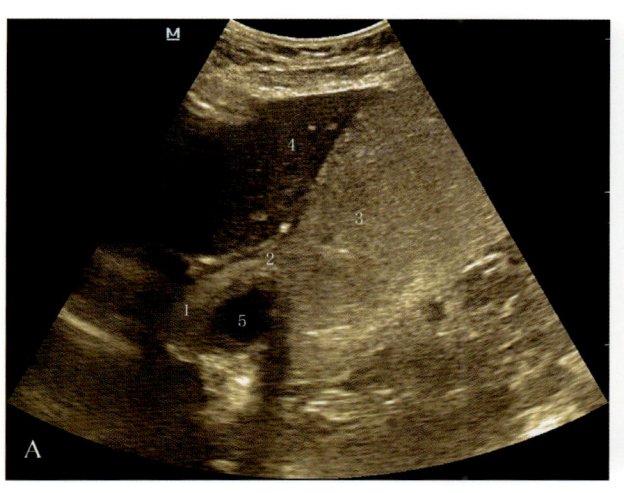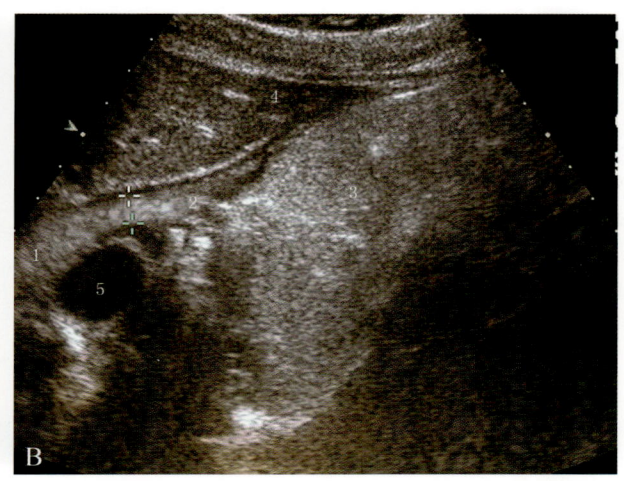

1. 食管下段　2. 贲门　3. 胃腔　4. 肝脏　5. 腹主动脉

图5-1　正常人贲门胃窗超声造影图

反流性食管炎患者口服"胃窗"超声造影，可实时动态显示造影剂自胃腔向食管下段间歇频繁反流，导致食管部位造影剂暂时性残留后又排入胃内，反复发生（图5-2）。食管下段及贲门部黏膜皱襞明显增粗、增多，回声减低，层次结构完整（图5-3）。合并糜烂或溃疡患者，局部壁有低回声增厚，黏膜面显示凹陷，表面附着有散在或局限性强回声斑（图5-4）。

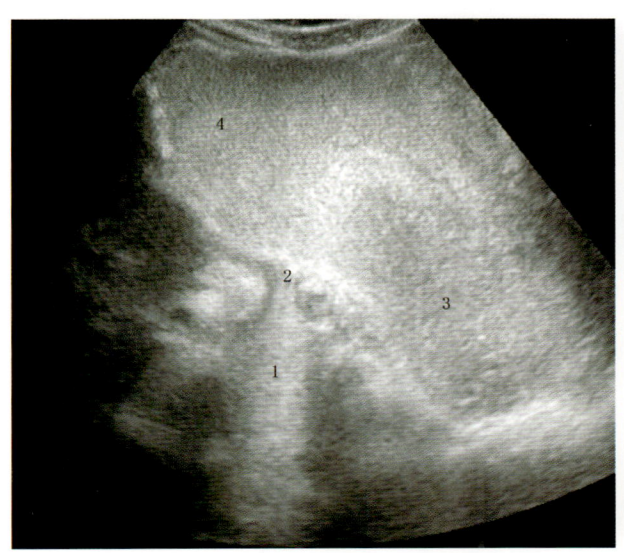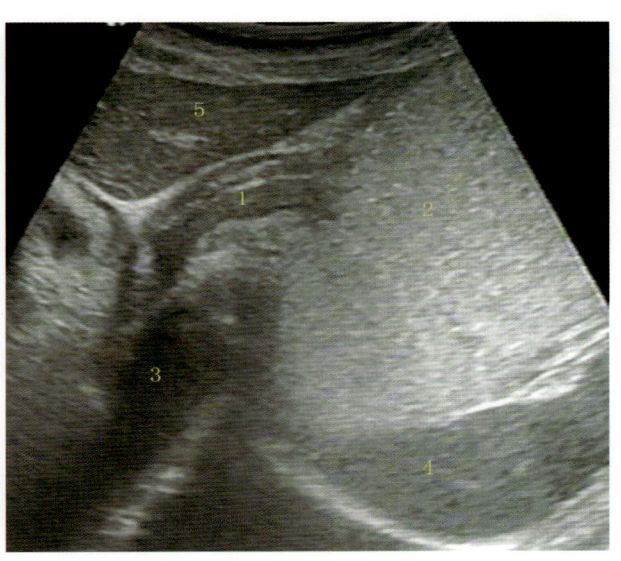

患者口服"胃窗"后显示造影剂自胃腔向食管反流。1. 食管下段　2. 贲门　3. 胃底　4. 胃体

图5-2　反流性食管炎

患者口服"胃窗"后显示贲门部黏膜皱襞增粗、增多，回声减低。1. 贲门部黏膜皱襞　2. 胃腔　3. 腹主动脉　4. 脾脏　5. 肝脏

图5-3　反流性食管炎

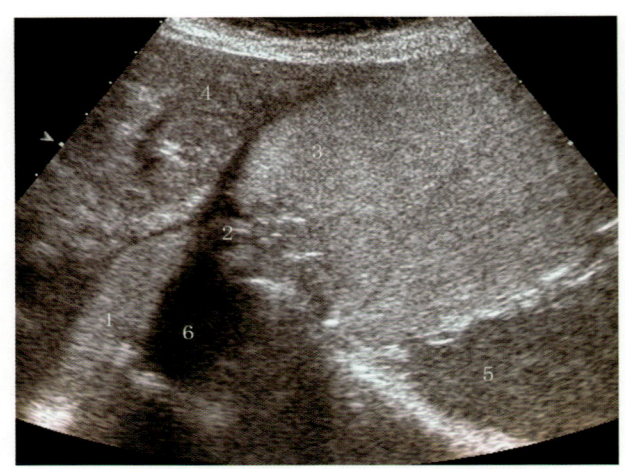

患者口服"胃窗"后显示贲门部黏膜皱襞增粗，回声减低，表面附着有强回声斑。1．食道下段　2．贲门部黏膜皱襞　3．胃腔　4．肝脏　5．脾脏　6．腹主动脉

图5-4　反流性食管炎

【超声诊断与鉴别诊断】

重度反流性食管炎易误诊为食管贲门癌，对此应进行胃镜病理活检予以排除。少部分嗜酸细胞性食管炎患者，也容易与本病混淆，病理活检可以发现大量的嗜酸性细胞，借此可以帮助鉴别。

口服"胃窗"超声造影能清晰显示食管下段和贲门的层次结构。如超声造影显示局部壁层次完整，黏膜面光滑，未出现增厚隆起，而且造影剂通过时管腔形态规则，可以排除癌肿等占位性病变。但对部分合并糜烂或溃疡的反流性食管炎患者，鉴别诊断难度较大。

反流性食管炎尚需和贲门失弛缓症区别，详见下节。

第四节　贲门失弛缓症

贲门失弛缓症(esophageal achalasia)又称贲门痉挛、巨食管，是食管下括约肌松弛障碍及食管体部缺乏蠕动性收缩引起的动力障碍性疾病，逐渐引起食管扩张、变长、扭曲和壁肥厚等变化。食管内食物滞留，不能顺利通过贲门进入胃腔，直到内容物重力大于食管下端括约肌压力时，才进入胃腔，故本病引起的食管扩张程度显著。本病少见，常发生于20岁以上成人，男女发病率大致相等。临床表现吞咽困难、胸骨后疼痛、食物反流以及因食物反流误吸入气管所致咳嗽、肺部感染等症状。

【超声表现】

患者在口服"胃窗"超声造影的同时，显示贲门部明显痉挛，造影剂通过不畅，形成"鸟嘴状"回声（图5-5）。贲门部收缩时间可大于5s，开放时内径<0.5cm。食管下段造影剂滞留，呈梭形扩张（图5-6），部分较严重者显示球形扩张或延长扭曲（图5-7）。贲门部可见造影剂逆流现象，部分食管下段及贲门管壁均匀性增厚，回声减低（图5-8），厚径通常为0.6～1.0cm，但壁层次结构完好。可观察到贲门的开放，并受食管管腔的充盈时间和程度影响。部分伴发炎症糜烂与憩室的患者，同时显示糜烂斑和憩室回声（图5-9）。

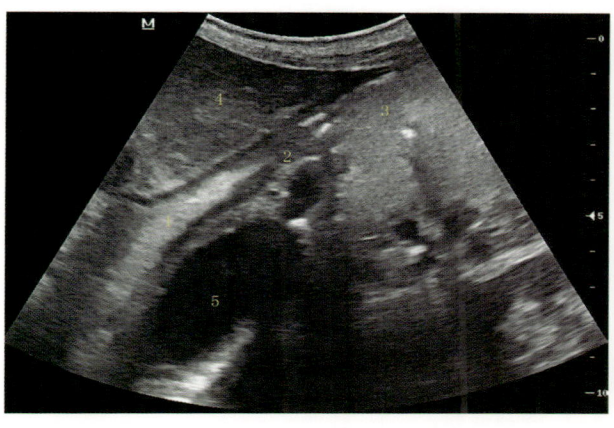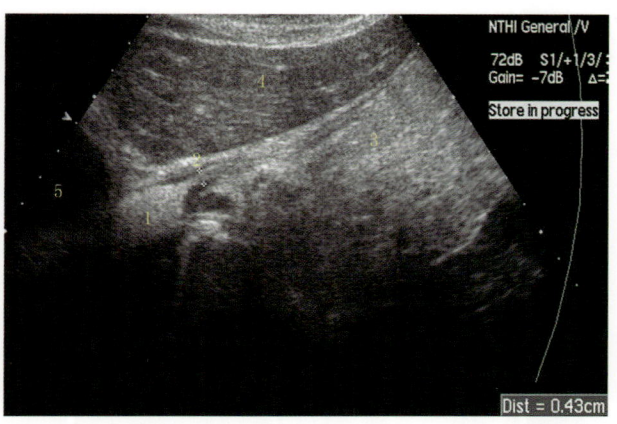

口服"胃窗"超声造影，显示贲门痉挛，造影剂通过不畅，贲门部呈"鸟嘴状"回声。1. 食管下段　2. 贲门部"鸟嘴状"回声　3. 胃腔　4. 肝脏　5. 腹主动脉

图5-5　贲门失弛缓症

患者口服"胃窗"超声造影，显示贲门开放时内径仅0.4cm，食管下段造影剂滞留，呈梭形扩张。1. 食管下段　2. 贲门管内径约0.4cm　3. 胃腔　4. 肝脏　5. 心脏

图5-6　贲门失弛缓症

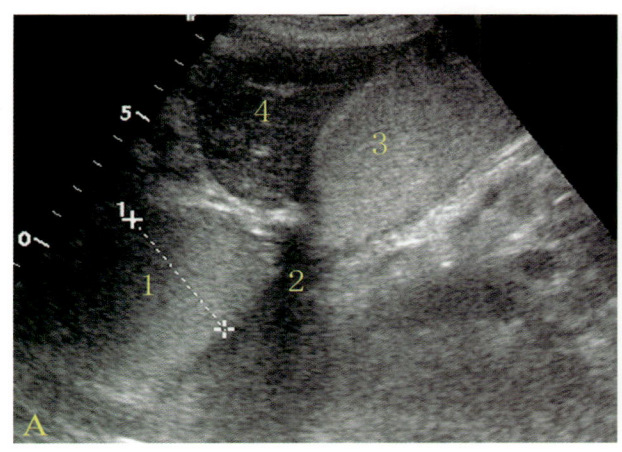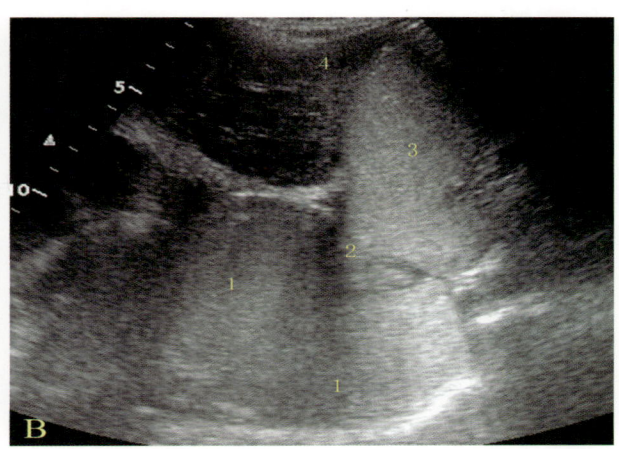

患者口服"胃窗"超声造影。A：显示贲门严重痉挛，食管下段造影剂滞留，呈球形扩张；B：显示食管下段扭曲。1. 食道下段　2. 贲门痉挛部位　3. 胃腔　4.肝脏

图5-7　贲门失弛缓症

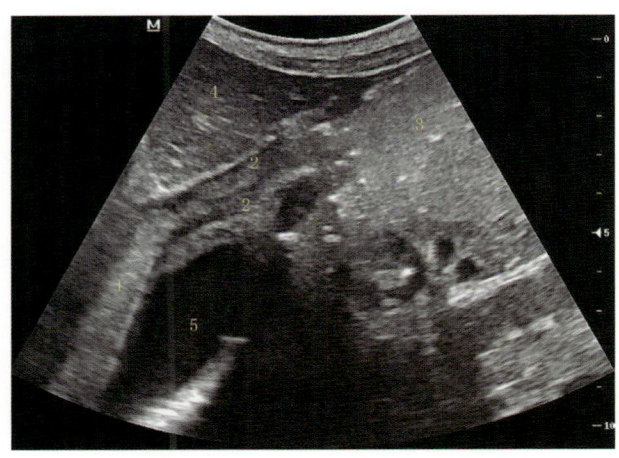

患者口服"胃窗"超声造影，显示食管下段及贲门管壁均匀性增厚。1. 食管下段　2. 增厚的管壁　3. 胃腔　4. 肝脏　5. 腹主动脉

图5-8　贲门失弛缓症

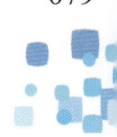

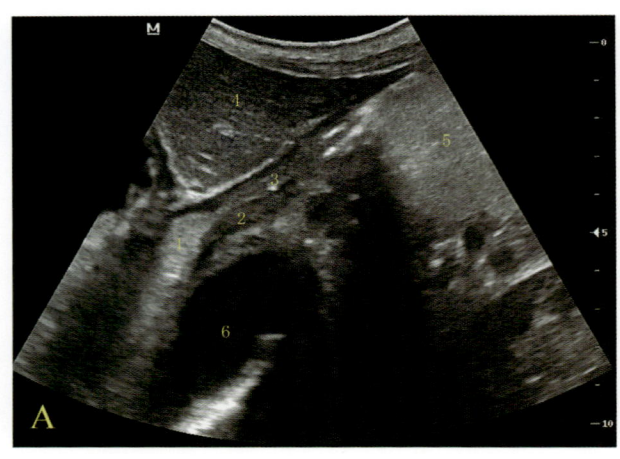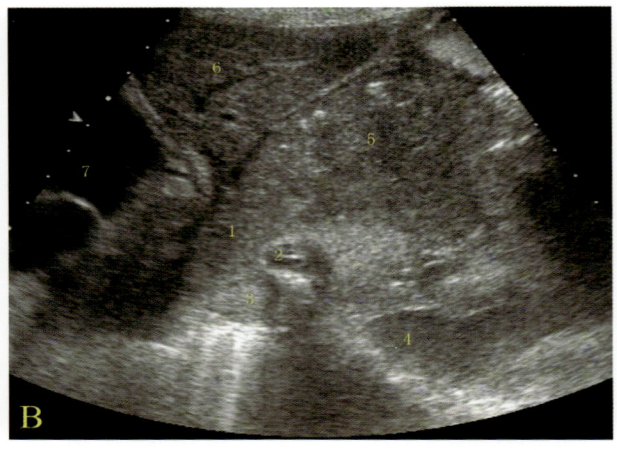

患者口服"胃窗"超声造影。A：显示贲门痉挛伴黏膜面糜烂斑回声，1. 食管下段　2. 贲门痉挛部位　3. 糜烂斑回声　4. 肝脏　5. 胃腔　6. 腹主动脉；B：显示食管憩室形成，1. 食管贲门　2. 贲门切迹　3. 憩室回声　4. 脾脏　5. 胃腔　6. 肝脏　7. 心脏

图5-9　贲门失弛缓症

【超声诊断与鉴别诊断】

　　贲门失弛缓症的诊断须注意与反流性食管炎及食管贲门癌相鉴别。此病出现的反流通常是食管自身的反流，即从食道下段向咽喉部反流，而反流性食管炎是胃腔内容物经贲门向食道反流。通过口服超声造影检查可以确定是食管自身反流还是胃腔反流至食管的情况，因此与反流性食管炎不难鉴别。贲门癌表现为局部管壁呈不匀称性增厚隆起，其厚径一般＞1.0cm，局部回声较低，病变向周围浸润性分布，管壁僵硬，伸缩性差，这些征象可以帮助鉴别诊断。但是，当贲门失弛缓症合并溃疡时，必须依靠胃镜病理活检确诊。

第五节　消化性溃疡

　　消化性溃疡(peptic ulcer)主要指发生于胃和十二指肠的慢性溃疡，是一种多发病、常见病。溃疡形成的因素很多，其中酸性胃液对黏膜的消化作用是溃疡形成的基本因素，由于病变大多发生在胃、十二指肠，故临床又称胃、十二指肠溃疡。

一、胃溃疡

　　胃溃疡(gastric ulcer)是消化道最常见的疾病之一，多见于20～50岁。溃疡以胃小弯及窦部多发，病变多数是单个发生，直径多在2.5cm以内，典型的溃疡呈圆形或卵圆形，其边缘常有增厚而充血水肿，溃疡基底光滑、清洁，富含血管的肉芽组织和陈旧瘢痕组织，表面常覆以纤维素膜或纤维脓性膜而呈灰白或灰黄色。临床表现周期性上腹痛、反酸、嗳气等症状。可并发呕血、便血、幽门梗阻及胃穿孔等病变。

【超声表现】

　　口服"胃窗"超声造影显示病变部胃壁呈局限性低回声增厚，厚径通常＜1.5cm，其黏膜面出现凹陷，形态尚规整，边缘对称，不随蠕动变化而消失（图5-10）。凹陷部壁层次模糊，底面光滑，表面可附少量增强回声斑（图5-11、图5-12）。多数良性胃溃疡表现为腔外型凹陷（图5-13），并可出现"桥征"或"黏膜纠集征"（图5-14）。部分比较浅表或经临床治疗后的溃疡，局部胃壁仅轻度增厚，凹陷变浅小，但其黏膜表面仍可探及不同形状的强回声斑，不随胃腔内回声移动（图5-15）。残胃溃疡多发生在胃与空肠的吻合口处，局部胃壁出现低回声增厚，表面有凹陷伴强回声斑（图5-16）。

　　多发性溃疡者可探及互不相连的多处壁增厚伴凹陷。通常溃疡直径＜1.0cm者，无明显的壁蠕动变化；溃疡直径＞1.0cm者，局部壁蠕动可减弱。

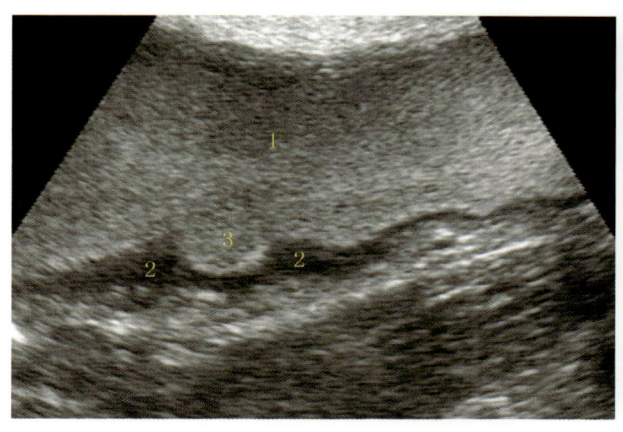

　　患者口服"胃窗"超声造影，显示胃体后壁溃疡回声(纵断面)。1. 胃体腔　2. 溃疡周围低回声增厚的胃壁　3. 溃疡凹陷

图5-10　胃体后壁溃疡

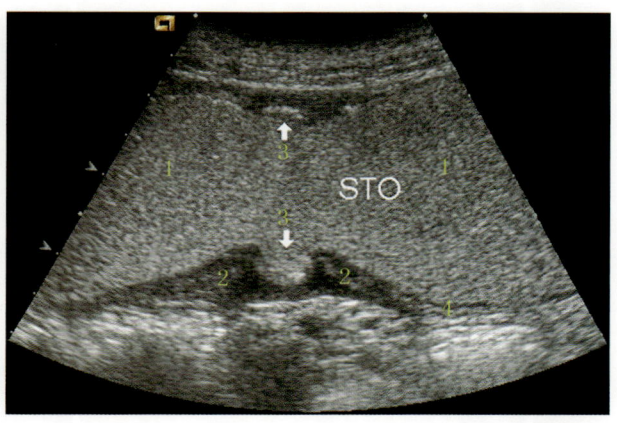

　　患者口服"胃窗"超声造影，显示胃体前后壁对吻性溃疡，凹陷底光滑，表面附强回声斑。1. 胃体腔　2. 溃疡周围低回声增厚的胃壁　3. 溃疡凹陷　4. 正常胃壁

图5-11　胃体前后壁对吻性溃疡

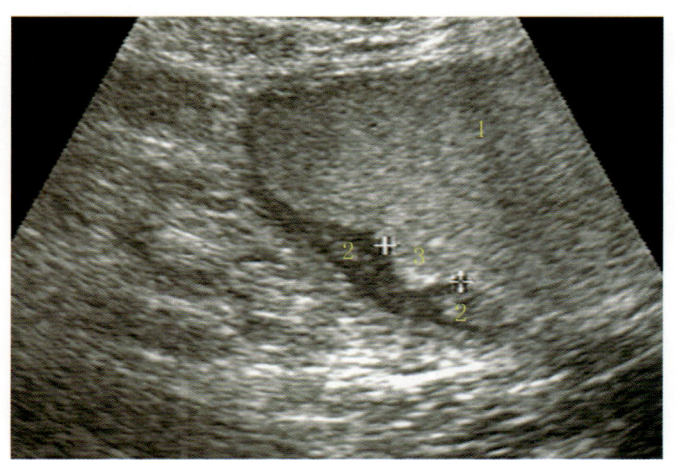

　　口服"胃窗"超声造影，显示胃体后壁溃疡回声（横断面）。1. 胃体腔　2. 溃疡周围低回声增厚的胃壁　3. 溃疡凹陷

图5-12　胃体后壁溃疡

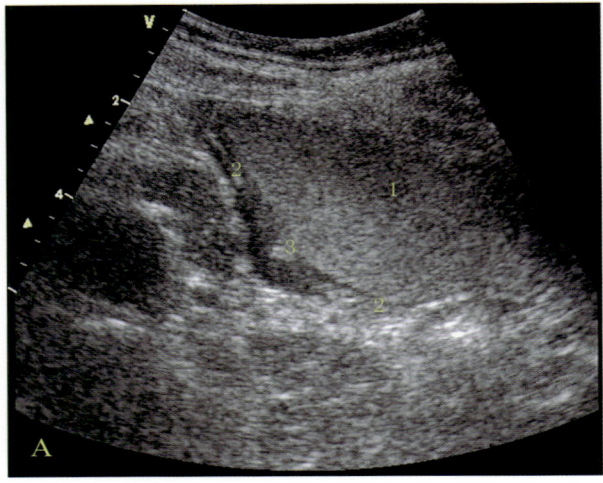
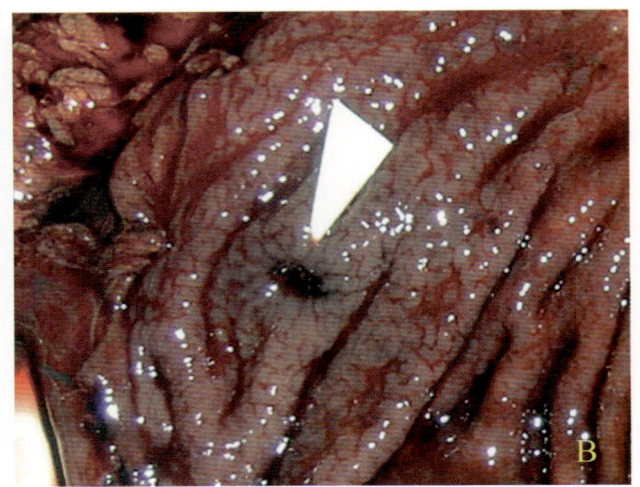

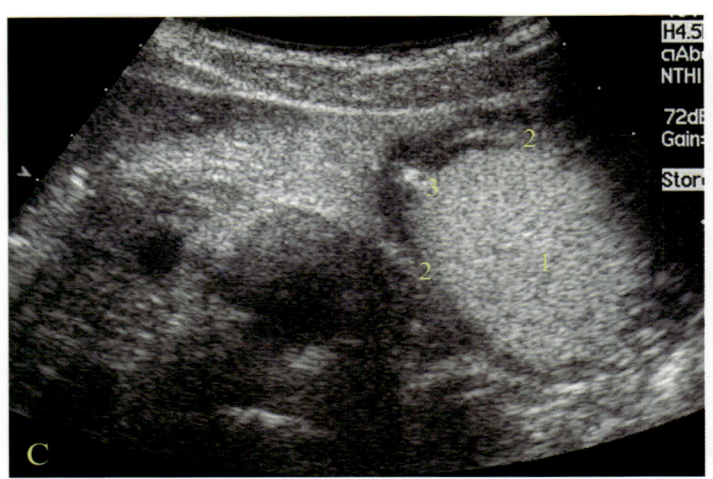
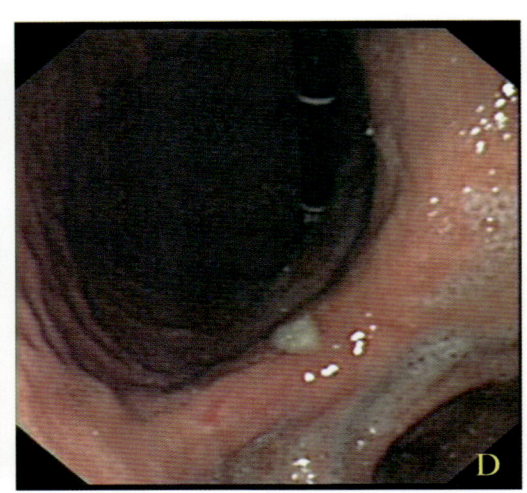

　　患者口服"胃窗"超声造影，显示胃溃疡表现为腔外型凹陷A、C：1. 胃腔　2. 溃疡周围的正常胃壁　3. 溃疡凹陷；B：为A图患者手术标本；D：为C图患者胃镜照片

图5-13　胃溃疡

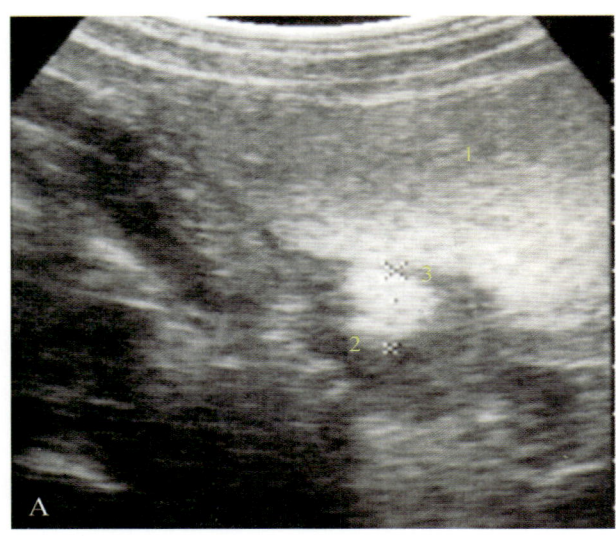
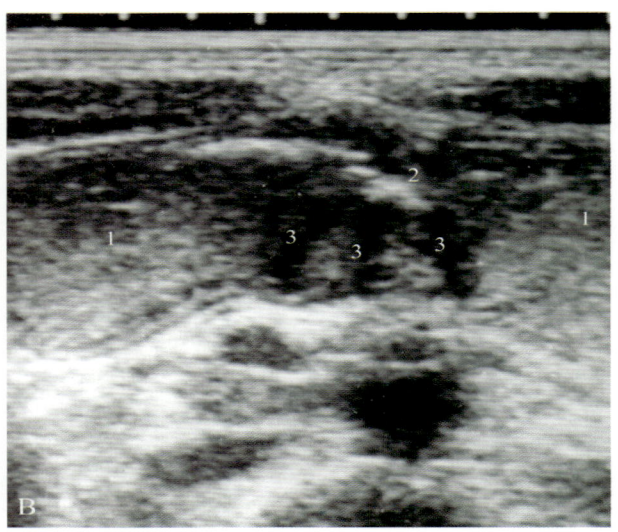

　　A：显示胃溃疡的"桥征"，1. 胃腔　2. 胃溃疡　3. "桥征"声像；B：显示胃溃疡的"黏膜纠集征"，1. 胃腔　2. 胃溃疡　3. 纠集的黏膜回声

图5-14　患者口服"胃窗"超声造影显示胃溃疡"桥征"和"黏膜纠集征"

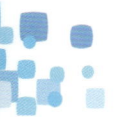

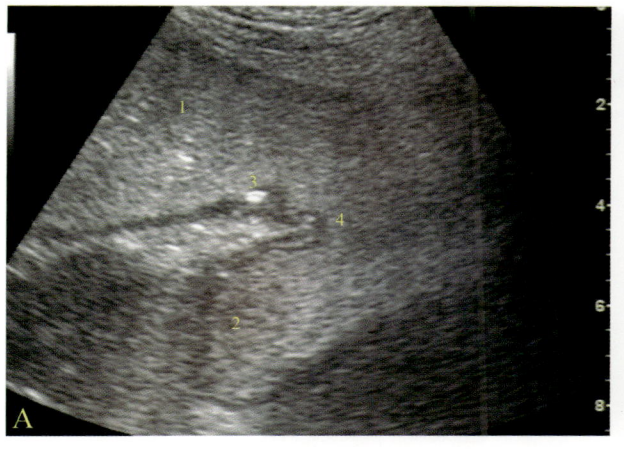
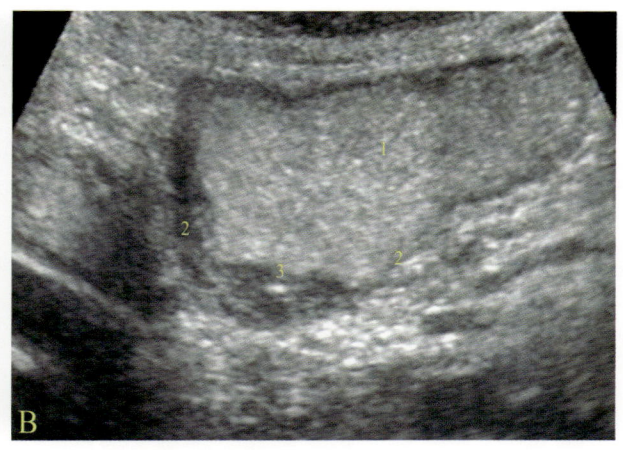

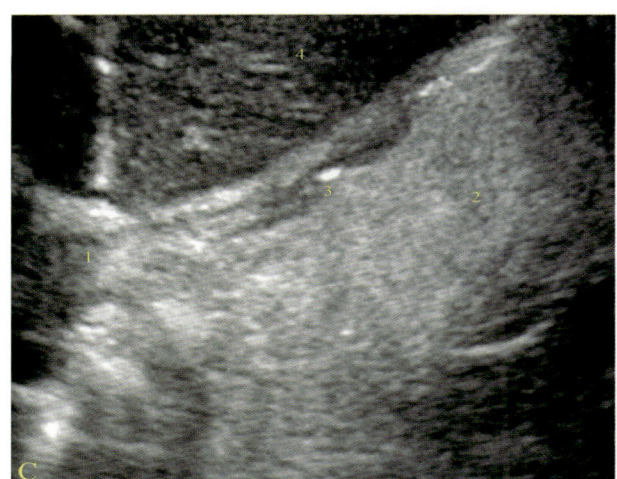
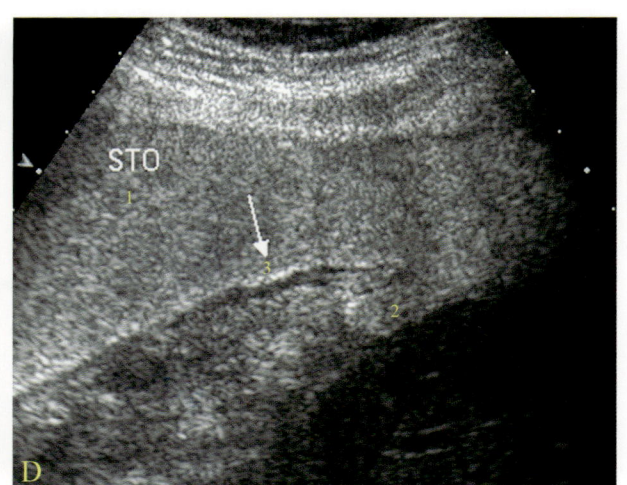

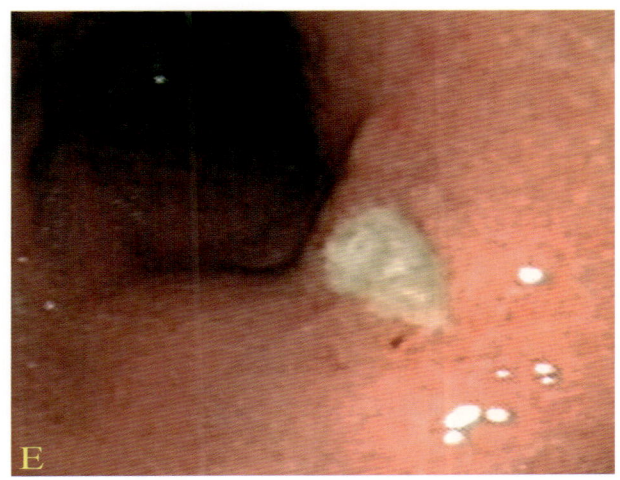

　　患者口服"胃窗"超声造影显示胃壁小溃疡和浅表性溃疡，最小直径为0.2～0.3cm，局部黏膜表面可见强回声斑附着。A：1. 胃体腔　2. 胃窦腔　3. 胃小弯溃疡　4. 胃角；B：1. 胃腔　2. 溃疡周围的正常胃壁　3. 胃窦溃疡；C：1. 贲门　2. 胃腔　3. 胃体垂直部溃疡　4. 肝脏；D：1. 胃体腔　2. 胃窦腔　3. 胃小弯浅表性溃疡；E：为图D患者胃镜照片

图5-15　胃壁小溃疡和浅表性溃疡

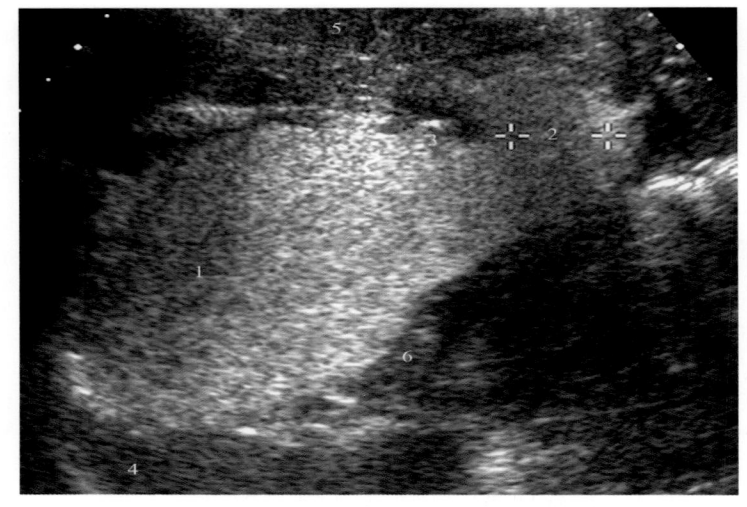

患者口服"胃窗"超声造影。1. 胃腔　2. 吻合口　3. 溃疡
回声　4. 脾脏　5. 肝脏　6. 胰腺尾部

图5-16　残胃溃疡

【超声诊断与鉴别诊断】

通常对胃壁黏膜面出现固定的单处凹陷，表面附着圈状和点片状强回声斑，局部壁有低回声增厚，超声即可提示胃溃疡诊断。较大的胃壁溃疡和胼胝性溃疡，须与溃疡型胃癌、淋巴瘤并发溃疡或间质瘤并发溃疡进行鉴别。口服"胃窗"超声造影显示溃疡凹陷形态不规则，局部壁僵硬，溃疡周缘增厚隆起不对称，则首先考虑恶性溃疡。淋巴瘤并发溃疡，超声显示病变壁增厚隆起的范围较大，内部回声较低，并可以发现多处病灶。间质瘤并发溃疡患者，超声显示肿瘤病灶呈"类圆形"，起始于胃壁黏膜下的固有肌层，较容易鉴别。在实际工作中，超声对良恶性胃溃疡的鉴别难度依然较大，所以必须结合胃镜活检，减少误诊。口服超声造影对直径<0.3cm的胃溃疡或浅表性胃溃疡易漏诊。

二、十二指肠溃疡

十二指肠溃疡（duodenal ulcer）属于常见病，多发于球部，青壮年多见，男性多于女性。临床表现为中上腹周期性、节律性疼痛，伴反酸、嗳气；疼痛规律一般为疼痛-进食-缓解-疼痛。重者可并发消化道出血、梗阻、穿孔。十二指肠溃疡以球部常见，可以多发，约有5%发生在球后部位，称球后溃疡。部分患者在球部的前后壁或大、小弯侧壁同时发生溃疡，称对吻性溃疡。如发现胃和十二指肠均有溃疡者，称复合性溃疡。十二指肠溃疡可穿透肠壁，与邻近组织粘连或穿透邻近组织，并可形成局部包裹，此为穿透性溃疡。十二指肠溃疡也可以多次复发导致瘢痕增生明显，慢性瘢痕收缩会导致溃疡部位畸形或幽门梗阻。

【超声表现】

口服"胃窗"超声造影，显示正常十二指肠球充盈时形态为"三角形"或"椭圆形"（图5-17），球面积为3.5～5.0 cm²，呈节律性收缩排空。

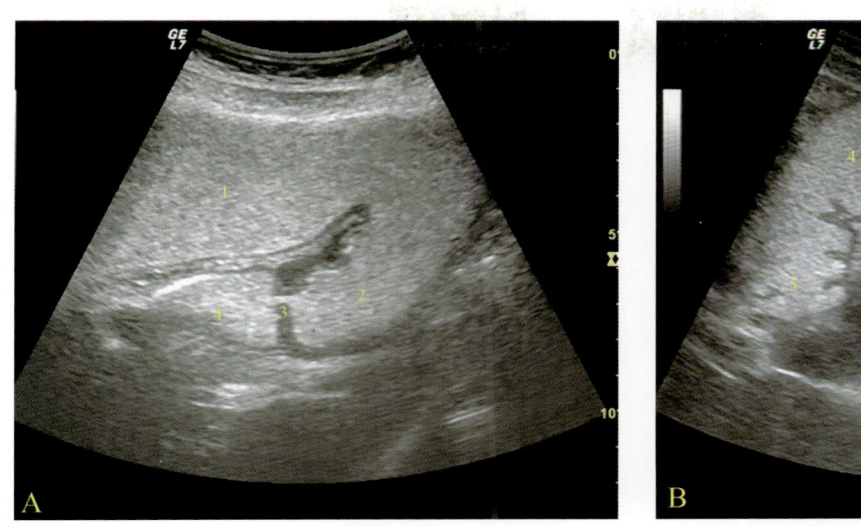

A：1. 胃体　2. 胃窦　3. 幽门　4. 十二指肠球；B：1. 胃窦　2. 胃壁　3. 幽门　4. 十二指肠球　5. 十二指肠降部

图5-17　患者口服"胃窗"超声造影显示正常十二指肠

十二指肠球部溃疡时，表现为形态不规整，面积缩小，多不超过3.0cm²。球壁黏膜出现凹陷，凹陷表面附少量强回声（图5-18），不同切面分别显示"圈状"、"双点状"或"片斑状"强回声（图5-19），该强回声不随患者体位改变而消失。凹陷处球壁呈局限性增厚，回声减低，厚径＞0.4cm（图5-20），重者可＞1.0cm，局部壁层次模糊不清。十二指肠球可以充盈不佳，伴刺激征象，并经常出现幽门痉挛。多发性十二指肠溃疡患者，显示球部明显变形，可显示多处球壁溃疡凹陷（图5-21）。

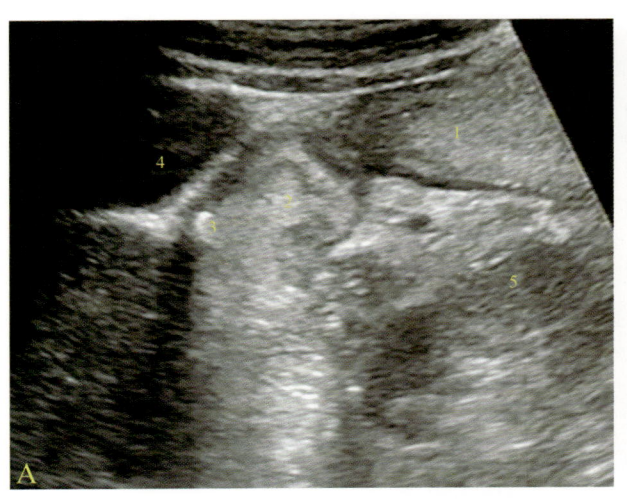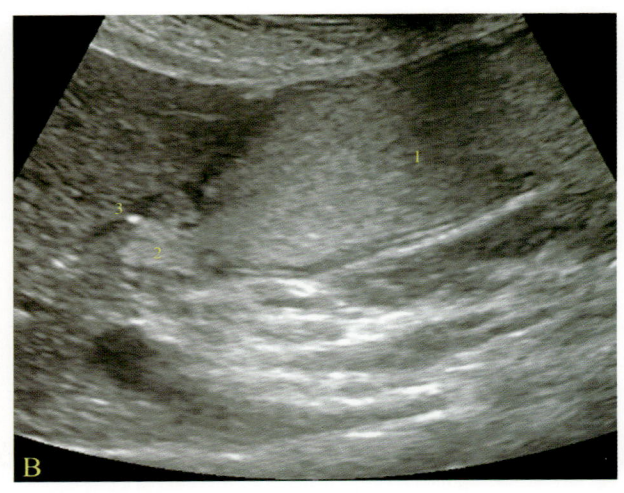

患者口服"胃窗"超声造影显示十二指肠球部溃疡。1. 胃窦　2. 十二指肠球　3. 球前壁溃疡凹陷　4. 胆囊　5. 胰腺

图5-18　十二指肠球部溃疡

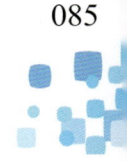

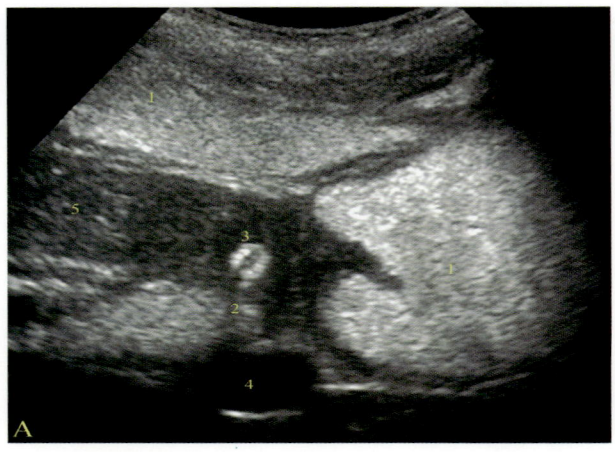

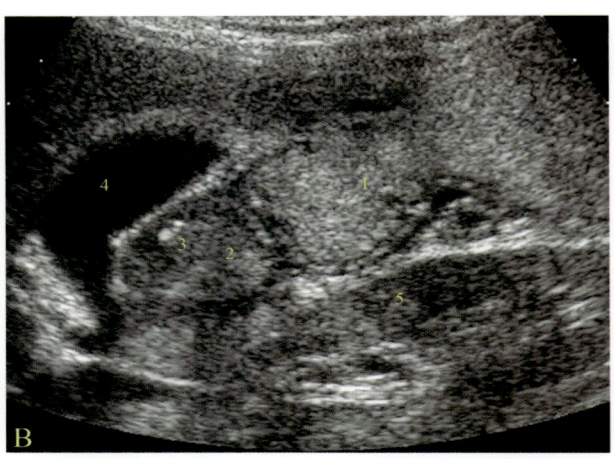

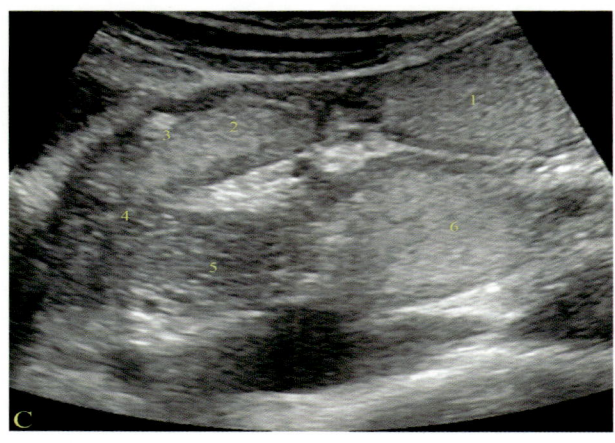

患者口服"胃窗"超声造影显示"圈状"、"双点状"或"片斑状"强回声。A：1. 胃窦 2. 十二指肠球 3. 球部小弯壁"圈状"强回声 4. 胆囊 5. 胰腺；B：1. 胃窦 2. 十二指肠球 3. 球部前壁"双点状"强回声 4. 胆囊 5. 胰腺；C：1. 胃窦 2. 十二指肠球 3. 球部前壁"片斑状"强回声 4. 降部 5. 水平部 6. 升部

图5-19 十二指肠球部溃疡

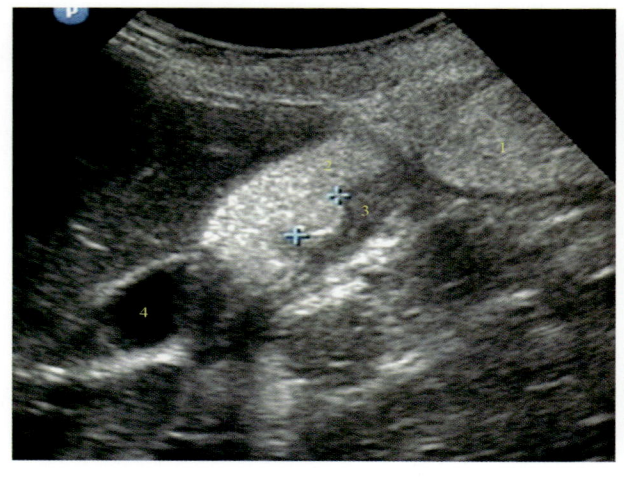

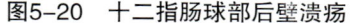

患者口服"胃窗"超声造影显示病变处肠壁低回声增厚。1. 胃窦 2. 十二指肠球 3. 溃疡凹陷处球壁增厚 4. 胆囊

图5-20 十二指肠球部后壁溃疡

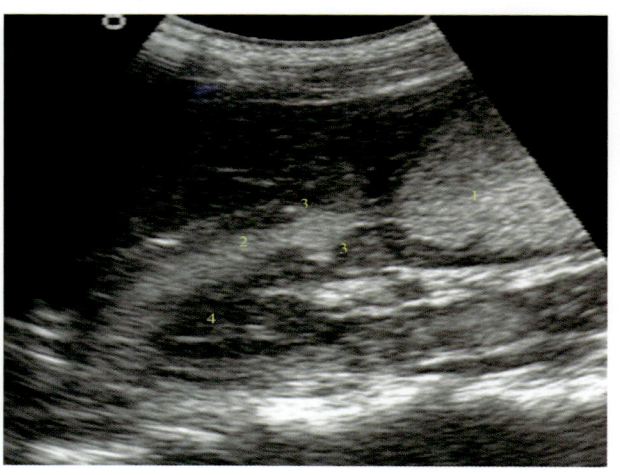

患者口服"胃窗"超声造影显示十二指肠球前、后壁溃疡凹陷。1. 胃窦 2. 十二指肠球 3. 溃疡凹陷 4. 胰腺

图5-21 对吻性溃疡

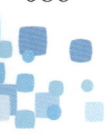

球后溃疡患者，除局部肠壁凹陷外，肠管容易发生痉挛、收缩或瘢痕狭窄，造影剂通过出现"线样征"改变（图5-22），常导致球底部宽径＞3.0cm。由于球后溃疡较易累及周围组织，发生粘连，故在检查时加压探头或嘱患者呼吸时，可以出现同步移动征象。

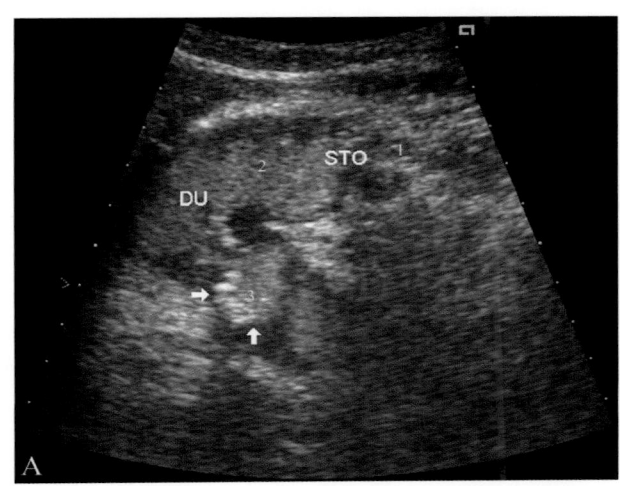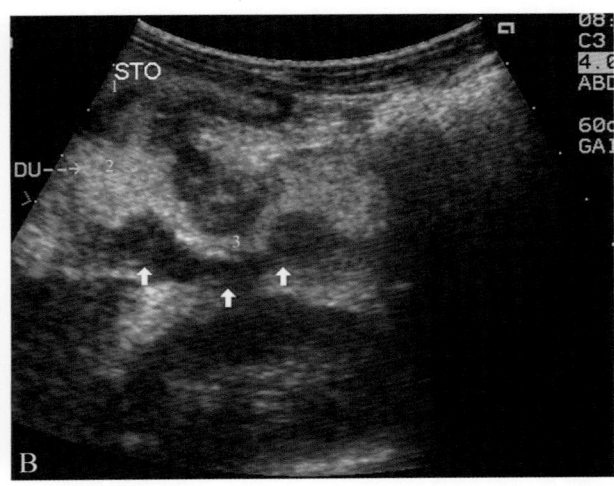

患者口服"胃窗"超声造影显示十二指肠球后溃疡凹陷。A：1.胃窦　2.十二指肠球　3.溃疡凹陷；B：1.胃窦　2.十二指肠球　3.降部肠管出现"线样征"改变

图5-22　十二指肠球后溃疡

【超声诊断与鉴别诊断】

口服"胃窗"超声造影显示球部形态不规整，面积变小，球壁低回声增厚，黏膜出现凹陷，表面附强回声斑时，结合球部有痉挛或激惹征象，即可诊断十二指肠球溃疡。但在诊断时应注意与十二指肠球炎、憩室及球部气体异物附着相鉴别。发生在十二指肠球后部的溃疡要与十二指肠癌、克罗恩病或胰头肿瘤侵犯十二指肠壁的病变相区别。

三、胃十二指肠溃疡穿孔

引起胃十二指肠穿孔的病因很多，排除创伤性破裂之外，通常以胃十二指肠溃疡穿孔（perforated peptic ulcer disease）多见。它是一种常见的急腹症，既往诊断主要依靠X线发现膈下游离气体。近年通过超声检查，也有助于临床早期发现胃十二指肠穿孔患者。

【超声表现】

空腹超声检查见腹腔内有多量气体，仰卧位时在肝前缘与腹壁间的肝前间隙处显示气体回声，其后方出现多重反射，坐立位时气体回声可移行至横膈下（图5-23）。须注意区分肠道气体有时也会接近前腹壁，但它不会延伸至肝前间隙的上部。

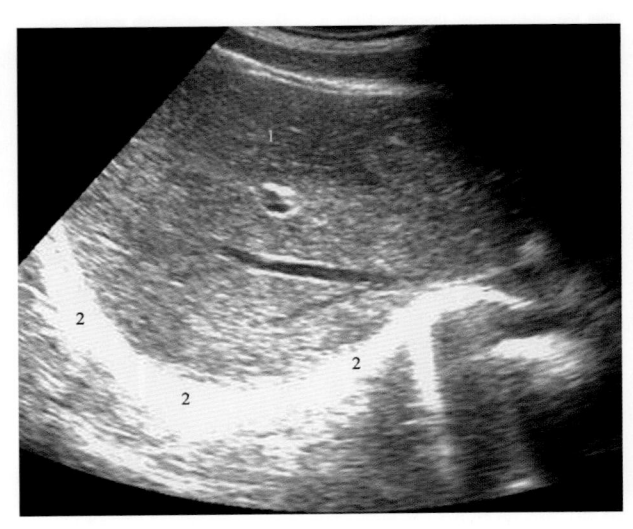

1. 肝脏　2. 气体回声

图5-23　超声显示肝脏与横膈间的气体回声

患者有时会出现腹腔积液，胃穿孔后的胃内容物一般先积存于右肝下间隙，随着渗出液体量的增多，可流向肝肾间隙，并经右结肠外侧沟下行至盲肠周围和盆腔，形成脓肿。胃十二指肠后壁穿孔，易与胰腺被膜粘连，漏出的胃液与腹膜渗出液常局限于小网膜囊，形成局限性积液（图5-24）。如果渗出液波及全腹，浸泡在炎性腹水中的肠管可出现麻痹征象，超声上表现为肠蠕动减弱或消失、肠腔积气等。

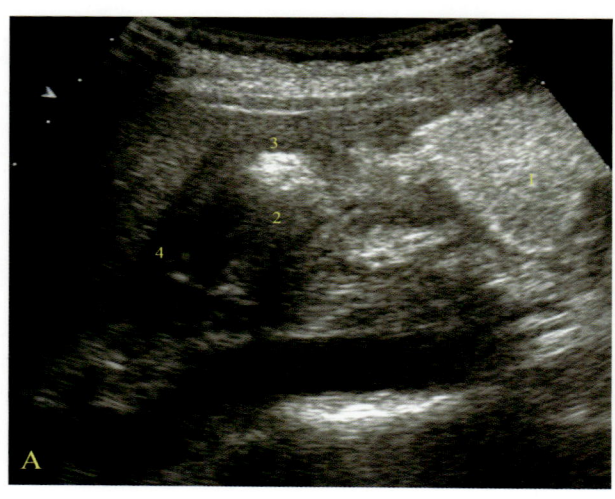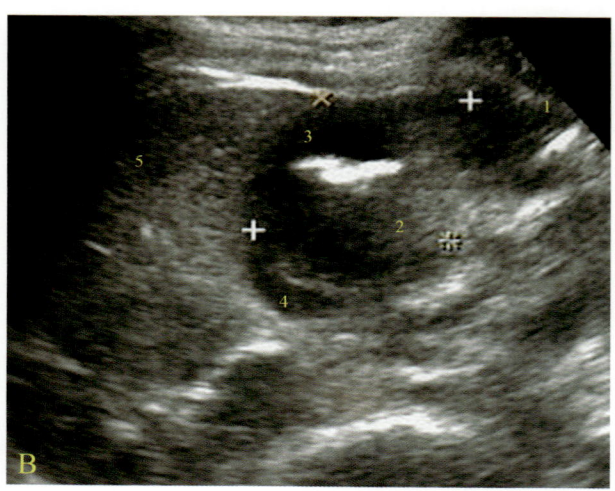

患者口服"胃窗"超声造影。A：1. 胃窦　2. 十二指肠球　3. 溃疡凹陷　4. 网膜囊周围液性暗区；B：1. 胃窦　2. 十二指肠球　3. 溃疡穿孔处　4. 网膜囊周围液性暗区　5.肝脏

图5-24　十二指肠球溃疡伴亚急性穿孔

遇到部分胃十二指肠溃疡穿孔病变，超声造影检查可直接显示穿孔的部位和大小，以及显示胃内容物向腹腔流动的声像图。超声显示溃疡穿孔病变处周壁有明显增厚，良性溃疡引起者，局部形态较规则，病变壁回声中等或略低，分布均匀，并可以观察到病变部浆膜面的网膜组织回声（图5-25）。穿孔病变处也会因局部的炎症水肿浸润，与网膜或邻近脏器发生粘连，形成边缘模糊、回声不均的包块回声（图5-26）。

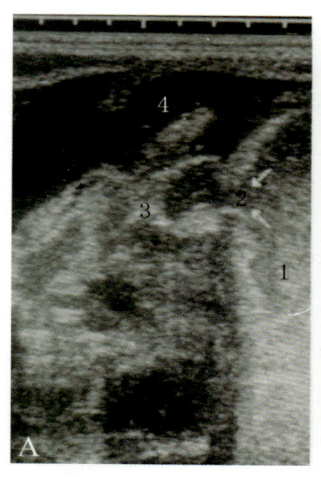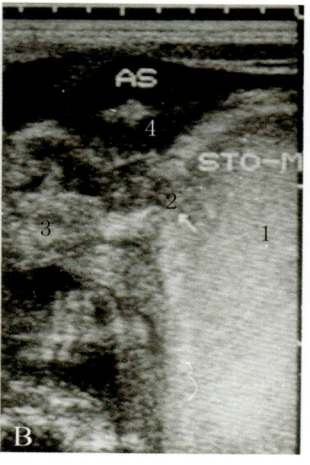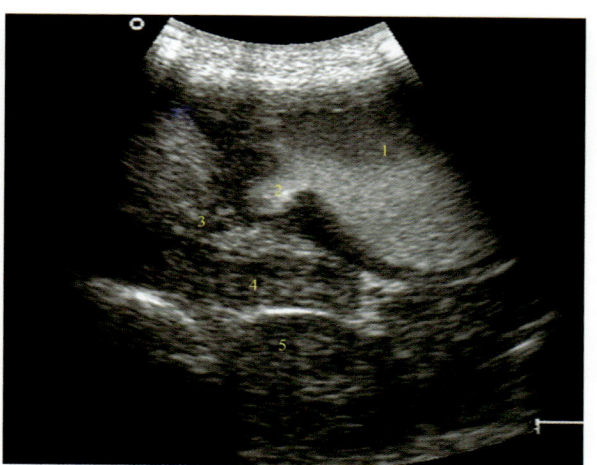

患者口服"胃窗"超声造影。1. 胃体　2. 溃疡穿孔处胃内容物实时流动　3. 腹腔网膜包围　4. 渗出液形成腹水（罕见病例，患者男性，40岁，临床因未明确诊断送检，施行外科紧急手术后痊愈）

图5-25　胃体小弯急性穿孔

患者口服"胃窗"超声造影。1. 胃体　2. 溃疡穿孔处　3. 亚急性穿孔形成的包块回声　4. 胰腺　5. 左肾

图5-26　胃体后壁亚急性穿孔

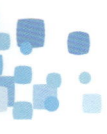

【超声诊断与鉴别诊断】

空腹超声探及腹腔内含多量非手术所致的气体和液体，随体位改变而移动，是超声诊断胃十二指肠穿孔的重要间接征象。对部分较大的胃穿孔病灶，口服超声造影检查可以直接显示穿孔位置、形态和大小，故可以确诊。但要注意临床要求禁食的患者，禁忌接受口服超声造影检查。鉴别诊断应结合临床，注意与急性胃扩张、急性坏死性胰腺炎、急性胆囊炎穿孔并发腹膜炎以及急性阑尾炎进行区别。

此外，应特别强调对临床诊断或超声初步检查已怀疑胃十二指肠穿孔患者，禁忌口服任何造影剂，以免加重病情。

第六节 胃 炎

胃炎(gastritis)是指各种病因引起的胃黏膜炎症。按发病急缓与病程长短可分为急性和慢性两大类。如果根据胃黏膜损伤的严重程度，可分为糜烂性胃炎和非糜烂性胃炎。也可按部位进行分类，贲门部炎、胃体炎和胃窦炎。临床通常以炎性细胞在组织学上的表现类型，将胃炎以急性和慢性进行分类。然而目前尚无一种理想的分类方法与其病理生理相吻合，故以上分类中会有重叠现象。

一、急性胃炎

急性胃炎 (acute gastritis)是胃黏膜的一种急性炎症反应，可由物理化学和药物强烈刺激、细菌和毒素、手术和应激等多种病因引起。多数患者有明显的致病因素，如暴饮暴食、大量饮酒或误食不洁食物、受凉及服用药物等。通常将急性胃炎分为急性单纯性胃炎、急性糜烂性胃炎、急性腐蚀性胃炎和急性化脓性胃炎。临床以急性单纯性胃炎最常见，往往表现为急性弥漫性胃炎或仅限于胃窦部的炎症，其特点是病程短，去除致病因素后可自愈。

【超声表现】

口服"胃窗"超声造影显示，病变胃壁呈弥漫性均匀增厚，厚径一般<1.5cm，内部回声减低，层次结构完整，但回声毛糙，胃壁黏膜面光滑，可见胃壁蠕动，炎症部位胃腔呈对称性变窄，但胃壁柔软（图5-27、图5-28）。图5-28B是图5-28A患者治疗1周后进行口服"胃窗"超声造影检查的结果，显示其病变胃壁已恢复正常。部分伴有胃壁黏膜糜烂的患者，局部可显示不同形态的强回声斑附着，通常不出现凹陷。

【超声诊断与鉴别诊断】

急性胃炎临床上要与消化性溃疡、急性胆囊

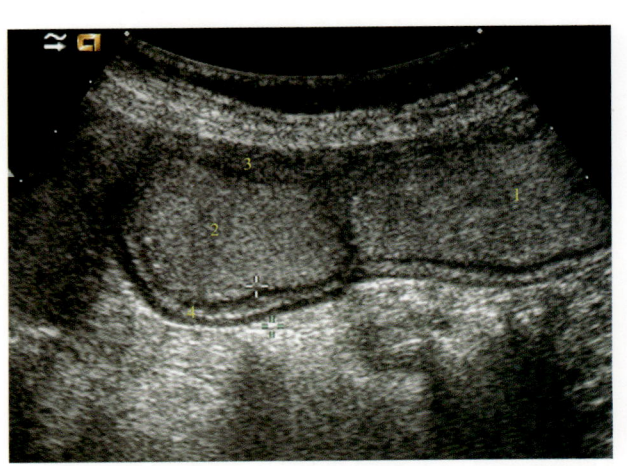

患者女性，80岁，急性胃炎治疗3天后口服"胃窗"超声造影，显示胃窦壁增厚毛糙。1.胃体腔 2.胃窦腔 3.胃窦前壁增厚 4.胃窦后壁增厚

图5-27 急性胃炎

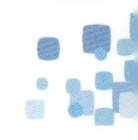

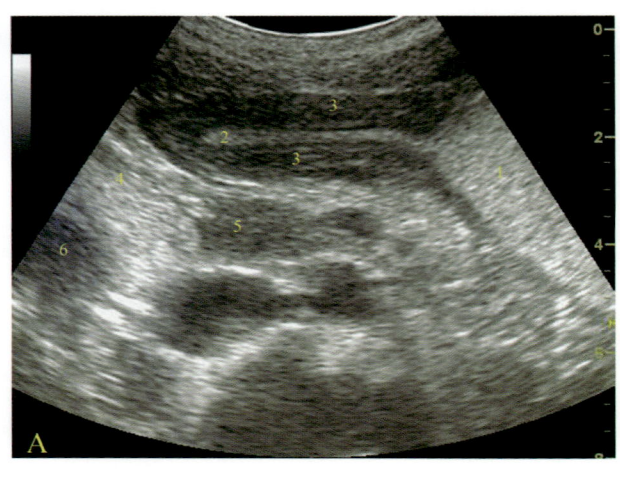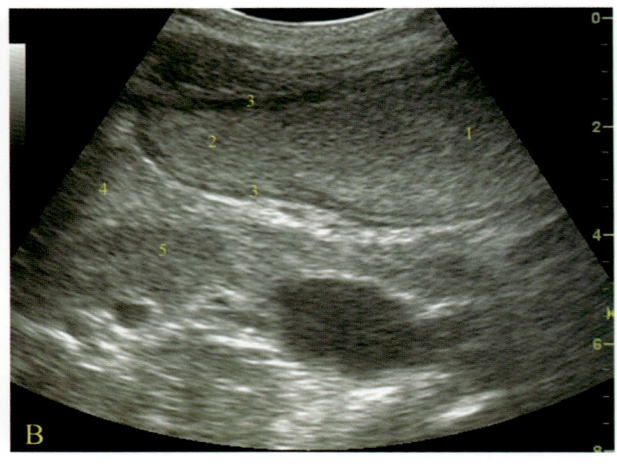

患者女性，23岁，急性胃炎口服"胃窗"超声造影。A：1. 胃体腔　2. 胃窦腔对称性变窄　3. 胃窦壁低回声增厚　4. 十二指肠球　5. 胰腺　6. 胆囊；B：1. 胃体腔　2. 胃窦腔　3. 治疗1周后显示胃窦壁恢复正常　4. 十二指肠球　5. 胰腺　6. 胆囊

图5-28　急性胃炎

炎、急性阑尾炎、急性胰腺炎、心绞痛、心肌梗死等疾病相鉴别。通过分析病史，结合临床其他检查方法得出的结果，可以明确诊断。口服"胃窗"超声造影检查应注意与弥漫性胃壁肿瘤相区别。胃壁肿瘤病变处一般有更明显的壁增厚隆起，内部回声较低，分布不均匀，层次结构破坏，蠕动僵硬，胃壁黏膜面高低不平，并伴有不规则凹陷，借此与急性胃炎不难鉴别。对少数非典型病例，可经胃镜病理活检确诊。

二、慢性胃炎

慢性胃炎 (chronic gastritis)是一种常见病，中年以上多见。病因目前考虑主要有3个方面：①幽门螺杆菌感染；②自身免疫性的萎缩性胃炎，涉及抗壁细胞抗体和抗内因子抗体；③胆汁反流和长期饮酒、服药如阿司匹林等外源性因素。常见症状为上腹疼痛和饭后不适，缺乏特异性，部分患者可出现反复上消化道出血，也有部分患者无任何自觉症状。

【超声表现】

患者口服"胃窗"超声造影显示正常胃壁层次结构完整、清晰，厚度均匀，一般为0.4～0.6cm。胃腔充盈时可见少量黏膜皱襞，主要分布在胃体大弯或后壁（图5-29）。

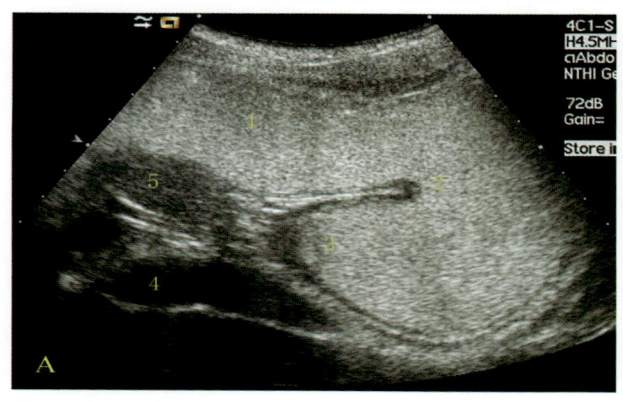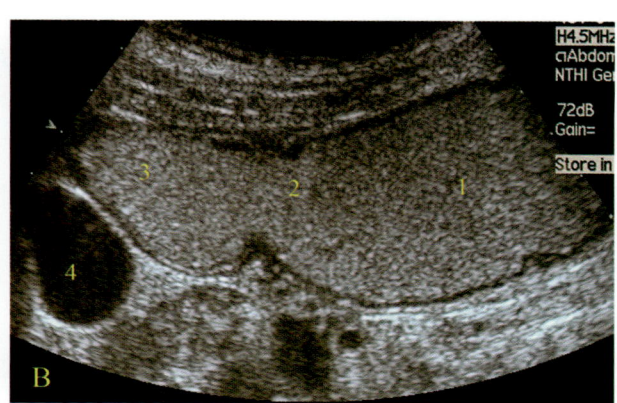

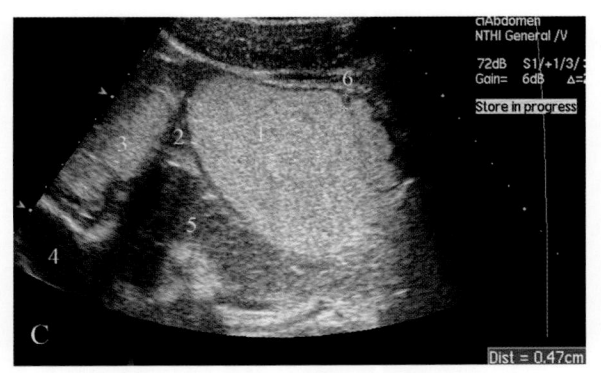

A：1. 胃体　2. 胃角　3. 胃窦　4. 胆囊　5. 胰腺；B：1. 胃体　2. 胃角　3. 胃窦　4. 胆囊；
C：1. 胃体　2. 胃角　3. 胃窦　4. 胆囊　5. 胰腺　6. 正常黏膜皱襞

图5-29　口服"胃窗"超声造影显示正常胃和黏膜皱襞

慢性胃炎时胃壁呈区域性增厚，最厚径通常为0.6~1.2cm，增厚胃壁层次可辨，但透声模糊。胃壁黏膜皱襞增粗、增多、增厚（图5-30）。胃窦壁回声减低，黏膜皱襞增粗、增多伴紊乱，并出现激惹和痉挛现象（图5-31）。部分肥厚型胃炎胃体壁有局限性"小丘状"增厚，主要以黏膜下层增厚为主，呈散发（图5-32）。口服"胃窗"超声造影显示萎缩性胃炎的胃壁黏膜皱襞稀少、平坦，厚度＜0.4cm，可见胃壁黏膜层呈区域性变薄，黏膜下层毛糙增厚（图5-33）。反流性胃炎显示幽门管频繁反流现象，窦部可见暂时性反流暗区（图5-34）。部分胃炎伴糜烂者，局部黏膜面可见点片状附壁强回声斑，不随胃腔内容物移动，也不出现胃壁凹陷。手术后残胃容易在吻合口的周围胃壁出现黏膜皱襞增粗增多，超声造影检查通常考虑残胃炎（图5-35）。

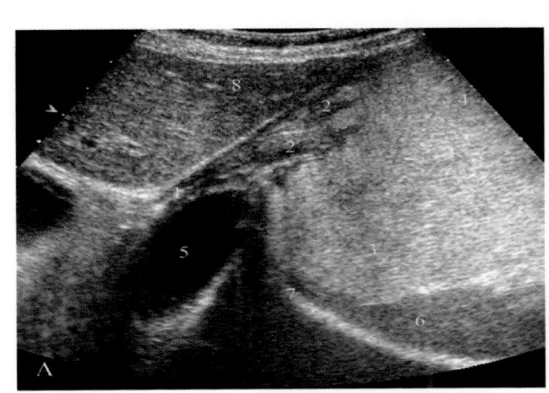

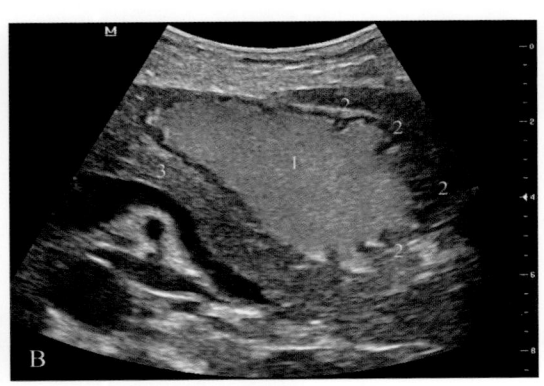

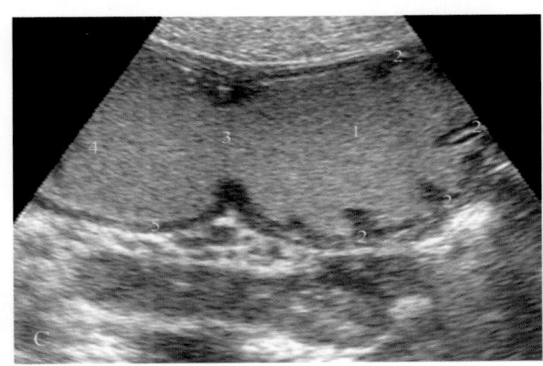

患者口服"胃窗"超声造影显示胃黏膜皱襞明显增多增厚。A：1. 贲门　2. 贲门口增多增厚的黏膜皱襞　3. 胃底　4. 胃体　5. 腹主动脉　6. 脾脏　7. 横膈　8. 肝脏；B：1. 胃体　2. 增多增厚的黏膜皱襞　3. 胰腺；C：1. 胃体　2. 增多增厚的黏膜皱襞　3. 胃角　4. 胃窦　5. 胃窦壁

图5-30　慢性胃炎

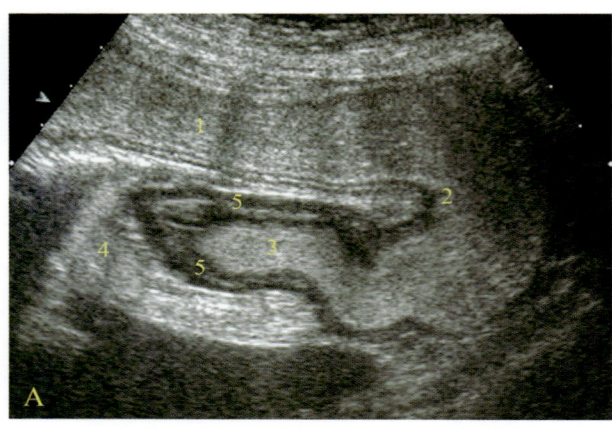
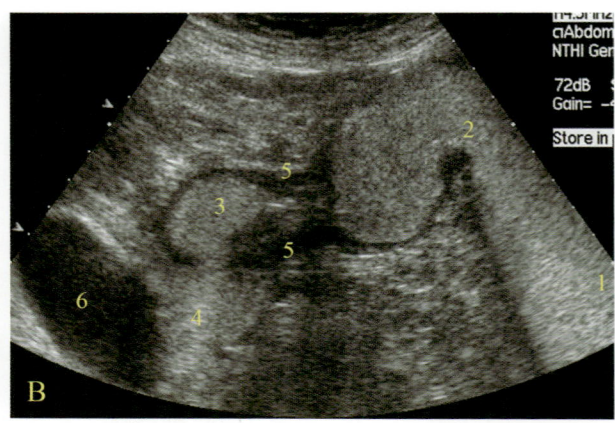

患者口服"胃窗"超声造影表现。A：1. 胃体　2. 胃角　3. 胃窦　4. 十二指肠球　5. 胃窦部增粗紊乱的黏膜皱襞；B：1. 胃体　2. 胃角　3. 胃窦　4. 十二指肠球　5. 胃窦部增粗紊乱的黏膜皱襞　6. 胆囊

图5-31　慢性胃窦炎

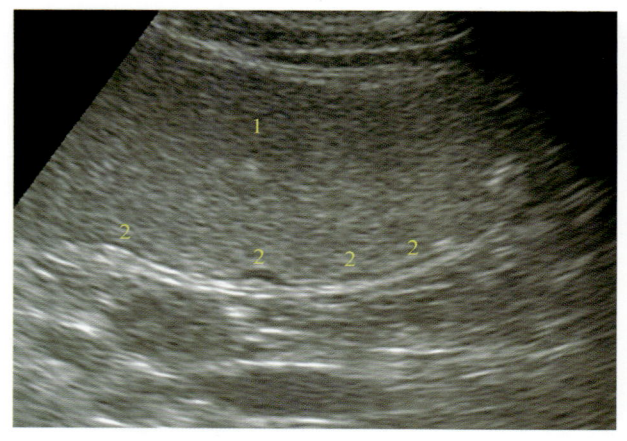

患者口服"胃窗"超声造影，见胃体壁局限性"小丘状"增厚。1. 胃体　2. 胃体后壁"小丘状"增厚回声

图5-32　慢性肥厚型胃炎

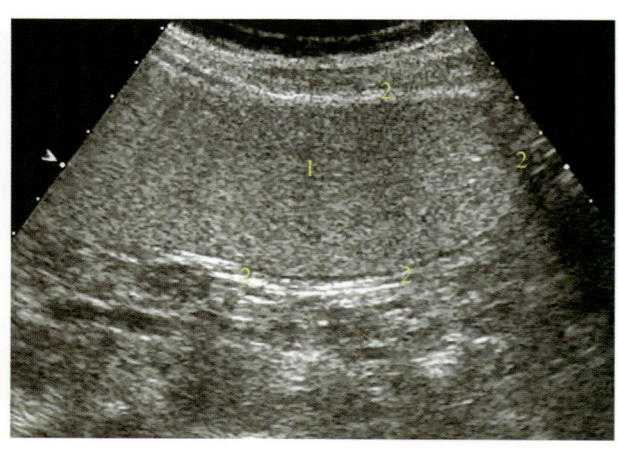

患者口服"胃窗"超声造影显示胃壁黏膜皱襞稀少。1. 胃体　2. 胃壁黏膜皱襞稀少

图5-33　慢性萎缩性胃炎

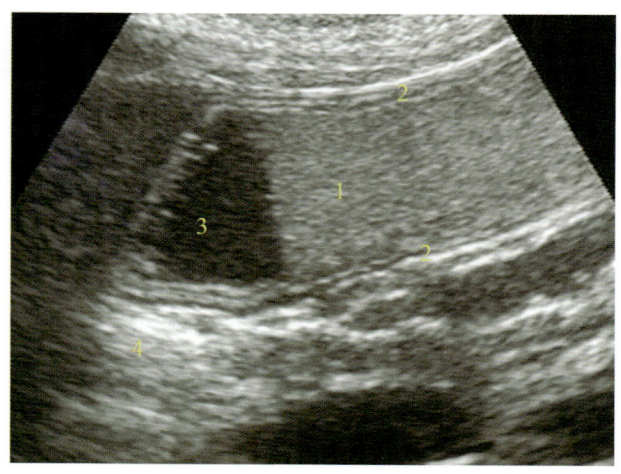

患者口服"胃窗"超声造影显示胃窦部暂时性反流暗区回声。1. 胃窦腔　2. 胃窦壁　3. 胃窦部暂时性反流暗区回声　4. 十二指肠球

图5-34　反流性胃炎

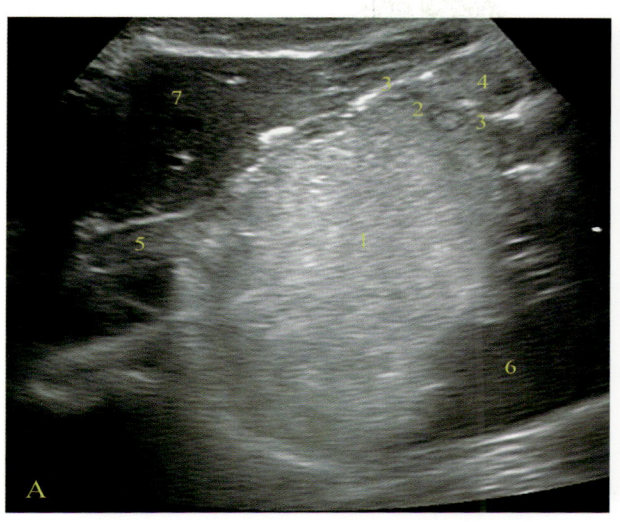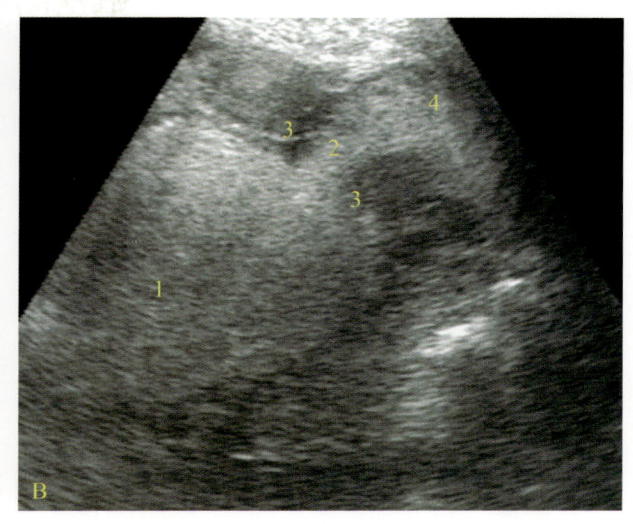

患者口服"胃窗"超声造影表现。A：1. 残胃　2. 吻合口　3. 吻合口周围胃壁出现黏膜皱襞增粗增多　4. 空肠　5. 食管贲门　6. 脾脏　7. 肝脏；B：1. 残胃　2. 吻合口　3. 吻合口周围胃壁出现黏膜皱襞增粗增多　4. 空肠

图5-35　残胃炎

【超声诊断与鉴别诊断】

口服"胃窗"超声造影诊断慢性胃炎的主要依据是胃壁及黏膜皱襞的变化，普通慢性胃炎的黏膜皱襞厚径通常为0.6~1.0cm。如超声显示胃底、胃体部黏膜皱襞厚径为0.9~1.3cm，首先考虑肥厚型胃炎。通常在胃腔充盈时体部黏膜皱襞要比胃窦部厚，如相反则要考虑胃窦炎。此外，胃窦部黏膜皱襞厚径＞0.9cm者，一般都提示较重的胃窦炎，而不考虑肥厚型胃炎。诊断萎缩型胃炎除了显示黏膜皱襞稀少，厚径＜0.4cm外，尤为重要的是结合病变壁黏膜下层的声像变化，否则，不能轻易诊断。鉴别诊断中还应注意与胃巨皱襞症、胃淋巴瘤及部分胃窦癌等疾病区别。

第七节　胃肿瘤

胃肿瘤(gastric tumors)是消化系统常见疾病，可分为恶性和良性。恶性肿瘤包括胃癌、恶性淋巴瘤和恶性间质瘤等。以胃癌最为常见，其发生率在消化道恶性肿瘤中居首位。胃良性肿瘤，占胃肿瘤的2%，可分两大类：一类来源于黏膜的良性上皮细胞瘤，如胃腺瘤、腺瘤性息肉等。另一类是良性间叶组织肿瘤，如间质瘤、脂肪瘤和神经纤维瘤等。常见的症状是消化道出血，可有上腹隐痛、不适等表现。部分患者可扪及腹部肿块，位于幽门部较大的肿瘤，可引起梗阻。口服"胃窗"超声造影检查可显示胃壁黏膜和黏膜下结构，并能了解胃周围组织病变的情况。因此可以进一步提高胃肿瘤尤其是黏膜下肿瘤的早期诊断率。

一、胃癌

胃癌（gastric cancer）是源自胃黏膜上皮细胞的恶性肿瘤，占胃恶性肿瘤的95%。早期无明显症状，病情发展可影响胃功能，当形成溃疡或梗阻时才出现明显症状。临床表现无节律性上腹痛，恶性呕吐、消瘦、黑便、乏力、食欲减退等，晚期胃癌还表现腹部肿块、腹水、淋巴转移、恶液质等。早期胃癌可分隆起型、平坦型、凹陷型。进展期胃癌按Borrmann分型，可分为肿块型、溃疡型、浸润溃疡型和弥漫浸润型。口服"胃窗"超声造影检查可以充分显示Borrmann这种肉眼形态学分型。

【超声表现】

（一）早期胃癌

显示胃壁局限性低回声隆起或增厚，病变形态不一，周缘毛糙，一般起始于黏膜层，当侵犯黏膜下层时，局部回声可出现断续现象。病变黏膜面也可呈小火山口样征象。依据早期胃癌的病理分型，超声也可分为隆起型、表浅型和凹陷型（图5-36）。

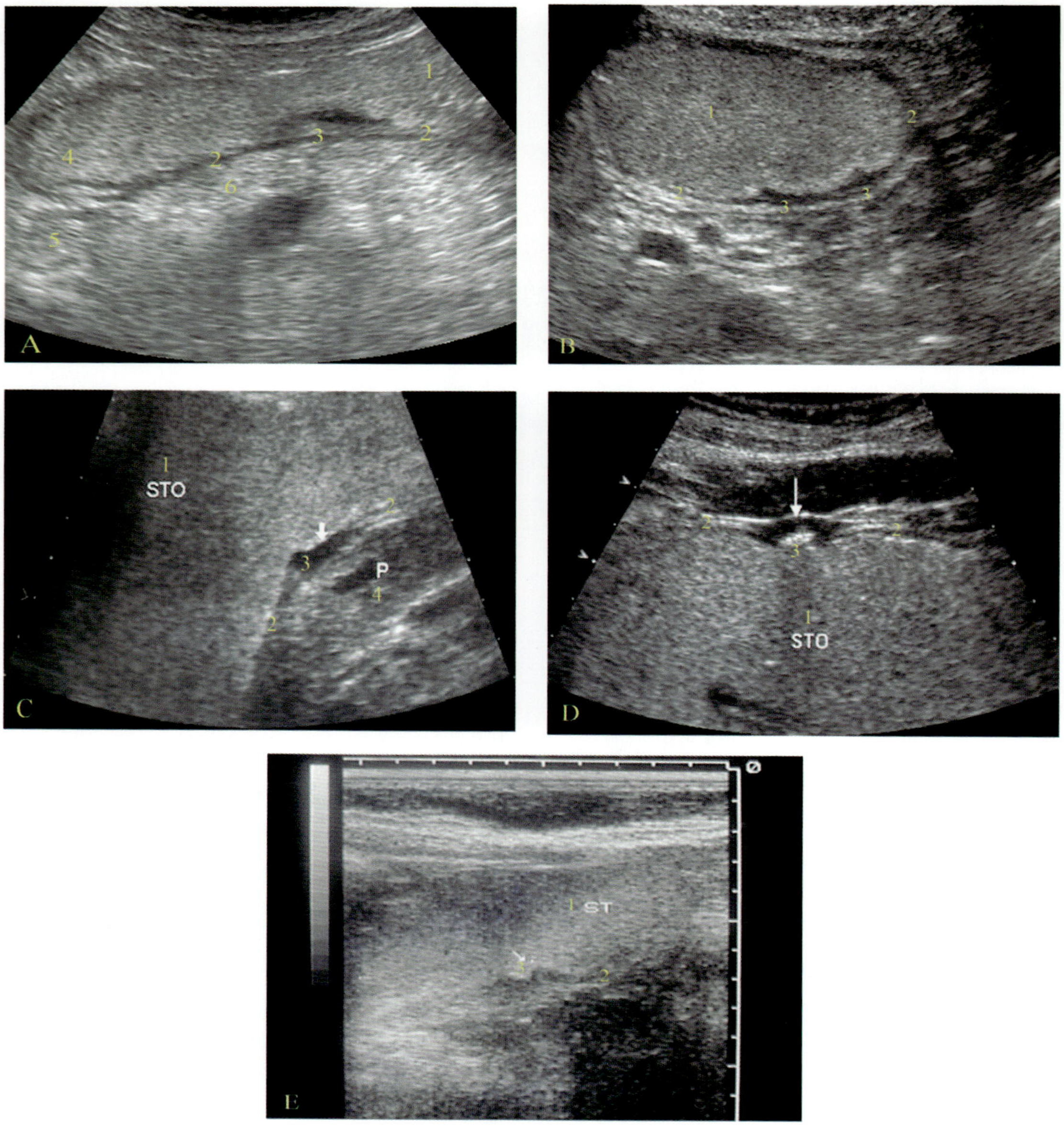

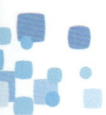

患者口服"胃窗"超声造影表现。A：1. 胃腔　2. 正常胃壁　3. 隆起型胃癌回声　4. 胃窦　5. 十二指肠球　6. 胰腺；B：1. 胃腔　2. 正常胃壁　3. 表浅型胃癌回声；C：1. 胃腔　2. 正常胃壁　3. 表浅型胃癌回声　4. 胰腺；D：1. 胃腔　2. 正常胃壁　3. 凹陷型胃癌回声；E：1. 胃腔　2. 正常胃壁　3. 凹陷型胃癌回声（该病例20年前口服"胃窗"超声造影发现）

图5-36　早期胃癌

（二）进展期胃癌

1. **胃壁局部隆起增厚** 病变起始于黏膜层，断面呈蟹足样，表面多峰突起，形态不规则，病灶范围最大径多数＞50mm，厚度＞15mm（图5-37）。

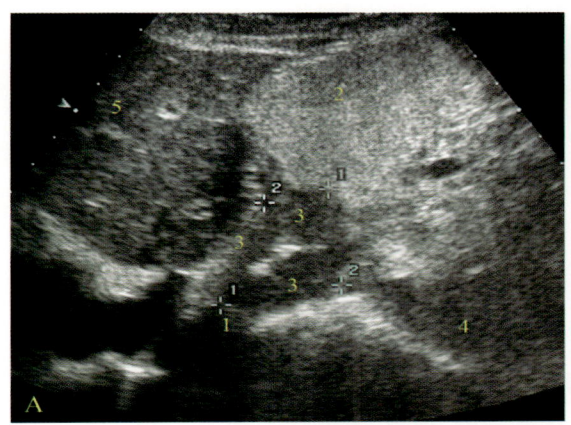
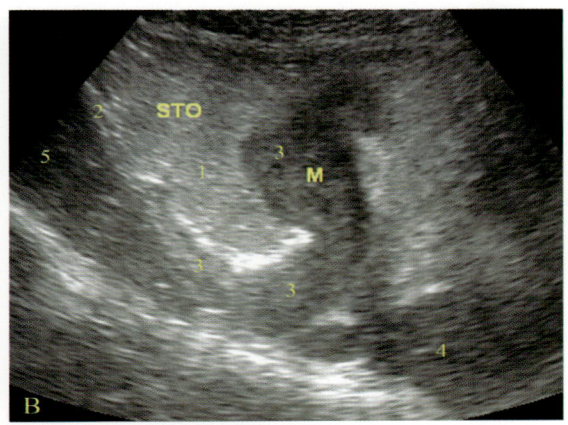
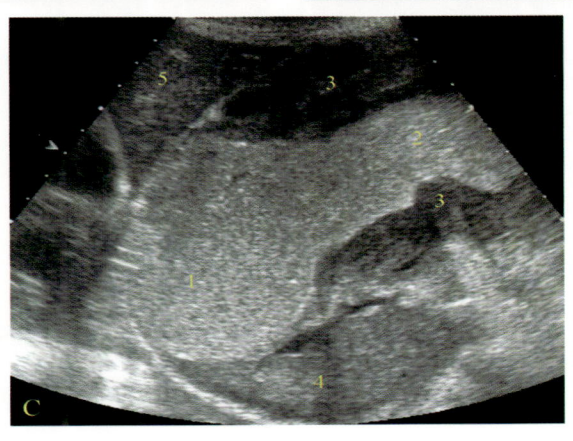

患者口服"胃窗"超声造影表现。A：1. 贲门部 2. 胃腔 3. 贲门癌回声 4. 脾脏 5. 肝脏；B：1. 胃腔 2. 正常胃壁 3. 胃底癌回声 4. 脾脏 5. 肝脏；C：1. 胃底 2. 胃体 3. 胃体癌回声 4. 脾脏 5. 肝脏

图5-37 进展期胃癌

2. **病变区胃壁回声改变** 病变区胃壁层次结构消失，回声减低，内部分布不均匀；肌层或浆膜层受侵，表现为回声连续性中断，浆膜面回声不规整（图5-38）。

3. **病变区黏膜面溃疡形成** 病变区黏膜面出现不规则凹陷，形态不对称，呈腔内型，可多发。凹陷表面附不规则强回声，凹陷口僵直，凹陷底不平滑，部分显示小结节状回声，凹陷周缘壁隆起增厚不对称（图5-39）。

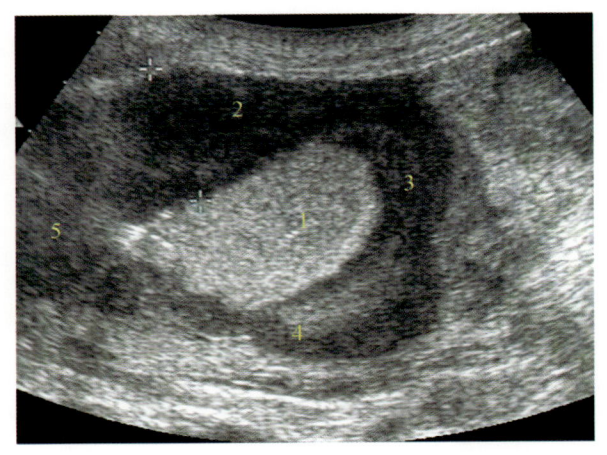

患者口服"胃窗"超声造影表现。1. 胃体 2. 前壁胃癌回声 3. 大弯壁胃癌回声 4. 后壁胃癌回声 5. 小弯壁胃癌回声

图5-38 弥漫浸润型胃癌

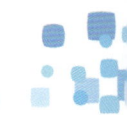

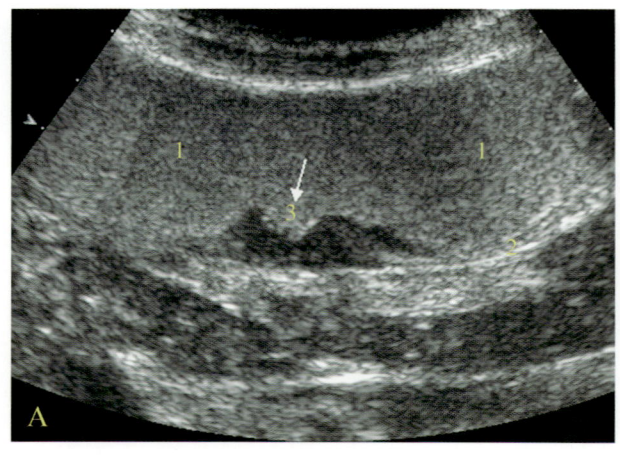
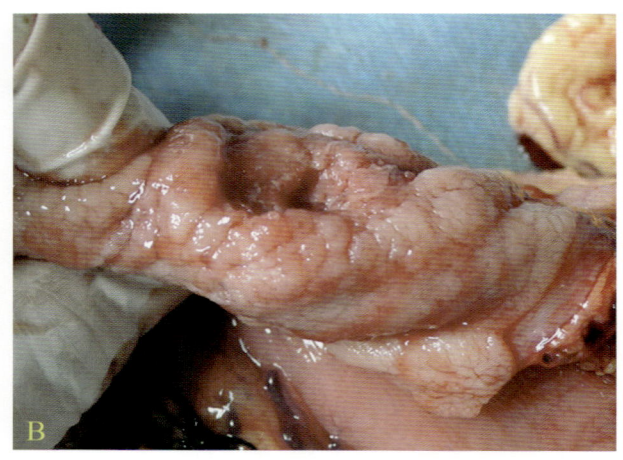

患者口服"胃窗"超声造影表现。A：1. 胃腔　2. 正常胃壁　3. 胃体后壁溃疡型癌回声；B：患者手术标本

图5-39　溃疡型胃癌

4. 病变区胃腔的形态及胃壁的蠕动改变　病变区胃腔不同程度向心性狭窄，形态不规则，部分显示"线腔征"（图5-40）。胃壁蠕动可出现跳跃、减弱或消失，增厚的胃壁其厚径不随蠕动变化。

依据进展期胃癌的不同大体病理类型，超声上也可分为肿块型、溃疡型、浸润溃疡型、弥漫浸润型和混合型。混合型胃癌指同时显示肿块型或溃疡型等两种以上的胃癌回声，通常较少见。部分病例显示胃癌向周围组织器官侵犯，形成模糊的包块回声。胃窦部癌容易导致幽门不全梗阻声像（图5-41）。

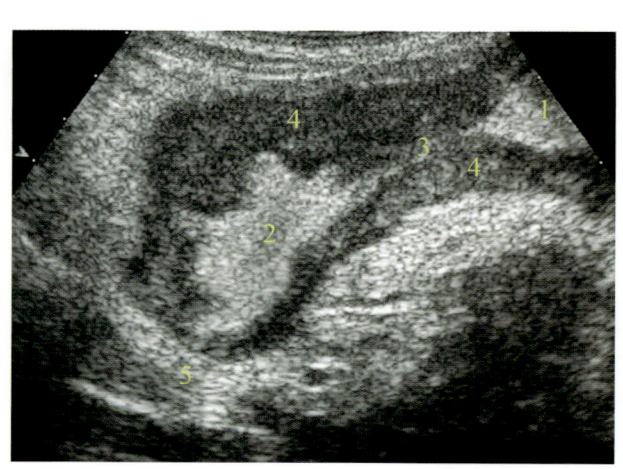

患者口服"胃窗"超声造影表现。1. 胃体　2. 胃窦　3. 显示"线腔征"　4. 胃壁弥漫浸润的癌组织回声　5. 十二指肠球

图5-40　弥漫浸润型胃癌

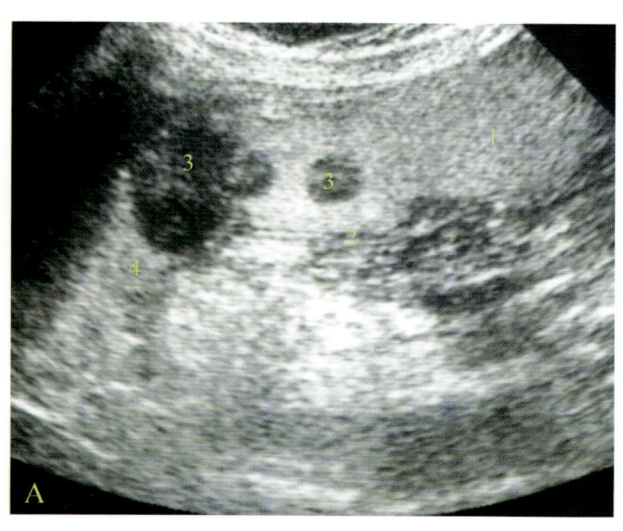
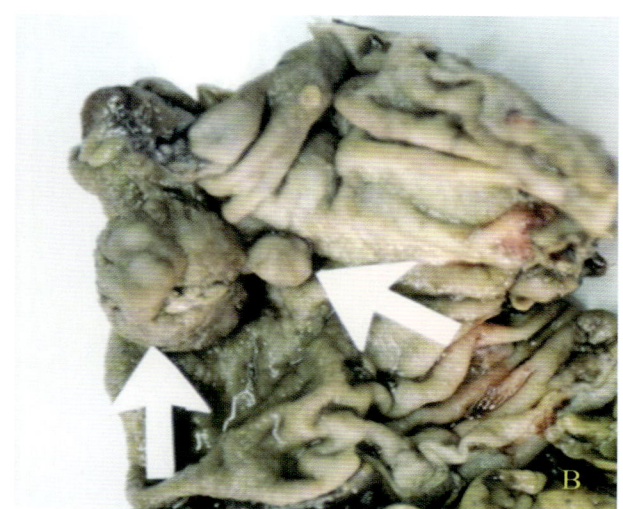

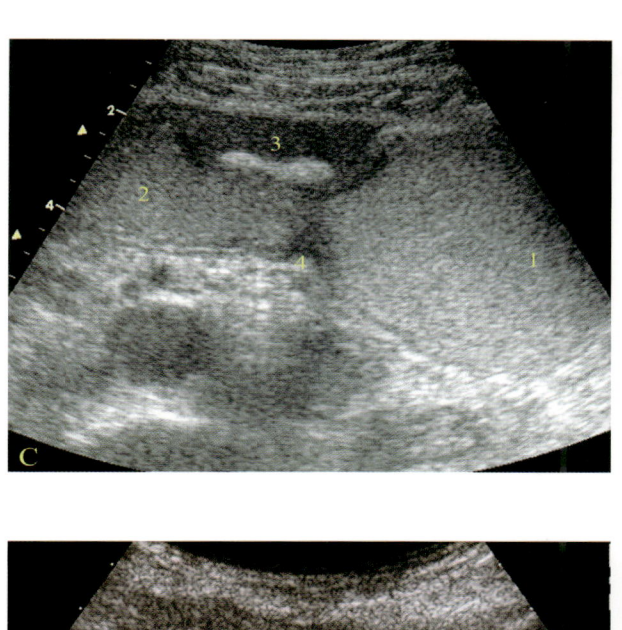
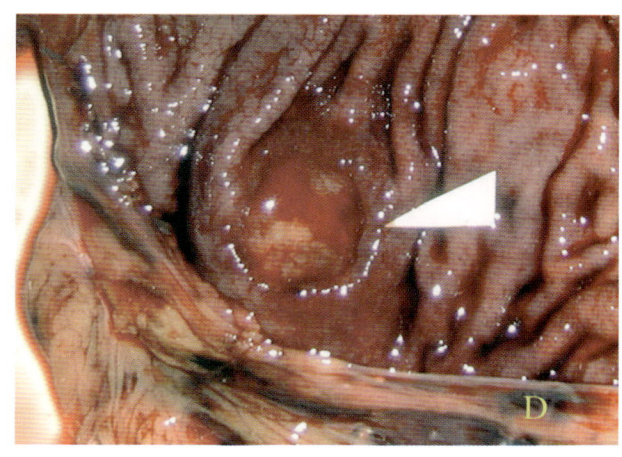
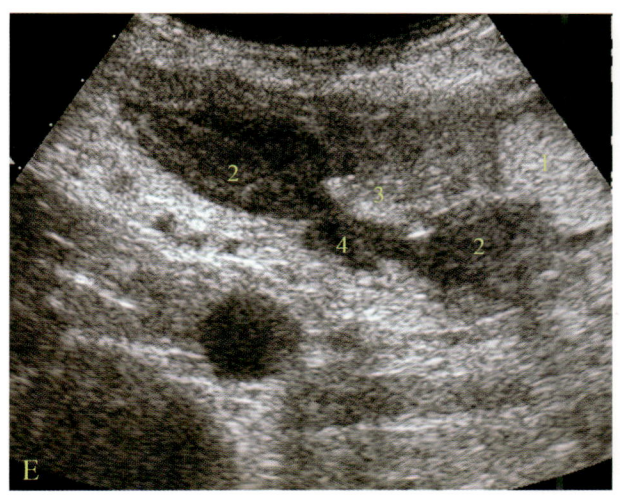
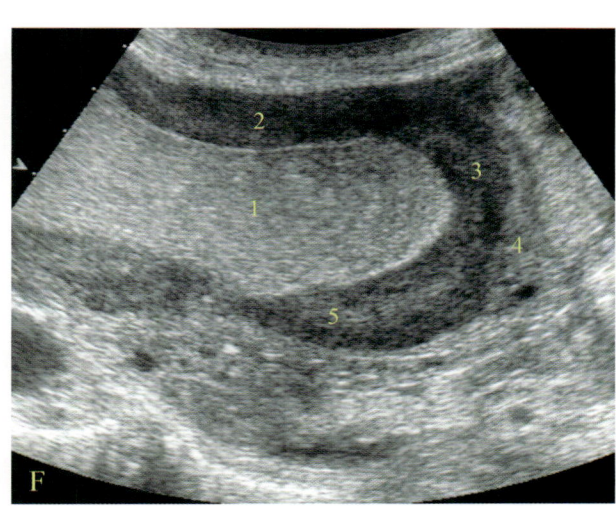
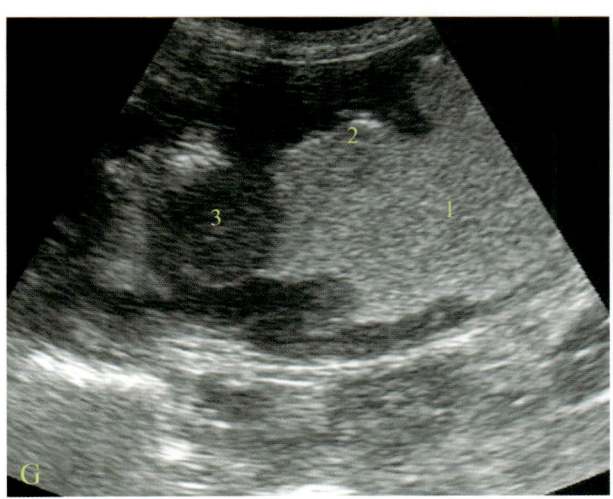
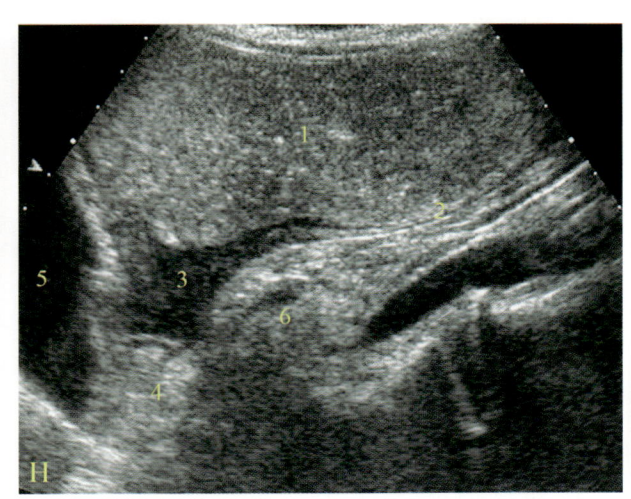

患者口服"胃窗"超声造影表现。A：肿块型胃癌：1. 胃腔 2. 正常胃壁 3. 癌性肿块回声 4. 十二指肠球部；B：图A病例手术标本；C：溃疡型胃癌：1. 胃体 2. 胃窦 3. 癌性溃疡回声 4. 胃角回声；D：图C病例手术标本；E：浸润溃疡型胃癌：1. 胃腔 2. 癌浸润胃壁回声 3. 溃疡回声 4. 癌肿向胃壁外侵犯，形成包块回声；F：弥漫浸润型胃癌：1. 胃腔 2. 胃体前壁癌回声 3. 胃体下壁癌回声 4. 癌肿向胃壁外侵犯，形成包块回声 5. 胃体后壁癌回声；G：混合型胃癌：1. 胃腔 2. 浸润溃疡型癌回声 3. 肿块型癌回声；H：胃窦部浸润型胃癌导致幽门不全梗阻：1. 胃腔 2. 正常胃壁 3. 癌性肿块回声 4. 十二指肠球 5. 胆囊 6. 胰腺

图5-41 进展期胃癌

（三）残胃癌

口服"胃窗"超声造影表现与进展期胃癌基本类似，主要显示胃壁低回声肿物或增厚隆起，内部回声不均质，层次破坏，黏膜面不规整，出现凹陷或凸出，吻合口变形，胃腔不同程度狭窄（图5-42）。检查残胃癌时应注意正确辨别残胃的形态。

（四）胃癌的转移征象

淋巴转移显示胃旁及周围淋巴结异常肿大，出现单结型、多结型或融合型淋巴结肿大；直接扩散常蔓延浸润肝脏、胰腺、网膜和腹壁，口服"胃窗"超声造影显示胃壁浆膜回声带中断，病灶与邻近组织间分界模糊，局部显示异常肿物回声等；血道转移可经门静脉转移到肝脏，也可转移至肺、骨、脑等处。肝脏转移常为多发性，典型的声像图呈"靶心样"肿块回声。种植转移可出现腹膜异常结节、卵巢肿物、肠粘连和腹水等征象（图5-43）。

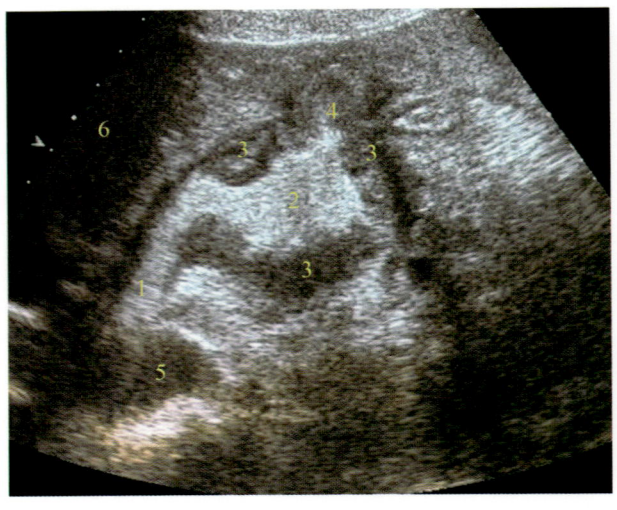

患者口服"胃窗"超声造影表现。1. 贲门　2. 残胃　3. 胃壁弥漫浸润的癌组织回声　4. 吻合口回声　5. 腹主动脉　6. 肝脏

图5-42　残胃癌

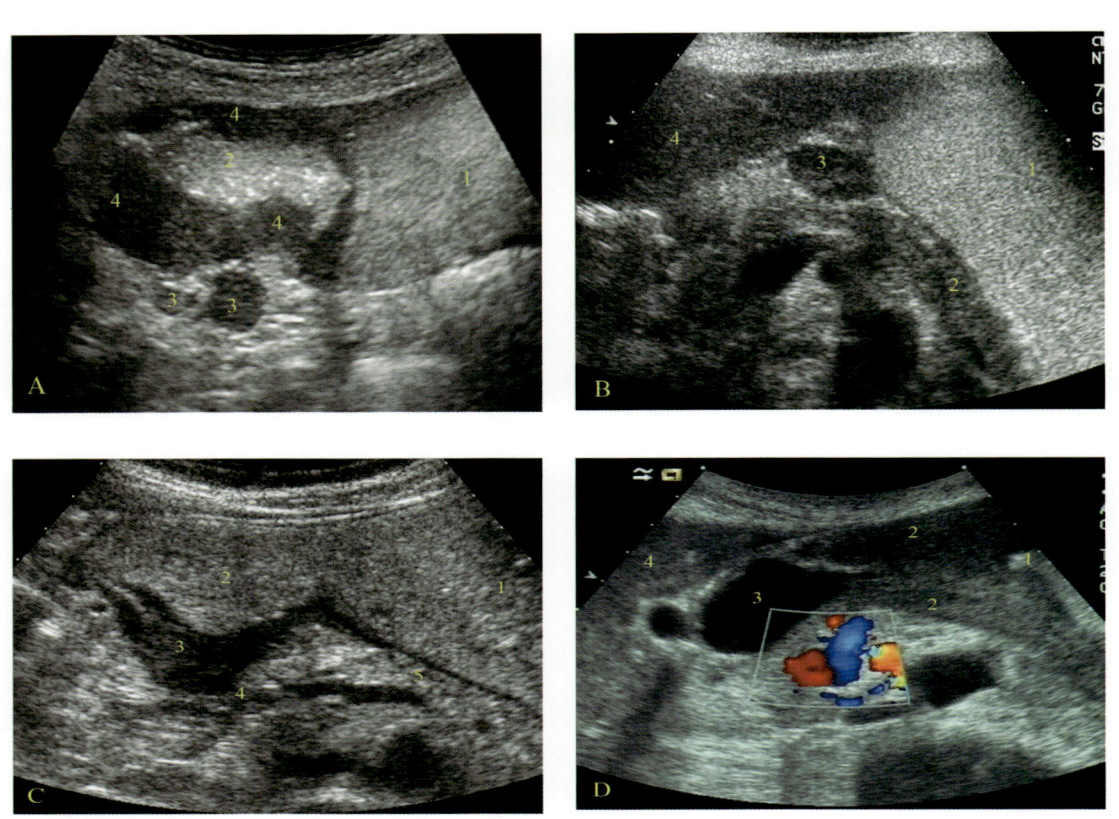

患者口服"胃窗"超声造影表现。A：胃癌出现腹腔动脉周围淋巴结肿大：1. 胃体　2. 胃窦　3. 肿大的淋巴结　4. 胃癌回声；B：胃窦癌显示小弯淋巴结肿大：1. 胃体　2. 胰腺　3. 肿大的淋巴结　4. 肝脏；C：胃窦癌直接扩散蔓延：1. 胃体　2. 胃窦　3. 胃癌回声　4. 胃窦后壁浆膜层回声破溃浸润胰腺　5. 胰腺；D：胃癌种植转移出现腹水：1. 胃腔　2. 胃癌回声　3. 腹水回声　4. 肝脏

图5-43　胃癌的转移

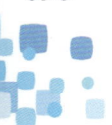

【超声诊断与鉴别诊断】

早期胃癌应特别注意黏膜层的不匀称增厚征象，其次通过追踪观察病灶有无变化可与炎症性病变、活动性胃溃疡鉴别。口服"胃窗"超声造影检查对胃壁及黏膜下病灶的检出率具有优势，但定性诊断必须依靠胃镜病理活组织检查。

典型的进展期胃癌，超声诊断不难，对部分非典型表现的溃疡型胃癌易与活动性溃疡混淆。此外，肿块型胃癌须与息肉、胃间质瘤等相鉴别，需进行胃镜活检确诊。

二、胃淋巴瘤

胃淋巴瘤（gastric lymphoma）属非上皮性恶性肿瘤，原发于胃黏膜下淋巴组织，占胃恶性肿瘤的4.5%～5.0%，占胃肉瘤60%左右。此病男多于女，常表现为缺乏特征性的上腹饱胀与疼痛，并伴体重的减轻、恶心、呕吐食欲减退，部分患者可出现黑血、便血和上腹活动性肿块等。胃恶性淋巴瘤分为淋巴肉瘤和霍奇金病。可发生于胃的任何部位，较多侵犯胃的远端，肿瘤直径为2～18cm不等，可单发或弥漫浸润性生长，逐渐累及整个胃壁，并可向邻近的十二指肠、食管或周围脏器扩展。常伴有胃周淋巴结转移，也可见反应性淋巴结肿大。

【超声表现】

口服"胃窗"超声造影显示胃壁弥漫增厚或局限性增厚呈肿块样，形态不规则，边界模糊，病变起始于黏膜下层，黏膜面可见表浅性凹陷。增厚的胃壁或肿物回声减低，透声性好，病变后方回声略增强，部分肿物有结节状融合现象，内部血流信号丰富（图5-44）。

超声造影检查通常显示以下4种类型：①浸润型以胃壁全周弥漫增厚为特征，壁厚度可达2.0cm以上。增厚胃壁的黏膜面见结节状隆起，黏膜层尚光滑（图5-45）。②多结节型于黏膜下见多发小结节状低回声，直径<1.0cm，黏膜层回声连续完整，表面略隆起，类似肥厚的黏膜皱襞。③肿块型病灶呈肿块状，范围相对局限，回声较低，黏膜层回声完整，黏膜表面抬高隆起，易误诊为囊性肿物。④溃疡型病变区

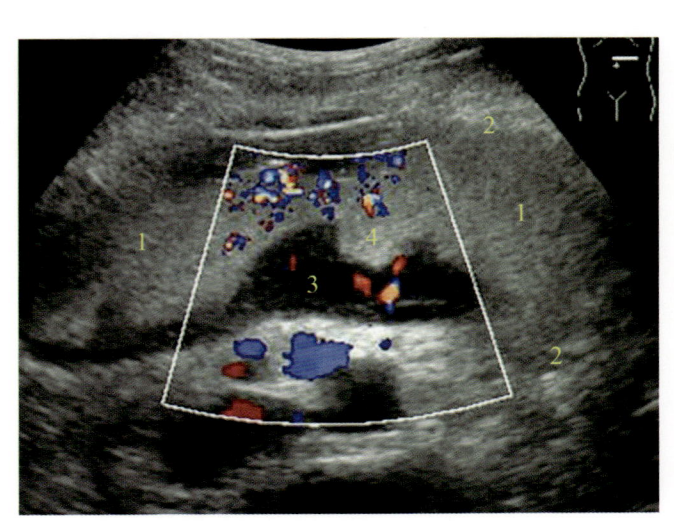

患者口服"胃窗"超声造影表现。1. 胃腔　2. 正常胃壁　3. 胃恶性淋巴瘤回声，血流信号丰富　4. 黏膜面溃疡凹陷

图5-44　胃恶性淋巴瘤

胃壁不均匀增厚，内部回声较低，厚度为1.0～1.5cm，局部黏膜面见不规则溃疡凹陷，凹陷表面附少量强回声斑，凹陷深度浅，底壁一般较厚（图5-46）。

胃恶性淋巴瘤病变质地较软，形成胃腔狭窄的程度通常较轻，所以不易导致消化道梗阻。此外，口服"胃窗"超声造影检查可发现部分胃周淋巴结肿大。

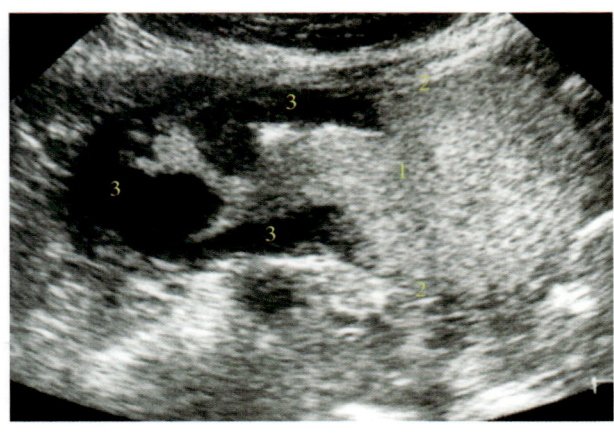

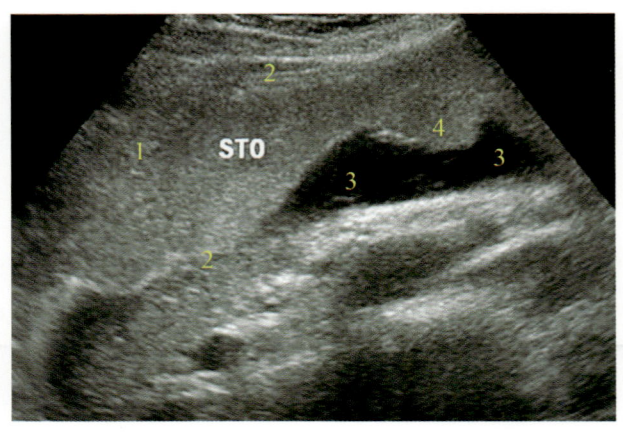

患者口服"胃窗"超声造影表现。1. 胃腔 2. 正常胃壁 3. 胃恶性淋巴瘤回声

图5-45 浸润型胃恶性淋巴瘤

患者口服"胃窗"超声造影表现。1. 胃腔 2. 正常胃壁 3. 胃恶性淋巴瘤回声 4. 黏膜面溃疡凹陷

图5-46 溃疡型胃恶性淋巴瘤

【超声诊断与鉴别诊断】

超声造影发现起自黏膜下层的胃壁弥漫增厚或肿块形成，回声较低或伴有黏膜面不规则凹陷，胃腔无严重狭窄或梗阻。患者有类似溃疡症状，伴上腹痛和体重减轻者，应提示诊断胃恶性淋巴瘤。同时必须与胃癌、胃巨皱襞症等疾病鉴别。定性诊断要结合胃镜与病理活检。

三、胃间质瘤

胃间质瘤（gastric stromal tumor）是指发生在胃肠道含有梭形细胞和非普通型上皮样细胞或同时含有两种细胞的间叶细胞瘤。成人50岁以上者多见，男女发病率相近。临床显示瘤体<2cm者，无任何症状，当肿瘤较大或伴溃疡形成，可导致胃腔受压或上消化道出血等症状，并可触及肿块。恶性间质瘤患者伴有消瘦、体重减轻等恶液质体征。

【超声表现】

口服"胃窗"超声造影显示胃壁局限性肿块回声，起始于黏膜下，可呈圆形、哑铃形、分叶形和不规则形。肿块内部呈低回声，边界清晰，黏膜面可见完整的黏膜线回声，良性者内部回声一般较均匀（图5-47）。

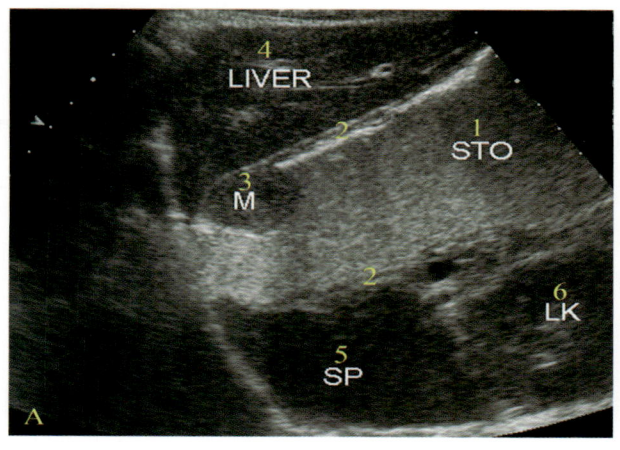

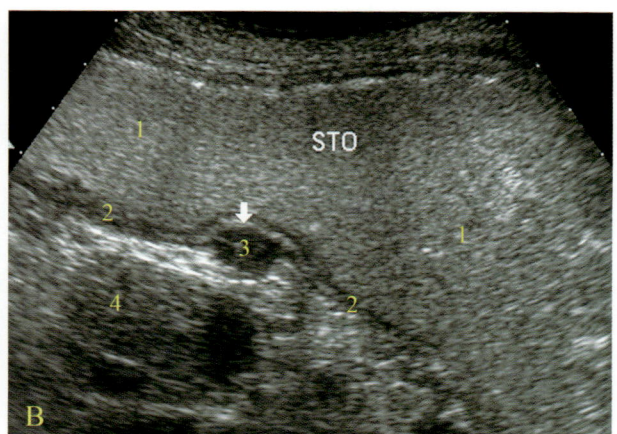

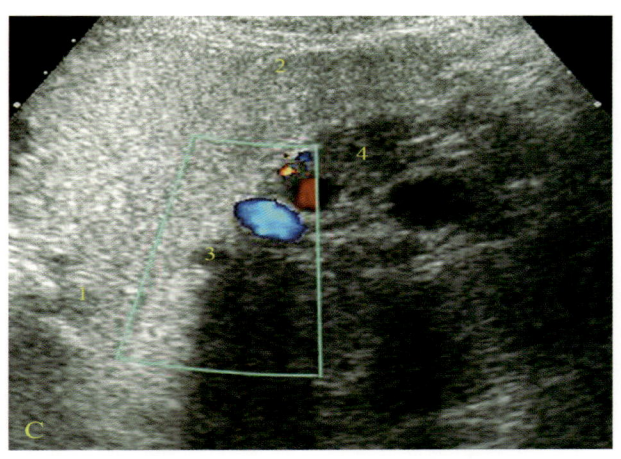

患者口服"胃窗"超声造影表现。A：1.胃腔　2.正常胃壁　3.间质瘤回声　4.肝脏　5.脾脏　6.左肾；B：1.胃腔　2.正常胃壁　3.间质瘤回声　4.胰腺；C：1.胃底　2.胃体　3.大小约0.4cm×0.5cm间质瘤回声　4.胰腺

图5-47　胃间质瘤

肿块以单发为主，多位于胃体上部，直径一般<5cm，内部可见血流信号。部分肿块黏膜面可伴溃疡凹陷，凹陷表面附少量强回声斑（图5-48）。肿块可表现为腔内型、壁间型和腔外型（图5-49）。

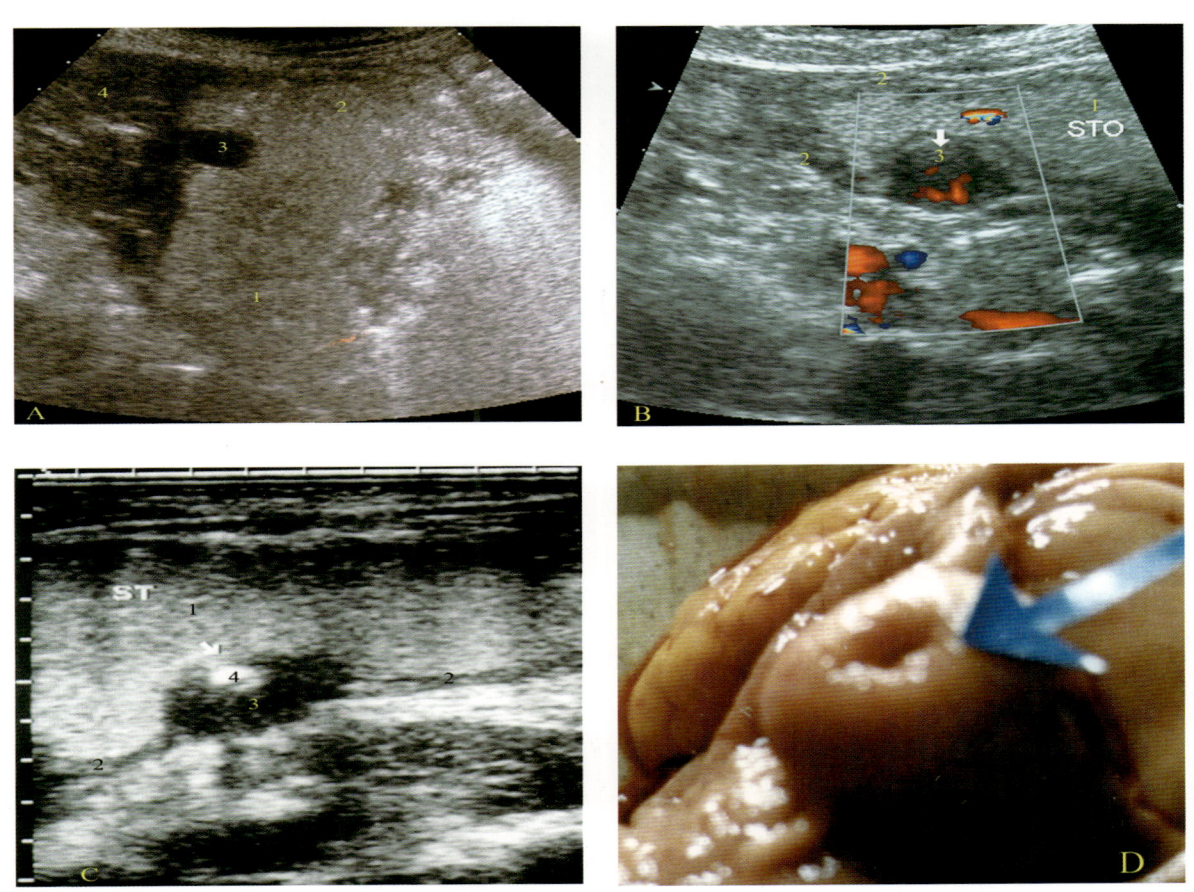

患者口服"胃窗"超声造影表现。A：1.胃底　2.胃体　3.间质瘤回声　4.肝脏；B：1.胃腔　2.正常胃壁　3.间质瘤显示血流信号；C：1.胃腔　2.正常胃壁　3.间质瘤回声　4.间质瘤表面溃疡（该病例是1995年口服"胃窗"超声造影首诊发现）；D：为图C病例的手术标本

图5-48　胃间质瘤

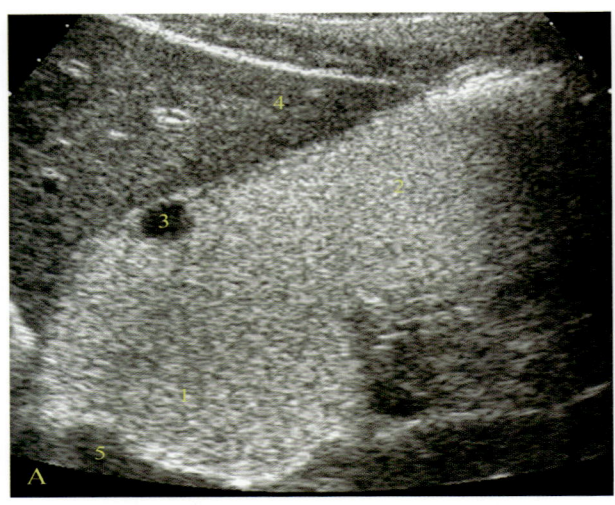

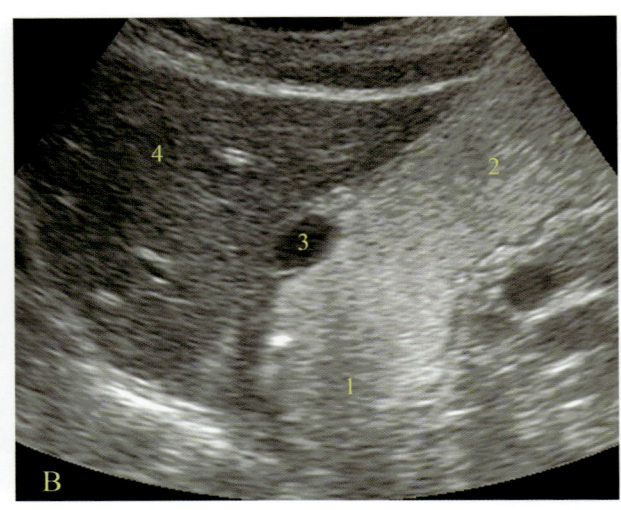

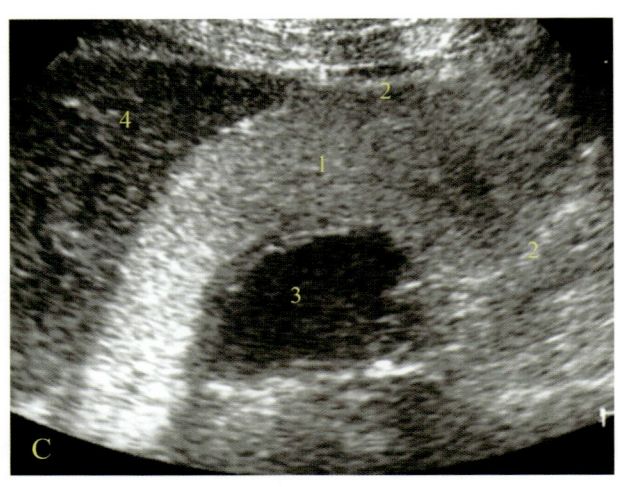

患者口服"胃窗"超声造影,表现为腔内型、壁间型和腔外型回声。A:1. 胃底 2. 胃体 3. 腔内型间质瘤回声 4. 肝脏 5. 脾脏;B:1. 胃底 2. 胃体 3. 壁间型间质瘤回声 4. 肝脏;C:1. 胃腔 2.正常胃壁 3. 腔外型间质瘤回声 4. 肝脏

图5-49 胃间质瘤

恶性间质瘤的肿块直径通常＞5cm,形态不规则,周缘毛糙,内部回声不均匀,可出现液化区(图5-50)。黏膜面有较大的溃疡凹陷,凹陷可与液化区贯通形成假腔。此外,结合有肝脏或周围淋巴结转移病灶,可以提示恶性间质瘤的诊断。

【超声诊断与鉴别诊断】

口服"胃窗"超声造影显示起自胃壁肌层的局限性肿物,呈低回声,境界清楚,首先应考虑胃间质瘤。如肿瘤直径＞5cm,表面出现形态不规则溃疡凹陷,内部回声不均匀,并发现胃周围组织器官有转移病灶者,首先考虑恶变可能。注意

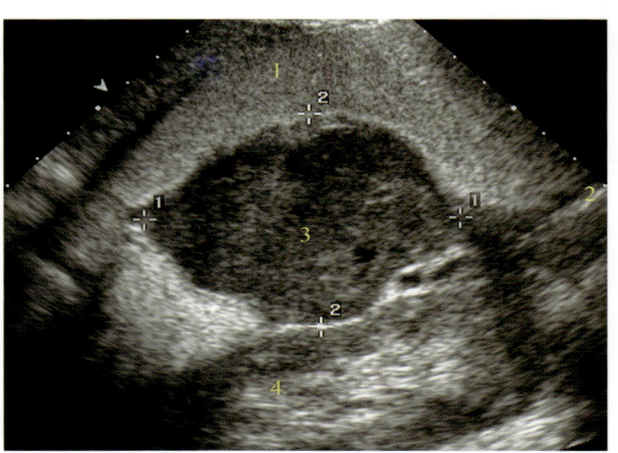

患者口服"胃窗"超声造影表现。1. 胃腔 2. 正常胃壁 3. 恶性间质瘤回声 4. 肾脏(图片由浙江大学附属第二医院超声科黄品同教授提供)

图5-50 胃恶性间质瘤

观察胃壁肿块的形态、内部回声和病变发生位置有助于与肿块型胃淋巴瘤和肿块型胃癌鉴别。定性诊断要依据胃镜病理的组织学检查。

第八节　胃　息　肉

胃息肉（gastric polyps）是指黏膜面凸起到腔内任何可见的过度生长组织，发病年龄平均在40岁以上，早期无明显症状，如息肉表面发生糜烂、溃疡者，可出现上腹不适、腹痛、恶心呕吐及消化道出血等。部分患者会发生间隙性幽门梗阻症状。如果肿瘤性息肉直径＞2cm，其癌变率可在50%以上。部分息肉表面可发生糜烂或溃疡，会导致消化道出血。幽门窦息肉易出现幽门梗阻。

【超声表现】

息肉病变自胃壁黏膜层向胃腔突出，形成肿物回声。非肿瘤性息肉的形态一般呈圆形或类圆形肿物回声，境界清晰，表面光滑，直径通常＜1.0cm，基底部狭小，有蒂（图5-51）。

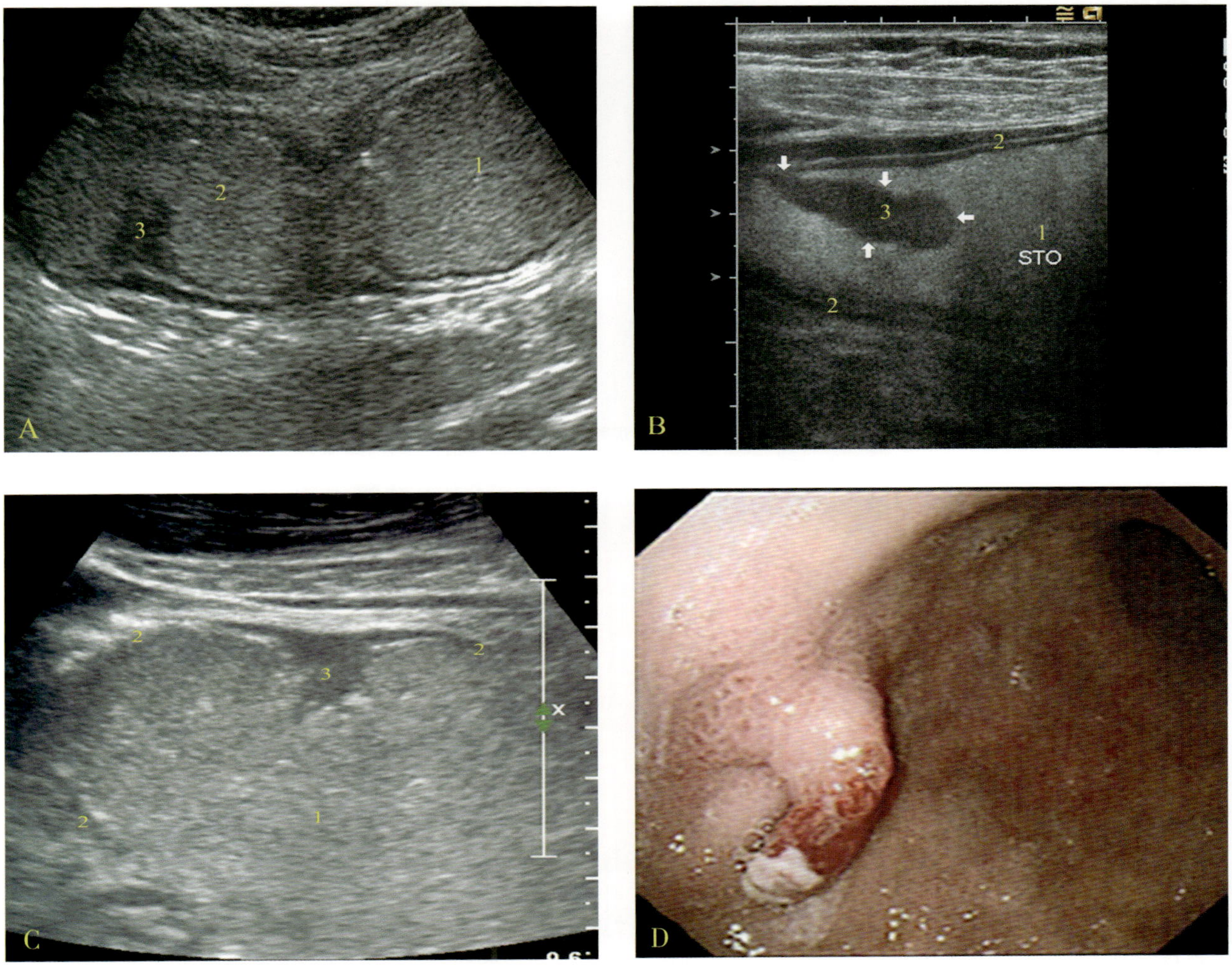

患者口服"胃窗"超声造影表现。A：1. 胃体　2. 胃窦　3. 息肉回声；B：1. 胃腔　2. 正常胃壁　3. 息肉回声；C：1. 胃腔　2. 正常胃壁　3. 息肉回声；D：为图C病例胃镜图片

图5-51　胃息肉

103

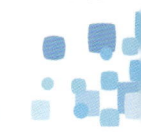

息肉可为"半球状"或"豆芽状"肿物，内部回声均匀，并以略低回声为主。息肉病变可以多发，也可出现"分叶状"，部分息肉表面附少量强回声，后方无声影，局部胃壁黏膜层与黏膜下层回声模糊，病变内部可见血流信号（图5-52）。

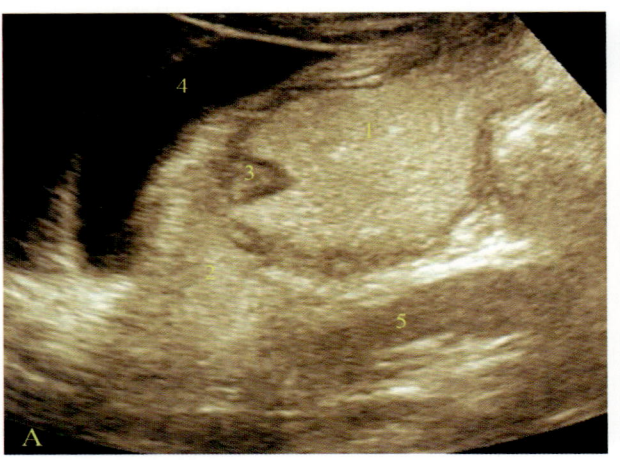
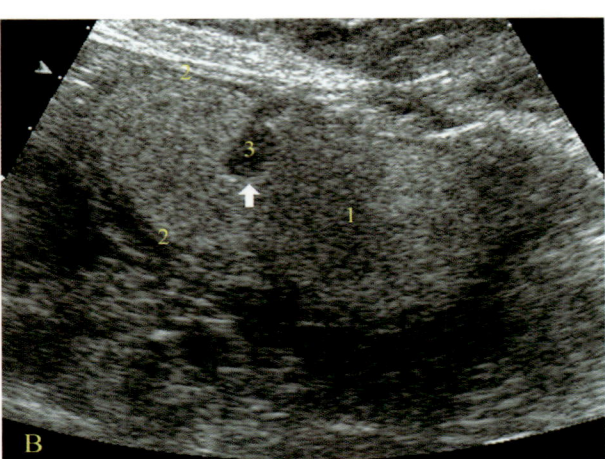

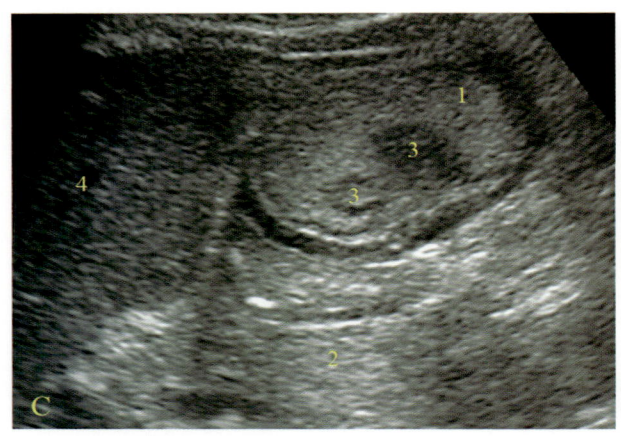
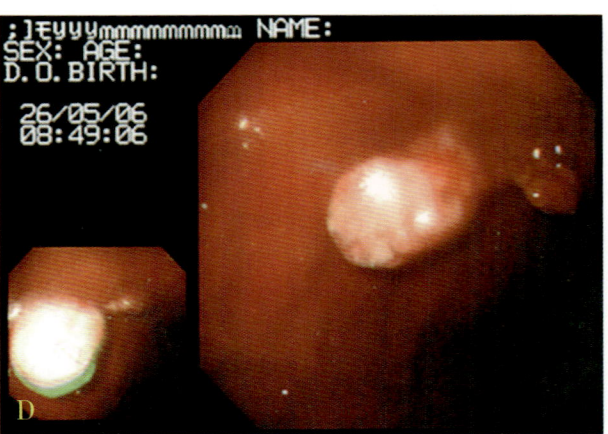

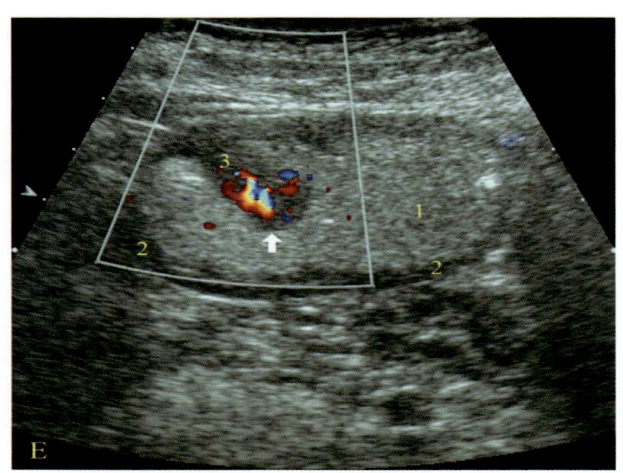

患者口服"胃窗"超声造影，表现为"半球状"、"豆芽状"或"分叶状"肿物等征象。A：1. 胃窦　2. 十二指肠球　3. "半球状"息肉回声　4. 胆囊　5. 胰腺；B：1. 胃腔　2. 正常胃壁　3. "豆芽状"息肉回声；C：1. 胃窦　2. 十二指肠　3. "分叶状"息肉回声　4. 肝脏；D：为图C病例胃镜图片；E：1. 胃腔　2. 正常胃壁　3. 息肉内部丰富血流

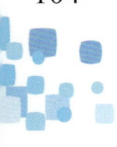

图5-52　胃息肉

少部分患者的胃息肉直径可＞2.0cm，形态不规整，表面不光滑，附有不规则强回声斑，息肉基底部宽大，内部回声不均匀，可见丰富血流，对此则要考虑癌变可能（图5-53）。

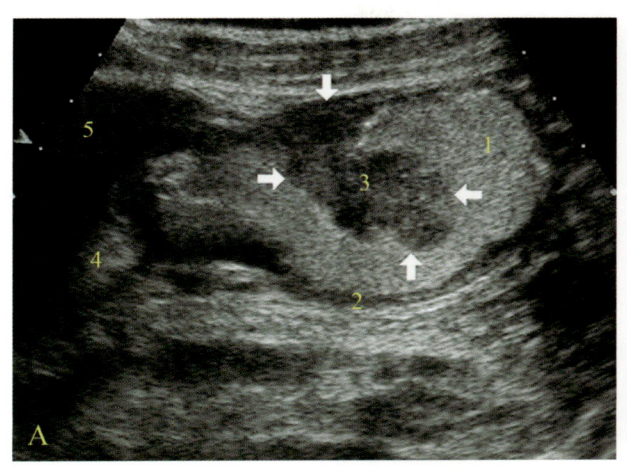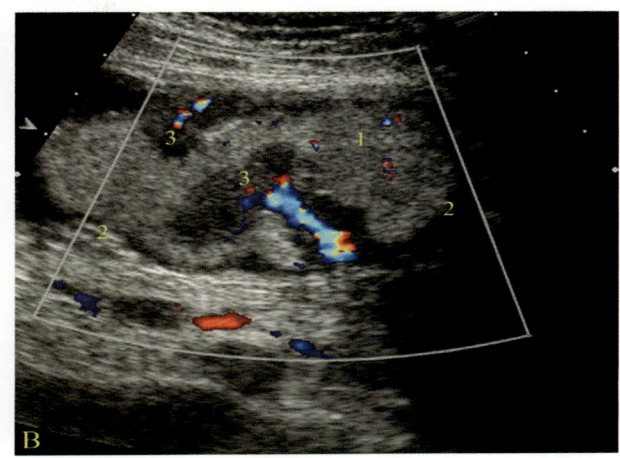

患者口服"胃窗"超声造影，显示基底宽大和血流丰富的胃息肉回声。A：1. 胃腔　2. 正常胃壁　3. 基底宽大的息肉回声　4. 十二指肠球　5. 肝脏；B：1. 胃腔　2. 正常胃壁　3. 息肉内部血流丰富

图5-53　胃息肉

【超声诊断与鉴别诊断】

口服"胃窗"超声造影检查显示胃内蒂状肿物附壁，并以略低或中等回声为主，即可提示胃息肉。目前通过此方法可以发现直径≥0.5cm胃息肉，并能了解其位置、形态和回声变化。借此不难与胃淋巴瘤、间质瘤，脂肪瘤等疾病区别。但超声检查对＜0.5cm息肉和位于胃底部的息肉容易漏诊。此外，应注意与较小的胃癌和胃巨皱襞症鉴别。口服超声造影可以追踪观察胃息肉的动态变化过程，帮助临床确定处理方案。但其是否癌变，必须以病理活组织检查确定。

第九节　胃黏膜脱垂症

胃黏膜脱垂症（gastric mucosal prolapse）是因肿瘤、息肉或慢性炎症等疾病，导致病变本身或胃窦部迂曲冗长和松弛肥大的黏膜皱襞，脱入十二指肠所引起的一种疾病。多见于30～60岁男性，主要症状为非周期性和节律性上腹不适或疼痛，并受体位影响。少数出现幽门梗阻。

【超声表现】

口服"胃窗"超声造影显示胃窦壁黏膜明显增粗肥厚，形成"条带状"低回声向胃腔凸出。实时动态显示"条带状"黏膜随胃蠕动经幽门管进入十二指肠，再随胃蠕动解除后回复到胃窦部，如此反复发生。幽门管径可＞0.4cm，造影剂通过顺利（图5-54）。

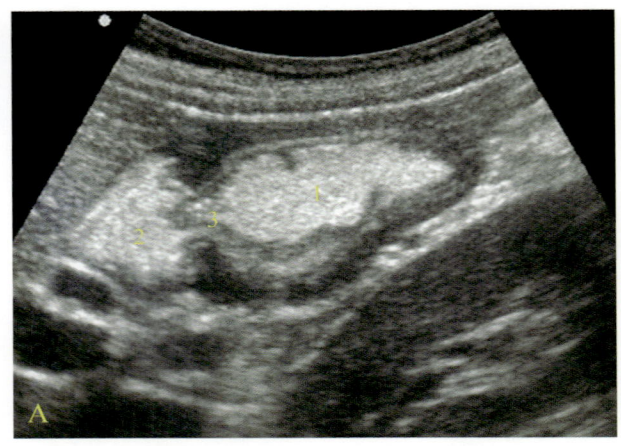

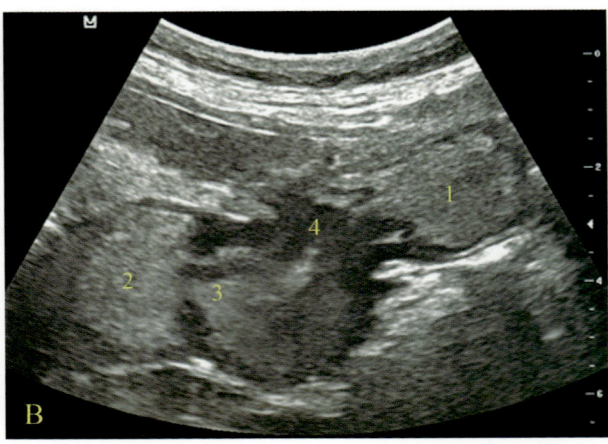

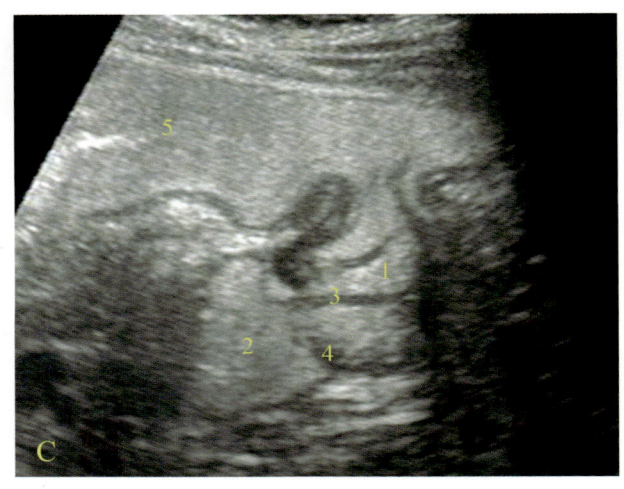

患者口服"胃窗"超声造影表现。A：1. 胃窦　2. 十二指肠球　3.脱垂的胃黏膜皱襞；B：1. 胃窦　2. 十二指肠球
3. 脱垂的胃黏膜皱襞　4. 胃窦部炎症水肿的黏膜皱襞；C：1. 胃窦　2. 十二指肠球　3. 脱垂的胃黏膜皱襞　4. 幽门口部
5. 胃体

图5-54　胃黏膜脱垂症

当黏膜脱垂发生嵌顿时，可导致造影剂难以进入十二指肠。在黏膜脱垂进入十二指肠时，可出现
球部形态变化，显示十二指肠球基底部充盈不佳，局部回声不规整（图5-55）。

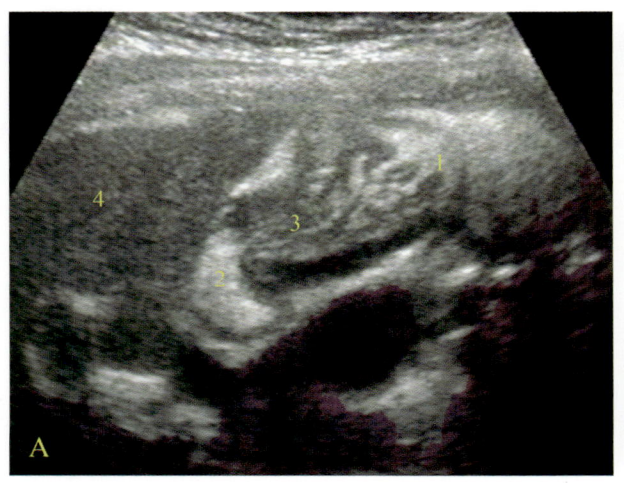

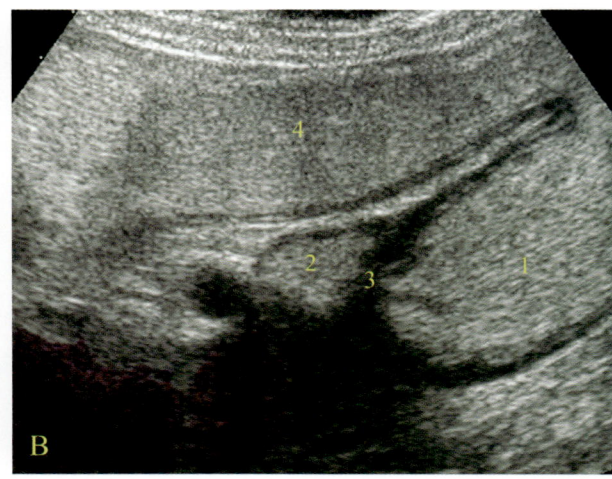

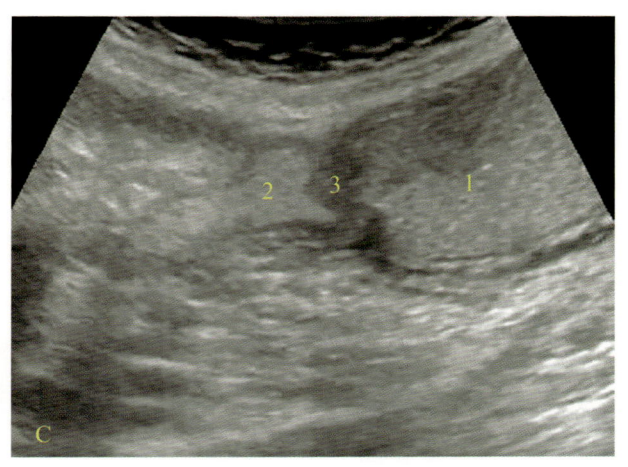

患者口服"胃窗"超声造影，显示十二指肠球部形态变化、基底部充盈差。A：1. 胃窦　2. 十二指肠球部形态变化　3. 脱垂的胃黏膜皱襞　4. 肝脏；B：1. 胃窦　2. 十二指肠球部形态变化　3. 十二指肠球基底部不平整　4.胃体；C：1. 胃窦　2. 十二指肠球部形态变化　3. 十二指肠球基底部变形

图5-55　胃黏膜脱垂症

须注意部分黏膜脱垂患者可与胃窦部溃疡或黏膜糜烂合并存在，此时会显示胃壁增厚，回声减低，局部黏膜面有浅凹陷，凹陷表面可附少量强回声斑。如仅合并黏膜糜烂，则局部胃壁增厚不明显（图5-56）。

【超声诊断与鉴别诊断】

口服"胃窗"超声造影动态显示胃窦部粗大肥厚的黏膜皱襞，随胃蠕动经幽门管进入十二指肠者，即可诊断胃黏膜脱垂症。通常超声造影检查能提供多数良性病因导致胃黏膜脱垂症的典型征象，但对黏膜脱垂嵌顿则较难诊断。鉴别诊断应注意与幽门肌肥大等疾病相区别。此外，该病临床常与胃、十二指肠炎和胃、十二指肠溃疡等疾病同时存在，所以容易漏诊。

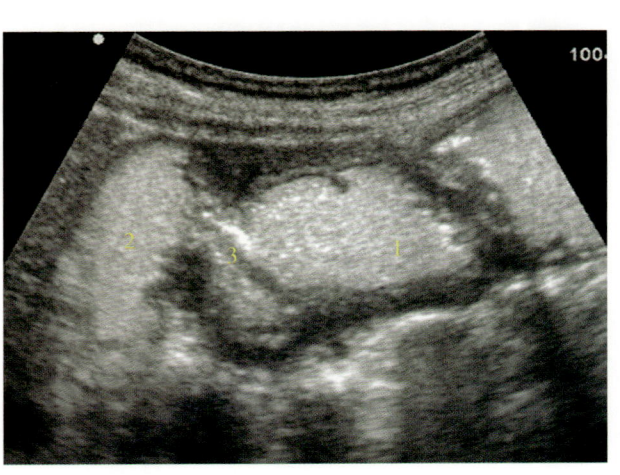

患者口服"胃窗"超声造影。1. 胃窦　2. 十二指肠球部　3. 脱垂糜烂的胃黏膜皱襞

图5-56　胃黏膜脱垂伴糜烂

第十节　先天性肥厚性幽门狭窄

先天性肥厚性幽门狭窄(congenital hypertrophic pyloric stenosis)是由于幽门肌的环形肥厚，导致幽门管腔狭窄而引起的不完全性梗阻。以婴幼儿发病居首位，可合并先天性畸形如肠旋转不良、食管闭锁和尿道梗阻性缺陷等。本病男女发病比例约为4：1，以第一胎早产儿多见。患儿症状、体征常发生在出生后2～4周，少数在出生后1周内及4周后。主要表现为消化道高位梗阻等症状，腹部可扪及肿块。患儿常常出现逐渐加重的营养不良症状，重者有腹膜中毒症状。

【超声表现】

新生儿超声检查选用5～10MHz的高频线阵探头或宽频凸阵探头。患儿取仰卧位及左、右侧卧位扫查，在上腹部腹中线偏右侧胆囊下方、右肾上极前方显示幽门管，转动探头分别显示幽门管的纵断面和横断面，观察幽门管壁结构及蠕动情况。

正常婴幼儿的幽门管壁与胃体部胃壁相延续，管壁厚度＜0.3cm，一般为0.1～0.2cm，幽门管直径＜1.0cm，长度＜1.5cm，胃体部胃壁厚度正常（图5-57）。

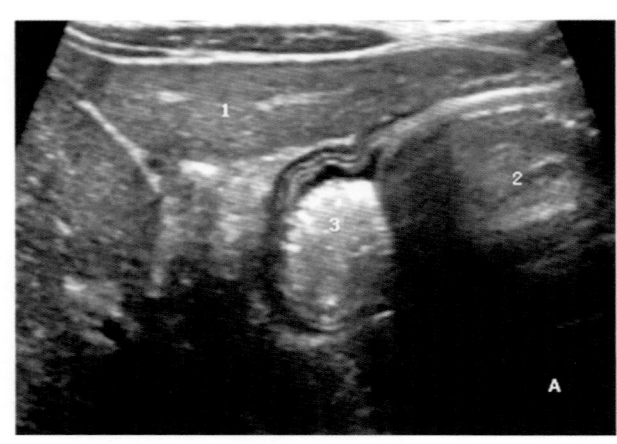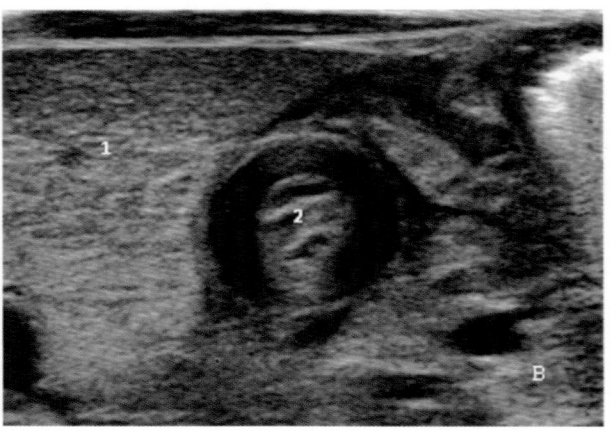

普通二维灰阶超声表现。A：纵断面　1.肝左叶　2.胃体　3.胃窦；B：横断面　1.肝左叶　2.幽门管

图5-57　新生儿正常幽门管

先天性肥厚性幽门狭窄时，幽门管壁厚度常＞0.4cm，直径＞1.4cm，长度＞1.8cm。声像图表现为幽门管壁呈环形、均匀性增厚，层次结构完整，以肌层增厚为主，回声较均匀，横断面呈"靶环"征，即周缘为厚度均匀环状低回声，中央为强回声，由内到外呈低-高-低的"同心圆"征象(图5-58A)。纵断面显示胃窦部胃壁增厚，增厚的前后壁似梭形、橄榄形或纺锤形，幽门管整体观与宫颈纵断面形态相似。幽门管腔变细、变长，增厚幽门管壁向近端胃腔方向逐渐变薄，胃体部胃壁厚度正常（图5-58B）；而其远端于幽门孔处突然终止，因此十二指肠壁厚度正常。但由于幽门管的狭窄梗阻，十二指肠往往呈收缩状态，超声不易显示。

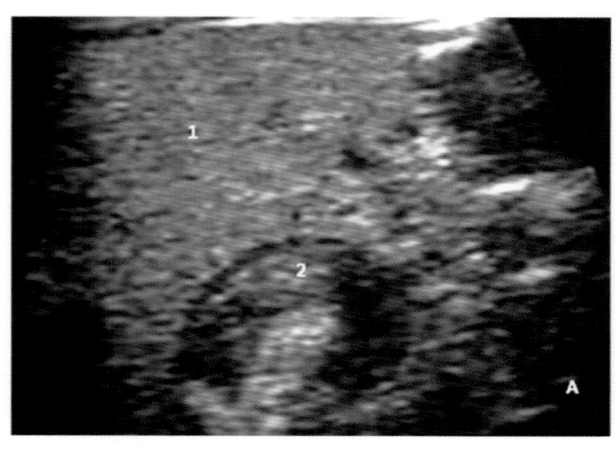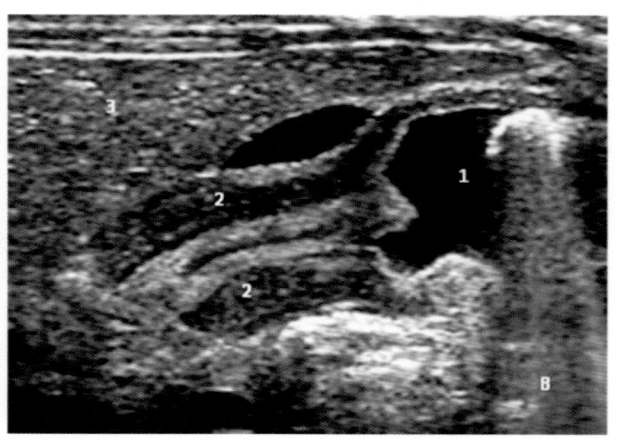

普通二维灰阶超声表现。A：横断面显示幽门管环形增厚，呈"靶环征"。1.肝脏　2.幽门管。B：纵断面显示幽门管壁增厚，呈"宫颈征"，胃腔扩张。1.胃腔　2.幽门管　3.肝脏

图5-58　先天性肥厚性幽门狭窄

由于幽门管肥厚，胃体部胃腔明显扩张、胃内容物潴留（图5-59A）。实时超声观察可见胃体部蠕动增强，但胃内容物难以通过幽门管。部分中毒症状较重的患儿可发现腹腔积液声像（图5-59B）。

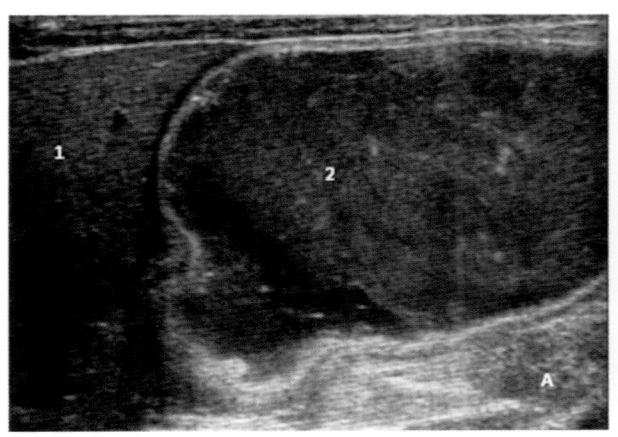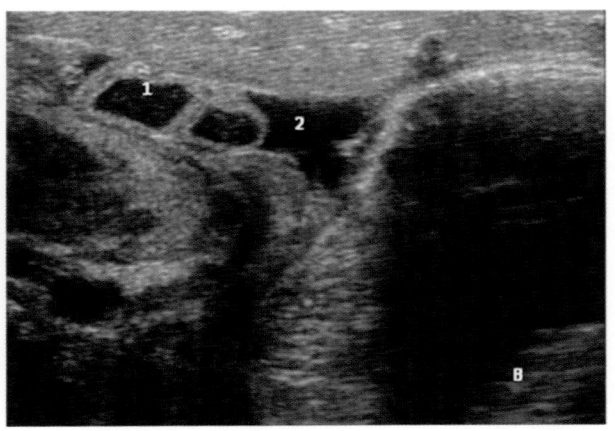

普通二维灰阶超声表现。A：胃腔扩张。1.肝脏　2.胃腔。B：患儿出现腹腔积液。1.肠管　2.腹腔积液

图5-59　先天性肥厚性幽门狭窄

超声检查可以准确测量肥厚的幽门管长度、直径及肌层厚度，与手术病理的相关性较好，可作为先天性肥厚性幽门狭窄首选的检查方法。超声诊断幽门肥厚性狭窄的三个重要指标为：幽门管长度＞1.8cm，幽门管直径＞1.4cm，单侧幽门肌层厚度＞0.4cm，其中幽门肌层厚度是最主要的诊断指标及评价手术预后的重要指标。术后1周幽门肌层厚度应＜0.3cm；术后第3周，绝大部分患儿幽门肌厚度恢复至正常范围。

【超声诊断与鉴别诊断】

超声检查显示幽门管壁均匀性增厚，横断面呈"靶环征"，长轴面呈"宫颈征"，幽门管腔狭窄、梗阻等声像，故诊断并不困难。鉴别诊断方面需与症状相类似的幽门痉挛和新生儿胃扭转等疾病相区别。幽门痉挛超声显示幽门管径正常，管壁有蠕动，管腔内可见胃内容物通过。虽有部分幽门痉挛患儿出现幽门管壁增厚，但多为轻度增厚，无进行性加重，临床给予解痉剂治疗后复查，幽门管壁厚度可恢复正常（图5-60）。因此，首诊患儿在诊断先天性肥厚性幽门狭窄之前，应于1周内复查与幽门痉挛进行鉴别。

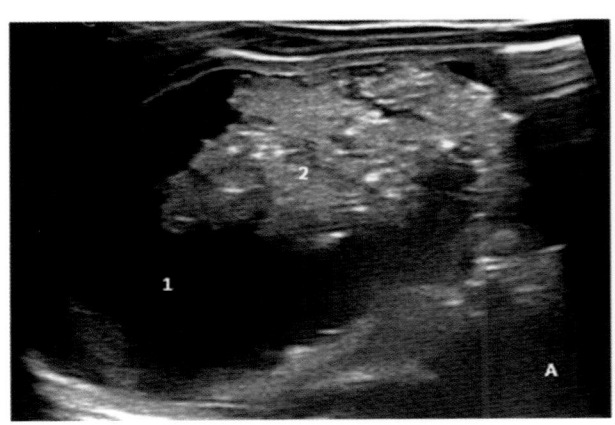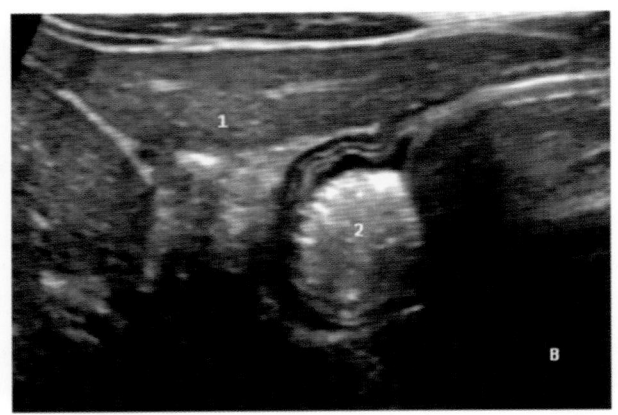

普通二维灰阶超声表现。A：1.胃腔内液体　2.胃腔内食糜；B：1.肝脏　2.胃窦腔

图5-60　幽门痉挛

新生儿胃扭转显示为胃腔失去正常形态，扭转部位胃腔缩小，胃壁出现较长的重叠，同一垂直切面可见前后重叠的两个胃腔，幽门管直径、长度及幽门肌厚度测量值均在正常范围内（图5-61）。

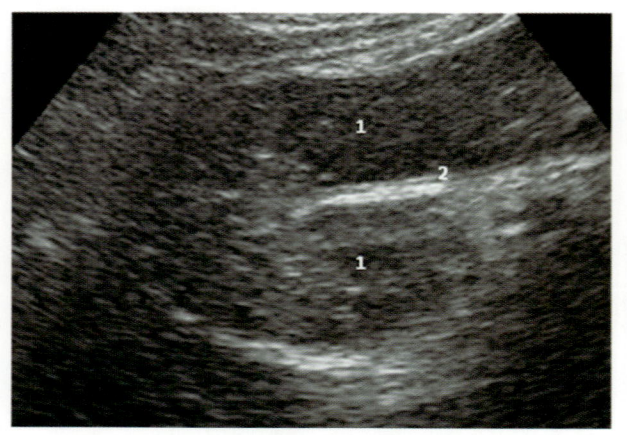

普通二维灰阶超声见在一个腹部纵切面上同时出现
前后两个重叠的胃腔。1.胃腔　2.胃壁重叠

图5-61　胃扭转

第十一节　胃异物症

胃异物症(gastric foreign body)是一种常见的上消化道急症，包括吞咽异物和胃石症。病因是经口腔、食管进入并滞留于胃腔内不被消化的异物，以及食物中的一些物质如生柿子、毛发等物质在胃内形成的胃结石。

一、吞咽异物

吞咽异物(foreign body ingestion)是指患者经口腔、食管进入并滞留于胃腔内不被消化的物质。本病可发生于任何年龄，多见于意外行为和缺乏监管的学龄前儿童。患者有明确的吞食异物病史，部分有精神异常史。吞咽异物的大小各异，常见有动物骨刺、假牙、铁钉、纽扣、钱币、电池等。

【超声表现】

以往胃异物症的诊断常依靠X线-钡餐造影检查，但某些被X线穿透的异物，如玻璃、鱼刺和牙签等通常难以检出。而口服"胃窗"超声造影检查对这些异物可显示为强回声灶，可确定异物形态、位置以及异物与胃壁的关系等。

超声造影显示胃内异物的形态特征与异物本身较一致，通常呈强回声后伴声影（图5-62），纽扣和硬币等异物边缘光滑，鱼刺、直针和铁钉等异物边缘锐利。在口服"胃窗"超声造影充盈胃腔的情况下，各种形状的异物均可清晰显示与识别。

游离在胃腔内的异物可随体位变化而移动，嵌插于胃壁内的异物则活动度较小。超声检查可显示异物插入胃壁的位置与深度，尖端是否穿透胃壁浆膜层或累及胃周组织器官。通常锐利的异物刺入胃

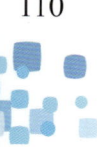

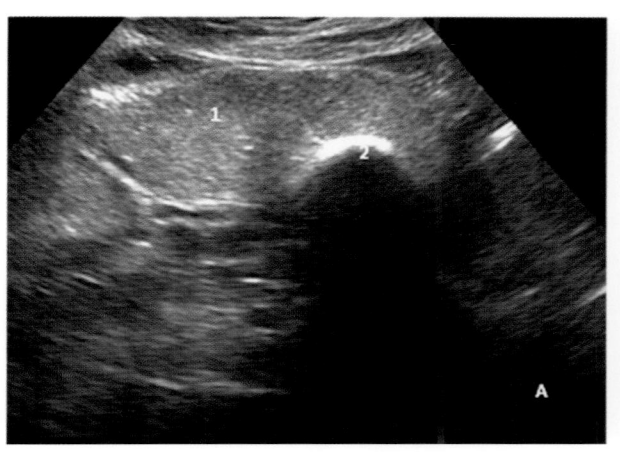
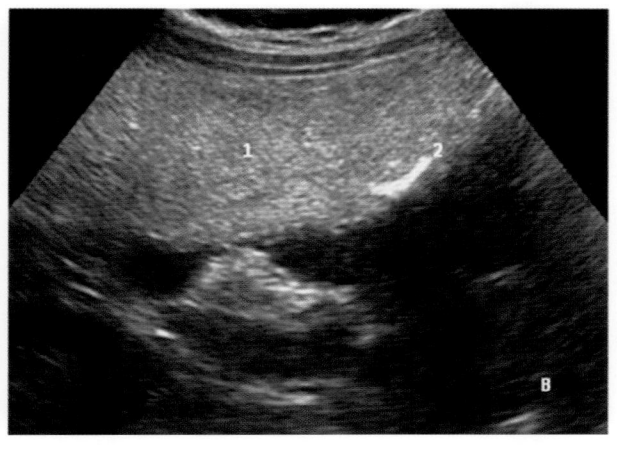

患者口服"胃窗"超声造影表现。A：胃腔内鸡骨片回声，后方伴声影。1. 胃体部胃腔　2. 异物（鸡骨片）。B：胃腔内纽扣残片。1. 胃体部胃腔　2. 纽扣残片

图5-62　胃腔内异物

壁，可造成胃壁损伤，显示局部胃壁增厚、水肿，并发糜烂性胃炎或溃疡形成，以及胃穿孔等。如超声显示胃腔内异物刺入胃壁并穿透浆膜层，应注意观察邻近组织脏器受累情况，局部有无包块和积液等（图5-63）。此外，超声还可以对胃腔内异物进行追踪观察，了解异物是否通过幽门。

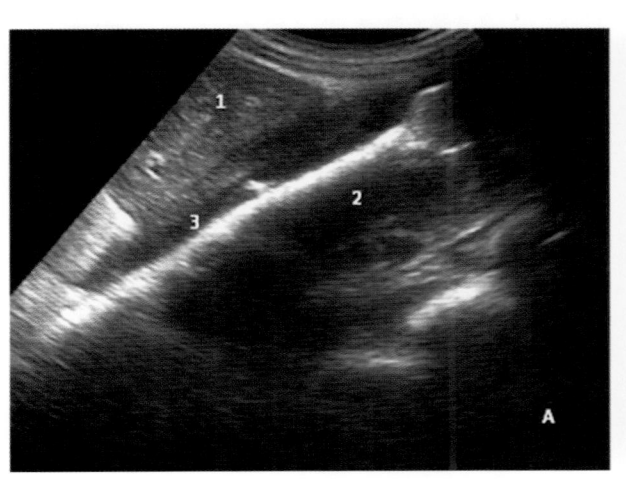
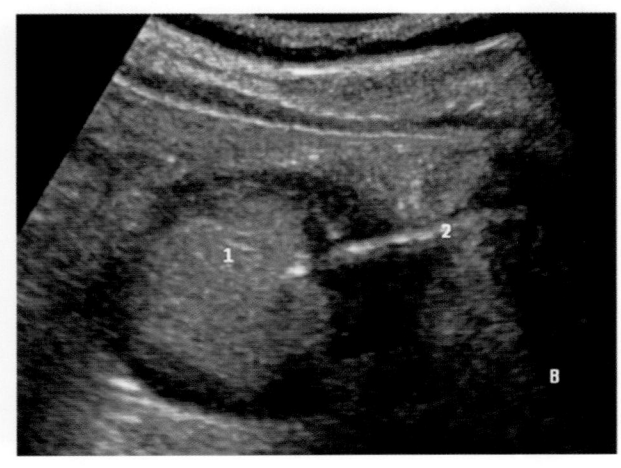

A：普通二维灰阶超声显示胃腔内胃管。1. 肝脏　2、3. 胃管呈长条状强回声。B：口服"胃窗"超声造影显示胃腔内竹签穿透胃壁。1. 胃腔　2. 异物（竹签）

图5-63　胃腔内胃管和锐利异物

【超声诊断与鉴别诊断】

根据患者吞咽异物病史，超声显示胃腔内有与患者所述的吞咽物体相类似的强回声，其位置可随体位改变而移动等，可以确定诊断。边缘较钝的异物要与胃肿瘤和胃腔内食糜相鉴别，胃腔内异物呈强回声，形态各异，其后方伴声影，而胃肿瘤发生于胃壁向胃腔内生长，以低回声肿块为主（图5-64），病变不随患者体位改变而变动位置。

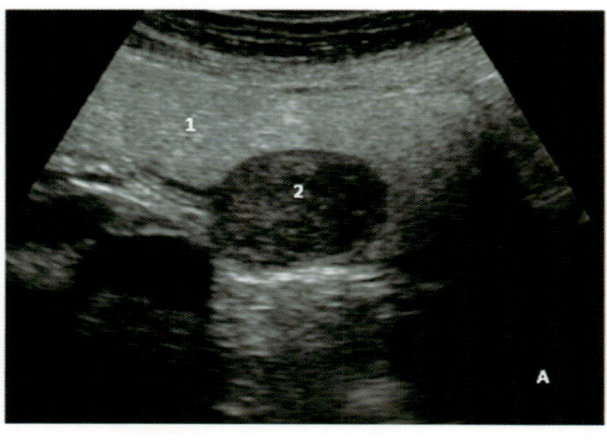
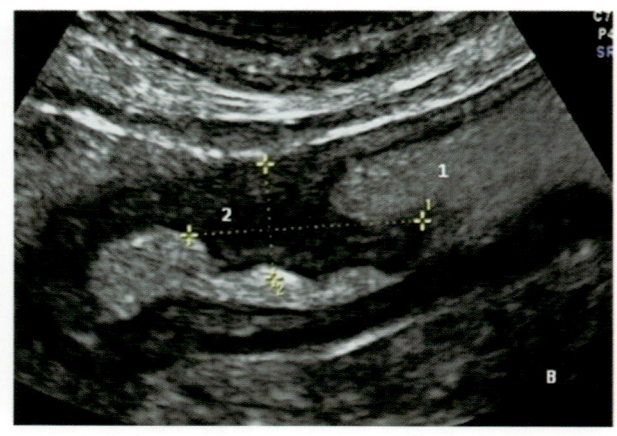

患者口服"胃窗"超声造影表现。A：胃间质瘤低回声肿块分别向胃腔及浆膜外突出。1. 胃腔　2. 肿块。B：胃癌弥漫低回声肿块向胃腔突出，胃腔明显狭窄。1. 胃腔　2. 肿块

图5-64　胃间质瘤与胃肿瘤的鉴别

即使发现少数带蒂的肿块有活动，也可显示其基底部与胃壁相连，肿块内部有明显的血流信号。胃内食糜表现为活动的强回声或低回声团块，形状可随胃蠕动改变，亦可随体位改变而活动（图5-65）。间隔一段时间后复查，团块形状可明显变小或逐渐消失。

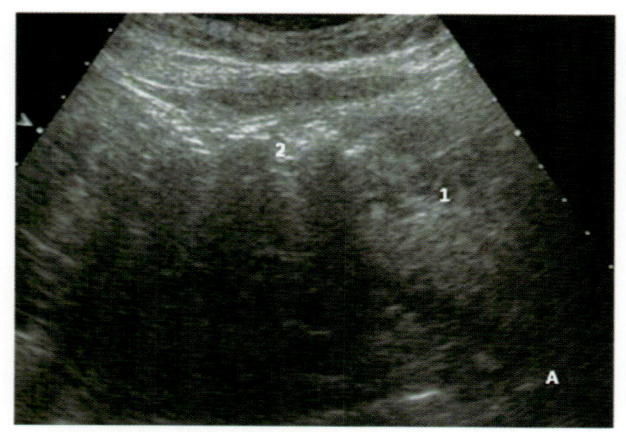
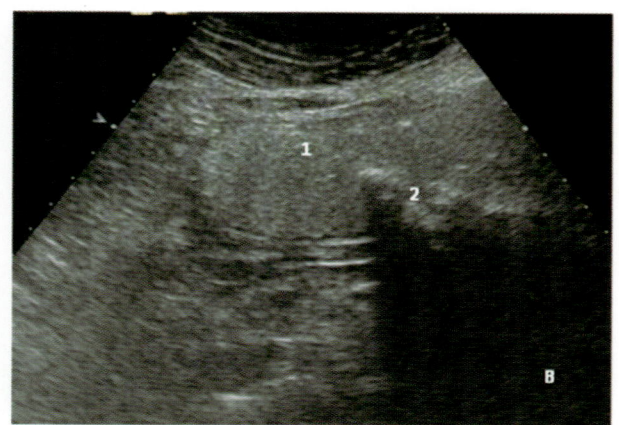

患者口服"胃窗"超声造影表现。A：患者胃腔内食糜显示为不规则强回声团，后方伴宽大声影。1. 胃腔　2. 食糜回声。B：2h后食糜回声变小。1. 胃腔　2. 食糜回声

图5-65　胃腔内食糜

二、胃石症

胃石症（gastrolithiasis）是由植物或动物的一些物质、毛发等，在胃腔内逐渐凝结化合而成的团块。常见的生柿子或黑枣等含有大量鞣酸，在胃腔内与胃酸化合成黏稠的胶样物质，然后与食物中的植物纤维混合成体积不等的团块，滞留于胃腔形成结石，又称胃结石。

【超声表现】

检查前嘱患者饮水或口服"胃窗"500～600mL，取立位、坐位或半坐位检查。超声显示胃结石为

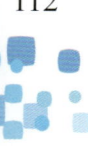

境界清晰的强回声团块，边缘较光滑，后方伴声影，可随体位改变而活动。毛发团等形成的结石密度较造影剂小，可漂浮于造影剂中（图5-66A）。如胃石嵌顿于幽门管，造影剂通过受阻，则可导致幽门梗阻，胃腔扩张。如胃结石合并胃黏膜糜烂或溃疡，可出现局部胃壁增厚，回声减低，黏膜粗糙，黏膜面形成凹陷(图5-66B、图5-67)。

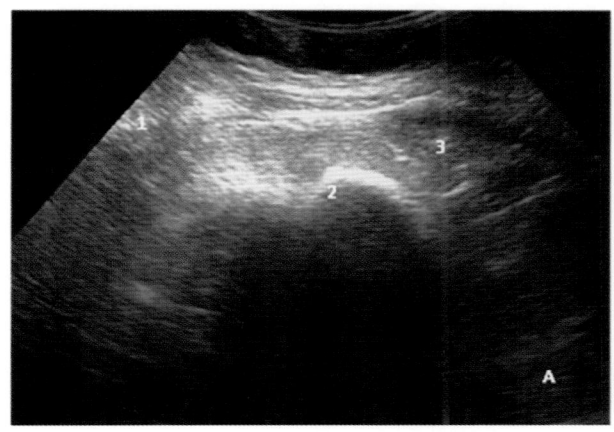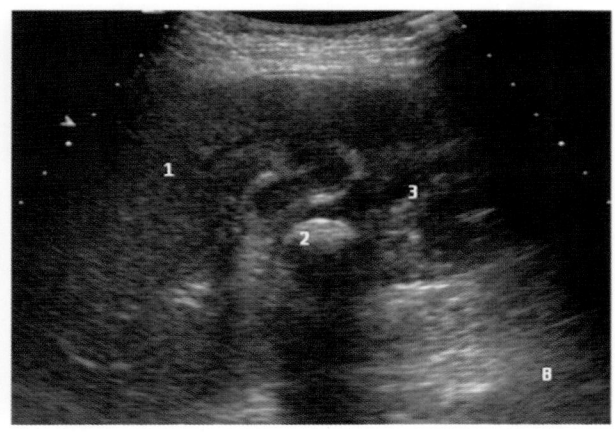

患者食生柿子后1周，因上腹不适就诊，普通二维灰阶超声表现。A：1. 肝脏 2. 结石回声 3. 胃体部腔；B：1. 肝脏 2. 结石导致幽门梗阻伴胃壁水肿增厚 3. 胃窦部腔

图5-66 胃石症

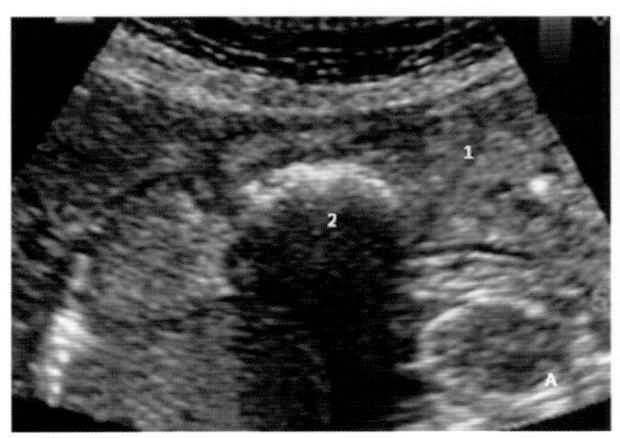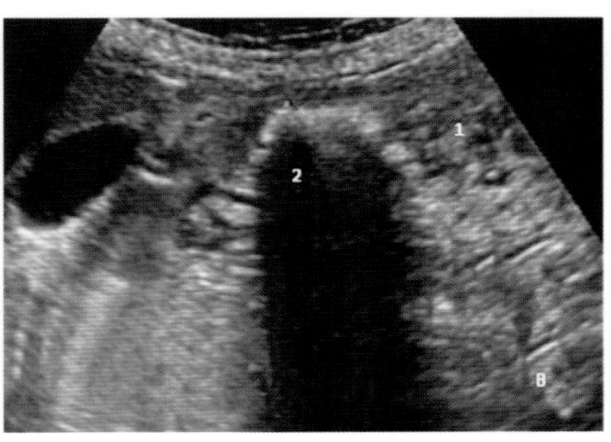

普通二维灰阶超声表现。A：1. 胃腔 2. 结石回声；B：图A患者体位改变后显示结石位置变动，1. 胃腔 2. 结石回声

图5-67 胃石症

【超声诊断与鉴别诊断】

结合患者近期有吞咽毛发、生柿子或黑枣等病史，以及超声显示胃腔内弧形强回声团，后方伴声影，可随胃蠕动或改变体位而移动等声像特征，可提示胃石症。本病应与胃腔内食糜及肿瘤等鉴别。食糜也可表现为活动的强回声团块，随体位改变而活动，但其表面高低不平，不如胃结石形态光整。超声扫查过程中，其形态可有明显变化，首次检查后的数小时内复查超声，其形态大小有明显改变，甚至消失（图5-68）。胃肿瘤多为低回声团块，形态位置固定，其后方通常无明显声衰减和声影形成，彩色超声可显示肿块内部血流信号。

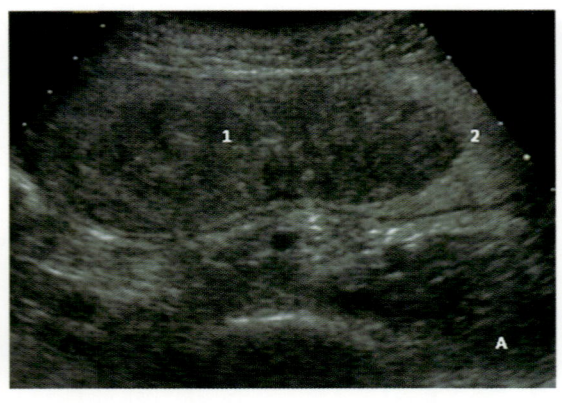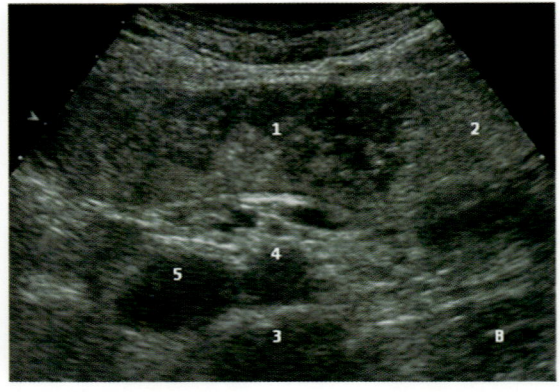

普通二维灰阶超声表现。A：胃体腔内见形态较规则的片状食糜回声。1. 食糜　2. 胃腔。B：同一患者，0.5h后，胃体腔内低回声食糜的形态大小发生改变。1. 食糜　2. 胃腔

图5-68　胃腔内食糜

第十二节　胃底静脉曲张

胃底静脉曲张（gastric varices）是门静脉高压的表现之一。门静脉高压的临床症状为脾肿大、脾功能亢进、腹水、消化道出血等。贲门部的侧支循环，由门静脉系统的胃左静脉与腔静脉系统的肋间静脉、膈、食管静脉及半奇静脉相吻合，构成了食管及胃底部的静脉曲张。胃底静脉曲张大部分由胃左静脉供血，小部分由胃短静脉供血。静脉曲张在胃镜下主要表现为贲门及胃底的迂曲盘旋或蚯蚓状隆起的静脉血管。

【超声表现】

常规经腹超声显示胃底部黏膜下迂曲管道样结构或蜂窝状多房性囊状结构，管腔内为无回声，周边有较薄的高回声管壁。病变部位的胃黏膜表现高低不平，但黏膜和浆膜回声连续完整。加压扫查，可见迂曲管状结构被压扁、管径变细。彩色多普勒超声可显示内部连续性低速静脉血流。

胃底静脉曲张依据其管腔扩张程度可分为轻度、中度及重度。

1. 轻度曲张　曲张的胃底静脉直径<0.5cm，二维灰阶超声对其显示率仅为15%～30%。声像图表现为胃底部黏膜下多条细小、扭曲的无回声区管道，向胃黏膜面和浆膜面隆起不明显。彩色多普勒在胃壁松弛状态隐约可见少量点状、短棒状或迂曲细条状血流信号，脉冲多普勒可测及间断的静脉血流频谱（图5-69）。

2. 中度曲张　曲张的胃底静脉直径为0.5～1.0cm，二维灰阶超声对其显示率为70%～80%。声像图显示为胃底部黏膜下多条扭曲的无回声管道，局部向黏膜面及浆膜面突出，呈铺路石状改变。彩色多普勒在胃壁松弛和收缩状态均可测及迂曲的红色或蓝色的血流信号，收缩状态血流信号并不消失或短暂消失，脉冲多普勒可测及持续性静脉血流频谱（图5-70）。

3. 重度曲张　曲张的胃底静脉直径>1.0cm，局部可见静脉球形成，二维灰阶超声显示率几乎可达100%。声像图显示为胃底黏膜下粗大、扭曲的无回声管道及蜂窝状或串珠状囊性结构，局部可呈瘤样囊状扩张，向黏膜面及浆膜面突出明显，管腔内透声欠佳，由于曲张的静脉管腔内血流速度较低，常呈雾状或絮状低回声缓慢流动；彩色多普勒较易测及血流信号，频谱多普勒显示管腔内呈持续性低速静脉频谱（图5-71）。

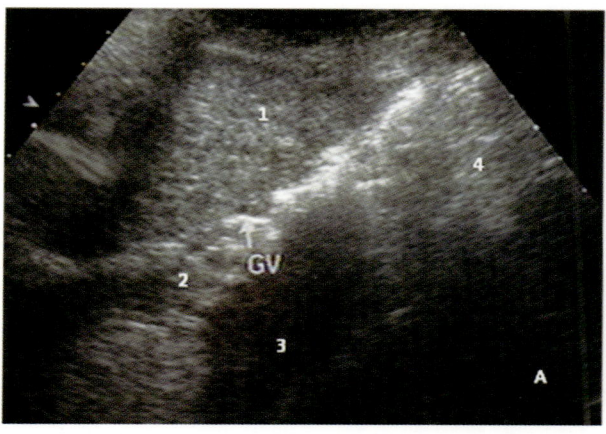
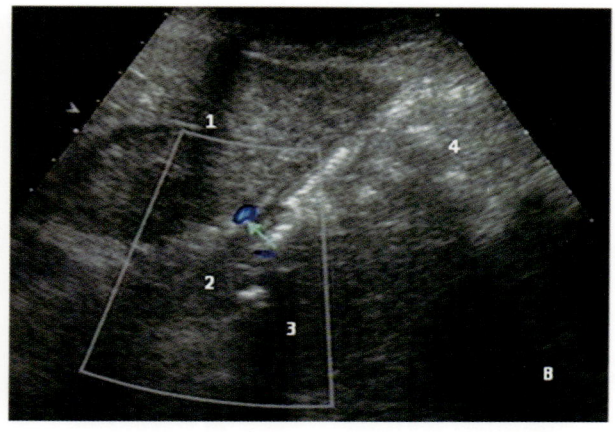

A：普通二维灰阶超声显示左肝边缘呈锯齿状改变，胃底部静脉曲张显示不清晰↑GV.(胃底静脉) 1.肝左外叶　2.贲门　3.胃底　4.胃体。B：彩色超声显示胃底部粗点状血流信号↑胃底静脉　1.肝左外叶　2.贲门　3.胃底　4.胃体

图5-69　轻度胃底静脉曲张

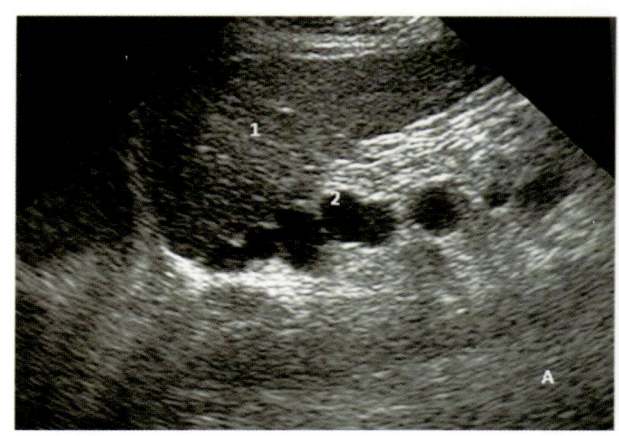
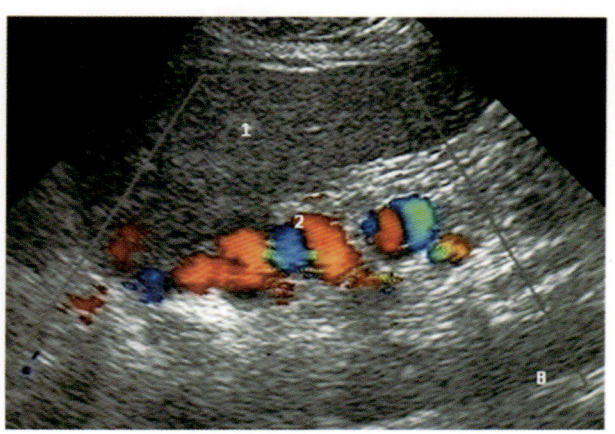

A：普通二维灰阶超声显示迂曲的管道样低回声分别向胃壁黏膜层和浆膜层突出。1.肝左叶　2.曲张的胃底静脉回声。
B：同一病例彩色超声显示迂曲的管道样低回声内血流信号明显。1.肝左叶　2.曲张的胃底静脉内显示血流信号

图5-70　中度胃底静脉曲张

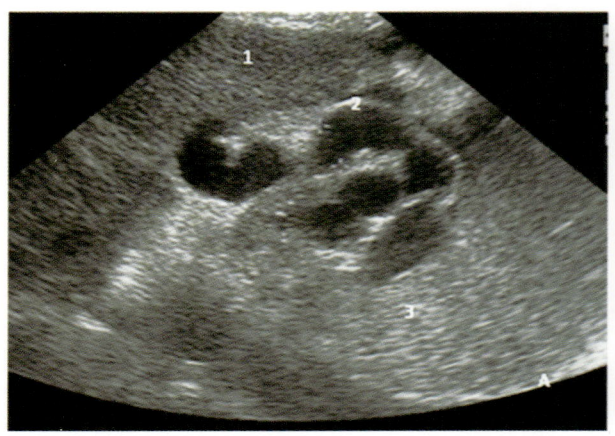
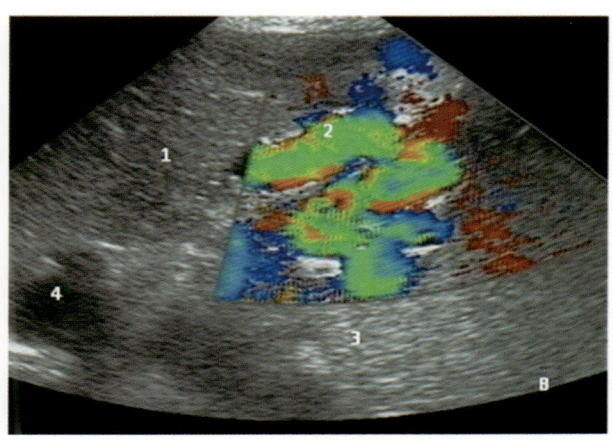

A：普通二维灰阶超声显示胃底迂曲管道样低回声，直径＞1.0cm，向胃壁黏膜面及浆膜面明显突出。1.肝左叶　2.胃底静脉曲张　3.胃腔。B：彩色超声显示胃底低回声管腔内静脉血流信号明显。1.肝左叶　2.胃底静脉彩色血流号　3.胃腔　4.腹主动脉

115

图5-71　重度胃底静脉曲张

超声检查发现胃底静脉曲张病变后，还可以同时观察脾静脉、脾门静脉网、胃冠状静脉及胃短静脉的曲张程度，显示曲张的胃底静脉与胃冠状静脉或胃短静脉的连通情况。

【超声诊断与鉴别诊断】

根据二维灰阶超声显示的胃底部黏膜下迂曲管道结构或蜂窝状、串球状囊性肿块，彩色超声显示静脉样血流，加压管腔可变形，同时伴肝硬化、门静脉高压等声像图表现，即可确诊。鉴别诊断需与贲门部肿瘤区别。肿瘤通常表现为胃壁局部不规则增厚，回声减低，层次结构破坏，表面高低不平，肿块质硬，加压后不变形等（图5-72）。

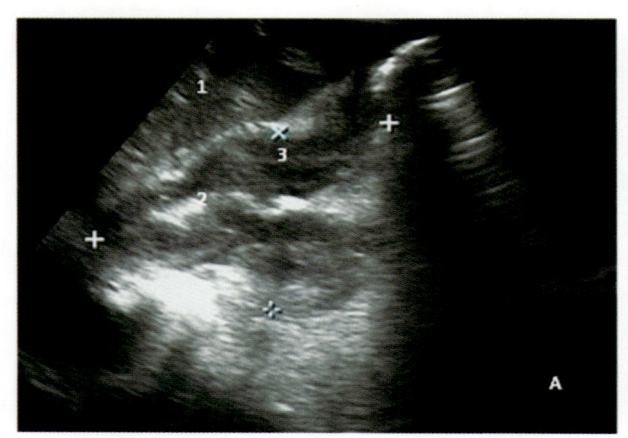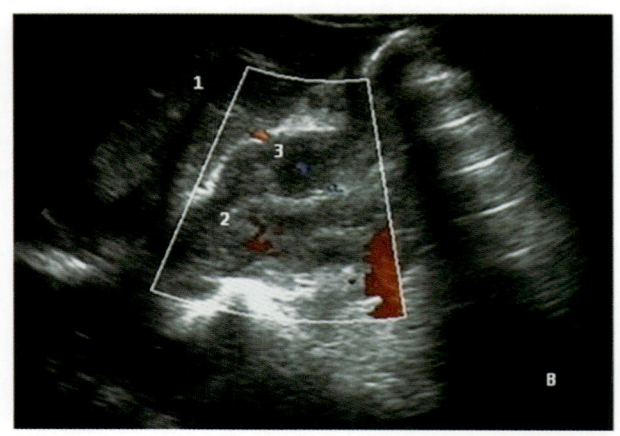

A：普通二维灰阶超声显示贲门部实性低回声肿块回声，贲门管狭窄，黏膜面不规则。1. 肝左叶　2. 贲门管腔　3. 肿块回声。B：彩色超声显示肿块回声内部可见条状血流信号。1. 肝左叶　2. 贲门管腔　3. 肿块回声

图5-72　贲门部肿瘤

第十三节　胃　下　垂

胃下垂（gastroptosis）是指患者站立位时，胃下缘达盆腔，胃小弯最低点下降至髂嵴连线以下。此病多见于体型瘦长的女性，主要症状有慢性腹痛与不适感、腹胀、恶心、嗳气与便秘等，轻度胃下垂多无症状。由于膈肌悬吊力不足，胃肝、胃膈韧带无力松弛，腹内压下降及腹肌松弛等原因，加上体形等因素，使胃形成极低张的鱼钩状，导致胃底体部狭长，十二指肠球向左偏移等现象。

【超声表现】

胃形态多呈鱼钩型，其胃体部与胃窦部的比例对比正常体型者有明显区别（图5-73、图5-74）。患者口服"胃窗"500～600mL后，坐位或立位时，超声显示胃底部和上胃体形态狭长，充盈不佳，下胃体和胃窦部则松弛膨大（图5-75），探头横扫显示胃角水平面低于脐平面。当胃角回声平面低于脐部，与脐平面距离<3.0cm者，为轻度胃下垂；低于脐部，与脐平面距离3.0～5.0cm者为中度胃下垂；低于脐部，与脐平面距离>5.0cm者为重度胃下垂。部分患者伴有胃壁蠕动减弱，排空延迟现象，于餐后30min扫查胃腔仍呈充盈状态，餐后6h复查仍有1/4～1/3造影剂滞留在胃腔内。临床检查中我们曾发现胃角回声平面低于脐部，与脐平面距离达8.0～9.0cm的患者。

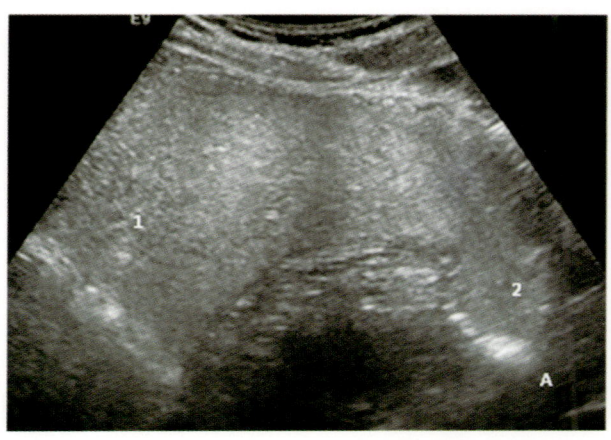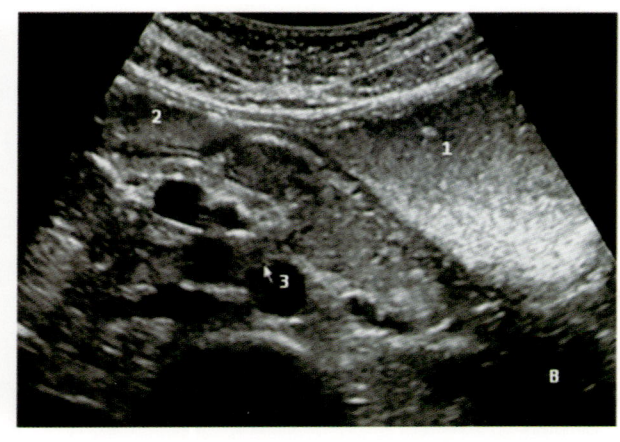

患者口服"胃窗"超声造影表现。A：冠状斜断面。1.胃体 2.胃窦。B：横断面。1.胃体 2.胃窦 3.腹主动脉

图5-73 肥胖体型胃

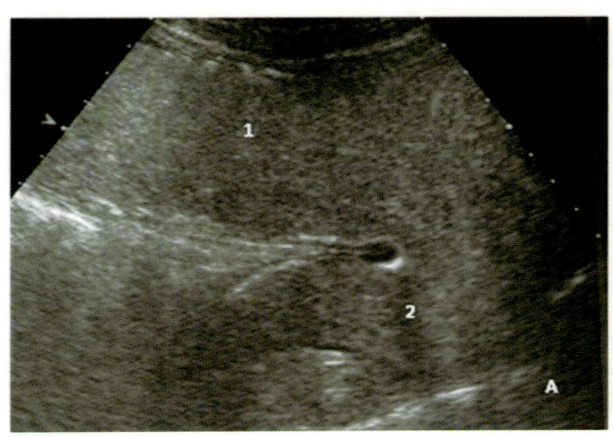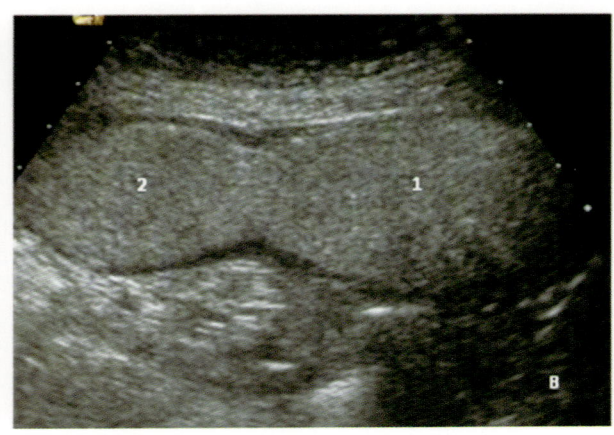

患者口服"胃窗"超声造影表现。A：冠状斜断面。1.胃体 2.胃窦。B：横断面。1.胃体 2.胃窦

图5-74 正常体型胃

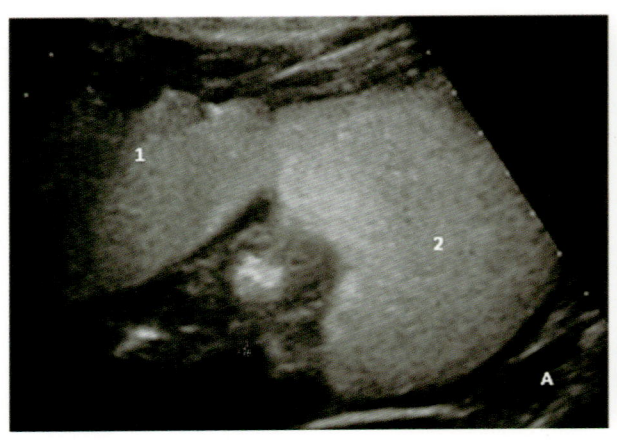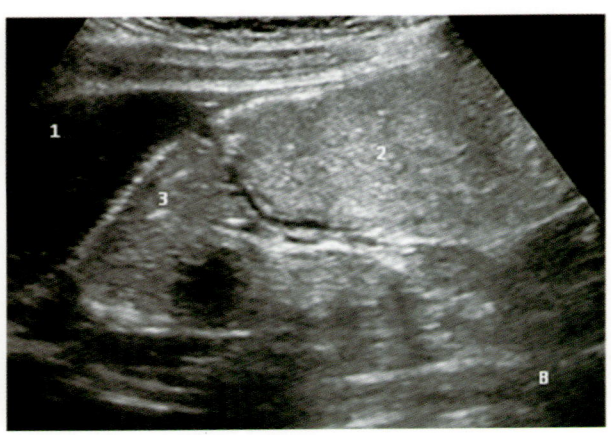

患者口服"胃窗"超声造影表现。A：冠状斜断面显示胃体部胃腔较小，胃窦部胃腔膨大。1.胃体部胃腔 2.胃窦部胃腔。B：横断面显示胃窦部胃腔膨大。1.肝左叶 2.胃窦部胃腔 3.十二指肠球部

图5-75 胃下垂

【超声诊断与鉴别诊断】

　　胃下垂超声诊断不难，检查时可运用探头直接扫查测量，方法是在患者平静坐位或立位时，探头横置腹部，并保持垂直，再连续上下扫查寻找胃小弯最低点，然后做体表标记，之后测量与脐平面的距离数据，即可提供胃下垂的程度。须注意与急性胃扩张和幽门梗阻等疾病相区别，依据胃下垂患者小弯的位置变化和幽门管的通过情况，通常不难鉴别（图5-76）。口服"胃窗"超声造影检查进行胃疾病普查时，能确定胃下垂的诊断，有助于临床解释胃部症状的发生原因。此法可作为临床常规检查胃下垂的首选手段之一。

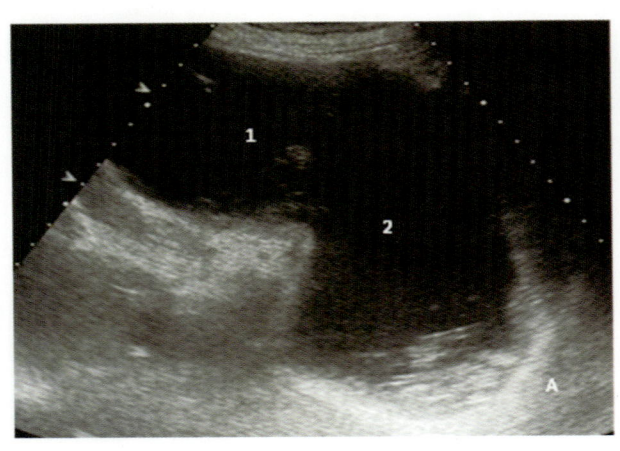 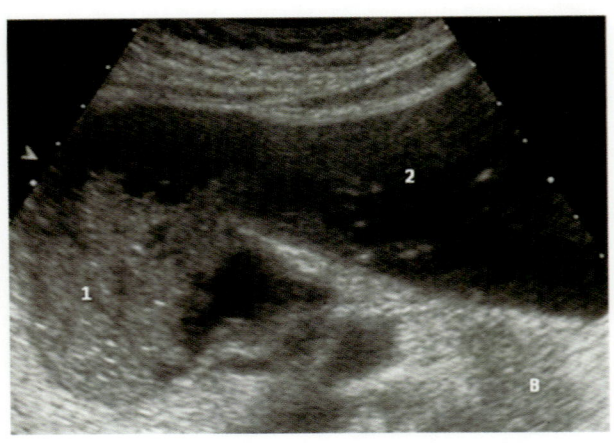

　　普通二维灰阶超声表现。A：空腹状态下，纵断面显示胃体部及胃窦部腔均扩大，有大量液体潴留。1. 胃体　2. 胃窦。B：空腹状态下，横断面显示胃体部液体潴留和胃窦部食糜潴留。1. 胃窦部食糜回声　2. 胃体部液体潴留回声

图5-76　急性胃扩张

第十四节　十二指肠肿瘤

　　十二指肠肿瘤（duodenal tumors）包括原发性十二指肠肿瘤和转移瘤。转移瘤的发病率较低，多数因邻近脏器侵犯十二指肠而形成，仅占消化道肿瘤的0.1%～0.5%。原发性十二指肠肿瘤以恶性多见，良恶性发病比例为1∶5左右。良性肿瘤有腺瘤、间质瘤、脂肪瘤和血管瘤等，恶性肿瘤主要包括十二指肠癌、恶性间质瘤和恶性淋巴瘤等。

一、原发性十二指肠癌

　　原发性十二指肠癌（primary duodenal cancer）是指发生于十二指肠壁的恶性上皮性肿瘤，又称十二指肠腺癌。在小肠肿瘤中，以十二指肠癌最为多见，好发于老年人，以60岁以上为主，男女发病无明显差异。病变多发生于水平部和降部，极少发生在球部，以乳头周围最为多见。十二指肠癌如位于壶腹部，较早发生胆管梗阻出现黄疸；其余部位的肿瘤则起病较隐匿，缺乏典型症状，因此早期诊断较困难。中晚期主要表现为腹痛、呕吐、呕血或黑便，间隙性黄疸，消瘦及腹部包块。

【超声表现】

病变部位肠壁不规则增厚隆起，呈低回声，厚度一般＞1.0cm，累及范围＞3.0cm。因其组织病理学不同，病变声像图形态各异，均表现为肠壁局部层次结构破坏，黏膜面高低不平，肠壁不规则增厚，边界不清晰，形态不规则；多发性息肉型肿块可见肠腔内多个菜花状、蕈伞状低回声肿块（图5-77）。

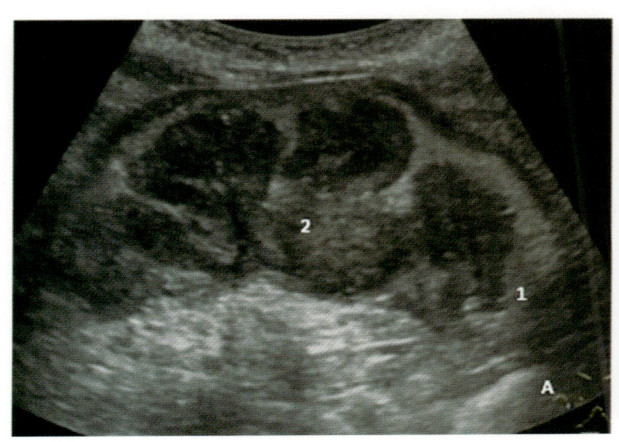 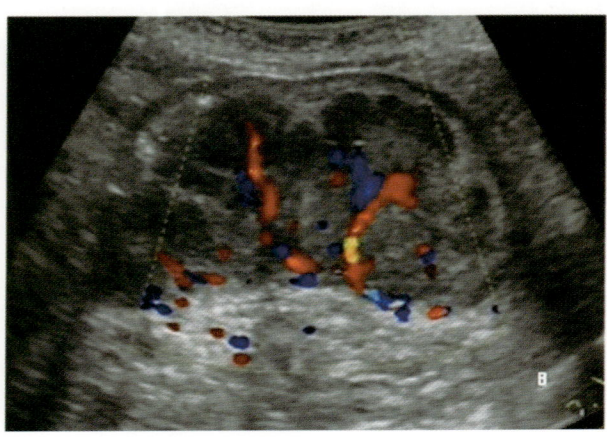

A：普通二维灰阶超声显示菜花状肿块。1.十二指肠腔　2.肿块。B：彩色超声显示肿块内条状迂曲的血流信号

图5-77　多发性息肉型十二指肠癌

浸润溃疡型肿瘤表现为增厚肠壁黏膜面呈"火山口状"凹陷，形态不规则，表面常有不规则斑片状强回声附着，为肿瘤表面坏死脓苔形成，凹陷周边为环堤状隆起（图5-78）。各种类型肿瘤的病变部位肠腔呈不同程度狭窄、梗阻，肠壁僵硬、蠕动消失，病变部位以上肠腔常呈不同程度扩张，幽门孔内径增宽，十二指肠反流征象频繁发生，如病变位于十二指肠壶腹部以下，声像图除以上征象以外，还可出现胆管及主胰管扩张等征象（图5-79）。

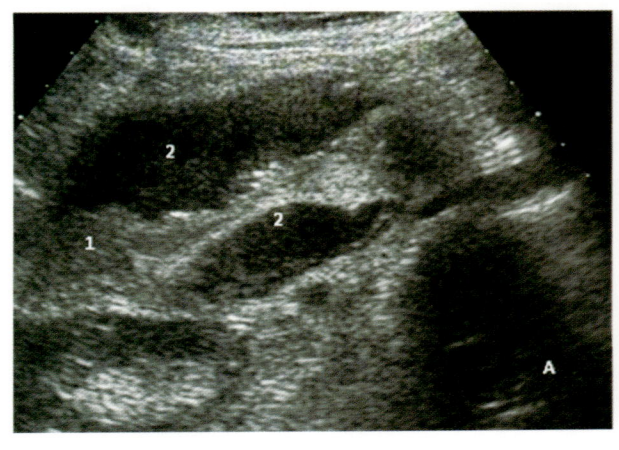 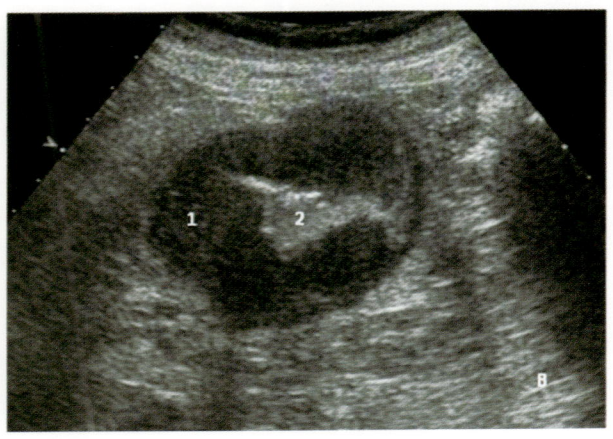

普通二维灰阶超声表现。A：纵断面示十二指肠壁非对称性增厚，局部肠壁溃疡凹陷。1.十二指肠腔　2.肿块。
B：横断面示十二指肠壁不规则增厚，黏膜面不规则和肠腔狭窄。1.肿块　2.肠腔

图5-78　浸润溃疡型十二指肠癌

119

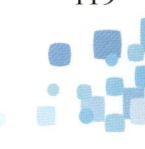

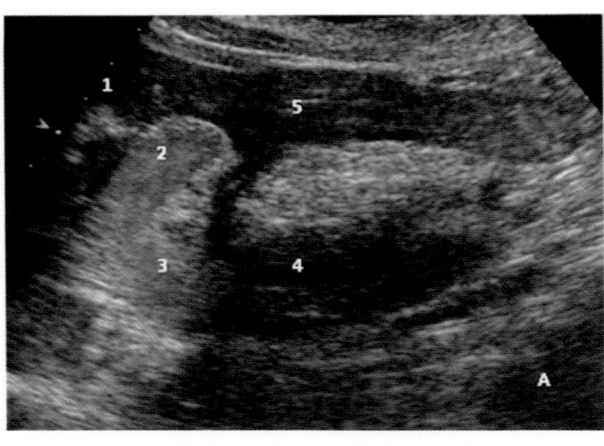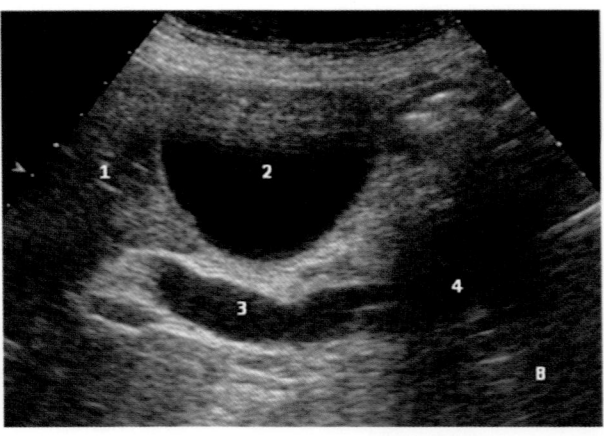

A：十二指肠肿瘤导致肠腔不全梗阻。1. 肝脏 2.十二指肠球部 3.十二指肠降部 4.十二指肠水平部肿块 5.胃幽门部。B：十二指肠肿瘤导致胆管梗阻。1. 肝脏 2. 胆囊 3. 胆总管 4. 肿块

图5-79 十二指肠癌

　　病变发展至晚期常和胰腺、胆囊、肝门组织相互粘连成包块，境界不清。常在周围肠系膜或胰腺旁发现肿大淋巴结，部分肿大淋巴结相互融合。

　　对于原发性十二指肠癌，空腹状态下常规超声的敏感性和特异性不如内镜检查、CT及MRI检查。如果采用口服"胃窗"超声造影技术，可提高十二指肠癌的检出率，通过造影剂的流动能较好的显示肿瘤部位、大小、形态、病灶与肠壁的关系、周围淋巴结及局部浸润情况。另外，口服"胃窗"超声造影检查还可鉴别病变是来自于十二指肠还是邻近脏器如肝脏、胆囊、胰腺等（图5-80）。

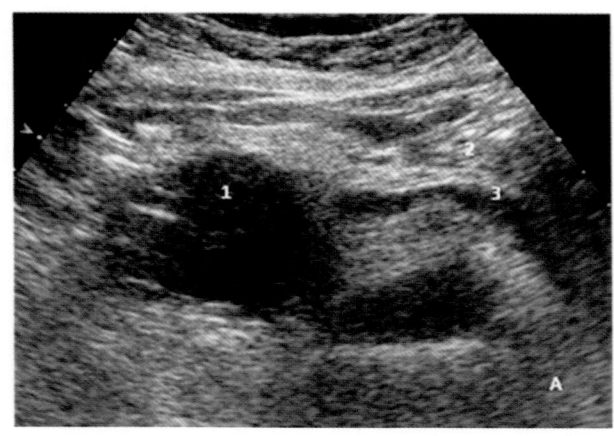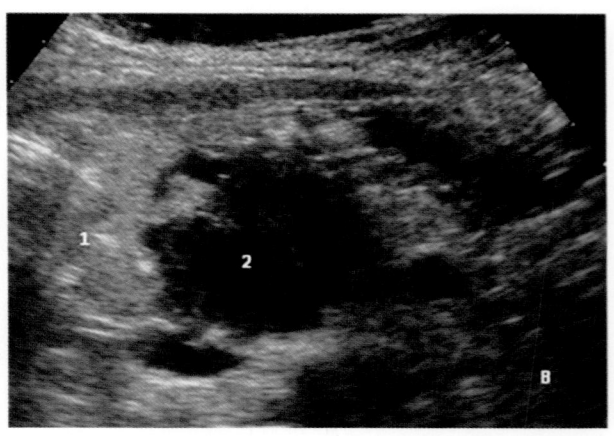

　　A：空腹检查显示右上腹实性低回声肿块，但难以确定来源。1. 肿块 2. 胰腺 3. 脾静脉。B：口服"胃窗"超声造影显示实性低回声肿块位于胰腺头部。1. 十二指肠 2. 肿块回声

图5-80 胰头癌

【超声诊断与鉴别诊断】

　　根据十二指肠壁不规则增厚、隆起，黏膜破坏，层次结构不清，肠腔狭窄、梗阻等声像图表现可提示十二指肠癌可能。本病主要应与壶腹部肿瘤、胆总管下段肿瘤以及十二指肠溃疡等疾病鉴别。十二指肠癌主要表现为十二指肠局部或弥漫性肠壁不规则增厚，中晚期以肠梗阻表现为主，较少发生胆管梗阻。壶腹部肿瘤或胆管下段癌则较早出现胆管扩张，极少发生肠梗阻（图5-81）。

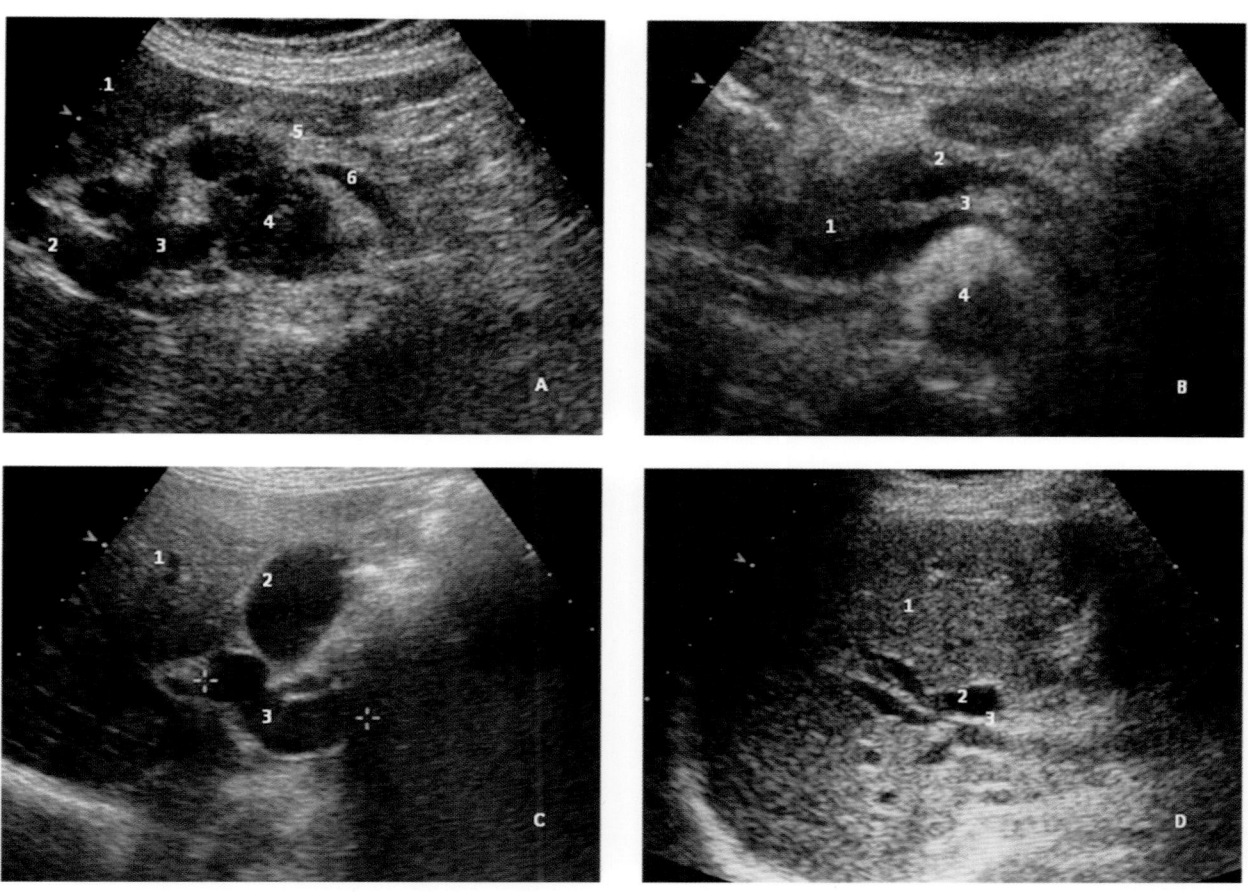

A：普通超声显示胰头部实性低回声肿块。1. 肝脏 2. 门静脉主干 3. 胆总管 4. 胰头肿块 5. 胰体 6. 脾静脉。B：胰头部肿块伴主胰管扩张。1. 胰头肿块 2. 主胰管 3. 脾静脉 4. 腹主动脉。C：同一病例，超声显示胆管梗阻。1. 肝右叶 2. 胆囊 3. 胆总管。D：肝内胆管扩张。1. 肝右叶 2. 胆总管 3. 门静脉

图5-81 胰头癌

十二指肠溃疡患者口服"胃窗"超声造影显示肠壁局部增厚，回声减低，黏膜面出现凹陷，形成龛影，龛影表面附着不规则斑片状强回声（图5-82），此为黏膜面坏死形成的胎苔，其形态及位置均较固定，不随体位或肠蠕动而改变。多数十二指肠溃疡经临床治疗后复查，龛影可以消失，肠壁厚度恢复至正常范围。

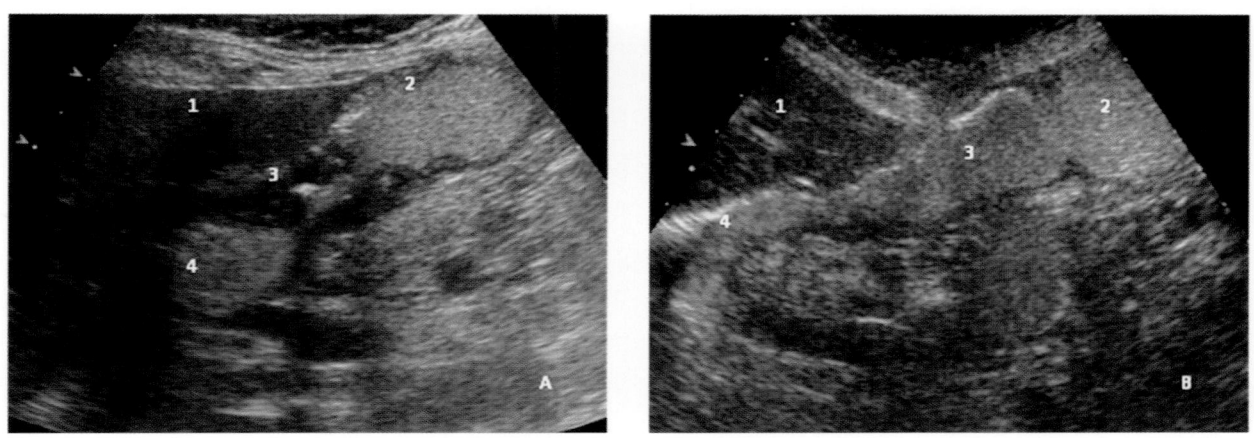

患者口服"胃窗"超声造影表现。A：十二指肠球部溃疡龛影。1. 肝脏 2. 幽门窦 3. 十二指肠球部溃疡龛影 4. 十二指肠降部。B：治疗1个月后复查，十二指肠球充盈良好，球壁基本恢复正常。1. 肝脏 2. 幽门窦 3. 十二指肠球部 4. 十二指肠降部

图5-82 十二指肠溃疡

二、十二指肠间质瘤

十二指肠间质瘤（duodenal stromal tumor）是起源于十二指肠肌层间的起搏细胞（即Cajal细胞）的一种非定向分化的肿瘤。肿瘤细胞呈不成熟的梭形细胞或上皮样细胞增殖。免疫组化表达的特有标记物KIT蛋白（CD117）。十二指肠间质瘤多见于40岁以上中老年人，其发生率无明显性别差异。临床症状与肿瘤位置、大小及与肠壁的关系有关，可表现为上腹部疼痛不适、腹部包块、便血、上消化道梗阻、体重减轻等。

【超声表现】

常规超声可显示右上腹十二指肠区域圆形或类圆形实性低回声块，形态较规则，肿瘤与十二指肠肠壁关系不甚明确。经口服"胃窗"超声造影可显示肿瘤位置及与肠壁关系，肿瘤常位于肠黏膜下，由于十二指肠壁较薄，肿瘤通常同时向黏膜及浆膜下突起，并堵塞肠腔，近端肠腔扩张，造影剂能通过病变部位肠腔（图5-83）。彩色超声检查可探及肿瘤内部血流信号。

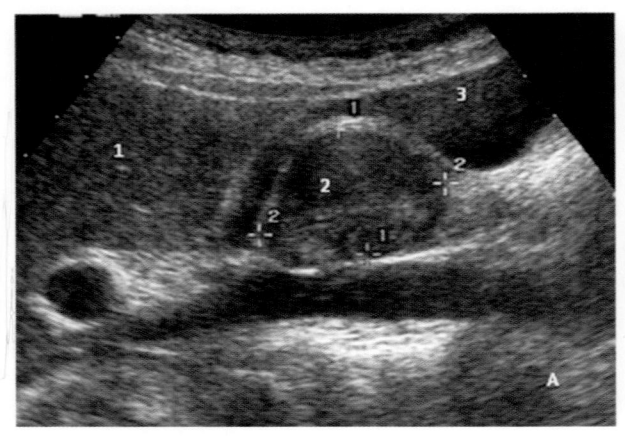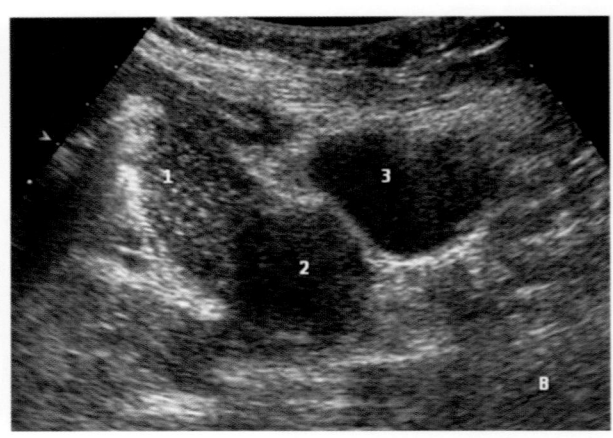

A：空腹示右上腹胆囊床旁类圆形实性低回声肿块。1. 肝右叶　2. 肿块回声　3. 胆囊。B：口服"胃窗"超声造影显示肿瘤位于十二指肠降部。1. 十二指肠降部　2. 肿块回声　3. 胆囊

图5-83　十二指肠间质瘤

【超声诊断与鉴别诊断】

超声显示十二指肠壁圆形或类圆形实性低回声肿块，境界清晰，形态规则，回声均匀，应首先考虑间质瘤。本病主要应和十二指肠癌、十二指肠息肉、腺瘤等鉴别。十二指肠癌以肠壁浸润、黏膜破坏为主，局部可形成肿块，但其形态多不规则。较小的间质瘤与十二指肠息肉形态相似，鉴别较困难；较大的间质瘤与腺瘤亦难以鉴别。另外，向浆膜外生长的间质瘤还应与十二指肠外肿瘤如胰头肿瘤进行鉴别，前者多同时向十二指肠腔及浆膜外突出，而胰头部肿瘤虽对十二指肠有压迫，但不向肠腔突出，同时伴有主胰管扩张且呈进行性加重趋势。

三、十二指肠淋巴瘤

122　　　十二指肠淋巴瘤（duodenal lymphoma）临床非常少见，占小肠淋巴瘤的10%～15%，绝大多数为非霍奇金淋巴瘤，组织学以B细胞型淋巴瘤为主。其病史和临床表现缺乏特征性，易误诊为十二指肠癌

或慢性炎症而延误治疗。

【超声表现】

肿瘤沿肠壁长轴生长浸润，肠壁广泛增厚，病变部位与正常肠管壁境界较清晰，其厚度通常明显大于炎性肠病的病变肠壁厚度。病变肠壁呈较低回声改变，透声好，适当提高增益后，部分肿瘤内部可呈结节状低回声改变。病变处肠壁黏膜多数完整，但表现僵硬、平坦，蠕动减弱，有时可见局部溃疡凹陷形成（图5-84），但浆膜面一般清晰。病变部位肠腔一般无明显狭窄，少数病例肠壁增厚显著时可有肠腔狭窄，少数病例可见多中心性病灶（图5-85）。

【超声诊断与鉴别诊断】

根据超声典型的声像图特征如十二指肠壁增厚，沿肠壁长轴生长、广泛浸润、病变呈低-无回声改变及黏膜下结节状低回声、黏膜面僵硬、肠腔狭窄不明显等声像图特征，可提示本病可能。但本病往往声像图表现不典型，与十二指肠癌、十二指肠溃疡、十二指肠克罗恩病等声像图表现有重叠，鉴别困难。内镜下活检虽是术前诊断的金标准，但病变多位于肠黏膜下，即使多次钳取活检均无法获得病变组织。

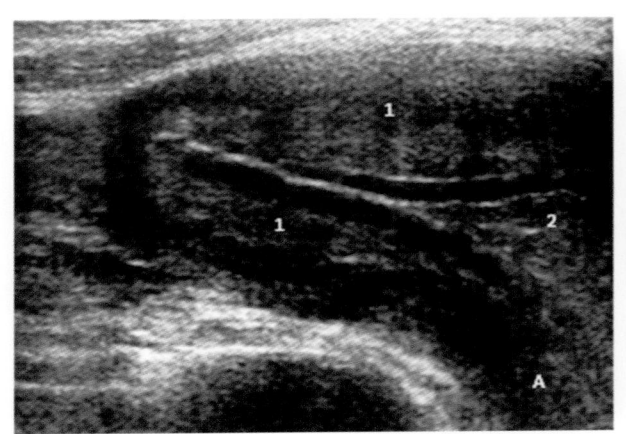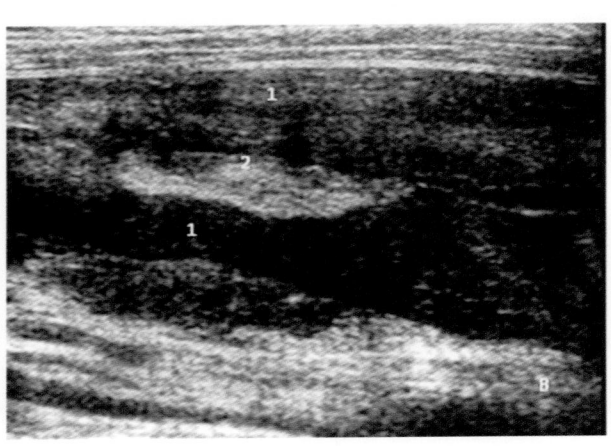

普通二维灰阶超声表现。A：肠壁黏膜下层明显增厚，呈较低回声，黏膜面完整。1. 十二指肠壁黏膜下层明显增厚 2. 十二指肠腔。B：十二指肠壁明显增厚，形成溃疡。1. 十二指肠壁黏膜下层低回声病变 2. 十二指肠壁溃疡回声

图5-84 十二指肠淋巴瘤

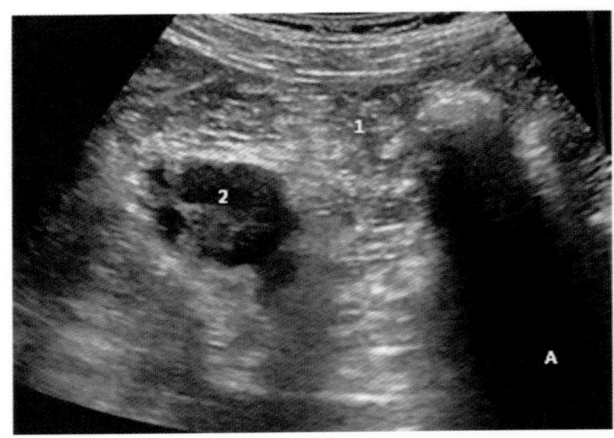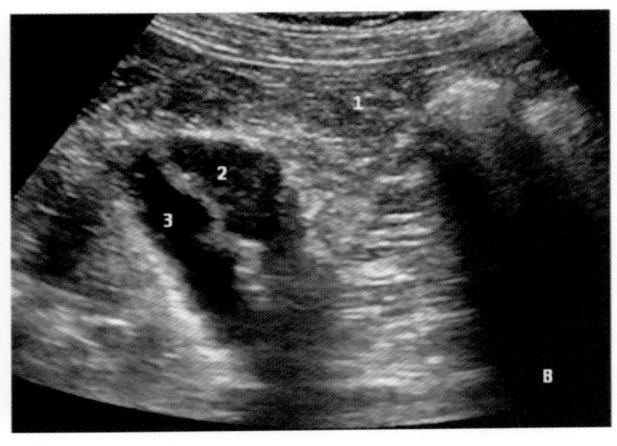

A：空腹超声发现右上腹实性低回声肿块，来源及与邻近组织关系不清晰。1. 胃腔 2. 肿块回声。B：饮水后超声显示肿块位于十二指肠降部小弯侧壁。1. 胃腔 2. 肿块 3. 十二指肠降部肠腔

图5-85 十二指肠降部淋巴瘤

四、十二指肠脂肪瘤

十二指肠脂肪瘤（duodenal lipoma）起源于十二指肠黏膜下层脂肪细胞。瘤体多位于黏膜下层，常突出于肠腔内，少数位于浆膜下。肿瘤呈息肉样生长，单发多见，大小不等，直径为0.3～0.4mm至数厘米不等，部分肿瘤基底较宽，无活动；部分肿瘤带蒂在肠腔内来回摆动。瘤体较大者易发生坏死。组织学显示肿瘤由分化成熟的脂肪细胞组成。

【超声表现】

由于空腹状态下十二指肠腔含有气体，超声难以清晰显示十二指肠脂肪瘤。饮水或口服"胃窗"超声造影可以显示肿瘤的位置及形态。十二指肠脂肪瘤通常呈圆形或类圆形致密高回声团块，突向肠腔，部分突向浆膜外，边界清晰，有时可见病灶有蒂与肠壁相连，并在肠腔内轻微活动，团块较大者容易堵塞肠腔，显示近端肠管扩张（图5-86）。

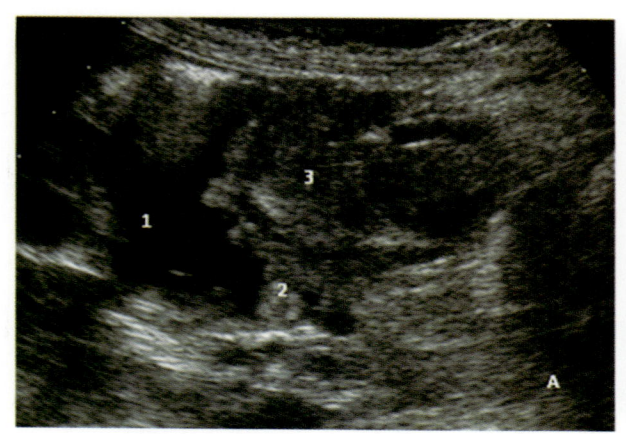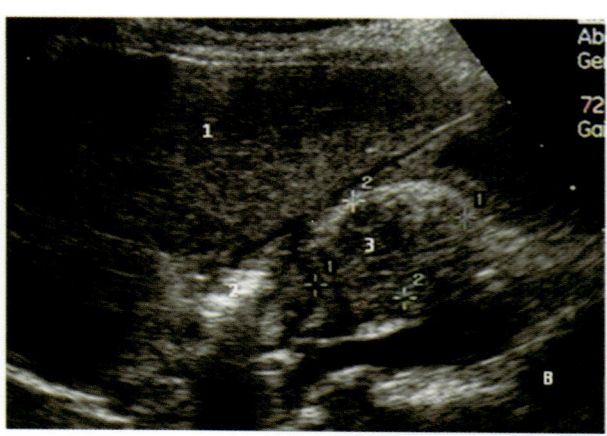

A：十二指肠降部实性较小肿块。1. 十二指肠降部肠腔　2. 肿块　3. 胰头。B：十二指肠降部实性较大肿块。1. 肝脏　2. 十二指肠降部肠腔　3. 肿块

图5-86　十二指肠脂肪瘤

【超声诊断与鉴别诊断】

根据十二指肠腔内局灶性类圆形、球形实性高回声肿块，边界清晰等特征性声像图表现，超声诊断不难。本病主要应与十二指肠息肉和胃肠道间质瘤相鉴别。十二指肠息肉和胃肠道间质瘤多表现类圆形实性低回声肿块，这是区别于脂肪瘤的主要声像图特征。

第十五节　肠系膜上动脉压迫综合征

肠系膜上动脉压迫综合征（SMA syndrome）是指由于肠系膜上动脉位置异常并压迫十二指肠水平部，引起近端十二指肠内食糜滞留，肠腔扩张的一种综合征。本病主要临床表现为十二指肠不完全性梗阻，进食后上腹部饱胀、疼痛，随后出现恶心呕吐，呕吐量较大，呕吐物含胆汁，梗阻严重时可伴有脱

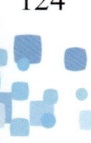

水和电解质失衡。反复发作的患者出现消瘦、贫血等营养不良表现，少数患者可有神经官能症表现。

【超声表现】

口服"胃窗声学造影剂"为500～600mL，取站立位、仰卧位扫查。造影剂可顺利通过幽门孔进入十二指肠球部。造影剂在十二指肠水平部的脊柱前方、肠系膜上动脉位置受阻，进入脊柱左侧部分较为困难，而近端肠腔呈持续充盈状态，肠腔扩张可达4.0cm。造影剂在十二指肠腔有较明显的逆蠕动，实时观察可见造影剂从十二指肠水平部开始通过幽门孔反流入胃窦。横切面扫查显示十二指肠水平部在脊柱两侧呈"哑铃"状改变。嘱患者胸膝卧位或俯卧位数分钟后再次观察，肠系膜上动脉后方的十二指肠水平部肠腔内可见造影剂充盈并进入脊柱左侧的十二指肠水平部，近端十二指肠梗阻征象减轻或消失（图5-87、图5-88）。

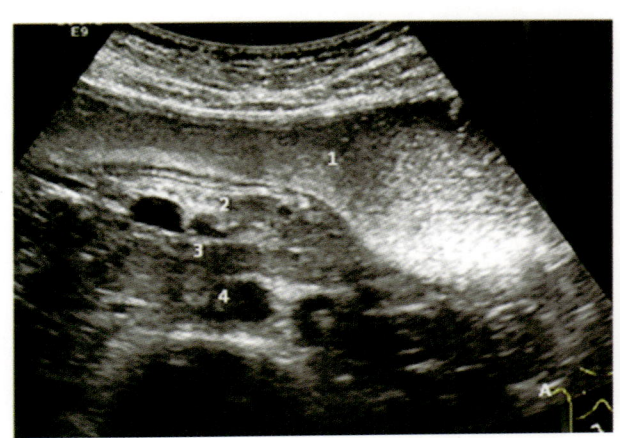
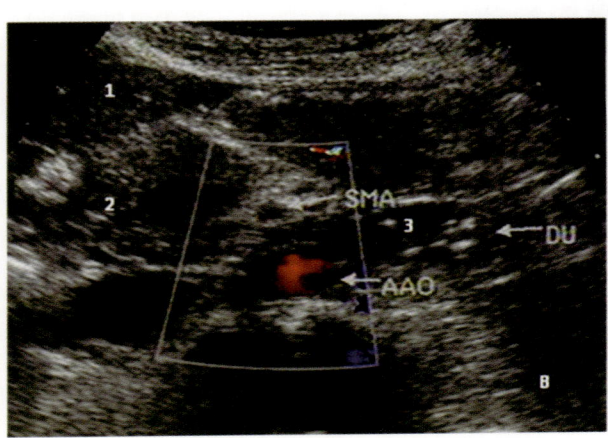

A：肠系膜上动脉与腹主动脉之间可见十二指肠水平部肠腔内造影剂通过。1.胃腔　2.肠系膜上动脉　3.十二指肠水平部　4.腹主动脉。B：彩色超声显示腹主动脉（↑AAO）与肠系膜上动脉（↑SMA），确定两者间的十二指肠水平部。1.肝脏　2.十二指肠降部　3.十二指肠水平部（脊柱左侧部分）

图5-87　十二指肠水平部正常超声表现

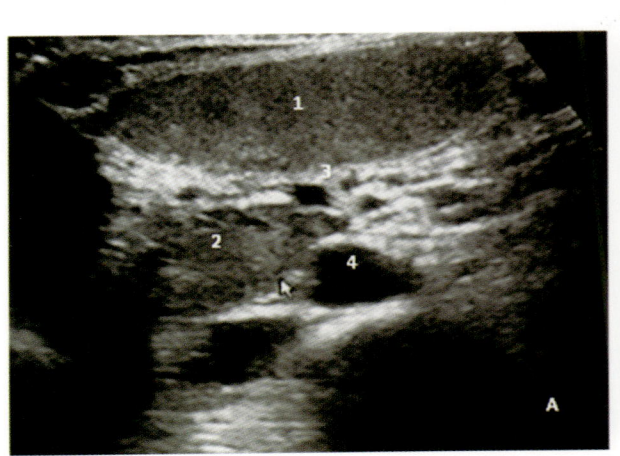
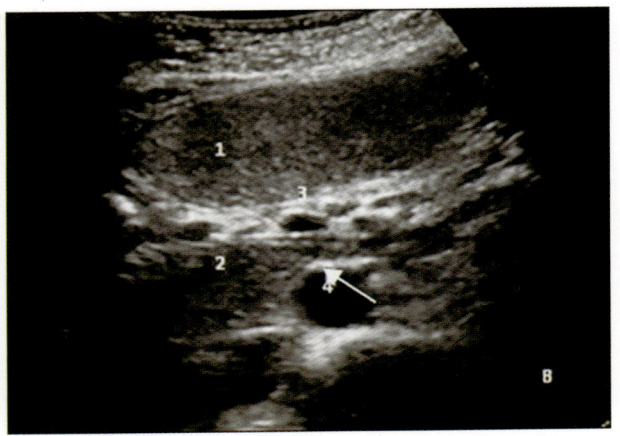

患者口服"胃窗"超声造影表现。A：肠系膜上动脉与腹主动脉之间的十二指肠水平部受压变窄，肠内造影剂通过受阻。1.胃腔　2.十二指肠水平部（脊柱右侧部分）3.肠系膜上动脉　4.腹主动脉。B：同一患者经俯卧5min后梗阻缓解，造影剂通过肠系膜上动脉与腹主动脉之间的狭窄部分（↑），进入脊柱左前方的肠腔。1.胃腔　2.十二指肠水平部（脊柱右侧部分）　3.肠系膜上动脉　4.腹主动脉

图5-88　肠系膜上动脉压迫综合征

【超声诊断与鉴别诊断】

　　根据超声发现十二指肠水平部脊柱右侧部分肠腔排空受阻、改变体位后梗阻缓解或消失，排除其他器质性病变及肠外肿块对十二指肠压迫的情况下，结合患者临床表现，可诊断为肠系膜上动脉压迫综合征（图5-89）。本病主要与十二指肠肿瘤、十二指肠邻近脏器肿瘤产生的十二指肠水平部梗阻相鉴别，超声显示局部肿块并导致十二指肠腔狭窄或阻塞，并呈进行性加重提示后两种疾病。

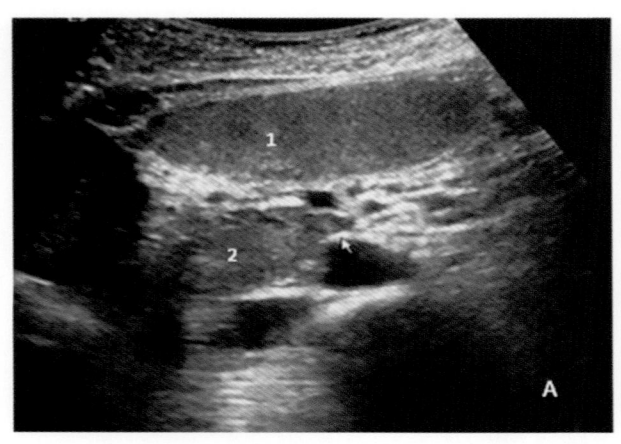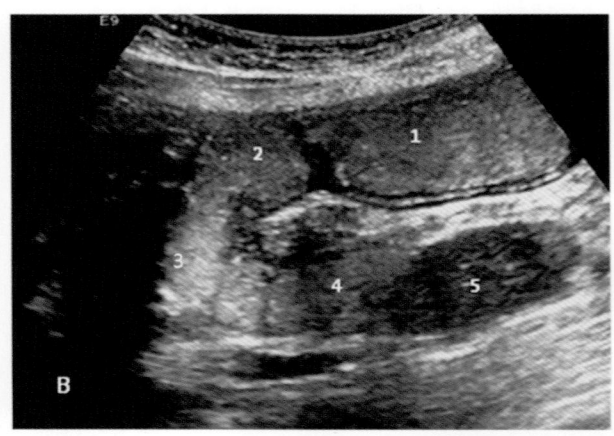

　　患者口服"胃窗"超声造影表现。A：患者口服"胃窗"超声造影显示肠系膜上动脉与腹主动脉之间的十二指肠水平部管腔狭窄（↑）。1. 胃窦　2. 十二指肠水平部。B：图A患者不同切面显示十二指肠壁及肠腔无异常。1. 胃窦部　2. 十二指肠球部　3. 十二指肠降部　4. 十二指肠水平部　5.右肾

图5-89　肠系膜上动脉压迫综合征

（郭心璋　周柱玉　顾世明　谢亚羽　沈　理　曹君妍　任　杰）

第六章
小 肠 疾 病

　　小肠是消化道最长的器官，小肠疾病主要包括感染性疾病、肿瘤、克罗恩（Crohn）病、憩室、梗阻和血管性病变等，可导致不明原因的小肠源性消化道出血。临床上，由于小肠疾病常起病隐匿、症状缺乏特异性、病变部位深等，使得诊断十分困难。传统的各种检查手段因敏感性和准确性较低，很难对其作出明确诊断。近年来胶囊内镜和双气囊小肠镜的临床应用，使小肠疾病的诊断与治疗水平得到了明显提高。

　　超声判断小肠疾病，主要是经腹部检查发现，由于空腔器官气体的干扰和影响，仅仅适合显示小肠较大的占位和梗阻性病变。部分患者通过口服"胃窗"超声检查，可以提高小肠的超声显示清晰度，从而帮助超声早期发现小肠病变（图6-1至图6-3）。但因受检查时间和患者个体差异影响，目前很难推广普及。

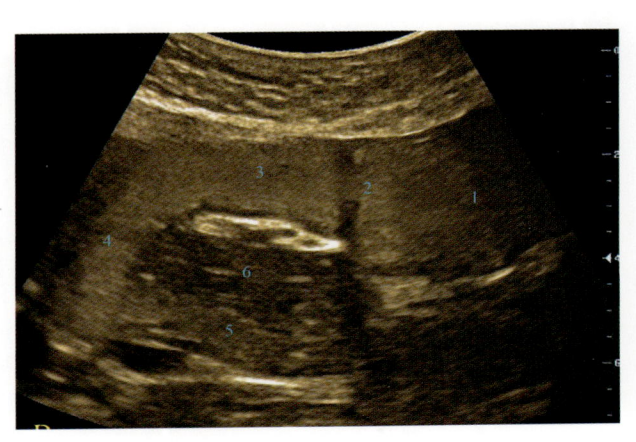

1. 胃窦　2. 幽门　3. 十二指肠球部　4. 十二指肠降部　5. 十二指肠水平部　6. 胰腺头部

图6-1　正常十二指肠口服"胃窗"超声造影表现

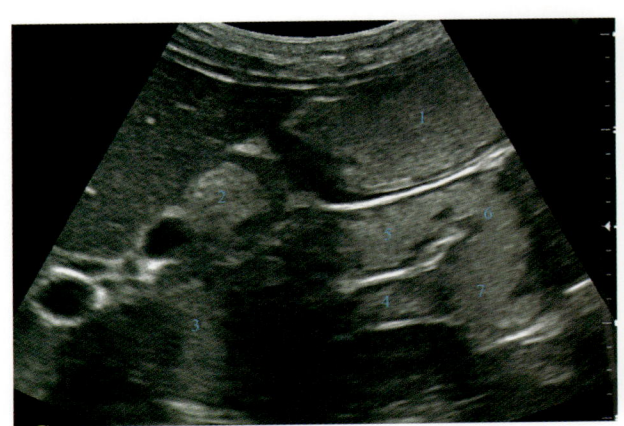

1. 胃窦　2. 十二指肠球部　3. 十二指肠降部　4. 十二指肠水平部　5. 十二指肠升部　6. 十二指肠空肠曲　7. 空肠

图6-2　正常十二指肠口服"胃窗"超声造影表现

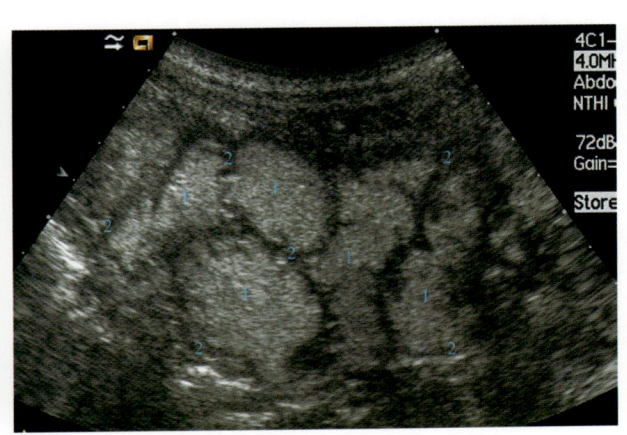

1. 小肠腔　2. 小肠壁

图6-3　正常小肠口服"胃窗"超声造影表现

127

第一节 解 剖 概 要

小肠是消化管中最长的一段，成人全长为5～7m，上端从幽门起始，下端在右髂窝与盲肠相接，可分为十二指肠、空肠和回肠三部分，是食物消化、吸收的主要部位。小肠呈多层卷曲状，由腹皱襞即肠系膜将小肠悬吊于后腹壁，四周则由大肠围绕。

一、十二指肠

十二指肠是小肠中长度最短、管腔最大、位置最深且最固定的一部分，上端起自幽门下端，在第2腰椎体左侧续于空肠，长为25～30cm，呈马蹄铁形包绕胰头，分为上部、降部、水平部和升部。

上部起始段称十二指肠球部，长约2.5cm，其肠壁薄，管径大，黏膜光滑平坦，无环形皱襞，十二指肠溃疡和穿孔好发于此。

降部长为7～8cm，垂直下行至第1～3腰锥体和胰头的右侧，继而向左侧移行为水平部。该段的起始部是球后溃疡的好发部位。降部以下肠壁见环形皱襞，形态与空肠皱襞相似，它是黏膜和黏膜下层共同向肠腔突出所形成的。十二指肠中部内侧壁可见纵形皱襞，其下端即为十二指肠大乳头，为主胰管和胆总管开口。

水平部长约10cm，于第3腰椎左前方移行为升部，其前方有肠系膜上动静脉，背面有胆总管、下腔静脉及腹主动脉等重要器官。

升部较短而游离，长为2～5cm，沿腹主动脉的左侧上行，然后下降移行为空肠，且借Treitz韧带固定于右膈脚上。

二、空肠及回肠

空肠约占空回肠全长的2/5，主要位于左中上腹，回肠占远侧3/5，主要位于右腹及盆腔，空肠和回肠之间并无明显界限，在形态和结构上的变化是逐渐改变的。空肠管径较粗，管壁较厚，血管较多，回肠管径较细，管壁较薄，血管较少。空肠及回肠管壁具有消化管典型的4层结构，即：黏膜层、黏膜下层、肌层、浆膜层。空肠及回肠见环形皱襞，在十二指肠远侧部及空肠近侧部最发达，以下逐渐减少且变小，近回肠的中部则消失。黏膜表面可见许多细小的突起，称小肠绒毛，由上皮和固有层共同向肠腔突出而形成。

三、肠系膜及小肠血供

肠系膜的深度20～25cm，长15cm，内含小肠的血管，肠系膜上动脉、淋巴管和神经。

十二指肠血供由胰十二指肠上、下动脉所供应，它们分别起自胃十二指肠动脉及肠系膜上动脉，二者并在十二指肠与胰头之间的沟吻合成动脉弓，分支至十二指肠和胰头。空肠及回肠血供由空肠动脉和回肠动脉所供应，它们均起自肠系膜上动脉，走行于小肠系膜内，反复分支并吻合形成多级动脉

弓，由最后一支动脉弓发出直行小支进入肠壁，分布于空肠和回肠。静脉与动脉平行，回流入肠系膜上静脉。

<h1 style="text-align:center">第二节　小肠正常声像图</h1>

一、小肠的基本声像图

空腹状态下，小肠因肠道气体的干扰，表现为气体强回声团，后方伴多重反射，肠管及后方结构分辨不清。进行充分肠道准备，并且饮用大量的水或服用胃肠声学造影剂后，肠腔气体减少，肠腔在液体无回声或胃肠声学造影剂的衬托下，肠壁的回声层次清晰显示，表现为三条强回声线之间夹着两条低回声带，厚度一般＜4mm，由腔内向外依次为：第一层，液体与肠黏膜表面之间的反射界面；第二层，低回声的黏膜层；第三层，高回声的黏膜下层；第四层，低回声的肌层；第五层，高回声的浆膜及浆膜下脂肪。第一、二层随黏膜的形态而有所起伏。肠壁厚度与肠腔扩张状态相关。在充盈状态下，肠壁厚度一般＜4mm，在非扩张状态下，肠壁厚度可达9mm。但是由于肠腔充盈状态肠壁变薄、仪器分辨率、探头与肠壁之间的距离等因素影响，肠壁5层结构可能观察不佳，甚至仅呈低回声。

二、十二指肠声像图

充盈对比剂的十二指肠球部类似三角形，位于胰头的右上方，超声可以显示肠壁5层结构，内壁光滑，无皱襞。而十二指肠降部以下为管状无回声，可显示绒毛状的黏膜皱襞，肠壁层次可见（图6-4、图6-5）。充盈后肠腔内径为3～4cm。球部运动呈整体性收缩，而降部及升部蠕动多呈波浪状向前推进。

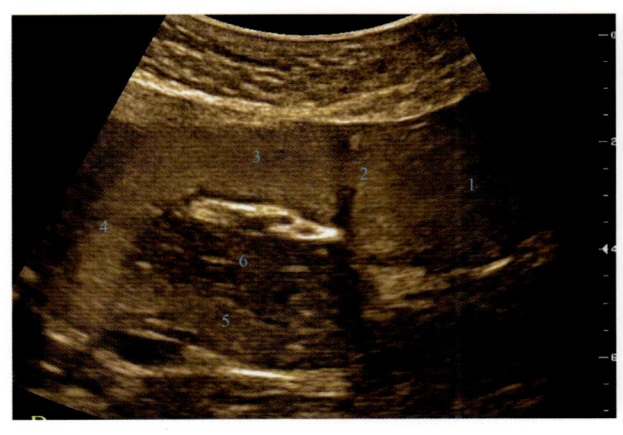

十二指肠球部内壁光滑，无皱襞，而降部、水平部包绕胰头，为管状无回声，肠腔内见突起黏膜皱襞。1. 胃窦 2. 幽门 3. 十二指肠球部 4. 十二指肠降部 5. 十二指肠水平部 6. 胰头

图6-4　正常十二指肠口服"胃窗"超声造影表现

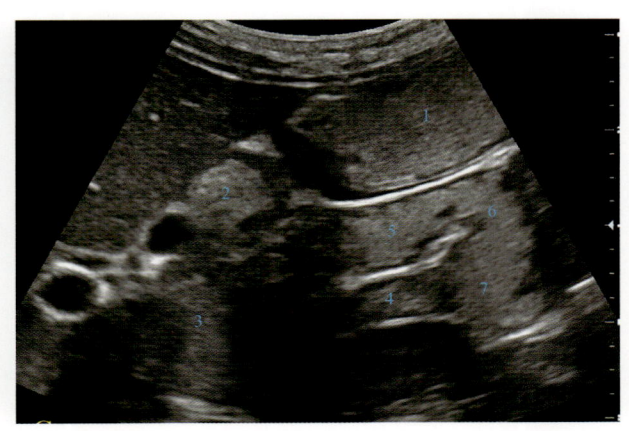

十二指肠球部内壁光滑，无皱襞。而降部至空肠上段管壁均匀，肠腔内见突起黏膜皱襞。1. 胃窦 2. 十二指肠球部 3. 十二指肠降部 4. 十二指肠水平部 5. 十二指肠升部 6. 十二指肠空肠曲 7. 空肠

图6-5　正常十二指肠及空肠上段口服"胃窗"超声造影表现

三、空肠及回肠声像图

充盈对比剂的空肠及回肠可清晰显示肠壁典型的5层声像结构。空肠近段黏膜皱襞呈环状、半环状密集分布，声像上表现为"梳齿"样或"鱼刺"样排列。空肠中段以下环形皱襞变矮且稀疏，至回肠环形皱襞短而稀疏，间距较空肠明显增大。充盈的肠腔内径<3cm。空肠及回肠的蠕动是推进性运动，空肠蠕动迅速有力，回肠慢而弱，有时可见小肠的分节运动。

四、肠系膜及小肠血供声像图

小肠基底显示肠系膜呈中高带状回声，由于系膜随肠管走行而折叠。CDFI显示肠系膜上动脉的左侧分支在脾切迹的深部进入肠系膜根部分出空肠、回肠的血管，分支沿系膜走行方向弓形分布，最后垂直进入肠壁浆膜下，穿过肌层和黏膜下层。而肠壁黏膜下层的静脉，粗细不均，呈串珠状、丛状，回流如肠系膜上静脉。

第三节　小肠超声检查的观察内容和诊断原则

肠道检查时，按扫查顺序对肠道管壁厚度、层次、黏膜皱襞、肠腔大小和功能改变进行重点观察。由于不同部位的病种分类分布差异较大，所以超声发现肠道病变时应先对病变所在肠道的部位进行鉴别，然后对病变进行以下观察：病变的部位、分布、数目、形态、大小、边缘、血供，病变区与正常区的分界和邻近器官的关系。根据声像图特点结合部位疾病病理类型分布情况对感染性疾病、肿瘤、克罗恩病、憩室、梗阻和血管性病变进行鉴别诊断。

第四节　肠　套　叠

肠套叠(intussusception)为一段小肠肠管套入与其相连的小肠管腔内称为小肠套叠，是小儿急腹症之一。肠套叠可分原发性与继发性两类，小儿肠套叠多为原发性，90%～95%由肠蠕动紊乱、肠系膜过长或感染等所引起。继发性肠套叠少见，可继发于肠息肉、肠肿瘤、Meckel憩室内翻等器质性病变。临床典型症状为突发阵发性剧烈腹痛、果酱样血便、腹块、呕吐、腹胀、发热等肠梗阻表现。查体时腹部可扪及压痛性活动性包块。

【超声表现】

1. 直接征象　肠套叠部位横断面扫查，表现为多层"同心圆征"（Donut Sign）或"靶环征"；纵断面扫查，呈多层高、低回声相间的平行带状结构，由鞘部与套入部肠壁的浆膜层及黏膜层反折重叠所致，表现为"双套管征"（图6-6A、图6-6B）。其中，水肿增厚的肠壁及肠腔内液体显示低回

声，黏膜、浆膜及肠腔内气体显示高回声，同心圆外层低回声代表鞘部肠壁、套入部反折壁及其肠内液体回声；中心高回声或高低相间的混合回声代表受压的套入部肠袢、肠系膜以及肠系膜淋巴结回声。如由肿瘤引起的肠套叠，其远端可见肿瘤回声。

2. 间接征象　肠套叠部位以上的肠管排空受阻时，可发生肠梗阻。表现为套叠部近端肠管扩张积液，肠蠕动亢进或减弱。

3. 彩色多普勒　肠套叠早期，彩色多普勒超声可显示套叠部肠壁血流信号增多(图6-6C)，如局部肠壁无血流显示，提示有肠壁缺血坏死可能。

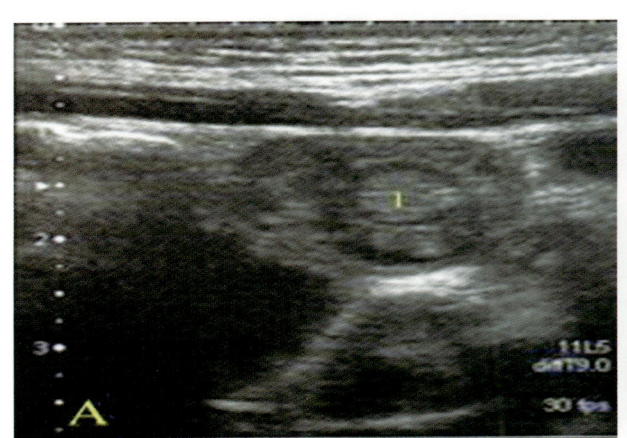
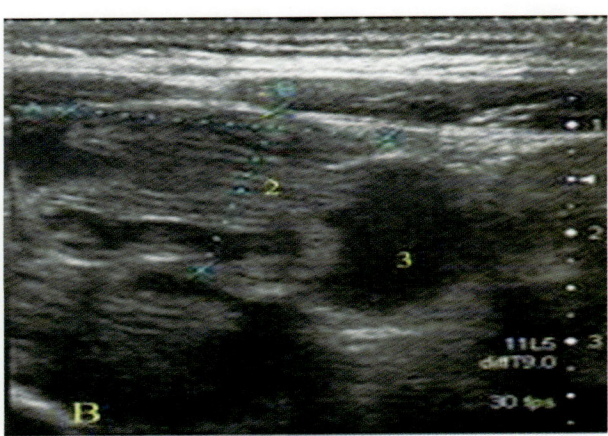
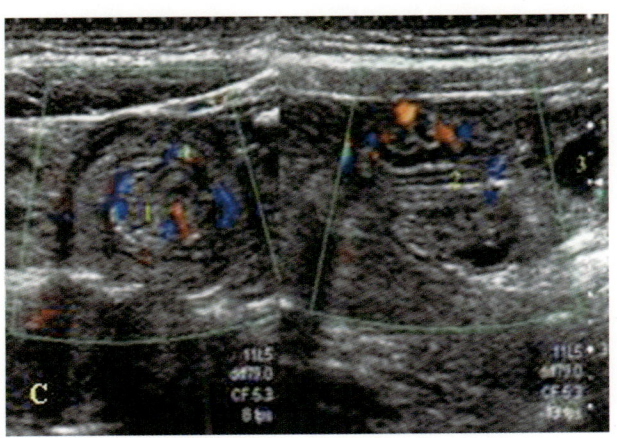

男，出生8个月，哭闹3h。A：横断面显示肠套叠部位呈高低相间的"同心圆征"（1）；B：纵断面显示肠套叠部位呈"双套管征"（2），套叠部近端肠管扩张积液（3）；C：CDFI显示小肠套叠部位肠壁血流明显增多

图6-6　肠套叠

【超声诊断与鉴别诊断】

1. 胃肠道肿瘤也可出现"靶环征"，但形态多不规则，肠壁厚薄不一，结构层次不清，中心见较强的活动性气体强回声（图6-7），改变体位后变化明显。肠套叠中心强回声较固定，范围较大，且外缘轮廓光滑完整。

2. 排空的胃窦也可呈"靶环征"或"同心圆征"，但同心圆为单层肠壁，而无多层高低相间回声，其形态不固定，随胃蠕动变化，纵断面无"双套管征"改变（图6-8）。

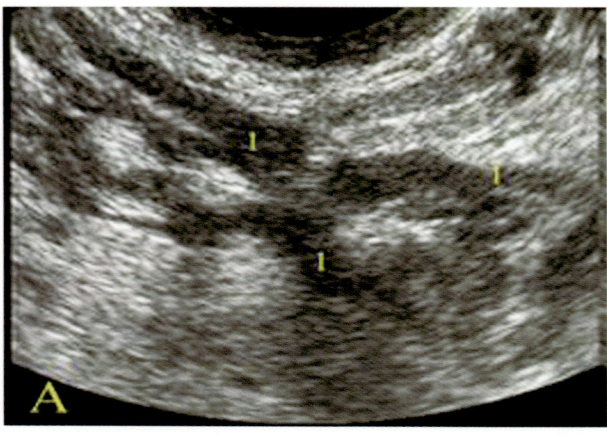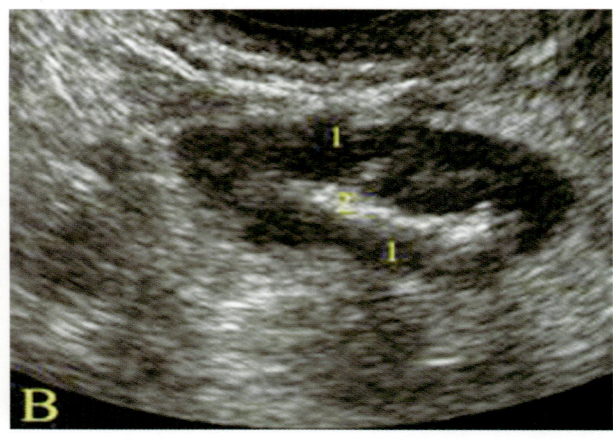

A：纵断面显示肠壁(1)节段性增厚，厚薄不一，层次结构消失；B：横断面表现为病灶呈"靶环征"，靶心偏移(2)

图 6-7　肠道肿瘤

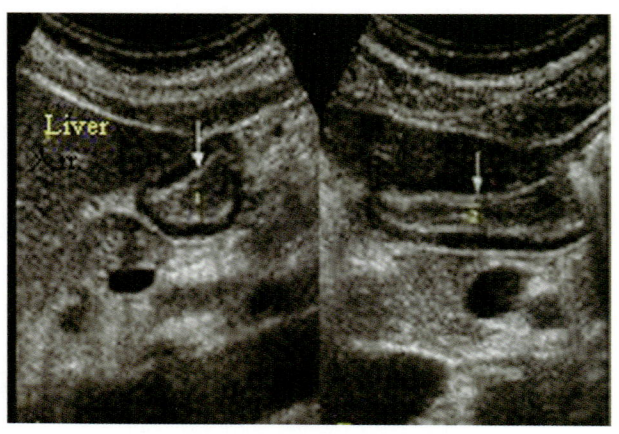

横断面显示胃窦呈同心圆改变（1），为单层肠壁结构，
且纵断面未见"双套管征"（2）

图 6-8　正常胃窦超声表现

3. 急性阑尾炎伴盲肠炎及回肠炎时，由于阑尾根部和回肠入口明显肿胀内陷凸向盲肠腔内，若纵断面扫查表现酷似短小肠套叠的双套管征，横断面扫查若刚好位于回肠和阑尾双入口水平，则酷似同心圆，易误诊为肠套叠。探头多方位扫查追踪显示阑尾和回肠入口有助于鉴别；其次肠套叠肠壁强弱回声相间，而前者肠壁高回声明显（图6-9）。

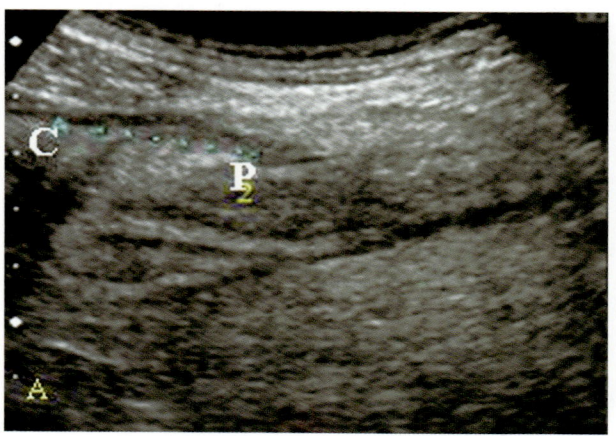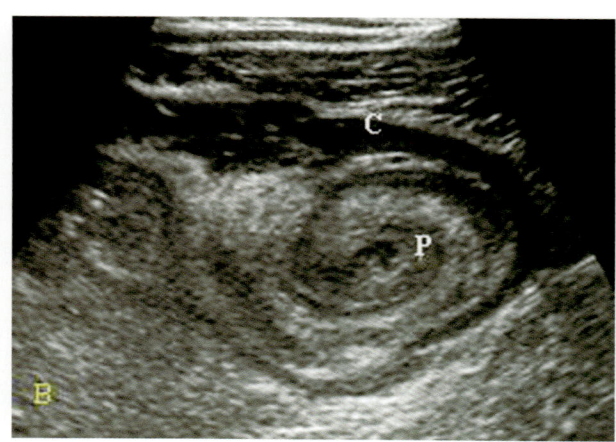

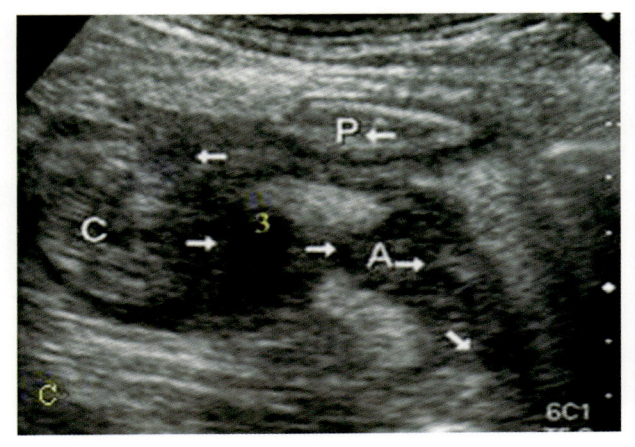

A：纵断面显示回肠（P）肿胀内陷凸向盲肠腔内（C），呈短小"套管征"；B：横断面呈多环"同心圆征"；
C：转动探头显示回肠（P）、阑尾（A）与盲肠入口（↑）

图6-9　急性阑尾炎伴盲肠炎及回肠炎

第五节　肠　扭　转

肠扭转（volvulus of the small intestine）是各类肠梗阻中较严重的一种，病死率可高达15%～20%。小肠扭转是指小肠袢沿其肠系膜纵轴顺时针或逆时针方向扭转超过180°，使扭转肠袢的两端及肠系膜血管均受压，肠管发生完全或部分闭塞和血运障碍，从而形成闭袢性绞窄性肠梗阻，容易发生肠穿孔和腹膜炎。小肠扭转临床表现为急性机械性肠梗阻症状：突然发作剧烈腹部绞痛，多在脐周围，常为持续性疼痛阵发性加重；呕吐频繁，早期腹胀不明显，压痛较轻，无明显腹肌紧张和反跳痛；随着病程进展腹胀、腹部压痛逐渐加剧，肌紧张和强迫体位，可发生休克。

【超声表现】

1. 直接征象　肠扭转部位在超声上可显示为旋转型的肠袢回声团块，边界欠清，回声强弱相间，与邻近肠壁回声不连续有突然中断现象，CDFI显示局部肠壁血流信号呈螺旋状分布（图6-10A至图6-10C）。

2. 间接征象　肠扭转近端肠管扩张积液（图6-10D），肠袢间可显示少量液性暗区，周围肠系膜血管走行异常，分布不规则。

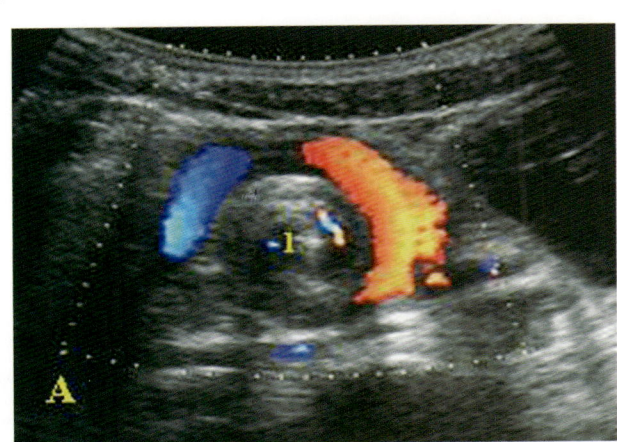

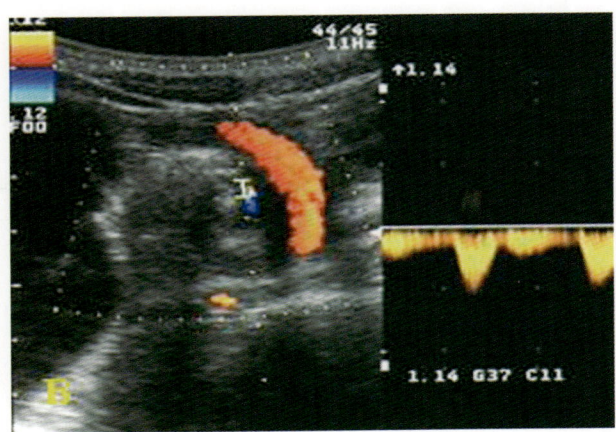

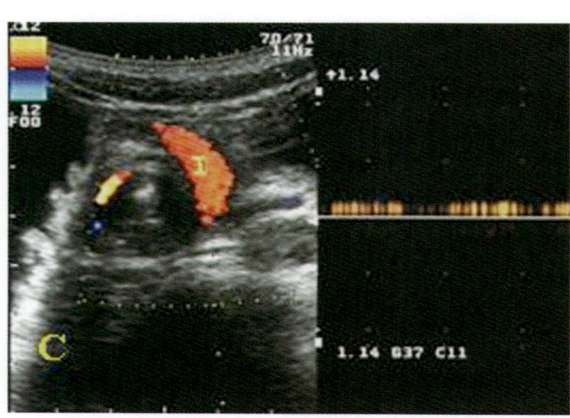
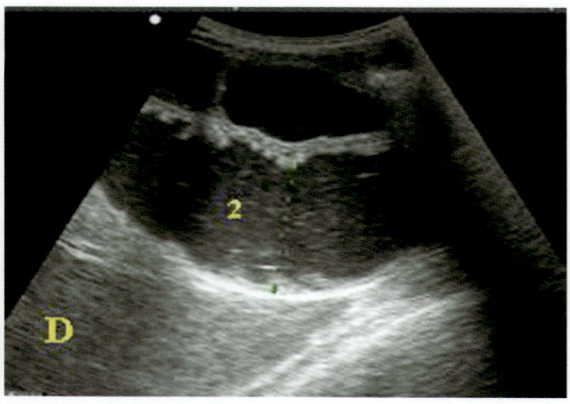

A：超声显示上腹部肠管呈"旋涡状"团块（1），内部回声不均，并探及螺旋状血流信号；B、C：内部血流测及动脉及静脉血流频谱，动脉扫查显示为肠系膜上动静脉旋转而至团块内；D：扭转肠管的近端（2）扩张积液

图6-10 肠扭转超声表现

第六节 肠 梗 阻

　　肠梗阻（small bowel obstruction）是外科常见的急腹症。主要表现为腹痛、呕吐、腹胀及便秘。肠梗阻临床后果严重，通常分为机械性肠梗阻、动力性肠梗阻及血运性肠梗阻。肠梗阻按肠壁有无血运障碍分为单纯性和绞窄性肠梗阻。此外，根据梗阻程度不同又可分为完性和不完全性肠梗阻。

　　肠梗阻原因以晚期癌肿最常见，占半数以上，肠壁被肿瘤浸润导致肠腔狭窄、引起肠道梗阻。其次为肠蠕动紊乱、常规环肌持续痉挛所致肠套叠。另外，息肉、间质瘤、梅克尔憩室、术后粘连、肠外肿瘤、粪石等原因亦可引起肠套叠。急性肠梗阻造成近端肠蠕动明显增强，肠管扩张积液，肠壁变薄，黏膜溃疡、坏死，腹压上升，膈肌抬高，下腔静脉回流障碍。

【超声表现】

　　1. 肠管扩张　小肠内径＞3cm，腔内见大量气体强回声、大量液体淤滞，小肠皱襞呈鱼刺样或梳齿样回声，扩张肠壁变薄，结构层次存在（图6-11）。其远端可见肠壁肿瘤（图6-12、图6-13）、套叠肠管、狭窄肠腔（图6-14）等病灶回声。

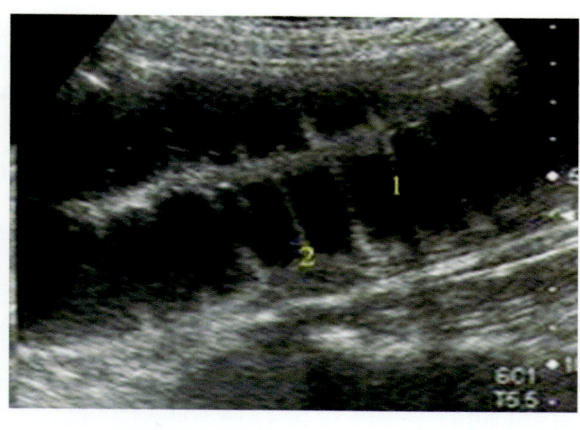
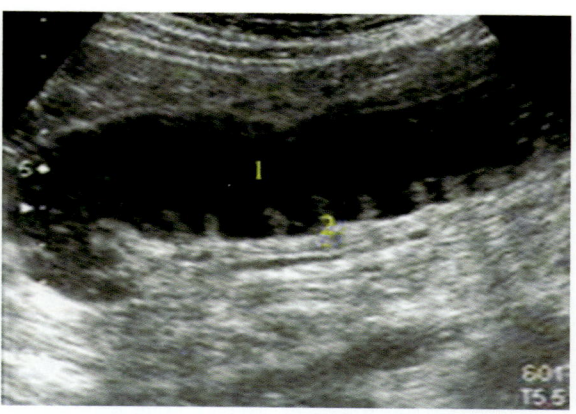

男，43岁，化脓性阑尾炎术后3年，突发脐周疼痛2h。A、B：上腹部空肠(1)扩张积液，肠皱襞(2)呈梳齿样肠壁

图6-11 肠梗阻

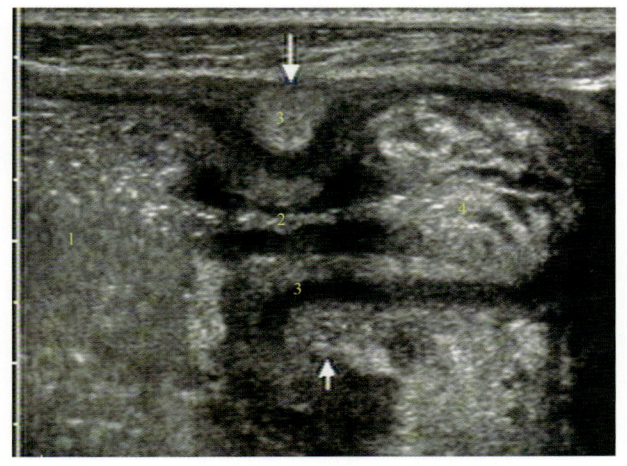

二维灰阶超声显示小肠肠壁（3）局限性增厚达2.0cm，全层结构不清，呈挛缩状改变，肠腔（2）狭窄，梗阻近端肠腔（1）较梗阻远端肠腔（4）明显扩张积液

图6-12　小肠缩窄型腺癌

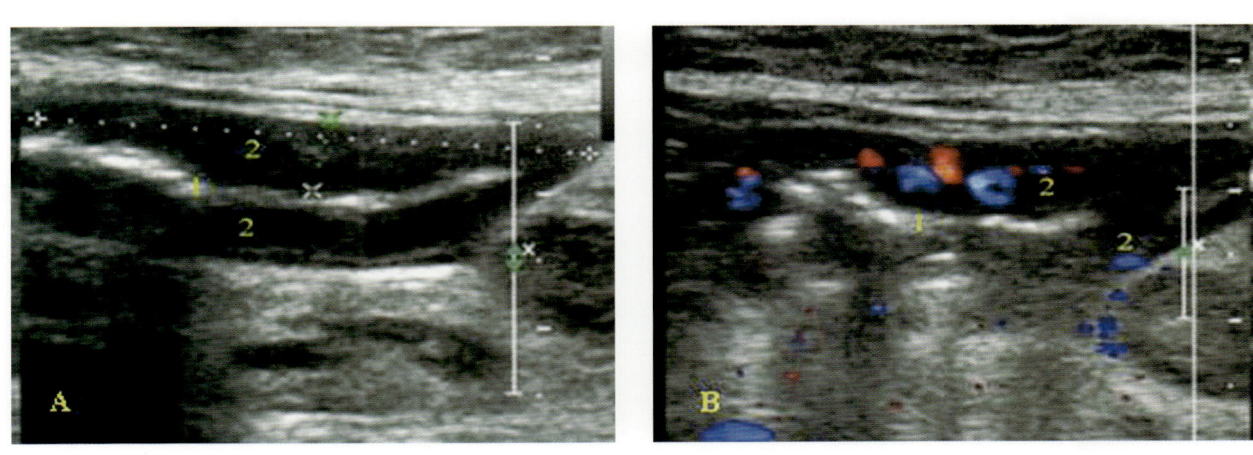

A：局部小肠肠腔（1）明显狭窄，肠壁（2）节段性增厚，内部回声减弱；B：CDFI显示肠壁（2）血流丰富

图6-13　小肠浸润性腺癌

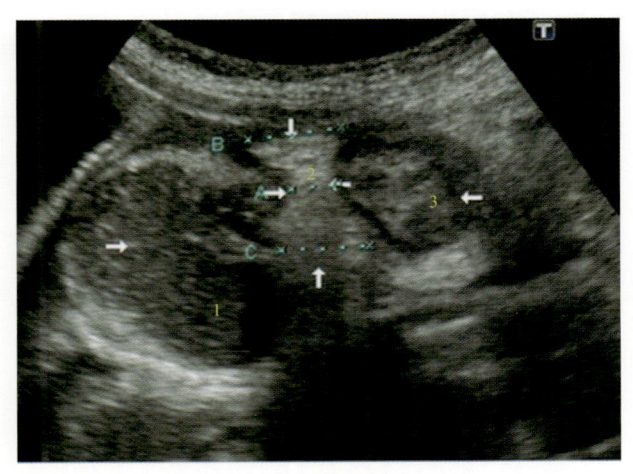

男，38岁，外伤性肠破裂术后2年。二维灰阶超声显示小肠外缘见2.6cm×1.2cm条索状高回声粘连索带（2），局部小肠受压，管腔变窄，受压处近端肠腔（1）较远端肠腔（3）扩张积液，肠壁无增厚

图6-14　粘连性肠梗阻

135

2. 肠蠕动异常　机械性梗阻可见肠蠕动亢进、频繁、幅度大，或见双向肠蠕动；麻痹性梗阻可见小肠管普遍扩张，积液积气，蠕动明显减弱或消失。

3. 彩色多普勒超声　绞窄性梗阻伴有严重肠壁缺血时肠壁血流信号明显减少或消失，肠壁全层水肿增厚，早期肠壁结构层次清楚，后期肠壁结构层次模糊，肠壁发生坏死时，肠腔积液，黏膜坏死脱落，肠壁反而变薄，可继发小肠穿孔，腹腔出现游离液体回声。

【超声诊断与鉴别诊断】

1. 绞窄性肠梗阻肠壁增厚应与肠道炎性增厚鉴别　两者肠壁均为全层增厚，前者肠壁结构在疾病早期显示欠清，后期结构模糊，肠壁血流减少或无血流显示，质地较软，肠腔可轻度扩张积液；而后者如克罗恩病的肠壁炎性水肿增厚，肠腔扩张受限，管腔狭窄，肠壁血流丰富（图6-15、图6-16）。

2. 绞窄性肠梗阻肠壁增厚与全身性原因所致的肠壁水肿增厚疾病鉴别　后者也为全层水肿增厚，皱襞清晰，肠腔无扩张积液，血流正常（图6-17）。

3. 肠粘连、肠扭转等不易显示其特征，偶尔能显示扩张段肠管突然截断现象。在超声扫查未能发现肠梗阻病因时，建议常规观察肠系膜上动脉的血流情况，以排除和避免血运性肠梗阻发生的严重后果。

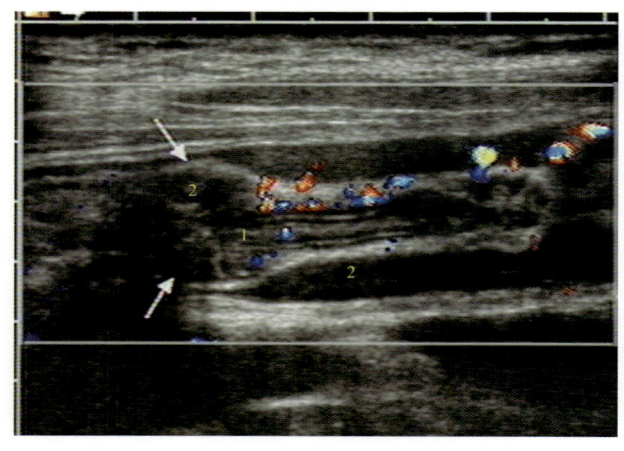

超声显示肠壁（2）均匀性明显增厚，层次清晰，皱襞消失，肠腔（1）细狭，蠕动减弱，肠壁血流增多

图6-15　回肠克罗恩病

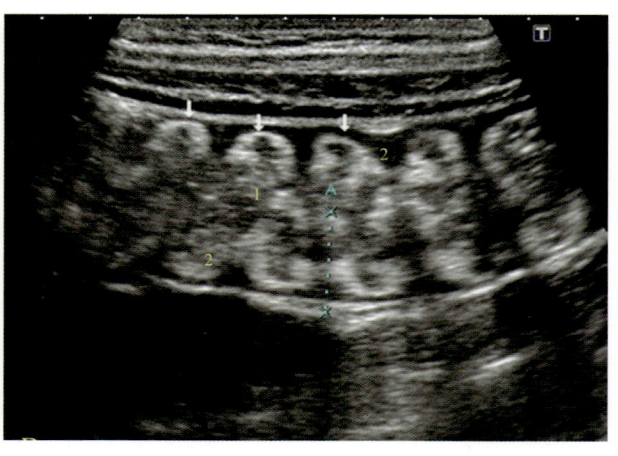

二维灰阶超声显示小肠管壁（2）节段性增厚，皱襞肥大回声增强，呈"鹅卵石"征，肠腔（1）变窄

图6-16　空肠克罗恩病

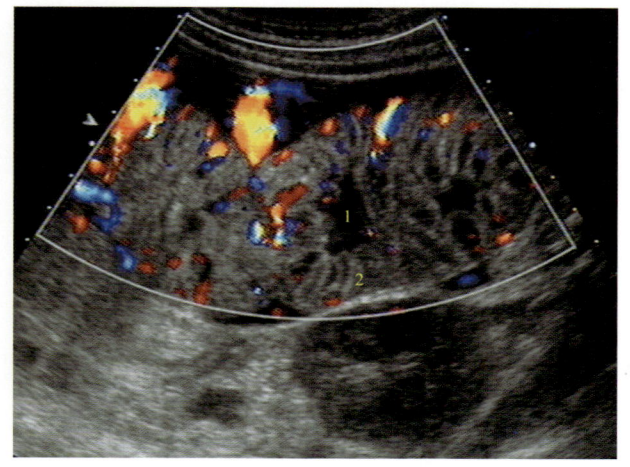

超声显示肠壁（2）广泛增厚，层次结构和皱襞清晰，肠腔（1）正常，肠壁血流增多

图6-17　慢性肾炎低蛋白血症

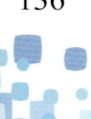

第七节　原发性小肠肿瘤

原发性小肠肿瘤(primary small bowel tumor)少见，约占消化道肿瘤的2%左右，病变以恶性居多，约为3/4，由于缺乏特异性表现，临床诊断较困难，容易延误治疗。患者早期症状隐匿，随着肿瘤增大可出现呕吐、腹痛、腹泻、腹部肿块及慢性贫血等症状。小肠良性肿瘤较常见的有间质瘤、腺瘤，其次是脂肪瘤、纤维瘤及血管瘤等，一般腺瘤常见于十二指肠，其他肿瘤则多发生于空肠及回肠。小肠恶性肿瘤以恶性淋巴瘤、腺癌、平滑肌肉瘤、类癌等较多见。小肠癌多为腺癌，约50%以上发生在十二指肠，且多发生于乳头水平，空肠和回肠发生较少，其他恶性肿瘤多发生在空肠或回肠。

【超声表现】

（一）小肠良性肿瘤

可单发，也可多发。

1. 腺瘤　超声显示肠腔内有息肉样肿块突入肠腔，大小不一，形态较规则，少数呈分叶状，境界清楚，基底较窄有蒂，瘤体呈低回声，回声较均匀，局部肠腔变形，肠腔气体强回声位于一侧，横断面显示靶环征，靶心偏移，邻近肠壁无明显增厚，肿块内通常引出1～2级血流信号，分辨力较好的彩超可见基底部有粗大动脉向瘤体内呈树枝状穿入，频谱以高阻力动脉血流频谱多见（图6-18、图6-19）。

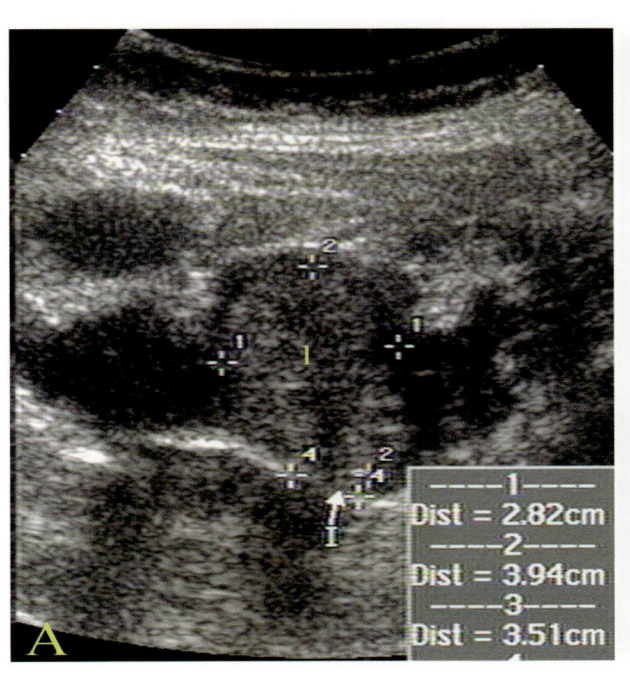 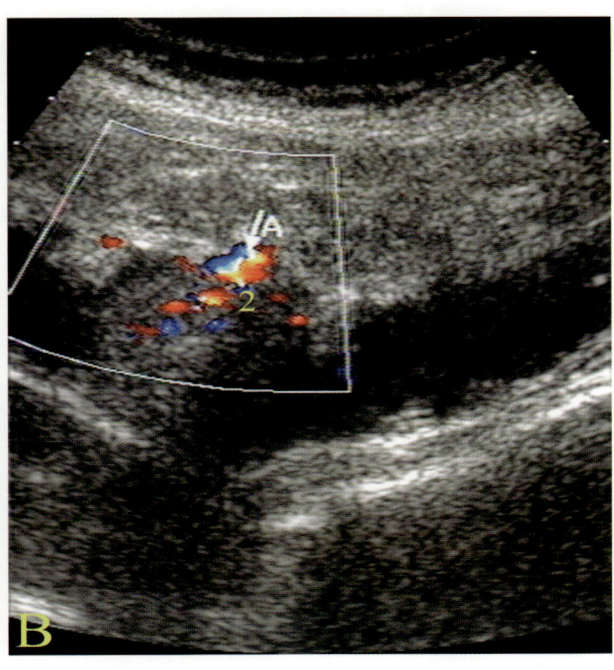

女性，54岁，腹部隐痛和腹胀2个月。A：二维灰阶超声显示分叶状低回声团块（1）向十二指肠腔内隆起，边缘光整，回声均匀，基底部结构清楚；B：CDFI见肿块基底部粗大血管(↓)

图6-18　十二指肠腺瘤

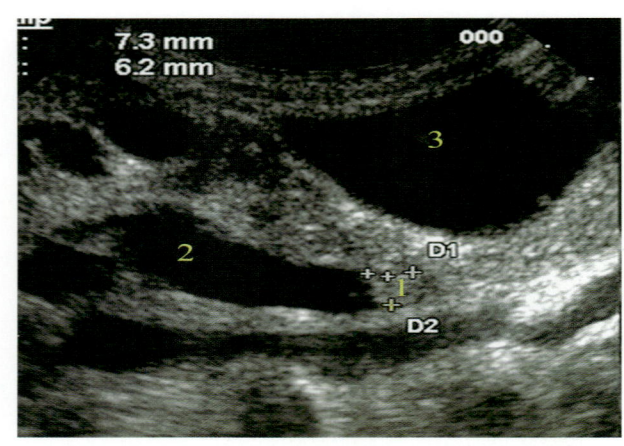

男性，34岁，皮肤黄染、食欲差1个月。在充盈无回声液体的胃腔（3）作为透声窗，二维灰阶超声清晰显示十二指肠乳头部低回声肿块（1），边界清，形态规则，回声均匀，其致胆总管（2）明显扩张。

图6-19　十二指肠腺瘤

2. 间质瘤　超声显示肿块体积多较大，直径多在5cm以上，呈圆形或不规则形，肿块向内突出或向内外隆起，瘤体较大时则明显向外突出，肿块包膜完整，境界清楚，内部回声均匀或不均，基底部较宽大，肿块内流信号1～2级，邻近肠壁无明显异常改变（图6-20、图6-21）。

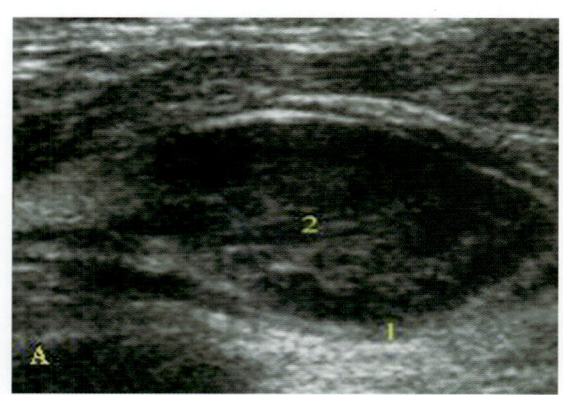
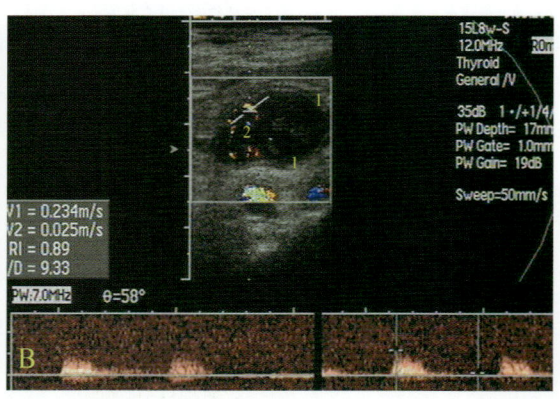

A：二维灰阶超声显示低回声肿块（2）突入小肠腔内，边界清，基底位于肌层，肠壁结构清晰，肿块表面可见黏膜回声包绕（1），内部回声不均；B：CDFI显示肿块基底部有血流沿周边走行，引出动脉血流，RI：0.89

图6-20　小肠间质瘤

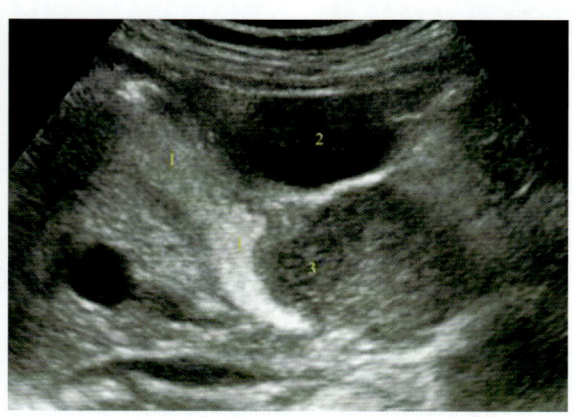

利用胆囊（2）作为透声窗以及口服"胃窗"造影剂后，超声清晰显示肿块（3）突向十二指肠降部肠腔（1）内

图6-21　十二指肠降部间质瘤

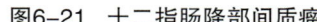

3. 脂肪瘤 超声显示为中等回声肿块，多凸向肠腔内，形态呈椭圆形或圆形，包膜完整，境界清楚，回声较均匀，基底较宽，局部肠壁层次结构可辨（图6-22），肿块内血流1～2级，可测及动脉血流频谱呈低速中阻改变。

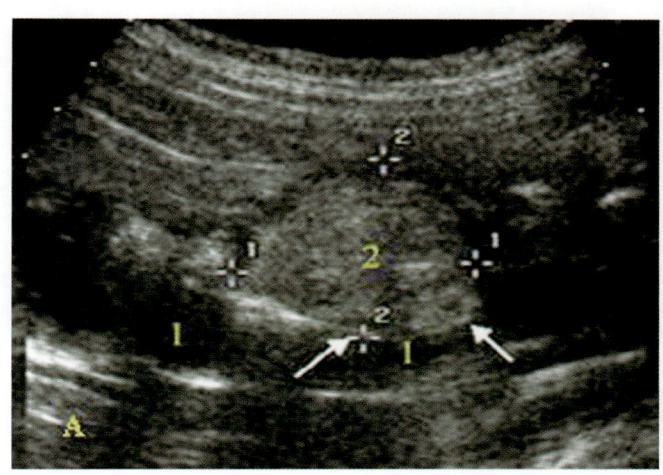
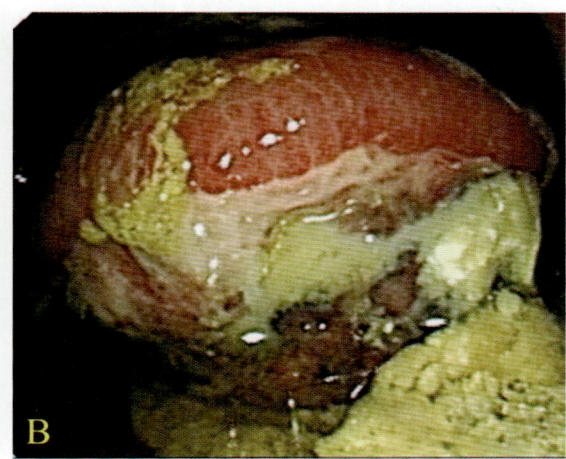

A：超声显示十二指肠腔内（1）中等回声肿块（2），形态规则，边界清，基底宽，局部肠壁结构清晰，肠腔偏移；B：十二指肠镜显示肠腔肿块，形态规则，表面光整，有胆汁附着

图6-22 十二指肠脂肪瘤

（二）小肠恶性肿瘤

超声上分为管壁型（缩窄型）和肿块型两类。

1. 管壁型 多见于腺癌和浸润型恶性淋巴瘤。超声显示肠壁呈向心性局限性或节段性增厚，回声减低，层次结构消失，肠管局限性缩窄或节段性狭窄（腺癌较为严重），肿瘤近段肠管可扩张，肠管蠕动僵硬或消失。病变处肠管可呈"假肾征"、"靶环征"，增厚的肠壁内血流信号1～3级不等，动脉频谱多呈高阻型改变（图6-23、图6-24）。小肠恶性肿瘤可伴有周围淋巴结转移，或可直接侵犯周围器官。

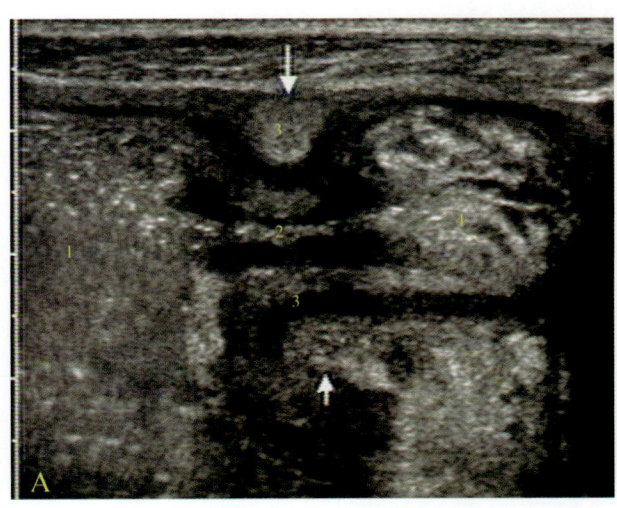
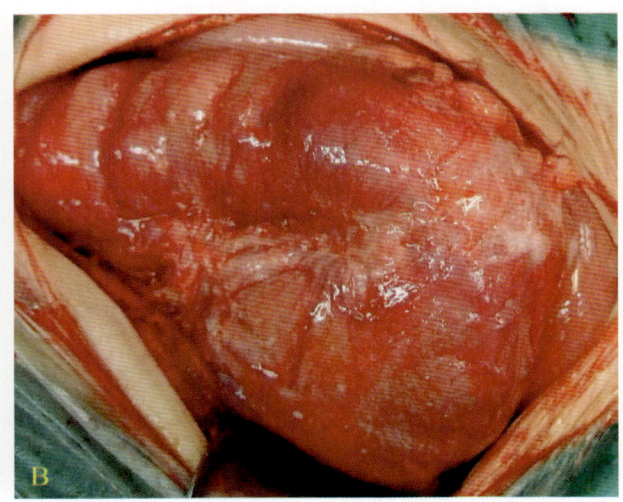

男，65岁，腹胀，呕吐5天。A：二维灰阶超声显示小肠肠壁（3）局限性增厚达2.0cm，全层结构不清，呈挛缩状改变，肠腔（2）狭窄，梗阻近端肠腔（1）较梗阻远端肠腔（4）明显扩张积液；B：术中见小肠壁壁增厚、质硬、挛缩，累及范围3.0cm

图6-23 小肠缩窄型腺癌

139

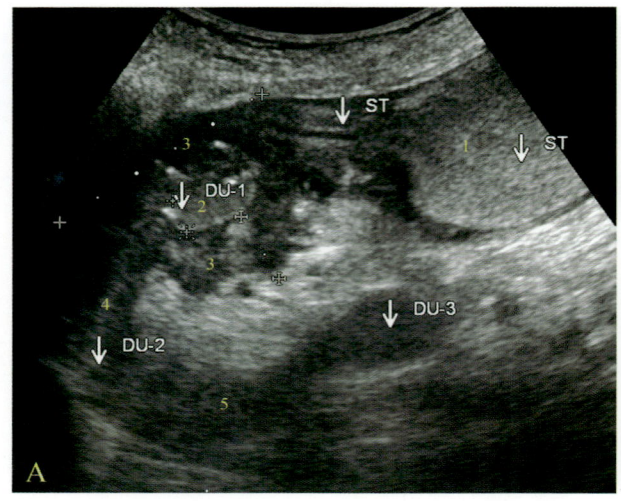
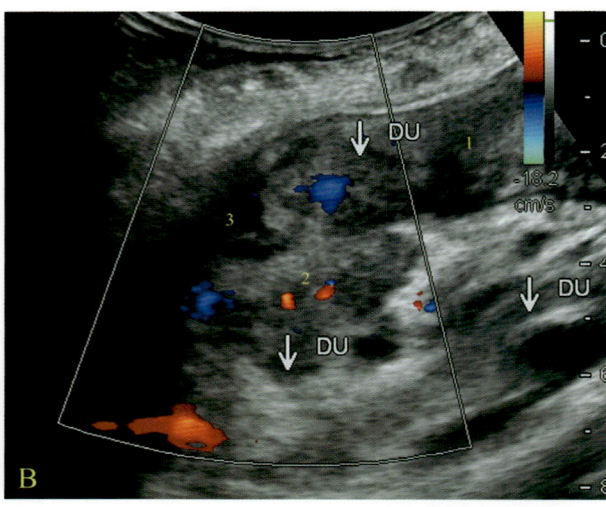

A：二维灰阶超声显示十二指肠球部（2）及降部（4）肠壁（3）不规则增厚，厚达1.6cm，结构不清，黏膜不规则，管腔细狭，局部肠蠕动消失；B：CDFI显示增厚段肠壁血流增多。1.胃窦5.十二指肠水平部

图6-24　十二指肠腺癌

2. 肿块型　多见于恶性淋巴瘤、平滑肌肉瘤及类癌，单发亦可多发，肉瘤瘤体较大，类癌病灶较小。超声显示肠壁实质性低回声，呈圆形、半圆形或分叶状团块突向肠腔，横断面呈"戒指征"，肠腔气体可环绕瘤体，肿块基底部肠壁增厚，层次结构消失（图6-25、图6-26）。若肿块表面形成溃疡，超声显示表面呈不规则高回声，若肿瘤中央坏死液化，中心则显示低回声区或液性暗区，常形成瘘管与肠腔相通，瘤内可出现气体强回声闪烁（图6-27）。肿块血流较丰富，测及动脉频谱。小肠肿块较易出现肠套叠、溃疡、穿孔、腹膜炎等并发症。

小肠肿瘤造成肠腔狭窄或肠套叠时，可出现近端肠管扩张积液等肠梗阻表现，病灶的结构、浸润深度及周围情况显示则更加清晰。十二指肠降部特别是乳头部肿瘤易引起胆管梗阻扩张。

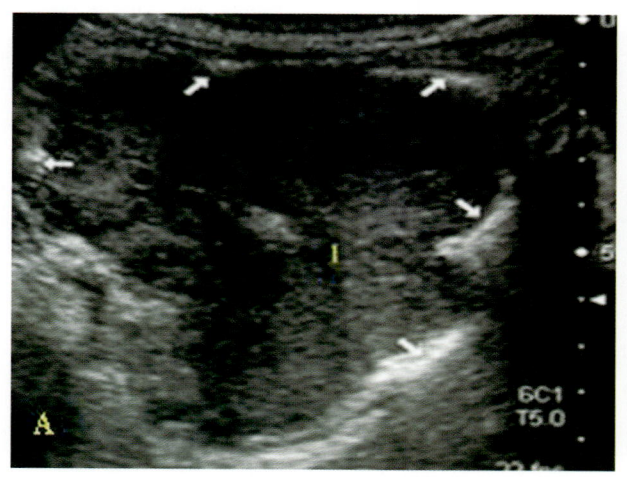
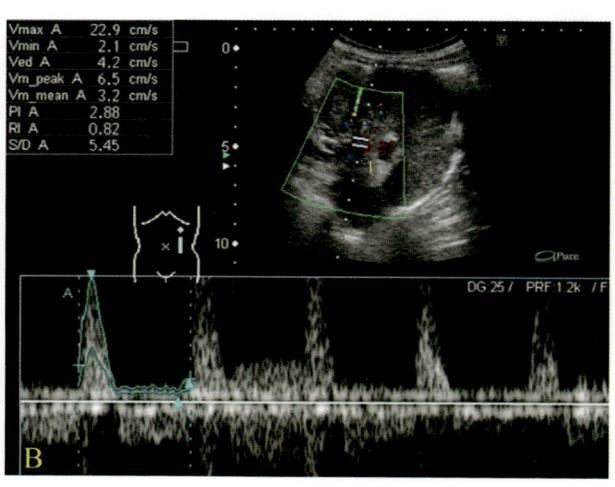

A：左中腹肠腔内低回声肿块（1），约8.0cm×5.6cm×6.0cm，形态不规则，边界较清，回声均匀，基底宽2.3cm，结构不清，肿块周围见气体强回声环绕；B：CDFI显示肿块基底部有粗大血管，引出动脉血流，RI：0.82

图6-25　小肠平滑肌肉瘤

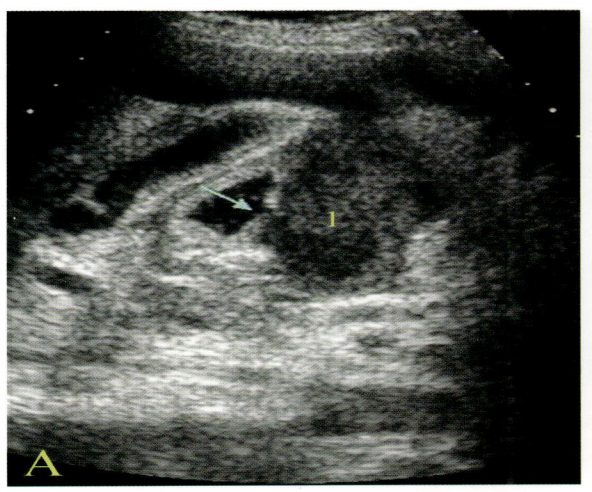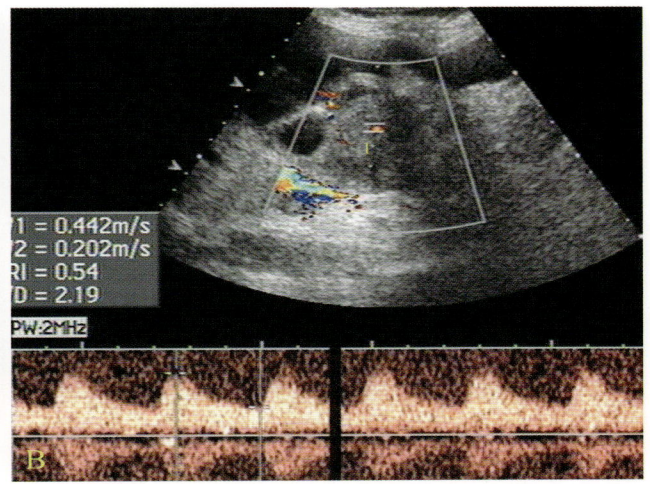

A：超声显示十二指肠球部低回声肿块（1），约5.3cm×3.1cm×3.0cm，边界清，形态规则，回声不均；B：CDFI显示肿块血流信号2级，引出动脉，RI：0.54

图6-26 十二指肠平滑肌肉瘤

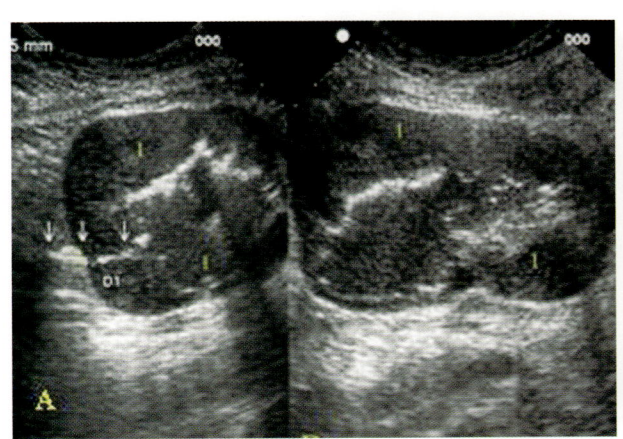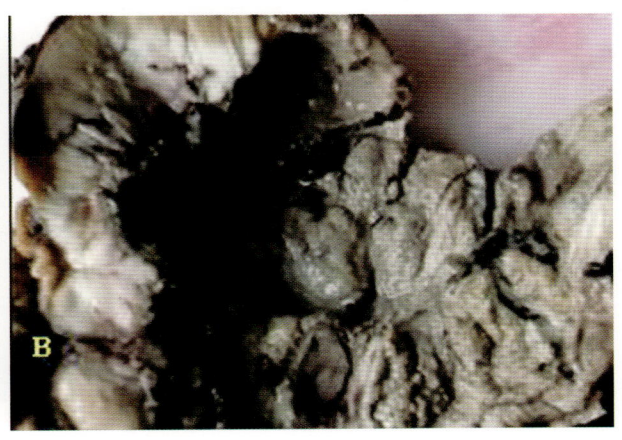

A：超声显示中腹部低回声肿块（1），形态规则，边界清，内有不规则液性暗区和气体强回声带，肿块内侧缘见2.0cm×0.6cm回声缺损与小肠腔相通（↓），两者间气体流动；B：为手术大体标本

图6-27 小肠外生型平滑肌肉瘤并坏死、内瘘形成

【超声诊断与鉴别诊断】

1. 管壁型小肠癌与管壁型恶性淋巴瘤鉴别 声像图表现类似，鉴别困难，恶性淋巴瘤常多发，好发回肠；肠癌常发于十二指肠，管腔狭窄较早，常伴有胆管梗阻和胃潴留表现（图6-28）。恶性淋巴瘤肠壁常呈节段性均匀性增厚，肠腔无明显狭窄（图6-29）。口服"胃窗"超声造影检查对病灶的显示和鉴别有较大帮助。

2. 肿块型小肠癌与平滑肌肉瘤鉴别 肠癌多凸向腔内，肠腔狭窄明显（图6-30）；平滑肌肉瘤常突出肠外，黏膜表面常有溃疡形成（图6-31）。

3. 肠癌与良性肿瘤鉴别 良性肿瘤形态规则，局部层次结构清楚，与周围肠壁延续（图6-32），发生梗阻大多为肠套叠，而肠癌局部层次结构消失，多为肠腔狭窄造成的肠梗阻。

4. 浸润性恶性淋巴瘤与肠克罗恩病鉴别 淋巴瘤增厚为全层，肠壁层次结构不清，回声较低，血流不丰富；克罗恩病肠壁增厚以黏膜和黏膜下层为主，回声明显增强，血流丰富（图6-33）。

141

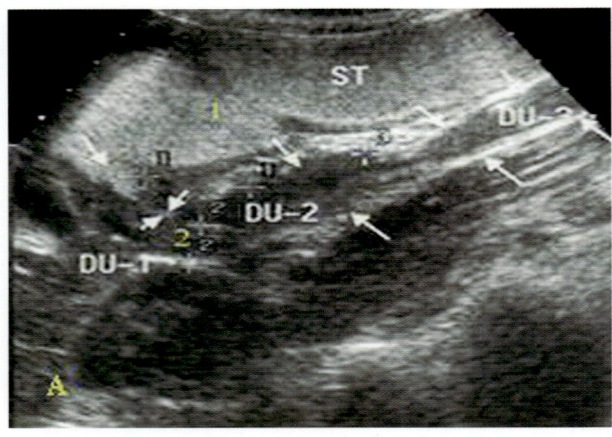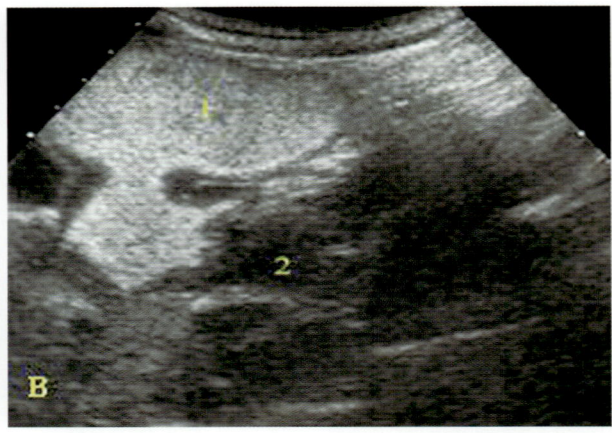

A：口服"胃窗"超声造影检查显示十二指肠壁（2）肠壁节段性不规则增厚，结构模糊，局部管腔狭窄；B：造影剂通过受阻，胃腔（1）呈明显扩张，造影剂潴留

图6-28　十二指肠腺癌超声鉴别

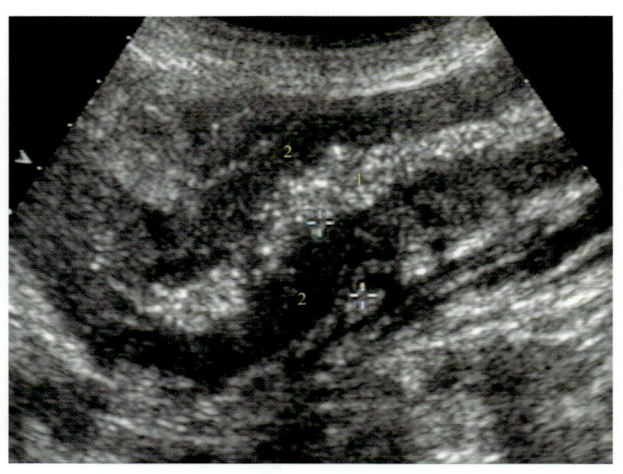

超声显示肠壁（2）节段性均匀性增厚，层次结构不清，肠腔（1）无狭窄

图6-29　小肠恶性淋巴瘤

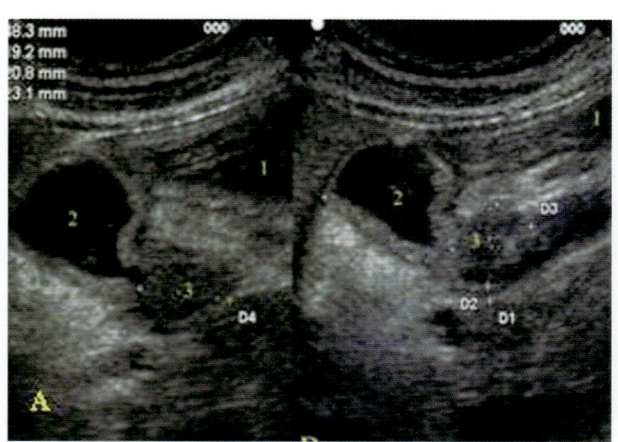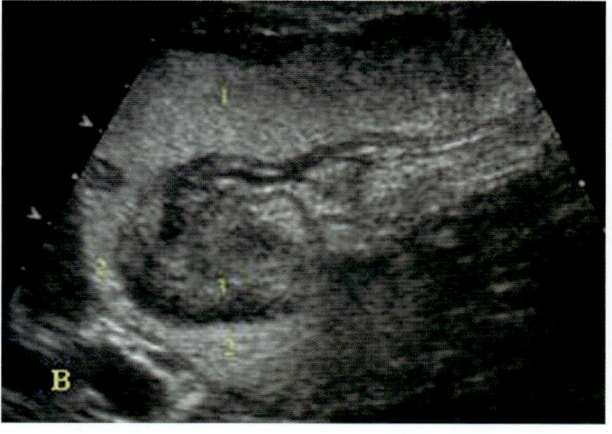

A：十二指肠升部不规则增厚，呈团块状（3）向腔内突起，结构不清，管腔狭窄，十二指肠球部（2）扩张积液；B：采用口服"胃窗"超声造影检查方法，胃腔（1）及十二指肠球部（2）见造影剂充盈，于十二指肠升部内见低回声肿块（3），内未见造影剂填充

图6-30　十二指肠腺癌

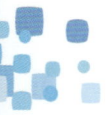

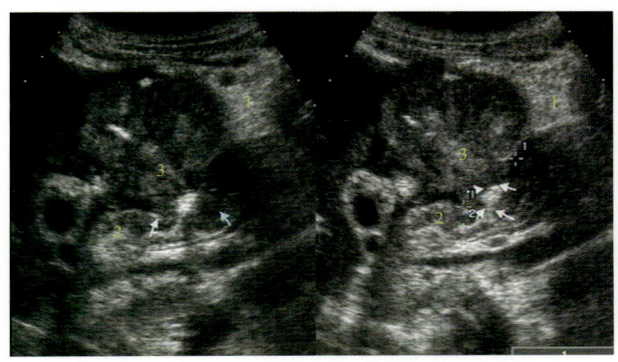 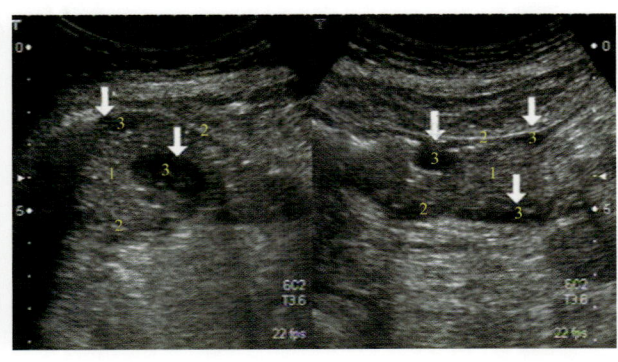

二维灰阶超声显示球部低回声肿块向十二指肠腔外突出，黏膜面隆起，表面不规则凹陷，有黏液斑块附着，管腔无明显狭窄。1.胃腔 2.十二指肠腔 3.肿块

图6-31 十二指肠平滑肌肉瘤

二维灰阶超声显示小肠壁（2）见数个低回声结节（3）凸向肠腔（1）内，大小不一，境界清楚，形态规则，基底窄，肠壁无明显增厚

图6-32 小肠多发性腺瘤

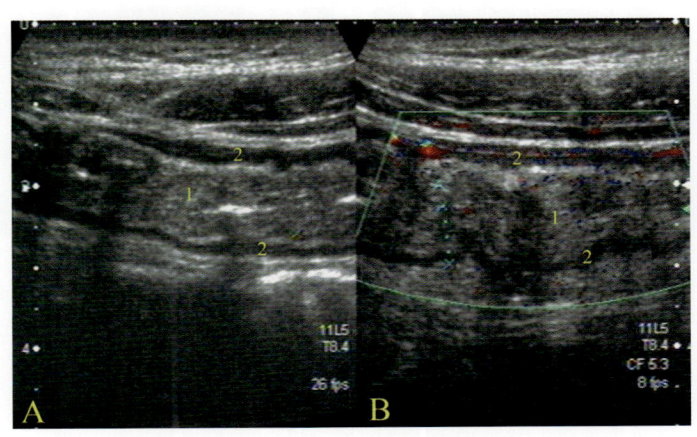

二维灰阶超声显示肠壁（2）节段性均匀增厚，层次清楚，黏膜下层回声增强，肠腔（1）细狭，肠壁血流增多

图6-33 小肠克罗恩病

第八节 急性肠系膜上动脉栓塞及血栓形成

急性肠系膜上动脉栓塞及血栓形成（acute mesenteric artery embolism and thrombosis）的主要病因为各类栓子阻塞肠系膜上动脉。临床上80%～91%的血栓来自心脏，如房颤、左心血栓、人工瓣膜附壁栓子脱落等原因，少数病因如肠系膜上动脉夹层动脉瘤并血栓形成等。临床表现为肠壁肌肉痉挛、强烈收缩，引起腹部剧烈疼痛，伴呕吐腹泻，临床症状酷似绞窄性肠梗阻。若血栓脱落急性完全性阻塞肠系膜上动脉时，起病急，无有效侧支循环供血，受累肠管急性缺血、肠黏膜不易耐受导致缺血坏死。若血栓不完全阻塞肠系膜上动脉时，表现为进行性腹痛、腹泻、呕吐，肠壁渐进性缺血，进而坏死。

【超声表现】

1. 肠系膜上动脉血栓表现为肠系膜上动脉管径增粗，管壁粗糙，管腔透声差，可见条索状或不规则低回声部分或完全充填管腔，管腔狭窄处血流束变细，有高速五彩和明亮混叠血流信号，血流速度

明显加快，闭塞处血流缺损，未测及动脉频谱（图6-34）。

2. 肠系膜上动脉夹层动脉瘤并血栓形成表现为：肠系膜上动脉呈节段性或梭形增宽，血管一侧有低回声充填，无血流信号显示，内膜回声较平滑（可与血栓相鉴别），管腔明显细狭，血流信号明亮，流速明显加快。

3. 小肠管壁弥漫性全层增厚，多集中于脐周，肠壁厚度可达1.5cm，缺血初期层次结构清晰，小肠皱襞肥厚，回声增强，蠕动略增强，血流信号较少（图6-35）；缺血进展期肠壁结构层次紊乱，回声明显减弱或强弱不等，无明显蠕动，肠壁无明显血流显示，肠腔扩张积液、可伴有腹腔积液。

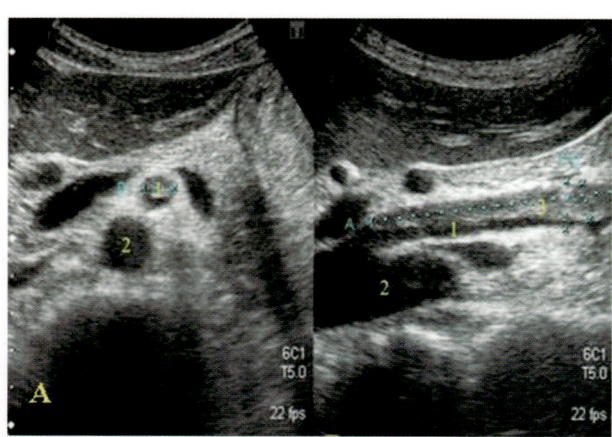
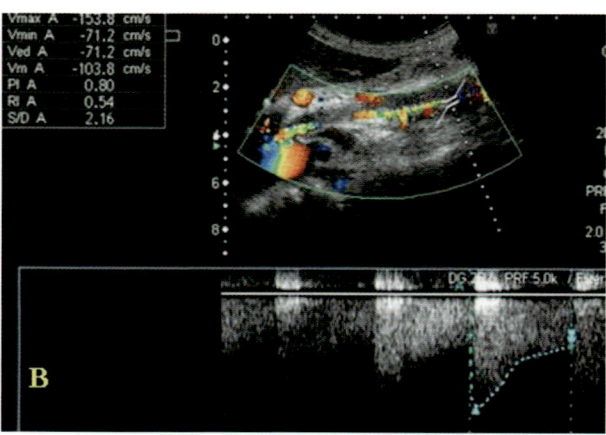

　　男，24岁，急性腹痛1h。A：二维灰阶超声显示肠系膜上动脉增宽，管腔一侧见条索状低回声带（3），此段管腔狭窄率约70%；B：CDFI显示肠系膜上动脉血流充盈缺损，局部血流明亮，血流速度高达1.53m/s。1. 肠系膜上动脉　2. 腹主动脉　3. 血栓

图6-34　肠系膜上动脉血栓

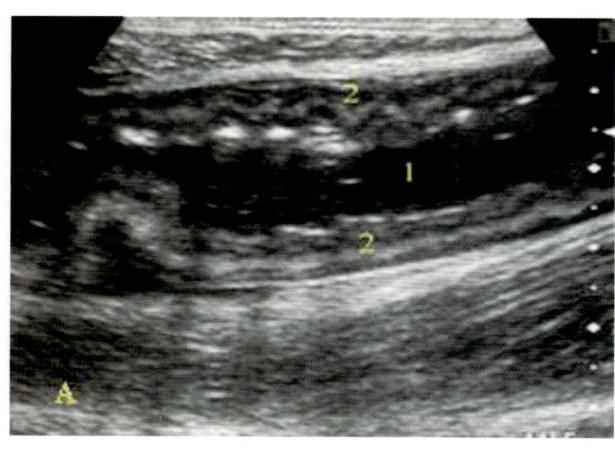
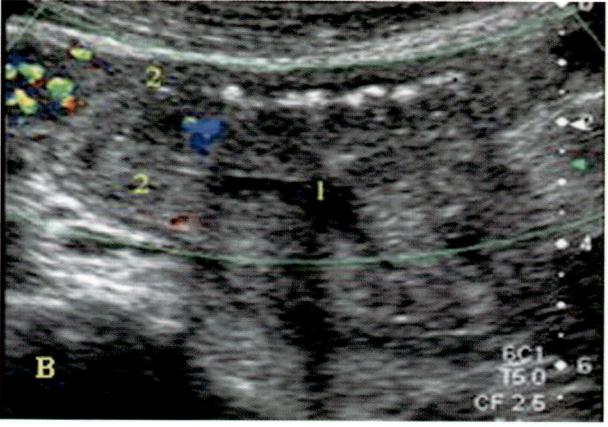

　　A：超声显示小肠壁（2）普遍均匀性增厚，结构层次尚清晰，黏膜粗糙，肠腔（1）扩张积液，肠蠕动减弱；B：CDFI显示增厚的肠壁（2）血流信号明显稀少

图6-35　肠系膜上动脉栓塞肠管声像图

【超声诊断与鉴别诊断】

　　缺血性肠壁水肿应与炎症性肠壁水肿鉴别。炎症性肠壁水肿其增厚较明显，肠腔狭窄，肠壁血流明显增多，流速加快，腹痛症状通常没有肠缺血剧烈。

第九节　肠系膜上静脉血栓形成

肠系膜上静脉血栓形成（superior mesenteric vein thrombosis）分为原发性和继发性两种。前者原因不明，发病率占10%～20%。后者常继发于肝硬化或肝外压迫引起门静脉淤血、腹腔内感染、某些血液疾病或药物所致的血液高凝状态、腹部外伤或手术创伤、腹腔恶性肿瘤压迫肠系膜静脉以及先天性血液功能异常等。急性肠系膜上静脉血栓是外科危重症，表现为急腹症，治疗不及时可危及患者生命。慢性肠系膜上静脉血栓临床早期仅有轻度全腹痛或腹部不适、便秘或腹泻，腹部检查体征轻微。随着病情进展，静脉回流进一步受阻，肠功能严重紊乱，腹痛加剧，伴呕吐、腹泻或血便，血便较动脉闭塞更为多见，体查可出现明显腹膜刺激征，肠鸣音减弱或消失，体温升高。腹腔穿刺可抽出血性液体。

【超声表现】

1. 肠系膜上静脉血栓表现为肠系膜上静脉管腔局部增宽，管腔内出现条索状或团块状低回声，管腔阻塞程度与栓塞大小有关，彩色多普勒显示肠系膜上静脉局部血流充盈缺损，狭窄处血流信号变细、明亮或呈花色血流（图6-36A、图6-36B）；完全梗阻时，阻塞段静脉管腔内无血流信号显示。

2. 受累小肠扩张积液，肠壁增厚，厚度>0.3cm，回声减弱，蠕动减弱或消失，肠壁血流信号减少（图6-36C）。

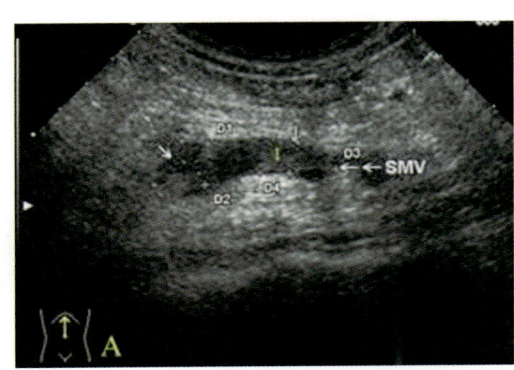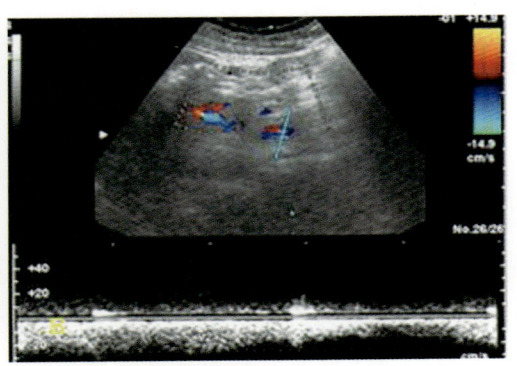

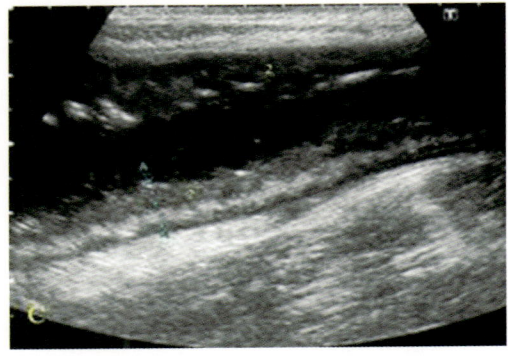

男性，35岁，肝硬化门静脉高压3年，近期腹胀明显。A：二维灰阶超声显示肠系膜上静脉（1）局部增宽，腔内见不规则低回声（↓）附着，管腔细狭不一；B：CDFI显示静脉腔内血流信号充盈缺损，局部流速增高，诊断为肠系膜上静脉不完全性血栓；C：受累小肠肠壁（2）弥漫增厚，以黏膜层及黏膜下层为主，回声减弱，肠腔扩张积液，肠蠕动明显减弱

图6-36　肠系膜上静脉血栓

（武心萍　郭心璋　曹君妍　任　杰）

第七章
阑 尾 疾 病

临床上，阑尾病变并不少见，特别是急性阑尾炎，它是临床常见疾病。随着超声影像技术的不断发展，阑尾病变的术前诊断率明显升高。但是，由于阑尾位置关系以及肠道气体干扰，单凭超声检查仍可出现漏诊情况。因此熟悉阑尾解剖以及阑尾疾病病理特性对阑尾疾病超声诊断具有重要作用。

第一节 解 剖 概 要

阑尾为一细长的盲管，一般位于右髂窝，根部附着于盲肠的内后壁、三条结肠带的汇合点。体表投影约在脐与髂前上棘连线的中1/3和外1/3交界处，称McBurney点。阑尾的形态、长度及管径差异较大，阑尾的长度以5~7cm较多，最长可达20cm，最短不足1cm；阑尾外径多为0.5~1.0cm，最大直径或达1.5cm，阑尾管腔的内径窄小，静止时仅有2mm。由于阑尾根部与盲肠关系固定，所以阑尾的位置可随盲肠的位置而变动，即可高达肝下，亦可低达骨盆腔内，甚至越过中线至左侧。阑尾本身也可有多种位置变化，可在盲肠后位、盲肠下、回肠前、回肠后以及内下伸至骨盆腔入口处等，国内人群以盲肠后位及回肠后位多见。

阑尾的血液循环：阑尾动脉来自回结肠动脉，它为一终末血管，一般无交通支。当阑尾动脉因故受压或痉挛时，容易引起阑尾壁的循环障碍，促进了阑尾炎症的发生。阑尾静脉经右结肠静脉回流入门静脉系，当阑尾发生急性炎症时，细菌或脓性栓子可随静脉血进入门静脉内，导致门静脉炎甚至肝脓肿的发生，这些都是阑尾炎的严重合并症。

第二节 正常阑尾超声表现

右下腹髂腰肌前方显示一条细长管状或呈扭曲的"蚯蚓状"低回声，横断面呈卵圆形，其近端开口于盲肠根部后内侧壁，另一端为盲端。阑尾管壁清晰可见，管径为3~6mm，张力不高，腔内可探及少许液性暗区分布，部分可见少许强回声气体及内容物（图7-1）。探头加压可致阑尾滑动，管腔变扁。

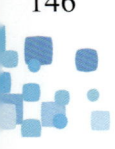

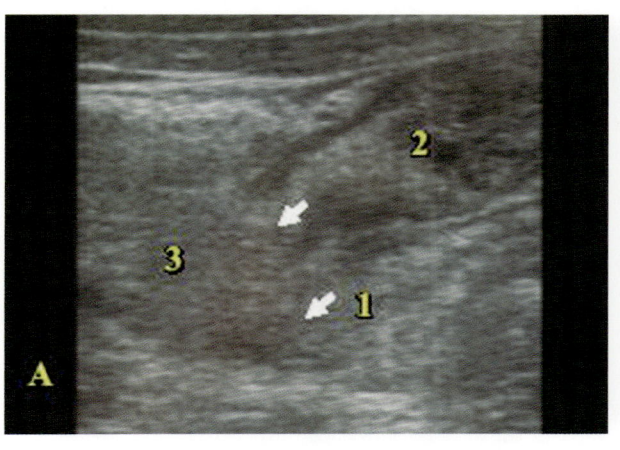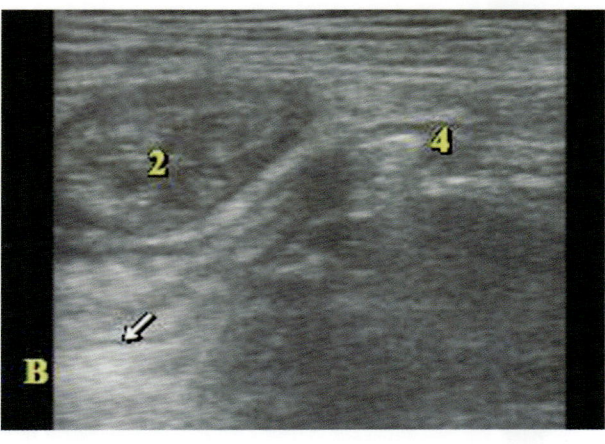

二维灰阶超声显示阑尾（1）、回肠（2）均开口于回盲部（3）。阑尾管壁柔和，可见清晰管壁结构，远端为盲端，腔内并见强回声气体影

图7-1　正常阑尾声像图

第三节　阑尾超声检查的观察内容和诊断原则

主要观察阑尾的位置、形态、大小、内部回声、阑尾周围情况、彩色血流情况。对阑尾病变诊断要注意诊断的原则和层次：首先明确病灶是否来源于阑尾，排除右下腹肠管、输卵管来源病灶；接着进一步分析病灶特性，如形态、边界、内部回声、血供情况、腹腔其他部位情况；最后，结合治疗病史、症状、实验室检查进行综合分析，对病变进行具体诊断，如炎症、肿瘤（良性／恶性）、肿瘤样病变。

第四节　急性阑尾炎

急性阑尾炎（acute appendicitis）为常见外科急腹症。病理分为单纯性阑尾炎、化脓性阑尾炎和坏疽性阑尾炎。3种类型阑尾炎为病情发展的不同阶段。急性阑尾炎临床表现为突发性腹痛，70%～80%开始为上腹痛、脐周或全腹痛，数小时后转移至右下腹痛、腹肌紧张、压痛反跳痛、白细胞和中性粒细胞增高等。阑尾化脓、穿孔或坏死时发热明显。

【超声表现】

1. 急性单纯性阑尾炎　超声显示肿胀的阑尾呈一侧为盲端的腊肠样低回声管状结构，短轴直径为0.6～1.0cm，管壁明显增厚＞0.2cm，黏膜粗糙、回声增强，浆膜回声不光整，腔内见少量液性暗区，管壁血流信号丰富（图7-2）。

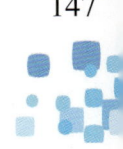

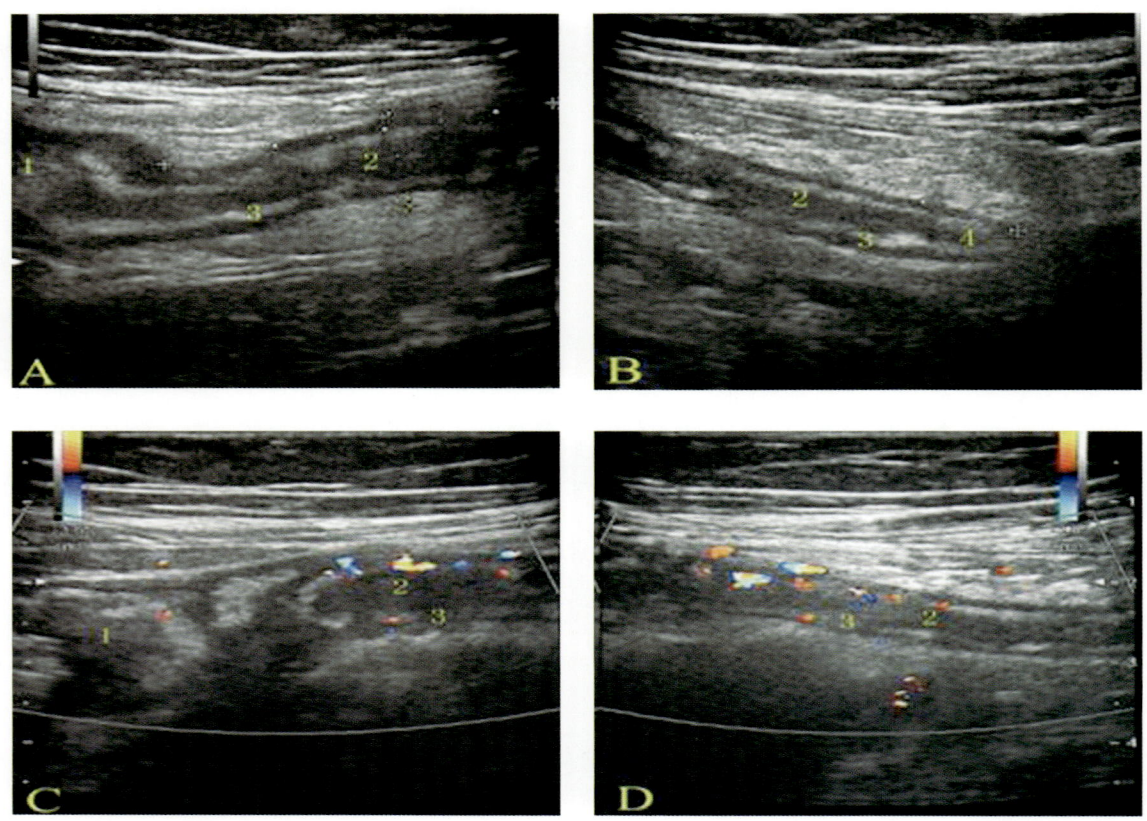

A、B：二维灰阶超声显示右下腹腊肠样管状回声，近端与盲肠（1）延续，远端为盲端（4），直径1.0cm，壁厚0.4cm，黏膜下层回声增强，腔内（2）见少许液性暗区；C、D：增厚的管壁（3）血流信号丰富

图7-2　急性单纯性阑尾炎

2. 化脓性阑尾炎　阑尾肿胀积液明显，直径常＞1.0cm，轮廓尚清，结构层次可辨，黏膜回声粗糙增强，腔内有较多液性暗区，张力较大，暗区可见点状弱回声，管壁血流信号丰富。若管壁回声中断或失落，提示有穿孔，阑尾周围可见液性暗区（图7-3）。

3. 坏疽性阑尾炎　正常阑尾形态消失，轮廓不清，回声减弱，内部回声呈不均匀低回声及斑点强回声，坏死常发生在梗阻一端，阑尾管壁无或少血供（图7-4、图7-5）。

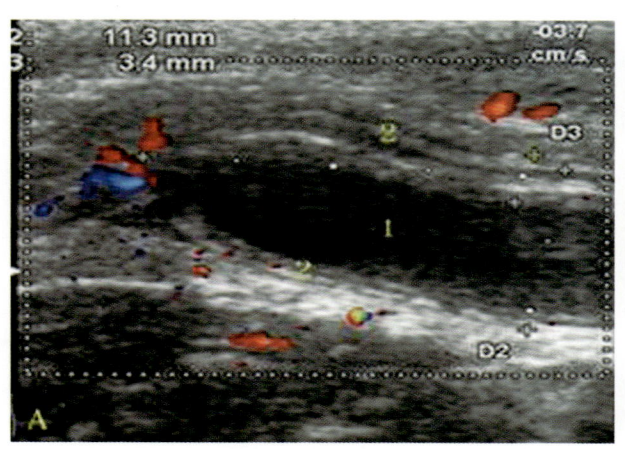
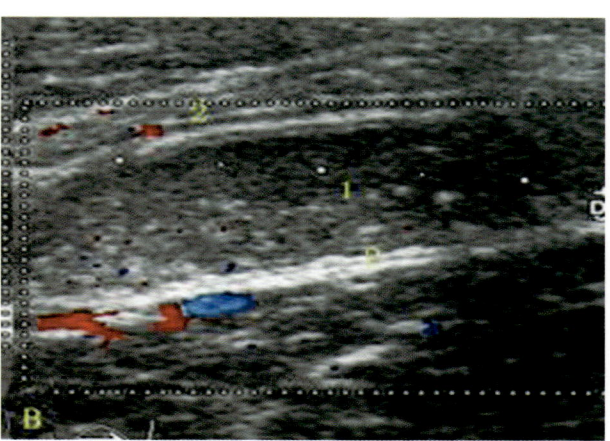

超声显示阑尾(1)肿胀明显，直径1.13cm，管壁增厚约0.34cm，回声增强，腔内明显液性暗区，内见点状回声，管壁(2)血流增多

图7-3　化脓性阑尾炎

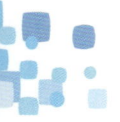

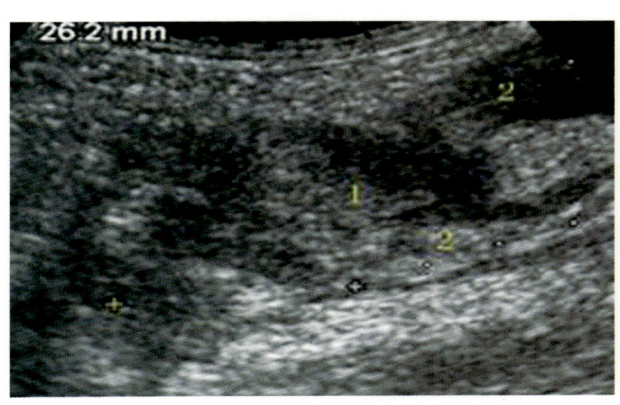

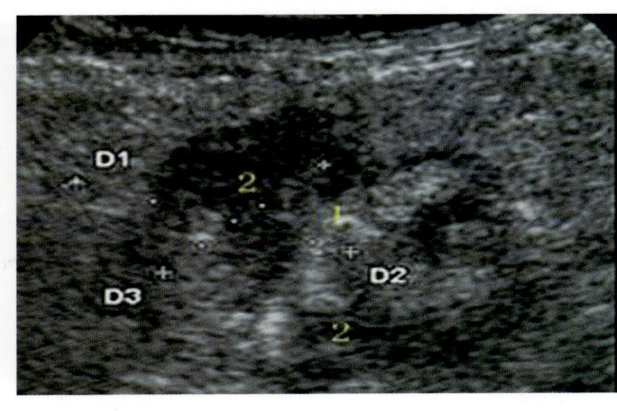

二维灰阶超声显示阑尾（2）形态失常，结构紊乱，边界不清，回声强弱不等，部分管壁回声缺损，周围呈混杂回声团块（1），内可见高回声网膜

图7-4 坏疽性阑尾炎穿孔并周围脓肿

二维灰阶超声显示阑尾区呈混杂回声团块，内可见低回声脓液(2)及高回声网膜(1)

图7-5 坏疽性阑尾炎穿孔并周围脓肿

4. 阑尾周围炎性肿块 阑尾炎症明显时，阑尾与周围大网膜及肠袢形成炎性肿块，阑尾形态无法辨认，内部回声杂乱不均，阑尾周围组织回声大多增强，血流信号增多，与周围活动度消失。若中央发生坏死，则形成脓肿，肿块内呈现不规则低回声区（图7-6）。

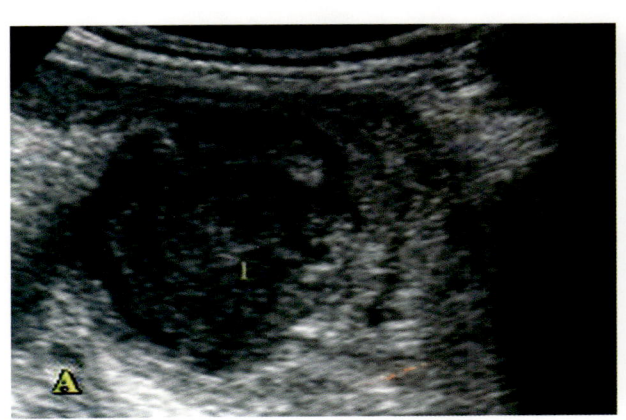

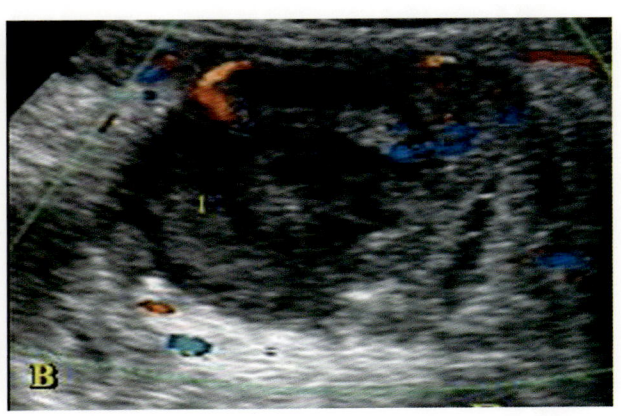

A：二维灰阶超声显示阑尾周围脓肿（1）为右下腹低回声团块，边界欠清，边缘组织增厚回声增强，中央可见低回声暗区。B：低回声肿块周围组织血流信号增多

图 7-6 阑尾周围脓肿

5. 阑尾炎常见腔内粪石 表现为腔内强回声团，后伴有声影。也可显示腔内气体的强回声（图7-7）。

6. 急性腹膜炎 阑尾穿孔后脓液流至腹腔，腹盆腔出现游离性液性暗区，可引起肠麻痹，肠管扩张，蠕动减弱；部分急性阑尾炎常伴有盲肠炎或回肠炎。

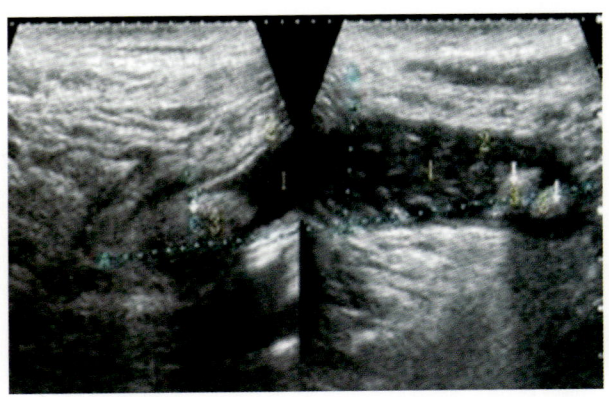

超声显示肿胀的阑尾腔（1）根部和远端均见强回声团（3），伴有声影。1.阑尾管腔 2.阑尾管壁 3.粪石回声

图7-7 阑尾粪石

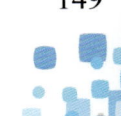

【超声诊断与鉴别诊断】

1. 阑尾炎与正常回肠鉴别 二者均为管状低回声，回肠内径较大，横断面形态扁平，可见肠皱襞和蠕动，无压痛和反跳痛。阑尾远端为盲端，无皱襞。

2. 阑尾脓肿与右侧卵巢黄体出血鉴别 后者为突发性腹痛，发生在月经中期，包块境界清晰，内部回声低，常伴细密网状弱回声，周围组织正常，肿块无血流显示（图7-8）。前者境界多不清，内部回声杂乱，边缘厚，可见血流显示。

3. 化脓性阑尾炎与急性输卵管积脓鉴别 两者均为腊肠样回声，前者压痛明显，后者常无压痛或较轻，双侧发生，腊肠样回声多迂曲形成皱褶结构（图7-9）。

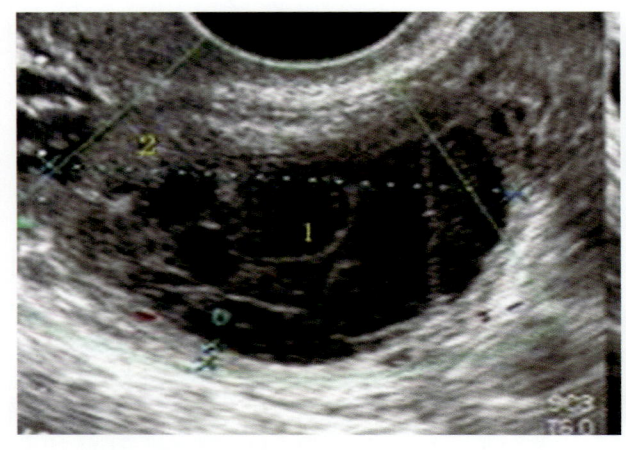

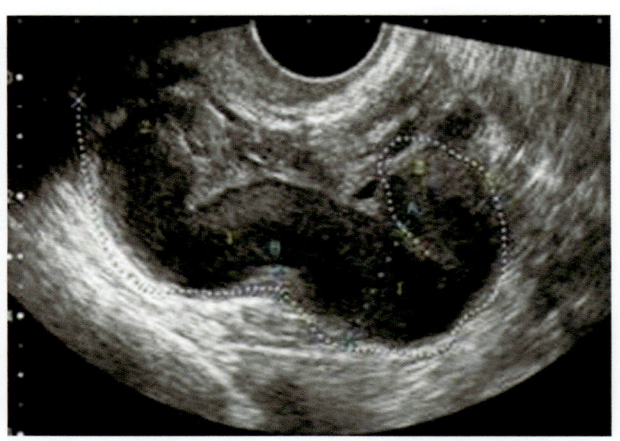

超声显示血肿呈囊性肿块（1），边界清，壁厚薄不均（2），内部呈网络状弱回声，无血流显示

图7-8 黄体血肿

二维灰阶超声显示右下腹腊肠样迂曲的管状结构（1），两端均为圆弧状的盲端（2）

图7-9 输卵管积脓

第五节 阑尾肿瘤

一、阑尾黏液囊肿及黏液癌

阑尾黏液囊肿（mucocele of the appendix）是阑尾近端阻塞后，导致远端扩张，黏膜变平，隆起的腔内充满清亮黏液，扩张的阑尾即称为阑尾黏液囊肿。阑尾黏液囊肿可分为：①滞留性囊肿，预后佳；②良性黏液性囊肿，预后佳；③恶性浸润性黏液囊肿即囊腺癌，预后差。另外，阑尾黏液囊肿囊壁完整时，手术效果好，预后佳。但囊壁一旦破裂，其逸入腹腔的良性或恶性上皮细胞会继续分泌黏液，导致腹腔内多发囊性病灶，腹腔脏器粘连，治疗则变得相当棘手。

【超声表现】

1. 阑尾黏液囊肿 右下腹纵横断面均可见阑尾囊状扩张，呈"长茄形"或类似"肿大的胆囊"，管壁完整、略增厚，内部可见均匀内容物，囊壁无明显血流信号（图7-10）。

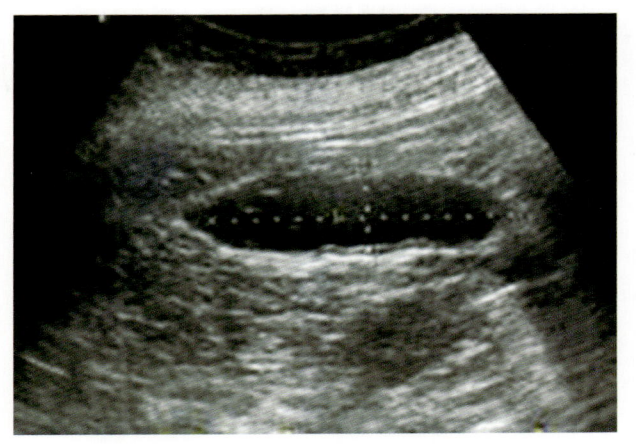

超声显示阑尾部位"长茄形"囊性包块，边界清，包膜光整，后方回声增强

图7-10 阑尾黏液囊肿

2. 阑尾囊腺癌 阑尾区囊实性肿块回声，边界一般较清晰，形态规则或不规则，内部可见厚薄不一的网状分隔或实性团块，CDFI在囊壁、分隔及实性成分内引出血流信号，可测及动脉频谱，多呈高阻型（图7-11）。

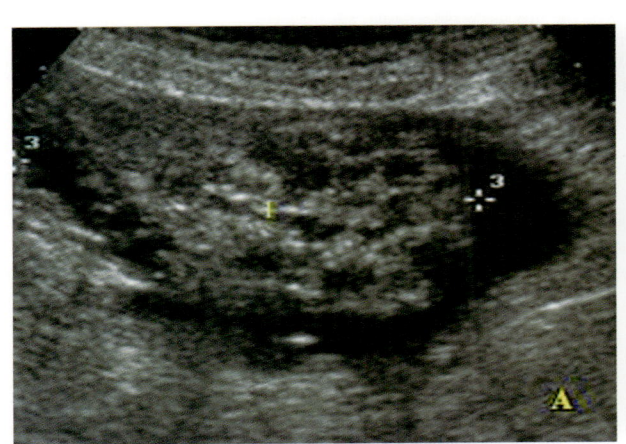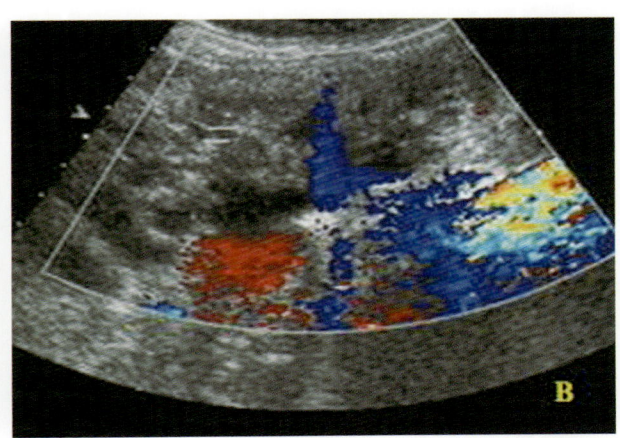

超声显示阑尾区囊实性肿块（1），边界较清，形态欠规则，内部有网络状分隔，厚薄不一，肿块分隔上有血流信号显示

图7-11 阑尾囊腺癌

【超声诊断与鉴别诊断】

超声检查不易发现体积较小的阑尾肿瘤，当肿瘤较大时，黏液囊肿呈圆形或椭圆形无回声区，内有分隔，周边整齐、清晰。恶性肿瘤多呈回声不均的低回声团块，内部可出现钙化或坏死液化区，境界不规则，较晚期的肿瘤可发生多发转移。阑尾肿瘤应与卵巢、大网膜及盲肠等部位的疾病鉴别。

二、阑尾类癌

阑尾类癌（appendiceal carcinoid）在阑尾肿瘤中多见，约占85%。它又可分为纯类癌、腺类癌和混合型类癌。其病灶大部分位于阑尾远端，少数会弥漫浸润阑尾壁。阑尾类癌病灶较小，直径一般在

1.0cm以下，2.0cm以上仅占1%左右。阑尾纯类癌手术切除即可痊愈，很少发生转移，但腺类癌恶性度较高，有15%可发生转移。此病无明显症状和体征，通常是在阑尾切除术中或术后病理检查时发现。部分患者有急性阑尾炎症状和慢性右下腹痛史，个别可触及右下腹肿块，但一般状况良好。极少数出现类癌综合征症状。

【超声表现】

超声检查不易发现体积较小的阑尾类癌回声，鉴别诊断难度较大。

三、阑尾腺癌

阑尾腺癌（appendiceal adenocarcinoma）临床表现无特异性，可无症状，部分患者可因阑尾腔梗阻而出现感染症状，肿瘤较大时有右髂窝包块或急性肠梗阻症状，极少数出现肠道出血、肠套叠。

阑尾腺癌的术前诊断非常困难，前期恶液质症状不明显，其临床诊断一般要关注以下几点：①原发性阑尾腺癌通常多发生在40岁以上者。②治疗无效的右下腹长期隐痛和腹泻的患者。③右下腹触痛和无痛性包块，经治疗肿块不能完全消失，或突然并发急性阑尾炎表现的患者。

【超声表现】

阑尾腺癌较小时，超声检查不易发现。对于右下腹较大包块者，超声可以显示局部实质性肿块回声，与卵巢、大网膜及盲肠等部位的占位性病变难以鉴别。

（武心萍　郭心璋　曹君妍　任　杰）

第八章
大 肠 疾 病

由于肠气干扰，致使常规经腹超声能观察到的大肠病变极少，远远不能达到早期诊断的目的，但是通过充分的肠道准备、保留灌肠等手段来排除肠内容物干扰，加上肠道腔内超声检查等技术的开展，可获得较为清晰的大肠超声影像，使超声检查成为肠镜及钡剂灌肠检查的有力补充方法。

第一节　解 剖 概 要

大肠是消化道的下段，于右髂窝内起于回盲部，终于肛管齿线，全程150cm，位于空、回肠周围，包括盲肠、阑尾、结肠、直肠和肛管五部分组成。其中盲肠、结肠具有结肠带、结肠袋和肠脂垂3种特征性结构。结肠带：由大肠的纵行肌增厚形成，有3条，沿大肠的纵轴平行排列，汇于阑尾根部，有固定结肠的作用。结肠袋：结肠带短于肠管长度使肠管皱缩致使肠管呈节段性向外膨出而形成囊状突起，其间由横沟隔开。肠脂垂：沿结肠带两侧分布的许多小突起，由浆膜和其所包含的脂肪组织形成。

一、盲肠

盲肠是大肠的起始部，位于右髂窝内，长为6～8cm，其下端为盲端，向上为升结肠，左侧与回肠相连接。回肠连接盲肠的开口处肠壁内的环形肌增厚，并覆以黏膜而形成上、下两片半月形的皱襞称回盲瓣。回肠直径小于盲肠，两者走行几乎成直角，因此回盲部肠套叠较多见。

二、阑尾

详见阑尾章节。

三、结肠

结肠介于盲肠与直肠之间的一段肠管，分为：升结肠、横结肠、降结肠、乙状结肠4部分。

升结肠：在右髂窝内，长15cm，起自盲肠上端，沿腰方肌和右肾前方上升至肝右叶下方，转折向

153

左前下方移形于横结肠，转折处的弯曲称肝曲。升结肠无系膜，借结缔组织贴附于腹后壁，因此活动性小。

横结肠：长约50cm，起自肝曲，先行向左前下方，后略转向左后上方，至左季肋区，在脾的脏面下份处，转折成脾曲，向下续于降结肠。横结肠由系膜连于腹后壁，活动度较大，中间部可下垂至脐水平或以下。

降结肠：长约20cm，起自脾曲，沿左肾外侧缘和腰方肌前面下降，至左髂嵴处续于乙状结肠。降结肠无系膜，借结缔组织贴附于腹后壁，因此活动性小。

乙状结肠：长约45cm，起自降结肠，沿左髂窝转入盆腔内，全长呈"乙"字形弯曲，至第3骶椎平面续于直肠。乙状结肠由系膜连于盆腔左后壁，活动度较大，有时可发生乙状结肠扭转。

四、直肠

全长10~14cm，直肠续于乙状结肠，沿骶尾骨前面下行，穿过盆膈移行于肛管。男性直肠前方与膀胱、精囊、前列腺相邻；女性直肠前方与子宫及阴道后壁相邻。

第二节　大肠正常声像图

一、大肠的基本声像图

（一）大肠肠壁

肠壁厚度及肠壁五层典型结构基本同小肠。

（二）大肠特征性结构

1. 结肠袋　结肠袋是盲肠、结肠的特征性解剖结构，声像图上有助于与小肠鉴别。纵切面观察分为3型：①结肠袋型，结肠袋轮廓显示清楚，毗邻结肠袋排列成波浪状或糖葫芦状，并可见横沟处管壁增厚、向内凹陷；②管状型，结肠外形较平直，无明显结肠袋；③中间型，结肠外形稍有起伏，略可辨认结肠袋。

2. 结肠带　表现为一条沿肠管长轴走形的带状强回声，宽度0.5cm。由于结肠带的解剖特点，一般仅在适当的切面上才能显示。

3. 肠脂垂　一般在腹腔积液的状态下才能显示，表现为沿盲肠、结肠长轴规律分布的、向肠腔外突起的高回声结节。

二、盲肠、结肠、直肠超声表现

1. 盲肠　肠腔粗大，内径5.5~6.5cm，在回盲部肠腔内液体的衬托下，回肠开口处可见息肉样回盲瓣。其上唇位于结肠与回肠交界线上，下唇位于盲肠与回肠交界线上。动态观察其开放及闭合的运

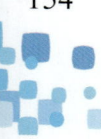

动，可与肠息肉鉴别。

2. 结肠　升结肠肠皱襞略少于盲肠，但较横结肠、降结肠多。结肠袋在右半结肠明显，行至乙状结肠则逐渐消失。盲肠-升结肠-肝曲多为结肠袋型，横结肠-脾曲-降结肠以中间型偏多，乙状结肠则明显以管状型为多。另外，结肠外在形态与肠腔扩张程度也有关系。排空状态下，结肠袋收缩，故超声上显示为管状型或中间型居多。

3. 直肠　外形并非笔直，具有正常的生理弯曲，直肠壶腹显著扩张，位于盆腔内，固定为消化管的末端，它已失去结肠的外形特征，其位置及活动度变化不大，充水后超声观察时清晰易见。

第三节　结　肠　癌

结肠癌（sigmoid colon cancer）是常见的消化道恶性肿瘤，以横结肠中部为界，分为右半结肠癌和左半结肠癌。其临床表现因病灶大小、所在部位及病理类型有所不同。早期结肠癌可无任何症状，随着病程的进展和病灶的不断增大，产生一系列症状，如大便次数增多、大便带血或黏液、腹痛、腹泻或便秘、肠梗阻、腹部包块等，重者出现体重减轻、贫血等全身恶液质现象。实验室检查粪便隐血实验阳性、血清癌胚抗原（CEA）升高，纤维结肠镜检查是目前诊断结肠癌最有效、安全、可靠的方法。

【超声表现】

1. 二维灰阶超声　早期结肠癌超声难以发现，中晚期肿瘤表现为近似实质性的非均质团块或"假肾征"（图8-1A）。"假肾征"为肿瘤侵犯肠壁造成肠壁环形增厚，表现为周边部实质性低回声，类似肾脏的实质，中央为气体或食物残渣高回声，类似肾脏的集合系统，探头加压或刺激肠道蠕动时，可见中央强回声移动现象。当横切肿块时，则表现为中央高回声周边低回声的"靶环征"。梗阻严重的患者可见肿块近端肠管扩张。

2. 多普勒超声　肿瘤内部可见较丰富的点状、条状血流信号，动脉阻力指数（RI）常≥0.7（图8-1B）。

3. 经静脉超声造影　注射微泡造影剂后增强早期肿瘤快速增强，增强强度高于肠道周围组织，增强后期明显低增强，增强强度低于肠道周围组织，肠腔中央持续无增强（图8-1C，图8-1D）。

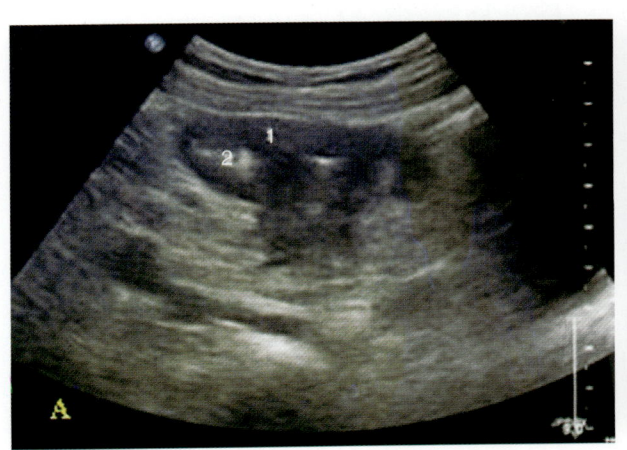
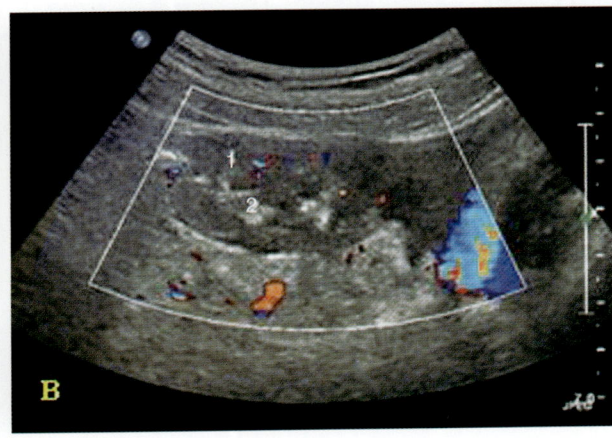

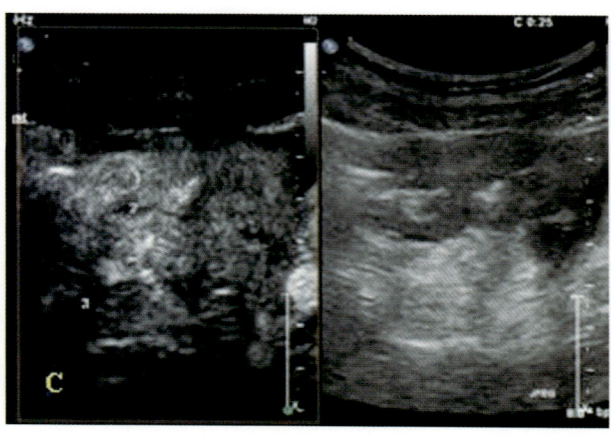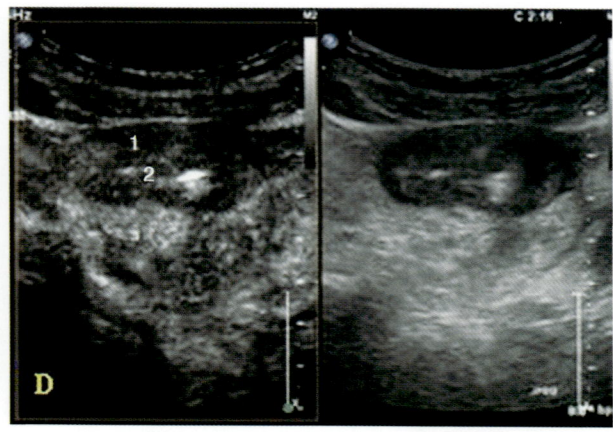

A：二维灰阶超声显示肿块（1）呈假肾征改变；B：CDFI显示肿块（1）内出现点状、条状血流信号，肠腔内气体强回声（2）未见血流信号；C：增强早期肿瘤（1）呈高增强，周围组织（3）呈低增强；D：超声造影显示增强晚期肿瘤呈低增强，周围组织高增强，中央肠腔（2）始终无增强

图8-1 结肠癌

【超声诊断与鉴别诊断】

结肠癌须与淋巴瘤、肠结核及克罗恩病等进行鉴别。

1. **胃肠道淋巴瘤** 是结外淋巴瘤的最常见部位，声像图特征为肠壁不规则增厚或呈椭圆形明显低回声或无回声团，肠壁黏膜层常完整，肠腔狭窄不明显，肠道周围容易出现多发肿大淋巴结。

2. **肠结核** 为结核杆菌引起的肠道慢性特异性炎症，好发于回盲部，具有渗出、增生、变性等病理过程，可蔓延至腹膜，引起结核性腹膜炎，肠壁肿块常形态不规则，界限不清，依病程不同可合并液化坏死区及钙化灶，可伴有腹水，腹水液性区内常出现多发纤维分隔回声。

3. **克罗恩病** 是一种肠壁慢性非特异性的肉芽肿透壁性炎症，呈节段性分布，好发于回肠末端及右半结肠，超声表现为肠壁环形增厚，血流较丰富，周围肠系膜脂肪组织也常增厚。

第四节 直 肠 癌

直肠癌（rectal cancer）的病因目前尚不十分清楚，一般认为，与直肠腺瘤、息肉病、慢性炎症以及少纤维、高脂肪等饮食习惯有关。早期直肠癌可无明显症状，随着肿瘤逐渐增大，出现一系列表现。便血、里急后重等直肠刺激症状以及大便变形、肠梗阻等肠腔狭窄症状是其常见的临床表现。实验室检查血清癌胚抗原（CEA）常升高，直肠指检是诊断直肠癌简单有效的方法，CT、MRI是术前评估肿瘤浸润深度和淋巴结转移的重要手段，而肠镜下病理活检是明确直肠癌诊断的可靠方法。超声检查对肿瘤的定性诊断和分期评判有一定帮助。

【超声表现】

1. **经直肠灌注"胃窗"进行腔内超声造影表现** 直肠癌表现为局部肠壁增厚或突入肠腔的低回声团块（图8-2），外形不规则，局部肠壁层次部分或完全中断，肿瘤表面形成溃疡时有不规则凹陷，肿瘤外侧缘显示不规则，侵犯到肠周脂肪层时，常表现为毛刺状。通过灌注"胃窗"腔内超声造影检查能清晰观察直肠壁的解剖层次，从而评估直肠癌肠壁浸润深度，协助判定T分期（前缀u代表超声分期）。uT_1期：肿瘤局限于黏膜或黏膜下层；uT_2期：肿瘤侵犯到低回声的固有肌层；uT_3期：肿瘤累及肠壁全层并侵犯到高回声的周围脂肪组织；uT_4期：肿瘤侵犯邻近的组织或器官，如子宫、阴道、前列腺、精囊腺、膀胱、骨盆壁、邻近肠管等。

2. 彩色多普勒超声　肿瘤内部血流丰富，血管形态多样，呈点状、条状、栅栏状、树枝状等（图8-3）。

3. 经静脉超声造影　直肠癌为富血供肿瘤（图8-4），病灶先于直肠壁开始增强，增强初期可见条状、树枝状或栅栏状粗大血管，接着快速整体增强，5～15s后增强达高峰，增强常不均匀，随后逐渐消退，较大肿瘤出现坏死时表现为无增强区。

4. 根据肿瘤形态以及与肠壁的关系，将直肠癌分为3型。

（1）隆起型（图8-5）：突入肠腔的局限性肿块，边界清楚，表现为息肉状、蕈伞状、菜花状等各种形态，以较细的蒂或较宽的基底部与肠壁相连。

（2）溃疡型（图8-6）：肿瘤表面形成较深的溃疡，一般深达肌层或以上，直肠灌注"胃窗"腔内超声造影显示肿瘤表面有不规则凹陷，呈"壁龛"征或"火山口"征。

（3）浸润型（图8-7，图8-8）：肿瘤向肠壁各层弥漫浸润，局部肠壁增厚，界限不清，常有沿着肠壁环形生长的趋势，累及肠管大半周或全周，易致肠腔狭窄。

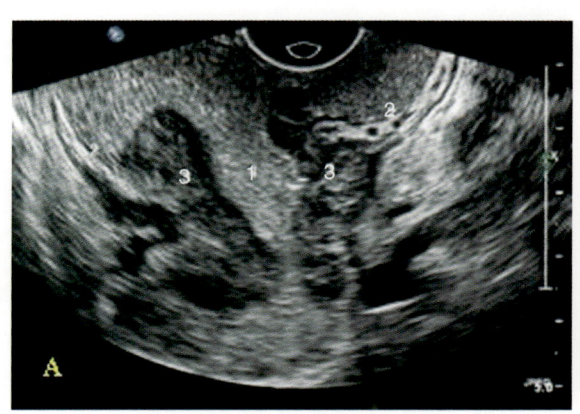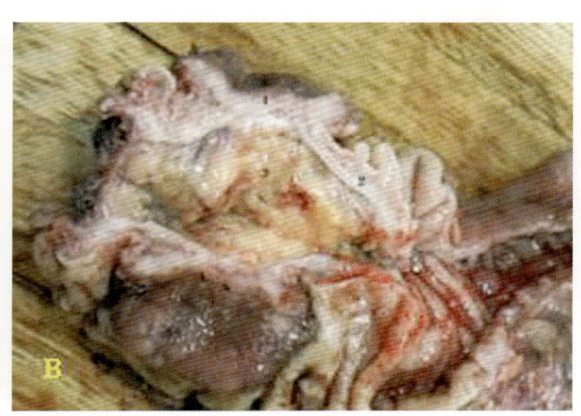

A：灌注"胃窗"腔内超声造影显示直肠壁不规则增厚，回声降低，向肠腔内突起。1.肠腔　2.肠壁　3.肿块
B：直肠癌大体标本。1.肿瘤向肠腔内突起　2.肠壁　3.直肠周围脂肪组织

图8-2　直肠癌

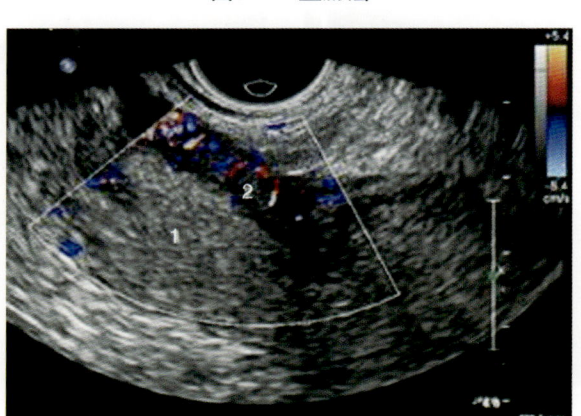

灌注"胃窗"腔内超声造影显示肿瘤表现为肠壁不规则增厚，内部见 "栅栏"状血流。1.肠腔　2.增厚的肠壁

图8-3　直肠癌

157

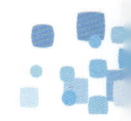

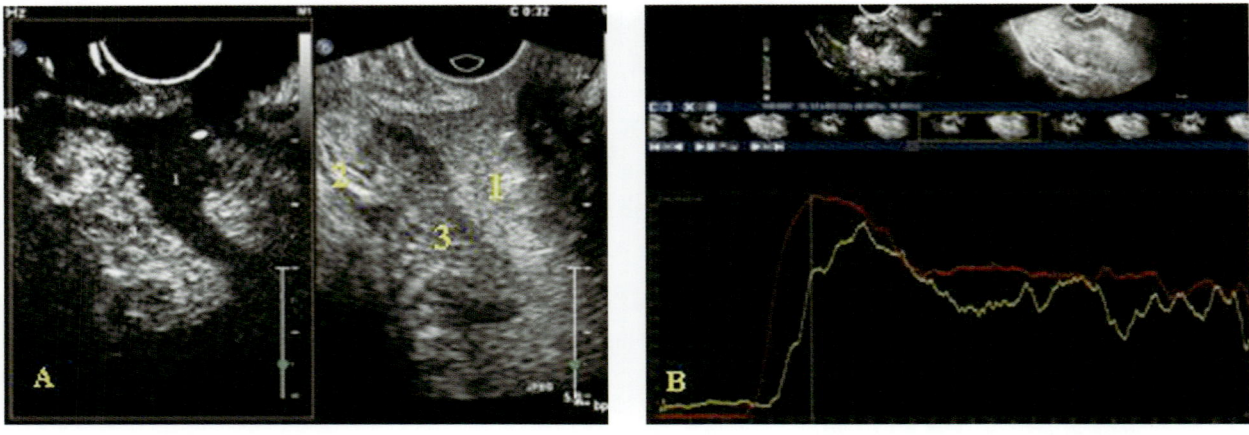

A：灌注"胃窗"腔内超声造影及经静脉超声造影显示肿瘤(3)呈高增强，周围肠壁(2)亦为高增强，中央肠腔(1)始终无增强；B：经静脉超声造影的时间-强度曲线显示，增强早期肿瘤先于肠壁快速增强，增强后期肿瘤与肠壁同步消退（红色线代表肿瘤，黄色线代表周围肠壁）

图8-4　直肠癌

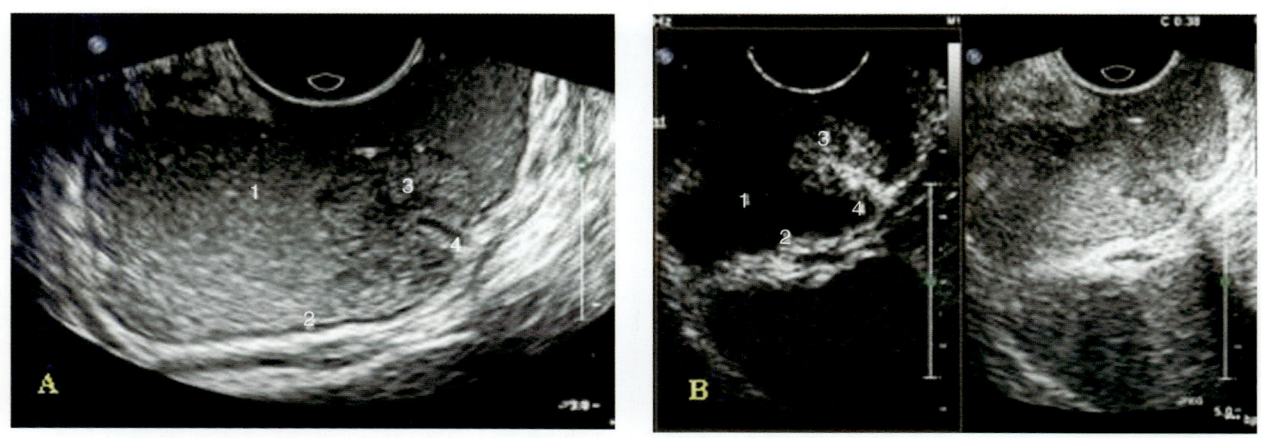

A：灌注"胃窗"腔内超声造影显示肿瘤（3）为向肠腔内（1）突起的实质性低回声团，借蒂部（4）与肠壁（2）相连；B：经静脉超声造影显示肿块（3）呈高增强，并可清晰显示肿块与肠壁（2）之间相连的蒂部（4）

图8-5　隆起型直肠癌

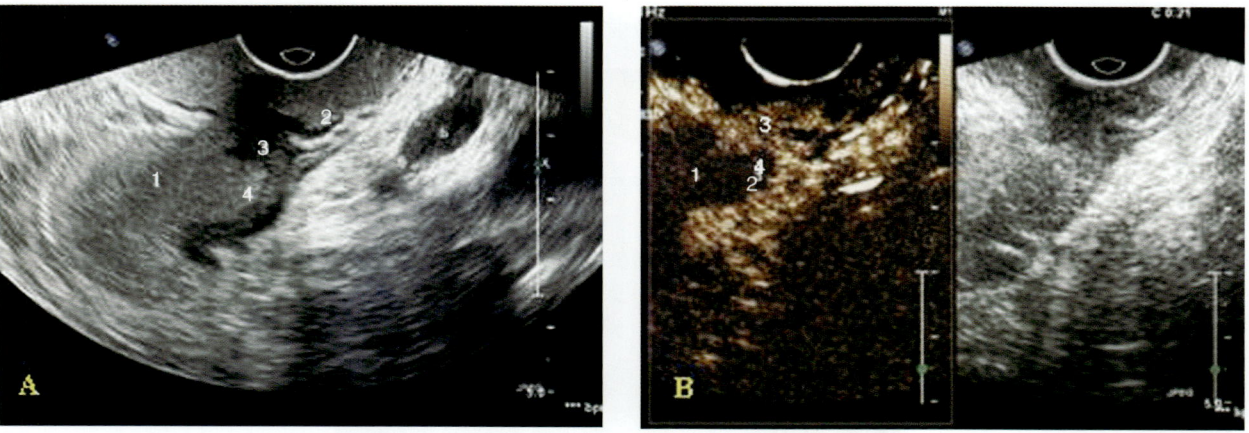

灌注"胃窗"腔内超声造影显示肿瘤（3）表面有不规则凹陷，呈"壁龛"（4）征。经静脉超声造影肿块（3）呈高增强，肿瘤表面溃疡，呈"火山口"征（4）。1.肠腔 2.肠壁　3.肿瘤　4."壁龛"征　5.精囊

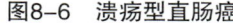

图8-6　溃疡型直肠癌

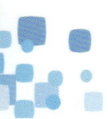

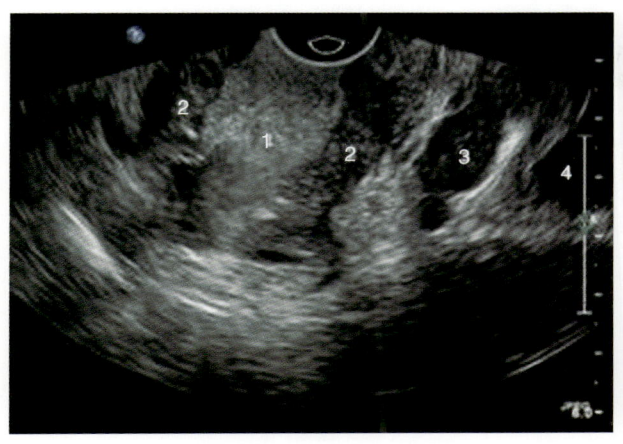
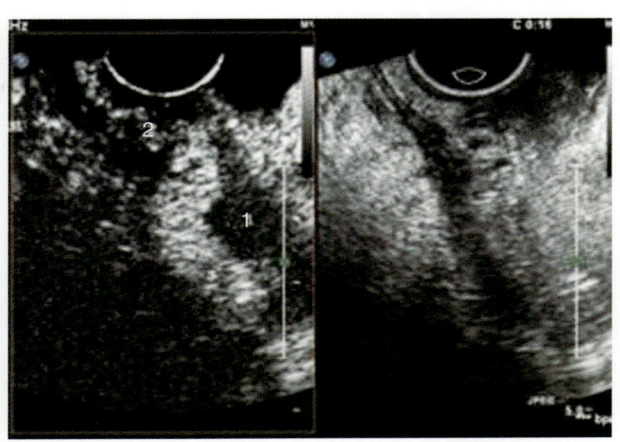

灌注"胃窗"腔内超声造影显示肿瘤（2）沿肠壁环形浸润，界限不清。1. 肠腔　2. 肿瘤　3. 精囊

图8-7　浸润型直肠癌

经静脉超声造影显示肿瘤呈高增强，浸润肠壁全层，增强强度高于邻近肠壁（2），肠腔无增强（1）

图8-8　浸润型直肠癌

【超声诊断与鉴别诊断】

直肠癌需与腺瘤、间质瘤、直肠子宫内膜异位、直肠周围脓肿等直肠壁内或直肠周围肿块鉴别，通过经直肠灌注"胃窗"进行腔内超声造影，结合经静脉超声造影检查，有助于提高对直肠癌的鉴别诊断。

1. 腺瘤为向直肠腔内隆起的息肉状、盘状或葡萄状低回声或中等回声团块，边界清，局部肠壁层次无中断。

2. 间质瘤为源自肠壁肌层的间叶组织源性肿瘤，表现为圆形或椭圆形低回声团块，肠壁黏膜层完整连续。

3. 直肠子宫内膜异位为子宫内膜异位至后盆腔并向直肠壁浸润生长所致，表现为片状低回声团块，界限不清，外形不规则，直肠壁外膜层连续中断，而黏膜层连续。

4. 直肠周围脓肿则表现为直肠周围混合性团块，内部回声因炎症不同阶段而表现不同，炎症早期表现为低回声为主的团块，随着脓肿形成，可出现液性回声区，肠壁完整或因炎性肉芽肿形成而增厚。

第五节　先天性巨结肠

先天性巨结肠（congenital megacolon）亦称无神经节细胞症，是病变肠段神经节细胞缺失导致远端肠管的持续性痉挛、狭窄，近端肠管继发性扩张、肥厚，是小儿外科最常见的消化道畸形之一。该病发生率较高，约1：5000，男稍高于女，有家族性发病倾向。典型的临床表现为间断或进行性腹胀、排便困难，严重时出现不全肠梗阻表现，长时间不能正常进食可导致水电解质失衡，合并肠炎后会发生局部及全身感染中毒性症状，甚至出现巨结肠危象，延误治疗可以因剧烈腹胀造成肠穿孔、腹膜炎、败血症，病情迅速恶化，最终死亡。

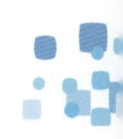

【超声表现】

1. 直接征象　肠腔明显扩张，内径超过6.5cm，最大达12cm，肠壁变薄，肠腔内见不均匀强回声粪团影积聚，肠蠕动微弱。扩张肠管远端呈喇叭口状向病变段移行，病变段肠壁痉挛收缩，肠腔狭窄。无神经节支配的痉挛常为间歇性发生，病变段肠腔可暂时显示正常大小。因肠气及粪团影干扰，病变段可显示不清。扩张段为继发性改变，移行段是神经节细胞分布从无到有逐渐过渡区。若因病程较短病变近端结肠尚未形成代偿性扩张或病变段暂时未显示出狭窄，以致扩张段、移行段显示不佳，都会给超声诊断先天性巨结肠带来困扰。

2. 并发症征象　可出现肠炎、肠穿孔、胸腹水继发改变。肠腔明显扩张可压迫邻近脏器，如输尿管，引起肾盂积水。

【超声诊断与鉴别诊断】

先天性巨结肠需与新生儿肠闭锁、肠套叠鉴别。

第六节　肠　梗　阻

大肠肠梗阻（bowel obstruction）在发病原因、病理、临床表现、声像改变均类似小肠肠梗阻，在此不再作详细讨论，请参考小肠章节。

（彭成忠　郭心璋　曹君妍　任　杰）

第九章
肝 脏 疾 病

第一节　解 剖 概 要

　　肝脏呈楔形，大部份位于右季肋区和腹上区，部分延伸至左季肋区。肝上界在右锁骨中线第五肋骨上缘；下界与右肋缘相齐，在腹中线可达剑突与脐的中点。肝的上面为膈面、下面为脏面。膈面的镰状韧带将肝分为左、右叶；脏面凹陷不平，由两条纵沟和一条横沟组成"H"形结构。右纵沟前部为胆囊窝，后部为下腔静脉窝；左纵沟前部为肝圆韧带，后部为静脉韧带。横沟为第一肝门。

　　肝脏最常用的解剖功能分段是Couinaud分段法。由于每一肝段具有自己的血液供应、淋巴回流及胆汁引流，这种解剖分段具有功能及病理的重要性，特别是在外科肝段切除术中有重要意义。Couinaud分段法基本上是根据门静脉及肝静脉分支的立体概念。根据Couinaud分段法，肝段是肝脏最小的解剖单位，每个段在其中心部有一门静脉分支，边缘有一肝静脉分支。左、中、右三条肝静脉所在的纵向平面将肝脏分成四部分；而左、右门静脉干的虚拟连线水平面将左外叶、右前叶及右后叶进一步分成上下段，共分8个肝段（见表9–1）。其中1段为尾状叶；2段至4段为肝左叶；5段至8段为肝右叶。

表9–1　肝脏Couinaud分段法

Couinaud分段法	传统肝脏解剖分段
I	尾状叶
II	左外叶（上段）
III	左外叶（下段）
IV	左内叶
V	右前叶（下段）
VI	右后叶（下段）
VII	右后叶（上段）
VIII	右前叶（上段）

第二节　正常肝脏声像图和正常值

一、正常肝脏声像图

（一）肝脏外形和轮廓

正常肝脏声像图的外形和轮廓因体型而异。纵切面声像图上，正常肝脏呈近似三角形，后缘近

膈部圆钝，近下缘扁薄；斜切面声像图上，肝脏近似楔形，右叶厚而圆钝，左叶薄而锐利，变化较大（图9-1、图9-2）。

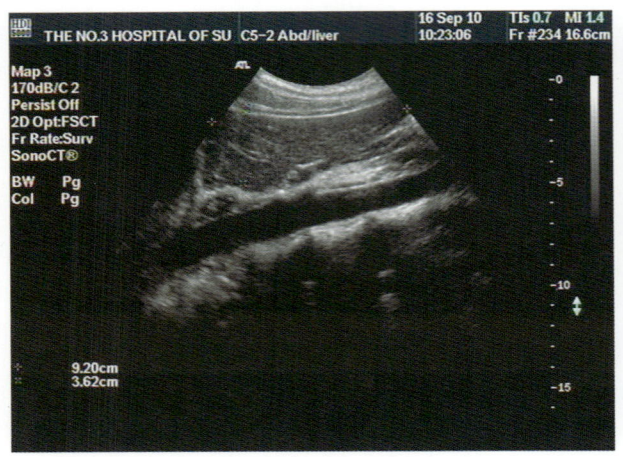

左肝剑突下矢状切面显示左肝上下径较长，前后径较短，即左肝形态为瘦长型

图9-1 左肝（瘦长型）

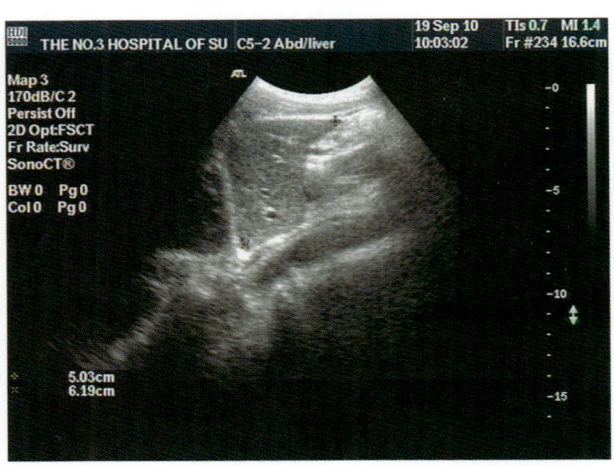

左肝剑突下矢状切面显示左肝上下径较短，前后径较长，即左肝形态为短胖型

图9-2 左肝（短胖型）

正常肝脏轮廓光滑，整齐。肝脏表面呈均匀一致的线样高回声，代表肝被膜的界面回声。有时正常肝叶轮廓可稍有弯曲、切迹等变化，勿认为异常。

（二）肝实质回声

正常肝实质呈细小点状回声，分布均匀，其回声强度多高于肾皮质回声，与脾脏回声强度相当（图9-3）。实质回声粗细难以客观评价，影响因素较多，而均匀性较易于评价。

（三）肝内管道系统

1. 二维灰阶超声

（1）肝静脉：肝静脉的左、中、右三支及其二级属支一般均能显示。正常人除上述三条肝静脉外，一般还有多条副右肝静脉、尾状叶静脉等直接汇入下腔静脉（图9-4）。肝静脉的管壁较薄，一般情况下管壁回声细弱，难以显示，但当声束与较大的肝静脉管壁垂直时，亦可显示高回声管壁。肝静脉内径随呼吸可有明显变化。

（2）门静脉：门静脉管壁较厚且周围有结缔组织包绕，因而呈亮而厚的回声，其内径不随呼吸改变而改变，加之走行及分布与肝静脉不同，可与肝静脉鉴别。门静脉自第一肝门入肝后上行并分为

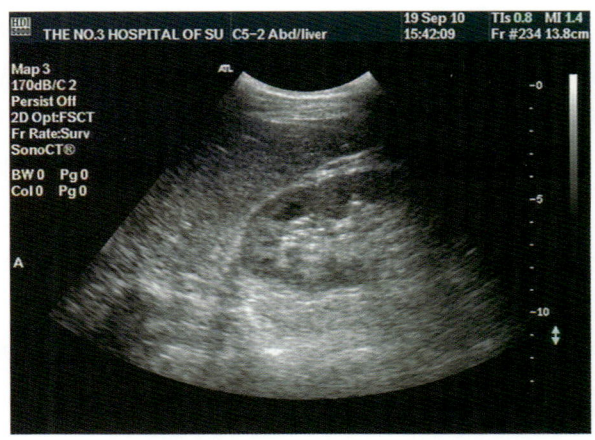

肝肾切面显示正常肝实质呈细小点状回声，分布均匀，其回声强度多稍高于肾皮质

图9-3 肝实质回声

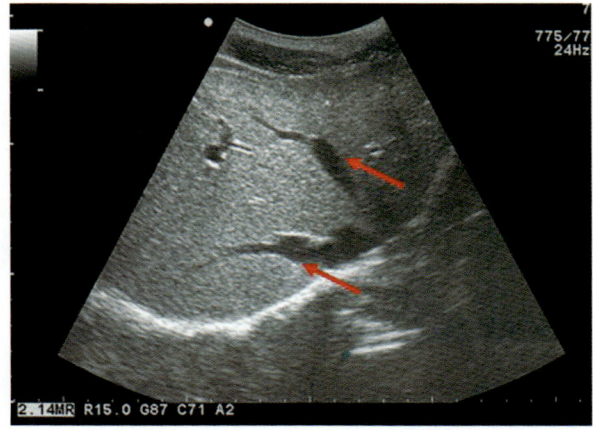

肝中静脉和肝右静脉汇聚于第二肝门（↑）

图9-4 肝静脉

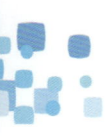

左右支（图9-5）。门静脉右支进一步分为右前支及右后支。门静脉左支横部分支至尾状叶后，继续左行并转向前上方，形成门静脉左支矢状部，发出分支至左内叶及左外叶，形成"工"字形结构（图9-6）。肝内门静脉分支的变异相对较少见，主要表现为门静脉三分叉，即门静脉主干直接分为左支、右前支及右后支。但是，明确门静脉解剖变异对肝叶、肝段切除具有重要意义。

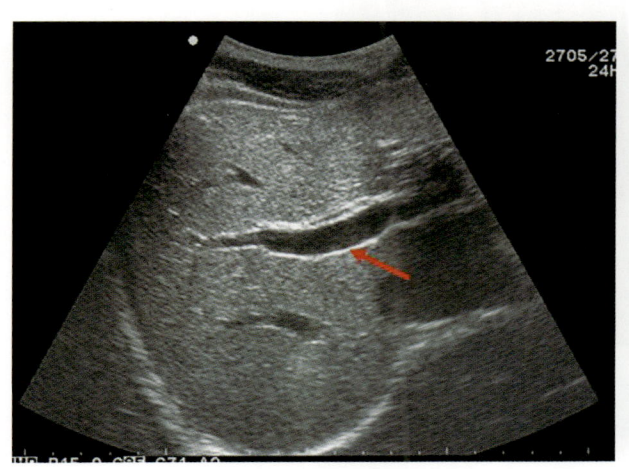

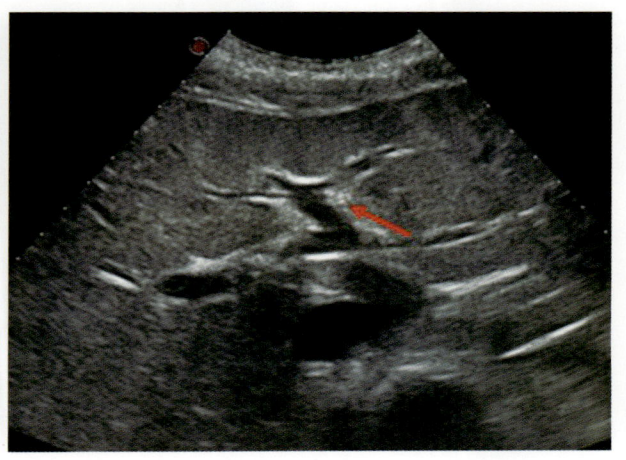

门静脉右支管壁呈亮而厚回声（↑），管腔呈无回声，前方伴行有右肝管

图9-5　门静脉右支

门静脉左支矢状部及其左内叶、左外叶分支，形成"工"字形结构（↑）

图9-6　门静脉左支矢状部

（3）胆管：胆管在肝内的分支与门静脉、肝动脉分支基本一致，三者被包绕在同一结缔组织内（Glisson鞘）。在超声图像上，胆管壁呈中等回声。正常情况下，超声可显示肝内胆管第一、二级分支，即可显示左右肝管（一级支），以及右前叶、右后叶、左内或左外叶二级分支。各段胆管（三级支）及以上胆管分支不能显示，若显示则应考虑为病理现象，应行进一步检查以寻找引起胆管扩张的原因。肝内胆管的一、二级分支管径一般小于伴行门静脉管径的40%。彩色多普勒超声显示胆管内无血流信号，依据此点可与肝动脉及门静脉鉴别。

（4）肝动脉：剑突下横断面可见肝总动脉从腹腔干分出，呈搏动性管状暗区。在肝门部门静脉左前方可见肝固有动脉、肝右动脉呈小圆形或管状暗区，有搏动（图9-7）。在门静脉左支横部与左肝管间，可见肝左动脉，呈细小搏动性管状结构。

2. 彩色多普勒超声及频谱多普勒超声

（1）肝静脉：正常肝静脉为离肝血流，彩色多普勒呈蓝色向心血流束。在汇入第二肝门处，肝静脉可于心房收缩期呈短暂红色离心血流。由于受心动周期影响，频谱多普勒表现为三相波：S波位于基线下，为心室收缩时，心房舒张充盈，肝静脉快速流入下腔静脉所致；D波在S波后出现，幅度较S波低，同样位于基线下，为心室舒张时，血流从右房流入右室所致；a波为右房收缩时部分血流返回入下腔静脉及肝静脉形成的一反向小波，位于

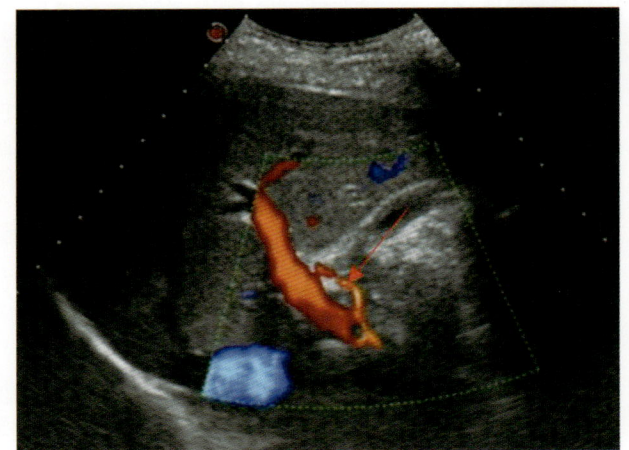

肝门部门静脉左前方可见肝固有动脉血流呈条状显示（↑）

图9-7　肝动脉

163

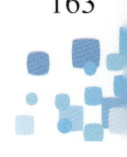

基线上方。肝静脉频谱呈空窗窄带状层流频谱，除受心动周期影响外，还可受呼吸、心率等因素影响（图9-8）。

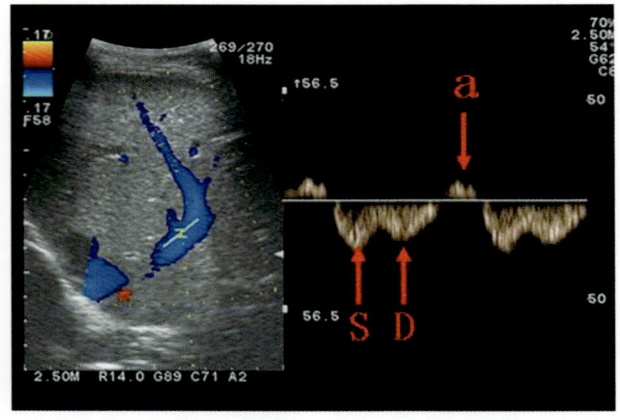

频谱多普勒显示正常肝静脉为三相波，即S波、D波、a波（↑）

图9-8　肝静脉频谱（两负一正）

（2）门静脉：正常门静脉为入肝血流，彩色多普勒依切面不同而表现不同，如右肋间扫查，门静脉主干及右支呈红色血流束；而右肋缘下扫查，门静脉主干呈蓝色血流束。门静脉频谱多普勒多呈连续的血流频谱，可随心动周期及呼吸波动（图9-9）。

（3）肝动脉：肝动脉血流方向与门静脉一致，均为入肝血流，彩色多普勒表现为肝门部门静脉左前方的同色偏黄或"五彩镶嵌"细条状血流。肝动脉频谱为单峰搏动性频谱，收缩期上升支陡直，舒张期下降支较平缓，阻力指数在0.50～0.60，为中等阻力血流（图9-10）。

（四）肝脏的韧带结构

肝圆韧带位于左叶间裂下1/3，将肝左叶分成左内叶及左外叶。在剑突下横切面上，肝圆韧带呈圆形高回声结构，边界清楚，回声衰减，有时伴声影，可影响其后方门静脉左支矢状部的清晰显示，有时易将其误诊为肝内胆管结石或肝脏血管瘤（图9-11、图9-12）。在剑突下纵切面上，肝圆韧带呈条索状高回声，起自门静脉左支矢状部向前下方延续至前腹壁。

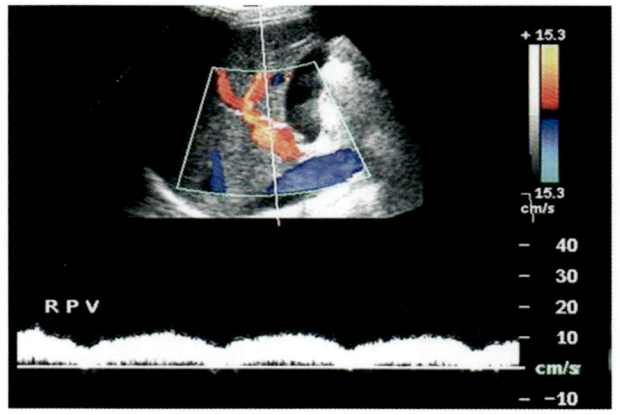

频谱多普勒显示正常门静脉呈连续的血流频谱，可随心动周期及呼吸波动

图9-9　门静脉频谱

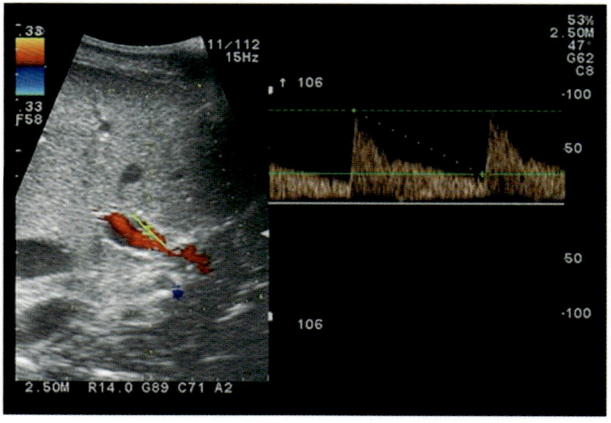

频谱多普勒显示正常肝动脉呈单峰搏动性频谱，收缩期上升支陡直，舒张期下降支较平缓

图9-10　肝动脉频谱

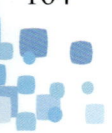

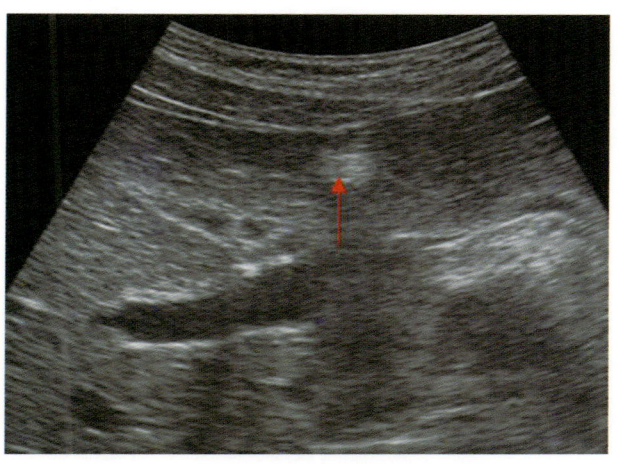

剑突下横切，肝圆韧带呈圆形高回声结构（↑）

图9-11 肝圆韧带

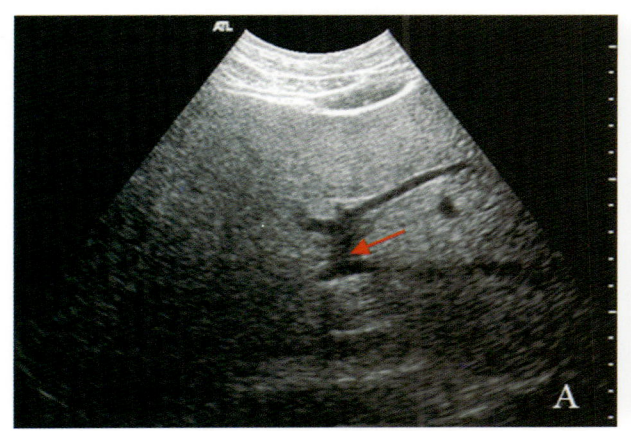

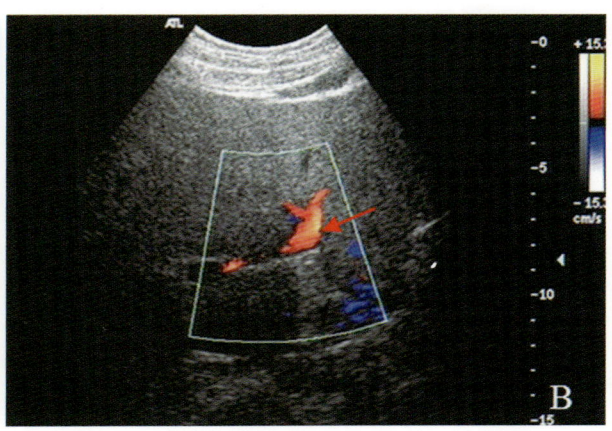

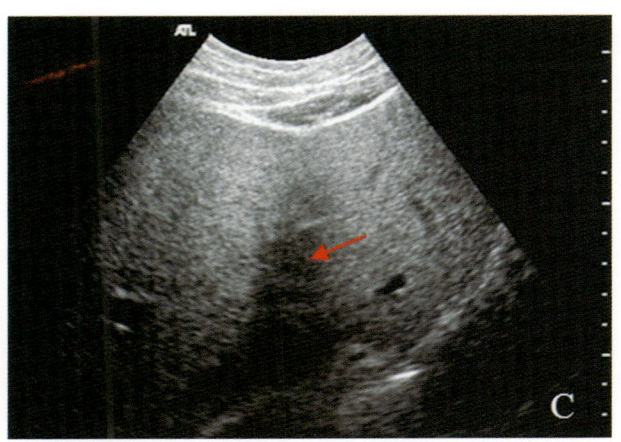

A、B：左肝剑突下横断切面，当声束避开肝圆韧带干扰时，正常门静脉左支矢状部清晰显示，血流充盈饱满（↑）；C：当声束未能避开肝圆韧带干扰时，肝圆韧带后方的门静脉左支矢状部显示不清（↑）

图9-12 肝圆韧带

静脉韧带是静脉导管闭锁后的遗迹，也是尾状叶和左外叶分界线，呈高回声线样结构，自左肝膈面延续至门静脉左支的后壁，靠近门静脉左支水平部及矢状部交界处（图9-13）。

肝脏的其他韧带如冠状韧带、镰状韧带、左三角韧带、右三角韧带、肝胃韧带、肝十二指肠韧带等，在正常情况下声像图上难显示，当出现腹水时部分可显示。

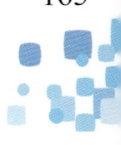

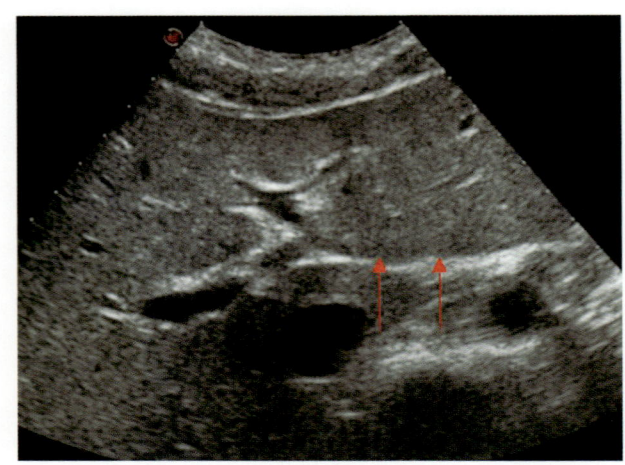

静脉韧带是静脉导管闭锁后的遗迹，也是尾状叶和
左外叶分界线，呈高回声线样结构（↑）

图9-13　静脉韧带

（五）肝脏解剖变异和发育性异常

部分正常人可出现变异的里德耳氏叶，表现为右叶的一个舌样突起向下延伸至右髂嵴，多见于女性，不要误认为肝脏肿块或肝脏增大。肝左叶大小的变异较常见，可出现左外叶缺如或萎缩。内脏完全反位者多伴有右位心脏，肝脏位于左上腹部，肝左、右叶位置与一般人相反。

二、肝脏的正常值范围

（一）正常肝脏径线测量

肝脏径线因个体差异较大，且由于超声视野有限，较难准确测量肝脏的大小，因而其单次测量值意义不大，诊断时仅供参考，动态观察更为重要。目前常用的几项正常测值为：

1. 肝右叶最大斜径　测量的标准切面为右肋缘下斜切，探头置于右侧锁骨中线和正中线之间，嘱患者吸气状态下显示肝右静脉汇入下腔静脉，在该切面上测肝脏上下缘间最大垂直距离。正常值≤14cm（图9-14）。

2. 肝右叶前后径　即右肝厚度，患者平静呼吸状态下，于右肋间切显示第一肝门结构，测量肝脏前后缘间的最大垂直距离，正常值10～12cm（图9-15）；可重复性比肝右叶斜径好。

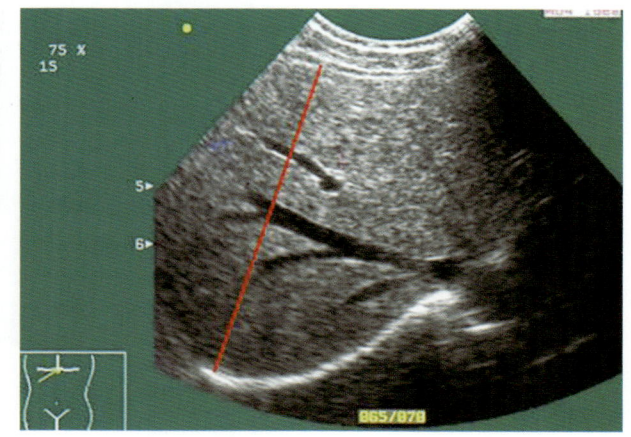

探头置于患者右侧锁骨中线和正中线之间，吸气状态下显示肝右静脉汇入下腔静脉，在该切面上测肝脏上下缘间最大垂直距离，即为右肝斜径

图9-14　右肝斜径

3. 肝左叶的上下径和前后径　测量标准切面为显示腹主动脉长轴的左肝矢状纵切面，肝左叶的上下径正常值≤9cm，前后径≤6cm（图9-16）。

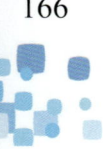

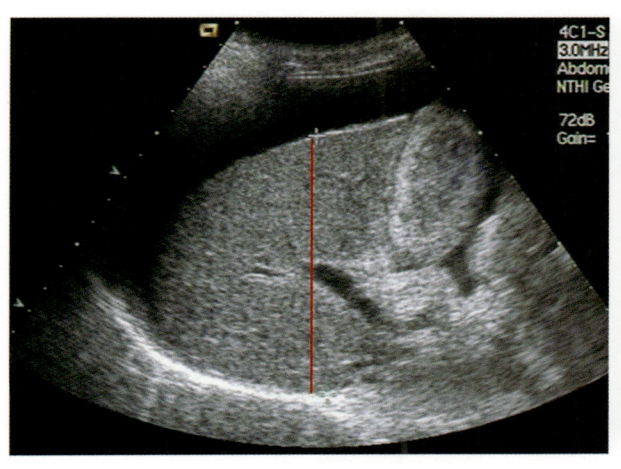

患者平静呼吸状态下，于右肋间切显示第一肝门结构，测量肝脏前后缘间的最大垂直距离，即为右肝厚度

图9-15　右肝前后径

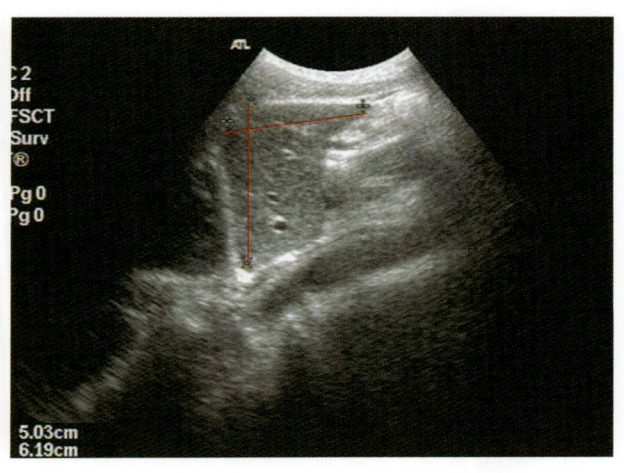

二维灰阶超声显示腹主动脉长轴的左肝矢状纵切面，上下缘的距离为上下径，前后缘的距离为前后径

图9-16　左肝上下径和前后径

4. 肝脏血管

（1）门静脉：门静脉主干管腔内径正常值范为1.0～1.3cm，≤1.4cm。门静脉平均血流速度正常值范围为15～20cm/s。

（2）肝静脉：肝中静脉及肝右静脉最大管径范围为0.5～0.9cm。

（3）肝动脉：肝动脉管腔内径正常值范围为0.4～0.6cm，收缩期峰值血流速度为40～60cm/s，阻力指数为0.5～0.6。

（二）肝脏大小评估

判断肝脏增大，除参考肝脏上述测量值外，尚需考虑到肝脏的上界及下缘位置。正常人肝上界在右锁骨中线第五前肋间可探及；平静呼吸状态，右肝下缘在右肋缘下常不能探及。如超过上述上下界范围，且测量值明显增大，可考虑肝脏增大。此外，还有一些间接征象也提示肝脏增大，如肝右叶下缘超过右肾下极（里德耳氏叶除外）；肝下缘变钝；肝左外叶向左延伸至脾上方。肝硬化患者往往发生左肝增大、右肝缩小的情况，这时测量左肝上下径和前后径，单凭测量值可能并不能全面反映肝脏大小，如同时结合右肝缩小，可采用观察胆囊窝的位置来判断，即胆囊窝向右侧移位、旋转，称为"逆时针"旋转。同样道理，如发生右肝增大、左肝缩小，胆囊窝则会出现"顺时针"旋转。

第三节　肝脏囊性占位性病变

一、肝囊肿

肝囊肿（liver cyst）多于体检时无意中发现，且随年龄增长，发病率升高。其发病原因分为先天性和后天性两种。先天性者一般认为可能由于肝内胆管胚胎发育障碍所致；后天者多为潴留性或老年退行性变。潴留性囊肿是体液潴留形成，可由于创伤、炎症、水肿、瘢痕等原因引起肝内小胆管、淋巴

167

管等阻塞所致，囊液多为胆汁、淋巴液、黏液、血液等成分。肝囊肿可单个或多发，大小差别较大。临床多无症状，但巨大囊肿或囊肿合并出血、感染时，可引起发热、腹痛、上腹不适等症状。偶有大的肝囊肿压迫胆管引起黄疸的报道。

【超声表现】

1. 二维灰阶超声

（1）典型肝囊肿：形态规整，呈圆形或椭圆形，边界清楚，囊壁薄而光滑，囊内为无回声，伴后壁和后方回声增强，侧边声影内收。

（2）不典型肝囊肿：囊肿合并出血或感染时，囊内可出现弥漫性细小光点或条索样分隔，囊壁可增厚、模糊不清，与肝脓肿表现相似。

（3）囊肿直径一般为2～3cm，最大者可＞20cm；右叶相对多见，多发者约占30%，以女性多见。位置表浅、体积较大的囊肿，探头加压时形态可压缩；较大的囊肿可突向腹腔，造成肝脏外形的改变，肝脏或邻近脏器推压移位。嘱患者呼吸运动并观察囊肿是否与肝脏同步运动，是鉴别巨大肝囊肿与肝外病变的关键。较小的囊肿后方回声增强，呈"蝌蚪尾"征，注意此征象可避免遗漏小的囊肿。

2. 多普勒超声

肝囊肿囊内和囊壁一般无血流信号，较大囊肿推压邻近肝静脉或门静脉移位时，可显示近囊壁的血流信号。

3. 超声造影

典型的肝囊肿普通超声容易诊断，无需造影（图9-17、图9-18）。但囊肿合并出血或感染，有时与肿瘤难以鉴别（图9-19、图9-20），超声造影有利于鉴别诊断。囊肿超声造影表现为动脉期、门脉期和延迟期病灶均无增强，边界清楚。

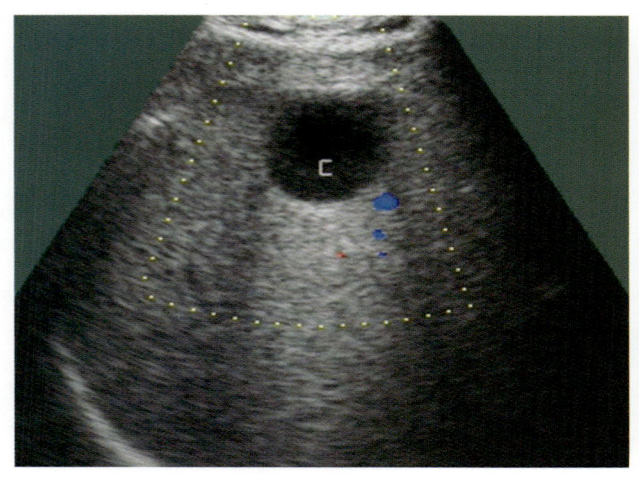
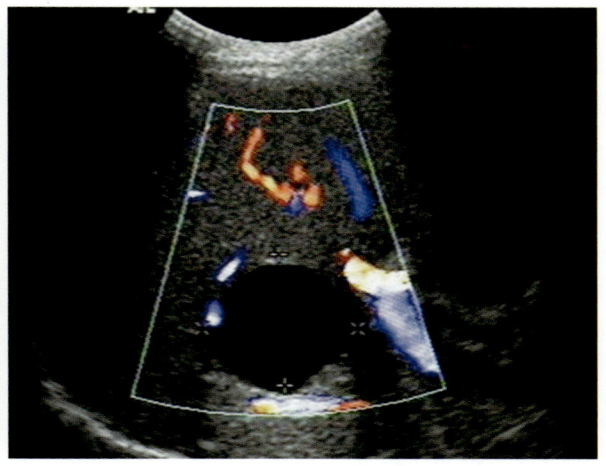

二维灰阶超声显示肝实质内一类圆形无回声区（C），边界清楚，壁薄光滑，后方回声增强；CDFI显示无回声区内部未见明显血流信号

二维灰阶超声显示肝实质内一类圆形无回声区，边界清楚，壁薄光滑，后方回声增强；CDFI显示囊壁及囊腔内无明显血流信号，肝静脉受压移行

图9-17 典型肝囊肿

图9-18 典型肝囊肿

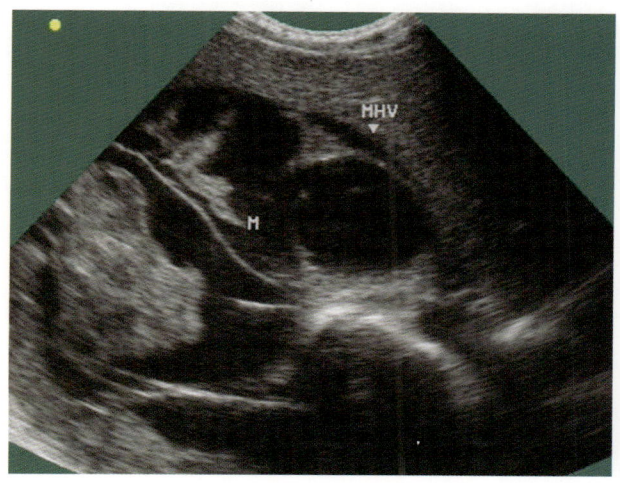

二维灰阶超声显示右肝前叶巨大类圆形无回声区(M)，壁薄锐利，囊液透声性尚可，囊腔内可见不规则中等回声及线状分隔回声；肝中静脉（MHV）受压移位

图9-19　肝囊肿合并出血

二维灰阶超声显示右肝后叶下段（RL）椭圆形无回声区(C)，内部可见不规则斑片状及分隔状等回声

图9-20　肝囊肿合并出血

【超声诊断与鉴别诊断】

1. 肝内静脉瘤或动脉瘤　肝内静脉瘤或动脉瘤亦表现为肝内局灶性液性暗区，二维声像图易与肝囊肿混淆。CDFI和超声造影在二者的鉴别诊断中具有重要价值，如CDFI显示肝囊肿内无彩色血流信号，而静脉瘤或动脉瘤内均可见彩色血流信号填充，通过仔细扫查有时可见起源及引流血管（图9-21、图9-22）；超声造影显示肝囊肿内无造影剂灌注，而静脉瘤或动脉瘤内见造影剂填充。

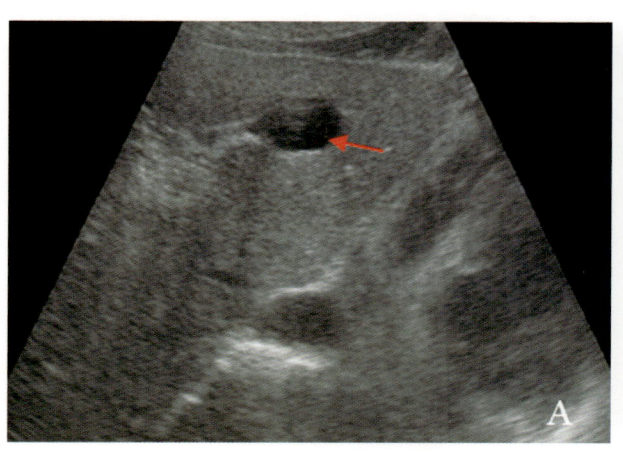
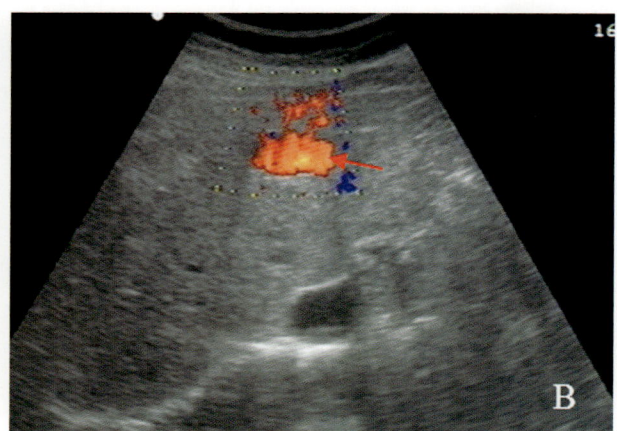

A：二维灰阶超声显示左肝内见一椭圆形液性暗区（↑），边界清晰，壁薄光滑，后方回声增强，声像图酷似肝囊肿，暗区隐约与门静脉S3分支连通；B：CDFI显示暗区内充满彩色血流信号（↑）

图9-21　门静脉瘤

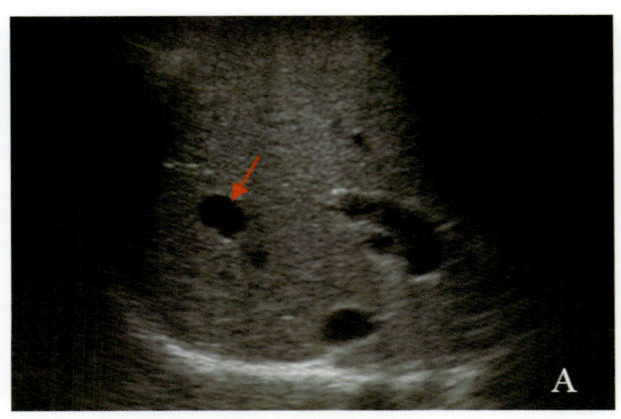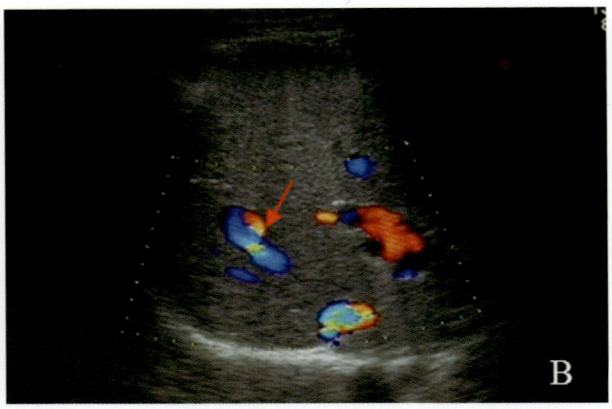

A：二维灰阶超声显示右肝内见一椭圆形液性暗区（↑），边界清晰，壁薄光滑，后方回声增强，声像图酷似肝囊肿；B：CDFI显示暗区内充满彩色血流信号（↑），且与肝右静脉连通

图9-22 肝静脉瘤

2. 肝脓肿　液化广泛的肝脓肿可表现为圆形或不规则形、厚壁的无回声区。但其内壁多平整；外周出现炎性反应带；囊内布满细小光点或脓屑形成的片状高回声，并有流动感，可出现膈肌活动受限或反应性胸腔积液等伴发征象，并有全身感染的临床症状。

3. 肝脏囊腺癌或其他肿瘤囊性变　多表现为囊壁不规则增厚或突向囊腔的乳头样结节。CDFI可在囊壁或突起的结节处探及动脉血流信号。

二、多囊肝

多囊肝（polycystic liver）为先天性疾病，有遗传性及家族史，常伴有其他脏器的囊肿，包括肾脏、胰腺和脾脏，其中约50%伴有多囊肾。一般认为，多囊肝是由迷路的胆管扩张而成，但与正常胆系不相通。多囊肝的囊肿大小不一，小者仅在显微镜下可见，大者可达几十厘米。囊肿可弥漫分布于全肝或密集于一叶。本病多见于中、老年人，以女性多见。由于囊肿生长缓慢，临床多无明显症状，肝功能一般正常。囊肿较大时可出现压迫症状，也可合并出血和感染。

【超声表现】

1. 二维灰阶超声

（1）肝脏形态、大小：典型多囊肝多表现为肝脏弥漫性增大，当囊肿较大突出肝表面时，肝脏切面形态失常，表面凹凸不平。轻型患者，肝脏的形态和大小改变不明显，切面形态大致正常。

（2）肝实质回声：肝内密布大小不一的类圆形液性暗区，小者数毫米，大者数厘米，以2～5cm多见。囊壁薄而光滑，边界清楚，囊腔透声性好，一般暗区之间互不连通。囊肿后方或囊肿之间肝实质回声增强、增粗，其内可见管道系统穿行。严重者肝实质及肝内管道结构显示不清。

（3）多囊肝常与多囊肾、多囊胰腺等其他脏器的多囊性改变并存，以多囊肾最多见。

2. 多普勒超声

多无特异表现，囊内及囊壁无血流信号显示，较大囊肿可造成周边血管推压移位。

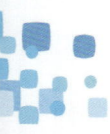

3. 超声造影

典型的多囊肝普通超声容易诊断，无需造影（图9-23至图9-25）。但囊肿合并出血或感染，有时与肿瘤难以鉴别，超声造影有利于鉴别诊断。囊肿超声造影表现为动脉期、门脉期和延迟期病灶均无增强，边界清楚。

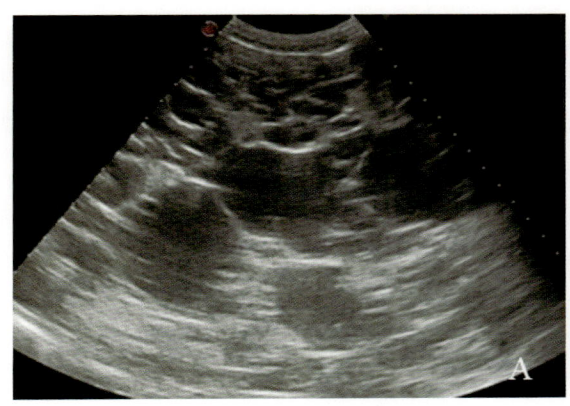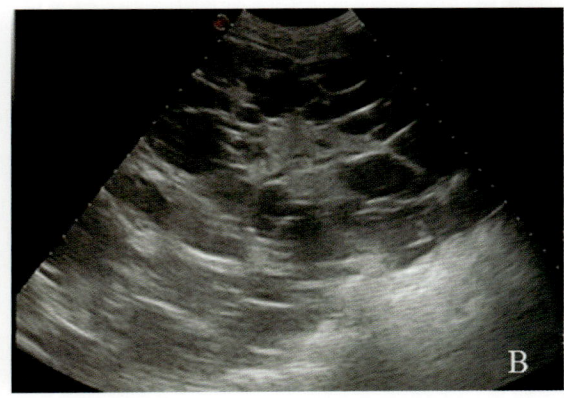

A、B：二维灰阶超声显示肝弥漫性增大，肝脏切面形态失常，表面凹凸不平，肝内可见弥漫分布大小不一液性暗区，边界尚清，囊壁较薄，囊内透声性尚好，后方回声及肝实质回声增强

图9-23　多囊肝

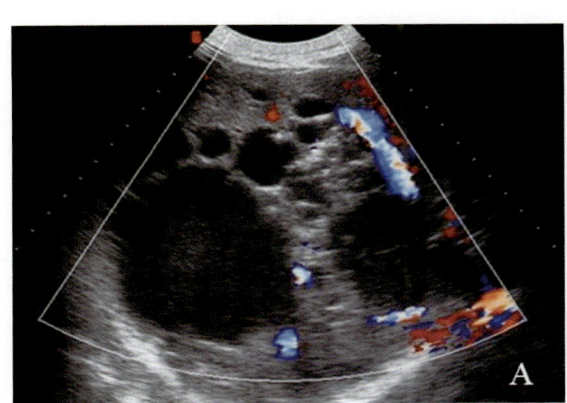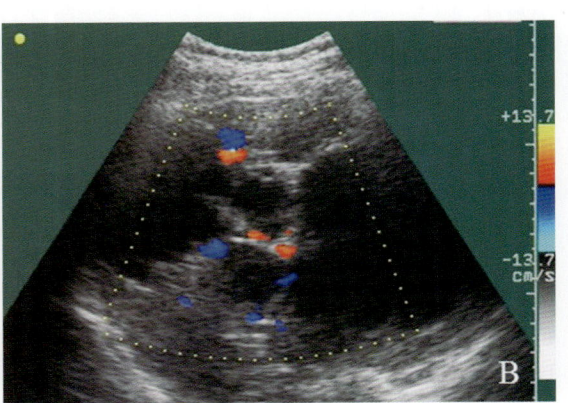

A：二维灰阶超声显示肝内弥漫分布大小不一液性暗区，边界尚清，囊壁较薄，内部透声性好；
B：CDFI显示囊肿内及囊壁无血流信号显示，肝内血管走行移位

图9-24　多囊肝

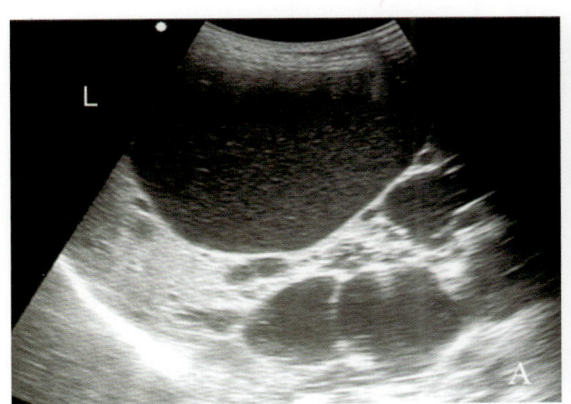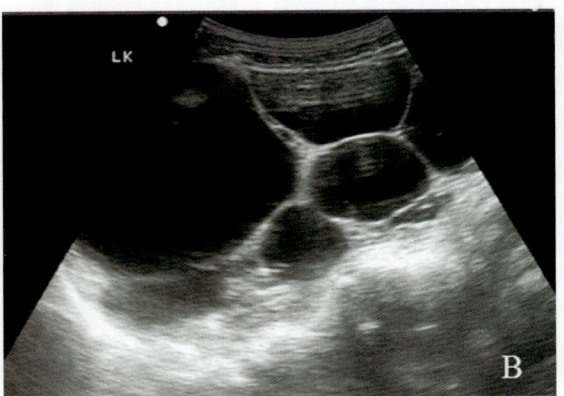

A、B：二维灰阶超声显示多囊肝（L）合并多囊肾（LK）。多囊肾表现为肾脏增大，形态失常，肾内见弥漫分布大小不一的液性暗区，边界尚清，囊壁较薄，内部透声性好

图9-25　多囊肝合并多囊肾

【超声诊断与鉴别诊断】

多囊肝超声表现较典型，有家族遗传史或合并其他脏器的多囊性改变，诊断并不困难。有时临床需注意与以下疾病鉴别：

1. 多发性肝囊肿　肝脏形态多正常，囊肿数目较少，散在分布于肝内，较少同时合并其他脏器如肾的多囊性改变。

2. 先天性肝内胆管囊状扩张症（Caroli 病）　该病常表现为肝脏肿大，肝内多发大小不等的囊性病变，囊与囊之间相互连通，并沿肝内胆管主支分布，与胆管相通，病变形态多不规则，部分表现为梭形或长条状，囊内可见胆泥或结石，亦可合并囊内肿瘤。

3. 肝内其他囊性占位性病变　如肝内多发的包虫囊肿，多发囊腺瘤或（和）囊腺癌以及含大片液化坏死的多发转移瘤。上述疾病超声检查均表现为肝内多发囊性占位性病变，但一般囊壁较厚且不规则，肿瘤性囊性病变可见囊壁上乳头状突起的结节或囊内粗大的分隔，CDFI显示囊内实性结节或粗大分隔内有血流信号，且以动脉血流为主。

三、肝脓肿

肝脓肿（liver abscess）可分为细菌性和阿米巴性两种。细菌性肝脓肿临床较为常见，其常见致病菌为大肠杆菌、葡萄球菌及链球菌等。细菌可通过血液系统、胆管系统、淋巴系统进入肝脏。细菌侵入肝脏后引起炎症反应，多形成较小的脓肿，亦可融合成较大的脓腔。脓腔的中央为脓液和坏死组织，周围可有纤维组织包裹。孤立性肝脓肿多位于肝右叶，大小不等；多发者肝左右叶均可发生。典型临床表现为寒战、发热、厌食、肝区疼痛、压痛或叩击痛、白细胞升高等。但值得注意的是，由于目前抗生素应用广泛，许多肝脓肿临床症状不典型。

阿米巴肝脓肿是由于阿米巴的溶组织酶直接破坏肝细胞，以及阿米巴原虫大量繁殖阻塞肝静脉等，造成肝组织梗死形成较大脓腔。该脓肿以单发多见，常累及肝右叶。本病多见于中年男性，病情较细菌性肝脓肿轻，但病程较长，以发热、肝区钝痛、食欲不振为主要表现。近年来随着国民生活水平的提高和卫生条件的改善，阿米巴肝脓肿的发病率有所下降。临床以细菌性肝脓肿多见。

【超声表现】

（一）细菌性肝脓肿

1. 典型肝脓肿　相当于脓肿形成期，此时脓肿大部分或全部液化。

（1）二维灰阶超声

① 肝内单发或多发的类圆形占位病变，以多发常见，单发者多位于肝右叶，直径0.5～20cm。② 脓肿壁超声表现多样，边界可清晰或模糊，多数壁较厚，内壁多规整。③ 脓肿内部为无回声区，伴密集点状碎屑回声及分层状液平面（图9-26至图9-28）。脓腔内的回声取决于脓肿液化坏死的程度，组织碎片的大小、多少及脓液的黏稠程度。当脓肿内含气体时，多表现为强回声，后方可伴声影及彗星尾征。④ 间接征象，近膈顶的病灶可引起患侧膈肌运动受限，部分可并发胸腔积液或膈下脓肿等（图9-29）。脓肿较大或数目较多时，肝脏可弥漫性增大，下缘角变钝。

（2）多普勒超声

脓肿内无血流信号。脓肿壁可检出血流信号，多呈动、静脉频谱，血流速度及阻力指数一般无特殊。

（3）超声造影

常见的细菌性肝脓肿动脉期表现为周边环状高增强，内部可见无增强坏死区以及分隔样增强，门脉期脓肿消退为环状低增强，少数仍呈等或高增强，延迟期脓肿壁及内部分隔的增进一步消退，病灶边界更加清楚（图9-32、图9-34）。另外，动脉早期病灶周围常可见异常灌注，表现为邻近肝实质可有片状或楔形高增强，静脉期和延迟期无消退呈等增强，此征象多由炎症反应引起的，对肝脓肿具有辅助诊断的作用。

肝脓肿的增强模式有恶性局灶性病变的特点，在充分分析病灶的二维及CDFI声像图表现后，再结合临床资料，如发热、腹痛、外周血白细胞升高等，则有助于肝脓肿的诊断和鉴别诊断，必要时可行肝穿刺活检。

2. 非典型肝脓肿

（1）早期肝脓肿

此时病灶可呈非局限性，表现为片状或大片状，边界欠清或不清，无明显球体感，病灶内部回声不均匀，部分可见残存正常肝组织及管道回声，CDFI：可见较丰富血流信号，可见门静脉和肝动脉伴行血流，亦可见肝静脉血流，此征象对于早期肝脓肿的诊断具有重要价值（图9-30）；当病灶进一步发展，边界逐渐变清，病灶开始局限，但尚未液化，表现为实性低回声肿块。具有以下特点：①无明确的脓肿壁回声；②脓肿边缘可出现较宽的弱回声带，与周围组织分界欠清，中心由于坏死可呈低回声（图9-31）；③脓肿后方回声增强；④在短期内（1周左右）病灶的大小、内部回声发生明显改变，表现为病灶区增大，内部回声减弱或变为液性暗区（图9-32）。周围血管可受压移位，亦可因炎症浸润而发生血栓性静脉炎，表现为受累静脉管腔闭塞（图9-34）。

（2）肝脓肿愈合期

①脓肿暗区逐渐缩小，边界清楚或模糊；②肉芽组织和纤维组织增生时，可形成边界不清的高回声团，或形成强回声瘢痕或钙化伴声影（图9-33）。

（3）粟粒样肝脓肿

若脓腔太小，可仅表现为肝脏弥漫性肿大，肝内回声不均匀增强，与其他肝脏弥漫性病变很难鉴别。

（二）阿米巴肝脓肿

阿米巴肝脓肿的超声表现与细菌性肝脓肿类似，但具有以下特点：

1. 脓腔多较大，常位于肝脏的边缘部，以肝右叶近膈面多见，病变区域的肝脏局限性隆起。

2. 脓肿壁厚，内壁不光滑，呈虫蚀状。

3. 脓肿无回声内为细弱光点，提高增益后较易显示。

4. 脓肿后方回声仅轻度增强。

阿米巴性与细菌性肝脓肿：因两者的治疗原则不同，故鉴别诊断重要。尽管在声像图上各有某些特点，但是特异性并不强，明确诊断需穿刺抽液进行病原学及组织学检测。两者具体的鉴别要点见下表（表9-2）。

表9-2 细菌性肝脓肿和阿米巴肝脓肿的鉴别

鉴别点	细菌性肝脓肿	阿米巴肝脓肿
临床表现及病史	起病较急，症状较重。有胆管感染或其他脏器感染病史	起病多较缓，症状较轻。有阿米巴痢疾史
脓肿数目	常多发，单个者肝右叶多见	单个多见，多位于肝右叶
脓肿大小	大小不等	较大
脓肿壁回声	薄或增厚，周边回声高	壁厚，内壁呈虫蚀状
内部回声	无回声伴粗大光点	无回声伴细小光点
后壁后方回声	轻度增强	增强
肝脏大小	弥漫性肿大	多为局限性肿大

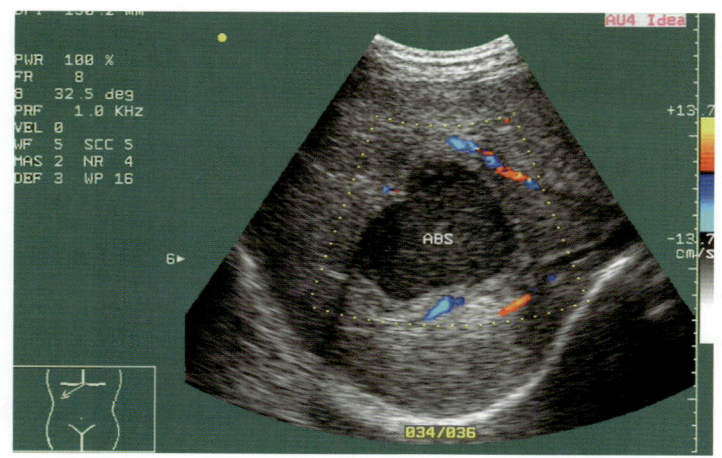

右肝前叶类圆形占位病变，壁厚，内侧壁光滑，囊腔透声性差，可见均匀低回声点，后壁及后方回声增强，CDFI：厚壁内见星点状血流信号，囊腔内无血流信号（ABS）

图9-26 典型肝脓肿

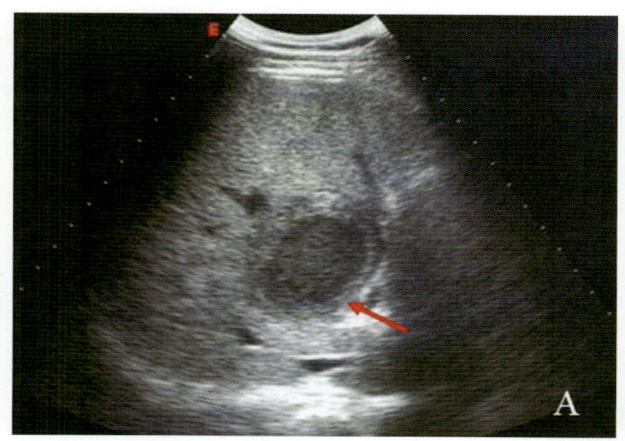

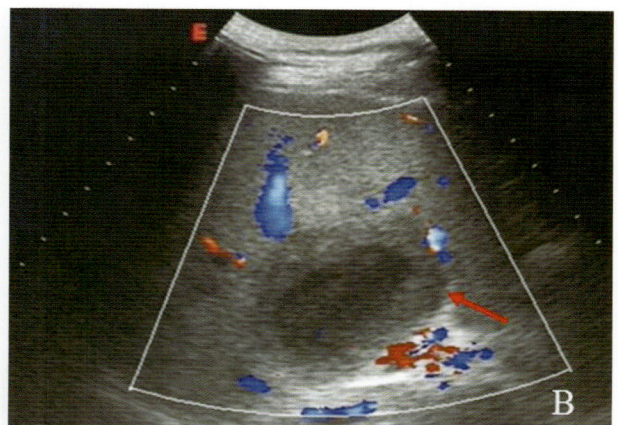

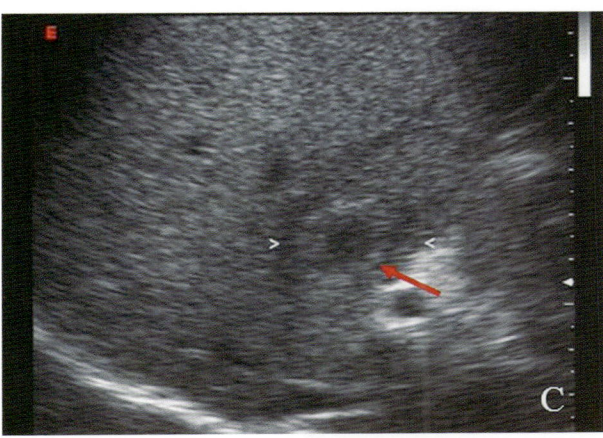
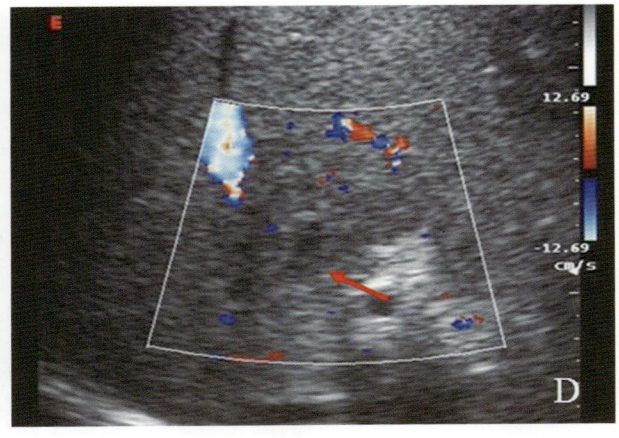

患者，男，33岁，发热伴右上腹部疼痛5天。A：二维灰阶超声显示肝实质内类圆形混合回声团（↑），边界欠清，囊壁厚薄不均，内壁光整，内部可见细弱密集点状回声，后方回声增强；B：CDFI显示内部未见明显血流信号（↑）；C：治疗后复查，二维灰阶超声显示脓肿范围较前明显缩小（↑），边界欠清，内部暗区基本消失；D：CDFI显示脓肿内部未探及明显血流信号（↑）

图9-27　典型肝脓肿

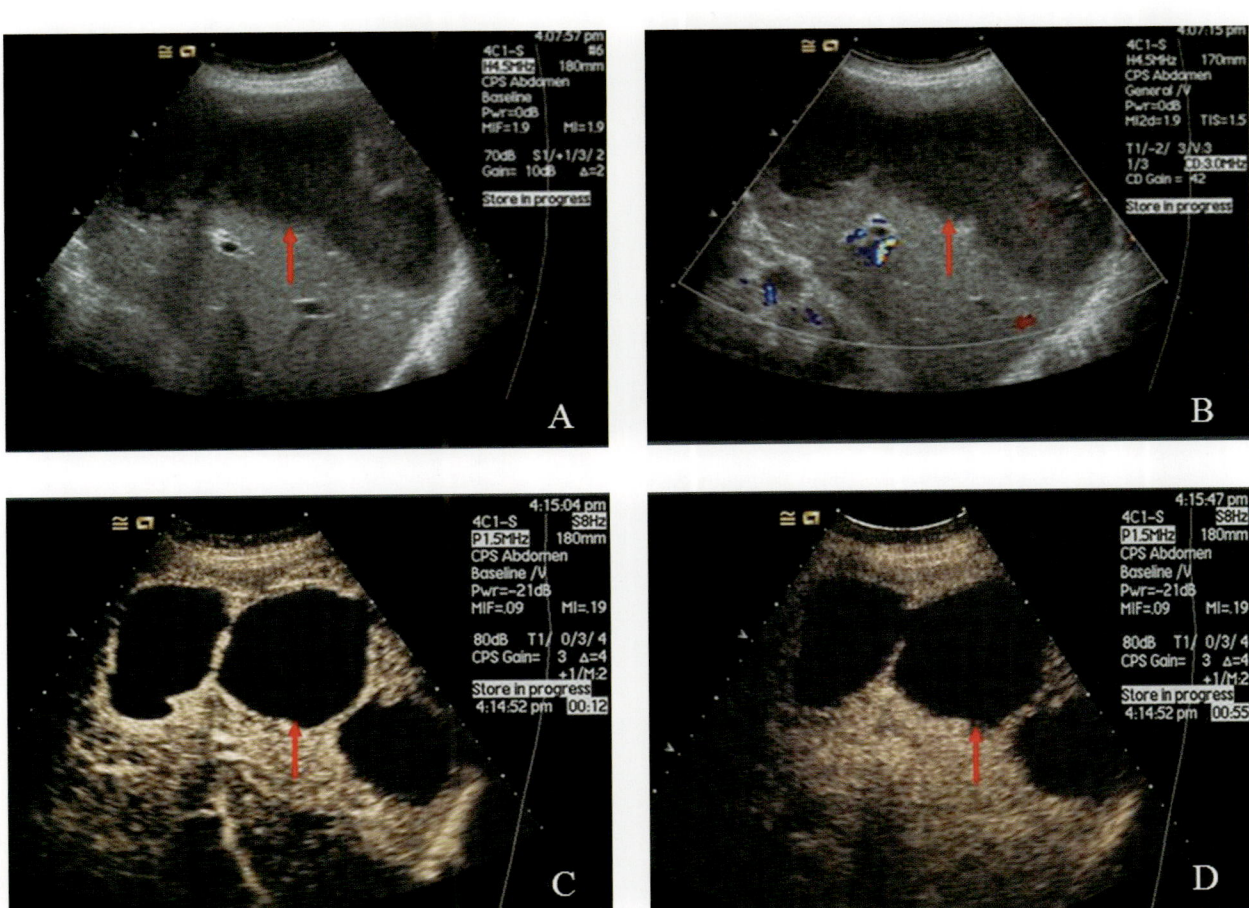

患者，女，43岁，发热6天。A：二维灰阶超声显示肝内不规则形囊性肿块（↑），边界欠清，囊壁厚薄不均，内壁欠光整，内部可见细弱密集点状回声，后方回声稍增强；B：CDFI显示内部未见明显血流信号（↑）；C：超声造影显示动脉期肿块周边及内部分隔可见高增强（↑），内部可见大片无增强区；D：门静脉期周边及内部分隔增强消退（↑），内部仍然为无增强

图9-28　典型肝脓肿

175

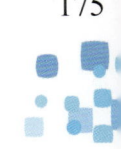

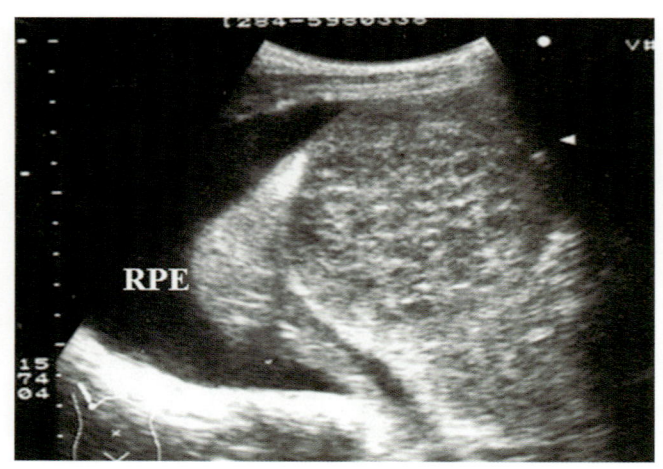

肝脓肿患者，二维灰阶超声显示右侧胸腔无回声区(RPE)

图9-29　肝脓肿反应性胸腔积液

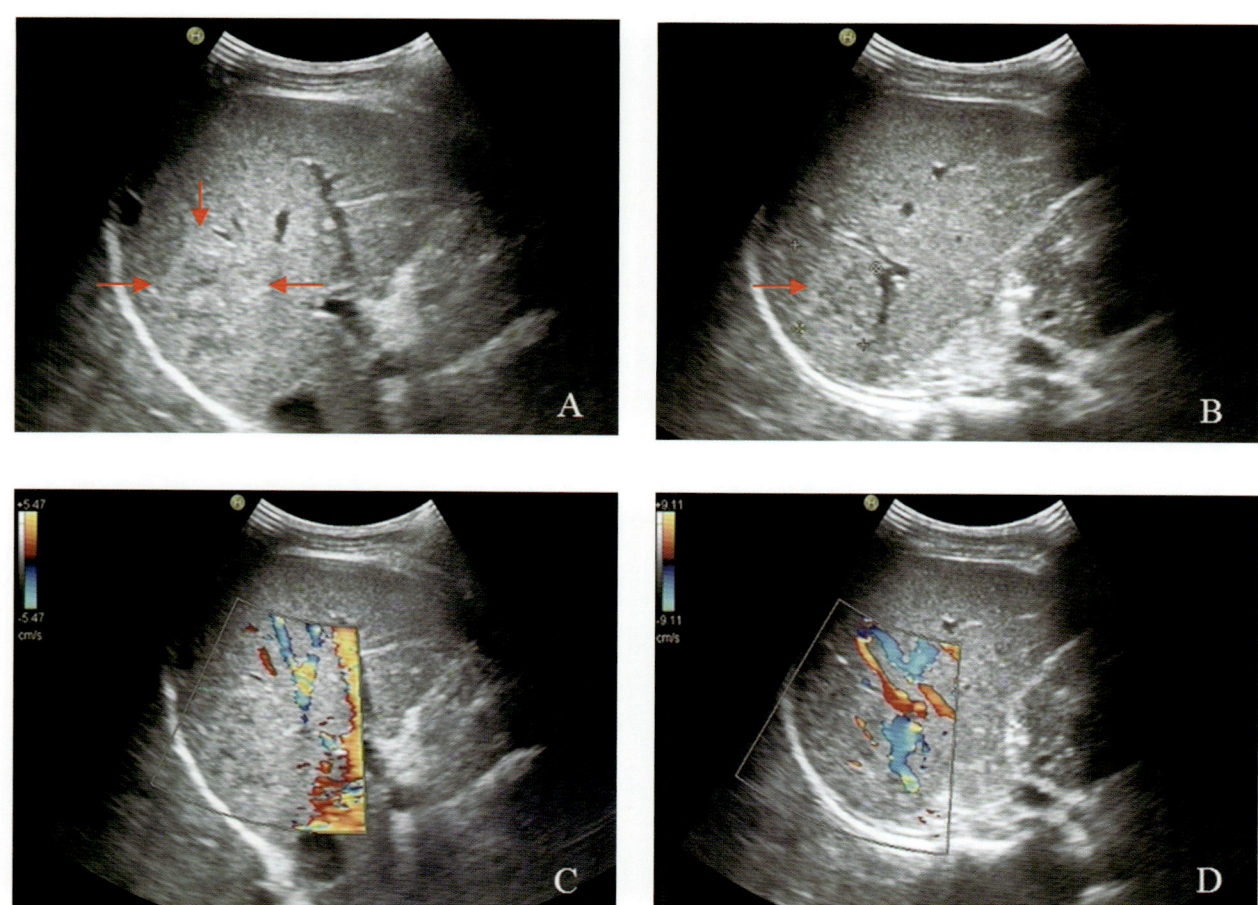

　　患者，男，29岁，低热、腹痛5天，伴尿黄、身目黄染。A、B：二维灰阶超声显示右肝后叶见一个不规则形不均质回声区(↑)，范围约43mm×30mm，边界不清或欠清，内部回声不均匀，可见稍高回声区及稍低回声区，后方回声稍增强，其占位效应不明显；另肝S7包膜下可见一液性暗区，大小为11mm×8mm，边界清晰，壁薄光滑，后壁及后方回声增强。C、D：CDFI显示低回声区内可见穿行血流信号，走行基本正常，周边可见肝静脉及门静脉分支走行。超声提示右肝后叶不均质回声区，考虑为炎性病灶可能性大；肝S7小囊肿

图9-30　肝脓肿（脓肿早期）

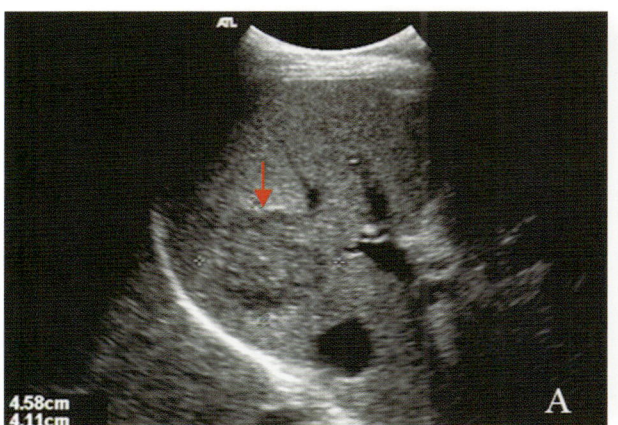
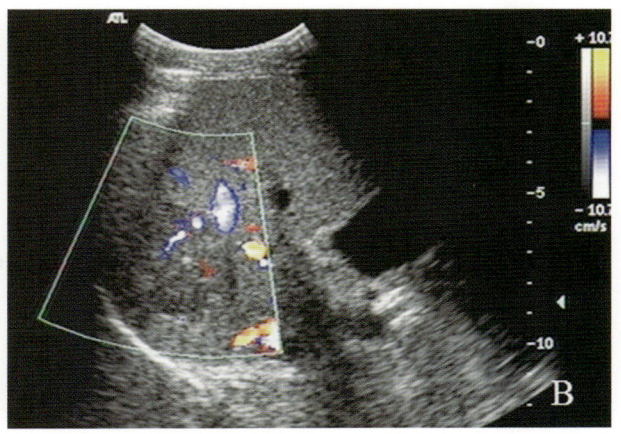
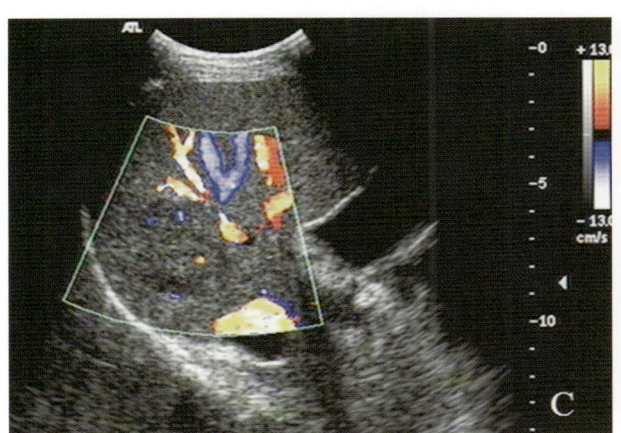
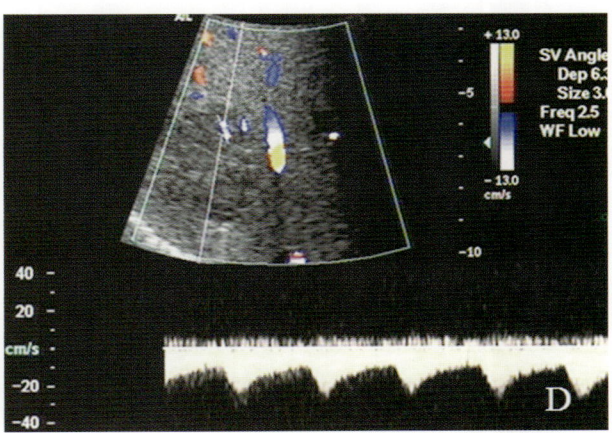

　　与图9-30为同一患者，经41天内科抗炎、护肝治疗后，超声复查。A：原右肝后叶不均质回声区，现显示为一类椭圆形稍低回声团(↑)，大小约：46 mm×41mm，边界尚清，周围隐约可见环形中等回声，内部回声欠均匀。B、C、D：CDFI：内部血流信号丰富，可见条状及迂曲动脉血流信号，可探及中-高阻力动脉频谱，RI：0.63。超声提示与前次超声检查比较，右肝后叶病灶已局限，考虑为不典型肝脓肿可能性大

图9-31　肝脓肿（脓肿局限期）

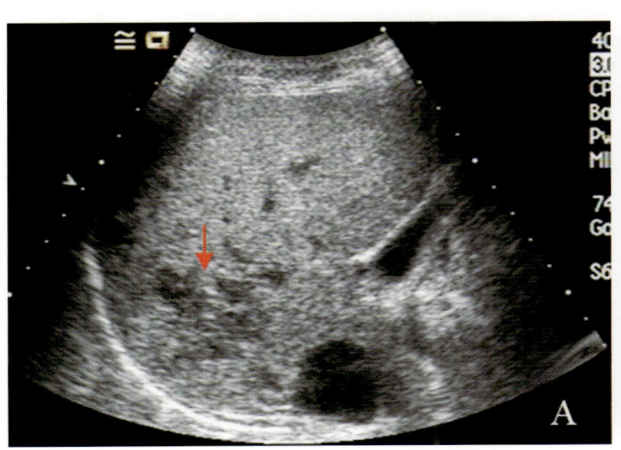
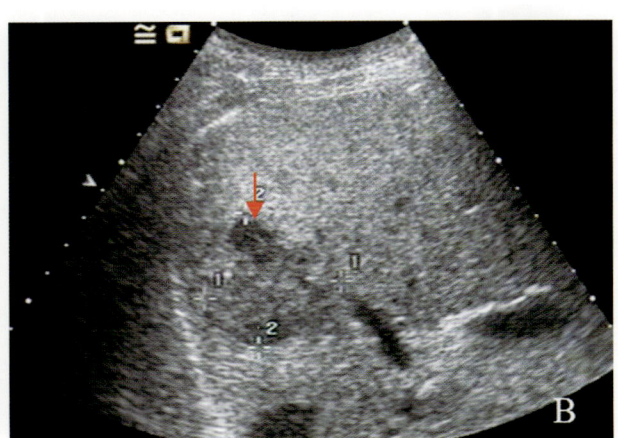

177

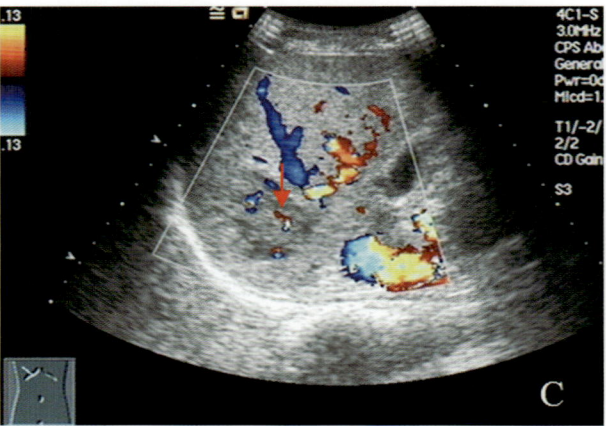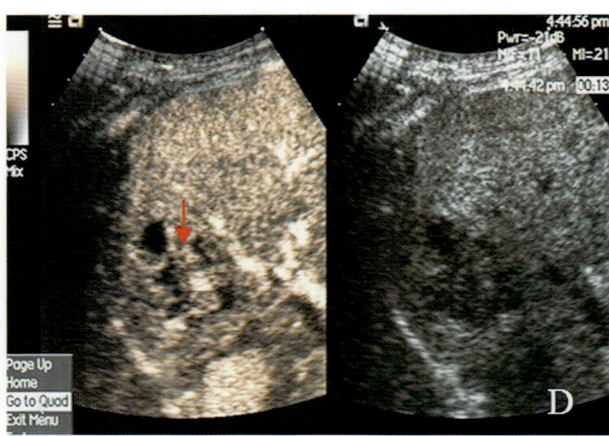

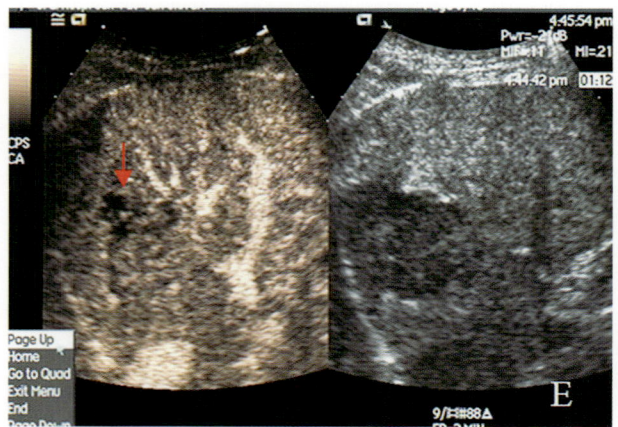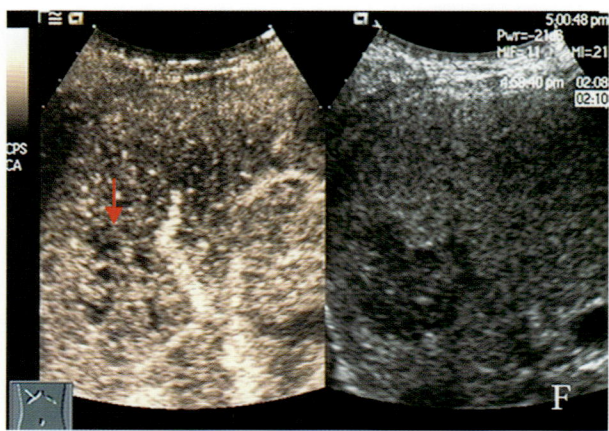

与图9-30、图9-31为同一患者，继续抗炎治疗20天后，超声造影复查。A、B：原右肝后叶病灶大小约44mm×41mm(↑)，边界尚清，内部回声不均匀，可见片状低-无回声区。C：CDFI显示内部血流信号仍较丰富，可见条状及迂曲动脉血流信号(↑)，可探及中等阻力动脉频谱，RI：0.52。D、E、F：注射造影剂后，病灶于10s开始增强，动脉期、门脉期及延迟期均呈等增强(↑)，与周围肝实质同步、连续，病灶边界不清，内部增强不均匀，可见散在小片状三期无增强区，呈蜂窝状。超声造影考虑肝脓肿可能性大，内部灶性液化坏死

图9-32　肝脓肿（脓肿液化、脓腔形成期）

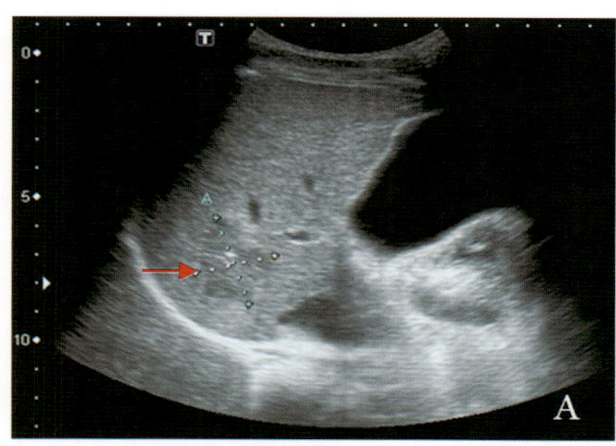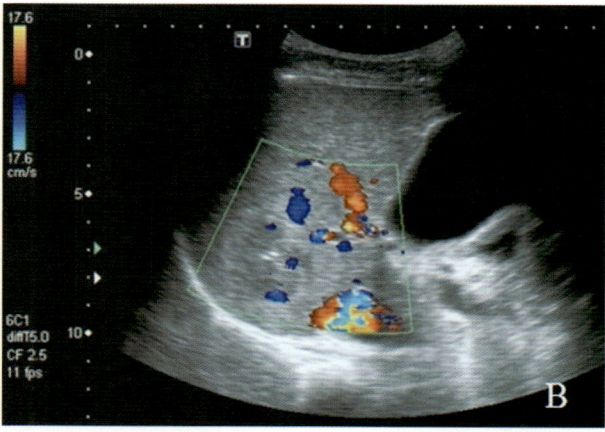

与图9-30、图9-31、图9-32为同一患者，继续抗炎治疗41天后，超声复查。A：原右肝后叶病灶大小约32mm×26mm，呈稍低回声(↑)，边界尚清，内部回声不均匀，可见一点状强回声。B：CDFI：内部血流信号不丰富，仅可见星点状血流信号。超声提示与前次超声检查比较，肝脓肿明显吸收、缩小

图9-33　肝脓肿（吸收、愈合期）

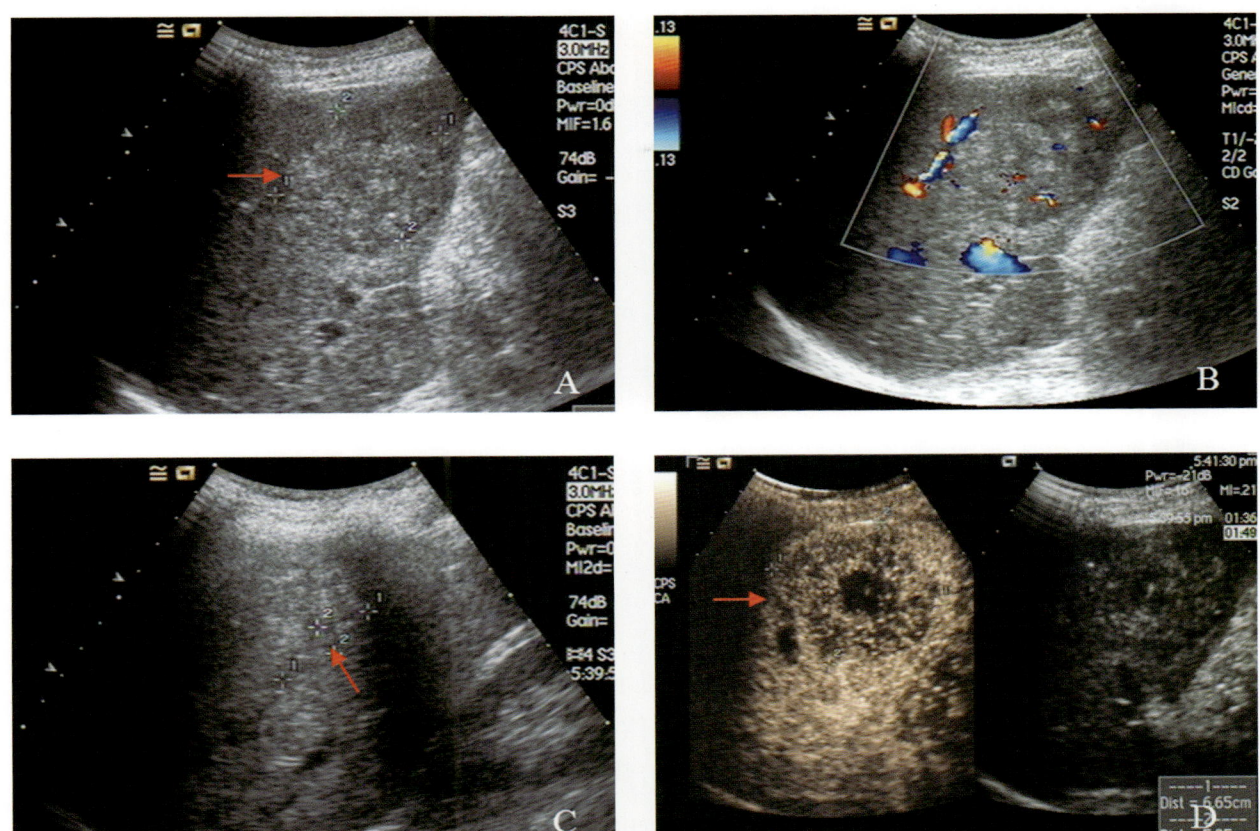

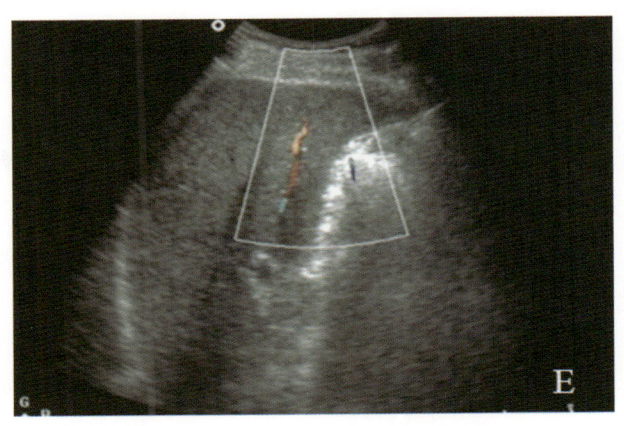

患者，男，62岁，发热、腹痛2周。A：右肝后叶可见一类圆形等回声团(↑)，大小为55mm×46mm，边界欠清，内部回声不均匀；B：CDFI显示其内可见稀疏短条状血流信号；C：门静脉S6分支管壁显示不清，管腔内可见一条索状等回声(↑)，门静脉血流充盈缺损；D：注射造影剂后，病灶动脉期呈高增强，静脉期及延迟期消退呈低增强(↑)，病灶增强不均匀，周围呈厚环状增强，内部可见无增强区。经穿刺抽吸、抗炎治疗，超声复查图；E、F：显示原右肝后叶病灶已被完全吸收，血流恢复通畅

图9-34　不典型肝脓肿（合并血栓性静脉炎）

【超声诊断与鉴别诊断】

典型肝脓肿超声表现具有一定的特征，再结合临床资料，诊断并不困难。但对于不典型肝脓肿，由于声像图缺乏特异性，则需要与下列疾病鉴别：

1. 肝脏恶性肿瘤　肝脓肿早期，表现为实性肿块，周围可出现低回声晕，与肝转移瘤类似；另外恶性肿瘤内部出现液化坏死并继发感染时，临床及超声表现也可与脓肿类似，特别是转移瘤、胆管细胞癌等。但仔细分析，它们仍存在区别，肝脓肿早期，周围组织因炎症反应，多有充血、水肿，低回

声晕环较厚，且与正常组织分界欠清；而转移瘤声晕相对较薄，且边界更清楚一些。典型肝脓肿壁厚且均匀，内侧壁多规整，而胆管细胞癌壁厚薄不均，内侧壁多有结节样突起。超声造影脓肿周围可见异常灌注，部分病例脓肿壁及其内部分隔与周围肝组织可同步增强，部分病例脓肿壁动脉期高增强，静脉期、延迟期低增强，整体而言，脓肿异常灌注区域是动脉期范围大，而静脉期缩小，这可能是因为病灶周围异常灌注造成的；而胆管细胞癌动脉期周边部多呈等增强，静脉期、延迟期逐渐消退呈低增强，边界更为清晰，整体而言，病灶异常灌注区域是动脉期范围小，静脉期逐渐增大、边界更清晰。对于早期肝脓肿，动态观察病灶声像图变化，有利于鉴别诊断。但对于某些诊断困难的病例，则应建议行超声引导下的细针活检病理确诊。

2. 肝脏其他病变　肝脓肿愈合后，由于瘢痕或钙化形成高回声或强回声团伴声影，可误认为肝内肿块或结石。此外，肝脓肿愈合时病灶缩小，可形成圆形无回声区，易误为囊肿。鉴别诊断主要依靠了解病史，必要时可做活检。

四、膈下脓肿

膈下间隙为位于横膈以下、横结肠及其系膜以上的一个间隙，相当于肝周间隙。肝脏至横膈之间的间隙为肝上间隙。肝上间隙又被镰状韧带分为肝右上间隙和肝左上间隙。肝脏至横结肠及其系膜之间的间隙为肝下间隙。肝下间隙又被肝圆韧带和肝静脉韧带分为肝右下间隙和肝左下间隙。发生于上述间隙的化脓性病变均称膈下脓肿（subdiaphragmatic abscess），常继发于腹腔化脓性感染及腹部外科手术后。

【超声表现】

1. 横膈与肝、脾上缘之间出现梭形、新月形或不规则形液性暗区，大小不一，多为单侧，也可为双侧。较大者可引起相应肝或脾包膜回声凹陷。偶有膈下脓肿延伸至肝/脾肾间隙。

2. 脓肿内部回声与脓液的黏稠度及坏死组织多少有关，多表现为液性暗区，内有密集点状、斑片状、或絮状中等回声或高回声。让患者改变体位时，内部光点可见漂浮。慢性者边缘不规则，并可在其无回声区内显示有分隔及较多的碎屑回声（图9-35）。

3. 脓肿若穿破膈肌，其回声线中断，相应胸腔内可出现无回声区。膈下脓肿亦可引起反应性胸水。

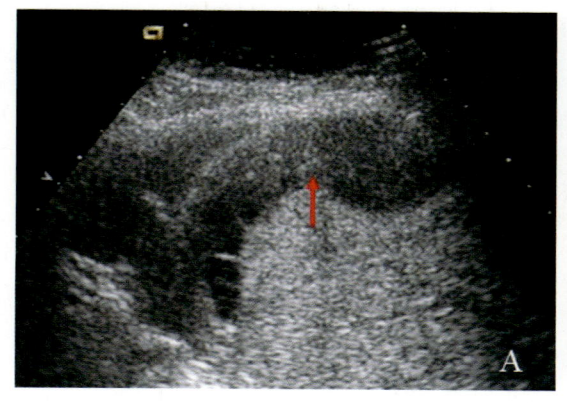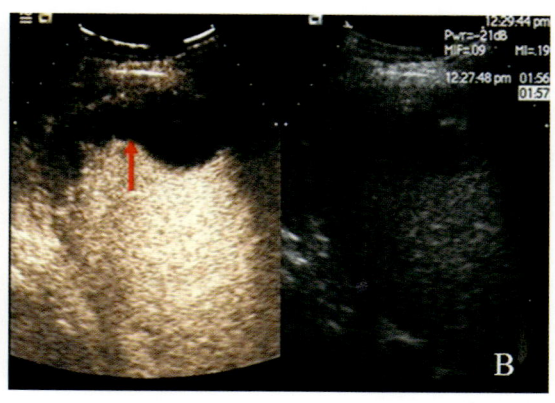

男，45岁，发热伴右上腹痛10天。A：二维灰阶超声显示右侧膈下可见新月形液性暗区，其内可见漂浮的细弱光点及分隔回声（↑）；B：超声造影显示液性暗区各期均无增强（↑）。超声引导下穿刺抽出淡黄色脓液

图9-35　膈下脓肿

【超声诊断与鉴别诊断】

1. 靠近膈顶部及肝下部的肝脓肿容易与膈下脓肿混淆，应予以鉴别。膈下脓肿多有手术、外伤或腹腔脏器感染病史，脓肿形态多呈梭形或新月形，相应部位肝包膜回声凹陷；而肝脓肿形态多表现类圆形，周围肝实质回声改变，肝血管可受压移行或绕行。但有时两者可同时存在。

2. 左侧膈下积液应与胃内液体鉴别，饮水后出现移动的气泡及内容物回声则为胃腔。

3. 注意与肺下或心包积液鉴别，积液为无回声暗区，另需结合病史及临床表现。

五、肝包虫病

肝包虫病(hydatid disease of liver)是棘球绦虫的幼虫在人体寄生所致的寄生虫病，是畜牧地区常见的人、畜共患的疾病。人体肝包虫病包括细粒棘球蚴病（肝包虫囊肿）及泡状棘球蚴病，以前者多见，后者较少见。包虫病在我国多见于新疆、甘肃、内蒙古等牧区，其他地区也散在发现。

（一）细粒棘球蚴病（肝包虫囊肿）

细粒棘绦虫成虫寄生在狗、狼等终末宿主的小肠，虫卵排出后如被牛、羊或人等中间宿主吞食，则在宿主小肠孵化，并钻入肠壁末梢血管，随门静脉血流到达肝、肺等脏器，发育成棘球蚴，形成包虫囊肿。包虫囊肿内主要含内囊、子囊、头节及囊液。包虫囊壁较厚，外囊层是结缔组织纤维层；内囊层为寄生虫本体。内囊层可芽生出许多小颗粒状的育囊，囊内可有多个原头蚴，育囊增长形成雏囊并脱落游离于囊液中形成子囊，部分子囊可再生孙囊。部分细小育囊自母体脱落后，漂浮于囊液中逐渐静止、下沉形成"囊沙"。

细粒棘球蚴病患者多来自牧区或半农半牧区，早期无症状，生长缓慢。囊肿长大后可出现压迫症状，如肝区胀痛、纳差等。体查肝脏可增大，肝区可扪及包块，质韧，有弹性，叩之有震颤感。皮内过敏试验（Casoni试验），诊断包虫病阳性率可达75%～95%，也可出现假阴性或假阳性，血清补体结合实验则特异性较高。

【超声表现】

1. 多数病灶位于右肝，单发，直径较大，＞10 cm者可达50%以上，最大者可达30 cm。也可呈多发病灶，分布于肝左右两叶。

2. 其内部回声多样化，可表现为囊性、囊实性、实性回声，因病程发展、病理改变、是否合并感染而不同。

国内学者将肝包虫囊肿回声分为以下6型：

（1）单发囊肿型：多见，约占70%，为无子囊包虫。表现为圆形或类圆形无回声暗区，囊壁较厚，直径可达3～5cm，回声增强，光滑，与肝实质分界清楚，囊肿后方回声增强。典型者囊壁呈双层结构，其间可见极窄无回声间隙，囊内可见"囊沙"所致的点状或簇状强回声沉积物，有时可见头节，改变体位后光点飘浮于囊内，呈"落雪征"（图9-36、图9-37）。也可表现为薄壁囊肿，囊壁无双层结构。动态观察，囊肿逐渐增大。

（2）多发囊肿型：肝内见多个独立或彼此相连的囊肿，为肝内多发包虫或外生性子囊所致。囊肿大小、囊壁、内部回声不尽相同，以右肝多发较多见（图9-38）。

（3）子囊孙囊型：为含子囊包虫。大的囊肿内可见多个大小不等小囊，即"囊中囊"征象，具有

181

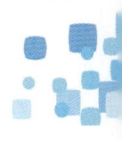

特征性。子囊、孙囊较多时，可呈蜂窝状、花瓣状、车轮状等多房性改变，亦是包虫囊肿特征性表现（图9-39）。

（4）内囊分离型：包虫囊肿因自然衰亡、感染或损伤等原因，使内囊壁破坏。表现为内囊壁部分分离，内外两层无回声间隙不均匀增宽，内囊不光滑；或内囊壁完全分离破裂，囊液内可见不规则强回声带飘动。

（5）囊壁钙化型：囊壁增厚呈圆形或弧形强回声，可伴声影，提示钙化。囊内为不均质无回声或低回声，也可见斑点状强回声，提示包虫多已死亡。

（6）囊肿实变型：包虫衰退或死亡后，内囊退化，囊液被吸收，虫体机化。声像表现类似实性肿块，边界模糊，内部呈杂乱不均的高回声或强回声，有时可见声影（图9-40）。

3. CDFI显示肝包虫囊肿内部及周边无明显血流信号。

4. 多数肝脏增大，肝脏左右叶比例失常，局部肝表面驼峰状隆起，病灶附近管道受压显示欠清。

5. 并发症　包虫病的并发症具有危害性，常为突发致病的原因。常见并发症有感染及囊肿破裂。

（1）继发感染：最为常见，主要表现为囊壁不规则增厚，囊腔内回声强弱不均，有时可见内有气体强回声及声影。

（2）囊肿破裂：引起过敏性反应并易发生感染。如肝包虫破入腹腔，可见腹腔积液，有时可见移植在腹腔内的包虫囊肿；如包虫囊肿位于肝右叶近膈顶部，可因感染引起穿孔，破入胸腔内，超声显示胸腔内有不均匀强回声团，与肝包虫囊肿相连，横膈连续性中断；若突破心包，则心包腔内可见积液；如破裂后囊液或包虫进入胆管，可致胆管阻塞，超声显示为肝内外胆管扩张，胆管与肝包虫囊肿相连，胆管及胆囊内可见点状细弱回声飘浮。

（二）泡状棘球蚴病

泡状棘球绦虫主要终末宿主是狐、狗、猫等。鼠类为主要中间宿主，人也可成为中间宿主。其传染途径类似细粒棘球蚴。人体泡状棘球蚴病主要累及肝脏，由无数小囊泡聚集而成，向周围组织浸润性生长，无包膜，与正常肝组织分界不清，与肝癌的浸润相似，可引起肝内胆管、门静脉、肝静脉的狭窄，以致出现黄疸及门静脉高压等。后期病灶内出现液化、坏死后可出现较大空腔。大囊腔者肝形态可极不规则，内布满大小不等的结节。囊腔形态不规则，无内囊结构。

患者一般有流行地区生活史，青少年多见，病程长。常见症状为上腹胀痛，纳差，消瘦等。体格检查可见上腹部质硬包块，表面凹凸不平，部分伴脾大及腹壁静脉扩张。结合Casoni皮内试验及血清免疫学试验确诊。

【超声表现】

1. 病灶可单发也可多发，无包膜，边界不清，内部呈实性不均匀回声，可见散在点状、斑片状、圆圈状大小不等的钙化强回声，后伴声影。

2. 小病灶内可见粗砂粒样强回声，或大小不一的结节状强回声；巨大病灶内部回声极不均匀，可见大小不一的斑片状或环状高回声及低回声，呈"地图样"改变。

3. 病灶坏死后，出现大片液性暗区，可类似"假囊肿"声像，但其内侧边缘不规则，呈"虫蚀样"改变，囊壁显示不清或无囊壁。

4. CDFI显示病灶内部及周边未见明显血流信号。

5. 肝脏增大。病灶周边管道可受压移位，胆管可轻度扩张。

6. 并发症

（1）继发感染：病灶内可见脓液，呈粗细不均回声。

（2）侵及门静脉、肝静脉、肝内胆管：可见管壁增厚，回声增强，管腔显示不清或管腔内可见实性回声，梗阻水平以上胆管不同程度扩张。

（3）门静脉高压声像：脾肿大、附脐静脉等侧枝开放等表现。

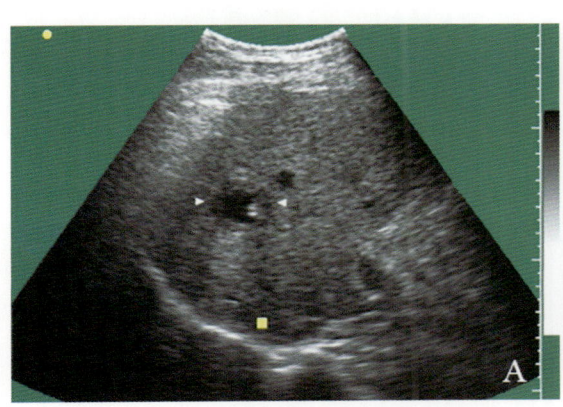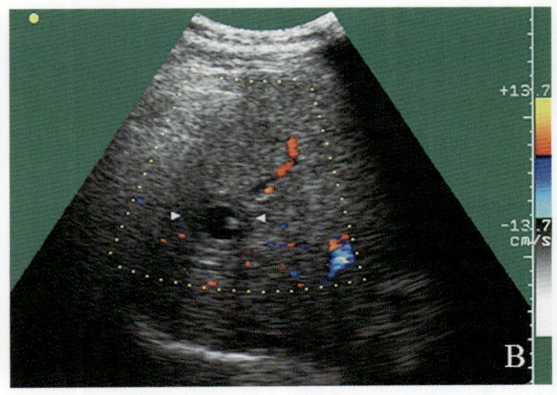

A：右肝内见一类圆形液性暗区，大小为25mm×24mm，边界清晰，囊壁厚呈双层结构，囊腔内可见一乳头状头节高回声，后壁及后方回声增强；B：CDFI显示囊腔及囊壁未见明显血流信号

图9-36　肝包虫囊肿（单发囊肿型）

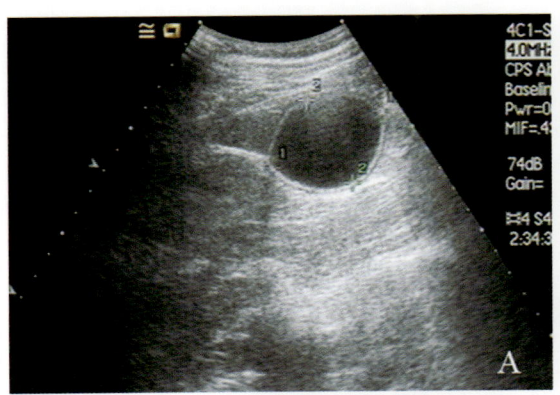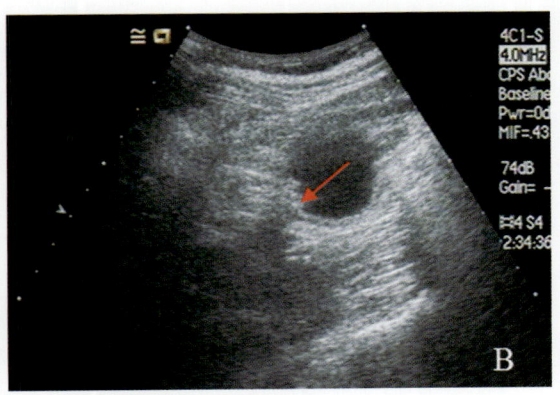

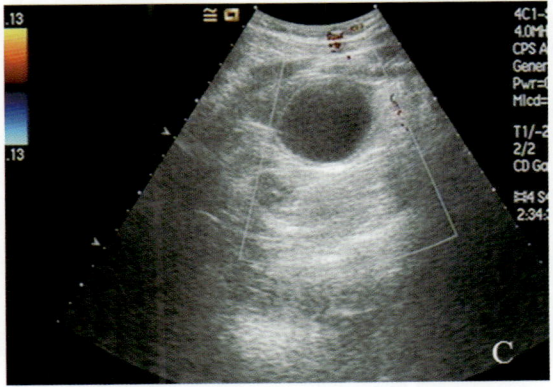

A、B：右肝S6内见一类圆形液性暗区，大小为50mm×38mm，边界清晰，囊壁呈双层结构，其间可见极窄无回声间隙，囊内可见"囊沙"点状回声(↑)，后壁及后方回声增强；C：CDFI显示囊腔及囊壁未见明显血流信号

图9-37　肝包虫囊肿（单发囊肿型）

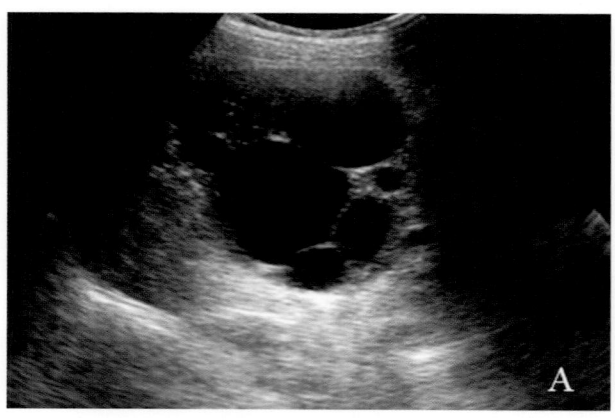
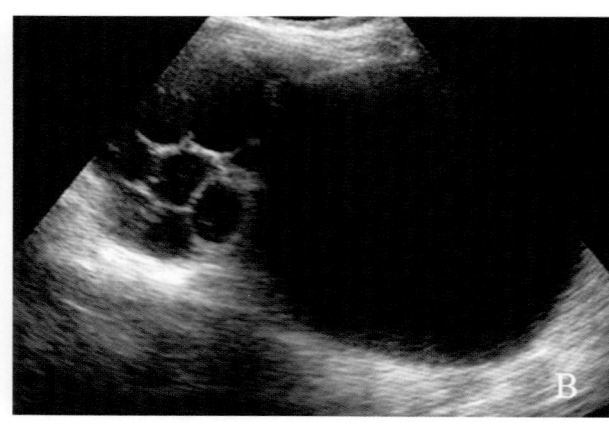
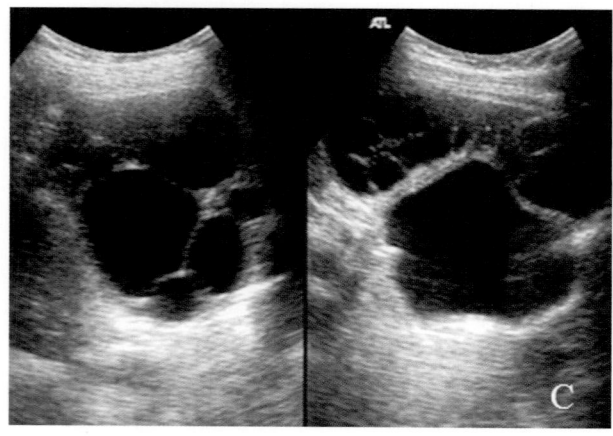
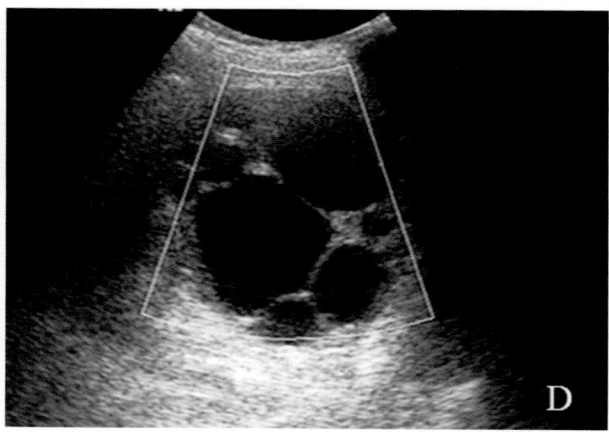

A、B、C：二维灰阶超声显示肝实质内可见多个大小不等的类圆形及不规则形暗区，部分囊肿相通，后方回声增强；D：CDFI显示肝包虫囊肿内部及周边均未见明显血流信号

图9-38 肝包虫囊肿（多发囊肿型）

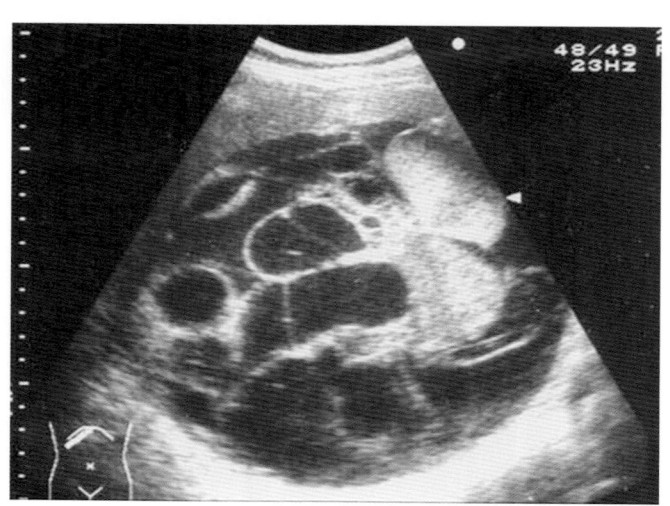

二维灰阶超声显示肝内一个巨大囊性肿块，内部可见大小不等的小囊，呈"囊中囊"表现

图9-39 肝包虫囊肿（子囊孙囊型）

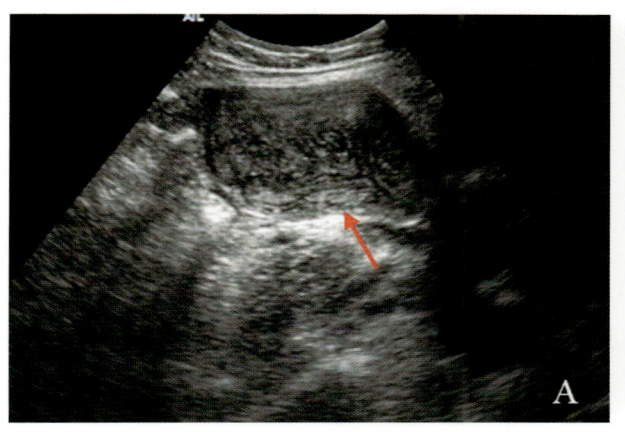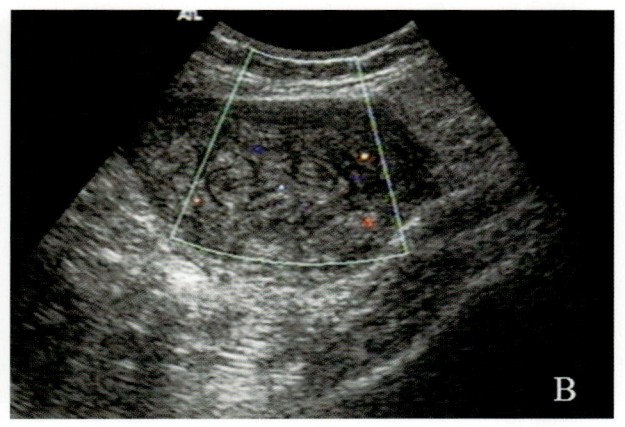

A：二维灰阶超声显示肝实质内见一椭圆形不均质回声团(↑)，边界尚清，内部回声不均匀，还可见散在分布点状强回声；B：CDFI显示肝包虫不均质回声团内部均未见明显血流信号

图9-40　肝包虫囊肿（囊肿实变型）

【超声诊断与鉴别诊断】

超声发现肝脏囊性肿块，表现为"囊中囊"、壁厚呈双层结构的囊肿或多房性囊肿，结合临床资料，可诊断肝包虫囊肿。但对于实变型肝包虫囊肿及肝泡棘球蚴病，超声诊断有一定困难，需结合临床资料，特别是皮内过敏试验或血清补体结合实验进行诊断。肝包虫病常需与以下病变鉴别：

1. 肝囊肿　单发囊肿型肝包虫囊肿需与肝囊肿鉴别。前者壁厚，或呈双边结构；后者一般壁薄光滑，再结合流行病学资料则可明确鉴别诊断。

2. 多囊肝　多发囊肿型肝包虫囊肿需与多囊肝鉴别。后者肝内呈弥漫分布大小不等无回声区，常伴有多囊肾、多囊脾；而前者囊肿数目相对较少，囊肿间肝实质回声正常。

3. 肝内实性占位病变　囊肿实变型肝包虫囊肿及肝泡棘球蚴病需与肝内实性占位病变鉴别，特别是肝泡棘球蚴病侵犯门静脉、肝静脉、肝内胆管时，与肝脏恶性肿瘤鉴别较困难。CDFI观察病灶内部血流情况，特别是超声造影观察病灶内部微血流灌注情况，有助于鉴别诊断，但仍需结合流行病学资料、临床表现、Casoni试验血清免疫学试验等资料综合诊断。

4. 肝脓肿　肝包虫病感染后，应注意与肝脓肿鉴别。前者有时可见子囊钙化强回声（肝包虫囊肿），病灶内液化区呈"虫蚀样"改变（肝泡棘球蚴病），病灶内部及周边或囊壁上无血流信号；后者常有较明显的全身感染症状，常见多发病灶，肝脏肿大，CDFI显示脓肿壁血流信号较丰富。

第四节　肝脏实性占位性病变

一、肝脏良性肿瘤

（一）肝血管瘤

肝血管瘤（hemangioma of liver）是最常见的肝脏良性肿瘤，发病率约4%。成人多见，儿童罕见，女性多于男性。大多数血管瘤体积小、无症状，常于体检或术中偶然发现；大者可出现肝肿大、肝区

185

隐痛，偶尔破裂出血致急腹症或导致血小板减少引起紫癜。肝血管瘤一般生长缓慢，长期随访常常大小无明显变化。有文献报道在怀孕或服用雌激素后血管瘤可变大，因此推测本病存在激素依赖可能。

【超声表现】

1. 二维灰阶超声

（1）直接征象：肝血管瘤可单发或多发，小血管瘤形态多为圆形或椭圆形，大血管瘤形态可不规则。肝血管瘤回声表现多样化，可呈高回声、低回声、等回声、混合回声等。

约70%的小血管瘤表现为高回声，病灶直径多＜2cm，边界清晰如浮雕样，无声晕，内部可见细小点状或筛网状暗区，后方回声无衰减（图9-41）；等回声型血管瘤回声与肝组织类似，容易漏诊，但瘤体周围亦有包绕的线状高回声，可帮助鉴别（图9-42）；低回声型血管瘤外周有线状高回声包绕，内部可有小等号样血管断面回声，位于肿块周边时称为"周缘裂隙征"（图9-43）；混合回声型血管瘤多见于体积较大者（＞5cm），边界清晰或欠清晰，内部回声不均匀，可见不规则低回声区及高回声分隔，部分可见强回声钙化斑或液性暗区（图9-44）。此型常需与肝癌进行鉴别。值得注意的是，如患者有脂肪肝背景，则血管瘤多表现为低回声，声像图失去特征性，给诊断和鉴别诊断带来困难。

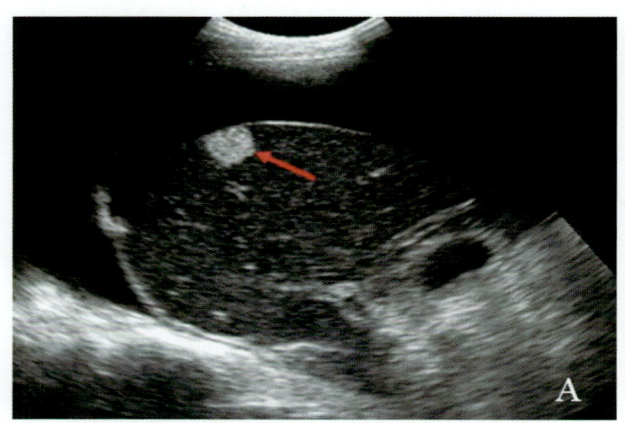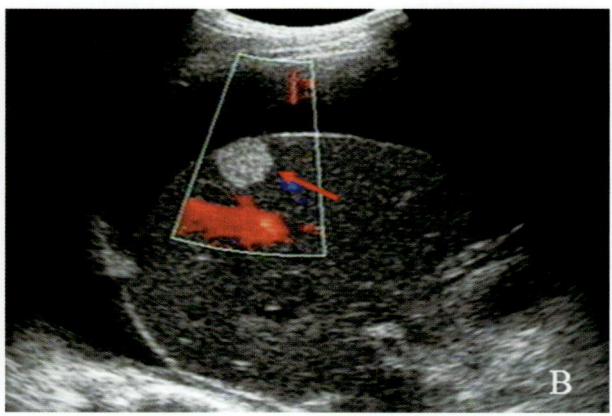

A：二维灰阶超声显示右肝内近包膜下高回声团，边界清晰，呈浮雕样，后方回声无衰减，内部回声呈筛网状（↑）；B：CDFI显示内部未见明显血流信号（↑）

图9-41　肝血管瘤（高回声型）

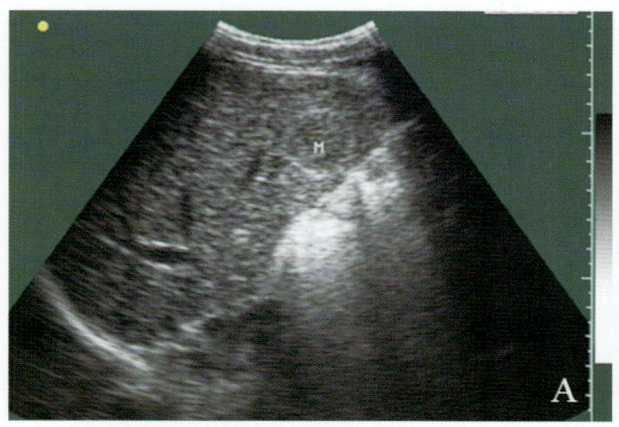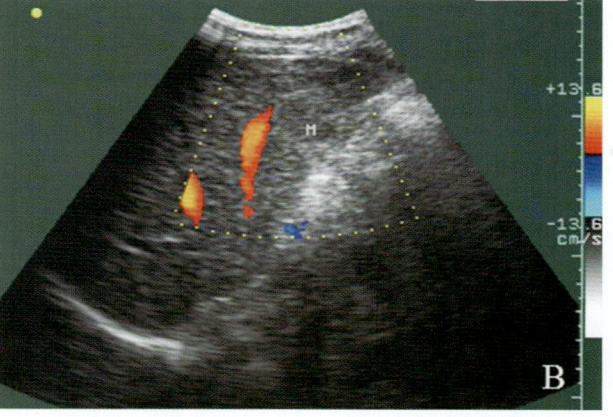

A：二维灰阶超声显示右肝S5一类圆形等回声团，大小为25 mm×23mm，边界清晰，周围可见环形稍高回声，内部回声均匀，后方回声无衰减（M）；B：CDFI显示内部未见明显血流信号（M）

图9-42　肝血管瘤（等回声型）

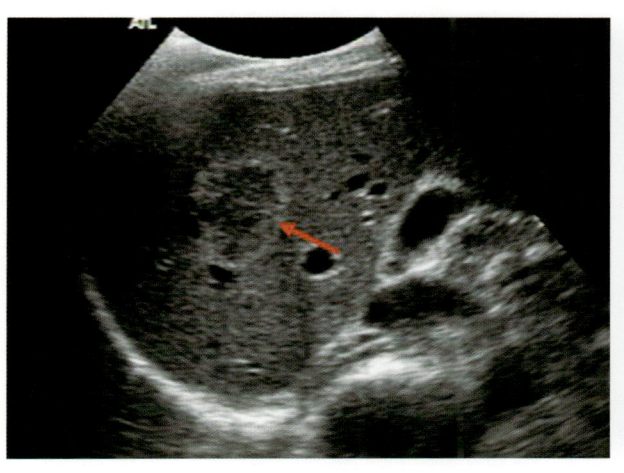 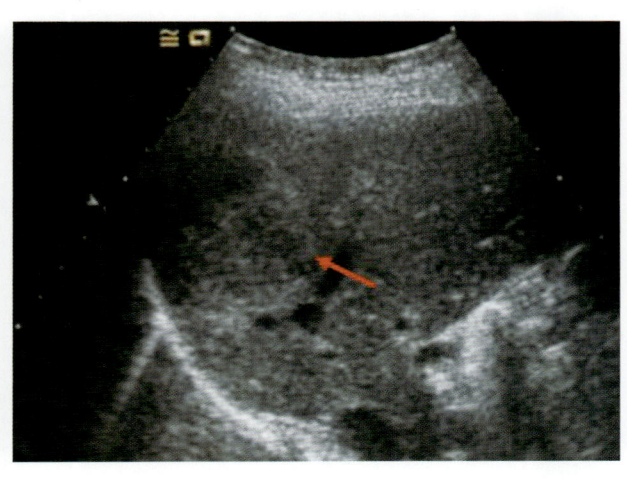

二维灰阶超声显示右肝内低回声团，边界清楚，周边见线状高回声包绕，内部回声欠均匀（↑）

图9-43　肝血管瘤（低回声型）

二维灰阶超声显示右肝内混合回声团，边界尚清，内部回声不均匀，为高低混杂回声（↑），其间可见不规则带状分隔

图9-44　肝血管瘤（混合回声型）

（2）间接征象：位于肝包膜下的血管瘤可引起局部肝包膜向外突起。体积较大者（＞5cm）可引起肝脏外形失常，对周围管道结构有挤压推移作用。对于剑突下或前腹壁的较大血管瘤，探头加压时可压缩变形，但注意 不要过于用力以免导致破裂出血。若结节位于膈肌旁，可在膈肌对侧相对应的部位见一类似的结节，此为镜面反射伪像（图9-45）。

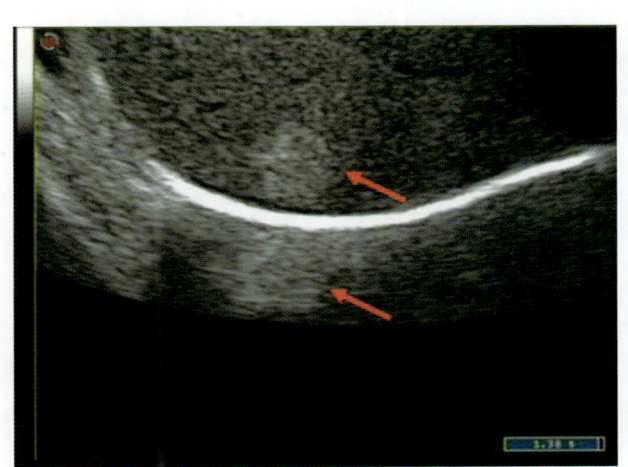

二维灰阶超声显示肝内近膈肌旁高回声团（↑），膈肌对侧可见镜面反射形成的伪像（↑）

图9-45　肝血管瘤镜面伪像

2. 多普勒超声

因血管瘤内部血流极其缓慢，彩色多普勒不易检测出血流信号，特别是小血管瘤。少数较大肿瘤可在肿瘤周边或外周探及血流信号，甚至表现为异常丰富，多为动静脉瘘血流，部分会造成门静脉反向、门静脉高压形成，这类病灶行动脉栓塞治疗可取得不错疗效（图9-46）。能量多普勒有助于提高血管瘤内部血流信号的检出。频谱多普勒检查显示血管瘤内以静脉血流为主，所探及的动脉信号多为中等阻力血流。

187

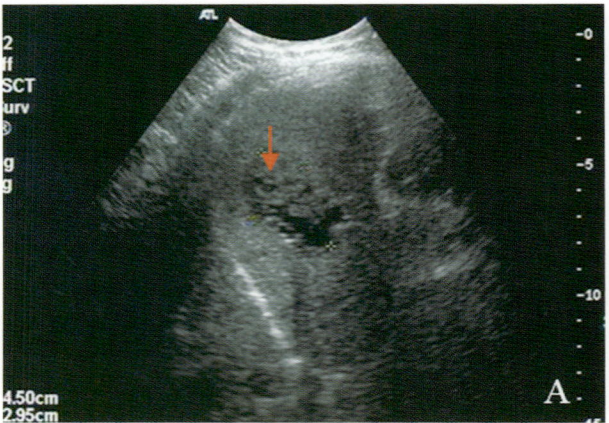

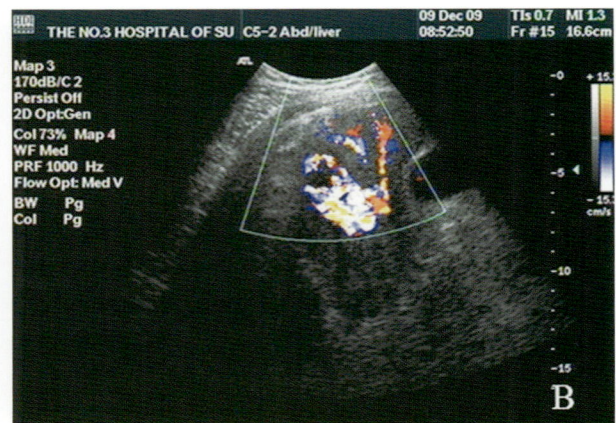

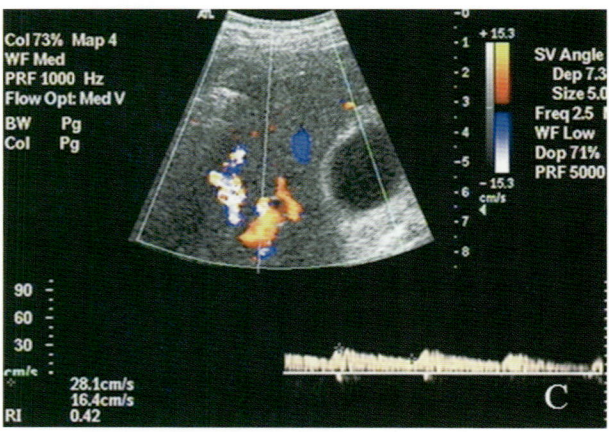

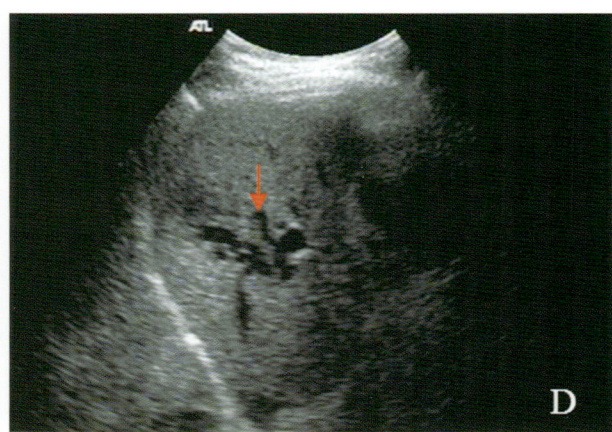

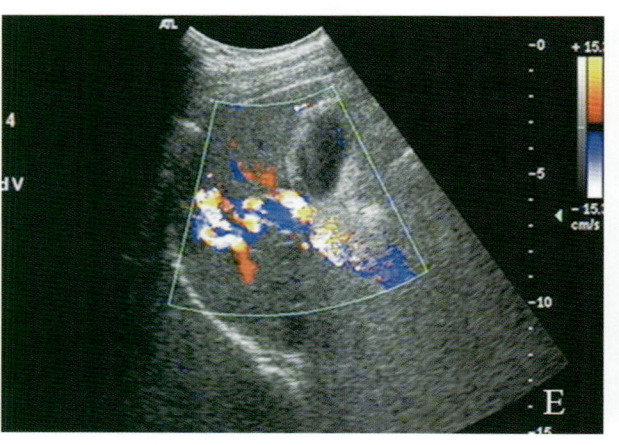

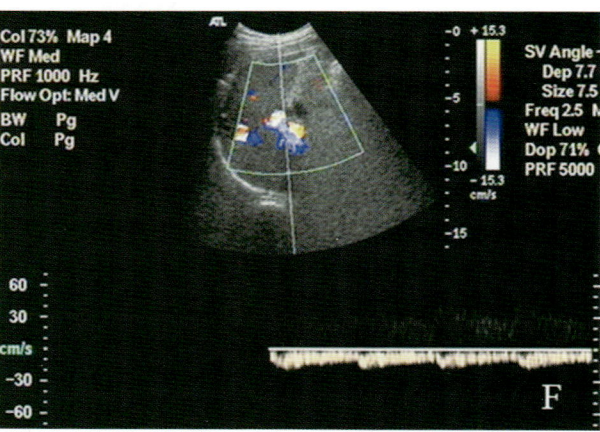

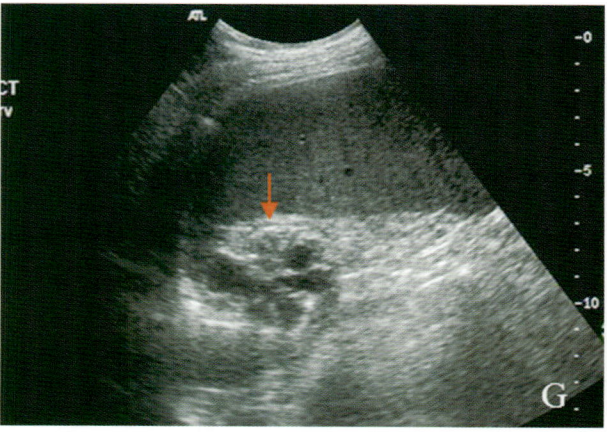

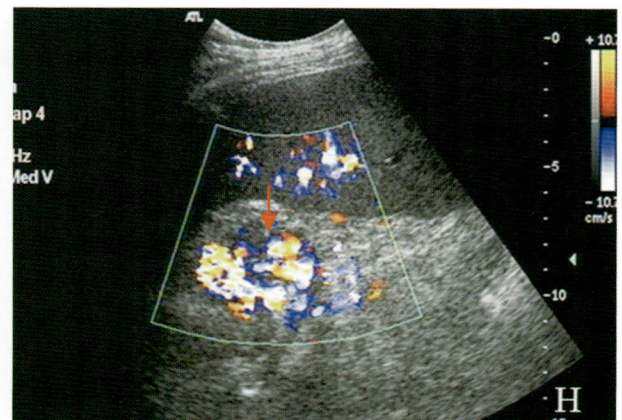

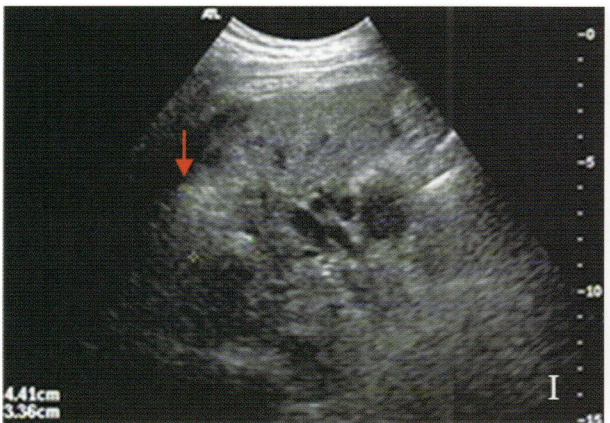
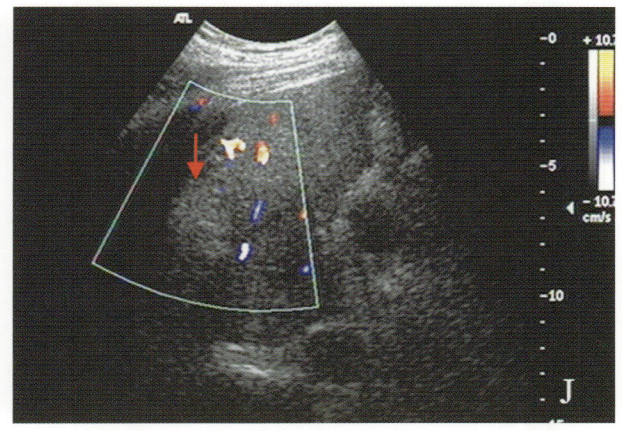
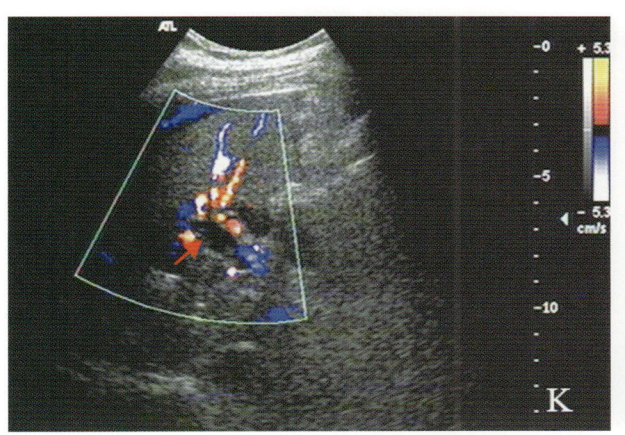
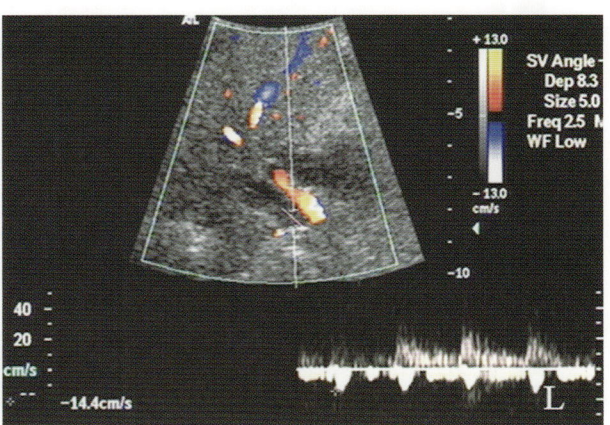

患者，男，51岁，肝炎肝硬化。二维灰阶超声图A、D、G：右肝可见一不规则等回声团（↑），大小为45 mm×30mm，边界欠清，内部回声不均匀，可见管状及蜂窝状液性暗区，胃底部可见蜂窝状液性暗区（↑）；B、C、E、F、H：CDFI显示右肝等回声团内可见丰富血流信号，可探及低阻力动静脉瘘血流频谱，RI：0.42～0.47；门静脉右支血流反向，可见动静脉瘘血流频谱，肝动脉右支增宽，血流方向正常，阻力稍减低，RI：0.49。胃底部蜂窝状暗区内充满门静脉样血流信号（↑）。患者经动脉栓塞介入治疗后，超声复查显示；I：原血管瘤呈现为类圆形高回声团，边界欠清，内部回声不均匀，后方回声衰减（↑）；J：CDFI示高回声内部未见明显血流信号（↑）；K、L：门静脉右前支可见低回声附壁，管腔狭窄率<50%，血流充盈缺损（↑），仅可见细线样缓慢反向血流，较术前减慢

图9-46　肝血管瘤合并动静脉瘘

3. 超声造影

　　肝血管瘤典型增强表现：动脉期增强早或等于肝实质，95%以上呈周边结节状高增强，门脉期病灶增强范围呈向心性扩大，至延迟期发展为全瘤呈等或稍高增强，即表现为造影剂"慢进慢出"。值得注意的是约8%病灶（直径多在2cm以下）动脉期即呈现全瘤均匀高增强，此后一直保持不消退，静脉期和延迟期呈高增强或等增强（图9-47）。部分体积较大且内部有血栓形成的血管瘤，动脉期呈周边结节状高增强，虽增强范围呈向心性扩大，但至延迟期仍有部分不增强（图9-48）；合并动静脉瘘的血管瘤还会出现引流静脉的早显。部分发生在脂肪肝背景下的肝血管瘤，延迟期可呈现低增强，这可能与肝实质背景增高有关，依据病灶的动态增强模式，仍不难作出正确诊断。

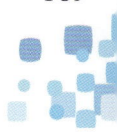

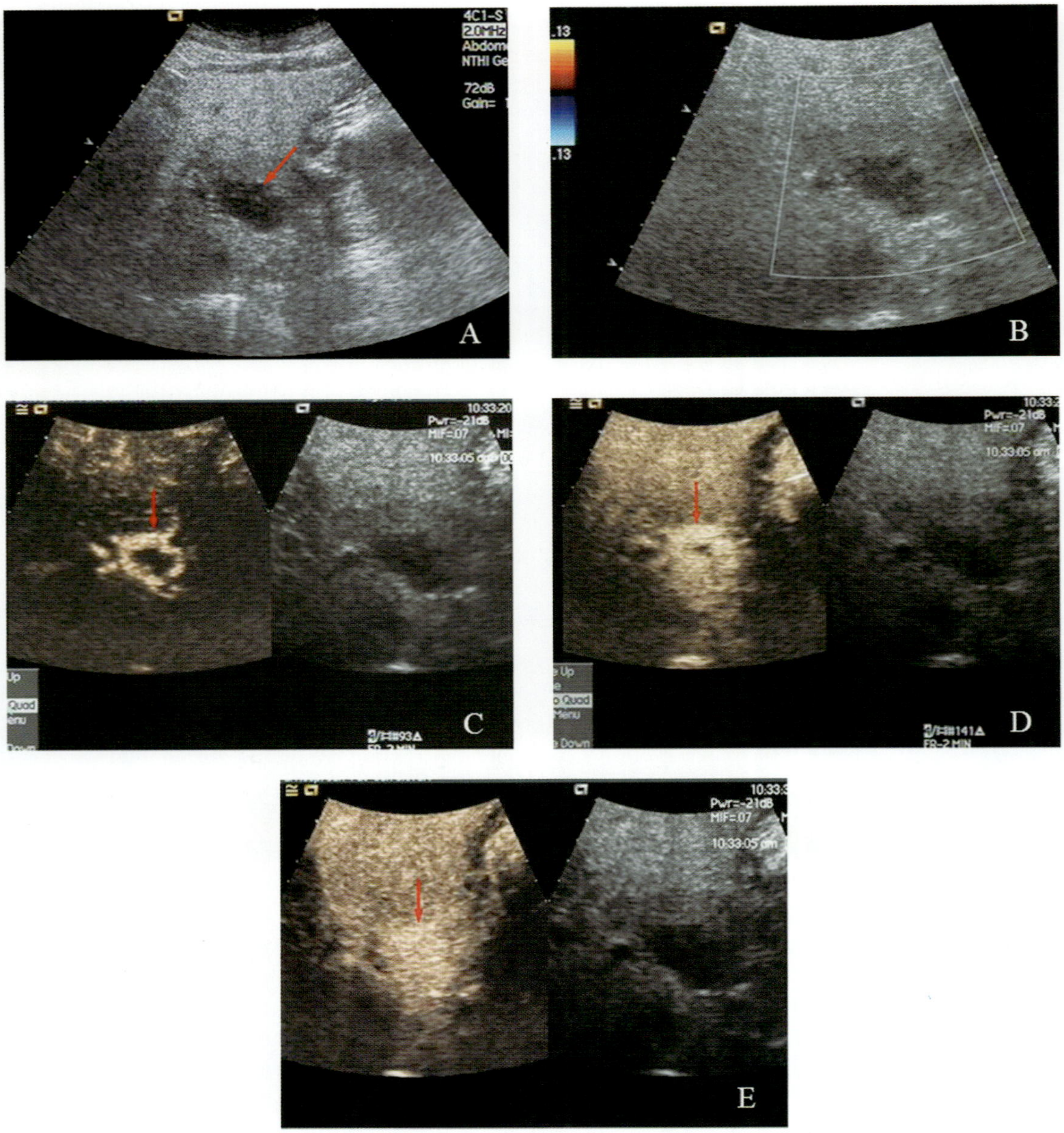

A：二维灰阶超声显示脂肪肝背景下左肝内低回声团（↑）；B：CDFI显示肿块内部未见明显血流信号；C：超声造影显示动脉期早期周边呈环状高增强（↑）；D：随后造影剂向心性充填，在动脉期近乎达到全瘤高增强（↑）；E：门脉期及延迟期仍然均匀高增强（↑）

图9-47　肝血管瘤（全瘤增强）

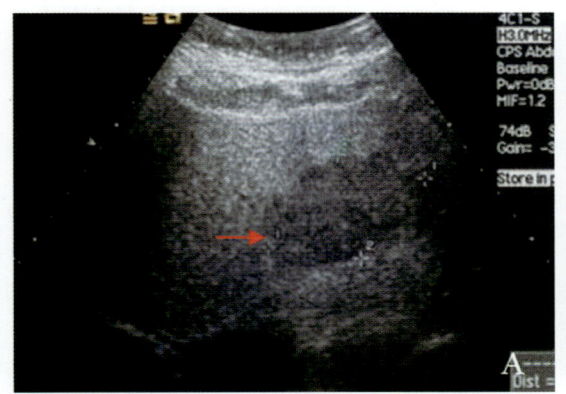

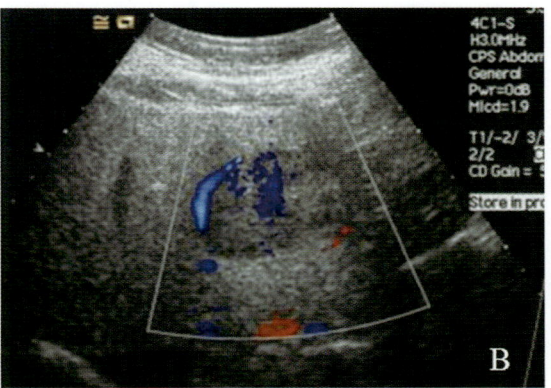

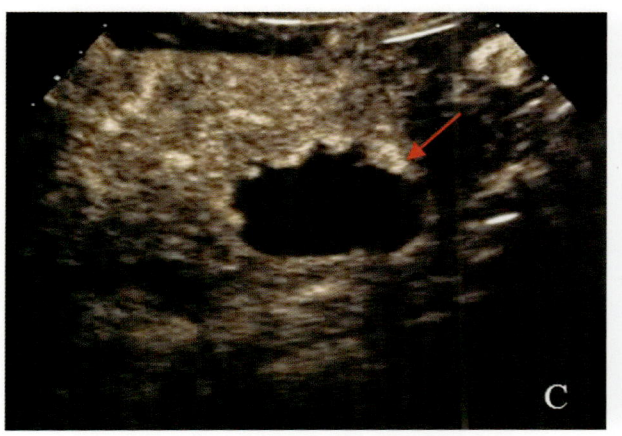
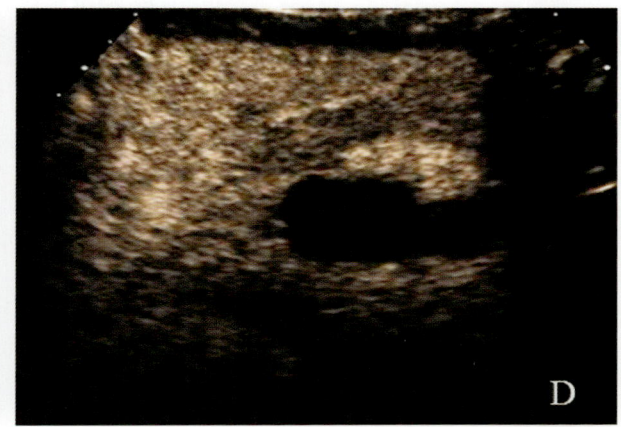

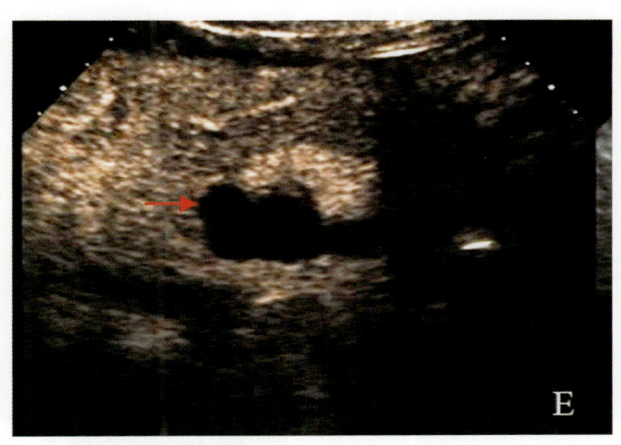

A：二维灰阶超声显示脂肪肝背景下左肝内低回声团（↑），内部回声欠均匀；B：CDFI显示肿块内部未见明显血流信号；C：超声造影显示动脉期早期周边呈结节状高增强（↑）；D：静脉期造影剂逐渐向心性充填；E：延迟期仍然有部分病灶未见造影剂填充（↑）

图9-48　肝血管瘤（部分增强）

【超声诊断与鉴别诊断】

多数肝脏血管瘤声像图表现较典型，诊断并不困难。但对于声像表现不典型者需与以下主要病变鉴别：

1. 原发性肝癌　主要根据肿块边缘回声，有无低回声晕；肿块内部血流情况，动脉血流信号是否丰富；是否侵犯门静脉等进行综合判断。动态观察血管瘤短期内一般无增大，而原发性肝癌则可增大。超声造影对两者有重要鉴别诊断意义：如血管瘤多表现为"慢进慢出"，而原发性肝癌多表现为"快进快出"，详见后述。

2. 局灶性脂肪浸润　普通超声表现可与血管瘤类似，均呈结节样高回声，二者不易鉴别。而超声造影可明确进行鉴别诊断，局限浸润型脂肪肝在造影各期多与周围肝实质基本一致，与血管瘤的"慢进慢出"明显不同（图9-49）。

3. 肝转移瘤　血管瘤呈多发高回声时需与肝转移瘤（高回声型）鉴别。典型肝转移瘤呈"牛眼征"，多发且形态类似，有原发肿瘤病史。超声造影可明确诊断，详见后述。

191

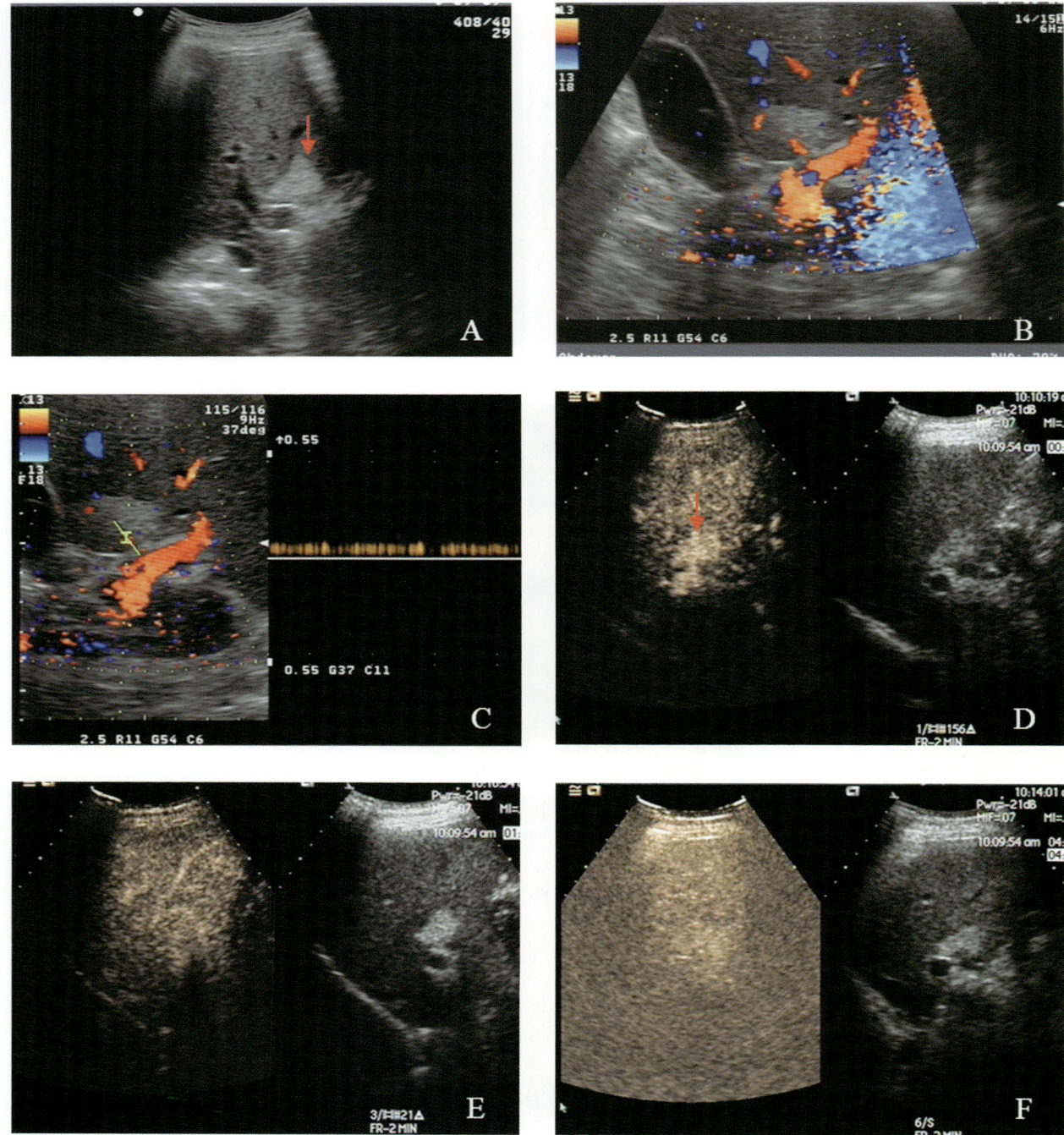

　　A：二维灰阶超声显示左肝内叶可见一高回声结节，边界清晰，内部回声均匀（↑）；B：CDFI显示结节内部可见短条状血流信号；C：PW显示结节内部可见静脉血流信号；D：超声造影显示结节动脉期呈均匀稍高增强（↑）；E：结节静脉期呈均匀等增强；F：结节延迟期呈均匀等增强

图9-49　局灶性脂肪浸润

（二）肝腺瘤

　　肝腺瘤（hepatic adenoma）为少见的肝脏良性肿瘤。本病成年女性多发，长期口服避孕药者易患此病，停药后肿瘤可缩小，甚至消失。年轻男性患者发病与服用合成类固醇药物有关。婴幼儿患者与糖原累积症有关。大多数患者无症状，少数患者可出现上腹部包块。瘤内很易出血，甚至破裂，引起急性腹痛，严重者可腹腔积血引起休克，少数可发生恶变。肝腺瘤右叶多见，多为单发有包膜的肿

瘤，直径为8～15cm不等，个别突出肝外有蒂，少数为多发性。绝大多数不合并有肝硬化。

【超声表现】

1. 二维灰阶超声

肝腺瘤超声表现无明显特征性。一般表现为单发实性肿块，当与糖原累积症有关时，腺瘤可以表现为多发。肿瘤多位于肝包膜下，形态规则，多为圆形或类圆形，边界清晰，内部回声均匀，可表现为高回声、低回声、等回声及混合回声，以高回声稍多见（图9-50A，图9-51A）。当肝腺瘤内含有大量脂肪和钙化时，表现为不均匀高-强回声。较大的肿瘤易出现瘤内出血或纤维化，表现为液性暗区或混合回声。

2. 多普勒超声

部分肝腺瘤于瘤周及瘤内可探及较丰富的动、静脉血流信号，但动脉血流流速相对较低，RI<0.60（图9-50B、图9-50C，图9-51B、图9-51C）。部分肝腺瘤肿块内也可无明显血流信号。

3. 超声造影

肝腺瘤可以表现为多血供或少血供。一般在动脉期呈整体高增强，增强改变常常先出现在肿瘤周边部，部分肿瘤内部可见出血所致的无增强区；门脉期肿瘤可消退为等增强或保持高增强，至延迟期多消退为等增强或低增强，如内部有出血则始终呈无增强区。

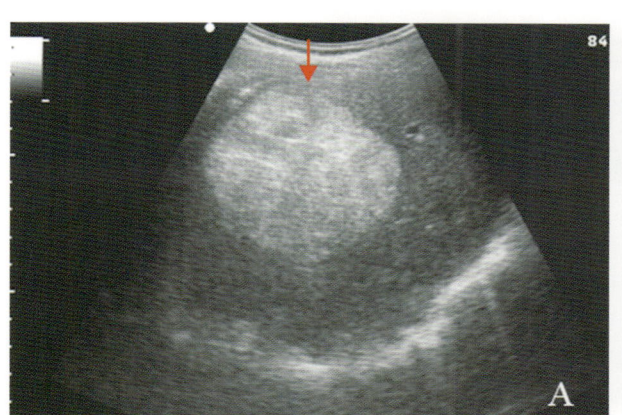
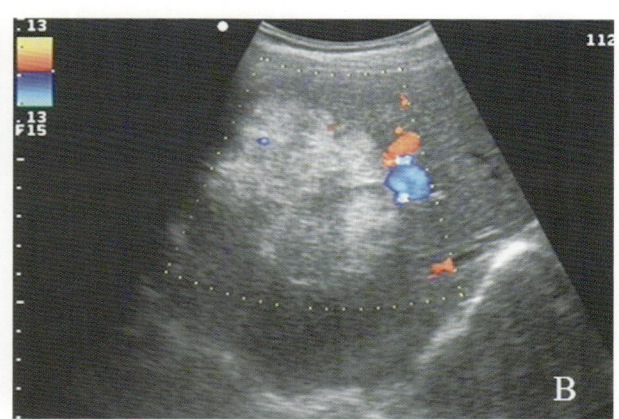

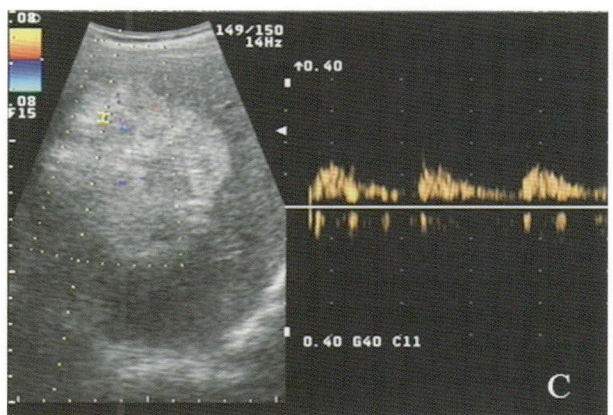

患者，男，74岁，体检发现肝内占位病变。A：二维灰阶超声显示右肝前叶内见一个类椭圆形高回声团（↑），大小为72 mm×63mm，边界清楚，内部回声不均匀，可见片状低回声区；B、C：CDFI显示高回声团内可见散在点状血流信号，可探及动脉频谱，RI：0.61；周边血管受压移位，门静脉右前支血流显示欠清。手术病理显示肝腺瘤，肿瘤细胞广泛脂肪变性

图9-50　肝腺瘤（高回声型）

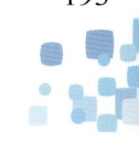

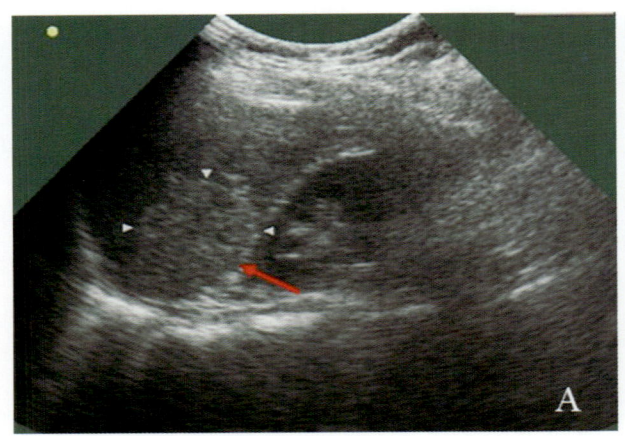
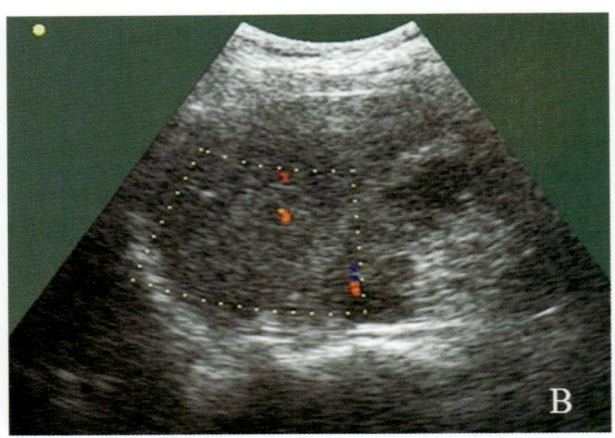

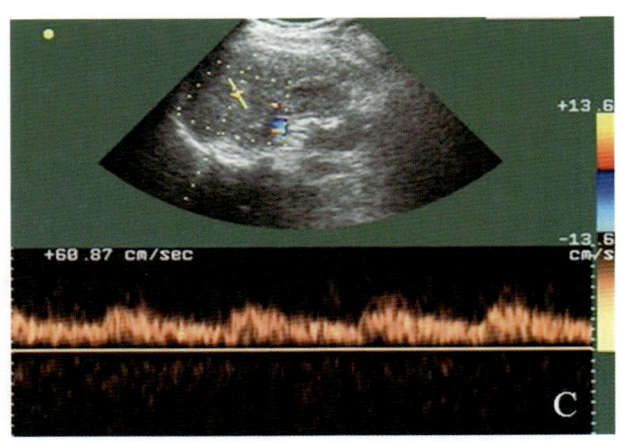

患者为成年女性，有长期服用避孕药病史。A：二维灰阶超声显示右肝S6近肝边缘处单发等回声团（↑），类圆形，边界尚清，边缘规整，内部回声均匀；B：CDFI显示等回声团内部点状血流信号；C：频谱多普勒显示为中-低阻动脉血流频谱。手术病理显示为肝腺瘤。

图9-51　肝腺瘤（等回声型）

【超声诊断与鉴别诊断】

肝腺瘤普通超声表现无明显特征性，需与以下主要病变鉴别：

1. 肝血管平滑肌脂肪瘤　尽管肝腺瘤常见于育龄妇女，通常认为与口服避孕药有关，二维灰阶超声上一般表现为均匀低或等回声；但当发生广泛脂肪变性时，病灶可表现为不均匀高回声，与肝血管平滑肌脂肪瘤难以鉴别。二者的准确鉴别常需求助于手术病理诊断。

2. 肝血管瘤　高回声血管瘤边界清晰如浮雕样，与高回声肝腺瘤不同；低回声和混合型肝血管瘤与肝腺瘤鉴别较为困难，应结合临床病史及超声造影、CT/MRI增强表现加以鉴别。

3. 肝脏局灶性结节性增生（FNH）　当肝腺瘤中央有出血坏死时，也可出现类似中央瘢痕的表现，两者普通超声鉴别困难，超声造影对鉴别帮助较大，动脉期典型的FNH有中央滋养动脉，呈放射状分布，延迟期肿瘤中央可见低增强的中央疤痕区；而肝腺瘤的中央坏死区各期均呈无增强。

4. 肝细胞癌　肝细胞癌易发生在肝炎后肝硬化背景上，而肝腺瘤则很少合并肝硬化。小肝癌周边有声晕、侧方声影及后方回声增强，大肝癌易合并门静脉癌栓；而肝腺瘤则少有上述表现。

（三）肝血管平滑肌脂肪瘤

肝血管平滑肌脂肪瘤（angiomyolipoma，AML），是一种少见的良性间叶性肿瘤，多见于女性，少数可与肾血管平滑肌脂肪瘤、多发结节性硬化并存，发生率5%～10%。肿瘤大小各异，呈圆形或类圆形，多为单发，表面光滑，可有假包膜，常发生于肝实质内，与正常肝组织界线清楚。镜检：病变由血管、平滑肌、脂肪组织3种成分混杂构成，比例不一。Tsui等将血管平滑肌脂肪瘤分为4型：混合型、肌瘤型(脂肪成分＜10%)、脂肪瘤型（脂肪成分＞70%）和血管型，临床上以混合型最常见；患者表现为肝大或可触及腹部包块，诊断十分困难，常需手术切除。

【超声表现】

1. 二维灰阶超声

肿瘤由血管、平滑肌、脂肪三种成分按不同比例组成，所以超声声像图因三种成分组成比例不同而表现为多种图像类型。脂肪瘤型：表现为均匀高回声团块，边界清晰，后方回声衰减（图9-52）。混合型：脂肪组织成分降低，平滑肌细胞成分增多，典型声像图表现为不均匀中高回声，可伴不规则低回声或无回声区（图9-53A、图9-53B）。肌瘤型：以平滑肌细胞为主，缺乏脂肪细胞，声像图表现为均匀低回声或等回声（图9-54）。血管型：这类较为少见。

2. 多普勒超声

多普勒超声检查肿块内多可测得动脉、静脉血流信号，呈点状或条状，动脉阻力指数偏低，平均0.53±0.10，且血供丰富或较丰富或稀少。周围血管可受压移位，但无受侵表现（图9-53、图9-54）。

3. 超声造影

病灶动脉期多呈高增强，门脉期、延迟期不消退，多为等或稍高增强；少数可为低增强。病灶可整体均匀增强，亦可不均匀增强（图9-53）。

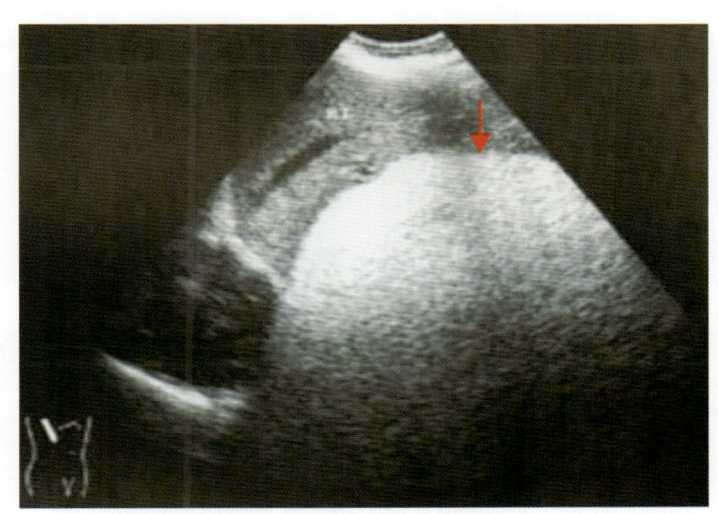

右肝前叶可见一巨大类圆形高回声团（↑），边界清晰，内部回声均匀，后方回声衰减

图9-52 肝血管平滑肌脂肪瘤（脂肪瘤型）

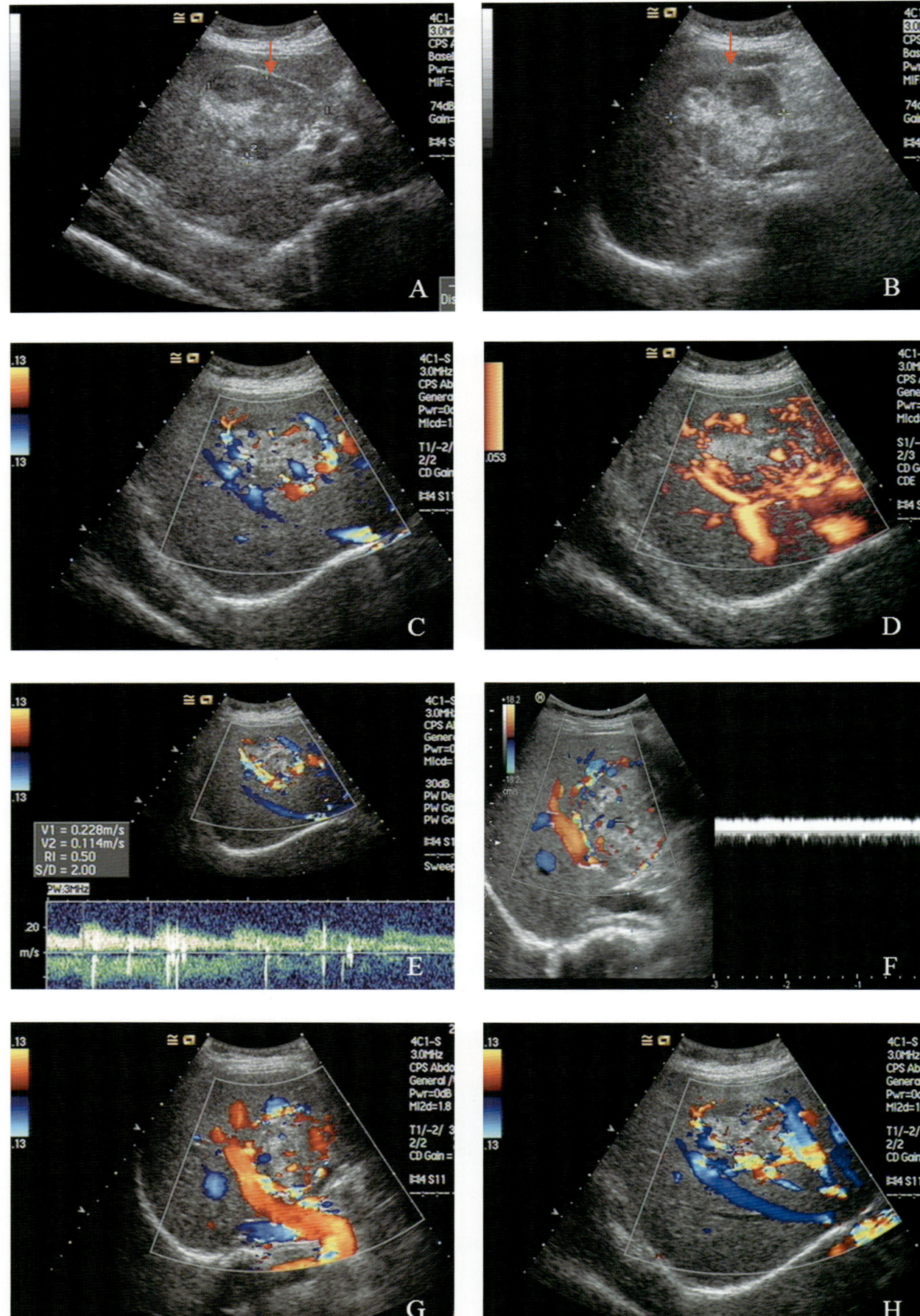

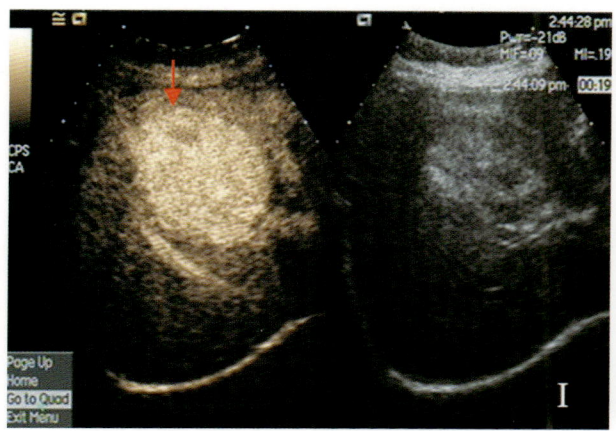
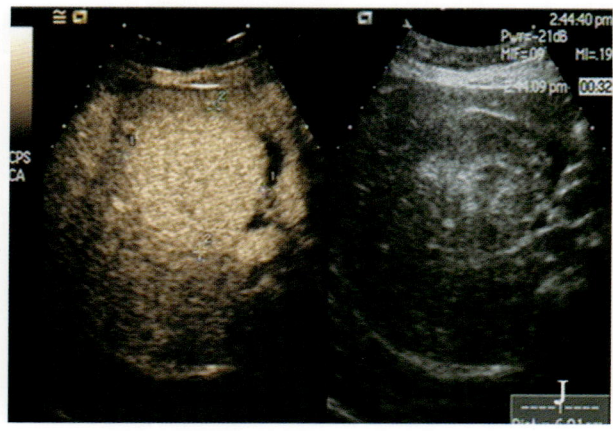

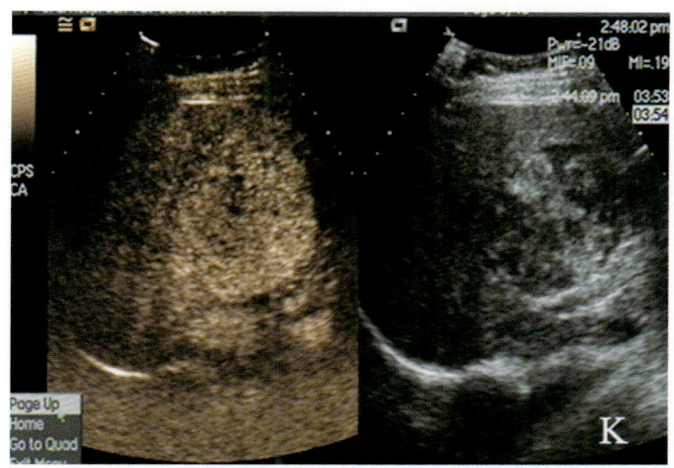

　　患者，女，40岁，体检发现肝内占位病变。超声检查显示：A、B：肝S5、S8可见一椭圆形等回声团（↑），大小约72 mm×52 mm×67mm，有纤细包膜，内部回声不均匀，可见大片状不规则高回声区；C、D、E、F、G、H：肿块周边血管绕行，内部见大量提篮样血管穿入，可探及动静脉血流，动脉RI：0.36～0.50。周围血管受压绕行，管壁清晰，血流通畅；I、J、K：注入造影剂后，肝S5、S8肿块由边缘向中央增强，动脉期呈均匀高增强（↑），门脉期呈均匀高增强，延迟期呈均匀高增强。延迟期全肝扫查，其余肝内未见异常增强灶

图9-53　肝血管平滑肌脂肪瘤（混合型）

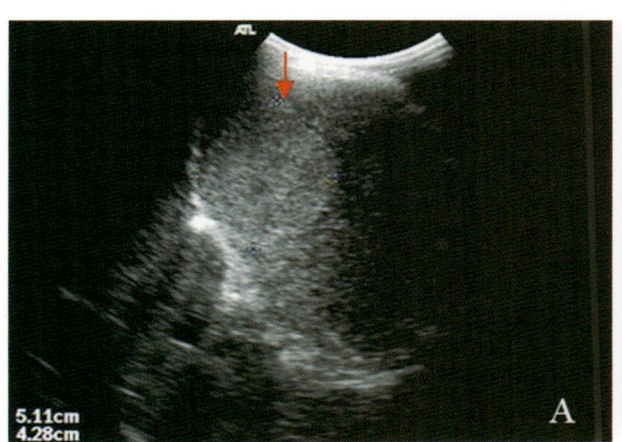
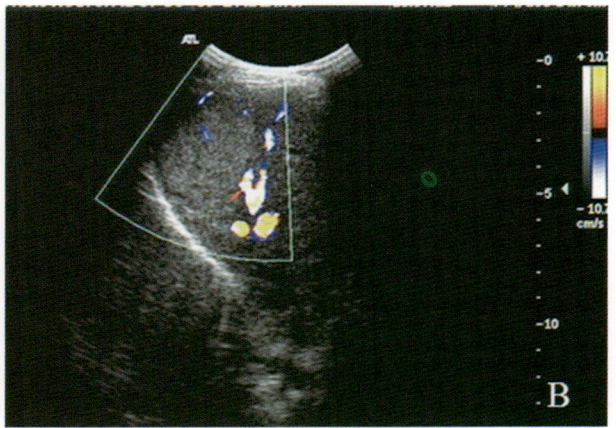

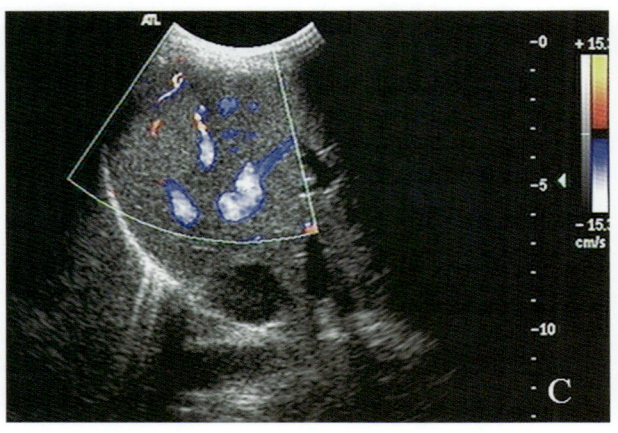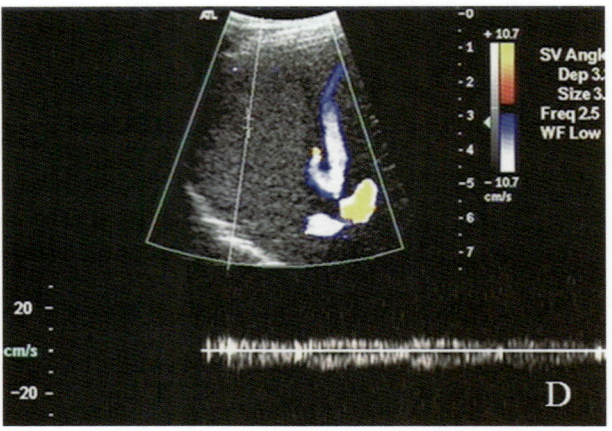

患者，女，38岁，体检发现肝内占位病变。超声检查显示：A：肝S7见一个类圆形等回声团（↑），大小：51mm×43mm，边界清楚，边缘规整，周边隐约可见低回声晕，内部回声均匀；B、C、D：CDFI显示等回声团内可见点状低阻力动脉血流信号

图9-54 肝血管平滑肌脂肪瘤（肌瘤型）

【超声诊断与鉴别诊断】

本病声像图表现并无特异性，二维灰阶超声、多普勒超声诊断存在一定困难，不仅需与血管瘤、肝腺瘤、FNH、脂肪瘤、局灶性脂肪浸润等良性病变相鉴别，还需与肝恶性肿瘤相鉴别，主要是合并脂肪变性的HCC。在鉴别诊断这方面超声造影凸显优势。

1. 肝血管瘤　典型的肝血管瘤于动脉期表现为周边结节状高增强，门脉期及延迟期增强范围呈向心性扩大，甚至全瘤增强，与肝AML可以明显区分开来。

2. 肝腺瘤　常见于育龄妇女，通常认为与口服避孕药有关。二维灰阶超声上一般表现为均匀低或等回声，当发生广泛脂肪变性时，病灶可表现为不均匀高回声，与血管平滑肌脂肪瘤难以鉴别。超声造影表现为动脉期全瘤均匀高增强，部分肿瘤内部可见无增强出血区。门脉期肿瘤可消退为等增强或保持高增强，至延迟期肿瘤多消退为等增强，少数亦可为低增强。

3. FNH　尽管二者在CEUS上均表现为动脉期全瘤高增强，门脉期和延迟期仍为高增强或等增强，但在二维灰阶超声上FNH一般显示为等或低回声，且大部分FNH有特征性的"轮辐状"血流，在CEUS动脉早期呈星芒状，所以与肝AML鉴别并非困难。

4. 脂肪瘤或局灶性脂肪浸润　脂肪瘤极其罕见，多无丰富血供。局灶性脂肪浸润CEUS三期均为等增强，鉴别不难。

5. 肝细胞癌　绝大多数肝癌患者都有慢性肝炎病史，其脂肪变主要发生于早期的小肝癌，而肝AML发现时一般都＞3 cm，且绝大多数含脂肪的肝癌都是低血供的，造影动脉期呈轻度高增强，结合病史综合考虑有助于二者的鉴别诊断。但是对于病史背景不明或者相同者，经皮肝穿刺活检将提供有效的帮助。

二、肝脏原发性恶性肿瘤

（一）肝细胞癌

原发性肝癌是最常见的消化系统肿瘤之一，按组织学分类，可分为肝细胞癌（hepatocellular carcinoma，HCC）、胆管细胞癌、混合型肝癌、纤维板层型肝癌等。其中，肝细胞癌最为常见。

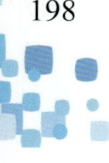

根据我国肝癌协作组提出的肝癌分类，HCC在大体病理上可分以下四型：①块状型：肿瘤直径在5cm以上，＞10cm者为巨块型。巨块型肝癌周边常伴有小的卫星结节。②结节型：单结节或融合结节的最大直径≤5cm。此型最常见，常伴有明显肝硬化。③小肝癌：单结节或相邻两癌结节直径总和在3cm以下，患者常无症状；④弥漫型：最少见，癌结节弥漫分布于整个肝脏，数目众多，难与肝硬化结节鉴别。

HCC多在中年后发病，男多于女，病因尚不清楚，但与病毒性肝炎、肝硬化、黄曲霉感染等有密切关系。HCC早期无明显临床症状，中晚期可出现肝区疼痛、上腹部饱胀不适、乏力消瘦、肝脾肿大、黄疸腹水等。

【超声表现】

1. 二维灰阶超声

（1）直接征象：即HCC肿块本身所表现出的声像。HCC声像图表现多种多样，主要与肿块大小，内部组织变性、坏死、出血等病理改变有关。

①小肝癌：直径＜3cm，呈圆形或类圆形，边界较清晰，周边可见低回声环（声晕，Halo），内部多表现为低回声，分布均匀或不均匀，可见"结中结"声像，有时也可见高回声，与肿瘤细胞脂肪变性有关（图9-55至图9-59）。如病灶位置近膈顶部，或左肝外叶外侧缘，受肺气或胃肠气体遮挡，易显示不清或难以整体显示，超声扫查时容易漏诊。②结节型HCC：直径一般＜5cm，可为单发或多发。肿瘤呈圆形或类圆形，周边常见薄声晕包绕，与正常肝组织境界清楚，有时可有侧方声影。肿块内部可呈低回声、高回声或等回声，以高回声最常见，占35%～50%，提示癌细胞有脂肪变性、坏死；低回声常见于较小的HCC，占15%～35%；等回声则少见，约占3%，此类结节如不伴声晕，则极容易漏诊；较大的肿瘤内部回声多高低不均（图9-60至图9-64）。③块状型HCC：体积较大，形态欠规则，边缘不整齐，与周围正常组织分界欠清，常无声晕；内部呈高低不等的混杂回声，可见"结中结"征或"瘤中瘤"征，还可出现液化坏死。当肿块占据整个肝段或肝叶，甚至半肝时，因超声探查的局限性，如空间分辨率低等，难以显示肿块整体。此外，若肿块内部回声与周围肝组织的回声类似时，更加容易漏诊，此时除需注意仔细寻找残余的、相对的正常肝组织，尽量在一个切面将肿瘤组织和相对正常的肝组织同时显示，以增加二者的回声对比，借此寻找肿瘤的边界（图9-65，图9-66），还需重点观察门静脉内有无栓子，如发现门静脉癌栓，则对确定肿块位置和明确诊断帮助较大，依据是边界不清的肝癌容易侵犯邻近门静脉分支，进而形成癌栓（图9-67）。④弥漫型HCC：肿块弥漫分布于肝内，大小不一，无明显边界，内部回声强弱不均，与肝硬化结节难以鉴别，容易漏诊。但弥漫型HCC易侵犯门静脉系统形成癌栓，可作为其重要诊断特征。检查时注意探查门静脉有无癌栓，则可减少漏诊。

（2）间接征象：肿瘤位于肝包膜下可向外突出，形成"驼峰征"。肿瘤较大时，可压迫门静脉、肝静脉、下腔静脉或胆管，使其移位、变细，甚至中断，并可继发肝内胆管扩张；还可对肝外的脏器和结构，如右肾、胆囊、膈肌、胃等产生压迫和推移。

HCC常在肝硬化或慢性肝炎的基础上发生，故可有肝硬化或慢性肝炎声像表现，如肝脏增大或缩小，形态失常，肝缘变钝，肝表面凹凸不平，肝脏实质回声增粗、增强，分布不均，肝内可见短线状甚至结节状回声，直径＞1.5cm的硬化结节不易与小肝癌鉴别，需借助超声造影（见后述）或增强CT/MR。

（3）肝内转移：门静脉癌栓是HCC常见的肝内转移征象。有40%～70%HCC累及门静脉形成癌栓，表现为肿瘤附近的门静脉内径增宽，管腔内见实性回声，与管壁分界欠清或不清，门静脉管壁回声中断（图9-67）。如门静脉主干或右支被癌栓完全填充，肝门周围可见侧枝形成，即门静脉海绵样变。肝静脉和下腔静脉癌栓较少见，表现为管腔内实性回声充填（图9-64B）。少数患者因肿瘤侵犯胆管，或形成胆管癌栓，导致肝内胆管扩张。HCC肝内转移还可形成肝内子灶。子灶多位于主瘤旁，也可在远处的肝组织。

（4）肝外转移：晚期HCC可向肝外转移。除肝门部及腹膜后淋巴结转移外，还可发生远处脏器如肺、骨等转移。

2. 多普勒超声

CDFI可显示肿瘤周围和内部血流情况，鉴别血管和扩张的胆管；能量多普勒（CDE）较CDFI对血流更为敏感；频谱多普勒可判别肝动脉、门静脉及肝静脉血流。上述方法在HCC诊断中均发挥了一定的作用。CDFI显示多数HCC血流信号较丰富，瘤内血流信号检出率可达95%，表现为点状、线条状、树枝状、网状等，瘤周常可见血流环绕（图9-59至图9-63）。CDE可提高对瘤内血流信号的检出率。频谱多普勒分析显示，在瘤内可探及动、静脉血流频谱，可检出高速高阻动脉血流，RI > 0.6，常于瘤周探及动静脉瘘血流。

门静脉癌栓时CDFI显示门静脉血流部分或完全充盈缺损，有时可探及动脉血流或动静脉瘘血流（图9-67B、图9-67D）。如栓子内引出动脉血流，是诊断癌栓的可靠依据，借此可与门静脉血栓鉴别（表9-3）。肝静脉和下腔静脉癌栓主要表现为血流充盈缺损。CDFI有助于明确静脉癌栓范围及有无完全堵塞管腔（图9-64B、图9-64C）。肝内的门静脉和肝静脉走行异常，被肿瘤推压移位、绕行，或受肿瘤压迫变细狭窄，甚至闭塞。

表9-3　门静脉癌栓和门静脉血栓鉴别

类别	门静脉癌栓	门静脉血栓
诱发病因	常合并肝内恶性占位病变，如肝细胞癌、胆管细胞癌、肝肉瘤等，部分可因胰头癌侵犯门静脉，进而生长至肝内门静脉分支	常发生于肝硬化、脾切除或脾栓塞术后、食管套扎术后等，部分可并发于门静脉炎后，如广泛性肝细胞炎性、坏死及肝脓肿、化脓性胆管炎等，最终形成血栓性静脉炎
发生部位演变过程	早期常位于癌肿附近的细小门静脉分支，为癌肿累及、侵犯所致，随病程发展或时间延长，癌栓逐渐增大，回声欠均或不均，累及范围亦逐渐扩大，甚至可累及整个门静脉系	常位于门静脉主干、左右支等较大门静脉分支，部分自脾主静脉延续而来，随病程发展或时间延长，血栓逐渐吸收、缩小，回声逐渐增高
受累血管	受累血管常表现为管壁回声中断、模糊，管径扩张	受累血管常表现为管壁回声连续，无中断，早期管径稍扩张或不扩张，部分后期管径可变细、狭窄
血供状况	具有血供，其内可探及血流信号，特别是动脉血流频谱	缺乏血供，其内不能探及动脉血流信号
超声造影	表现为"快进快出"的灌注特点，即动脉期呈高增强，门脉期及延迟期呈低增强	表现为无血流灌注，即三期均为无增强

3. 超声造影

95%以上的HCC动脉期呈高增强，少数为等或低增强。小病灶多表现为均匀增强；较大肿瘤则多为不均匀增强，与肿瘤坏死、变性或液化有关。动脉期还可以观察到肿瘤周边与内部迂曲走行的供血动脉，肿瘤周围的假包膜呈细线状增强。HCC门脉期及延迟期多呈低增强，少数仍呈等或稍高增强，多见于分化较好的肿瘤。即典型HCC超声造影表现为造影剂"快进快出"（图9-55、图9-57、图9-63）。

合并门静脉或肝静脉、下腔静脉癌栓时，可见血管内实性回声在动脉期提早高增强，门静脉期及延迟期呈低增强，与肝内病灶的增强变化基本相同。

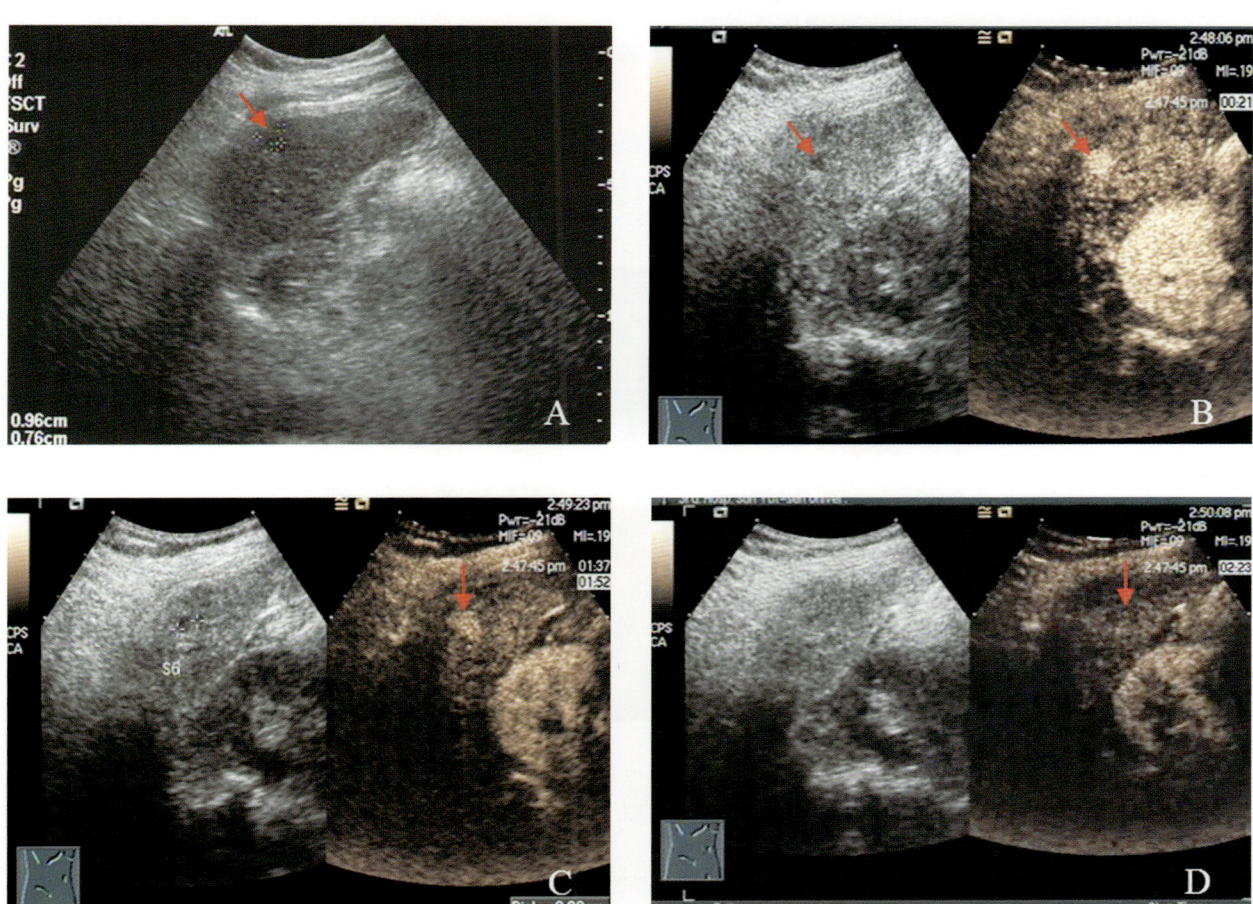

患者，女，47岁，肝炎肝硬化病史，AFP升高。A：二维灰阶超声显示右肝后叶见一类圆形低-无回声结节（↑），大小为9.6mm×7.6mm，边界清楚，内部回声均匀，后方回声增强；B：超声造影动脉期结节呈均匀高增强（↑）；C：门脉期结节呈稍高增强（↑）；D：延迟期呈稍低增强（↑）

图9-55　小肝癌（无回声型）

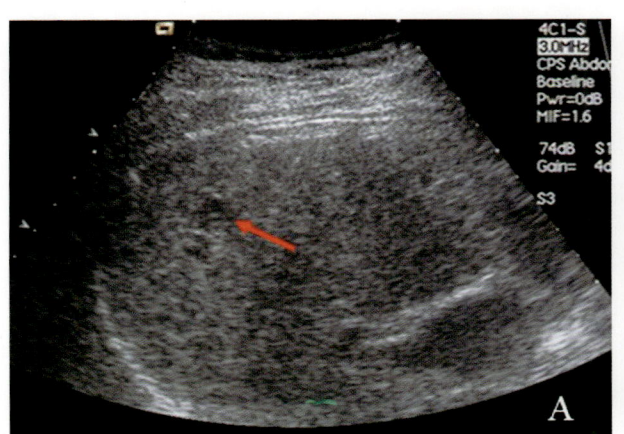
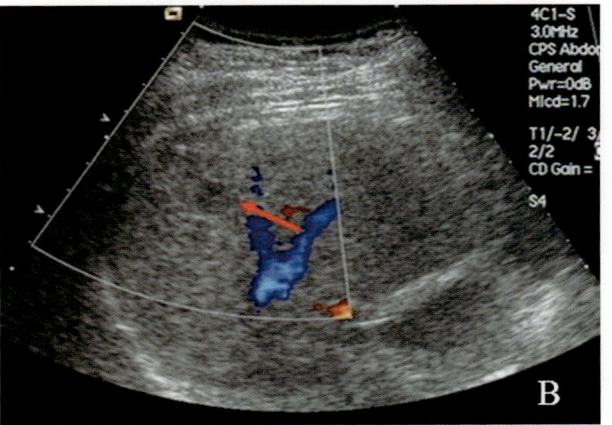

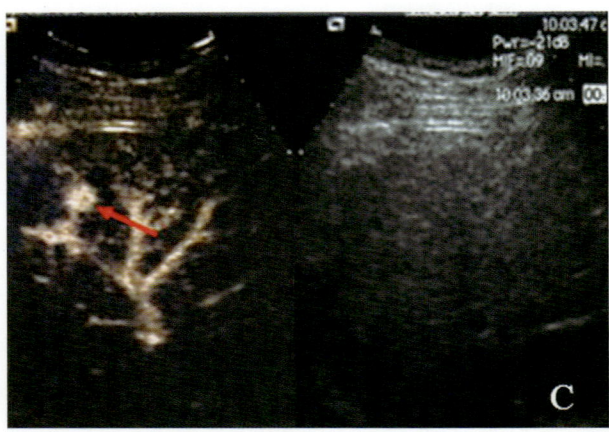
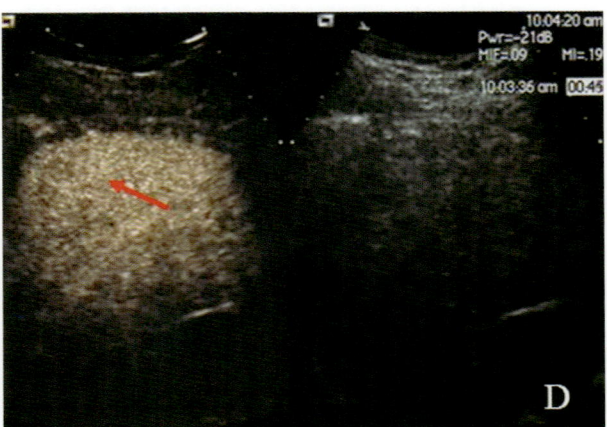

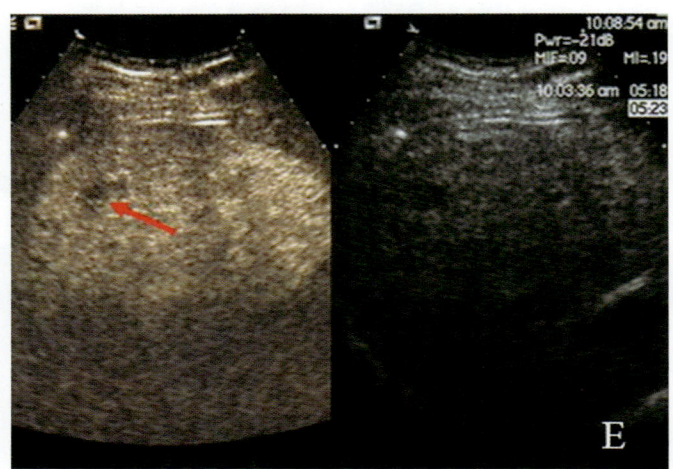

A：二维灰阶超声显示右肝内小低回声团（↑），边界不清，内部回声欠均匀；B：CDFI显示内部未见明显血流信号（↑）；C：超声造影显示动脉期病灶呈早期均匀高增强（↑），并可见供血动脉；D：门脉期病灶为等增强（↑）；E：延迟期呈低增强（↑）

图9-56　小肝癌（低回声型）

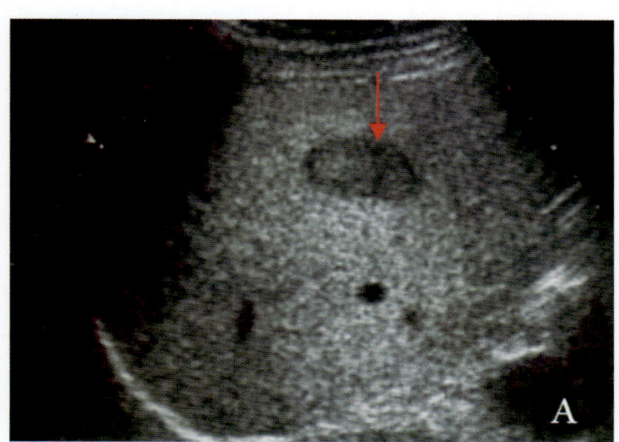
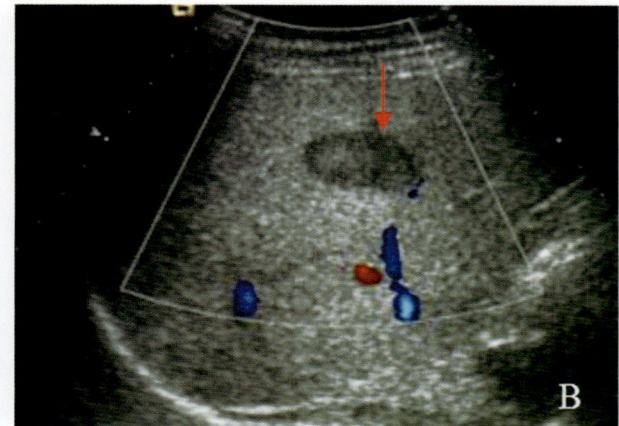

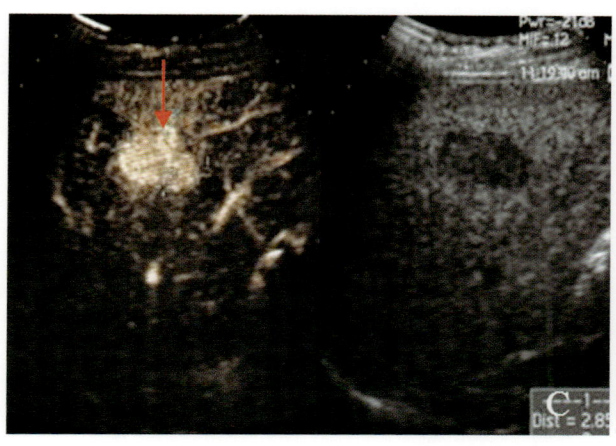
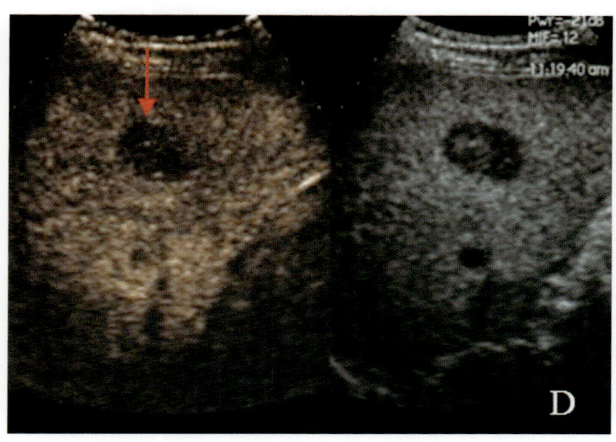

A：二维灰阶超声显示右肝前叶椭圆形低回声团（↑），边界清晰，内部回声不均匀，见"结中结"征象；B：CDFI显示内部未见明显血流信号（↑）；C：超声造影显示动脉期病灶呈均匀高增强（↑）；D：延迟期呈均匀低增强（↑）

图9-57　小肝癌（低回声型，"结中结"）

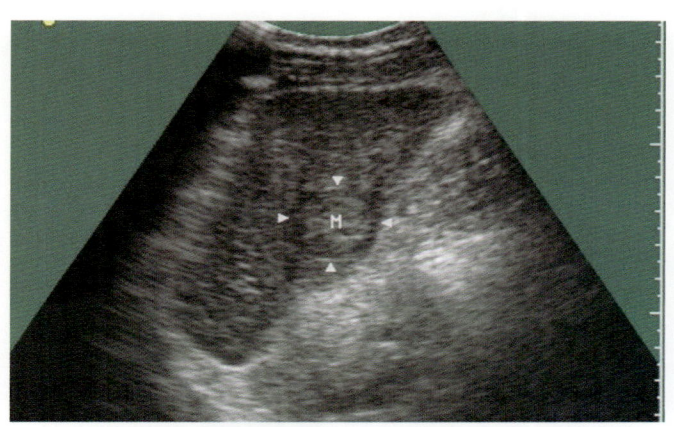

二维灰阶超声显示右肝内等回声团，类圆形，边界清晰，周边可见低回声晕，内部回声均匀，后方回声无改变

图9-58　小肝癌（等回声型）

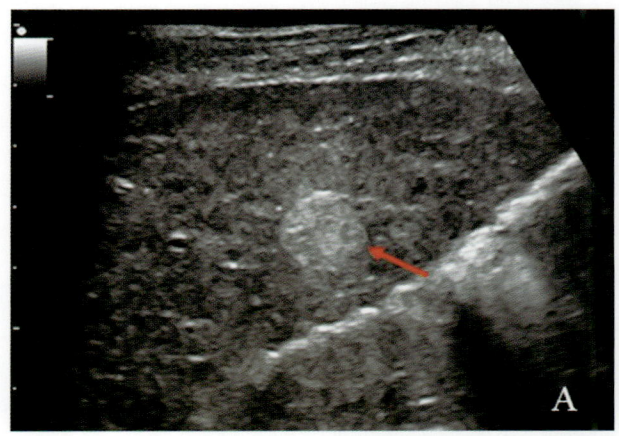
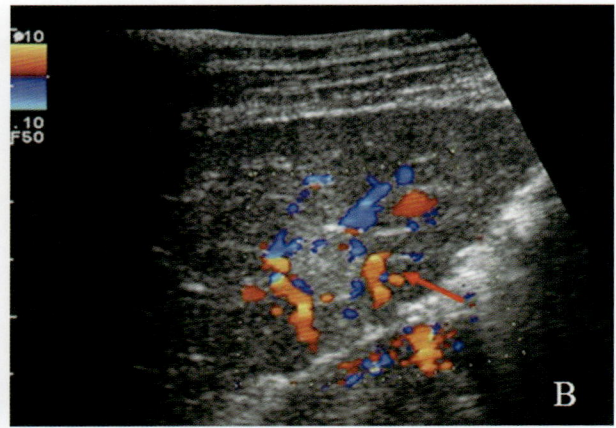

A：二维灰阶超声显示右肝内小高回声团，边界清晰，无声晕（↑）；B：CDFI显示肿块周边血流丰富，内部可见点状、短条状血流信号

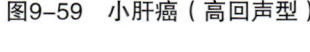

图9-59　小肝癌（高回声型）

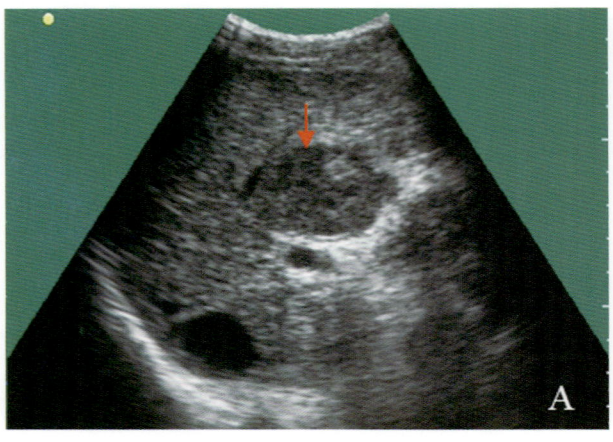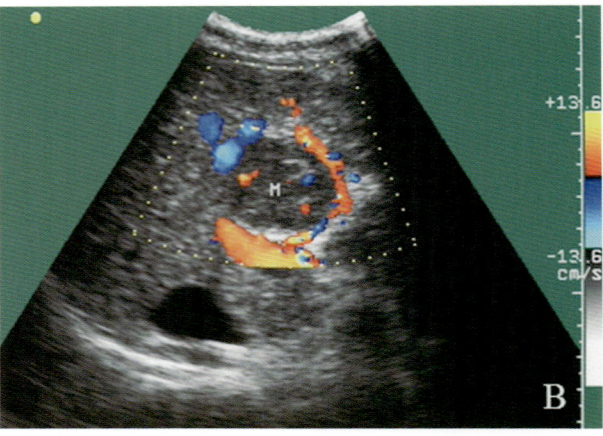

A：二维灰阶超声显示左肝内叶类圆形低回声团（↑），大小为36mm×27mm，边界清晰，边缘不规整，内部回声不均匀，周围肝中静脉及门静脉左支受压呈弧形移位；B：CDFI显示低回声团内部血流信号较丰富，周围见环形血流包绕

图9-60　结节型肝癌

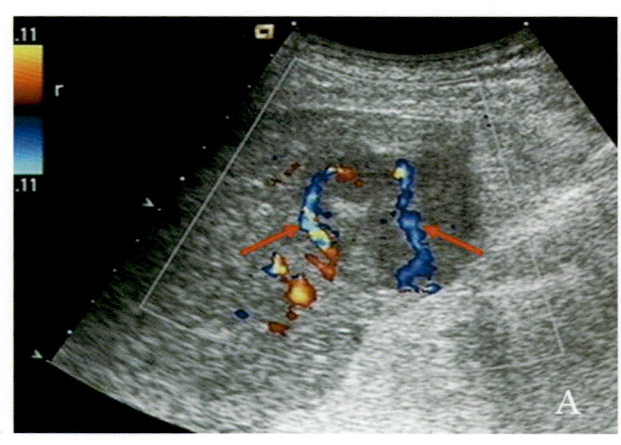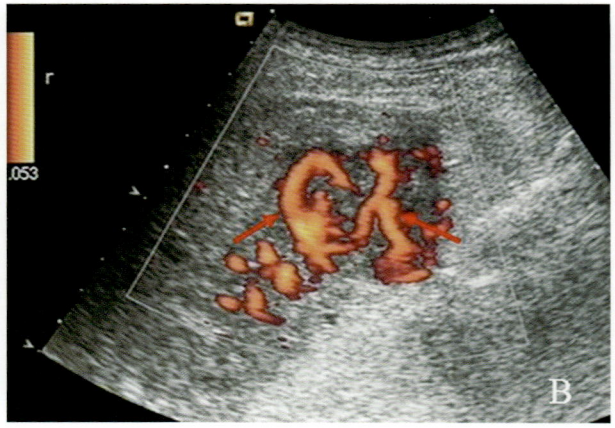

A：CDFI显示结节型肝癌肿块内部及周边条状血流（↑）；B：CDE显示肿块内部及周边血流信号更丰富，呈分支状及半环状（↑）

图9-61　结节型肝癌

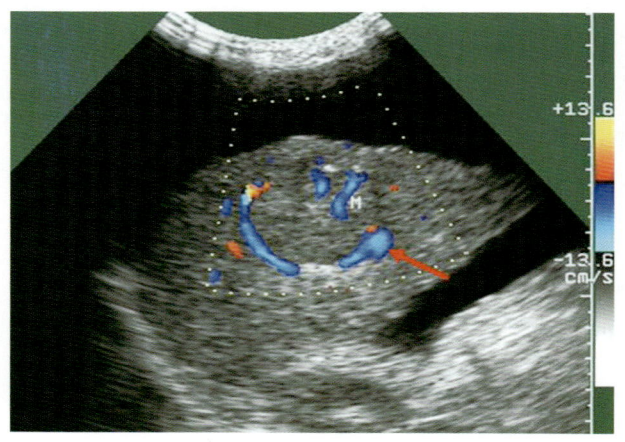

右肝内等回声团，CDFI显示肿块周边环状包绕血流信号，内部见穿入血流（↑）

图9-62　结节型肝癌

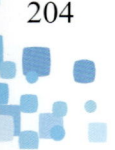

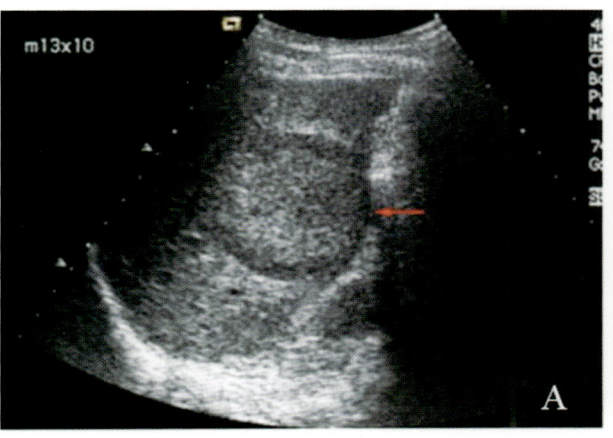
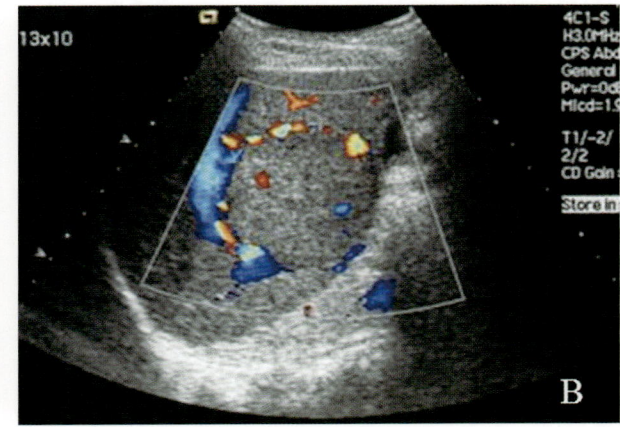

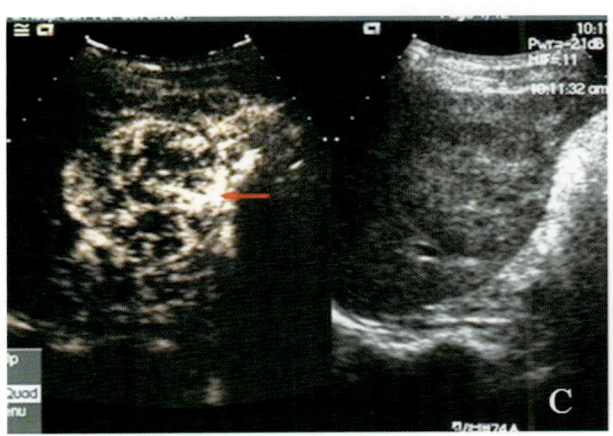
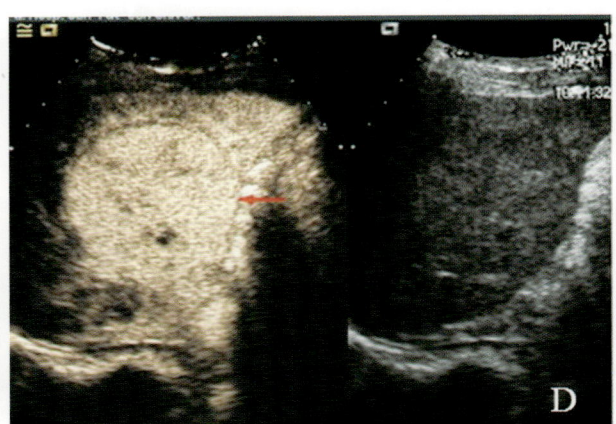

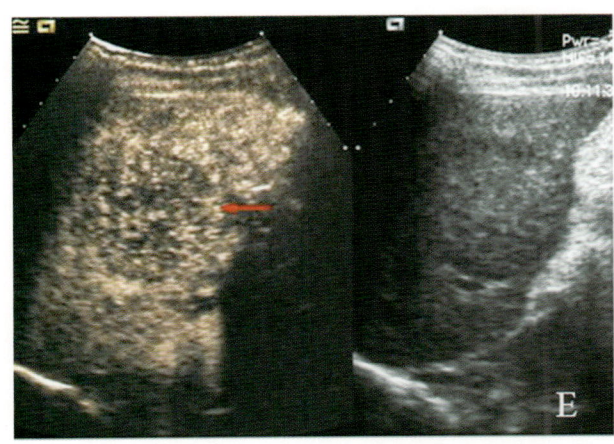
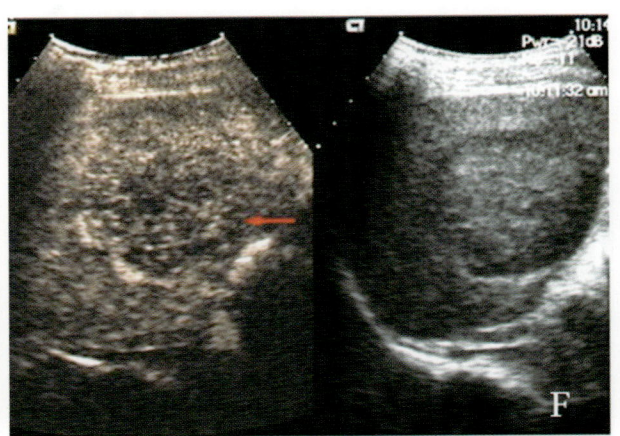

　　A：二维灰阶超声显示右肝内类圆形稍高回声团，周边可见低回声晕，边界清楚，内部回声不均匀（↑）；B：CDFI显示肿块内部点状、短条状血流信号，瘤周可见半环状血流信号包绕；C：超声造影显示动脉早期肿瘤周边与内部迂曲走行的供血动脉（↑）；D：随后肿块整体呈均匀高增强（↑）；E：门脉期肿块呈低增强（↑）；F：延迟期增强消退更为明显（↑）

图9-63　结节型肝癌

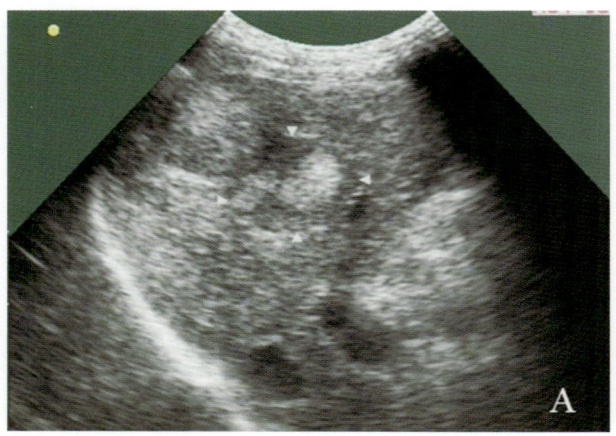
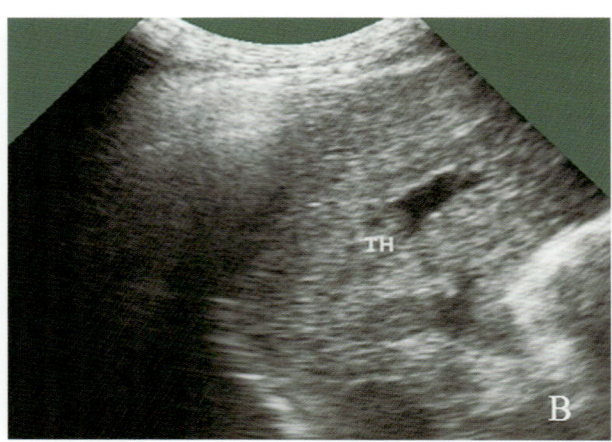

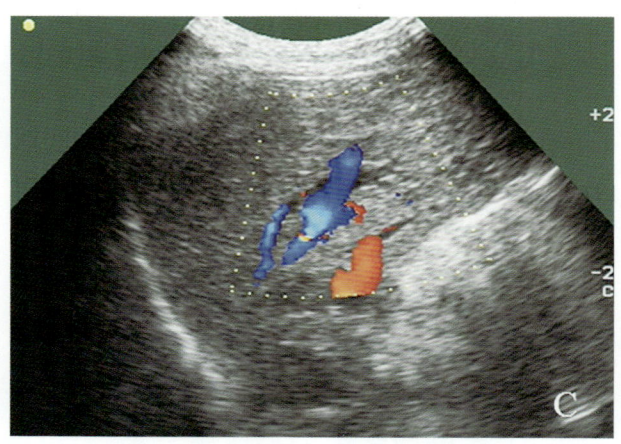

A、B：二维灰阶超声显示右肝内见两个中等回声团，边界欠清或不清，肝右静脉管腔内可见条索状实性回声（TH）；C：CDFI显示肝右静脉血流充盈不饱满，可见充盈缺损

图9-64　结节型肝癌合并肝静脉癌栓

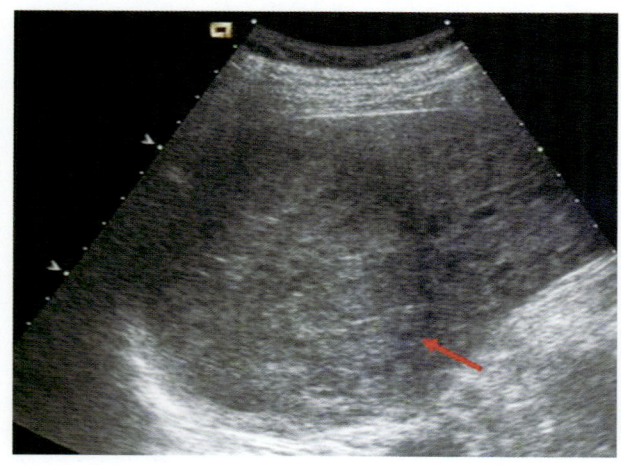

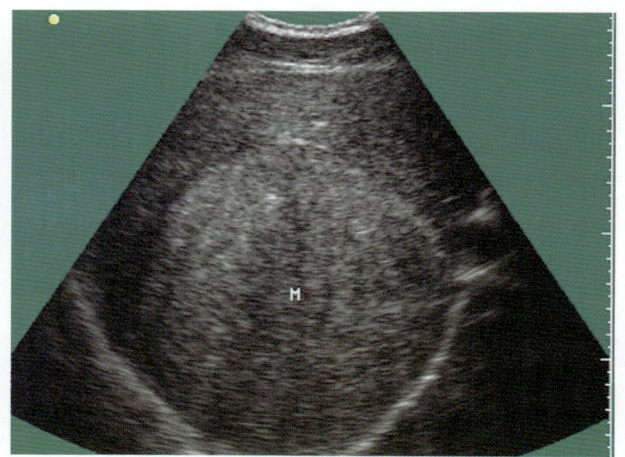

二维灰阶超声显示右肝内中等回声团，类圆形，边界欠清，周边可见声晕，内部回声不均匀（↑）

图9-65　块状型肝癌

二维灰阶超声显示右肝内巨大稍高回声团（M），类圆形，边界清晰，周边可见低回声晕，内部回声不均匀

图9-66　巨块型肝癌

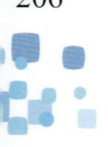

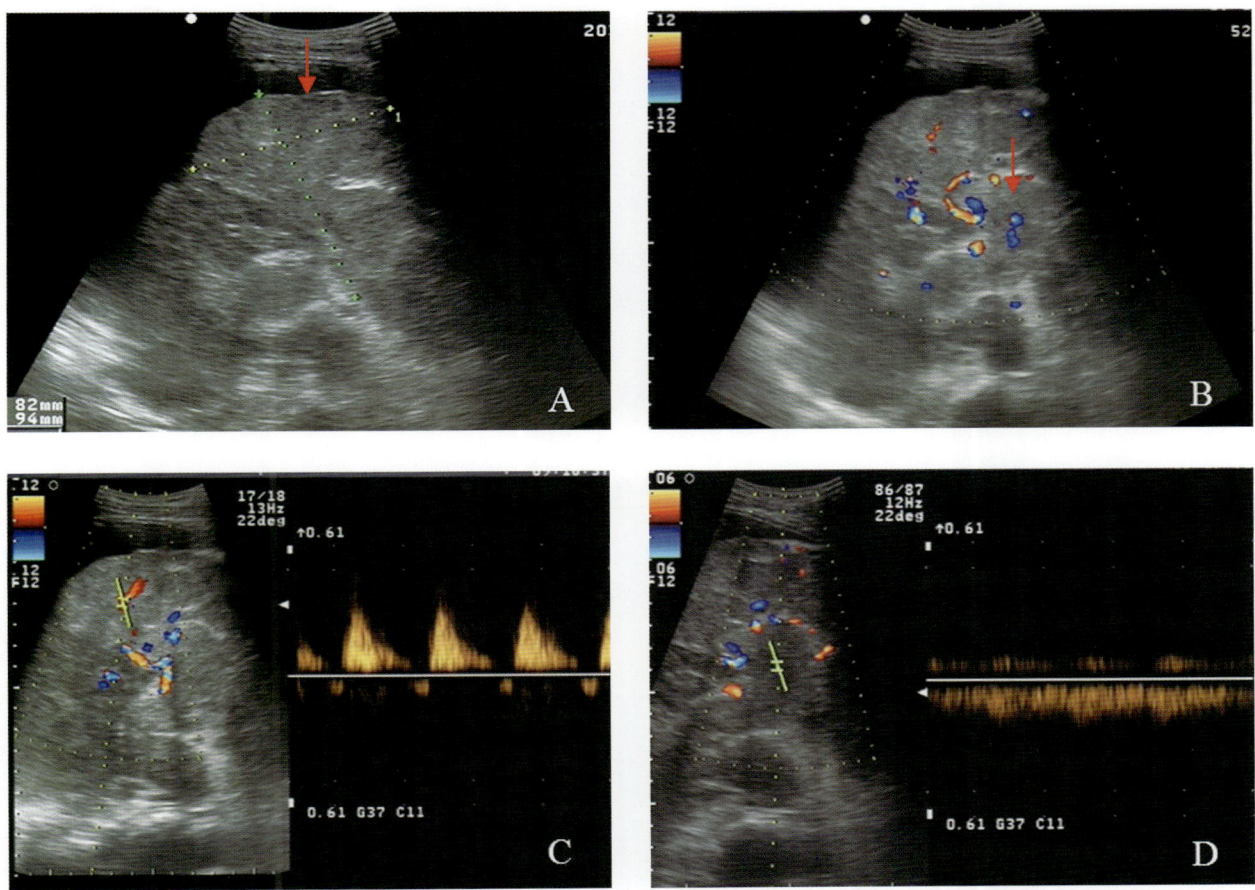

A：二维灰阶超声显示左肝内叶巨大等回声团（↑），边界不清，内部回声均匀，局部包膜膨隆；B：门静脉左支管径扩张，管壁回声模糊，管腔内充满实性回声（↑）；C：CDFI显示等回声团内可见丰富血流信号，可探及高阻力动脉血流频谱，RI>1；D：PW显示门静脉左支内可见低阻力动脉血流信号

图9-67　巨块型肝癌合并门静脉癌栓

【超声诊断与鉴别诊断】

超声对于肝细胞癌的诊断价值已得到公认，特别是超声造影的应用，极大地提高了HCC的诊断准确性。对于有肝硬化或慢性肝炎病史者，超声造影诊断HCC准确率可达到90%以上。但对于声像图表现不典型者，或病史不明确者，仍需注意与下列疾病鉴别：

1. 肝血管瘤　小的肝血管瘤一般呈高回声，边界清晰，内部回声呈筛网状；而小肝癌多呈低回声，内部回声较均匀，无筛网状回声，周边大多有声晕。大血管瘤可以形态不规则，内部为混杂回声，但边界较清晰，且周边部多为高回声，内部以静脉血流为主，无肝内及远处转移；而大的肝癌边界模糊不清，常伴有血管受压移位、门静脉癌栓。超声造影可以明确鉴别诊断，肝血管瘤超声造影表现为造影剂"慢进慢出"，而肝癌则表现为"快进快出"，两者明显不同。

2. 肝脓肿　肝脓肿未液化时表现为实性回声，与HCC较为类似。但动态观察肿块内部逐渐出现液化的低-无回声区，抗炎治疗后肿块可明显缩小。临床表现有发热、右上腹痛、白细胞增高等。超声引导下穿刺活检可明确诊断。

3. 转移性肝肿瘤　肝转移瘤一般为多发，各病灶形态大小及回声性质较为一致，边界清晰，典型者呈"牛眼征"改变，多有原发肿瘤病史。超声造影有助于明确诊断，典型肝转移瘤表现为动脉期病灶周边呈环状高增强或等增强，门脉期和延迟期明显消退，消退较肝癌更早，更彻底，甚至消退至无增强，呈"黑洞征"。

4. 肝硬化再生性结节　部分肝硬化再生结节呈圆形、椭圆形，球体感强，需要与小肝癌鉴别。肝硬化再生结节声像表现与周围肝实质相似，周边无"声晕"；而小肝癌内部回声相对均匀，部分周边可见"声晕"。CDFI：前者内部血流信号不丰富或以静脉血流信号为主，若探及动脉血流信号则为中等阻力；后者内部以动脉血流信号为主，若探及高速高阻或高速低阻动脉血流信号更具诊断价值。超声造影时，肝硬化结节与肝实质呈等增强或稍低增强；而典型小肝癌动脉期表现为高增强，门脉期及延迟期表现为低增强。动态观察肝硬化结节生长缓慢，小肝癌生长速度相对较快（见表9-4）。另外，弥漫型肝癌与肝硬化再生性结节声像图均表现为弥漫分布低回声和（或）高回声结节，二者较难鉴别，但前者常伴有门静脉、肝静脉癌栓，有助于两者鉴别。

表9-4　肝硬化结节与小肝癌的鉴别诊断

类别	肝硬化结节	小肝癌
大小形态	多数<1cm，少数可达3cm；多呈斑片状或不规则形，无球体感，少数可呈球形	直径≤3cm，形态呈圆形或类圆形，有球体感
边缘边界	边缘不规整，边界欠清	边缘规整，边界清晰
周围声晕	无	有
占位效应	无占位效应，或占位效应不明显	有占位效应
内部回声	不密实，质地与周围肝实质相似，内部常可见汇管结构回声，呈等号状或短条状	密实，无汇管结构或仅见少许残存，部分可见"结中结"
内部血供	血管密度低，血流信号不丰富，以门静脉供血为主	血管密度高，血流信号丰富，以肝动脉供血为主，RI>0.6
血管栓塞	无	有，累及周边血管形成癌栓
超声造影	动脉期可呈稍高增强或等增强，门脉期及延迟期呈等增强	动脉期表现为高增强，门脉期及延迟期表现为低增强
生长趋势	生长缓慢	生长较快，倍增时间约3个月
临床表现	AFP多表现正常	AFP多数升高（约占70%），小部分AFP不升高
疑难病例	部分肝硬化结节可恶变为小肝癌，故少数结节仅凭声像图难以明确鉴别和诊断，需借助结节有无短期内增大或（和）生化检测（AFP）及其他影像学检查，如CT、MRI等资料综合分析，必要时进行穿刺活检	

5. 肝局灶性结节性增生（FNH）　肿块呈中等回声、稍低或稍高回声，边界清晰或欠清。CDFI可见粗大的供血动脉进入肿块中央，并分支呈放射状。超声造影表现为富血供的肿块，与HCC类似，但典型FNH动脉期可见中央放射状供血动脉，门静脉期及延迟期继续呈高增强或等增强，与HCC静脉期、延迟期消退为低增强不同。

6. 局灶型脂肪浸润　当非均匀性脂肪肝表现为局限浸润型时，可类似肝脏肿瘤回声，但其多分布在肝边缘或胆囊床周围，形态呈片状，其内血管走形正常，无占位效应。超声造影可明确诊断，表现为增强与周围肝组织完全同步，无异常灌注区。

7. 肝囊肿　部分小肝癌回声极低，甚至接近于无回声，二维声像图类似于肝囊肿，二者需要鉴别。对于极低回声型小肝癌，检查时需提高增益，小肝癌内部的实性结构回声可逐渐显示，而囊肿仍显示为无结构的液性暗区；其次，采用彩色多普勒超声，小肝癌内部有时可见血流信号，而囊肿内无血流信号；对于二者的鉴别，超声造影最具价值，小肝癌有造影剂灌注，多表现为"快进快退"的增强模式，而肝囊肿无造影剂灌注，表现为三期无增强。

（二）胆管细胞癌

胆管细胞癌（cholangiocarcinoma）是原发性肝癌的一种，占原发性肝癌的5%～20%。它也属于肝内胆管癌，发生于肝内2级及以上胆管分支。常见病因多为肝内胆管结石，此外中华分支睾吸虫感染、理化因素、Caroli病等与发病也密切相关。早期无明显症状，后期可出现全身无力、腹痛、消瘦、梗阻性黄疸等。本病好发于中老年人，50～60岁最多见，男女发病率无明显差异。一般无肝炎后肝硬化病史，AFP常无升高。胆管细胞癌组织学类型多样，主要来源于肝内胆管上皮细胞，以管状腺癌最多见，具有丰富的纤维性间质，易侵犯周围门静脉，使受侵门静脉闭塞。

【超声表现】

1. 二维灰阶超声

（1）直接征象：胆管细胞癌肿块多数较大，形态不规则，发生于肝门部的肿块多呈浸润生长，呈等回声或稍低回声，边界不清，与周围肝组织分界不清，周围血管常受侵包埋其中，门静脉血管可受累闭塞，严重者可使受累肝叶或肝段萎缩，此类多为肿块型（图9-68）；发生于肝实质内的肿块，边界尚清，内部回声分布不均匀，多样化，可为低回声、等回声或高回声，内部出现大量黏液的肿块，声像图类似于肝脓肿，应注意鉴别，此类多为管周生长型（图9-69至图9-71）。胆管细胞癌也可表现为肝内胆管腔内一个或多个息肉样小肿块，与胆管壁分界不清，此类多为腔内生长型。

（2）间接征象：胆管细胞癌常伴发远端胆管扩张，但发生于肝脏边缘的肿瘤可不伴有胆管扩张，累及肝包膜时可致其局部内陷。此外，胆管细胞癌常合并胆管结石及反复发作的胆管感染。合并胆管结石声像图表现为肿块内见强回声团后伴声影；合并胆管感染时可有相应临床表现，如发热、右上腹痛、白细胞升高等；因中华分支睾吸虫常寄生于左肝内胆管，反复的炎性刺激，易造成胆管上皮的损伤、修复、再生，最终可发生不典型增生、恶变和肿瘤发生，故胆管细胞癌常发生于左肝，特别是位于门静脉左支矢状部附近的肿瘤声像图具有一定特征性，常表现为肿块边界不清，门静脉左支矢状部消失，后方回声衰减，周围远端胆管扩张，不注意观察常常发生漏诊（图9-68）；对于患有肝内胆管结石的病例，超声检查时，应注意观察结石周围有无软组织肿块，以及伴行的门静脉分支是否存在，如发现结石周围软组织肿块、门静脉血流消失，则应高度警惕胆管细胞癌的可能。少数患者可伴有胆汁性肝硬化声像。

（3）局部侵犯及肿瘤转移表现：胆管细胞癌可侵犯邻近的门静脉、肝动脉，表现为门静脉管壁回声中断或不清，管腔变窄，管腔内出现弱回声；肝动脉周围被肿块包绕，管壁显示不清。胆管细胞癌常发生转移，表现为肝门部淋巴结肿大，肝内可出现子灶或远处转移至肺等脏器。

2. 多普勒超声

胆管细胞癌肿块内血供较肝细胞肝癌少，肿块内部血流信号稀少，周边部可见条状血流信号，脉冲多普勒可探及高阻动脉血流频谱（图9-69至图9-71）。CDFI还可鉴别扩张胆管与伴行血管。当门静脉、肝动脉受侵犯时，CDFI表现为门静脉血流信号中断，或频谱多普勒显示门静脉、肝动脉出现湍流频谱，血流速度增快，动脉阻力指数高。

3. 超声造影

胆管细胞癌属于乏血供肿瘤。超声造影表现与病灶大小有关：小的病灶可表现为均匀整体增强；大的病灶多表现为不均匀增强，动脉期增强多等于或稍晚于肝实质，表现为周边不规则环带状等增强或稍高增强，随后呈向心性增强，中央部分不增强或以低增强为主，部分可呈网格样增强，门脉期多保持持续低增强状态，部分病灶增强范围甚至有所扩大，至延迟期有所消退，边界较造影前更加清晰，这可能与肿瘤组织的细胞构成和分布有关，肿瘤细胞常分布于肿块周边，且血供丰富，表现为等增强或稍高增强，而纤维组织和黏液常位于肿瘤内部，血供不丰富，超声造影表现为低增强或无增强；另外，造影剂因瘤内纤维组织的阻隔，逐渐由周边灌注至肿块内部，所以表现为向心性、网格样增强（图9-69至图9-71）。

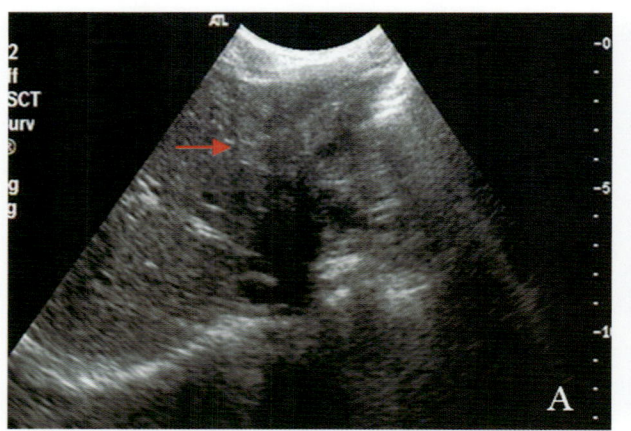
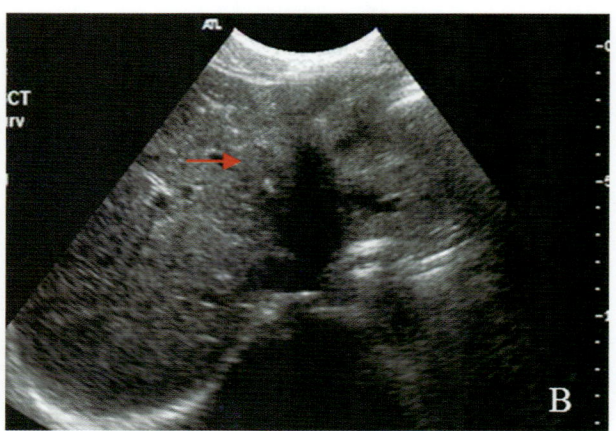
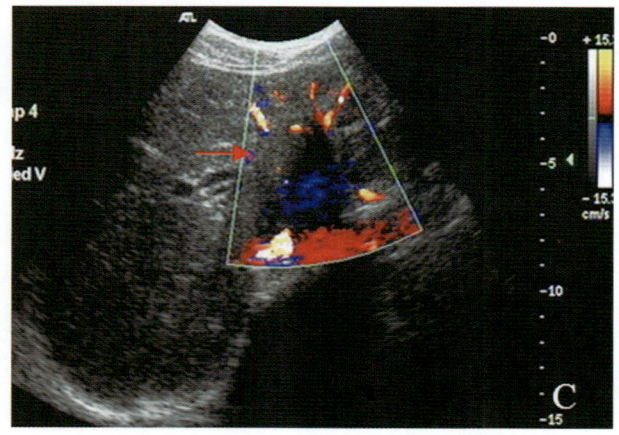

A、B：二维灰阶超声显示左肝内中等回声团（↑），边界不清，后方回声衰减，门静脉左支矢状部消失，周围远端胆管扩张；C：CDFI显示中等回声团内部见丰富血流信号，门静脉左支矢状部血流缺失（↑）

图9-68　胆管细胞癌（肿块型）

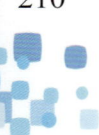

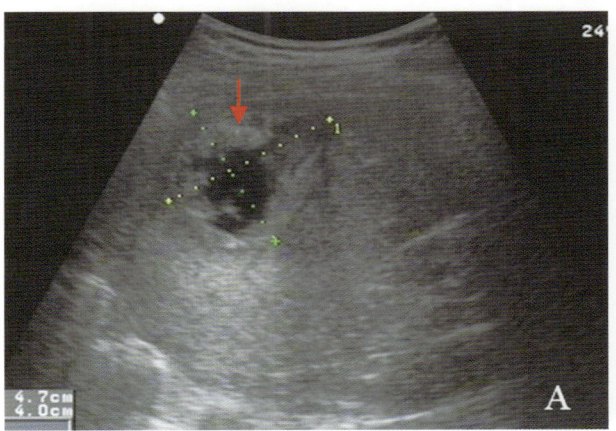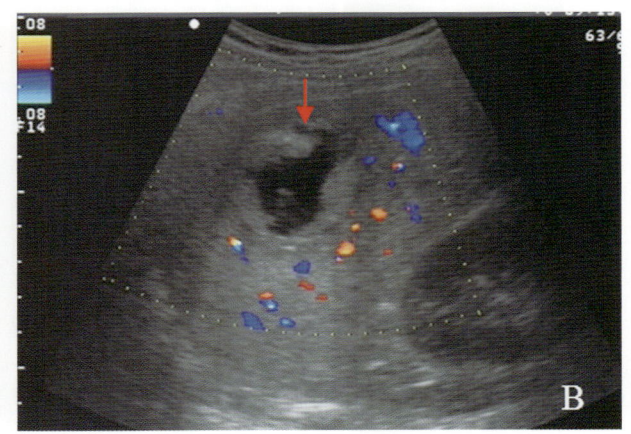

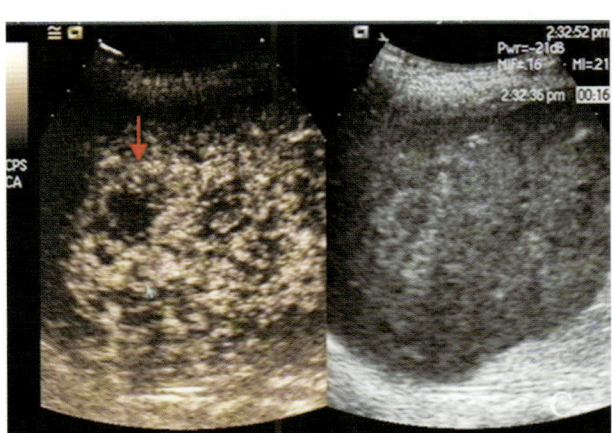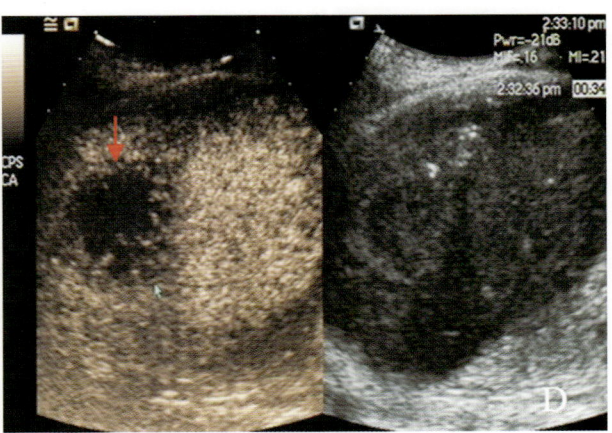

患者，男，51岁，腹痛、发热10天。A：二维灰阶超声显示右肝后叶内见一个椭圆形混合回声团（↑），范围约47mm×40mm，边界清楚，壁厚薄不均，内见不规则液性暗区，后方回声轻度增强；B：CDFI显示混合回声团内部未见明显血流信号（↑）；C：超声造影显示肿块动脉期呈周边不规则环状高增强，中央呈无增强（↑）；D：门脉期及延迟期高增强区域消退为低增强（↑），延迟期扫查余肝未见明确低增强灶。初次超声检查提示为肝脓肿，后经超声引导置管引流及积极抗炎治疗，效果欠佳，病灶反复不愈，且有逐渐增大趋势，后行超声引导下穿刺活检，病理提示为肝胆管细胞癌

图9-69　胆管细胞癌（管周生长型）

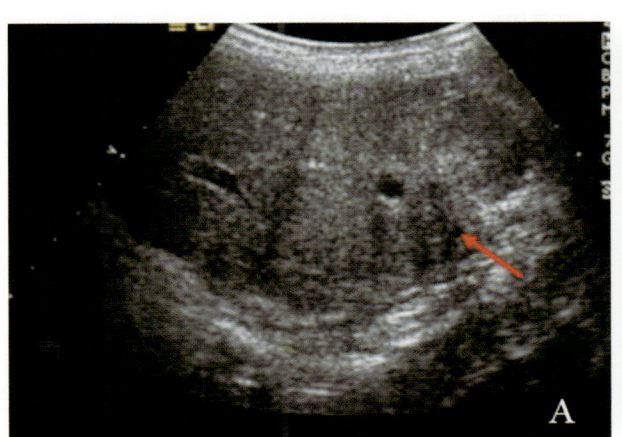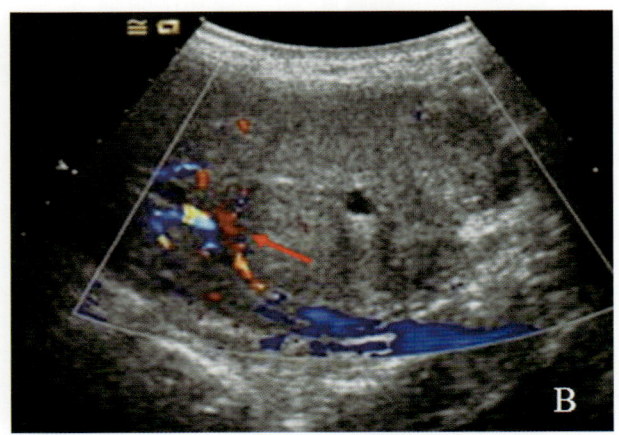

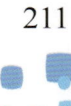

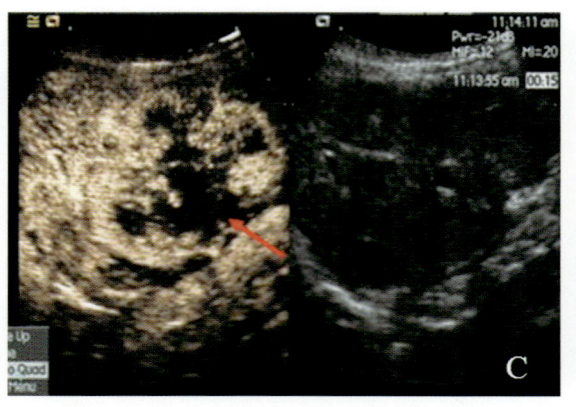
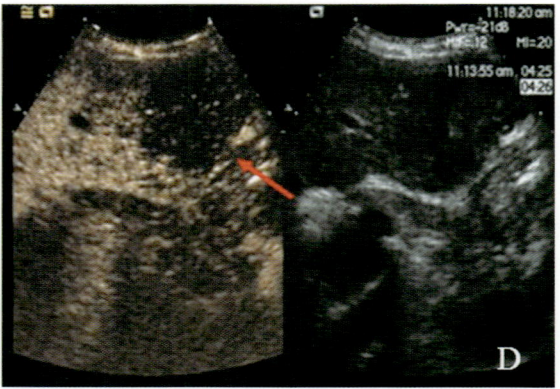

A：二维灰阶超声显示左肝内类圆形中等回声团（↑），边界不清；B：CDFI显示肿块周边环状包绕的血流信号（↑），内部血流信号不丰富；C：超声造影动脉期肿块周边部呈不均匀高增强，内部呈低增强（↑）；D：门脉期周边增强消退，至延迟期呈明显低增强（↑），与周围组织分界相对清楚

图9-70　胆管细胞癌（管周生长型）

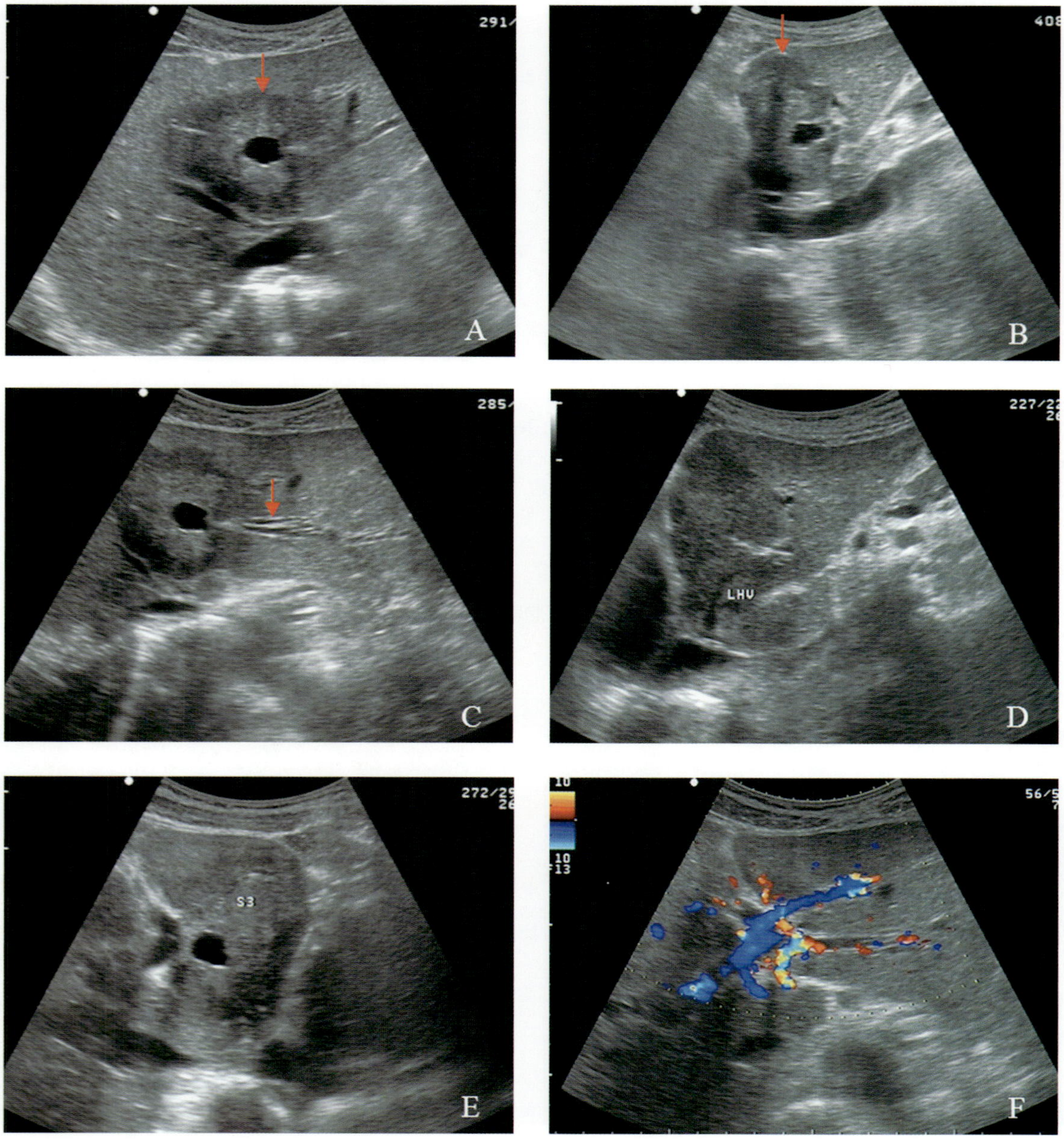

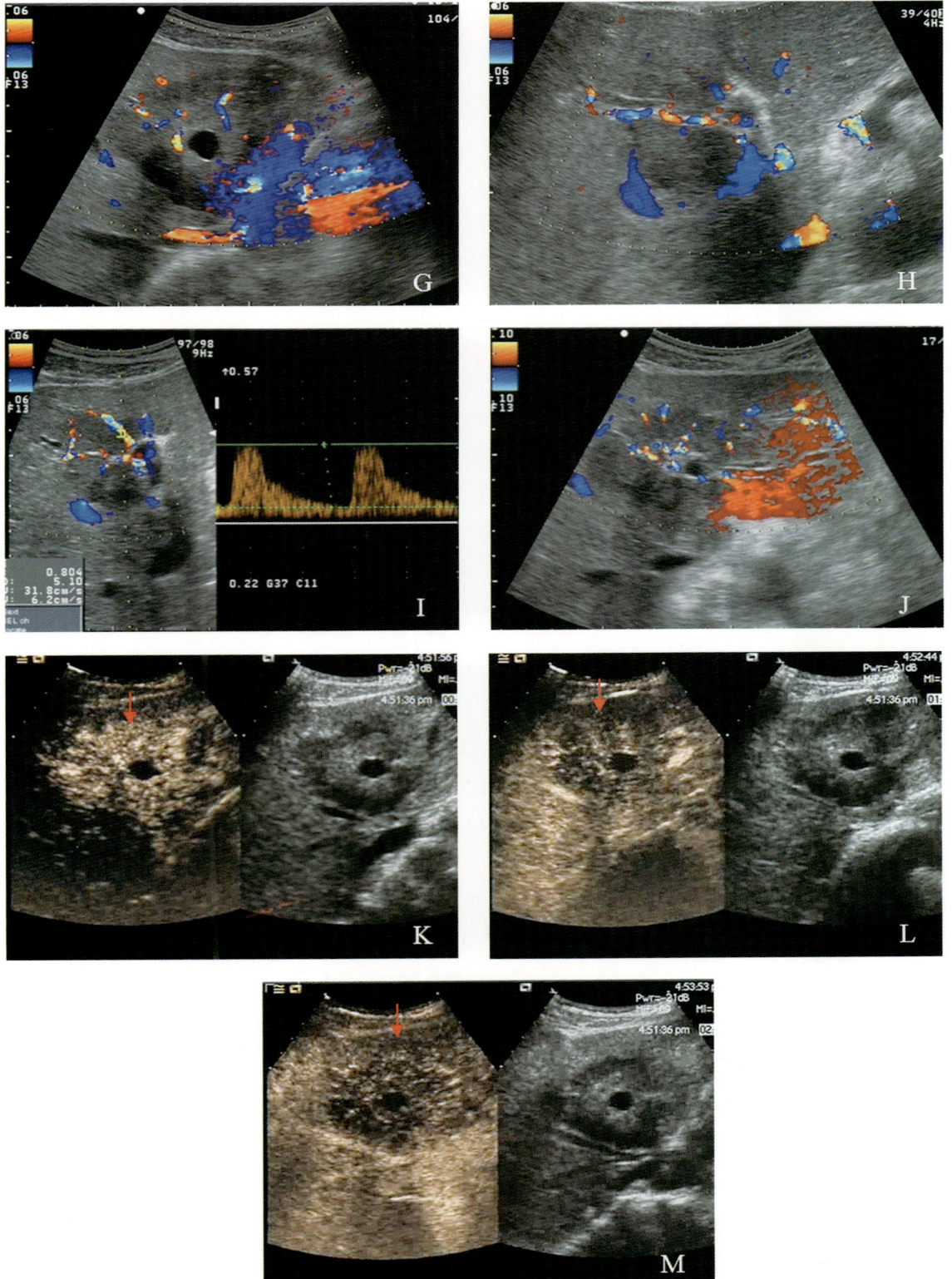

患者，男，65岁，发现肝内占位病变。A、B、C、D、E：二维灰阶超声显示肝S2、S3、S4可见一类椭圆形低回声团（↑），大小73mm×58mm，边界清晰，内部回声不均匀，中央可见囊状无回声区；肿块包绕门静脉左支及其分支，S4分支管腔显示不清，肝左静脉根部被病灶包绕，管径粗细不均，肝中静脉受压移位，被包绕＜1/2周径；左肝外叶胆管轻度扩张，其近端截断；F、G、H、I、J：CDFI显示肿块以肝动脉供血为主，动脉走行迂曲；门静脉S4分支血流未见显示，S3分支及矢状部血流反向，充盈饱满；肝左及肝中静脉血流充盈饱满；K：超声造影显示肿块动脉期呈高增强（↑）；L、M：静脉期及延迟期消退呈低增强（↑），内部增强不均匀，可见片状无增强区

图9-71　胆管细胞癌（管周生长型）

213

【超声诊断与鉴别诊断】

肝内实性肿块伴有胆管扩张或结石，超声造影表现为乏血供肿块，且AFP不高时，应考虑胆管细胞癌可能。但对于超声表现者不典型者，应与肝细胞癌、肝转移瘤、肝脓肿等鉴别，必要时需超声引导穿刺活检。

1. 肝细胞癌　超声造影多表现为富血供肿块，与整体均匀增强的胆管细胞癌容易混淆，二者的增强模式存在重叠，给鉴别诊断带来困难，目前欧洲超声造影指南认为超声造影鉴别二者的价值不如增强CT和MRI，但肿瘤周边不规则带状增强是肝胆管细胞癌重要特征，这一征象在肝细胞癌中仅占1%，而在肝胆管细胞癌中占63%，因而可视为二者鉴别诊断的要点。另外，一些其他间接征象，如有无肿瘤近侧胆管扩张、肝包膜回缩内陷、伴肝炎肝硬化、AFP升高等，综合分析可能对二者的鉴别具有重要意义，对于部分鉴别诊断困难者，推荐组织活检。

2. 转移性肝肿瘤　有原发肿瘤病史，病灶多发且形态类似，典型者呈"牛眼征"，超声造影表现为增强消退快，门脉期甚至动脉晚期即变为低增强，部分病灶在延迟期消退更明显，可呈无回声，即为"黑洞征"，这种特征在大肠癌肝转移时尤为明显。

3. 肝脓肿　典型肝脓肿较容易鉴别，但当胆管细胞癌内部出现不规则低回声区时，声像图类似于肝脓肿，另外当肝脓肿液化不明显，而胆管细胞癌亦表现为低回声时，两者鉴别较困难，具体鉴别要点见前面相关章节。二者间接征象亦有所不同，如肝脓肿一般无肝内胆管扩张，以及门静脉、肝动脉受侵犯表现。动态观察及抗炎治疗后复查有助于鉴别。

（三）纤维板层型肝细胞癌

纤维板层型肝细胞癌(fibrolamellar carcinoma of liver，FLC)是肝细胞癌的一种特殊类型，西方国家较为多见。该型癌有如下特征：①青年人和儿童多见，无性别差异；②血清HBV、 AFP常阴性；③不伴肝硬化；④肿瘤常为单个、分叶状肿块，较大呈巨块型，边界清晰，包膜完整；⑤生长缓慢；⑥预后好，切除率高，切除后生存期长，平均32～68个月。肿瘤大体切面中央可见星芒状纤维瘢痕，出血、坏死少见，而钙化常见（高达55%）。癌细胞分化较好、恶性程度较低。

【超声表现】

1. 二维灰阶超声

（1）直接征象：一般为单发肿块，多位于肝左叶，体积较大， 8～20cm，边界清楚，内部回声不均匀，多呈高回声，也可呈等回声或稍低回声，常可见中心瘢痕引起的放射状低回声区。肿瘤内有不规则、局灶性钙化。

（2）间接征象：肝脏形态失常，局部膨隆外突。一般无肝硬化表现，与普通的原发性肝癌不同。

2. 多普勒超声

肿瘤内血流信号非常丰富，可探及动脉或门静脉样血流。少有门静脉、肝静脉内癌栓。

【超声诊断与鉴别诊断】

主要需与普通类型肝细胞肝癌、FNH、肝腺瘤、海绵状血管瘤等鉴别。

1. 肝细胞癌　内部很少见到钙化和中央疤痕，而FLC中常可见钙化和中央疤痕。另外，病史、生化学检查对二者的鉴别具有重要意义。

2. FNH　内部可见中央疤痕以及放射状供血动脉，钙化少见，而FLC内部的疤痕相对较大，钙化多见；另外FLC病灶相对较大，且分叶、更不均匀。对于鉴别困难者，超声引导下活检是必要的。

（四）肝母细胞瘤

肝母细胞瘤（hepatoblastoma）是一种胚胎性肝脏恶性肿瘤，多发生于3岁以下婴幼儿，男女发病率比约2∶1。本病可伴随某些先天异常如心肾先天性畸形、偏身肥大等，也可与肾母细胞瘤及糖原沉积病同时发生。肝母细胞瘤与肝硬化无关，AFP常为阳性。该病常见的临床症状为腹部膨胀、体重降低、食欲不振、进行性贫血，晚期见黄疸、腹水。肿瘤多数单发性，局限于肝右叶，少数多发，位于左右叶。肿瘤较大，直径多在6～17 cm，最大可达25cm。部分有包膜，质较软，中心区常有坏死、出血，瘤组织内常见大而不规则的血管及钙化成分。

【超声表现】

1. 二维灰阶超声

（1）直接征象：肝内巨大实性肿块，多为单发，少数可多发，并融合成团。形态呈圆形或分叶状，边界清楚。肿块内部回声因组织学构成不同，而表现强弱不均，以强回声多见，有时可呈混合性回声或低回声。合并出血坏死时，内部可见不规则小片状液性暗区；出现钙化时见斑片状强回声后方伴有声影；内部含类骨组织、结缔组织等成分时，也可表现为斑片状、条索状高回声。病灶内出现钙化或类骨组织形成的强回声斑伴声影，对本病诊断帮助较大。

（2）间接征象：肝脏明显增大，形态失常。一般无肝硬化背景。门静脉或肝静脉内可见癌栓。腹腔内见肿大淋巴结提示淋巴结转移。晚期多伴腹水。

2. 多普勒超声

肿瘤内部及周边常可探及丰富的血流信号，可探及高阻动脉血流信号。肿块较大时，常造成周围血管受压变窄、移位。门静脉或肝静脉出现癌栓时，血流充盈缺损，有时栓子内可探及动脉血流信号。

【超声诊断与鉴别诊断】

婴幼儿肝内巨大实性肿块，特别是肿块内出现钙化时应首先考虑肝母细胞瘤的可能。主要应与幼儿原发性肝细胞癌鉴别。肝细胞癌发病年龄相对较大，多数伴有肝硬化，肿块内一般无钙化，更易合并门静脉癌栓。此外，还需与来源于肝脏间叶组织的恶性肿瘤如血管内皮肉瘤、恶性淋巴瘤，以及其他导致婴幼儿腹部包块的疾病如肾母细胞瘤、腹膜后神经母细胞瘤等鉴别。应结合肿块发生部位、声像图表现、相关脏器改变及病史等，对于鉴别困难者，可行超声引导下活检。

三、肝转移瘤

肝转移性恶性肿瘤发病率较高，其发病率与原发肿瘤的类型及临床分期有关。最常见的原发病器官依次为：胆囊、结肠、胃、胰腺、乳腺和肺。肝转移瘤（metastatic neoplasm of the liver）常为多发，多分布于肝表面。癌结节大小不等，小的肉眼难以识别，大者可达20cm，但在同一个体，则较为均一。少数肝转移瘤为单发结节或呈弥漫浸润。肝转移瘤很少合并肝硬化，也很少出现癌结节破裂出血或门静脉癌栓。肝转移瘤通常不超越肝脏向邻近组织浸润生长。上述特点与原发性肝癌不同。

【超声表现】

1. 二维灰阶超声

（1）直接征象：肝转移瘤一般表现为肝内多发圆形或类圆形肿块，边界清楚。肿块内部回声因肿瘤来源、成分结构以及坏死程度不同而有很大差别，可分为高回声、低回声、等回声、无回声和混合回声型。

①高回声型：最为多见。原发于消化系统的肿瘤（特别是结肠癌）、较大的转移瘤、放疗或化疗后的转移瘤多表现为高回声型。高回声型结节回声常比血管瘤高，内部回声不均匀，周边可见声晕。典型的肝转移瘤表现为"牛眼征"或"靶环征"，即癌肿内部呈高回声，周围可见一宽0.5～1cm较厚的低回声晕，有时高回声的中央还可见低或无回声区。肿块一般无侧方声影，后方回声无明显增强（图9-72）。②低回声型：常见于乳腺癌、小细胞肺癌、胰腺癌、平滑肌肉瘤、黑色素瘤以及某些淋巴系肿瘤的肝转移。此外，在脂肪肝基础上发生的肝转移瘤也多表现为弱回声型。此类型肿块往往较小，内部回声较低，边界清楚，也可有声晕（图9-73、图9-74）。③等回声型：肿块的回声与正常肝实质相似，容易漏诊。但肿块周围可有弱回声晕，附近血管可受挤绕行或中断，需仔细观察（图9-75、图9-76）。④无回声型：较少见。多见于淋巴瘤、黑色素瘤或囊腺癌肝转移。肿块回声极低，类似肝囊肿，边界清晰，但没有薄而亮的囊壁。⑤混合回声型：可见于有分泌功能的肝转移瘤，如来源于胃肠道的黏液腺癌、胰腺的内分泌肿瘤、肾上腺肿瘤等。肿块体积较大，其内回声明显不均匀，可有液化坏死或钙化斑（图9-77）。

除上述表现为肝内多结节肿块外，尚有少数肝转移瘤表现为肝内单发肿块、弥漫浸润、直接浸润。弥漫浸润型转移瘤肿瘤无明显肿块，仅表现为肝脏回声增粗杂乱，分布不均匀，声像图表现与其他肝脏弥漫性病变如肝硬化等类似，极易漏诊。白血病、乳腺癌肝转移时也表现为弥漫浸润。肝脏周边脏器（如胆囊、右肾、右肾上腺、胃及食管等）发生的恶性肿瘤，可直接浸润肝组织，表现为原发灶和继发灶连接成片，形态不规则，边界不清，难以判断二者之间何为原发病灶。

（2）间接征象：肝脏大小形态一般无明显变化，当肿瘤位于边缘或较大时，肝脏形态失常，肝表面局限性隆起。肝实质回声通常较为均匀，很少有肝硬化表现。

肝内血管、胆管受压表现和HCC类似，可造成肝内胆管扩张、血管可受压移位、中断等，但很少出现门静脉、下腔静脉癌栓。

可有肝门部淋巴结肿大。

2. 多普勒超声

肝转移性肿瘤多属于少血供型，肿块内血流信号明显不如HCC丰富。内部可无明显血流信号，仅在肿块周边部见短条状或星点状血流信号。少数肿瘤（主要是高回声型）内部也可见丰富的血流信号，频谱多普勒检查显示为动脉血流，常为高速高阻血流（图9-72、图9-77）。

3. 超声造影

肝转移瘤由于来源和病理类型不同，超声造影表现可有不同。多数（86%）表现为富血供肿瘤。超声造影表现为增强早于肝实质，动脉期呈均匀或不均匀高增强，或为周边环状等或高增强，内部为低增强或无增强。周边部增强环厚薄不一，类似面圈状，内侧壁常可见癌结节，"面圈征"是肝转移瘤的特征性表现之一。肝转移瘤有强烈的消退倾向，部分病灶于动脉后期即出现消退，在门脉期绝大多数病灶迅速消退为低增强，至延迟期进一步消退，甚至近乎无增强，呈"黑洞征"表现，故"黑洞征"是肝转移瘤的另一特征性表现（图9-76）。

由于肝转移瘤在门脉期和延迟期常表现为"黑洞征"，与周围已增强的肝实质形成明显的反差，此时进行全肝扫查，常可观察到二维灰阶超声不能发现的小病灶及等回声型病灶，可极大地提高肝转移瘤的检出率。

【超声诊断与鉴别诊断】

肝内多发肿块，声像图表现为典型的"牛眼征"，超声造影动脉期表现为"面圈征"，门脉期和

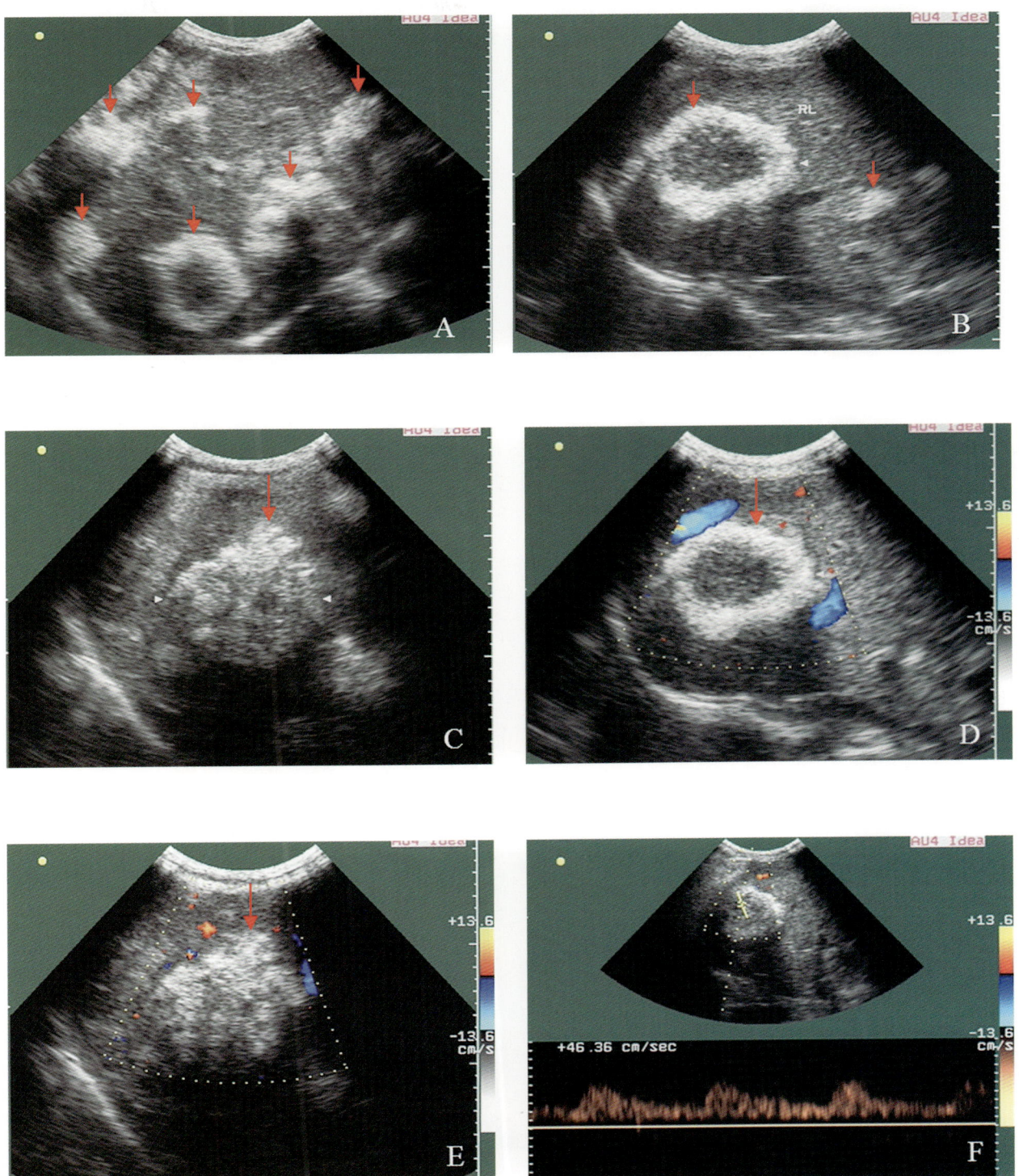

A、B、C：二维灰阶超声显示肝内多发中等回声团（↑），类圆形，边界清晰，内部回声不均匀，可见斑片状或环形强回声，后方回声衰减，部分后方伴声影；D、E、F：CDFI显示中等回声团内部血流信号不丰富，仅可见少许星点状动脉血流信号（↑）

图9-72　肝转移瘤（高回声型，结肠癌肝转移，内部钙化）

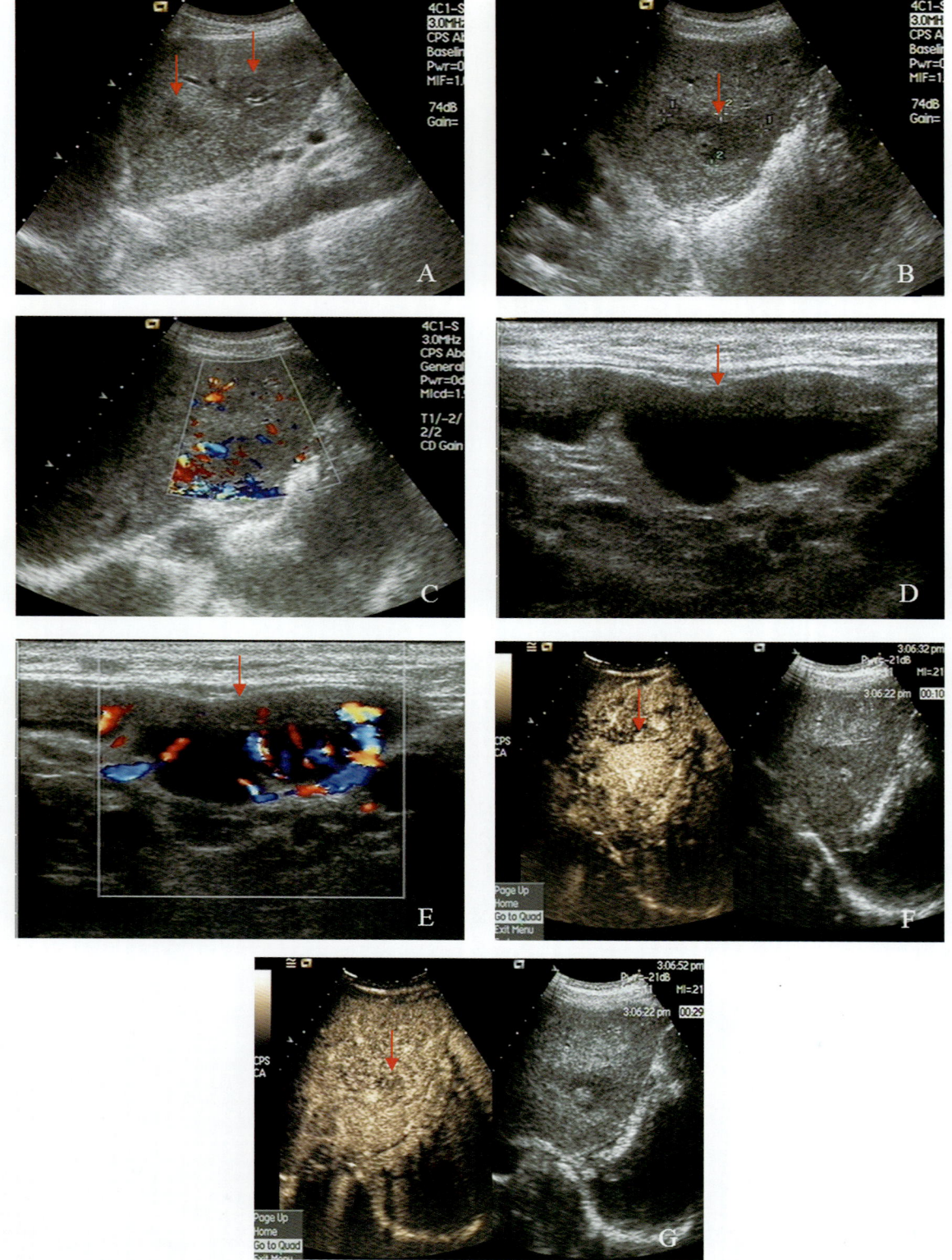

　　患者，男，61岁，乏力、低热半月。A、B：二维灰阶超声显示肝内可见多发斑片状低回声区（↑），主要位于左肝，边界欠清，内部回声欠均匀，较大范围约53.8 mm×29.8mm，球体感及占位效应不明显；C：CDFI显示低回声区内血管走行基本正常（↑）；D：双侧颈部，腋窝，腹股沟区见多个类椭圆形低回声团（↑），边界清楚，内部回声均匀，部分未见明显淋巴结门结构，部分可见偏心淋巴结门，部分淋巴结呈融合趋势，较大范围为29.1mm×9.7mm（左侧腹股沟）；E：CDFI显示低回声团内部可见丰富血流信号（↑）；F、G：超声造影显示肝内多发低回声区动脉期呈斑片状高增强，边界不清，门脉期及延迟期呈稍低增强（↑）

图9-73　肝转移瘤（低回声型，淋巴瘤肝转移）

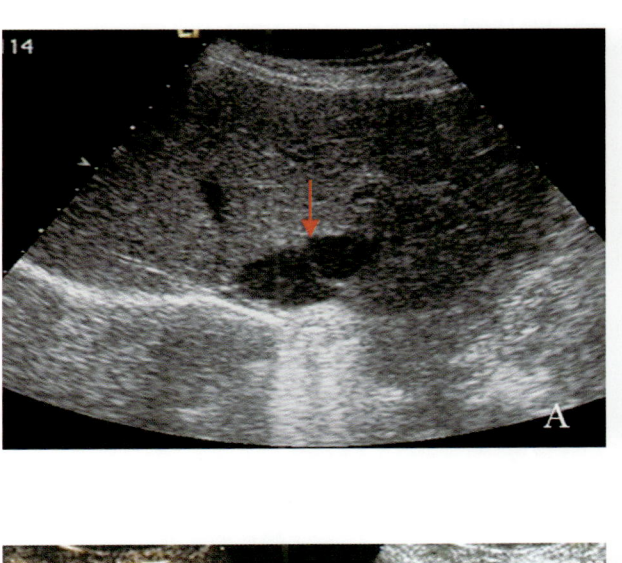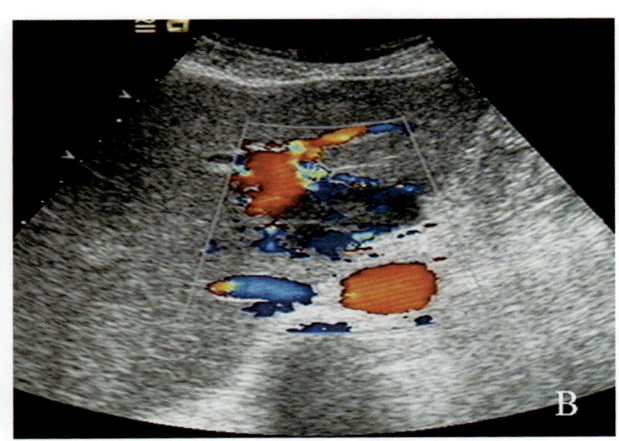

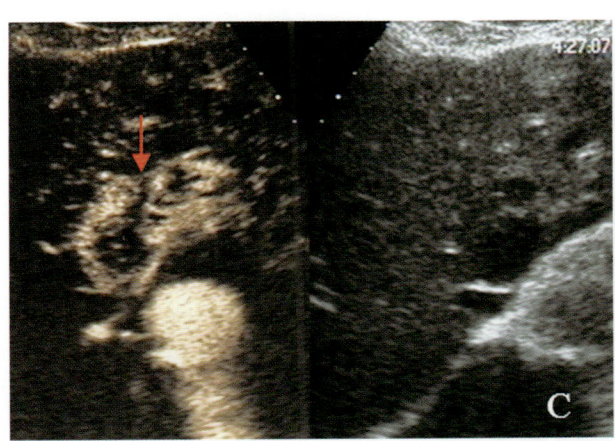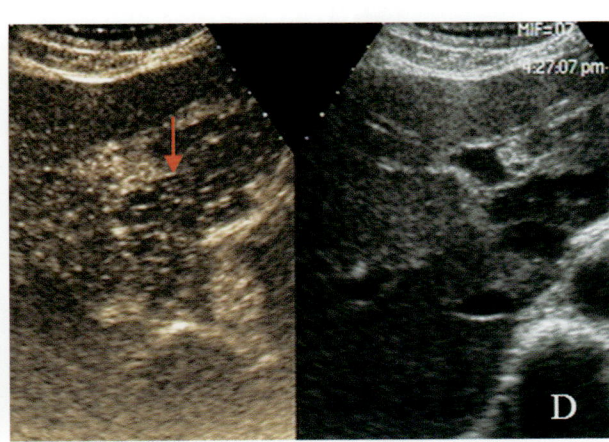

A：二维灰阶超声显示肝S2椭圆形低回声团（↑），边界清晰，内部回声不均匀，见细线样中等回声，后方回声增强；B：CDFI显示低回声团内部见星点状血流信号；C：超声造影显示低回声团动脉期呈高增强（↑）；D：静脉期及延迟期呈稍低增强（↑）

图9-74　肝转移瘤（低回声型，骨髓瘤肝转移）

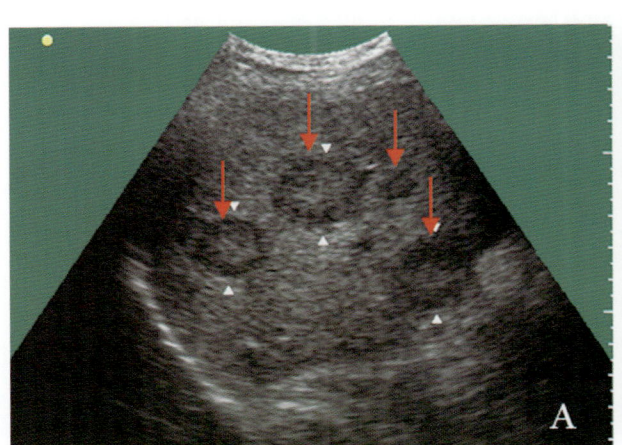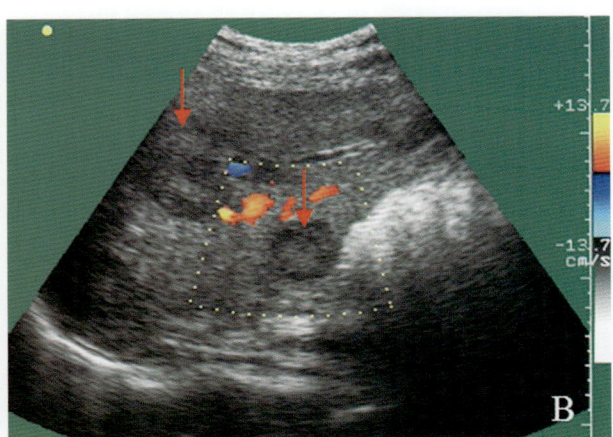

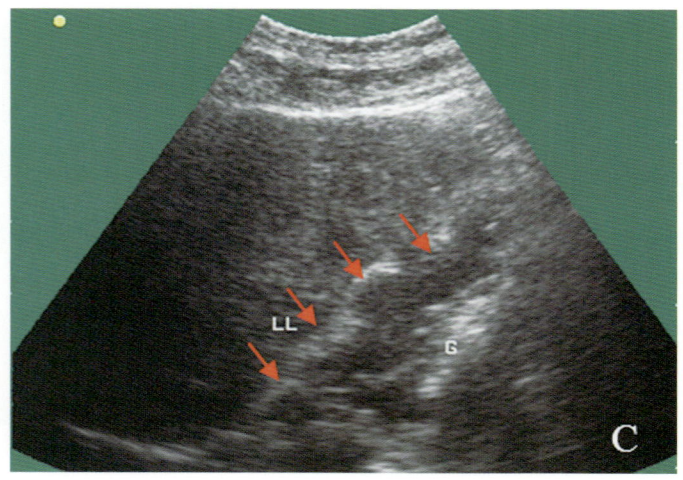

　　A：二维灰阶超声显示右肝内多个类圆形等回声团（↑），边界清楚，有低回声晕，内部回声不均匀；B：CDFI显示肝内等回声团内部未见明显血流信号（↑）；C：胃底、贲门部胃壁不均匀增厚，回声减低（↑）

图9-75　肝转移瘤（等回声型，胃癌肝转移）

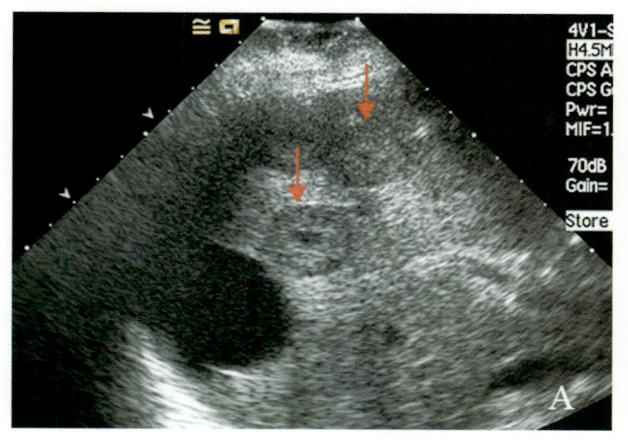

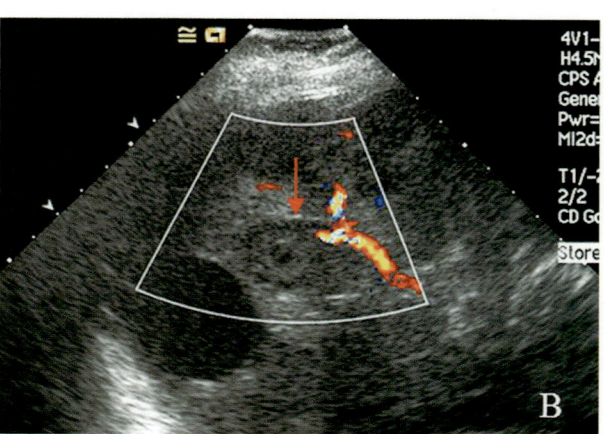

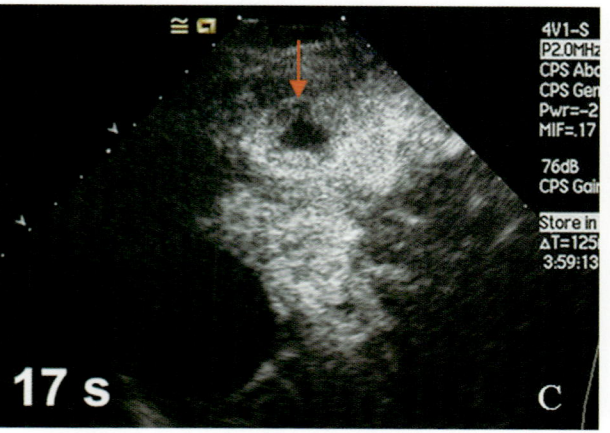

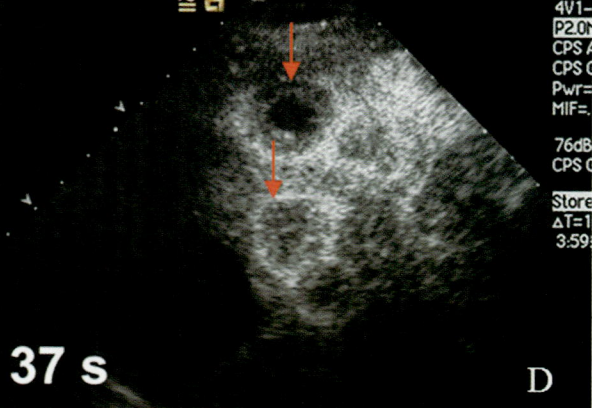

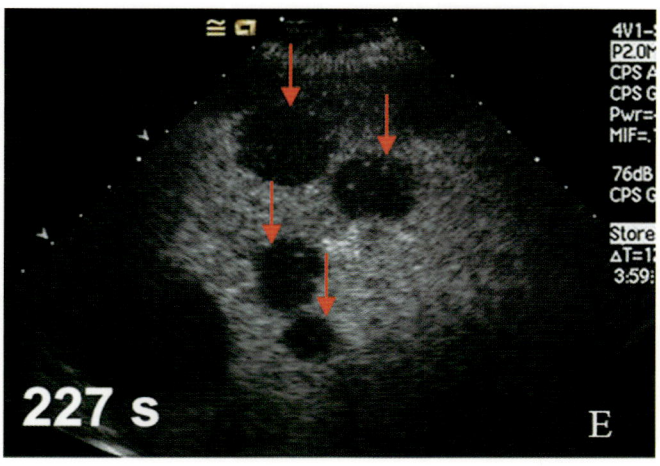

A：二维灰阶超声显示肝内数个等回声团（↑），边界尚清或欠清，内部回声不均匀，呈"靶环征"；B：CDFI显示等回声团内未见明显血流信号（↑）；C、D、E：超声造影显示动脉期病灶呈环状等增强（↑），静脉期消退为稍低增强（↑），延迟期进一步消退，接近无增强，呈"黑洞征"（↑），延迟期全肝扫查时可见更多二维灰阶超声不能显示的微小病灶（↑）

图9-76 肝转移瘤(等回声型)

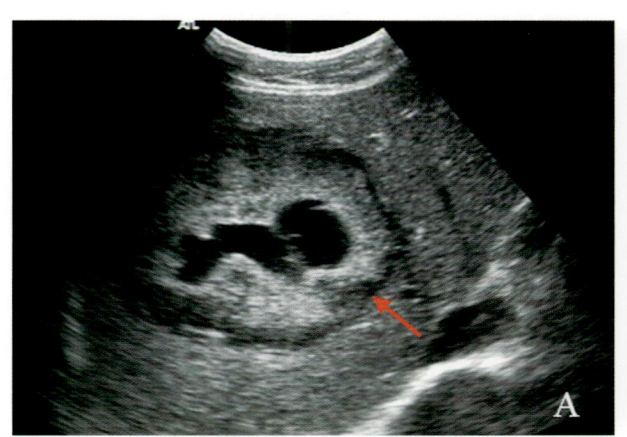

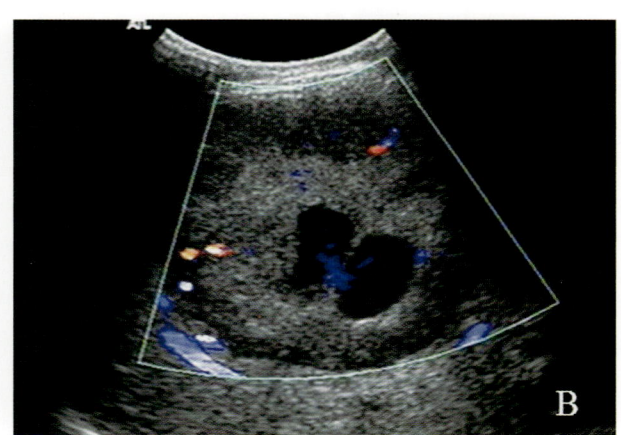

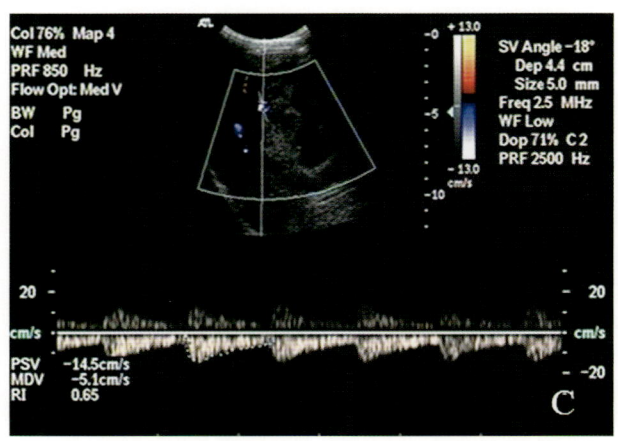

A：二维灰阶超声显示肝内类圆形混合回声团（↑），边界清楚，可见声晕，内部见不规则形液化坏死区；B：CDFI显示内部血流信号不丰富，仅可见星点状血流信号；C：频谱多普勒显示内部可探及动脉血流频谱

图9-77 肝转移瘤（混合回声型）

221

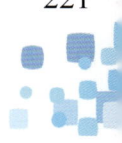

延迟期表现为"黑洞征"，特别是有已知原发肿瘤病史者，应考虑肝转移瘤。但对于声像表现不典型者需要与以下主要病变鉴别：

1. 肝脓肿　肝脓肿早期，表现为实性肿块，周围可出现低回声晕，与肝转移瘤类似；另外当转移瘤内部出现液化坏死并继发感染时，临床及超声表现也可与脓肿类似，但仔细分析，它们仍存在区别，肝脓肿早期，周围组织因炎症反应，多有充血、水肿，低回声晕环较厚，且与正常组织分界欠清；而转移瘤声晕相对较薄，且边界更清楚一些。典型肝脓肿壁厚且均匀，内侧壁多规整，而转移瘤壁厚薄不均，内侧壁多有结节样突起。超声造影二者均可表现为动脉期环形高增强，静脉期及延迟期低增强，内部出现无增强区；鉴别诊断时，需注意观察病灶周围有无异常灌注，病灶内侧壁有无壁结节等征象。

2. 肝海绵状血管瘤　肝海绵状血管瘤常表现为高回声，需与高回声型转移瘤鉴别。血管瘤单发者更为多见，也可多发。瘤体有浮雕感，周边回声较高，无低回声晕。超声造影血管瘤呈"慢进慢出"，至门脉期和延迟期造影剂逐渐向心性充填，与肝转移瘤的"黑洞征"截然不同；另外无其他部位的原发瘤病史，长期随访无显著变化等。

3. 原发性肝细胞癌　原发性肝细胞癌常常合并肝硬化和门静脉癌栓，以单发多见。肿块边缘的低回声晕较肝转移瘤细窄，可有侧方声影，后方回声可有轻度增强。常有AFP升高。超声造影表现为动脉期整体高增强，但延迟期消退不如肝转移瘤明显。

四、肝脏非肿瘤性局灶性病变

（一）肝脏炎性假瘤

肝脏炎性假瘤(inflammatory pseudotumor of liver，IPL)属于肝脏非肿瘤性局灶性病变或瘤样病变。各年龄均可发生，其中男性多见。可自行消退，术后可以痊愈。多数病例为孤立性结节，20%为多发性病灶，以肝右叶最常见。其病因不明确，患者常无临床症状或表现为不明原因的低热、肝区隐痛不适、体重减轻等症状。实验室检查常无异常。大体病理上，肿块无包膜，可单发或多发，大小不等，小者数厘米，大者直径可达25cm。镜下由各种炎性细胞、纤维组织、巨噬细胞，及肝实质成分组成。肝脏炎性假瘤从临床表现、大体病理、镜下组织学表现等均较难与肝脏恶性肿瘤鉴别。

【超声表现】

1. 二维灰阶超声

病灶形态多种多样但大都为不规则形，常见的形状有哑铃形、香蕉形、多结节融合形，动态实时观察时有延伸感，边界清楚但欠规整，无包膜。内部为低回声或混合性回声，内部回声欠均匀，有散在的点状强回声。后方回声一般无明显改变，部分有轻度增强。较大肿块或肿块靠近血管可有邻近管道的推压移位但无侵蚀现象（图9-78、图9-80）。

2. 多普勒超声

彩色多普勒对炎性假瘤的诊断价值尚无定论，由于炎性假瘤多属乏血供性病变，多数病灶内血流信号稀疏，甚至无法检测到。仪器的敏感性及操作者的检查技术对血流的检出有较大影响。肝脏炎性假瘤彩色多普勒超声表现为三种类型：①缺乏血供型；②门静脉穿越型；③周边血流型。值得注意的是如果发现病灶内有静脉血流频谱或未探及动脉频谱，这一征象在与肝癌的鉴别中具有重要意义（图9-78、图9-80）。

3. 超声造影

肝炎性假瘤的超声造影有多种灌注类型，大致可分为四个类型：Ⅰ型，即无增强型，病灶各期整体呈无增强，持续无造影剂灌注，呈明显低回声；Ⅱ型，即周边线状增强型，病灶动脉期周边或分隔上呈细线条样高增强，使得病灶轮廓清晰，而病灶内部呈无增强，门脉期及延迟期病灶整体呈无增强；Ⅲ型，即快进慢出型，病灶动脉期迅速均匀高增强，回声明显高于同期周边肝实质，门脉期及延迟期持续均匀稍高增强，回声略高于正常肝实质；Ⅳ型，即快速廓清型，病灶动脉期增强，回声略高于或等于同期周边肝实质，静脉期、延迟期消退，回声明显低于周边肝实质，类似于肝转移瘤的"黑洞征"（图9-80）。总而言之，病灶各期无增强是炎性假瘤的典型表现，特异性较强，而快速廓清型需与不典型肝癌、转移瘤等鉴别，肝穿活检是必要的选择。

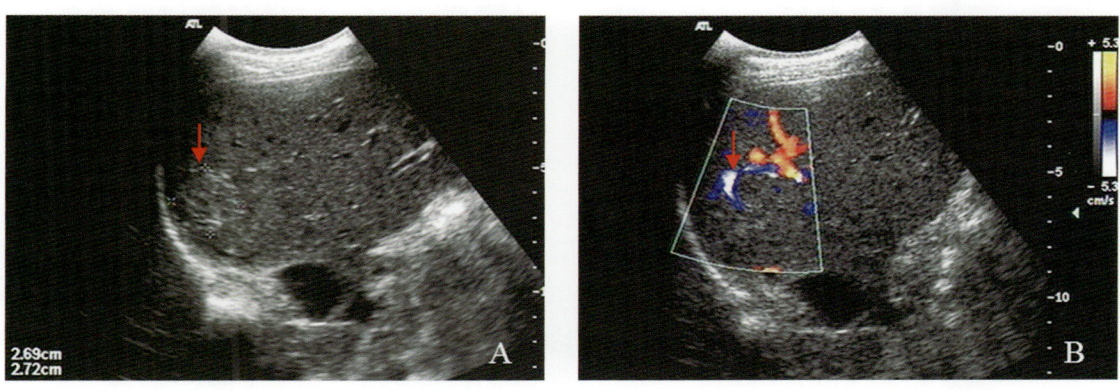

A：二维灰阶超声显示肝S7见一类圆形中等回声团（↑），大小为27 mm×27mm，边界欠清，内部回声均匀，后方回声无改变；B：CDFI显示中等回声团内部可见门静脉分支血流穿行其中（↑）

图9-78 炎性假瘤

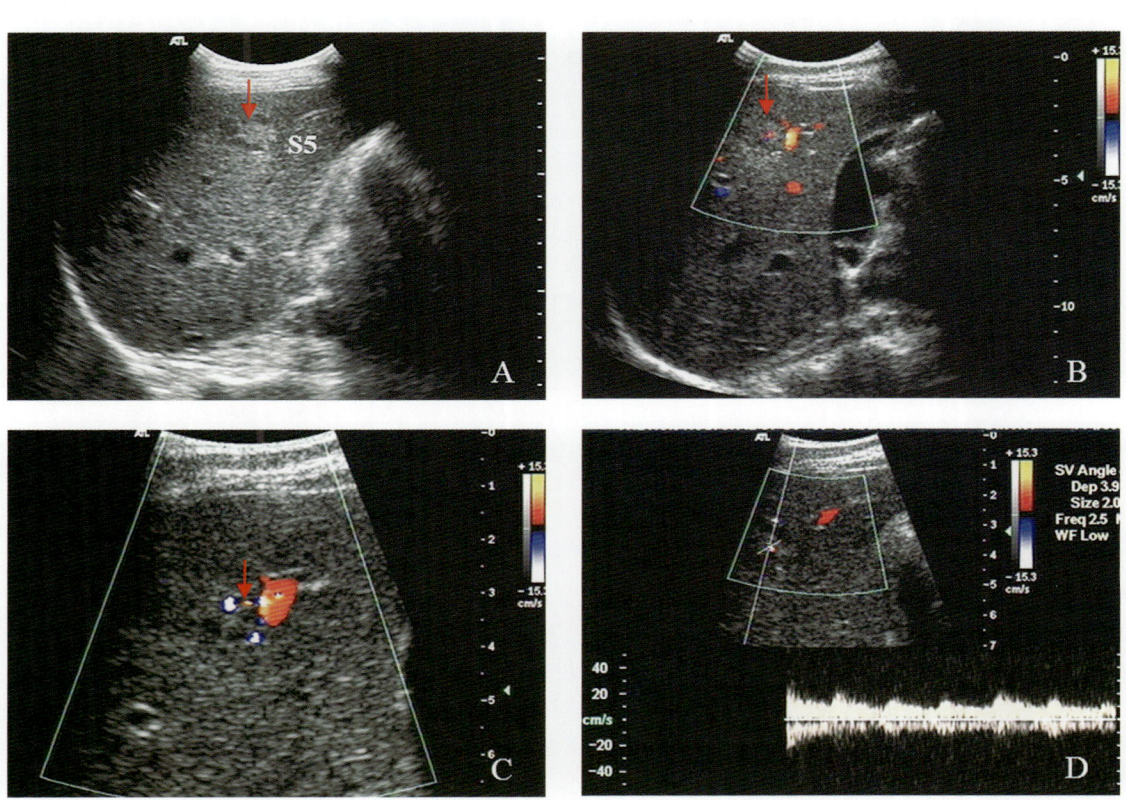

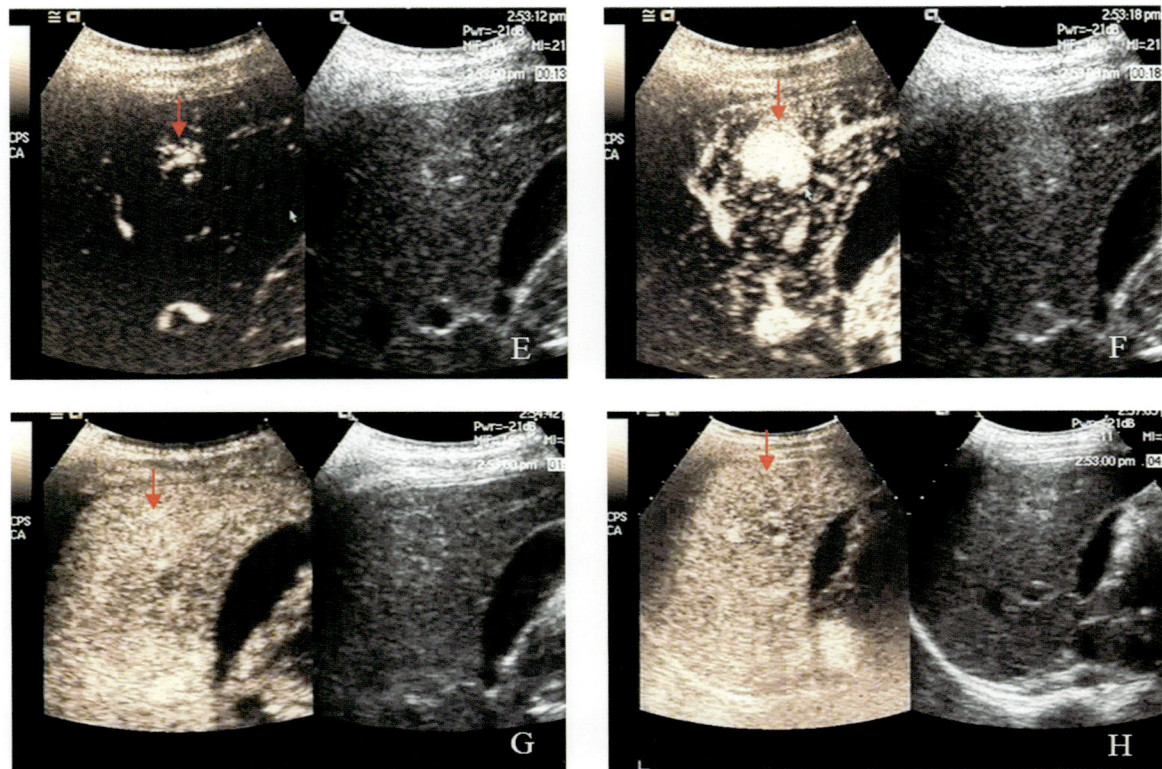

患者，男，30岁，因口干、多饮、消瘦2周（糖尿病）入院。A：二维灰阶超声显示肝S5见一个类圆形等回声团（↑），大小为25mm×20mm，边界欠清，边缘不规整，周边可见稍低回声环绕，内部回声不均匀；B、C、D：CDFI显示肝S5动脉一分支穿入等回声团内，并见点条状血流信号，似呈放射状，为中-低阻力频谱（↑）；E、F：超声造影显示肝S5病灶于12s开始增强，动脉期似从中心开始呈放射状高增强，逐渐全瘤增强（↑）；G、H：门脉期、延迟期呈等增强（↑）；术后病理提示为FNH

图9-79　FNH（病灶一）

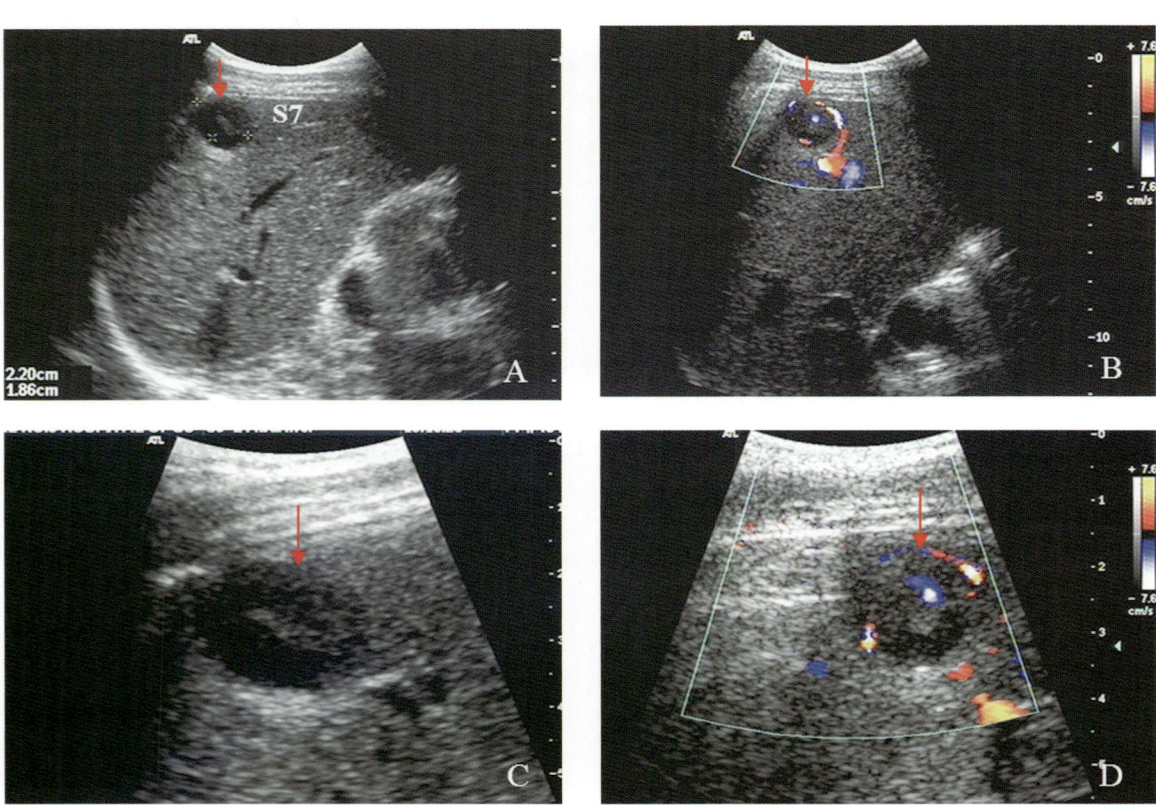

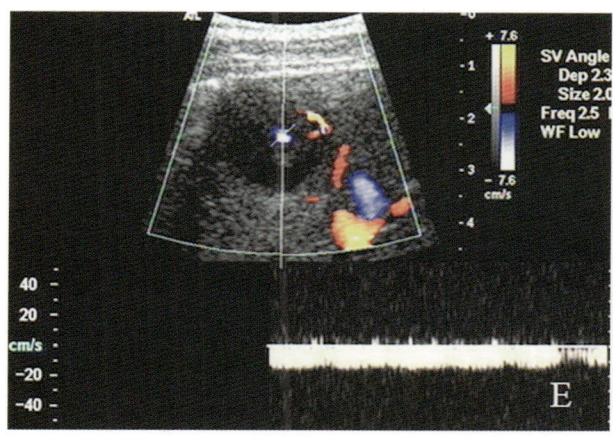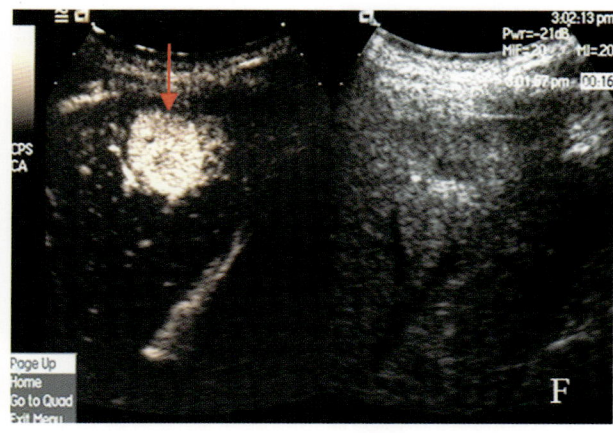

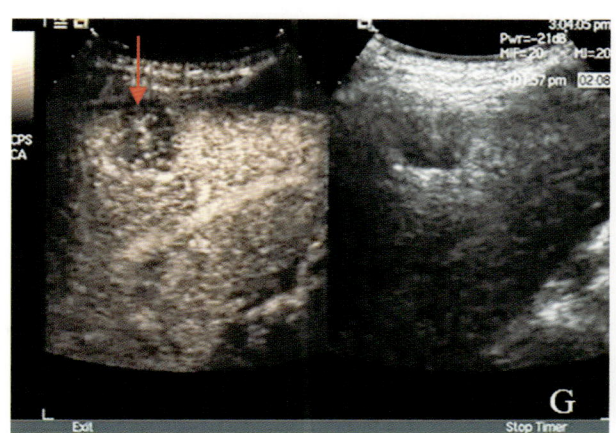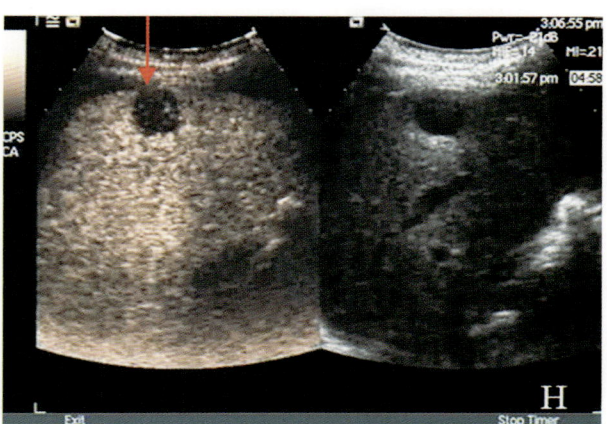

与图9-79为同一病例不同病灶，FNH与炎性假瘤合并发生。A、C：肝S7近膈顶见一类圆形低回声团（↑），大小为24mm×20mm，边界清晰，边缘规整，内部回声不均匀，可见斑片状中等回声，后方回声稍增强；B、D、E：CDFI显示低回声团内可见丰富点条状血流信号，为静脉样频谱（↑）；F、G、H：超声造影肝S7病灶动脉期呈高增强；门脉期迅速消退，呈低增强，延迟期进一步消退，呈"黑洞征"（↑）

图9-80　炎性假瘤（病灶二）

【超声诊断与鉴别诊断】

肝脏炎性假瘤超声表现无特异性，普通超声、彩色多普勒超声均较难诊断，超声造影借助造影剂可以观察病灶的微血流灌注，以及动态增强模式，对炎性假瘤的诊断和鉴别诊断带来帮助，根据其增强模式需与以下主要病变鉴别：

1. 肝转移瘤　周边线状增强型需要与肝转移瘤鉴别，二者血流灌注特点类似，均呈周边环形增强，但是相对来说，前者强化环纤细，后者强化环比较厚实；再者，肝炎性假瘤的增强环多呈不规则形，而转移癌的增强环相对以圆形或类圆形居多，这可能与炎性假瘤本身的不规则形态及纤维分隔带有关。另外，肝转移瘤多发且形态一致，典型者呈"牛眼征"，有较宽的声晕，可有肝外原发病灶。综合超声造影及仔细询问病史有助于两者的鉴别。鉴别诊断困难者需进行超声引导下穿刺活检。

2. 肝腺瘤、FNH　快进慢出型炎性假瘤虽然呈明确的良性肿瘤增强特点，但是定性诊断仍有难度，其与肝腺瘤、FNH难以鉴别。然而，三者在二维灰阶超声上存在细微的区别：此型炎性假瘤病灶内部回声特别低，外周无明显包膜回声；肝腺瘤虽然内部呈均匀低回声，但其有周边包膜回声；而肝局灶性结节性增生内部回声，一般以稍高回声为主；超声造影再结合二维灰阶超声，可以在一定程度上对病灶性质作出推断。

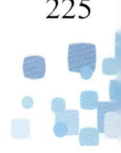

3. 原发性肝癌　快速廓清型炎性假瘤造影表现，与原发性肝癌"快进快出"的增强模式类似，单纯从超声造影上鉴别较困难。若综合二维超声、多普勒超声可能有助于二者鉴别，如小肝癌周边常有低回声晕，有侧方声影；晚期肝癌常合并门静脉癌栓，彩色多普勒显示肿瘤内动脉血流信号丰富等。另外，如发现病灶内有静脉血流频谱或未探及动脉频谱，这一征象在与肝癌的鉴别中具有重要意义。总之，在患者无肝炎或肝硬化背景下，病灶呈现快速廓清型的灌注特点时，可考虑炎性假瘤的诊断，超声引导下进行肝穿刺活检是明确诊断的关键。

（二）肝脏局灶性结节性增生

肝脏局灶性结节性增生（focal nodular hyperplasia，FNH）是仅次于血管瘤的肝脏较常见良性局灶性病变或瘤样病变。本病病因不明，可能与肝内血管局部发育异常致肝组织反应性增生而形成实质性肿块，而非真性肿瘤，局部切除后预后良好。FNH多见于20～40岁成人，其他年龄段也可见到，女性为男性2倍。绝大多数是单发病灶，无包膜，肿瘤切面与周围肝组织分界清楚，中央常可见星状疤痕及向周围呈放射状分布的供血动脉。FNH极少出血坏死、钙化和恶变，绝大多数患者无任何症状，多因体检发现。

【超声表现】

1. 二维灰阶超声

FNH一般为单发，肿块大小不等，边界清楚，无包膜，部分也可边界欠清。内部回声高低不一，可为高回声、低回声或混合回声，部分回声与正常肝组织类似，以至不容易发现肿块（图9-81A、图9-82A）；部分小的FNH表现为类圆形低回声，中心部可见结节样稍高回声，声像图类似于"牛眼征"，需与肝转移瘤鉴别。典型病例肿块中心可见条索状或星状低回声，有时呈高回声，向周围放射状延伸。

2. 多普勒超声

彩色多普勒超声表现具有一定的特征性，可显示迂曲供血动脉进入FNH病灶中央，在肿块内呈放射状分布，频谱多普勒显示为动脉血流（图9-81B、图9-81C、图9-82B）。能量多普勒能更敏感的显示放射状分布血流信号。

3. 超声造影

FNH为富血供肿块。动脉期增强早于肝实质，呈均匀高增强，约40%的病灶可以观察到供血动脉进入肿块内，并由中心向周边放射状分支呈轮辐状分布，70%～75%的病灶门脉期及延迟期肿块仍然为高增强或稍消退为等增强，部分病例可见中央疤痕呈低增强（图9-82C、图9-82D、图9-82E）。应注意25%～30%的病灶在延迟期有消退现象，多见于合并脂肪肝背景的患者。

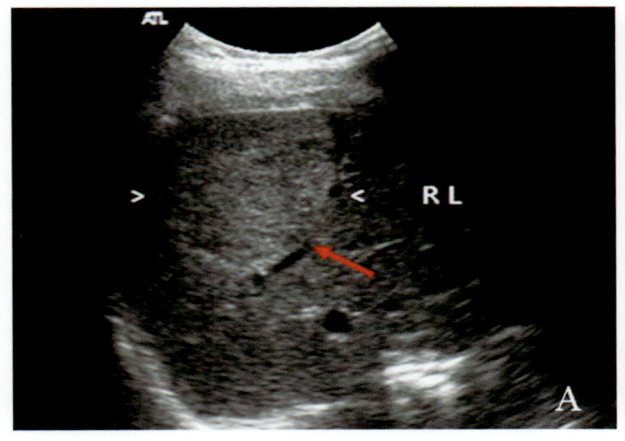
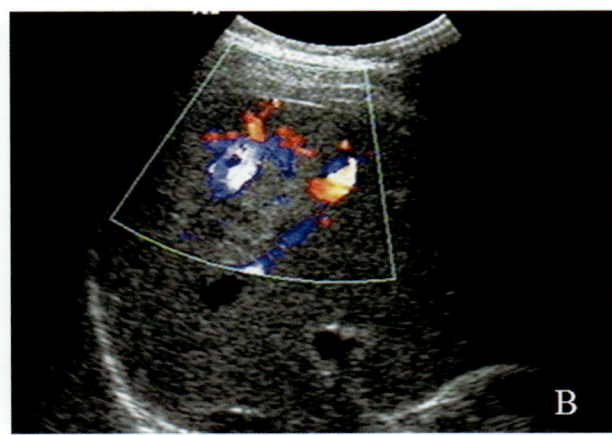

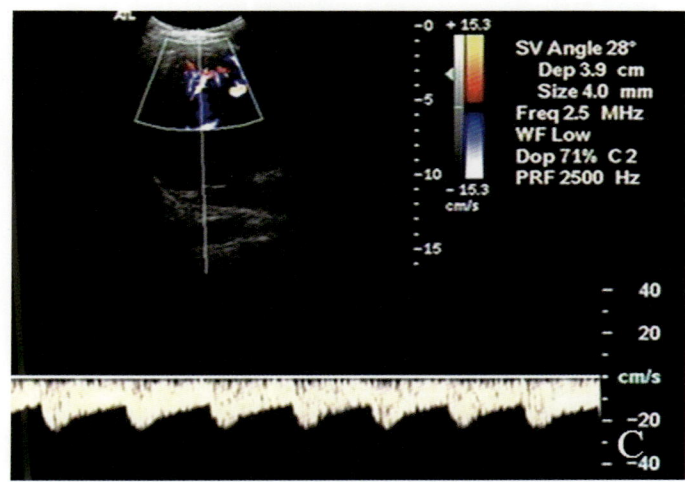

A：二维灰阶超声显示右肝内稍高回声团（↑），边界清楚，无包膜，内部回声欠均匀；B：CDFI显示内流信号丰富，呈放射状分布；C：频谱多普勒显示为动脉血流

图9-81　肝脏局灶性结节性增生

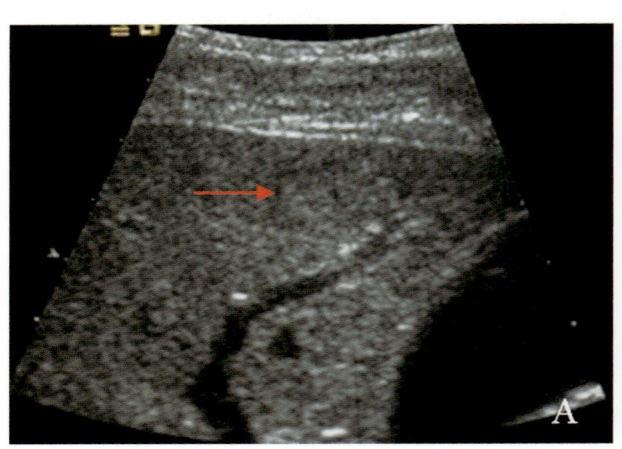

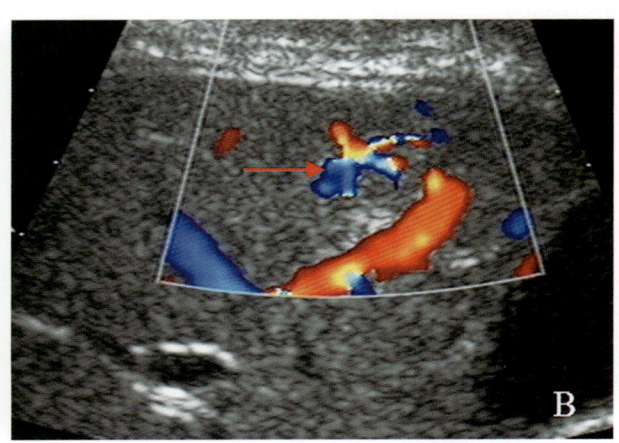

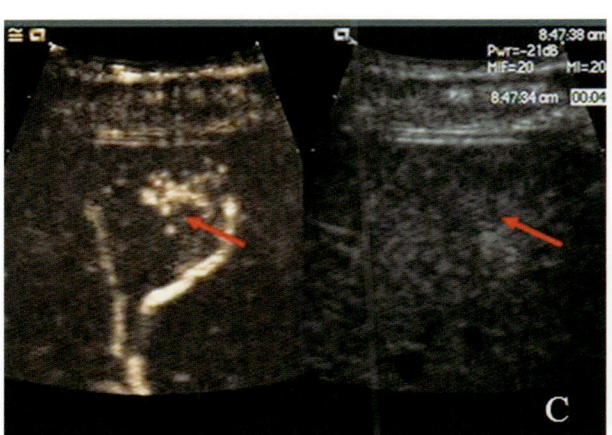

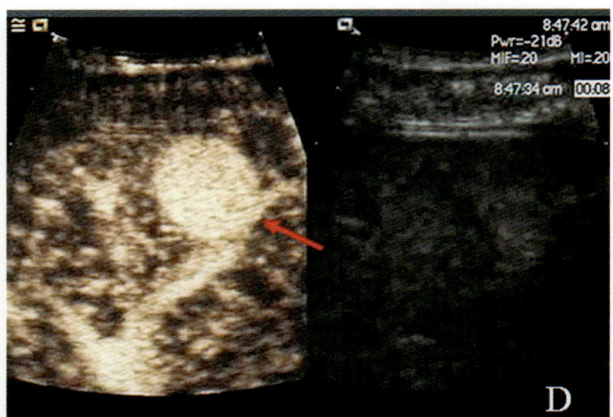

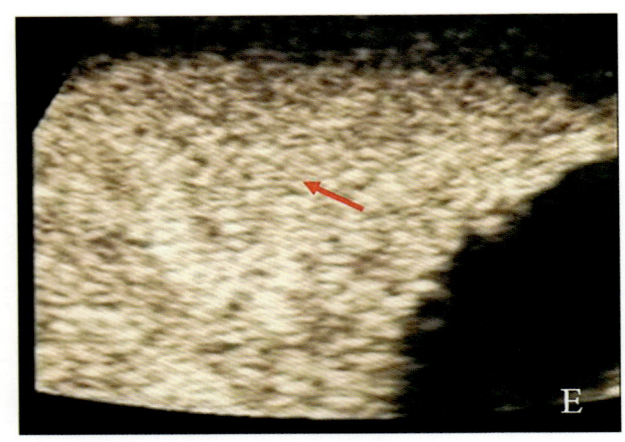

A：二维灰阶超声隐约显示右肝包膜下见一类圆形等回声团（↑），边界欠清，内部回声欠均匀；B：CDFI显示内部见丰富血流信号，呈轮辐状分布（↑）；C：超声造影显示动脉早期有供血动脉进入肿块内，并由中心向周边放射状分支呈轮辐状分布（↑）；D：随后迅速呈均匀高增强（↑）；E：门脉期及延迟期为等增强（↑）

图9-82　肝脏局灶性结节性增生

【超声诊断与鉴别诊断】

当出现典型的FNH超声表现，即彩色多普勒显示肿块中心呈放射状分布的动脉血流信号；超声造影显示轮辐状分布的肿瘤血管，动脉期呈高增强，门静脉期及延迟期仍然呈高增强或等增强时，应高度提示FNH的诊断。但当声像表现不典型时需与以下病变鉴别。

1. 肝细胞癌　小肝癌多为均匀低回声，周围见声晕和侧方声影。大的肝癌常伴有门静脉癌栓或肝门部及腹膜后淋巴结肿大。多数伴有肝硬化。超声造影显示肿瘤供血动脉杂乱，无轮辐状分布的特点，门脉期及延迟期造影剂消退为低增强。而FNH则少见于肝硬化肝脏，不伴门静脉癌栓及淋巴结转移表现，二维灰阶超声、彩色多普勒超声可见星芒状疤痕及放射状血流信号，超声造影显示轮辐状分布的供血动脉，肿块门脉期及延迟期仍然呈高增强或等增强。

2. 肝腺瘤　当肝腺瘤中央有出血坏死时，也可出现类似于FNH的中央瘢痕，两者普通超声鉴别困难，超声造影对鉴别帮助较大，动脉期典型的FNH有中央滋养动脉，呈放射状分布，延迟期肿瘤中央可见低增强的中央疤痕区；而肝腺瘤的中央坏死区各期均呈无增强。

3. 肝转移瘤　部分小的FNH表现为类圆形低回声，中心部可见结节样稍高回声，声像图类似于"牛眼征"，需与肝转移瘤鉴别，但在病灶高回声结节内部常可探及动脉血流信号，以及周围粗大的供血动脉，而转移瘤多是乏血供的，不具有上述特点。另外肝转移瘤常为多发，有原发肿瘤病史。超声造影时，肝转移瘤具有快速消退、"黑洞征"等灌注特点，与FNH显著不同，二者易于鉴别。

（三）肝结核

肝结核（tuberculosis of liver）系指肝脏的结核感染，临床上较为少见。本病以青壮年居多，女性略多于男性，多数有肝外结核病史。肝结核的常见症状与全身部位的其他结核类似，表现为发热、盗汗、乏力、食欲减退、消瘦、肝脾肿大、黄疸与贫血等。肝结核可分为3型：①粟粒型，是全身性结核血行播散的一部分，粟粒结节0.6～2.0mm。②结核瘤型，由较小粟粒结节融合而成孤立性或增殖性结核结节，若中央干酪坏死、液化，可形成脓肿。脓肿可向胸、腹腔穿破或侵蚀肝内胆管。③肝内胆管型，又称结核性胆管炎，可能由于干酪样结核病灶或结核脓肿溃破入胆管所致，病变局限于肝内胆管及其周围的肝实质，肝外胆管受累者较少，病变呈局限性，或沿胆管伸延，以致胆管扩张，管壁增厚及形成结核性小空洞。该型极少见。

【超声表现】

1. 二维灰阶超声

（1）粟粒型：肝脏肿大，实质回声粗强而不均匀，无明显肿块回声，与肝硬化、弥漫性肝癌等肝内其他弥漫性病变难以鉴别。

（2）结核瘤型：较少见，显示肝内实性占位性病变，根据病程不同其回声类型不同。早期多表现为弱回声，形态规整呈圆形或分叶状，边界较清楚，内部回声均匀或不均匀，部分病灶内部可见坏死区，亦可侵犯周围肝内血管形成动脉瘤。病程后期多表现为强回声，强回声往往呈不规则的斑块状，如有钙化则后方可伴有声影（图9-83、图9-84A、图9-84C）。

（3）结核性胆管炎：极少见，可见肝内胆管局限性扩张，胆管壁不均匀增厚，超声表现无明显特异性。

肝结核部分患者伴有肝门部、腹腔或腹膜后淋巴结肿大，边界清晰，内部回声不均匀，内部可见坏死区（图9-84I、图9-84J）；腹腔积液，积液内因含有大量蛋白而易形成纤细网状分隔。

2. 多普勒超声

病灶内血流信号一般较少（图9-84B），部分于周边可探及少许动脉或门静脉样血流信号，侵犯周围血管形成动脉瘤时，可见漩涡状血流信号，频谱多普勒可探及动脉频谱（图9-84D、图9-84E）。

3. 超声造影

肝结核是一类较少见的肝炎性良性病变。增强特点主要表现为病灶增强开始时间早于或与肝组织同步；动脉期多呈高或等增强，分布均匀、不均匀或不规则周边环形增强；门脉期、延迟期多消退为低增强，少数可呈等增强（图9-84F、图9-84G、图9-84H）。

肝脏炎性病灶的超声增强表现，包括肝脓肿、炎性假瘤、肝结核等，与肝脏恶性病变类似，容易混淆，病史和实验室等临床资料亦常无特殊发现，故多需穿刺活检确定诊断。

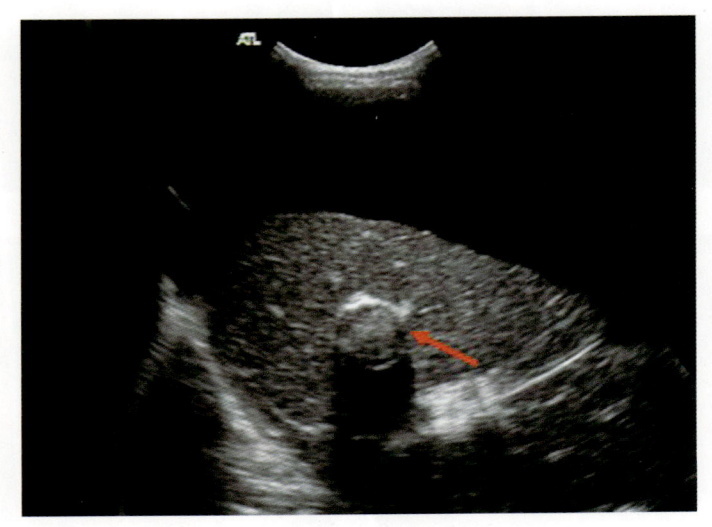

二维灰阶超声显示右肝内类圆形高回声团（↑），周边见
蛋壳样钙化，后方伴声影。合并肝硬化及腹水

图9-83 肝结核

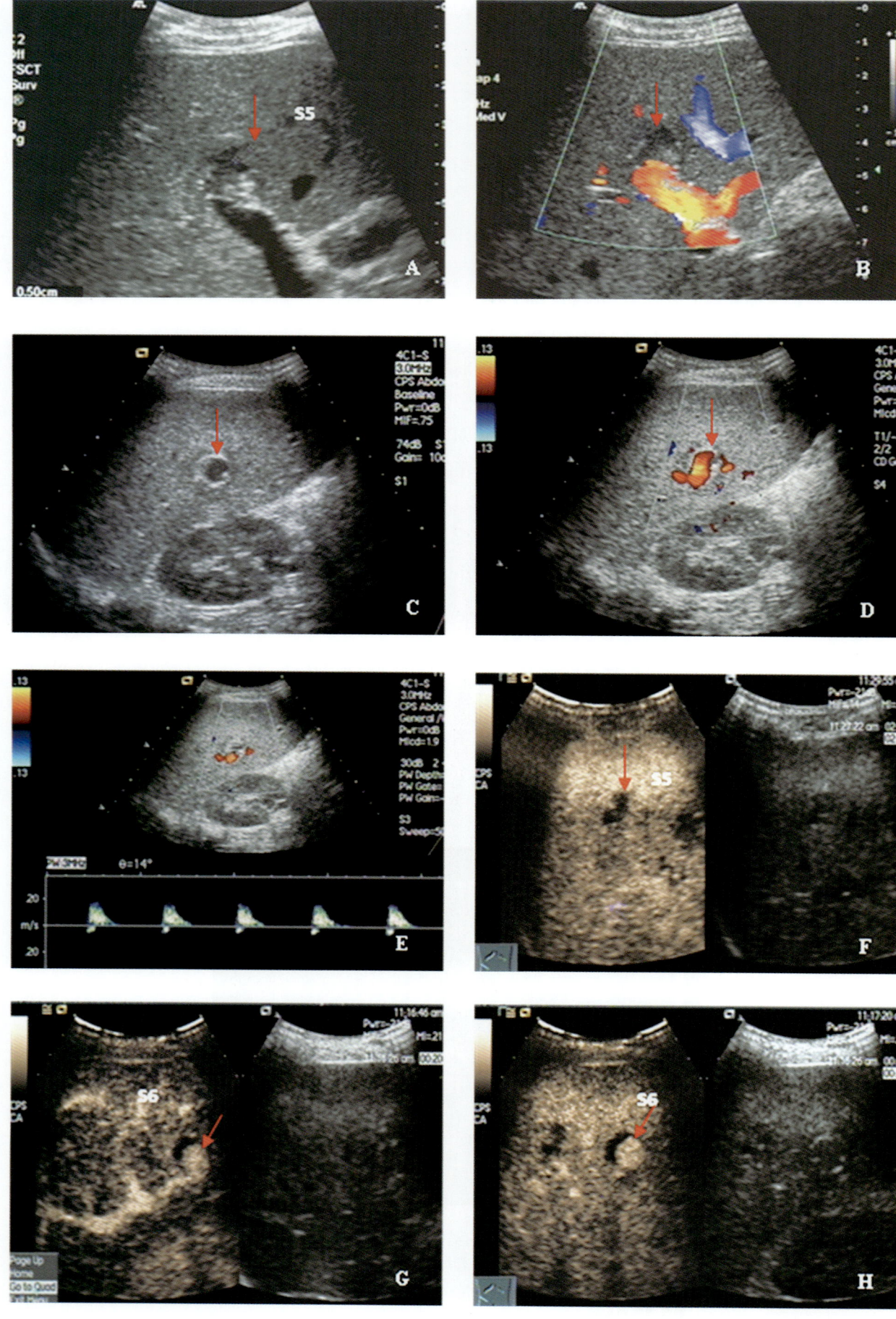

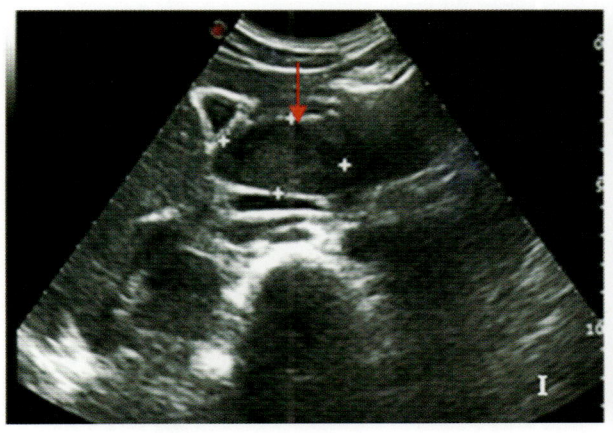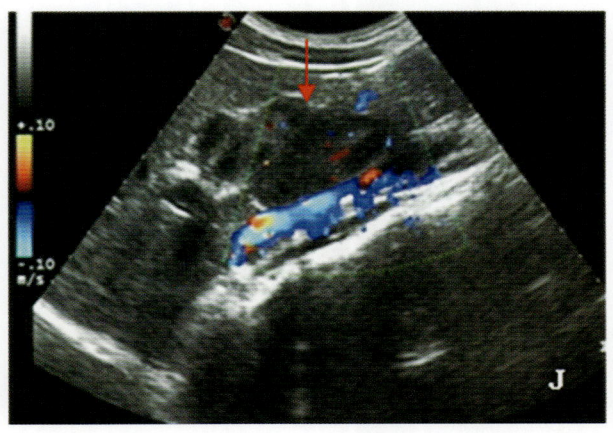

患者，男，38岁，反复剑突下疼痛10余天。A、B、C、D：二维灰阶超声显示肝内散在分布多个稍低回声结节，类圆形，主要位于右肝，较大两个位于S5、S6，其中图A：S5结节边界欠清（↑），内部回声不均匀，周边部见环形实性回声，中心部可见更低回声区，图B：CDFI示S5结节内部未见明显血流信号（↑）。图C：肝S6结节边界清晰（↑），中心部见液性暗区；D、E：CDFI示S6结节暗区内充满彩色血流信号，内部可探及动脉血流信号（↑）；F：超声造影显示S5结节动脉期呈环形稍高增强，门脉期呈等增强，延迟期呈等增强，中心部无增强；G、H：S6结节10s开始增强，可见一动脉分支血流进入暗区内，呈高增强，门脉期及延迟期均呈高增强（↑）；I、J：肝门部周围见多个低回声结节（↑），内部回声不均，最大约44mm×27mm，部分融合成团，其内见较丰富血流信号

图9-84　肝结核（侵蚀肝脏血管并动脉瘤形成）

【超声诊断与鉴别诊断】

青壮年有长期低热、盗汗、消瘦以及肝外结核灶或结核菌素实验阳性，发现肝内病变，尤其伴有不规则钙化时，应考虑肝结核的可能。该病需与以下疾病鉴别：

1. 慢性肝炎或其他弥漫性疾病　声像图较难与粟粒型肝结核鉴别，明确的结核史或结核菌素实验阳性有助于诊断，确诊需超声引导穿刺活检。

2. 肝转移瘤　当肝结核瘤多发，且内部存在坏死时，其声像图表现可类似于肝转移瘤。二者的鉴别除需结合病史外，还应注意有无合并腹腔积液，以及积液内部有无网状纤细分隔，肝内病灶有无对周围血管的侵犯等，而转移瘤一般无上述表现。

3. 原发性肝癌　肝结核瘤周边无声晕，常伴钙化，有肝外结核表现；而原发性肝癌罕有钙化，常伴门静脉系统癌栓，有肝炎或肝硬化病史，AFP阳性等。

（苏中振　任　杰　许尔蛟　吴　涛）

第十章
胆管系统疾病

第一节　解　剖　概　要

胆管系统一般可分为肝内胆管和肝外胆管系统两部分。肝内胆管系统主要由左、右肝管及其肝内各级分支胆管组成，肝外胆管系统主要由肝总管、胆囊及胆囊管、胆总管组成。

肝内胆管分支可按肝的分叶、分段命名，即左、右肝管（一级胆管），左内叶、左外叶、右前叶、右后叶肝管（二级胆管），各肝段胆管（三级胆管）等。多数左、右肝管位于肝内，与肝总管共同构成肝门部胆管。肝内胆管分支与门静脉、肝动脉分支均被包绕在Glisson鞘内，胆管可位于门静脉前方或后方，甚至围绕门静脉分支迂曲走行。超声可清楚显示肝内胆管一级分支即左、右肝管，管径约0.3~0.35mm。但普通超声难以显示肝内胆管二级及三级分支，因其管径通常≤2mm，不超过伴行门静脉分支管径的40%。

正常肝总管的管径≤6mm，长度3~4cm，走行于肝十二指肠韧带外缘，下行与胆囊管汇合形成胆总管。正常胆总管的管径6~8mm，长度4~8cm。胆总管向下走行于肝十二指肠韧带内，位于门静脉前方、肝动脉右侧，然后越过十二指肠球部和胰头的后方，汇入十二指肠壶腹，经腹超声往往难以显示其末端。

胆囊位于胆囊窝内，多呈梨形，可分为颈、体、底三部分。颈部与体部交界处膨出形成漏斗状的囊，即哈氏（Hartman）囊，容易发生结石嵌顿。

胆囊先天变异种类繁多，包括胆囊数目异常，如缺如双胆囊；位置异常，如肝内胆囊、肝左叶胆囊、右肝后下胆囊；形态异常，如折叠胆囊、间隔胆囊、双房胆囊、多隔胆囊等；附着异常，如漂浮性胆囊、胆囊先天粘连；还有组织结构异常等。

第二节　正常胆管系统声像图和正常值

一、胆囊

（一）形态及位置

正常胆囊纵切面在声像图上呈现为梨形或长茄形的无回声结构，横断面为椭圆形。胆囊纵切面指

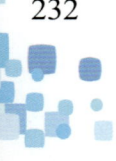

向肝门，颈部位置较深，靠近门脉右支，体部前壁贴于肝脏的胆囊床，底部游离于下缘邻近腹前壁。

（二）结构及回声

胆囊分为颈、体、底三部。底部最宽，颈部最窄。胆囊壁为平滑纤细的光带，高分辨力超声可显示胆囊壁的黏膜、肌层及外膜的结构，呈强、弱、强三层回声。胆囊轮廓整齐、清晰。内部透声性好，为无回声，后方回声多增强（图10-1、图10-2）。

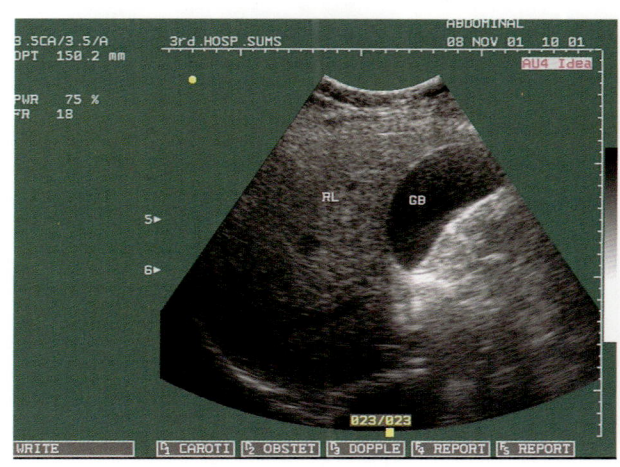

胆囊纵切面显示胆囊（GB）呈梨形，胆囊壁光滑，胆囊腔内无异常回声

图10-1 正常胆囊

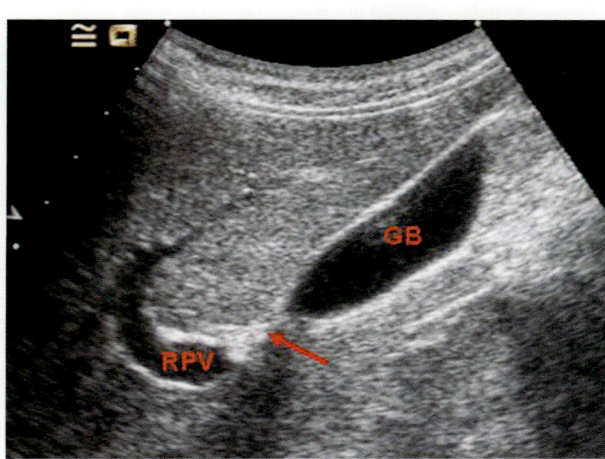

胆囊纵切面显示呈线状高回声的主肝裂（↑），它位于胆囊（GB）与门静脉右支（RPV）之间

图10-2 主肝裂

（三）正常径线

正常成人胆囊纵径≤9cm，前后径≤3cm，胆囊壁厚≤3mm。进食后胆囊收缩变小。胆囊管长2～3cm，直径0.2～0.3cm，正常人仅约50%在受检时可显示胆囊管，如胆囊管扩张则较容易检出。

（四）常见的伪像

1. 多重反射　在胆囊底部靠近腹壁时容易出现，可通过改变入射声波角度克服，避免声束垂直入射；

2. 旁瓣伪像　酷似胆泥沉着于胆囊颈体部；

3. 声束厚度效应（亦称部分容积效应）　表现为胆囊邻近的消化管气体及声影看似位于胆囊腔内的结石。上述伪影可妨碍病变的显示或易误诊为病变，通过改变体位或扫查方向、采用组织谐波显像技术可减少伪影。

二、胆管

（一）位置及回声

正常左右肝管一般超声显示为壁薄的管道样结构，位于门静脉左右支腹侧，与肝总管一起呈"Y"字形（图10-3）。右上腹斜-纵切，在第一肝门部可显示肝总管及胆总管上段，位于门静脉左前方，而肝固有动脉位于门静脉右前方；第一肝门部横断切面三者呈"品"字形分布，又称"米老

鼠征"，即肝总管和肝固有动脉分别是米老鼠的左、右耳。解剖学上，胆总管可分为十二指肠上段、十二指肠后段、胰腺段和十二指肠肠壁内段。超声一般将胆总管分为上、下两段，上段与门静脉伴行，下段与下腔静脉伴行（图10-4）。胆总管下段由于胃肠气体遮盖，显示率较低，改变体位或饮水充盈胃及十二指肠后，可提高其显示率。

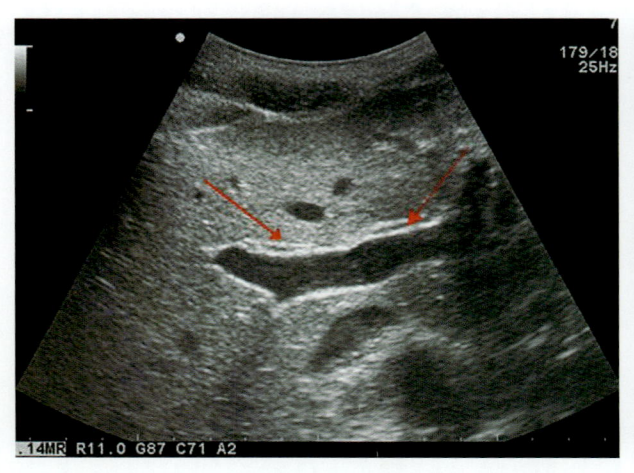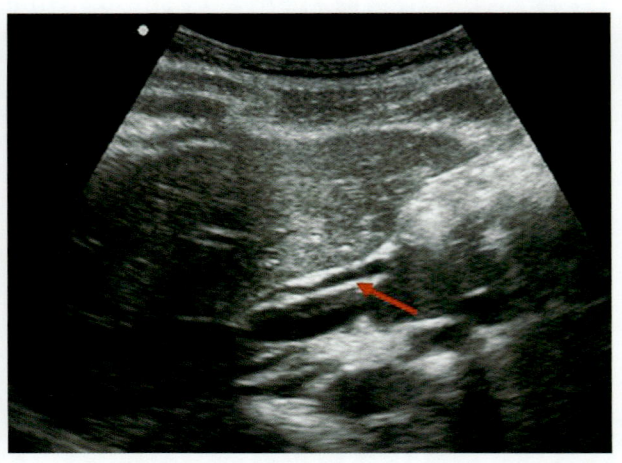

与门静脉伴行并位于其前方的左、右肝管（↑）	位于门静脉前方的胆总管（↑）
图10-3　左、右肝管	图10-4　胆总管

（二）正常径线

正常肝总管内径4～6mm，胆总管内径6～8mm，左右肝管直径2～3mm。胆总管内径常随年龄增长而增宽，胆囊切除术后胆总管可代偿性增宽，中下段逐渐变细，管腔内无梗阻性病变。虽然发现＞10mm的无症状人群，但多数文献认为胆总管内径≤8mm。因此，超声检查中若发现胆总管内径＞8mm，常需做进一步临床检查，如血清胆红素指标的检测等。

第三节　胆囊疾病

一、胆囊结石

胆囊结石（gallbladder stone）是最常见的胆系疾病，急腹症的常见原因。根据结石的化学成分，通常可分为胆固醇结石、胆色素结石和混合性结石三类，其中以胆固醇结石和混合性结石较多见。胆囊结石常合并胆囊炎并互为因果，最终可导致胆囊缩小，囊壁增厚，腔内可充满结石。胆囊结石患者多表现为右上腹不适，消化不良等慢性胆囊炎症状。也有不少胆囊结石患者始终无症状，仅在超声检查时发现。当胆囊结石嵌顿或合并急性胆囊炎时，可出现上腹剑突下或右上腹绞痛、发热、白细胞升高等。胆囊结石还可合并急性胰腺炎、继发性胆总管结石、胆内瘘和胆囊癌等。

【超声表现】

1. 典型表现

（1）胆囊腔内出现形态稳定的强回声团；

（2）强回声团后方伴有清晰的声影；

（3）改变体位强回声团向重力方向移动（图10-5至图10-7）。

2. 非典型表现

（1）胆囊充满型结石：胆囊无回声暗区消失，胆囊区可见一恒定的弧形强回声带，后方伴较宽的声影，胆囊后半部和后壁轮廓显示不清。后期合并慢性胆囊炎，可形成特征性的"囊壁-结石-声影三合征"（WES征），具有较高的诊断价值（图10-8）。此型胆囊结石由于胆囊无液性暗区显示，检查中可能疏忽而致漏诊。

（2）胆囊颈部结石：当结石嵌顿于胆囊颈部时，缺少胆汁的衬托，其强回声可不明显，仅表现为胆囊肿大或颈部有声影，适当降低增益，减少胆囊后方回声增强，有利于胆囊颈部结石的显示。但颈部结石未嵌顿时，可利用改变体位如左侧卧位或胸膝卧位，使结石向胆囊体、底部移动，提高检出率。

（3）胆囊泥沙样结石：泥沙样或粗大颗粒状中等-高回声沉积在胆囊腔内，后方伴声影，可随体位改变而缓慢移动，CDFI显示其内无明显血流信号（图10-9）。如结石颗粒细小、沉积层较薄，则后方声影往往不明显，或仅有浅淡声影，可仅表现为胆囊后壁线毛糙、回声较强，此时应改变切面及变动体位，仔细观察其形态、位置改变以及与胆囊壁的关系。

（4）胆囊壁内结石或附壁结石：结石生长在胆囊壁内或嵌于黏膜皱襞内，表现为胆囊壁上单发或多发直径数毫米的强回声斑点，不随体位改变而移动，其后方伴"彗星尾征"，即逐渐变窄的短条状高回声（多重反射），CDFI显示强回声斑点内无明显血流信号（图10-10）。胆囊壁常增厚，不光滑。

3. 合并症表现　胆囊结石常合并急、慢性胆囊炎，可有相应的声像改变。如胆囊增大，胆囊壁增厚、模糊、壁内分层，不光滑，胆囊腔内见弱回声等；胆囊窝周围积液。

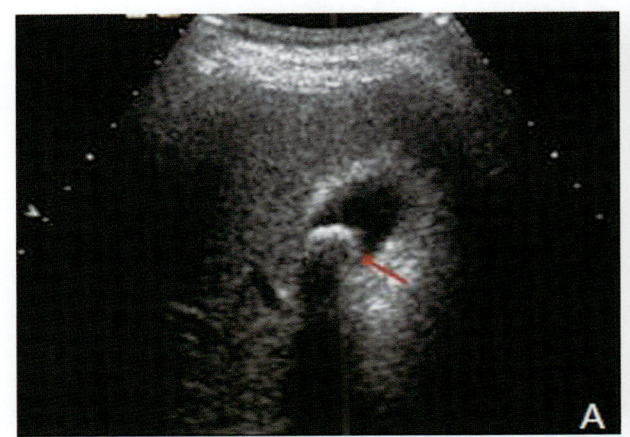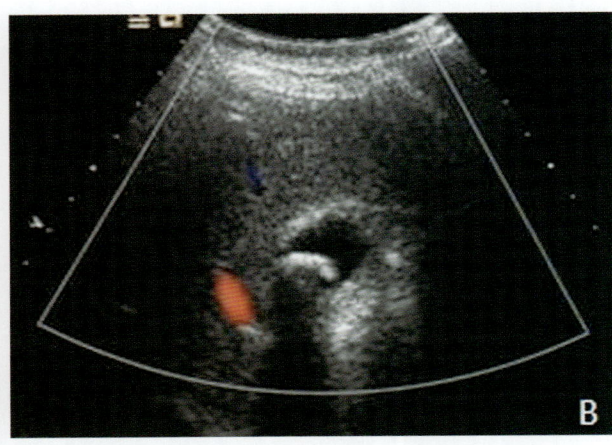

A：二维灰阶超声显示胆囊腔内一强回声团，边界清楚，后方伴声影（↑）；B：CDFI显示强回声光团内无血流信号

图10-5　胆囊结石

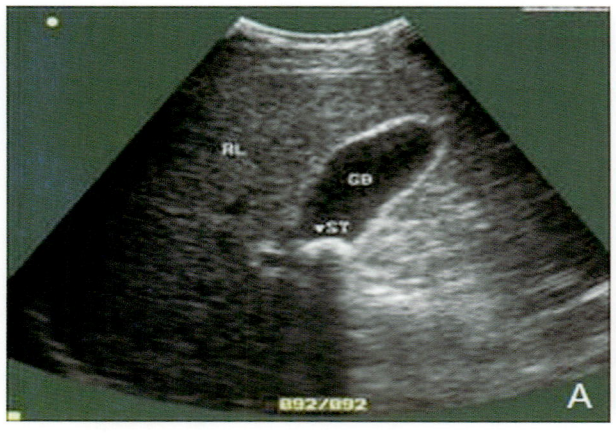 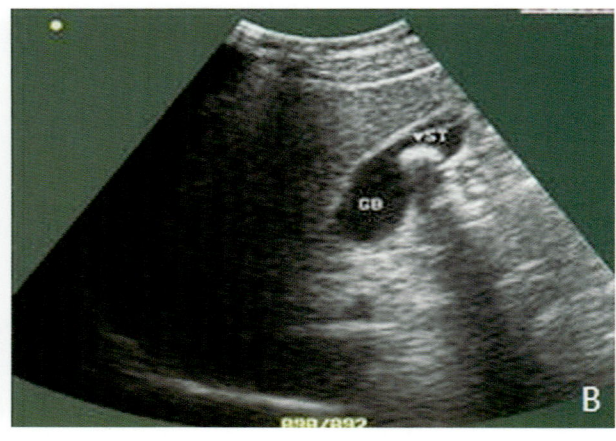

A：胆囊腔内一强回声团(ST)，仰卧位扫查位于胆囊颈部；B：左侧卧位扫查位于胆囊体部，可随体位改变而移动

图10-6　胆囊结石

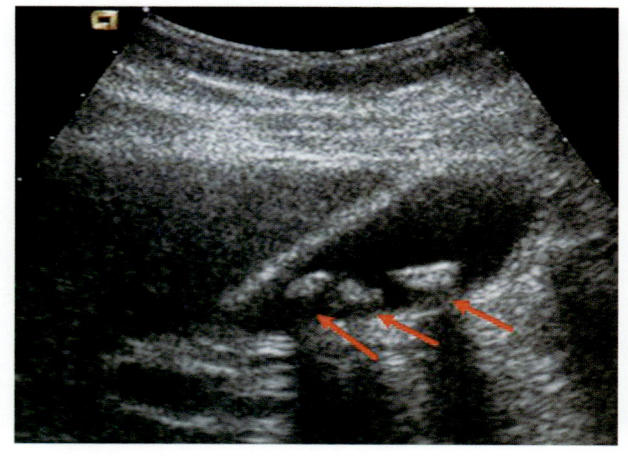

胆囊腔内可见多个强回声团（↑），边界清楚，后方伴声影

图10-7　胆囊多发结石

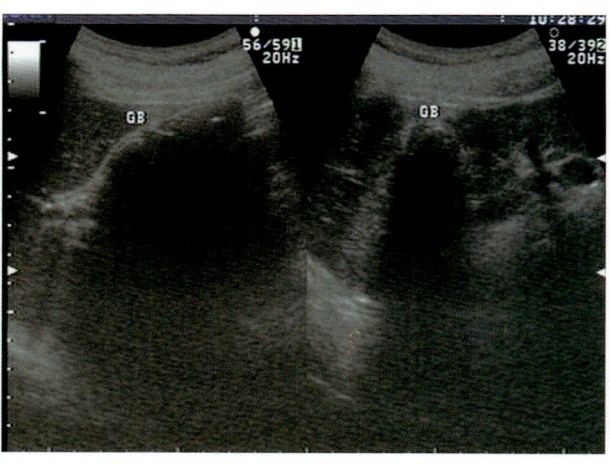

胆囊轮廓模糊，胆囊腔内无回声暗区消失，胆囊区（GB）可见一弧形强光带，后方伴宽带状声影(左侧为纵切面，右侧为横切面)，呈"囊壁-结石-声影三合征"（WES征）

图10-8　胆囊充满型结石

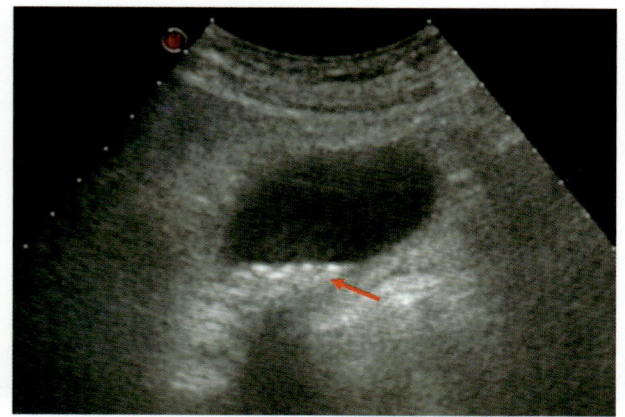

胆囊壁粗糙，胆囊腔内见一堆粗大颗粒状强回声沉积（↑），后方伴声影

图10-9　胆囊泥沙样结石

236

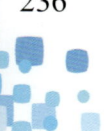

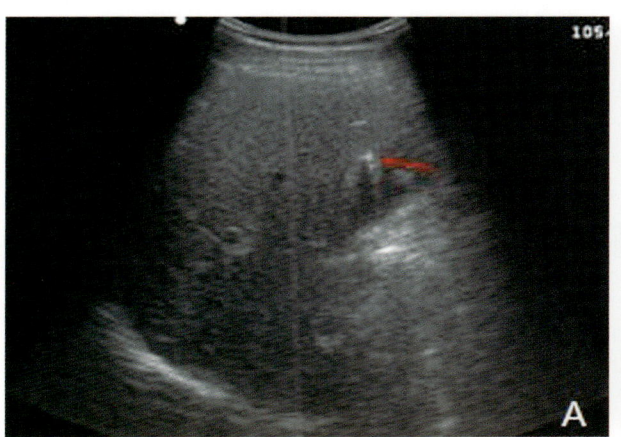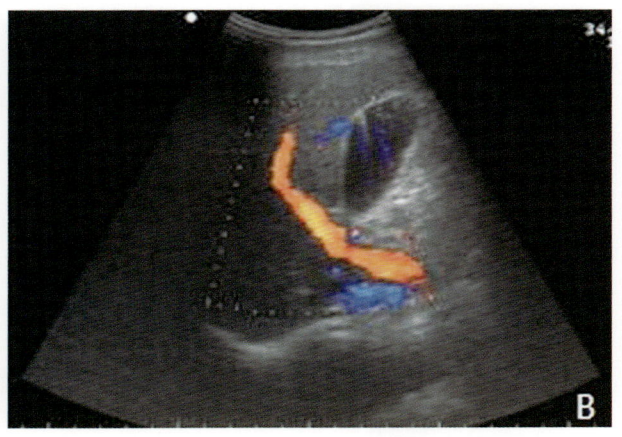

A：二维灰阶超声显示胆囊壁上多个直径数毫米的点状强回声，后伴"彗星尾征"（↑）；B：CDFI显示胆囊壁及强回声点内无血流信号

图10-10 胆囊附壁结石

【超声诊断与鉴别诊断】

同时具备胆囊结石三条典型超声表现，是超声诊断胆囊结石的可靠依据。

胆囊结石回声强弱及其显示与多种因素有关：①结石的成分：胆固醇结石或混合性结石回声较强；而胆色素钙结石则回声较弱。②结石周围介质的对比：结石周围有回声胆汁衬托时，强回声轮廓较清晰；而结石位于胆囊颈部，周围胆汁少时，则可与肝门部强回声结构混淆，容易漏诊。此外，结石合并黏稠胆汁或胆泥时，其轮廓模糊。③入射声波：当入射声波与结石表面垂直时，其回声最强。结石位于声束的聚焦带内时，回声较强；反之则弱且模糊。

虽然后方声影是诊断结石的重要依据，但并非所有结石均伴声影，反之后方伴声影者也不一定是胆囊结石。当结石较小（<5mm）、结石与周围介质的声阻抗差异不大、入射声束与结石不垂直、结石不在声束聚焦范围内或检查条件不恰当等因素影响时，结石后方声影可检测不出。

超声诊断胆囊结石应考虑到上述因素的影响。此外，不同类型结石尚需与以下病变鉴别：

1. 胆囊充满型结石应与肠内容物或气体回声鉴别：前者多个切面显示强回声恒定，且声影清晰，伴"WES征"；而肠气强回声团形态不定，后方呈多重反射的强回声带，用探头加压右上腹、改变体位或扫查方向，其回声形态和特征会发生变化，鉴别困难时，可嘱患者适当饮水、充盈肠管，易于鉴别。

2. 胆囊颈部结石应与肝门部气体回声、钙化淋巴结及胆囊颈部黏膜皱褶回声相鉴别：前者胆囊颈部强回声可伴清晰的声影；而胆囊颈部皱褶多方位扫查呈条状回声；肝门部气体回声、钙化淋巴结多切面观察可证实其结构不在胆囊内。

3. 泥沙样结石应与胆囊内炎性沉积物及黏稠胆汁鉴别：前者颗粒粗，回声强，伴声影，可移动；后者颗粒小、回声弱，后方无声影，移动较慢（图10-11）。

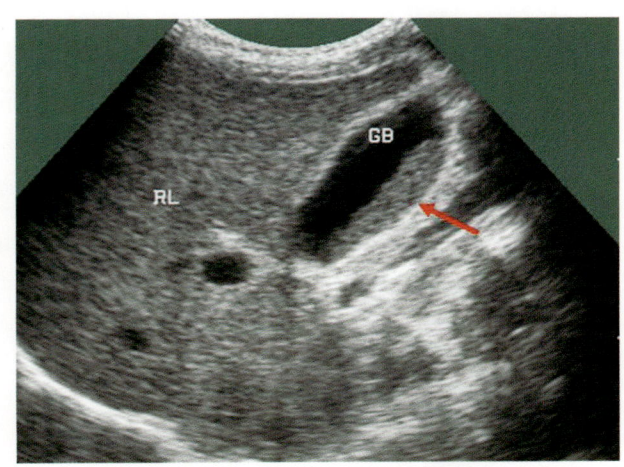

胆囊壁粗糙，胆囊腔内可见弱回声沉积（↑），后方声影不明显

图10-11 黏稠胆汁

237

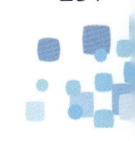

4. 胆囊壁内结石应与胆囊小息肉鉴别：前者有典型的"彗星尾征"，后者无此特征。

二、胆囊炎症

（一）急性胆囊炎

急性胆囊炎（acute cholecystitis）是较常见的急腹症之一。根据炎症程度不同，可分为：①单纯性胆囊炎。胆囊壁增厚，黏膜充血、水肿、渗出。②化脓性胆囊炎。胆囊壁全层水肿，明显增厚，并有脓液渗出，与周围组织粘连。③坏疽性胆囊炎。胆囊极度肿大，胆囊壁坏死穿孔，导致胆汁性腹膜炎。④气肿性胆囊炎。较少见，多发生于糖尿病患者，主要为产气的梭状芽孢杆菌和大肠杆菌感染所致，特点是胆囊腔和囊壁内含有气体，胆囊穿孔发生率是其他类型急性胆囊炎的5倍，本病病情进展迅速，常常致命。急性胆囊炎临床主要表现为右上腹痛、发热、墨菲征阳性和白细胞升高，部分可伴有腹膜刺激征。

【超声表现】

1. 二维灰阶超声

（1）胆囊肿大，纵径>9cm，横径>3cm，胆囊边缘轮廓模糊。

（2）胆囊壁弥漫增厚，厚度≥3mm。部分病例出现壁内分层，表现为"双边征"或"条纹征"，即胆囊壁呈高-低-高回声或多层高-低回声相间。其中低回声带为胆囊壁水肿、出血、炎性坏死所致，有助于提示急性化脓性胆囊炎。

（3）胆囊腔内可见密集或稀疏的斑点状、云絮状低回声（或称胆屑回声），后方不伴声影，为炎性渗出物或脓液所致（图10-12、图10-13）。

（4）胆囊收缩功能差或消失。

（5）急性结石性胆囊炎胆囊内可探及结石。仔细扫查时，可发现嵌顿在胆囊颈部或胆囊管的结石。

（6）超声墨菲氏征阳性，即扫查胆囊区或用探头压迫胆囊区时患者感到明显的触痛，嘱患者深吸气，患者会感明显触痛停止吸气。

当病情严重，出现并发症时，可出现以下表现：

（1）胆囊穿孔：多发生于胆囊底部，胆囊壁局部膨出，连续性中断，胆囊周围可见不规则形暗区，胆囊无明显增大（图10-14、图10-15）。形成腹膜炎时腹腔可见局限性积液。部分病例超声墨菲征阴性，可能与胆囊壁神经功能缺失有关。

（2）急性气肿性胆囊炎：胆囊腔可见散在强回声斑，后方伴多重反射或"彗星尾征"。如胆囊内充满气体，则胆囊轮廓显示不清，胆囊区可见弧形宽带状强回声，后方伴多重反射。胆囊壁内的气体表现为胆囊腔周边环绕一圈高回声，后方伴多重反射或"彗星尾征"。

2. 多普勒超声 胆囊动脉血流容易显示，且动脉可显示长度增加，血流峰值速度增大。

3. 超声造影 胆囊壁与肝动脉同步增强，早于周围肝实质。胆囊壁明显增厚者可观察到内壁和外壁首先增强，连续性不中断，而两层中间可呈低增强，显示"双边征"或"双轨征"。胆囊壁增厚不明显者可见胆囊壁全层明显均匀增强，层次分明，边界清晰。部分急性胆囊炎可见胆囊内壁或外壁增强连续性中断，此征象提示该处胆囊壁缺乏血供、已坏死，有穿孔的危险。当出现胆囊穿孔时表现为高增强的胆囊壁出现节段性无增强带，同时胆囊周围可见外溢胆汁所致的无增强区。部分急性胆囊炎可见周围肝实质增强早期充血性改变，呈现片状不规则高增强，到增强晚期多呈等增强。

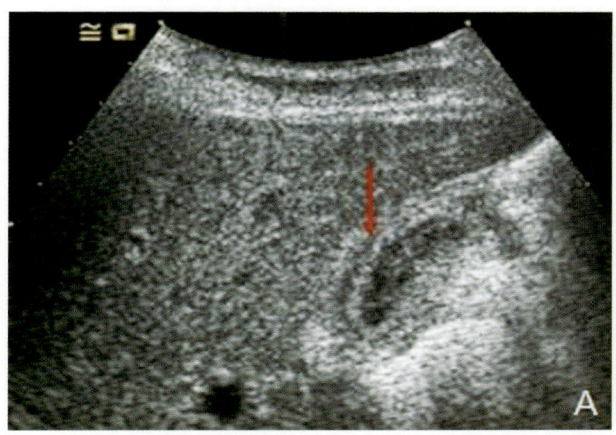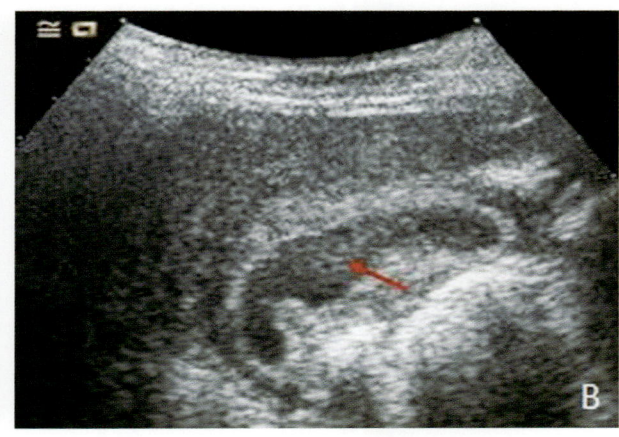

A：胆囊无明显增大，胆囊壁弥漫性增厚，壁内可见低回声带，呈"双边征"（↑）；B：胆囊透声性差（↑）

图10-12　急性胆囊炎

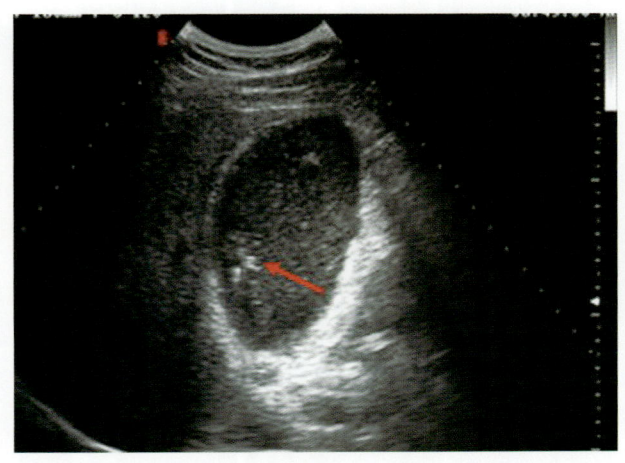

胆囊增大，胆囊壁粗糙，胆囊腔内可见密集云絮状低回声，并可见散在分布斑点状强回声（↑），后方声影不明显

图10-13　急性化脓性胆囊炎

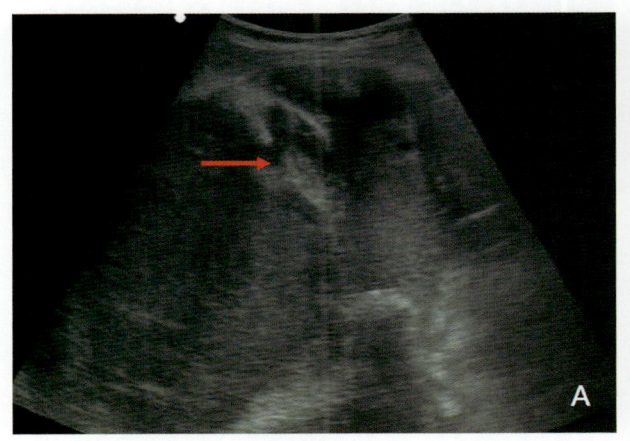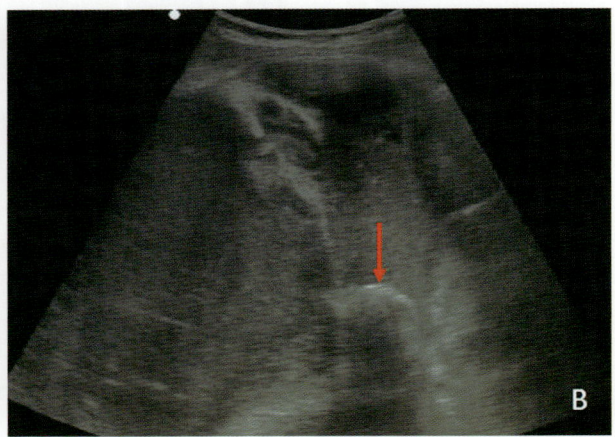

A：胆囊明显增大，形态饱满，胆囊壁增厚，局部回声中断、不连续（↑），胆囊腔透声性差，充满细弱回声点及絮状回声；B：另胆囊颈部见一类圆形强回声团（↑），大小为29 mm×26mm，后方伴声影；胆囊窝周围可见大片液性暗区，与胆囊腔相连通，见絮状中等回声随呼吸来回往返

图10-14　急性胆囊炎，胆囊结石并胆囊穿孔、周围包裹性积液

239

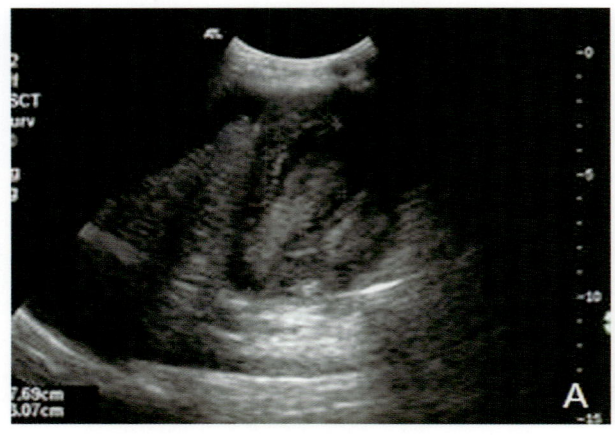 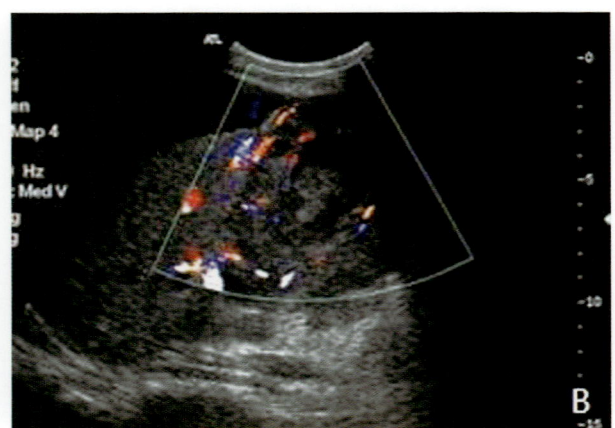

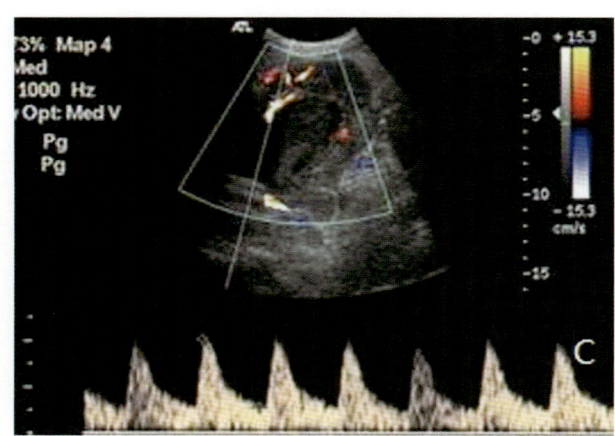 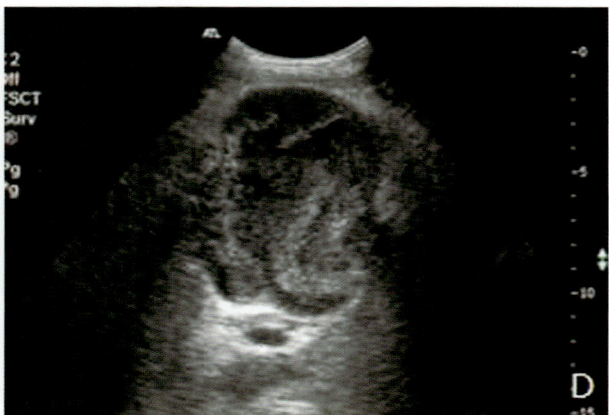

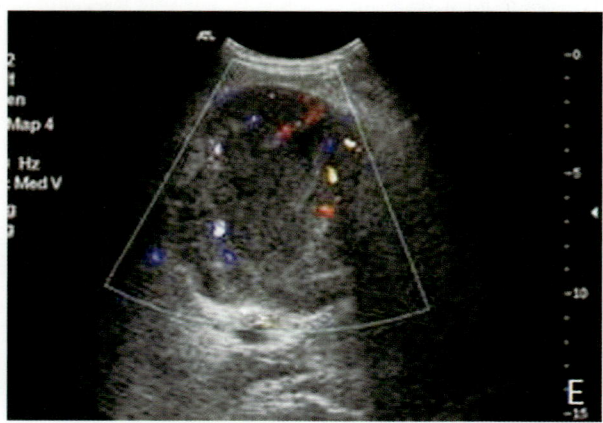

　　患者男，54岁，发热、腹痛入院。肋间斜切显示胆囊长径为102mm，胆囊前后径为76mm，胆囊壁厚为24mm。剑突下斜切显示胆囊明显增大，轮廓欠清，与周围肝实质分界不清，胆囊壁弥漫性增厚，增厚较均匀，局部黏膜连续性中断，回声不均匀，其内可见斑片状低回声区，胆囊壁血供丰富，可见星点状及短条状动脉血流信号，Vmax：40.6～84.2cm/s，RI：0.69～0.72，胆囊腔内充满中等回声团，范围约77 mm×31mm，后方不伴声影，超声莫菲征阳性

图10-15　急性化脓性胆囊炎

【超声诊断与鉴别诊断】

　　急性胆囊炎的声像表现无明确的特征性，但综合多项超声表现，可提高诊断准确性。在分析单项声像表现时要与以下病变鉴别。

1. 导致胆囊肿大的其他原因　胆囊管的闭塞或扭转；肝外胆管结石、胆囊管以下的胆系或胰腺肿瘤；胆囊的低张力状态如长期禁食、胃肠外营养等，均可表现为胆囊增大，胆囊腔内见细弱回声。但胆囊壁无增厚及壁内分层，超声墨菲征阴性，再结合病史不难鉴别。

2. 导致胆囊壁增厚的其他原因　急性肝炎、肝硬化合并低蛋白血症；慢性胆囊炎；胆囊癌；弥漫型胆囊腺肌增生症等。胆囊壁增厚甚至呈"双边征"，但胆囊无明显增大，超声墨菲征阴性，结合临床表现及相关检验结果可进行鉴别。

3. 胆囊黏稠胆汁　与胆囊腔内炎性渗出物表现类似，但前者多有长期禁食、肝病或胆管梗阻病史，超声墨菲征阴性。

（二）慢性胆囊炎

慢性胆囊炎（chronic cholecystitis）是常见的胆囊疾病，多为急性胆囊炎反复发作迁延所致，也可是原发的胆囊慢性炎症。其致病原因主要有胆囊结石；胆囊排空功能障碍；细菌、病毒、寄生虫感染；胆汁酸代谢障碍；胰液反流等。慢性胆囊炎主要病理改变是胆囊壁纤维组织增生伴炎性细胞浸润，胆囊收缩功能消退。部分患者炎症反复发作，胆囊与周围消化管粘连并发生慢性穿孔，与消化管形成内瘘，消化管内的气体等内容物经胆囊进入胆管系统。慢性胆囊炎临床表现不典型，一般表现为右上腹隐痛或腹胀、厌油等，也可无明显症状。

【超声表现】

1. 二维灰阶超声

（1）胆囊壁：轻度慢性胆囊炎仅表现为胆囊壁稍增厚（>3mm），欠平滑；炎症较重时胆囊壁明显增厚，胆囊腔缩小，整个胆囊呈类实变样回声，部分因反复炎症发作，可与周围组织分界欠清或不清。胆囊长期慢性炎症纤维化时，可致胆囊壁钙化，又称瓷器样胆囊，表现为胆囊壁呈带状、半月状或不规则强回声，后方伴声影，胆囊腔和胆囊后壁均显示不清，但WES征常为阴性。

（2）胆囊腔：合并结石时，可见强回声团伴声影。此外，还可见团块状、乳头状、带状中等或细弱回声，改变体位可缓慢移动，后方不伴声影，多为炎性胆屑或陈旧、黏稠胆汁团所致。

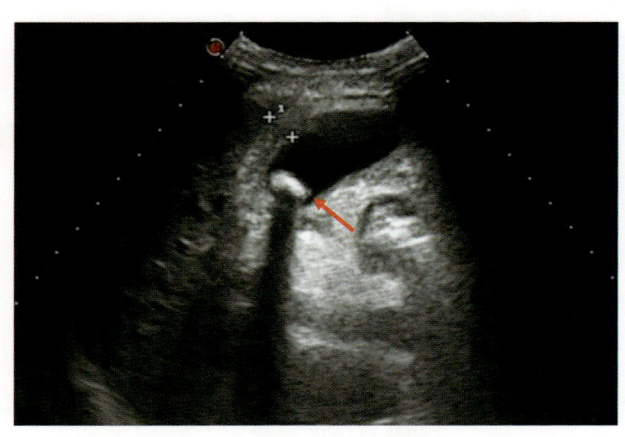

胆囊无明显增大，胆囊壁弥漫性增厚，内壁不光滑，胆囊腔内可见一强回声团(↑)，后伴声影

图10-16　慢性胆囊炎

（3）胆囊大小：早期胆囊可增大，后期胆囊腔缩小，边界模糊不清，胆囊难以显示（图10-16）。

（4）合并胆囊穿孔：为胆囊慢性穿孔，容易与消化管形成内瘘，其中胆囊-十二指肠瘘最常见，占75%，其次是胆囊-结肠瘘和胆囊-胃瘘。声像图表现为胆囊液性腔消失，内可见气体强回声，后方伴多重反射，有时可见肠内容物流向胆囊。

2. 多普勒超声　慢性胆囊炎时，胆囊壁上血流信号常不丰富，但胆囊壁明显增厚时，有时可测及较丰富血流信号。

3. 超声造影 超声造影常表现为均匀增强，消退较晚或无消退；增强晚期多呈等增强，部分炎性反应明显时，亦可消退呈低增强（图10-17）。

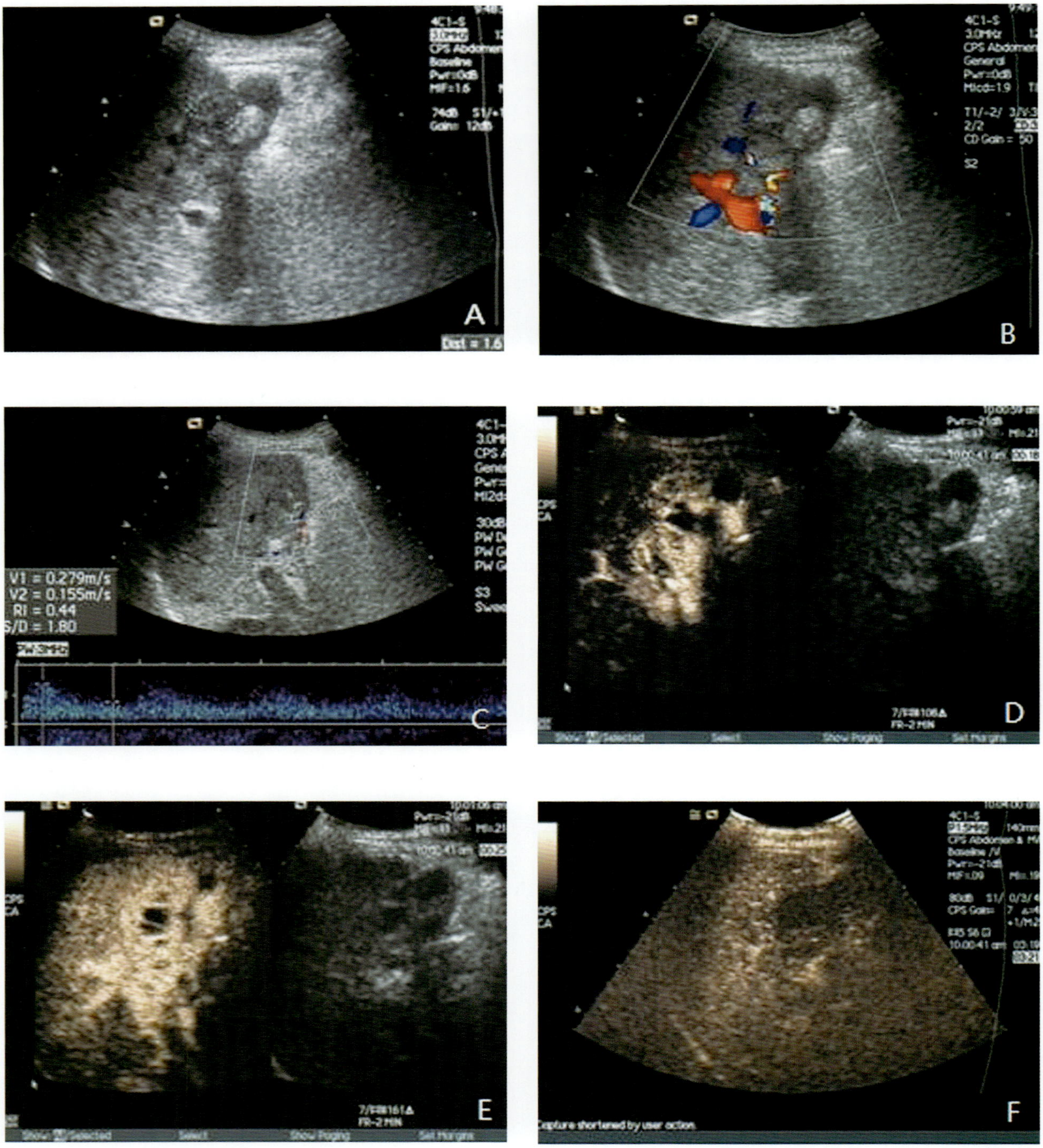

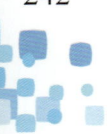

患者，男，60岁，反复右上腹痛5个月，既往有急性结石性胆囊炎病史。A：二维灰阶超声显示胆囊轮廓显示欠清，胆囊壁不规则增厚，最厚达17mm，呈不均匀等回声，局部与肝组织分界不清，胆囊腔缩小，其内见一个强回声团，大小约18 mm×12mm，边界尚清，后方伴声影，随体位改变移动不明显；B、C：CDFI：胆囊壁内可见丰富短条状血流信号，可探及动脉频谱，RI：0.44；D、E、F：超声造影显示胆囊壁增厚处造影早期呈不均匀高增强，并可见无增强暗区，造影晚期迅速消退为低增强。超声检查提示为胆囊癌可能性大，胆囊结石；手术病理提示慢性胆囊炎

图10-17　慢性胆囊炎合并胆囊结石

242

【超声诊断与鉴别诊断】

慢性胆囊炎声像表现无明显特异性，但胆囊壁增厚，胆囊腔萎缩，合并胆囊结石是诊断慢性胆囊炎的重要征象。临床病史和症状对于明确诊断是必要的。当检测到胆囊壁稍增厚（3～4mm）时，诊断应结合临床病史及体征，同时还需排除一些影响因素，如由于扫查方法不正确、禁食时间不足6h造成的假性胆囊壁增厚。

对于胆囊壁增厚者，需与以下病变鉴别：

1. 急性胆囊炎　胆囊增大较明显，超声莫菲征阳性。但有时与慢性胆囊炎急性发作较难鉴别。

2. 厚壁型胆囊癌　部分慢性胆囊炎二维灰阶超声显示胆囊变形，囊腔缩小，甚至消失，因粘连与周围肝组织分界欠清或不清，CDFI可测及高速、高阻动脉频谱，与胆囊癌鉴别困难。但胆囊癌常表现为胆囊壁不均匀增厚，以胆囊体、颈部壁增厚为主，黏膜面不规则、回声连续性中断，可侵犯周围肝组织，超声造影显示胆囊弥漫性或节段性异常灌注，如增强早期先于肝实质增强，呈不均匀高增强，后期多快速消退呈低增强；另外，可侵犯肝门部结构，造成肝内胆管扩张；肝门部淋巴结肿大。而慢性胆囊炎时，胆囊壁血流信号常不如胆囊癌丰富，超声造影表现为均匀增强，均匀消退，消退较胆囊癌慢。因二者超声造影时，均可表现早期增强，后期消退，所以对于部分疑难病例，超声造影亦难以区分，常需病理诊断进行鉴别。

3. 胆囊腺肌增生症　胆囊壁部分或整体增厚，部分与慢性胆囊炎不易鉴别。但胆囊腺肌增生症时，增厚的胆囊壁内可见圆形小暗区以及强回声点，胆囊腔内少见胆屑样回声；另外脂餐实验有助于二者的鉴别，如胆囊腺肌增生症脂餐后胆囊收缩功能亢进；而慢性胆囊炎收缩功能减弱或无收缩。

4. 病毒性肝炎　急性病毒性肝炎多伴有胆囊壁增厚，甚至可出现壁内分层，囊腔常缩小，腔内可见弱回声，但随病情好转，胆囊声像可逐渐恢复正常。急性病毒性肝炎的胆囊壁增厚可能是一种并存现象，也可能是合并非结石性胆囊炎。

5. 其他　肝硬化腹水、低蛋白血症、充血性心力衰竭、胰腺炎、某些肾脏疾病、胆囊淋巴回流障碍等均可致胆囊壁增厚，但无慢性胆囊炎的其他征象。此外，瓷器样胆囊、慢性胆囊穿孔需与胆囊充满型结石鉴别，后者的特点是WES征阳性。

三、胆囊增生性疾病

胆囊增生性病变是胆囊壁中某种组织成分增生所致的胆囊壁局限性增厚或胆囊腔内隆起性病变。

（一）胆囊息肉样病变

胆囊息肉样病变（polypoid lesion of gallbladder）主要包括三类病变：①胆固醇性息肉，占全部息肉的95%以上，常为多发，为巨噬细胞吞食胆固醇结晶后沉积于胆囊黏膜所形成，也是胆固醇沉着症的一种表现；②炎症性息肉，有胆囊炎史，为慢性炎症局部增生的结果；③腺瘤样息肉，少见，体积常较前两者大，组织学为乳头状腺瘤或腺瘤，是真正的肿瘤性病变，有癌变倾向。

胆囊息肉样病变临床上大多数无任何症状，多为体检发现。超声检查发现5.3%的人群患有胆囊息肉。部分患者偶有上腹不适、厌油等类似慢性胆囊炎、胆囊结石的症状。

【超声表现】

1. 二维灰阶超声

（1）胆固醇性息肉：单发或多发，以多发常见，一般＜10mm，呈粟米样、桑椹状、乳头状高-强回声，表面平滑，基底部较窄或有细蒂，不随体位改变而移动，后方不伴声影。但较小呈强回声者后方可伴"彗星尾征"（图10-18）。

（2）炎症性息肉：常多发，呈乳头状或结节状中等-高回声，表面平滑，基底较宽，无蒂，不随体位改变而移动，后方不伴声影，同时伴有胆囊炎、胆囊结石声像表现（图10-19）。

（3）腺瘤性息肉：多为单发，大小可达10mm以上，呈结节状中等偏低回声，表面平滑，多数基底部较宽，也可带蒂，不随体位改变而移动，后方不伴声影（图10-20）。

2. 多普勒超声　较小的息肉内部未见明显血流信号。较大的炎症性息肉及腺瘤性息肉内部可见点状动脉血流信号。

3. 超声造影　炎症性息肉及腺瘤性息肉超声造影表现为增强早期轻度高增强或等增强，增强晚期常为等增强或稍低增强。

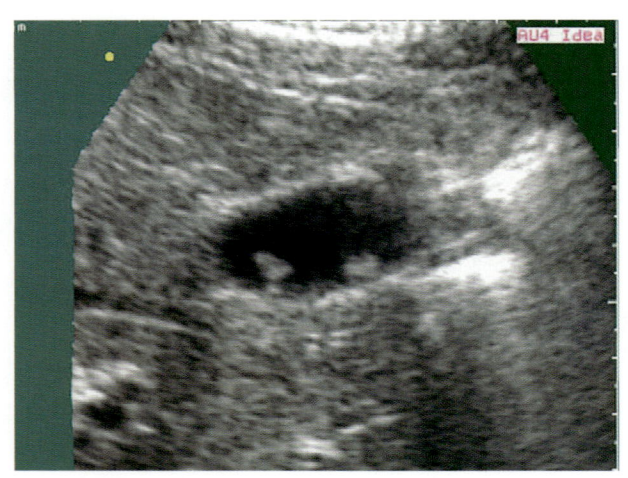

胆囊腔内见两个乳头状中等回声团，边界清晰，
内部回声均匀，有细蒂与胆囊壁相连，后方不伴声影

图10-18　胆囊息肉

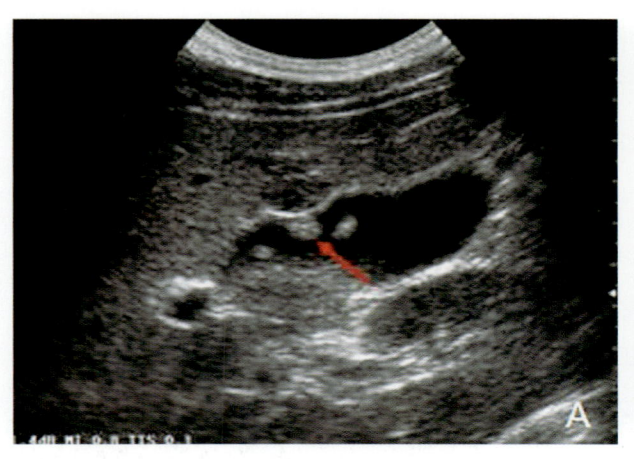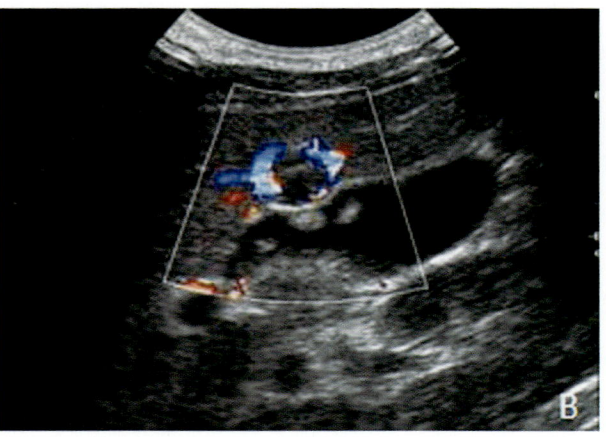

A：二维灰阶超声显示胆囊腔内多个乳头状中等回声团，与胆囊壁相连，后不伴声影(↑)；B：CDFI显示等回声团内无血流信号

图10-19　胆囊多发息肉

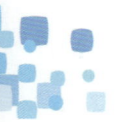

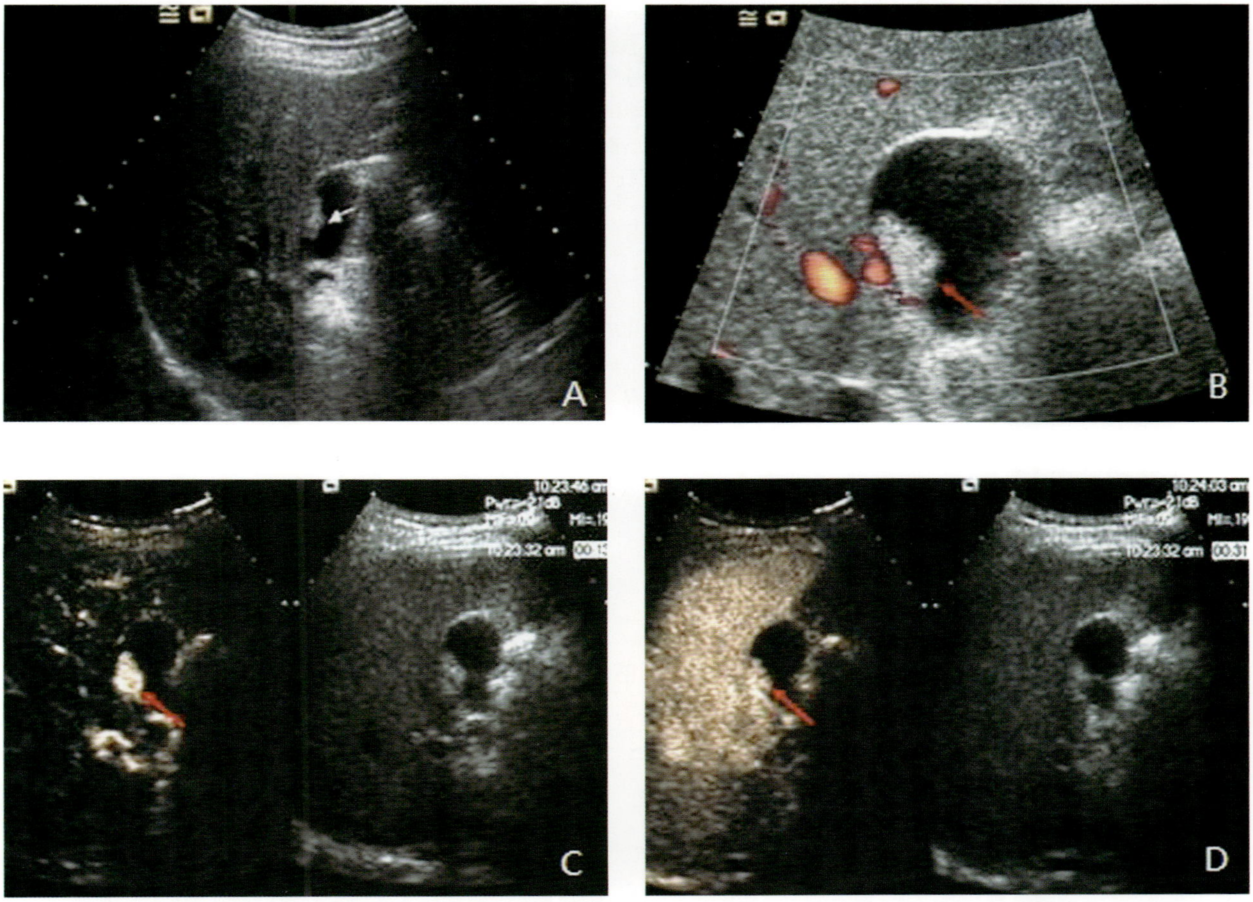

A：二维灰阶超声显示胆囊腔内一结节状稍高回声团，与胆囊壁相连，基底宽，后不伴声影(↑)；B：CDFI显示其基底部点状血流信号(↑)；C：超声造影显示高回声团早期为均匀高增强(↑)；D：晚期为等增强(↑)

图10-20　胆囊息肉（腺瘤性息肉）

【超声诊断与鉴别诊断】

胆囊息肉样病变的特点是在胆囊内壁上向腔内突出的异常回声，不随体位改变移动，但少数蒂细且较长者，随体位改变其位置可有移动，后方一般无声影。超声诊断胆囊息肉样病变的敏感性较高，可检出2mm左右的病灶。但对不同类型息肉的鉴别尚有一定的困难。典型的胆固醇性息肉较容易辨别，但炎症性息肉及腺瘤性息肉则难以鉴别。实际上超声监测息肉样病变的大小变化更为重要，＞10mm的息肉样病变，应考虑腺瘤性息肉可能。

胆囊息肉样病变需要鉴别的其他病变主要有：

1. 胆囊腺瘤　一般单发，直径可＞20mm，基底宽，部分有蒂。但较小的胆囊腺瘤与腺瘤性息肉超声难以鉴别。

2. 息肉型胆囊癌　详见胆囊癌章节。

3. 附壁的黏稠胆汁　附着在胆囊壁上的黏稠胆汁，常表现为结节样或乳头样，可移动性差或不易移动，声像图类似于胆囊息肉样病变，二者需要鉴别。转动体位、用力震动腹壁，必要时可坐位等，黏稠胆汁位置或形态可发生改变，而息肉样病变始终保持不变，上述检查技巧有助于鉴别；CDFI虽然在胆囊恶性病变中常可测及动脉血流，但在实际操作中直径较小的息肉样病变，显示血流的难度较高，故在二者的鉴别中价值有限，但利用超声造影可明确鉴别，如黏稠胆汁无造影剂灌注，而息肉样病变可有造影剂灌注。

4. 胆囊附壁小结石　多为胆囊壁上钙化导致，一般无蒂，但有时与小胆固醇性息肉难以鉴别。

5. 胆囊皱褶　部分切面可似胆囊息肉，不同切面扫查，则呈带状。

（二）胆囊腺肌增生症 (adenomyomatosis)

胆囊腺肌增生症 (adenomyomatosis)也称为胆囊腺肌瘤病，是胆囊壁非炎症的良性增生性疾病。病理特点是胆囊黏膜上皮增生、肌层明显肥厚，罗－阿氏窦（Rokitansky－Aschoff sinus，RAS）增多、窦腔扩张呈囊状并穿入肌层，位置较深的窦腔内常可形成壁内结石，多为胆固醇性结石。依据病变范围的不同，可分为局限型、节段型和弥漫型。节段型者约5%有恶变倾向。还可合并胆囊结石、胆囊炎。

临床上多见于成年女性，临床症状无特殊，偶伴有右上腹不适、恶心等消化道症状。

【超声表现】

1. 二维灰阶超声

（1）胆囊壁明显增厚：①局限型，最常见，多见于胆囊底部，呈环状囊壁增厚，易误认为肿瘤（图10-21）；②节段型，多见于胆囊体、颈部，增厚的肌层似三角形往胆囊腔内突出，称"三角征"，可前后壁多发，使胆囊腔变形，似分隔成两个腔。若病变较轻，则可仅表现为胆囊壁局部小突起；③弥漫型，胆囊壁弥漫性增厚（图10-22）。

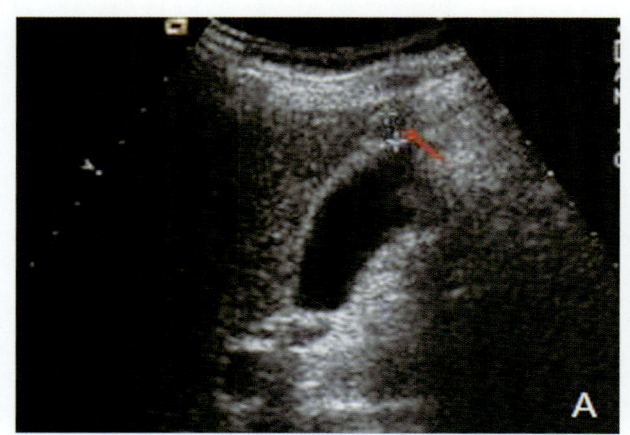
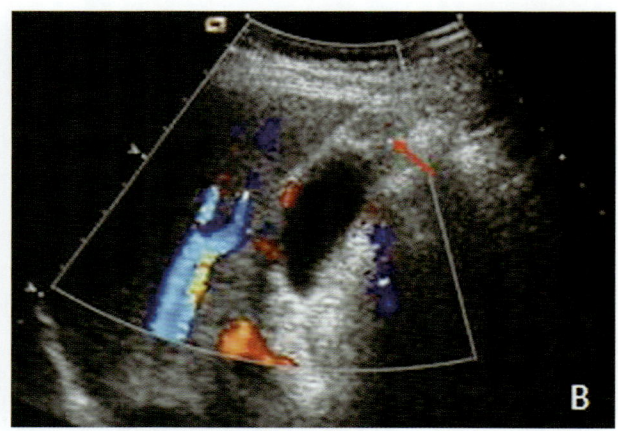
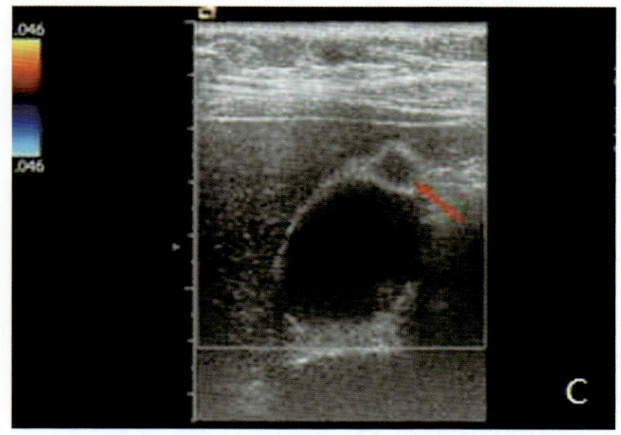

A：二维灰阶超声显示胆囊底部壁局限性增厚(↑)；B：CDFI显示增厚的胆囊壁内无明显血流显示(↑)；C：换用高频探头，胆囊壁局部增厚显示更清晰，其边界清楚，CDFI显示增厚的壁内无明显血流显示(↑)

图10-21　胆囊腺肌增生症（局限型）

（2）增厚的胆囊壁回声不均匀，内可见多个小的类圆形无回声区，为罗-阿氏窦扩张并含胆汁所形成，部分小囊内可见有强回声斑点伴"彗星尾征"。

（3）增厚胆囊壁浆膜、黏膜线回声连续。

（4）脂餐试验示胆囊收缩功能亢进。

2. 多普勒超声　CDFI显示增厚的胆囊壁内无明显血流信号。

3. 超声造影　增厚胆囊壁早期常表现为稍高增强或等增强，增强不均匀，内部可见小片状无增强区，典型者呈小蜂窝状改变，晚期多消退为低增强；胆囊壁黏膜、浆膜高增强线存在，且连续；胆囊腔规则等。

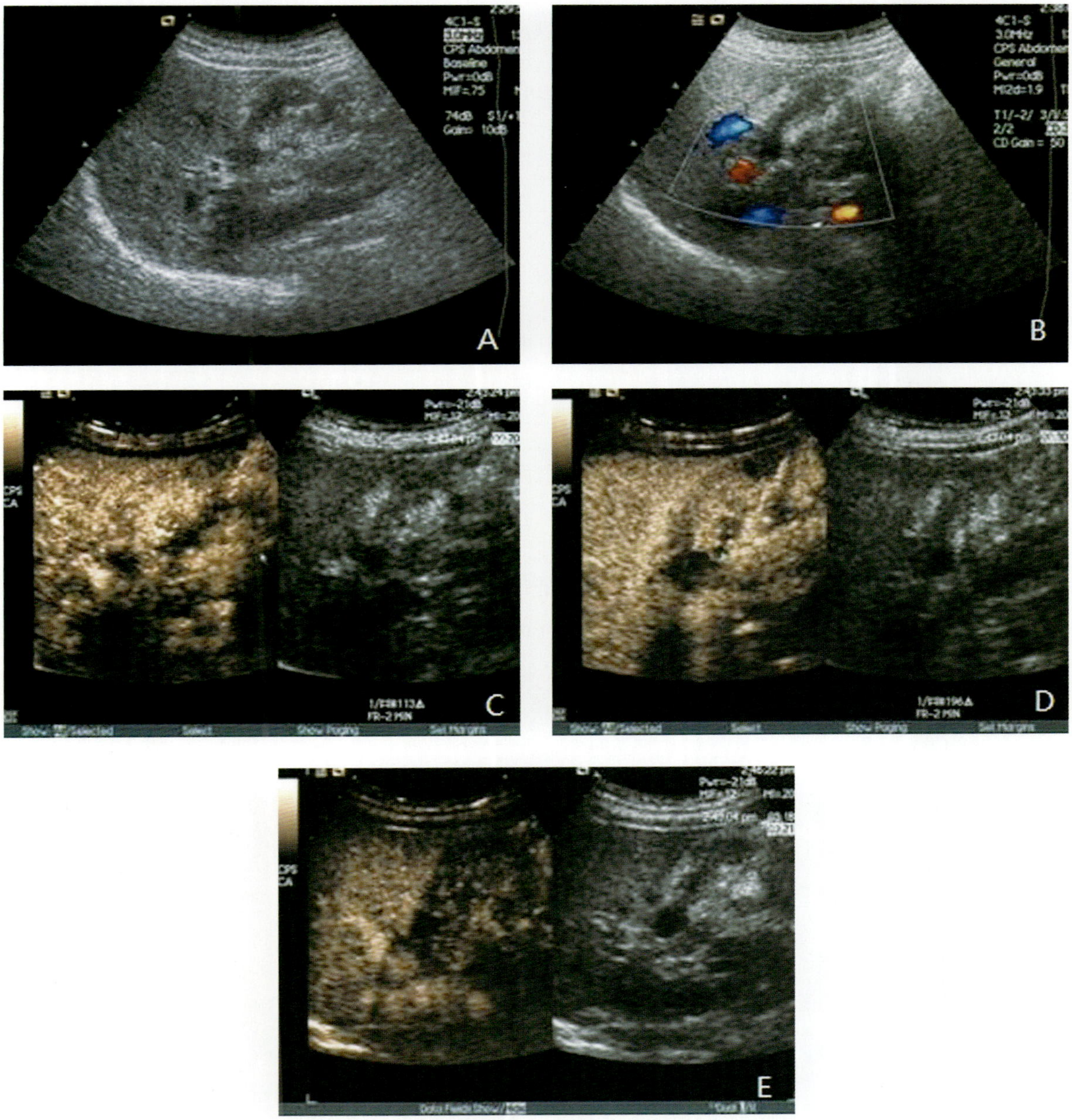

患者，男，58岁，反复上腹部疼痛10余年加重2周。A：二维灰阶超声显示胆囊缩小，轮廓欠清，胆囊壁不均匀增厚，回声增强，分布不均匀，胆囊腔显示不清，整个胆囊呈类实变；B：CDFI：胆囊壁及胆囊腔内部无明显血流信号；C、D、E：超声造影显示胆囊壁动脉期呈均匀高增强，门脉期及延迟期消退呈低增强，胆囊浆膜线连续，黏膜线显示不清。手术病理提示为胆囊腺肌增生症，伴较多炎性细胞浸润

图10-22　胆囊腺肌增生症（弥漫型）

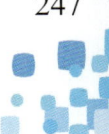

【超声诊断与鉴别诊断】

胆囊壁局限或弥漫性明显增厚，并见多发小囊状结构是胆囊腺肌增生症的重要特征，对诊断有重要提示作用，但胆囊腺肌增生症仍需与以下病变鉴别：

1. 胆囊癌　当胆囊腺肌增生症可清楚显示增厚壁内多个小囊样结构，强回声点伴彗星尾、脂餐实验（＋）时易于鉴别，否则鉴别有一定难度。利用超声造影有助于二者鉴别：胆囊癌超声造影显示胆囊弥漫性或节段性异常灌注，如增强早期先于肝实质增强，呈不均匀高增强，后期多快速消退呈低增强，胆囊腔变形，黏膜线连续性中断；另外，还可侵犯肝门部结构，造成肝内胆管扩张等；肝门部淋巴结转移性肿大等，上述征象不同于胆囊腺肌增生症。

2. 慢性胆囊炎　罗-阿氏窦显示不清的胆囊腺肌增生症可用脂餐试验与慢性胆囊炎进行鉴别，前者收缩功能亢进，后两者收缩功能减退或丧失。

3. 罗-阿氏窦内结石与胆囊附壁结石鉴别　两者声像图类似，但胆囊附壁结石一般无胆囊壁明显增厚，无壁内小囊状改变。

四、胆囊肿瘤

（一）胆囊腺瘤

胆囊腺瘤(adenoma of gallbladder)是最常见的胆囊良性肿瘤，在胆囊切除手术标本中约占4%。其组织来源为胆囊黏膜上皮，病理上分为单纯性腺瘤和乳头状腺瘤。其体积较小，一般单发，多圆形，偶见有蒂。腺瘤可有恶变倾向，无蒂者恶变率较高，直径＞10mm要警惕恶性可能。

腺瘤以女性多见，临床表现多为非特异性的厌油等消化道症状，偶有右上腹不适感，少数合并胆囊炎。

【超声表现】

1. 二维灰阶超声　多为单发，好发于颈部及底部。表现为由胆囊壁向胆囊腔内突起的圆形、乳头状或分叶状中等-高回声团，最大径一般为10～15mm，基底较宽，偶尔有蒂。后方不伴声影且不随体位改变而移动（图10-23、图10-24）。

2. 多普勒超声　胆囊腺瘤内部或蒂部可见点状血流信号，可测及低速动脉血流。

3. 超声造影　胆囊腺瘤多表现为均匀增强，晚期消退较慢或无消退，呈等增强或稍低增强。

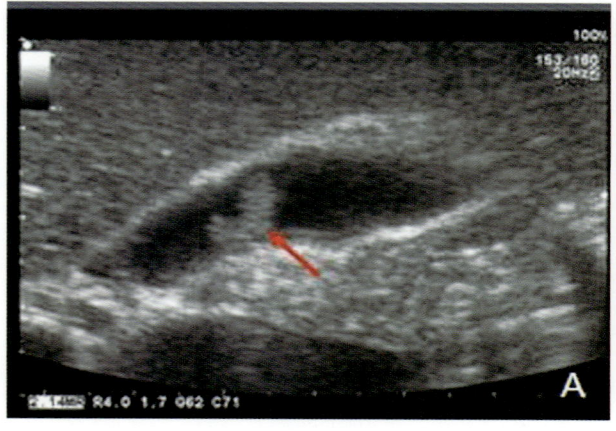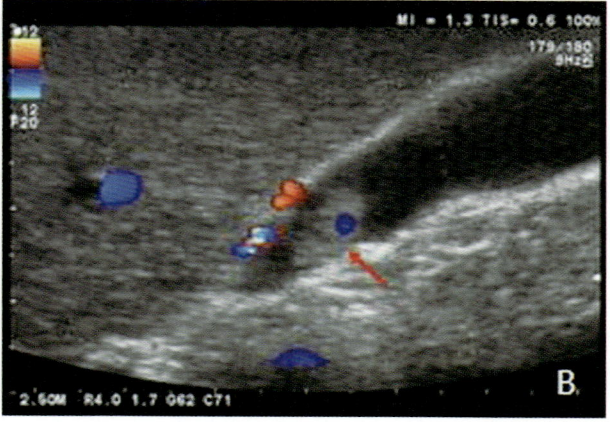

A：二维灰阶超声显示胆囊体部一乳头状中等回声，与胆囊后壁相连，基底较宽，后不伴声影(↑)；B：CDFI显示等回声团内部点状血流信号(↑)

图10-23　胆囊腺瘤

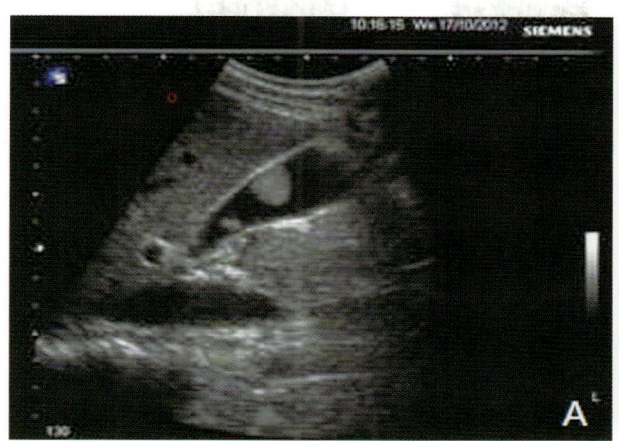
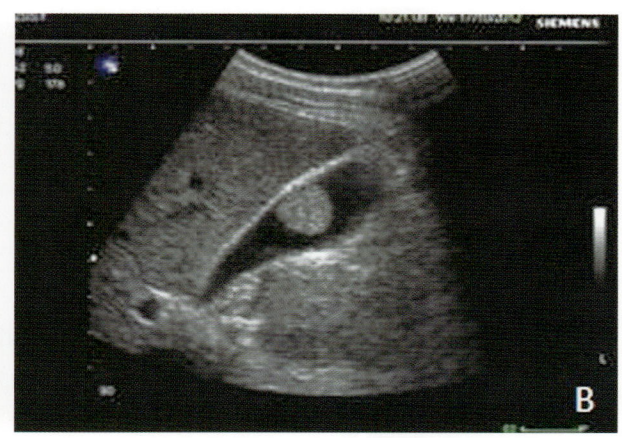
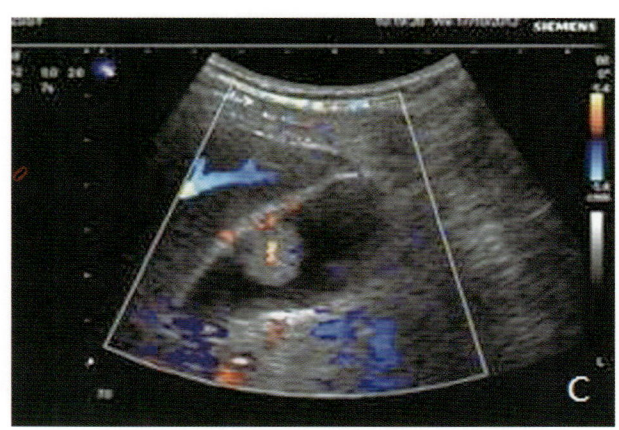

患者，女，28岁，右上腹疼痛1个月余，A、B：二维灰阶超声显示胆囊腔内两个等回声团，大小分别为14mm×14mm、11mm×10mm，形态类圆形，与胆囊壁相连，不移动，基底窄，后不伴声影，附着处胆囊壁回声连续；C：CDFI：较大等回声团内可见点条状血流信号

图10-24　胆囊腺瘤

【超声诊断与鉴别诊断】

胆囊腺瘤超声表现不具特征性，主要需与以下病变鉴别：

1. 胆囊息肉　一般＜10mm，基底较窄，有蒂，呈多发性，但较大的息肉与胆囊腺瘤难以鉴别，常需手术切除进行病理诊断。

2. 黏稠胆汁团　可表现为高回声，但可随体位改变而移动，内部无血流信号，超声造影可明确鉴别诊断。

3. 早期胆囊癌　形状可不规则，呈混合回声，但有时鉴别诊断困难，需手术病理才能鉴别。

（二）胆囊癌

原发性胆囊癌(carcinoma of gallbladder)是消化系统较常见的恶性肿瘤。其致癌因素及发病机理尚未明确，胆囊癌好发于胆囊底部，也见于颈部及体部。病理组织学上以腺癌多见，约占80%，未分化癌、鳞癌及鳞腺癌少见。大体形态可分为乳头状型、肿块型、浸润型或混合型。胆囊癌转移途径以局部浸润及淋巴转移为主，血行转移少见。局部浸润最常见为肝脏受侵（约占全部转移的60%）。淋巴转移以胆囊周围淋巴结为主。胆囊癌多有胆囊结石及胆囊炎病史，早期多无特殊临床症状，可出现右

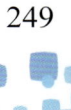

上腹疼痛、右上腹肿块、黄疸、消瘦、纳差等症状。

【超声表现】

1. 二维灰阶超声　根据胆囊癌超声表现及其生长类型，声像图可大致分为以下五型：

（1）息肉型：为胆囊癌早期表现，好发于胆囊颈部，直径一般10～25mm，呈乳头状或结节状中等-偏低回声团，基底较宽，与胆囊壁相连，不活动，后方无声影。

（2）蕈伞肿块型：为基底较宽的形似蕈伞状的肿块向胆囊腔内突出，呈低-中等回声，其表面不规整，可单发或多发，也可融合成片，伴胆囊壁局部增厚。本型肿瘤多已浸润至胆囊浆膜下层。

（3）厚壁型：胆囊壁弥漫性或局限性不规则增厚，呈低回声或混合回声，内壁不规整，胆囊腔可狭窄变形。本型肿瘤多已侵犯胆囊壁全层，有的甚至已直接浸润肝脏（图10-25）。

（4）混合型：较多见，声像图表现胆囊壁增厚，伴息肉型或蕈伞型肿块。

（5）实块型：为胆囊癌晚期表现。胆囊腔内无回声区消失，或胆囊窝区被实性肿块占据。肿瘤边缘不规整，与肝脏及周围脏器分界欠清，内部回声不均匀，大部分病例可见结石强回声团伴声影（图10-26、图10-27）。

当胆囊癌侵犯周围组织及发生转移时，还出现以下声像学表现：

（1）浸润肝实质及肝内转移灶：浸润肝实质表现为胆囊区肿块与肝实质回声分界不清。晚期肝脏内部可见多发转移灶。

（2）胆管侵犯：癌肿可侵犯肝总管引起胆管梗阻，致使肝内胆管普遍扩张。

（3）淋巴结转移：胆囊旁、肝门部、胰头周围及腹主动脉旁可见多发低回声结节。胰腺周围淋巴结可融合导致胆总管梗阻扩张，声像图类似胰腺癌，故胆总管梗阻时除了注意胆管、胰腺、十二指肠病变外，也要注意胆囊情况。

2. 多普勒超声　早期肿瘤内部可见点状血流信号；中晚期肿瘤内可见较丰富血流信号，可探及高速低阻动脉频谱。

3. 超声造影　胆囊癌超声造影表现为动脉期肿块较周围肝组织提早增强，增强水平相等或稍高，呈均匀或不均匀增强。造影后期消退较快，呈低增强，与正常胆囊壁分界不清。病灶侵犯肝脏时，受侵犯肝组织于动脉期呈不均匀高增强，门静脉及延迟期与正常肝实质相比呈低增强，故造影较普通超声能更准确显示肝脏受侵犯的范围。

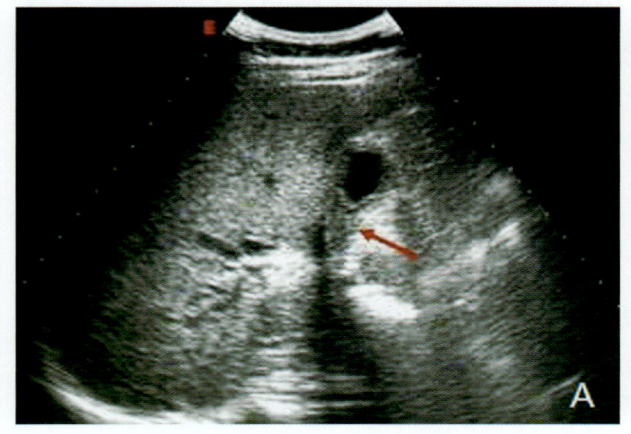
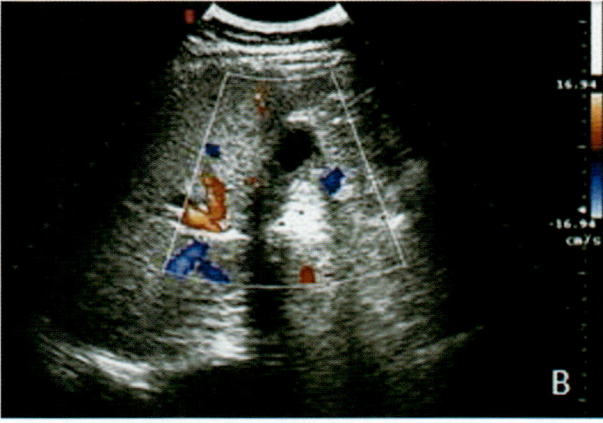

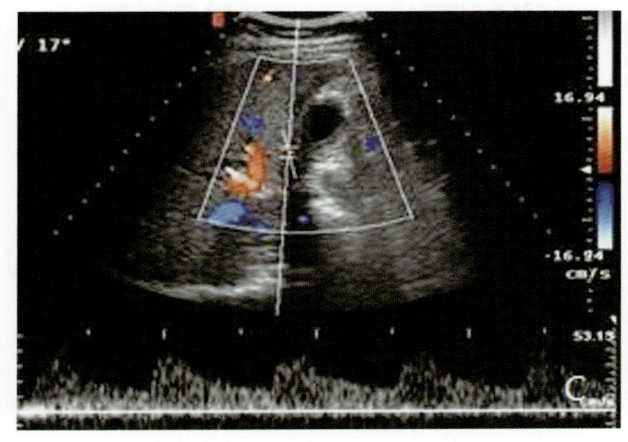

A：二维灰阶超声显示胆囊壁不规则增厚，以体部及颈部明显，呈低回声，内壁不规整(↑)，肝内胆管轻度扩张；B：CDFI显示增厚的胆囊壁内可见条状穿入血流信号；C：PW显示内可探及动脉频谱

图10-25 胆囊癌（厚壁型）

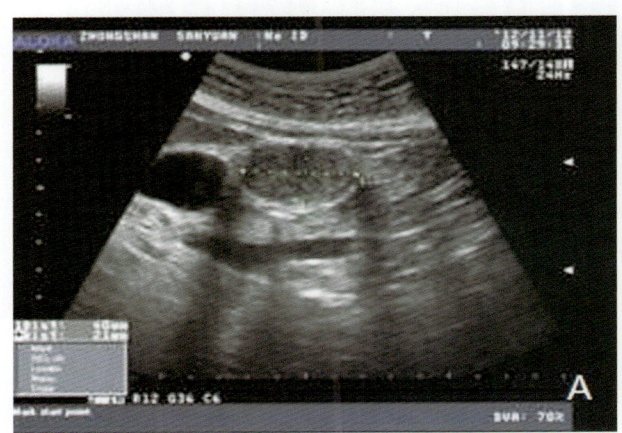

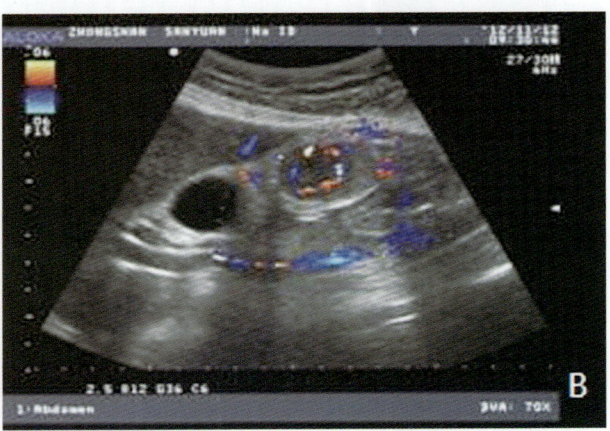

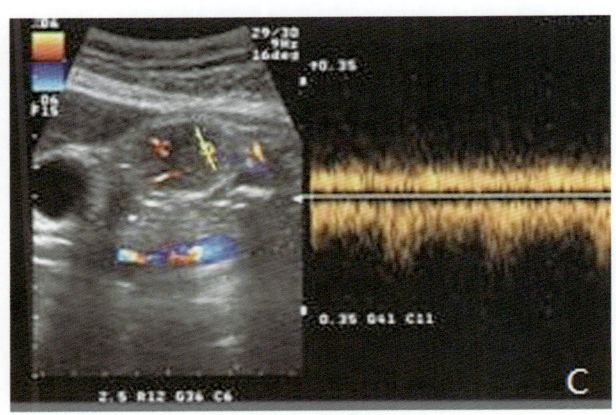

患者，女，51岁，反复右上腹疼痛伴呕吐3个月余。A：二维灰阶超声显示胆囊底部见一个类椭圆形低回声团，范围约41mm×29mm，边界清楚，局部胆囊壁回声中断，内部回声欠均匀，与肝脏实质分界尚清晰；B：CDFI：内部可见丰富迂曲血流信号；C：可探及动脉、静脉血流频谱

图10-26 胆囊癌（实块型）

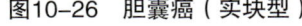

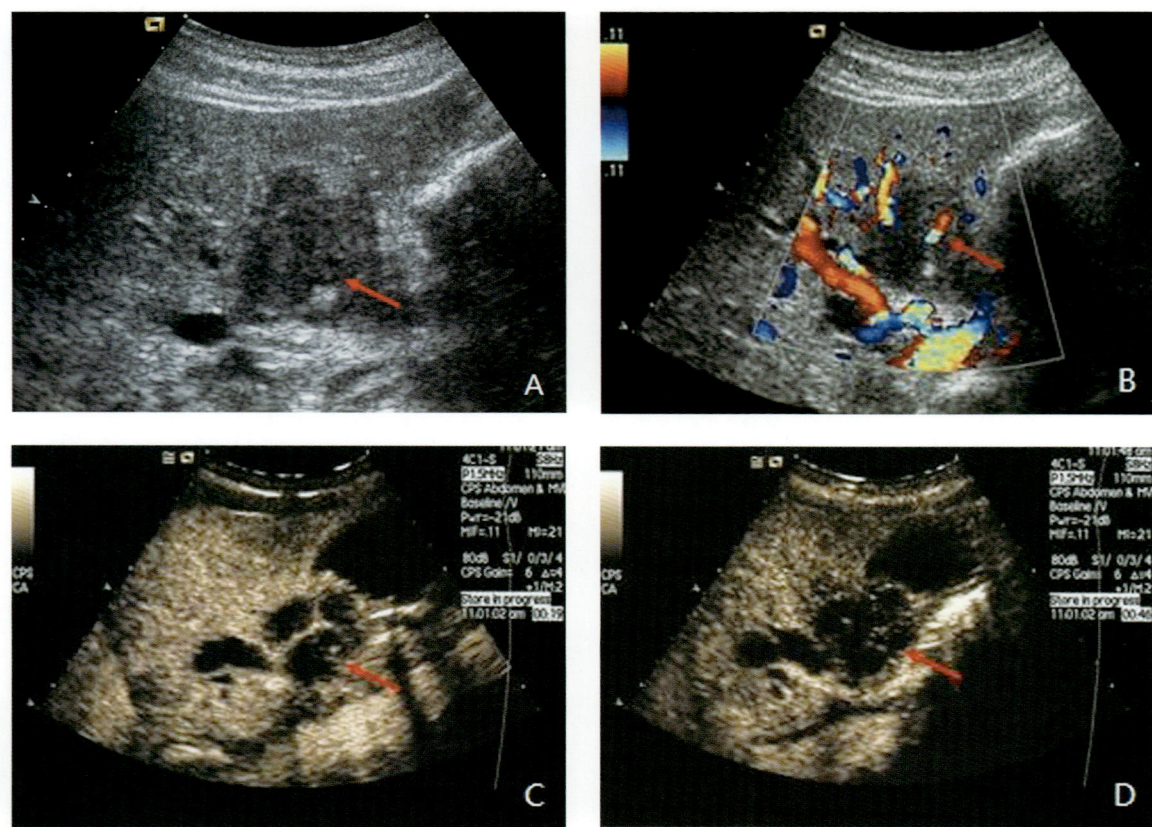

A：二维灰阶超声显示胆囊窝不规则形低回声团，边界欠清，边缘欠规整，内部回声不均匀(↑)；B：CDFI显示低回声团内部条状穿入血流信号(↑)；C：超声造影显示动脉期病灶周边呈高增强，内部呈低增强，并可见条索状分隔高增强(↑)；D：门静脉期及延迟期呈低增强 (↑)

图10-27 胆囊癌（实块型）

【超声诊断与鉴别诊断】

胆囊腔内直径＞20mm的息肉或肿块、胆囊壁局部明显增厚，或弥漫性不均匀增厚，内部血流信号较丰富，均应考虑胆囊癌可能。但小息肉型肿块（直径＜20mm）、厚壁型及实块型胆囊癌还需与以下病变鉴别。

1. 息肉型胆囊癌应与胆囊息肉、胆囊腺瘤相鉴别（表10-1）。

表10-1 息肉型胆囊癌与胆囊息肉、胆囊腺瘤的鉴别

鉴别项目	息肉型胆囊癌	胆囊息肉	胆囊腺瘤
好发部位	颈部、底部	各个部位	颈部、底部
大小	常＞20mm	＜10mm	10～15mm
数目	单发	常多发	单或多发
形态	乳头状或结节状	乳头状或球形	圆形、乳头状或分叶状
局部囊壁	增厚或正常	正常	正常
回声强度	低或中等回声，不均匀	中等或高回声	中等或高回声
基底	宽	窄，有蒂	较宽，部分有蒂
后方声影	无	无	无
移动性	无	无	无
内部血流	丰富，高速低阻动脉	无或点状	点状
超声造影	早期快速不均匀高增强，晚期消退较快，多呈低增强	均匀增强，消退较慢或不消退，等增强	增强均匀，消退较慢或不消退，晚期多呈等增强

2. 厚壁型胆囊癌应与慢性胆囊炎及胆囊腺肌增生症相鉴别。慢性胆囊炎胆囊壁增厚多较均匀，回声相对较高，内壁较规则；胆囊腺肌增生症在增厚的胆囊壁内可见小暗区。但有时单凭二维声像改变较难鉴别，有条件建议行超声造影检查，文献报道胆囊良恶性病变在增强早期回声分布无统计学差异，而增强后期则表现出显著性差异，即胆囊良性病变消退慢，而恶性病变消退快，且多呈低增强；如果以增强后期病灶呈低增强作为诊断恶性病变的指标，将始终无增强或增强后期呈等-高增强作为良性病变的诊断指标，则超声造影诊断胆囊恶性病变的敏感性、特异性及准确性分别达95.7%、84.0%、87.7%，表明超声造影在鉴别胆囊病变的良恶性方面具有重要价值；另外，如发现胆管扩张、肝门部及腹膜后淋巴结增大等肿瘤侵犯及转移征象，则更有利于鉴别诊断。

3. 实块型胆囊癌应与黏稠胆汁团、泥沙样结石、脓液或血凝块、肝脏或结肠肿块相鉴别。胆囊充满黏稠胆汁团、泥沙样结石、脓液或血凝块时，胆囊轮廓仍清楚，胆囊壁连续性好，胆囊内异常回声团与胆囊壁分界清楚，且可随体位改变稍有移动，CDFI无血流信号，超声造影无造影剂灌注。实块型胆囊癌仍可显示肝主裂由门脉右支根部指向胆囊颈部的强回声线，部分可见内部结石声像，胆囊腔完全消失，超声造影多有恶性病变的增强表现。而靠近胆囊旁的肝脏肿瘤多可见受压移位的胆囊；结肠肿块内往往内部可见气体回声。

五、胆囊先天性异常

先天性胆囊异常种类较多，一般无明显临床症状，多数为超声体检偶然发现。胆囊异先天性常主要分为：①数目异常：双胆囊、多胆囊、胆囊缺如等；②形态异常：皱褶胆囊、双房胆囊、胆囊憩室等；③位置异常：左位胆囊、肝内胆囊、游离胆囊等。胆囊先天性异常一般无症状，有时可发生胆汁淤积、胆囊炎症及结石。

【超声表现】

1. 皱褶胆囊　最常见，为胆囊先天性变异。表现为胆囊体尾部和（或）颈体部之间可见高回声皱襞，将胆囊分为彼此相通的两个或多个腔，一般不影响胆囊正常功能。

2. 胆囊异位　以左位胆囊多见，即胆囊位于左肝外叶下面；其次可异位于肝脏内、右肝叶上方与横膈之间、右肝叶后方。胆囊还可因系膜较长位于肝脏下面，甚至盆腔，称游离胆囊。其他少见的异常部位包括：右肾后方后腹膜腔，右肝叶外侧部，镰状韧带内，前腹壁，小网膜腔等。

3. 双胆囊及多房胆囊　少见。双胆囊表现为肝下有两个互相独立且完整的胆囊，一般有各自的胆囊管。如两个完整的囊腔由同一胆囊管引流称为双房胆囊。超声检查很难鉴别双胆囊与双房胆囊。

4. 胆囊憩室　极少见。可发生于胆囊任何部位。通常为单发，大小可达1cm。表现为胆囊壁局部向外突起，形成小圆形囊腔，憩室内一般有小结石。

5. 胆囊缺如　或称胆囊发育不全，极少见。多体位、多方位扫查均未见胆囊声像，排除其他因素，如异位胆囊、手术切除等，可考虑胆囊缺如。

6. 多分隔胆囊　罕见，表现为胆囊内可见多条薄的膈膜，大部分横贯整个胆囊腔，胆囊腔可呈蜂窝状改变。

【鉴别诊断】

1. 胆囊憩室与局限型胆囊腺肌增生症相鉴别　胆囊憩室一般为单发，囊内可见小结石，胆囊壁无

增厚；而胆囊腺肌增生症在增厚胆囊壁内可见多个液性小暗区。

2. 多分隔胆囊与坏疽性胆囊炎相鉴别 结合病史应该不难鉴别。

六、Mirizzi 综合征

胆囊颈部或胆囊管结石嵌顿，导致肝总管受压梗阻，称为Mirizzi 综合征（Mirizzi syndrome）。当胆囊管和肝总管平行走行时容易发生本病。嵌顿的结石引起胆囊管炎症水肿、坏死，最终可导致胆囊–胆管瘘，同时可并发急性胆囊炎、胆管炎甚至胰腺炎。

临床上常见症状为上腹部疼痛，不同程度的黄疸及发热。一旦出现胆囊–胆管瘘，则需要行外科手术修补瘘管。

【超声表现】

胆囊颈部或胆囊管可见强回声团伴声影。胆囊可增大，也可因反复炎症而萎缩，胆囊壁增厚。肝内胆管及肝总管扩张，胆总管中下段管径正常。

【超声诊断与鉴别诊断】

胆囊颈部或胆囊管结石，伴肝内胆管及肝总管扩张时，应考虑Mirizzi 综合征可能。结石后方声影不明显时，仍需要与其他导致胆囊增大或缩小的疾病进行鉴别，如胆囊管癌、肝门部胆管癌等。

第四节　胆 管 疾 病

一、胆管结石

（一）肝内胆管结石

肝内胆管结石（hepatolithiasis）是指发生于左、右肝管汇合部以上的胆管结石。可发生在任何一个肝段，以左肝外叶常见。其发病原因与胆管感染、胆管寄生虫病及胆汁排泌停滞有关，其成分多为以胆色素为主的混合性结石，质软易碎，也可为胆固醇结石。肝内胆管结石可出现梗阻远端的胆管扩张。结石时间较长者，可致慢性胆管炎，胆管壁增厚，管腔狭窄。肝内胆管结石一般无临床症状，合并感染时可以出现上腹部不适、发热、恶性呕吐等相关症状。

【超声表现】

1. 二维灰阶超声

（1）直接征象：肝内沿胆管走行分布的强回声团，后方伴声影（图10-28）。散在分布者呈圆形、椭圆形、斑点状或不规则形，大小不等；聚集分布者可呈条索状、串珠状、管状（图10-29），甚至充满多个肝段或肝叶胆管，呈树枝状。当伴有胆汁淤积时，强回声团周围可见液性暗区，胆管壁显示清楚。<5mm的小结石或以胆色素为主的结石无声影，与胆管壁回声类似，易漏诊。胆管泥沙样结石，有时回声不高，声影不明显，声像图类似软组织肿物，容易误诊为胆管肿物（图10-30）。

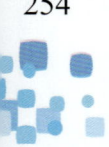

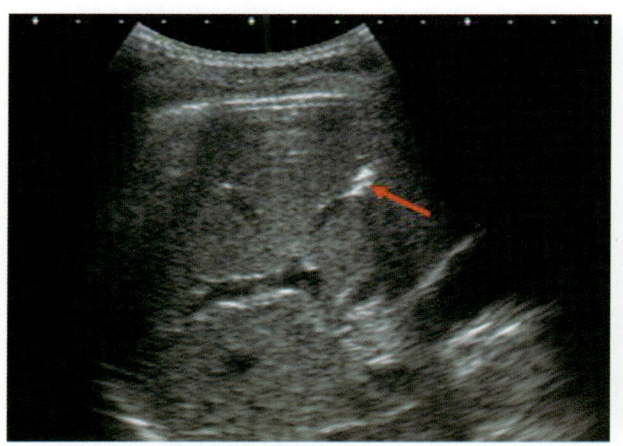

右肝内沿胆管走行区见一强回声团(↑)，后伴声影，远端胆管未见明显扩张

图10-28　肝内胆管结石

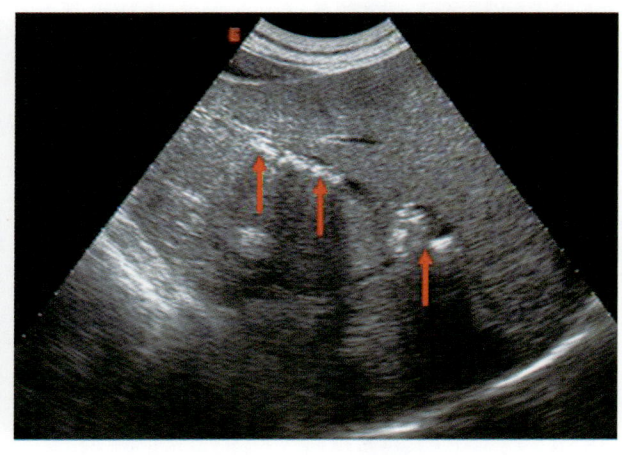

右肝内沿胆管走行区见多个强回声团(↑)，呈条索状排列，后伴声影，远端胆管轻度扩张

图10-29　肝内胆管多发结石

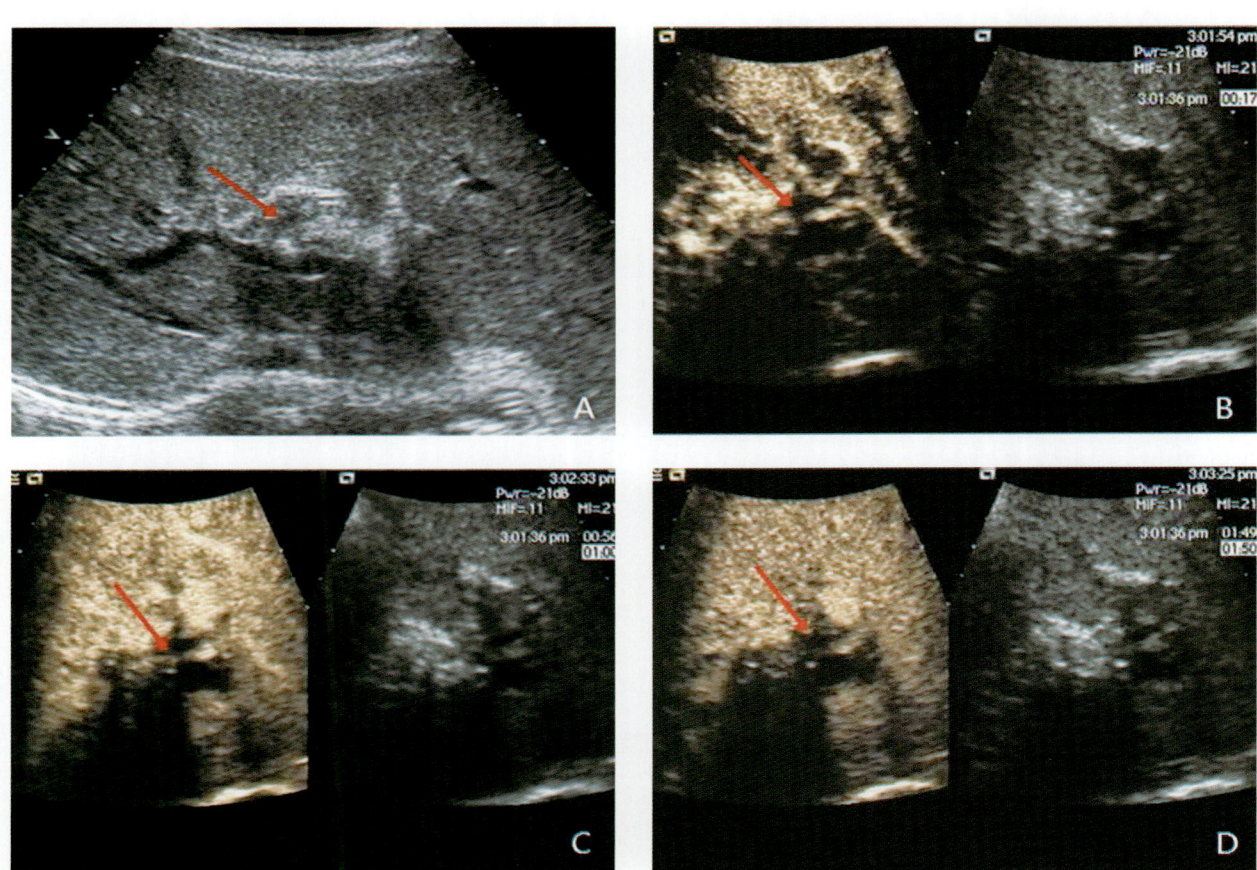

患者，男，57岁，肝移植术后2年，ERCP术后7个月余。A：肝内胆管轻度扩张，肝门部胆管腔内见不规则形低回声团(↑)，与胆管壁分界尚清；B、C、D：低回声团(↑)早期及晚期均未见明显增强

图10-30　肝门部胆管泥沙样结石

（2）伴随征象：部分结石梗阻远端胆管扩张，与伴行门静脉分支呈"平行管征"，或呈囊状或树枝状扩张。当肝内胆管结石合并反复发作的胆管炎时，可见小脓肿形成，肝实质回声增粗，分布欠均匀。多发结石部分累及叶、段胆管梗阻严重时，可出现受累肝段或肝叶萎缩，余肝叶可代偿增大，肝脏形态失常。

255

2. 多普勒超声　结石及扩张的胆管内无血流信号。CDFI可区别扩张的胆管与血管。

3. 超声造影　表现典型的胆管结石无需超声造影。但对于不典型的容易与胆管肿物混淆的泥沙样结石，超声造影可极大提高超声诊断能力，表现为低或等回声的泥沙样结石始终无增强。

【超声诊断与鉴别诊断】

超声诊断肝内胆管结石的敏感性及特异性可达90%以上。随着组织谐波、复合成像等技术的应用，可提高肝内胆管小结石的显示率。但对于不典型结石，需与以下病变鉴别。

1. 正常的肝圆韧带　横切时表现为肝左叶内强回声团，后方可伴声影，但纵切时显示为门静脉左支矢状部向前下方延伸至腹壁的强回声带，容易鉴别（图10-31）。

2. 肝内钙化灶　多为单发，可以表现为强回声团后伴声影。主要根据其发生部位及有无合并胆管扩张与肝内胆管结石鉴别。钙化灶常见于肝周边区域或肝静脉旁，不与门静脉伴行，不伴胆管扩张。但发生于胆管壁或其周围肝实质的钙化灶则较难与肝内胆管结石鉴别（图10-32，图10-33）。

3. 肝内纤维化疤痕　多有感染或肝穿病史，强回声团伴声影，但不伴有胆管扩张，不在肝内胆管走行区域。

4. 肝内胆管积气　多见于胆管手术后，表现为带状强回声沿肝内胆管走行，多位于胆管前壁，后方可伴"彗星尾征"，改变体位或加压探头，强回声可移动变形。肝内胆管可轻度扩张或不扩张（图10-34，图10-35）。

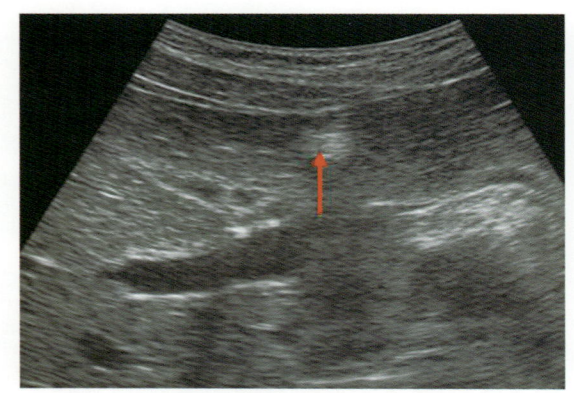

剑突下横切，肝圆韧带呈圆形高回声结构（↑）

图10-31　肝圆韧带

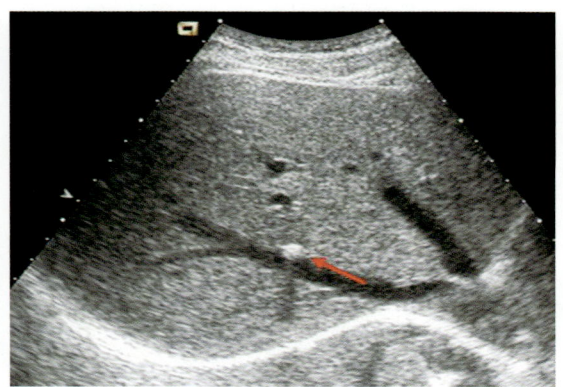

肝实质内肝静脉旁强回声团伴声影(↑)，不与门静脉伴行，周围胆管不扩张

图10-32　肝内钙化灶

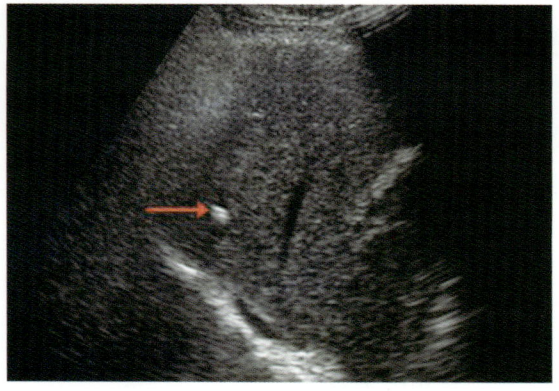

患者，女，62岁，体检发现肝内钙化斑。肝实质内肝内静脉旁见强回声团(↑)，后伴声影，不与门静脉伴行，周围胆管不扩张

图10-33　肝内钙化斑

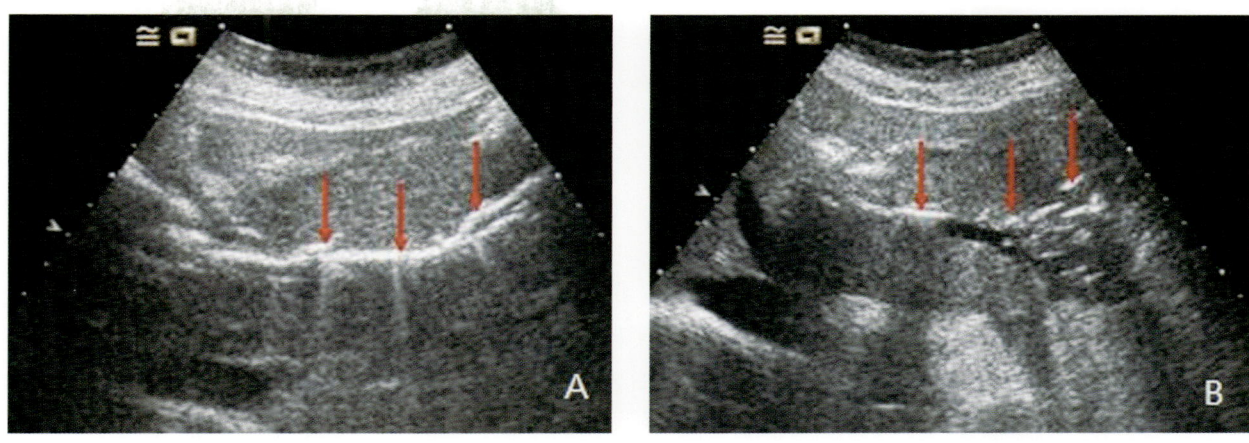

患者，女，60岁，胆总管切开取石术后1个月。A：左肝沿肝内胆管走行的条带状强回声气体影，后方伴"彗星尾征"（↑）；B：改变体位后强回声形态改变（↑）

图10-34　肝内胆管积气

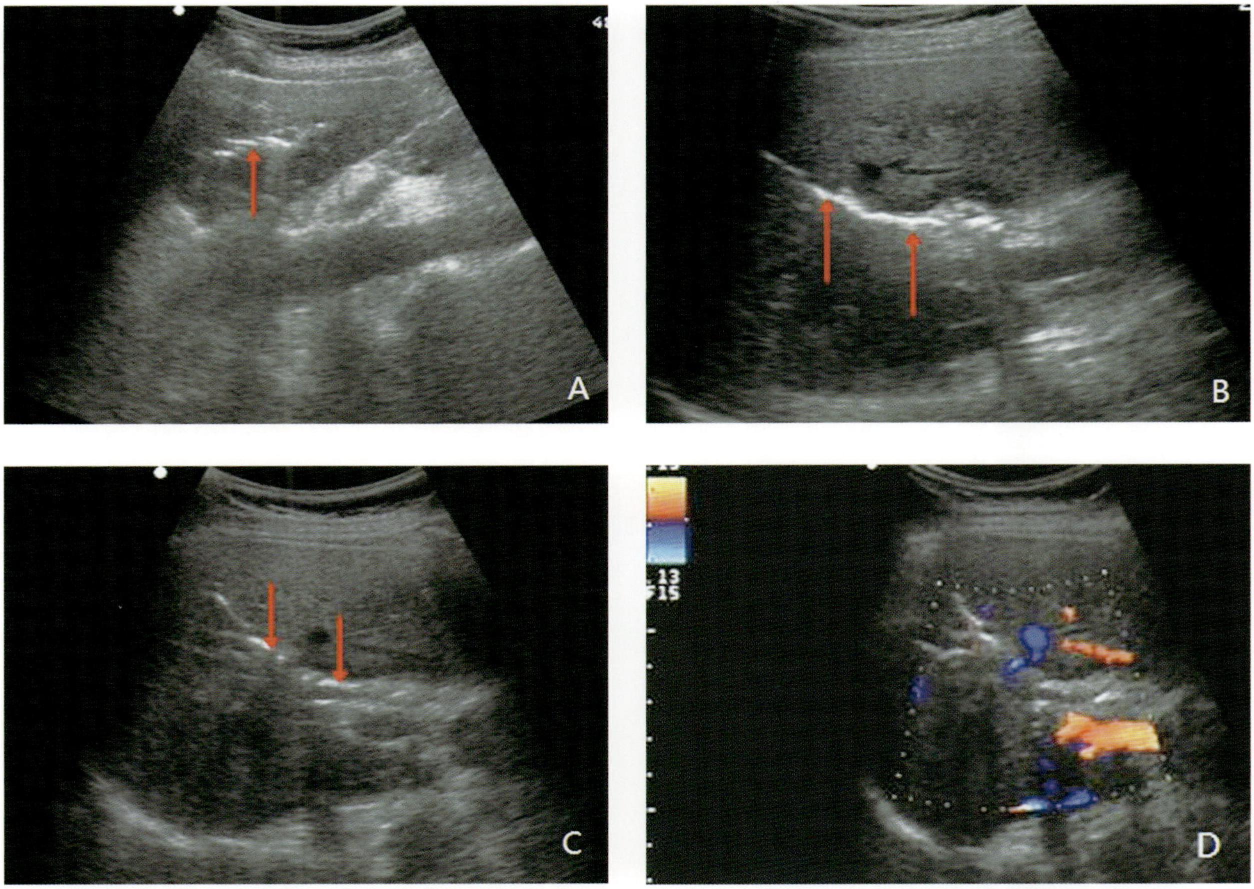

患者，女，56岁，胆囊切除术后1个月余，上腹部隐痛半个月。A、B：肝内沿肝内胆管走行的条状强回声（↑），后方伴多重反射；C：动态观察强回声形态可变（↑），呈斑点状、条索状；D：多普勒超声显示强回声内未见血流信号

图10-35　肝内胆管积气

（二）肝外胆管结石

肝外胆管结石（choledocholithiasis）是指肝总管和胆总管内的结石。可原发于胆外胆管，也可继发于肝内胆管或胆囊结石，以继发性结石多见。发病原因常与可引起胆管狭窄或扩张并导致胆汁淤积的

257

疾病相关。肝外胆管结石一般见于中老年，多有慢性胆系感染、肝内胆管结石或胆囊结石病史。临床症状与梗阻部位、程度和感染的轻重有关。急性发作时可出现腹痛、寒战高热及黄疸。慢性阶段可无明显症状，或有上腹部不适、轻度黄疸等。

【超声表现】

1. 二维灰阶超声

（1）典型表现：肝外胆管不同程度扩张，与门静脉呈"平行管征"，管腔内可见一个或多个形态稳定的强回声团，在两个相互垂直的切面中均可明确显示。光团与胆管壁分界清楚，后方伴声影（图10-36至图10-38），部分周围可见少量液性暗区环绕。小结石可以随体位改变而移动。肝内胆管也可轻度扩张，部分伴胆囊增大。胆管壁可增厚，回声增强。

（2）不典型表现：扩张的肝外胆管内可见中等或较弱回声团，边界欠清楚，与胆管壁分界欠清楚，后方声影不明显（图10-39）。小结石表现为类似"多重反射"的短线状或弧形的明亮回声，后方不伴明显声影。

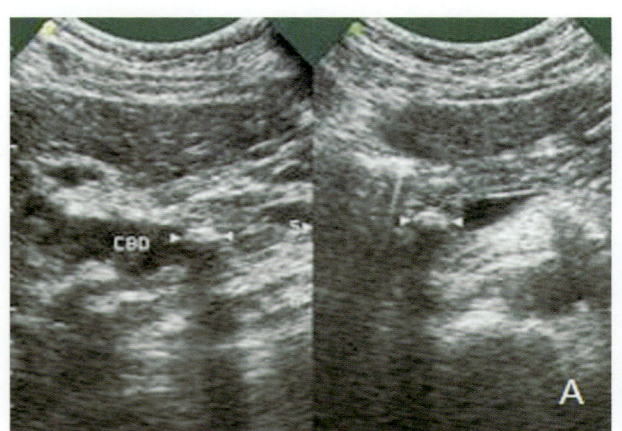
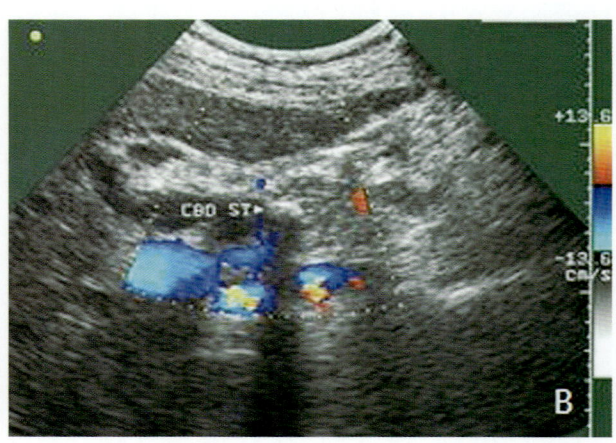

A：二维灰阶超声显示胆总管轻度扩张，胆总管(CBD)下段腔内一个强回声团(ST)，后伴声影，光团与管壁分界尚清(左右半图分别为长轴及短轴切面)；B：CDFI显示扩张的胆管及结石内均无血流信号

图10-36 胆总管结石

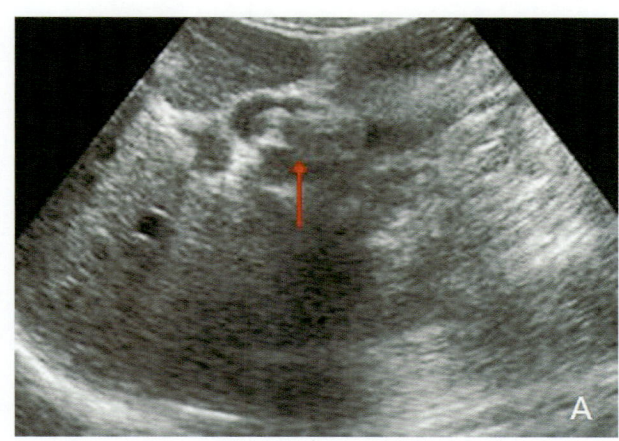
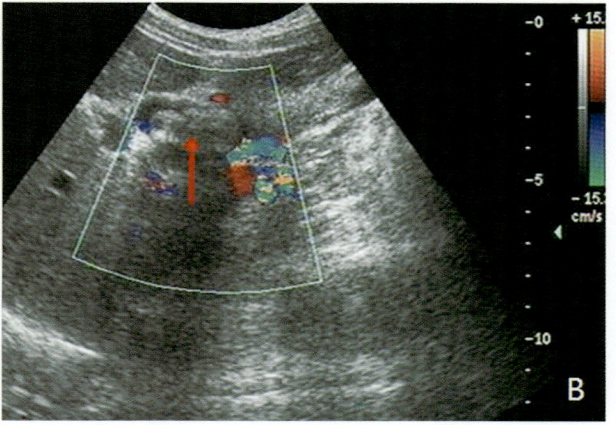

患者，男，48岁，上腹剧烈腹痛伴发热1天。A：胆总管扩张，管腔内中段见一个稍高回声团（↑），后伴淡声影，稍高回声团与管壁分界尚清；B：多普勒超声显示扩张的胆管及结石内均无血流信号

图10-37 胆总管结石

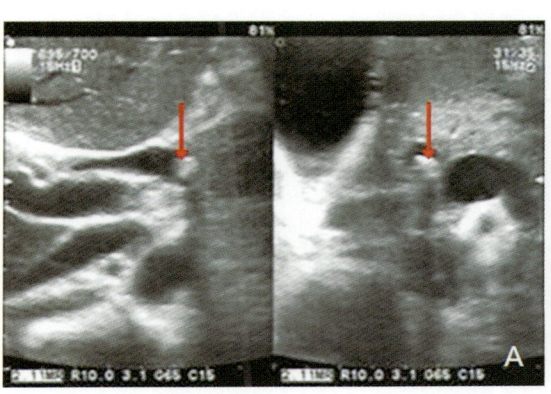
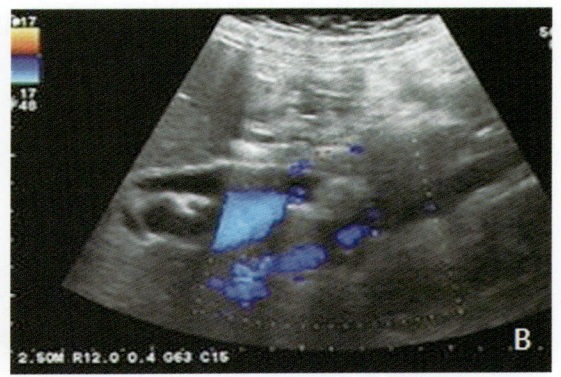

　　患者，男，35岁，反复上腹痛半月余，加重1天。A：胆总管扩张，近胰腺段腔内见一个稍高回声团（↑），后伴声影，稍高回声团与管壁分界尚清；B：多普勒超声显示扩张的胆管及结石内均无血流信号

图10-38　胆总管结石

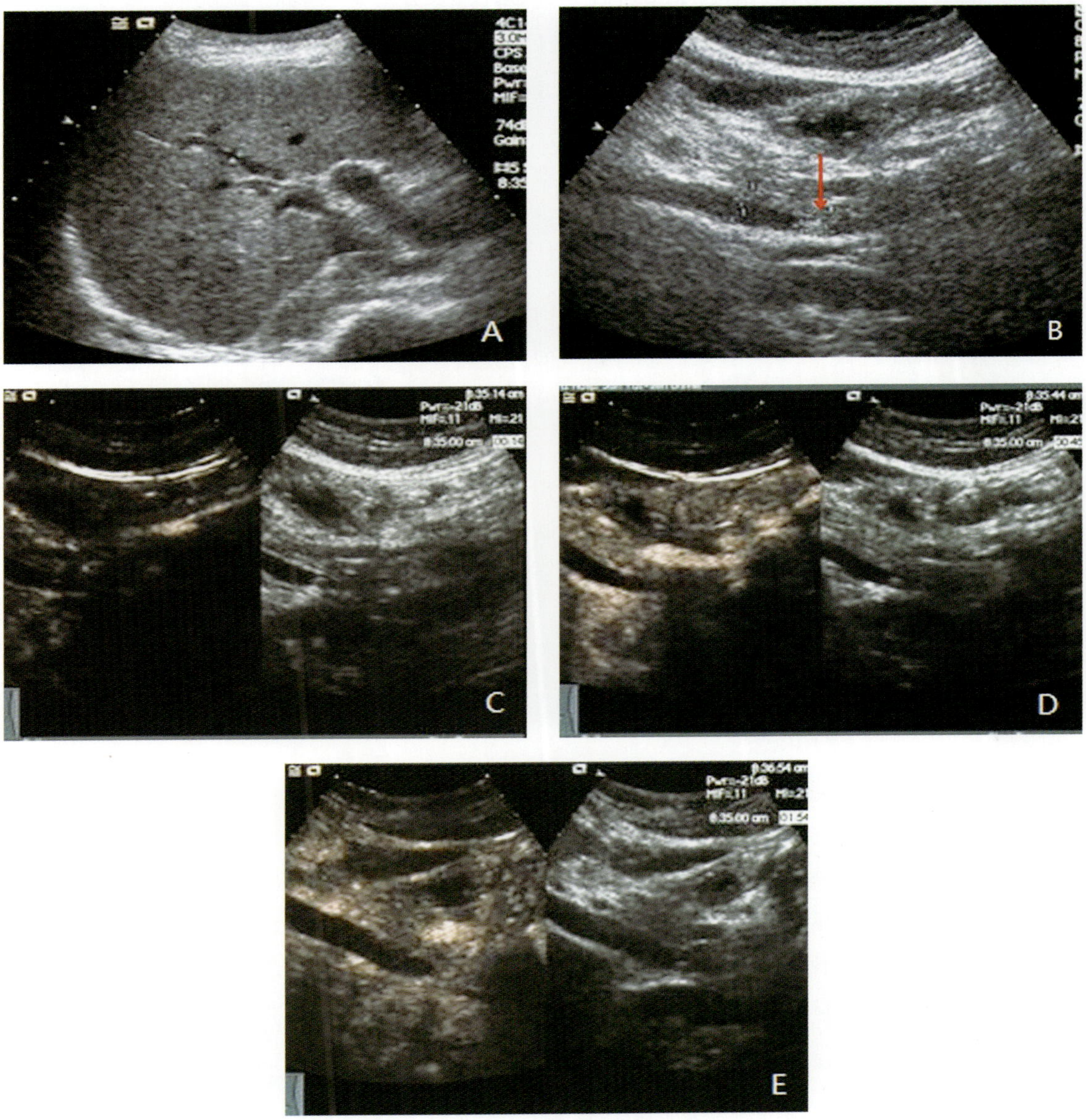

　　患者，女，34岁，上腹部突发性疼痛半天。A、B：肝内外胆管扩张，胆总管下段腔内见一个椭圆形高回声团(↑)，与胆管壁分界尚清，后方不伴声影；C、D、E：胆总管下段腔内高回声团早期及晚期均未见明显增强

图10-39　胆总管泥沙样结石

259

2. 多普勒超声　扩张的胆管及结石均无血流信号。利用CDFI显示门静脉及下腔静脉，据此来寻找和辨认与其伴行的肝外胆管及其内的结石。

3. 超声造影　典型肝外胆管结石不需做超声造影。但对于不典型结石，需与肿瘤鉴别时，超声造影则有助于明确鉴别诊断。胆管肿瘤有血流灌注，而胆管结石则无血流灌注。

【超声诊断与鉴别诊断】

典型肝外胆管结石超声诊断较准确，但其检出率受较多因素影响，肝外胆管上段结石较容易显示，而下段结石因胃肠气体遮挡、位置较深、肥胖等因素，检出率相对较低。实际操作中，注意运用以下方法有助于提高结石的检出率。

1. 加压探查　胆总管扫查易受胃肠气体的影响，加压探头可减少胃肠气体，使目标与探头间距离缩短，减少声波衰减。

2. 改变体位　可采用多种体位，如仰卧位、左侧卧位、站立位，甚至胸膝位来减少气体的干扰；同时通过改变脏器的位置，寻找合适的声窗。小的结石有可能通过改变体位而得到显示。

3. 寻找声窗　增大的胆囊、肝脏以及胰腺均是显示肝外胆管的良好声窗。必要时可以用饮水法充盈胃及十二指肠，形成透声窗。

4. 仔细探查　探查胆总管下段时，先显示胰腺长轴，在胰头背外侧寻找胆总管下段横断面，然后从扩张的上段开始连续横断扫查，重点注意梗阻端，并对胆总管下段沿长轴、短轴分别作顺时针和逆时针仔细扫查。

5. 机器调节及患者准备　根据患者胖瘦选择合适的频率，适当降低增益，将仪器调节至最佳状态。可使用组织谐波，减少伪像干扰。患者检查前应按要求做好准备。对于胆管扩张不明显者，可嘱患者进食脂餐，使胆管扩张更明显，易于观察结石。

不典型结石需与以下病变鉴别：

1. 胆总管肿瘤　胆总管内结石为稍高或低回声团不伴声影时，应注意与肿瘤相鉴别。肿瘤与胆管壁分界欠清，不伴声影，部分内部可见点、条状血流信号。恶性肿瘤肝内胆管扩张较明显，末梢胆管亦扩张；而结石内部无血流信号，肝内末梢胆管扩张不明显。另外，要结合患者临床症状，胆管癌一般为无痛性黄疸，并进行性加重；而肝外胆管结石多伴有疼痛、发热。

2. 胆总管积气　胆总管积气呈条索状强回声，伴有多重反射，变换体位，其位置及声像亦有变化。

3. 先天性胆总管囊状扩张症　此病也可合并结石，但结石一般不充满管腔，且胆总管扩张程度与结石数目不成比例。

【临床意义】

超声检查可明确胆管有无扩张或梗阻，判断肝外胆管有无结石，及其部位、大小、数目。但超声诊断肝外胆管结石有一定的假阳性及假阴性。与胆管靠近的胆囊颈管结石，肝门部淋巴结钙化灶，胆总管狭窄、管壁增厚纤维化等均可误诊为胆管结石。此外，胆管内凝血块、蛔虫尸体碎片、脓性胆汁等也有显示为高或低回声团类似"泥沙样结石"。对于胆总管下段结石，特别是小结石或靠近壶腹部的结石容易漏诊，高度怀疑时可行ERCP检查明确诊断。

二、急性梗阻性化脓性胆管炎

急性梗阻性化脓性胆管炎(acute obstructive suppurative cholangitis)是肝胆外科常见的重症疾病之一，主要由胆管机械性梗阻所致的继发性细菌感染引起。梗阻原因多为胆管结石，其次是胆管蛔虫及胆管狭窄，肿瘤所引起的急性胆管炎较少。部分胆肠吻合术后的患者也可因逆行感染而发生急性化脓性胆管炎。其主要病理改变是：胆管壁充血、水肿、增厚，管腔内可见脓液及坏死组织；肝脏充血肿大，少数可形成胆源性肝脓肿；细菌进入血液循环可导致败血症、多器官功能衰竭等。

患者一般有胆管结石病史，主要临床表现为右上腹疼痛、寒战高热、黄疸。严重者可出现低血压、休克、精神症状等。

【超声表现】

1. 扩张胆管腔内可见典型强回声团伴声影，或可见蛔虫声像。也可见点状或斑片状弱回声，边界欠清，后方声影不明显，为脓液及坏死组织所形成。

2. 胆管壁增厚、毛糙、回声增强，管壁中间可见低回声带，呈"双边征"。

3. 部分患者伴有胆囊增大，腔内可见胆泥回声。

4. 合并胆源性肝脓肿时，肝脏弥漫性增大，肝内可见散在类圆形低回声区，边缘不规整，内部回声不均匀，可见小暗区（图10-40）。

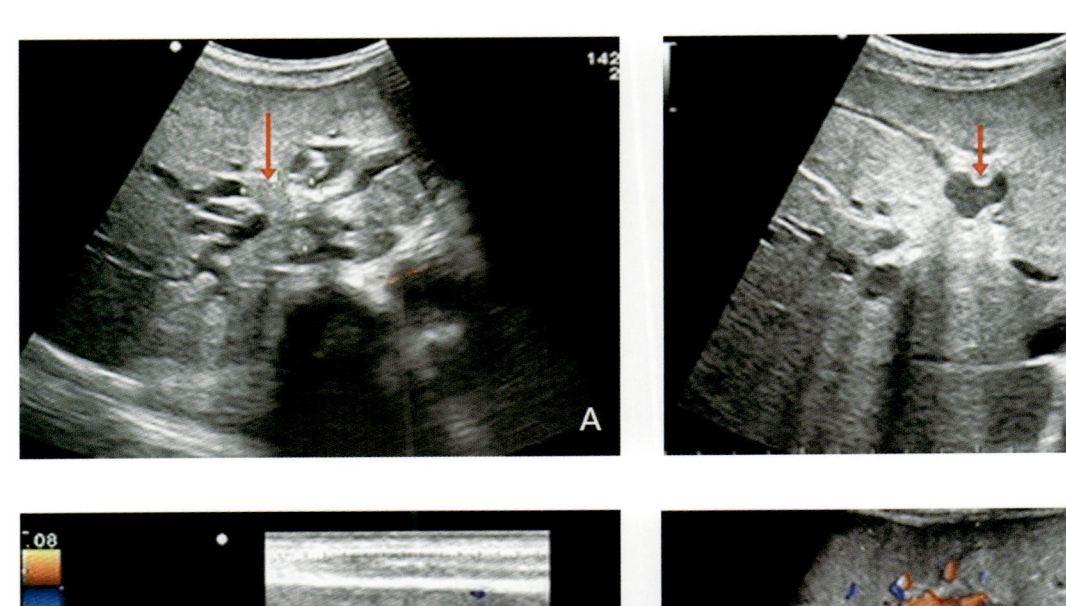

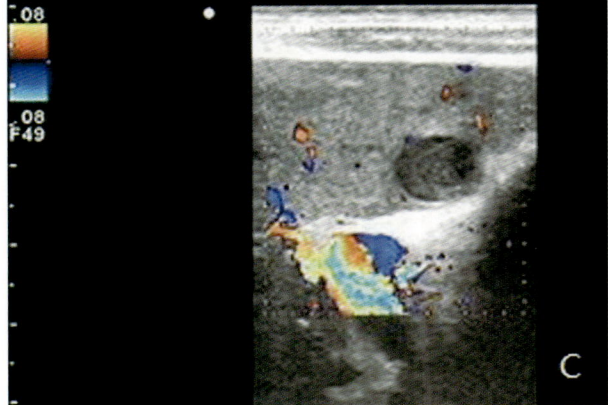
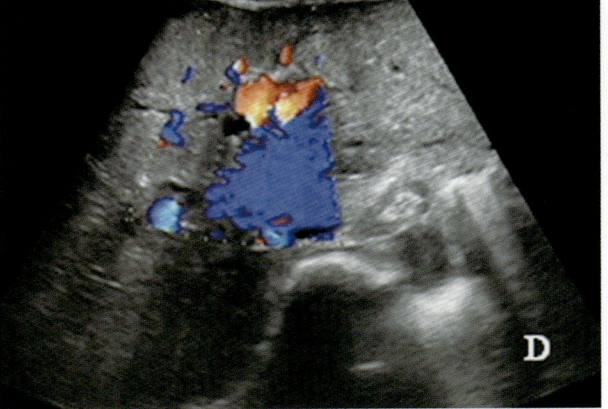

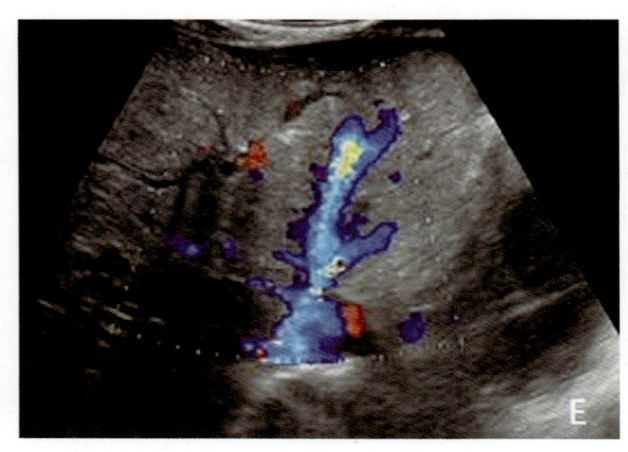

患者，男，57岁，肝门部胆管癌行 PTCD术后1个月，寒战、高热、腹痛1天。A：肝内胆管中度扩张，肝门部胆管癌呈一不规则形等回声团（↑），边缘不规整，肿块沿胆管分布，与管壁分界不清，与周围肝实质分界不清，内部回声欠均匀，后不伴声影；B：肝内扩张胆管局部呈囊样扩张，内可见细弱回声点（↑）；C：肝内包膜下见类圆形囊实性病灶，以囊性为主，囊壁厚，内壁光滑，其内呈细密回声。多普勒超声显示其内部未见血流信号；D、E：经抗炎治疗后4个月复查，原肝内囊实性病灶消失

图10-40　肝门部胆管癌、肝内胆管化脓性胆管炎并肝内脓肿形成

【超声诊断与鉴别诊断】

除声像所见外，急性梗阻性化脓性胆管炎诊断主要应结合临床。尚需与以下病变鉴别：

1. 胆管出血　一般有外伤或介入手术史，结合临床一般不难鉴别。

2. 胃肠道气体干扰形成的伪像　改变体位扫查，清楚显示胆管结构，有助于鉴别。

【临床意义】

超声可以观察胆管扩张程度、胆管内透声情况及肝内有无小脓肿形成，有助于提示化脓性胆管炎，为临床治疗提供重要信息。

三、肝外胆管癌

肝外胆管癌(extrahepatic cholangiocarcinoma)是指起源于左右肝管汇合部以下胆管上皮的癌肿，依具体部位可分为：①上段胆管癌，位于左、右肝管一级分支及其汇合部、胆囊管与肝总管汇合处及以上的肝总管，又称为近端胆管癌或肝门部胆管癌，约60%肝外胆管癌发生于此部位。②中下段胆管癌，位于胆囊管与肝总管汇合部至胆总管下段的胆管癌。③弥漫型胆管癌，病灶范围累及上述所有胆管。

胆管癌以腺癌多见，未分化癌及鳞癌少见。病理大体分为4型：①硬化型：肿瘤沿管壁、管腔内外浸润而形成纤维性硬块，多见于肝门部胆管癌。②结节型：肿瘤呈结节状突向胆管腔，一般较小，常见于上段及中段胆管癌。③乳头型：肿瘤呈乳头状向胆管腔内生长，可有多个病灶，易导致胆管不完全梗阻，常见于下段胆管癌。④浸润型：肿瘤浸润胆管壁，使其弥漫性增厚，管腔狭窄。

胆管癌早期无特征性症状，临床上多以进行性加重的无痛性黄疸就诊，可伴腹胀、纳差、皮肤瘙痒、消瘦等症状。

【超声表现】

1. 二维灰阶超声

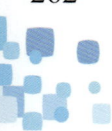

（1）直接征象

①胆管内肿块：扩张的胆管远端管腔内可见乳头状或团块状中等–高回声团，较大时可呈较低回声，形态欠规整，与胆管壁分界不清，后方不伴声影（图10-41至图10-43）。其病理类型多为乳头型或结节型。

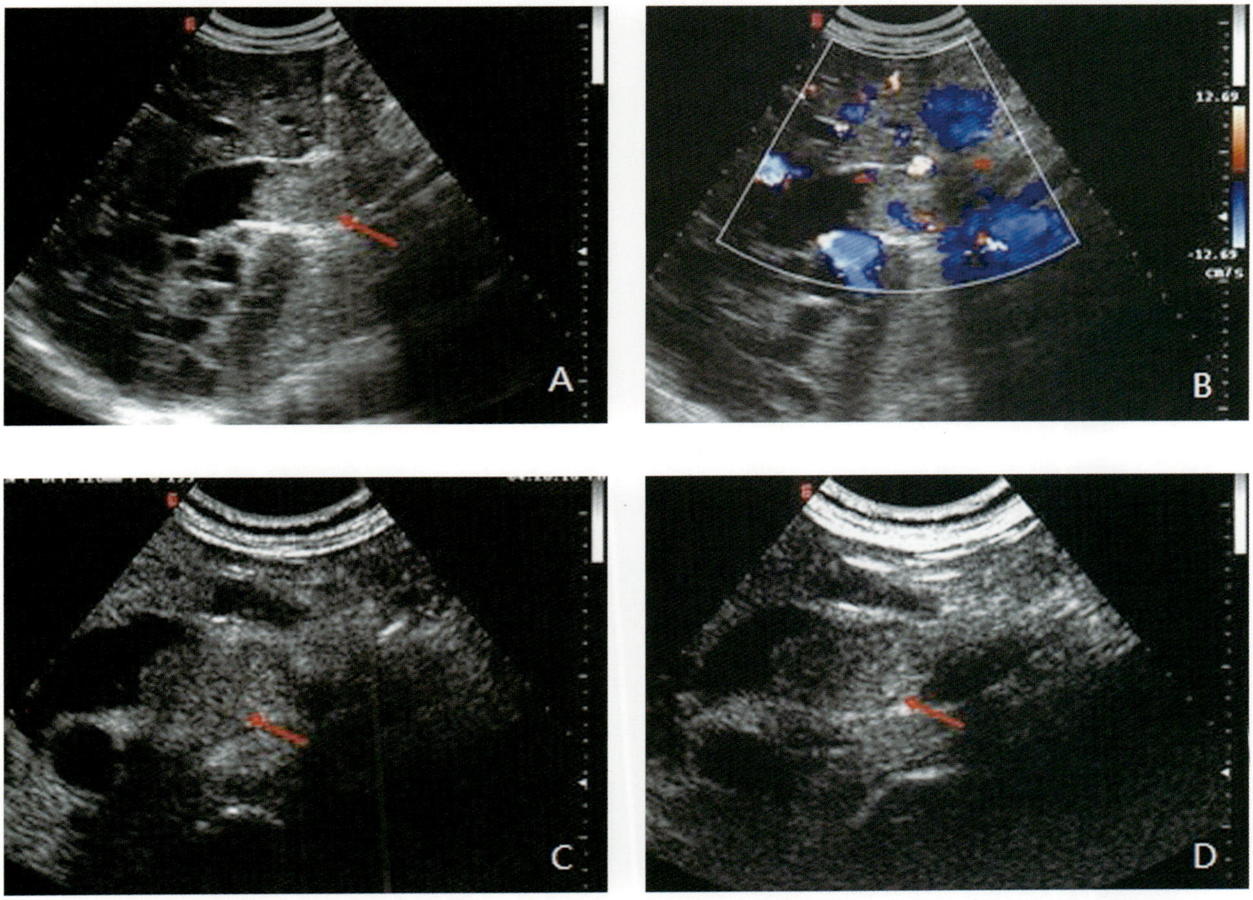

A：二维灰阶超声显示肝内外胆管明显扩张，胆总管下段管腔内可见团块状中等回声，与胆管壁分界不清，后方不伴声影(↑)；B：CDFI显示其内部可见条状穿入血流信号；C：超声造影显示病灶增强早期呈均匀等增强(↑)，与胆管壁回声分界欠清；D：增强晚期呈稍低增强(↑)

图10-41　胆总管下段癌

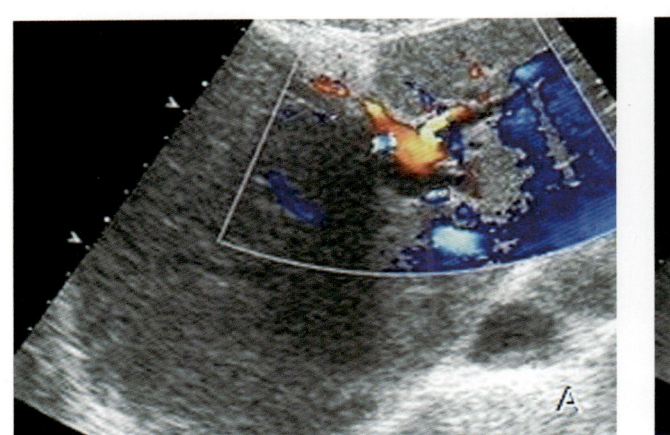

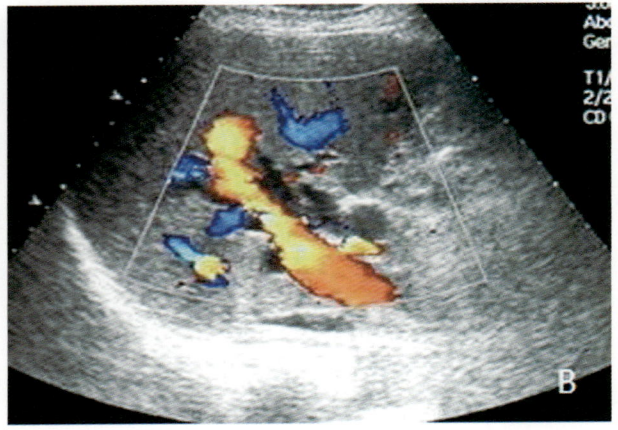

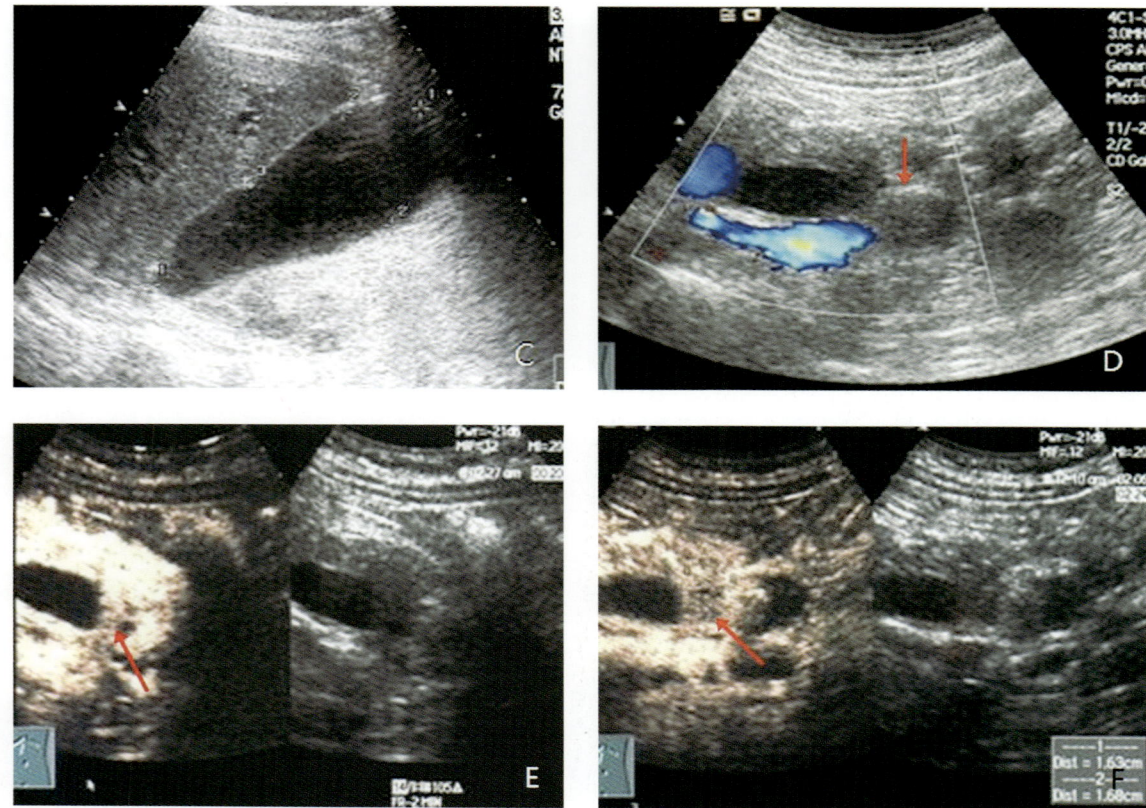

患者，男，59岁，纳差、尿黄12天，身目黄染4天。A、B、C、D：肝内外胆管明显扩张，胆囊增大，胆总管下段管腔内可见不规则形低回声（↑），与胆管壁分界不清，多普勒超声显示其内部未见血流信号；E、F：超声造影显示病灶(↑)增强早期呈均匀等增强，与胆管壁回声分界欠清，增强晚期呈稍低增强

图10-42　胆总管腺癌

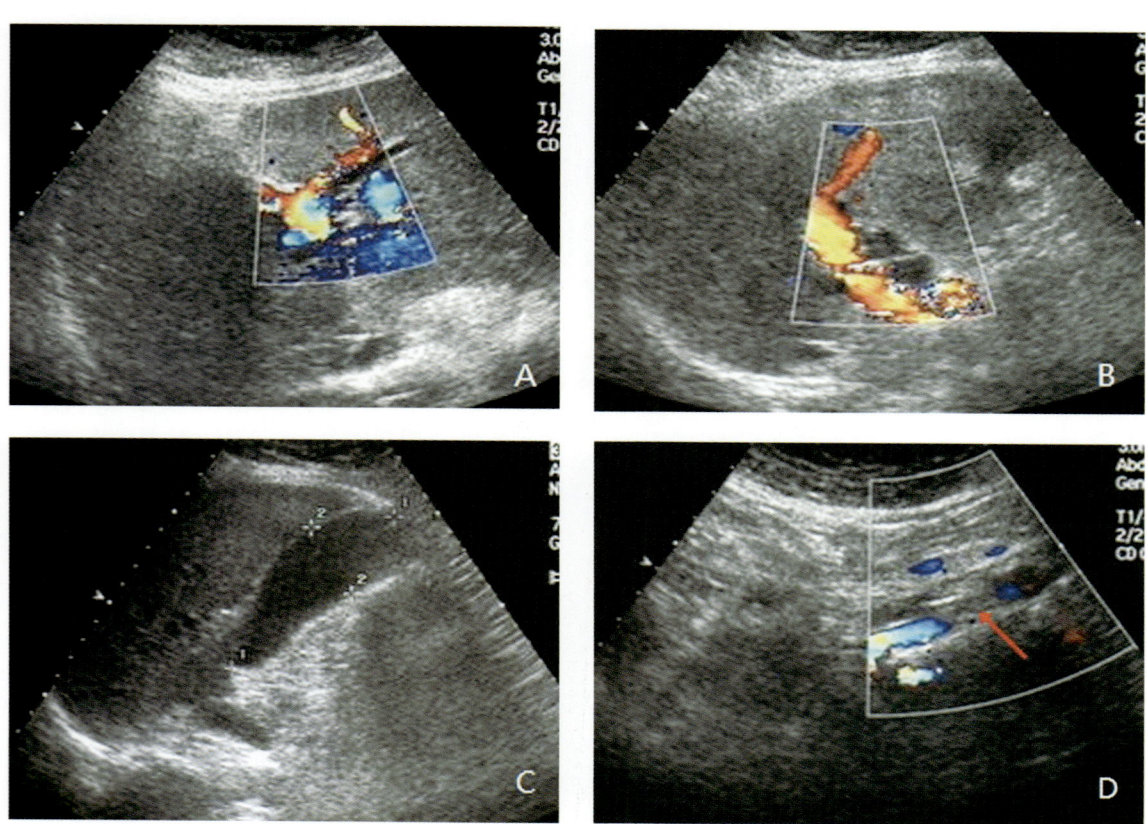

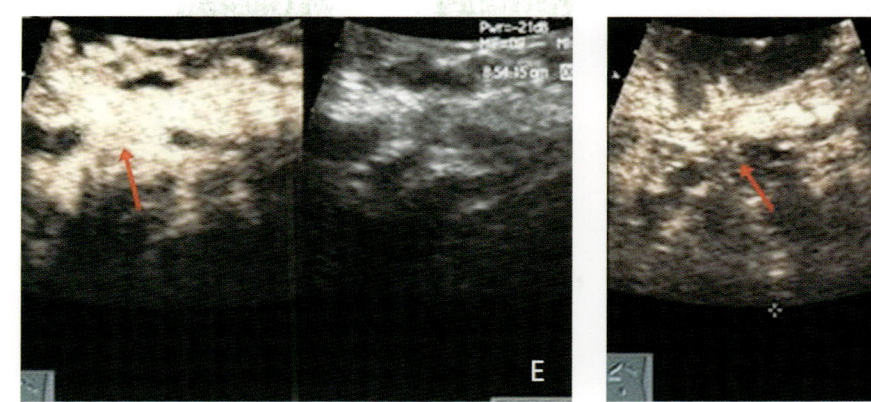
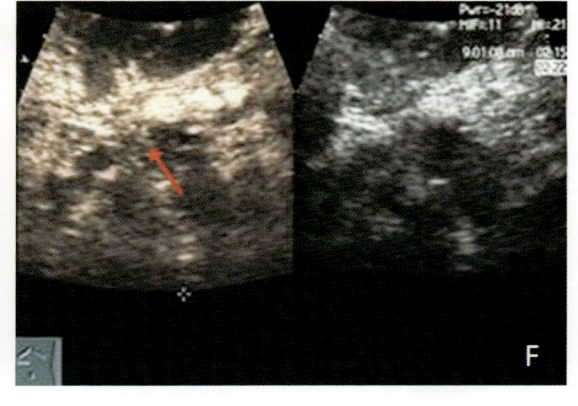

患者，女，70岁，尿黄1个月，进行性身目黄染2周。A、B、C、D：肝内外胆管明显扩张，呈软藤状，胆囊稍大，胆总管下段显示欠清，管腔内隐约见弱回声区（↑），边界不清，多普勒超声显示其内部未见血流信号；E、F：胆总管下段肿块（↑）早期呈高增强，晚期呈低增强

图10-43　胆总管腺癌

② 胆管截断或狭窄：扩张的胆管远端突然截断或变细呈"鼠尾征"，阻塞端及其周围可见不规则高回声区，边界不清楚，与胆管壁分界不清，无明显肿块感（图10-44，图10-45）。部分可表现为胆管壁明显增厚，回声增高，管腔闭塞。病理类型多为浸润型及硬化型。

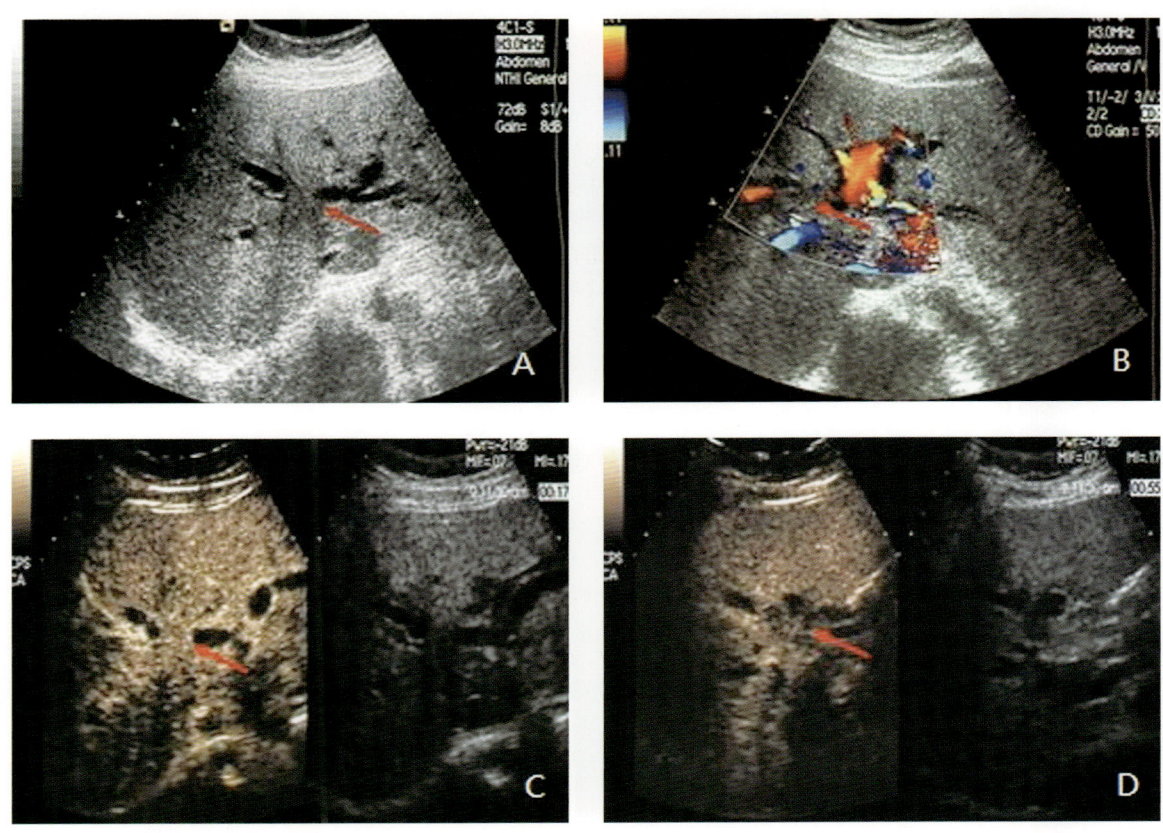

A：二维灰阶超声显示肝内胆管明显扩张，呈软藤状，肝门部管腔突然截断，远端可见一个不规则形中等回声团，边界不清，边缘不规整，内部回声欠均匀，后方无声影，与管壁分界不清，管壁回声中断（↑）；B：CDFI显示中等回声团内部点状血流信号（↑）；C：超声造影增强早期病灶呈均匀等增强，增强程度与周围肝组织相当（↑）；D：增强晚期病灶呈不均匀低增强，增强程度低于周围肝组织（↑）

图10-44　肝门部胆管癌

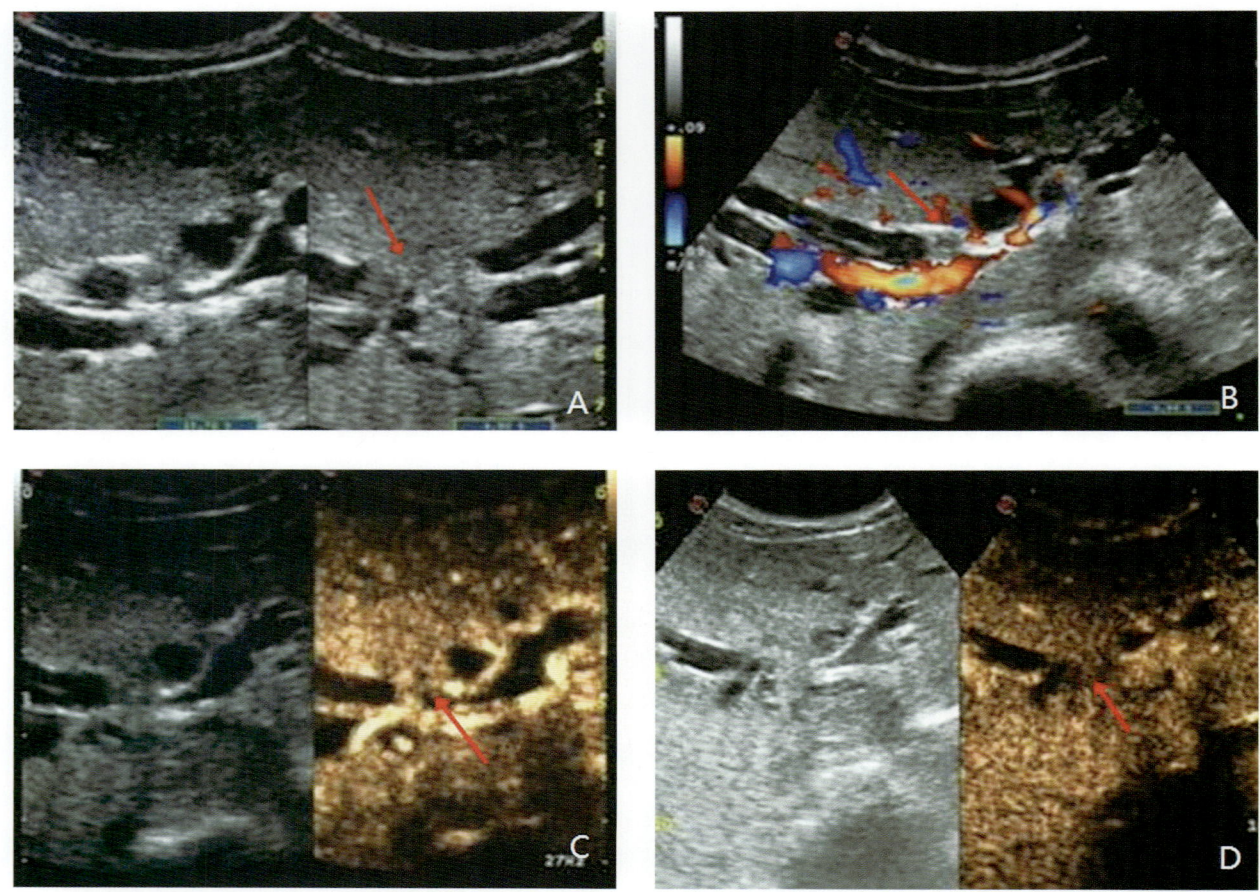

患者，女，68岁，身目黄染伴皮肤瘙痒、伴尿色加深1个月余。A：肝内胆管普遍性扩张，左右肝管于汇合部处截断，管腔内可见一等回声团，与管壁分界不清；B：多普勒超声显示其内未见明显血流信号；C：超声造影增强早期病灶呈均匀等增强，增强程度与周围肝组织相当(↑)；D：增强晚期病灶呈不均匀低增强，增强程度低于周围肝组织(↑)

图10-45　肝门部胆管癌

（2）间接征象

①梗阻部位以上的胆管明显扩张，呈软藤状，末梢胆管常见扩张。②胆囊可增大或缩小，与肿瘤累及部位有关，下段胆管癌者胆囊常增大；上段胆管癌者胆囊缩小。③肝内有转移灶或肝门部可见肿大淋巴结。④肝脏不同程度的肿大。

2. 多普勒超声　病灶内部可无明显血流信号，部分也可见点状血流信号。邻近门静脉和肝动脉受侵犯时，表现为管腔狭窄或显示不清，血流信号中断，狭窄时可探及高速湍流。

3. 超声造影　肝门部胆管癌动脉期多呈等增强，与胆管壁分界不清，少数呈低或高增强；门脉期及延迟期呈低增强。胆管中、下段癌早期多表现为等增强或稍高增强，晚期呈低增强。超声造影有利于观察肿瘤血流灌注及其对周围组织的侵犯程度。

【不同部位胆管癌的超声表现】

1. 肝门部胆管癌（图10-44，图10-45）

根据肿瘤的部位临床分为五型：①Ⅰ型：肿瘤位于胆囊管开口以上的肝总管；②Ⅱ型：位于左、右肝管汇合部；③Ⅲa型：位于右肝管；④Ⅲb型：位于左肝管；⑤Ⅳ型：位于左、右肝管。

（1）肝内胆管常普遍性扩张，不同类型累及的胆管部位不同，导致相应肝叶或肝段胆管扩张。

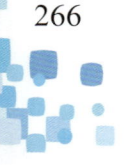

Ⅰ、Ⅱ、Ⅳ型导致全肝内胆管扩张，Ⅲa型或Ⅲb型则分别引起右半肝或左半肝内的胆管扩张。

（2）肿块常不明显，表现为胆管突然截断或狭窄，阻塞端及其周围可见不规则高回声区。

（3）胆囊多缩小，肝外胆管不扩张。

2. 中、下段胆管癌

（1）肝内外胆管均扩张，胆囊增大。末端胆管癌可伴胰管扩张。

（2）胆管内可见肿块回声，或表现为胆管突然截断或狭窄。

【超声诊断与鉴别诊断】

肝外胆管腔内发现实性肿块时，诊断较容易。肿块不明显时，需结合多种声像表现，并应仔细观察胆管阻塞端及周围血管改变，还需注意与以下病变鉴别：

1. 胆管结石　典型的胆管结石呈强回声团伴声影，与管壁分界清，易于鉴别。但泥沙样结石或胆泥呈团块状中等或弱回声，后方声影不明显时则较难鉴别。超声造影可明确鉴别诊断，泥沙样结石或胆泥造影各期均无血流灌注。

2. 胆囊癌　胆囊癌侵犯胆总管时需要与肝门部胆管癌鉴别，后者胆囊腔内无明显肿块，有助于鉴别。

3. 原发性肝癌　原发性肝癌可侵犯胆管，导致胆管扩张，声像图有时较难与胆管癌鉴别，但肝癌患者一般有乙肝病史，且伴AFP升高。

4. 壶腹周围癌及胰头癌　可以根据癌肿的部位进行鉴别，壶腹周围癌一般伴有胰管扩张，但癌肿较大时不易鉴别。

5. 胆管炎症所致狭窄　有反复胆管感染病史，肝内胆管呈节段性狭窄或扩张，常伴胆系结石，胆管扩张程度不如胆管癌明显。

6. 医源性胆管狭窄　了解手术史有助于鉴别。

【临床意义】

超声是一种简便的无创性检查方法，可以清楚显示扩张的胆管及胆管肿瘤位置，部分可以直接观察肿瘤形态及侵犯范围，为临床确定治疗方案提供重要信息。CDFI可以显示肿瘤周围血管是否受侵犯。超声造影可以观察肿瘤内的微血管灌注情况，有利于判断肿瘤范围，并可明确鉴别肿瘤与泥沙样结石或胆泥。

四、胆管蛔虫症

胆管蛔虫症（ascariasis of biliary tract）是肠道蛔虫症常见的并发症，是较常见的急腹症之一。肠蛔虫经十二指肠乳头钻入胆管，蛔虫多位于胆总管内，部分可进入肝内胆管及胆囊内。虫体可引起胆管梗阻及细菌感染。

胆管蛔虫症多见于儿童和青年人，可引起突发性上腹部持续性绞痛伴阵发性加剧，但腹部体征不明显，可继发胆管炎、肝脓肿、胆管结石等。

【超声表现】

肝外胆管呈不同程度扩张，管腔内见"管状"回声，即两条平行的高回声带，中间为低回声腔，为蛔虫的体壁及假体腔所形成，其边缘清晰平滑，与胆管壁分界清楚（图10-46，图10-47）。蛔虫存活时，胆管内可见"管状"回声蠕动，据此可确诊。蛔虫死后萎缩、解体，管道样回声消失，衍变为条索状或碎片样回声，进而形成结石。少数病例胆管内的蛔虫为多条，表现为多条"管状"回声，部分可融合成团阻塞胆管，导致胆管明显扩张。CDFI显示"管状"回声内无明显血流信号。

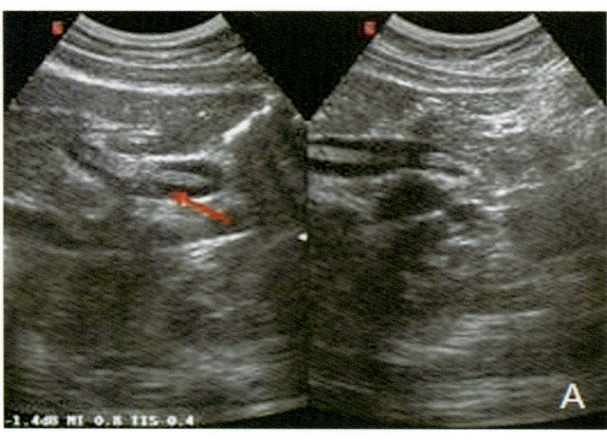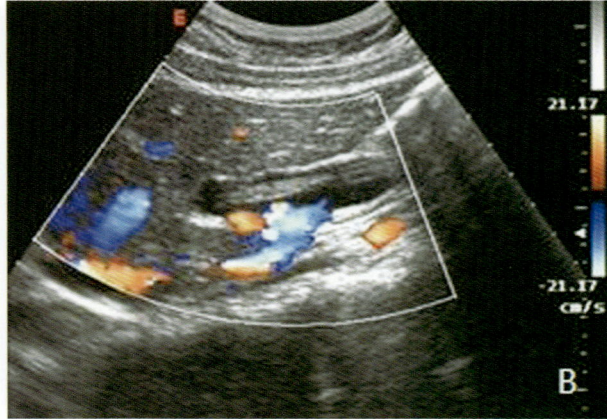

A：二维灰阶超声显示胆总管扩张，管腔内一带状高回声(↑)，边缘清晰，与胆管壁分界清；B：CDFI显示其内无明显血流信号

图10-46 胆管蛔虫

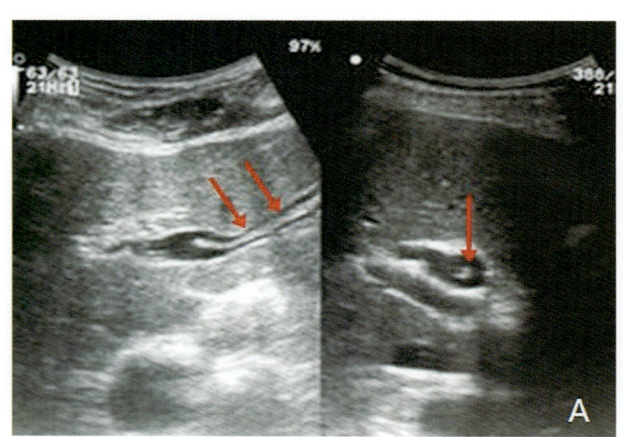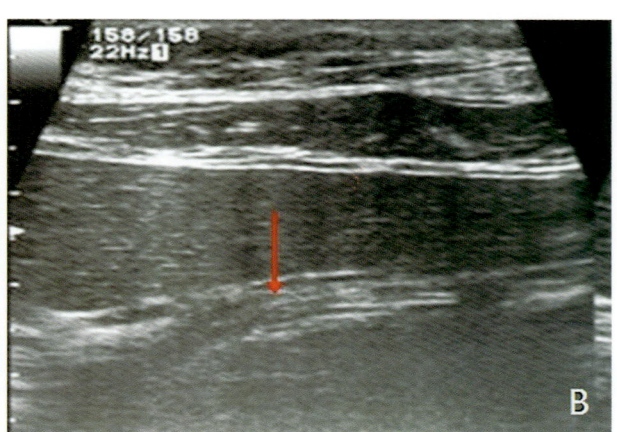

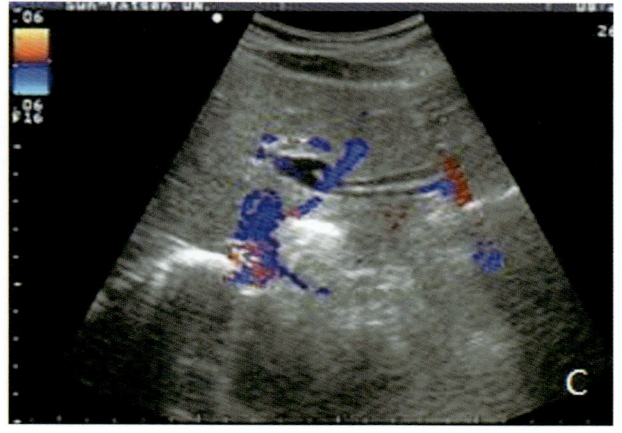

患者，女，61岁，反复右上腹痛半年余，急性加重半天。A：肝内外胆管轻度扩张，胆管内可见条状回声带（↑），无蠕动，与胆管壁分界清，与胆管壁分界欠清；B：高频超声进一步显示该回声带表现为两条平行的高回声带，中间为低回声（↑）；C：多普勒超声内未见明显血流信号

图10-47 胆管蛔虫症

蛔虫也可进入胆囊内，多呈弧形或蜷曲状，双线状高回声。当胆囊合并大量结石或黏稠胆汁时，可掩盖虫体回声导致漏诊。

【超声诊断与鉴别诊断】

胆绞痛患者，肝外胆管内探及"管状"回声，并有蠕动，胆管扩张，可基本确诊为胆管蛔虫。声像图不典型时尚需与以下病变鉴别：

1. 胆管引流管 也表现为胆管内"管状"回声，但有手术及置管史，可以鉴别。

2. 胆管周围其他管道结构 肝动脉时可穿行于胆管及门静脉之间，可误认为胆管内管状回声，CDFI容易鉴别。有时在左右肝管汇合处可见胆囊腔内单线状强回声，追踪扫查一般不难鉴别。

3. 胆管内泥沙样结石 与死蛔虫回声不易鉴别，注意结合临床病史。

4. 胆管出血 声像图可类似胆管蛔虫症，主要结合有介入手术或外伤史进行鉴别。

【临床意义】

超声可以显示胆管扩张，胆管内蛔虫体及其蠕动，可明确胆管蛔虫症诊断，诊断准确率可达95%以上，优于其他影像学方法。此外，超声检查还可用于胆管蛔虫治疗后的疗效评估及随访，为临床提供重要的信息。但是，超声诊断可受某些因素的影响，如过度肥胖的患者难以清楚显示胆管，或胆管内有黏稠胆汁、脓液、泥沙样结石或多发结石，或蛔虫死亡、虫体裂解，声像表现不典型，均可使诊断困难，造成假阴性结果，导致漏诊。

五、胆管先天性疾病

（一）胆管闭锁

胆管闭锁（biliary atresia）是一种进展性的胆管闭锁和硬化性病变，是新生儿持续黄疸的常见原因，发病率女性高于男性。目前认为主要病因是胆管先天性发育畸形以及病毒感染。其大体病理可分为三种类型：①肝内型：肝内胆管完全闭锁，肝外胆管（包括胆囊）可闭锁或正常，此型手术难以矫正。②肝外型：肝外胆管部分或全部闭锁，肝内胆管继发性扩张或正常，此型手术效果较好。③混合型：为肝内及肝外胆管均受累，手术难以矫正。据文献报道，肝外型发病率最高，为85%～90%。

胆管闭锁镜下改变主要为汇管区纤维组织增生，小胆管增生并胆栓形成，肝细胞索无明显破坏。胆管闭锁引起梗阻性黄疸，并可进展为胆汁性肝硬化。本病的临床特点是新生儿出生后1～2周后出现进行性的阻塞性黄疸、陶土色大便，2～3个月可发生胆汁性肝硬化及门脉高压症。手术治疗是唯一有效的治疗方法，且于出生后2个月手术效果最佳。

【超声表现】

1. 二维灰阶超声 目前，文献报道对胆管闭锁具有诊断意义的征象主要为以下几方面：

（1）肝门部三角征（Triangle cord，TC） 肝门部三角征是指在第一肝门部的纵切面或横切面上于门静脉左、右分支前方可见三角形或条索形高回声带，其最大厚度>4 mm者称为三角征阳性。标准测量方法为显示门静脉右支纵切面或门静脉左、右分支横切面，以高回声带外缘为界点测量其最大厚度，若高回声带内包括肝动脉，则肝动脉前后壁均包含其中（图10-48）。三角征的病理改变是肝门部胆管闭锁后形成的纤维块。目前认为，三角征是诊断胆管闭锁最具特征性的超声征象，其出现率为61.9%～84%，诊断敏感性80%～84%，特异性分别为98%～100%（图10-49）。但也有研究显示，三角征存在假阴性及假阳性诊断。假阴性诊断的主要原因为疾病早期肝门部纤维块尚未形成、纤维块过小被肝门部粗大动脉遮挡、肝管发育不良或不发育、超声医师经验不足等；假阳性诊断的主要原因为婴儿肝炎综合征后的肝硬化导致门静脉周围严重纤维化、持续胃肠外营养等。

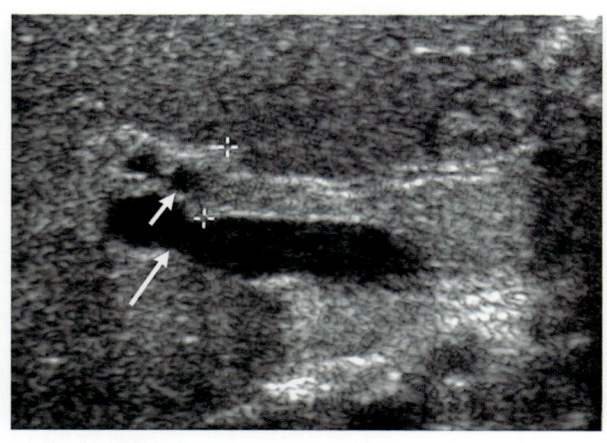

显示门静脉右支纵切面，以高回声带外缘为界点测量其最大厚度，若高回声带内包括肝动脉，则肝动脉前后壁均包含其中

图10-48　肝门部高回声带的测量

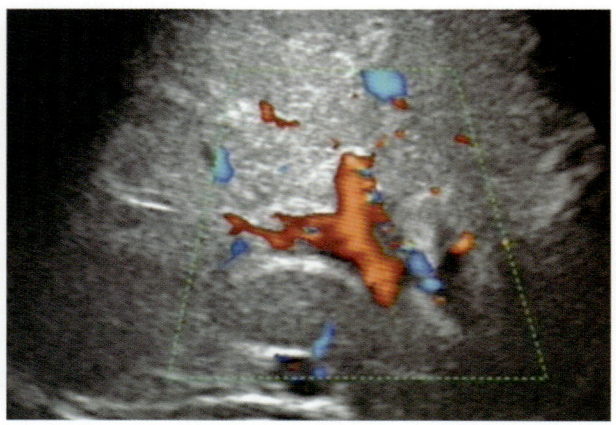

显示门静脉左、右分支横切面，其前方可见三角形高回声带，其最大厚度>4 mm

图10-49　肝门部三角征阳性

（2）胆囊异常：胆管闭锁时由于胆汁向肝外胆管及胆囊排出受阻，使得胆囊形态出现异常改变的发生率极高已得到公认，但对于异常胆囊的定义却各家不一。目前，定义较为清晰、诊断能力较高的声像学指标为胆囊形态异常。胆囊形态正常定义为无论胆囊大小，其形态保持梨形或椭圆形，胆囊壁清晰且厚度均匀（图10-50）。胆囊形态异常定义为胆囊失去正常形态，表现为囊肿样或怪异形，囊壁显示不清或不显示或厚度不一（图10-51）。该征象的诊断敏感性、特异性、准确性、阳性预测值和阴性预测值分别为90%、92.4%、91.9%、97.3%、75.3%。部分文献提出胆囊腔长径若<15 mm，横径<4 mm则为小胆囊，餐后胆囊收缩率<50%则为胆囊功能异常，两者对诊断胆管闭锁均有提示意义，但有相当的文献结论相反。胆囊异常也存在假阳性和假阴性诊断。假阳性诊断的主要原因是严重的婴儿肝炎综合征时，胆汁分泌障碍，排泄不畅，最终导致胆囊腔内胆汁过少使得胆囊形态异常；假阴性诊断的主要原因是胆管闭锁中一种较特殊的肝门部胆管闭锁型，其左右肝管及肝总管闭锁，但胆囊和胆总管发育正常、通畅，约占胆管闭锁中的19%～35%。

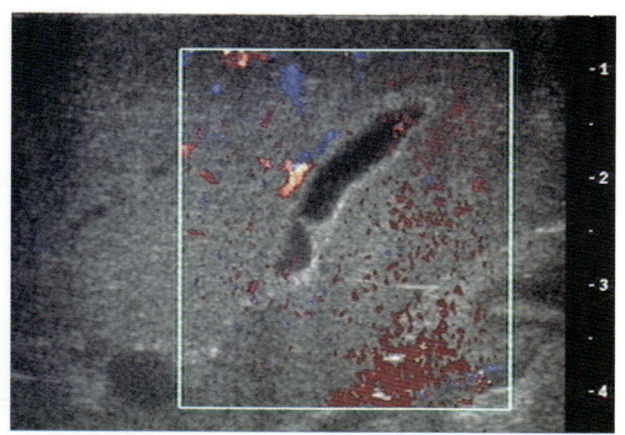

胆囊形态保持梨形或椭圆形，胆囊壁清晰且厚度均匀

图10-50　胆囊形态正常

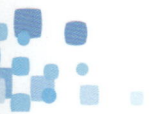

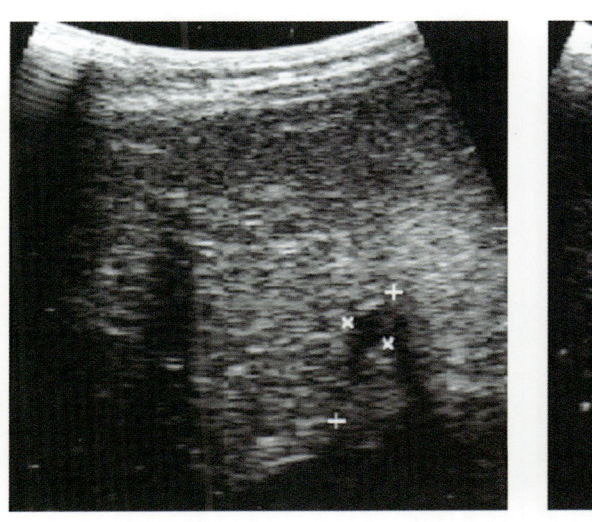
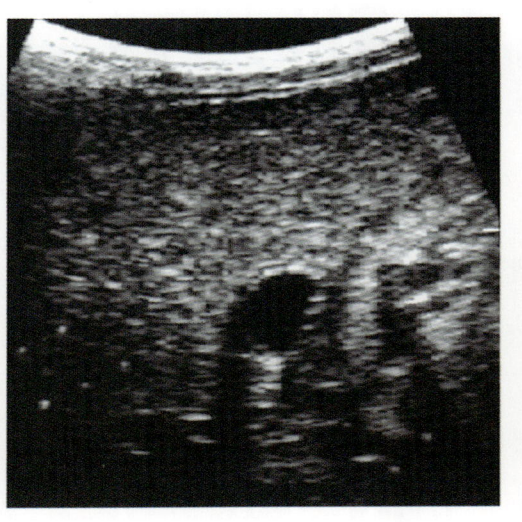

胆囊失去正常形态，表现为囊肿样或怪异形，囊壁显示不清或厚度不一

图10-51　胆囊形态异常

综上所述，肝门部三角征和胆囊形态异常是诊断胆管闭锁最主要的征象，文献报道，联合上述两个指标的阳性预测值分别为：两者均阳性则为100%，两者均阴性则为2%，三角征阳性而胆囊形态正常者为88%，三角征阴性而胆囊形态异常者为25%（图10-52）。晚期病例伴有肝脾肿大、腹水等肝硬化表现。

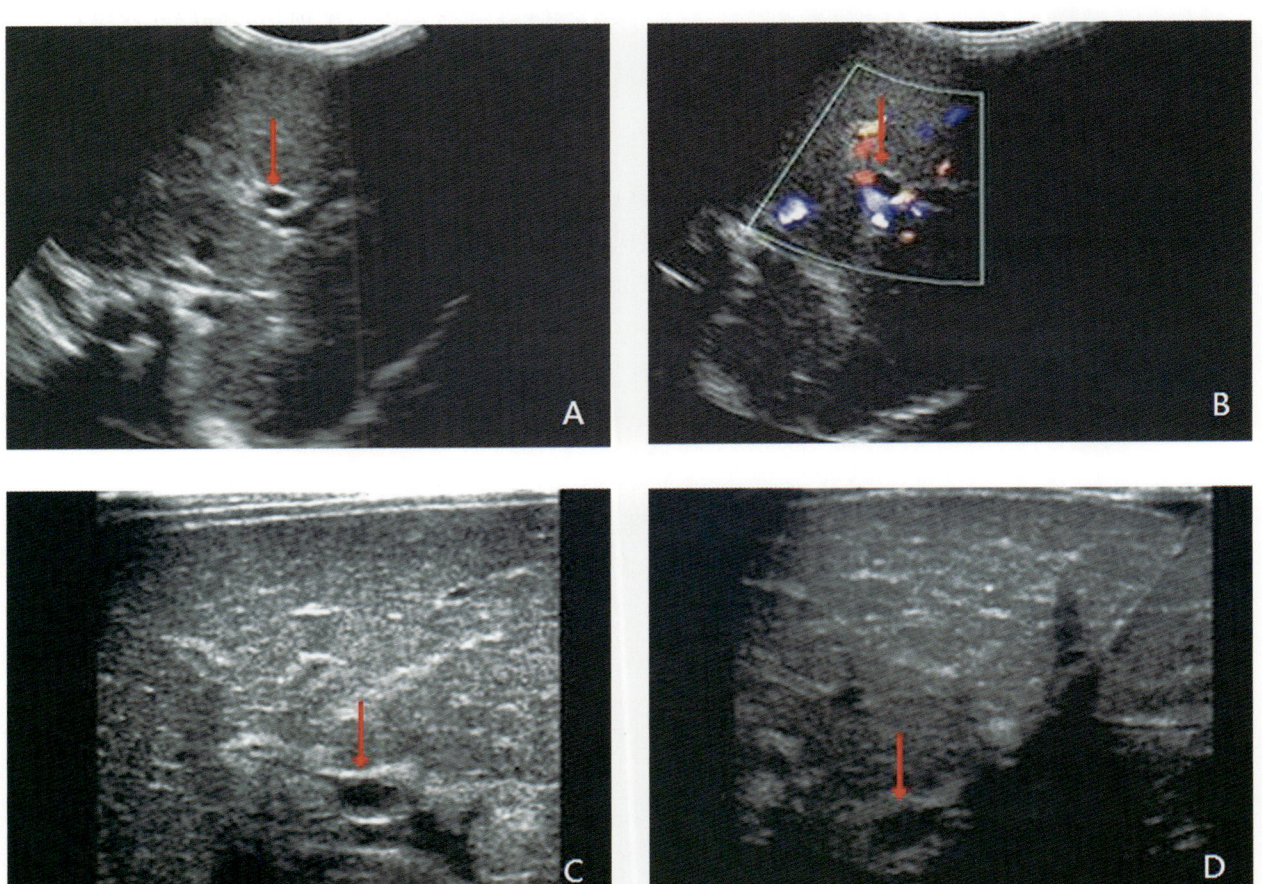

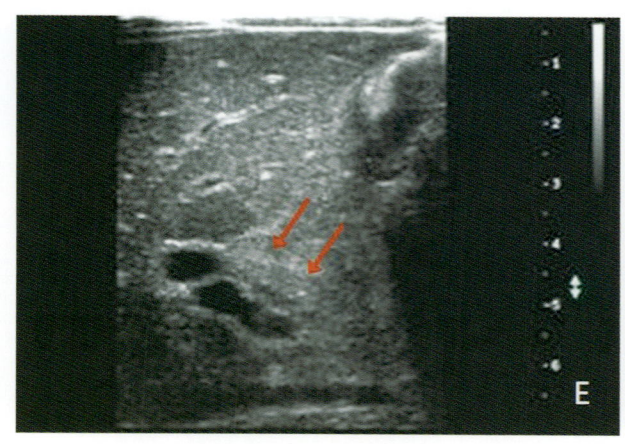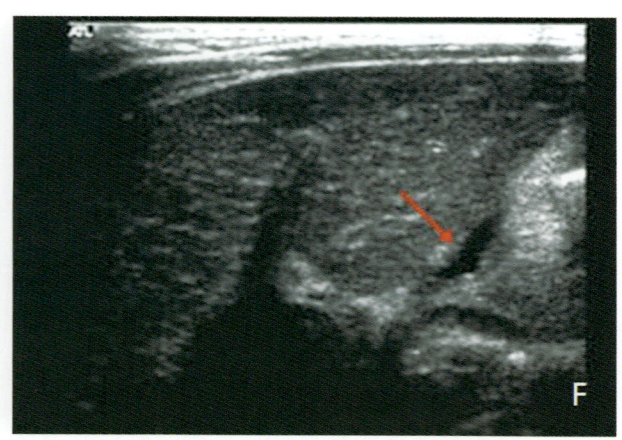

患者男，出生2个月余，身目黄染2个月。A、B：肝内胆管壁增厚，回声增强，管腔未见明显扩张，肝门部（左右肝管汇合部）胆管可见节段性扩张(↑)；C、D：左右肝管管腔可见显示(↑)；E：胆总管未见明确显示，其走行区可见条索状高回声，肝门部三角征阳性(↑)；F：胆囊可见(↑)，形态虽保持椭圆形，但胆囊壁厚薄不均

图10-52　胆管闭锁

2. 多普勒超声　胆管闭锁患儿其肝动脉扩张常见，多普勒超声可帮助鉴别胆管与动脉。当出现肝硬化时，彩超上可显示重开的脐静脉、腹膜后侧枝等。

【超声诊断与鉴别诊断】

肝门部三角征以及对胆囊的显示可采用高频探头，提高分辨力。胆管闭锁主要需与婴儿肝炎综合征鉴别，后者肝外胆管系统一般无异常，胆囊在进食后多能缩小，肝门部门静脉前方无纤维块形成的高回声。少数肝外型者还需与先天性胆管囊状扩张症鉴别。

（二）先天性胆管囊状扩张症

先天性胆管囊状扩张症（congenital cystic dilatation of biliary duct）病因与胆管壁先天性薄弱有关，多为胆管原始发育过程中，胆管近侧及远侧的细胞增殖速度和管道化速度不一致所致。好发于胆总管上部及中部，也可发生于肝内胆管或肝内、外胆管同时累及。本病常合并胆管结石或胆囊结石，癌变的发生率亦较高。

临床把先天性胆管囊状扩张症归纳为3类：发生于肝外胆管者，称先天性胆总管囊状扩张症；发生在肝内胆管者，称先天性肝内胆管囊性扩张症（Caroli病）；复合型即肝内胆管及肝外胆管同时出现囊状扩张。其中以先天性胆总管囊状扩张症多见。

Caroli病又可分为2种类型：①单纯型：胆管囊状扩张，但肝胆组织结构正常。②肝纤维化型：胆管囊状扩张，伴胆小管增生，肝小叶周围及门静脉间隙弥漫纤维化。

先天性肝内胆管囊性扩张症多见于儿童及青年，80%在30岁前发病，有反复发作的胆管炎病史，常继发肝胆管结石、感染和黄疸，可并存肾囊性疾病和海绵肾。肝纤维化型者可出现肝硬化、门静脉高压症、脾肿大等表现。7%～10%的病例合并胆管癌。

【超声表现】

1. 二维灰阶超声

（1）先天性胆总管囊状扩张症

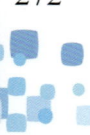

①胆总管：胆总管部位可见圆形、椭圆形或纺锤形无回声区，直径常＞3cm，壁薄，后方回声增强。囊肿上段可见与近段肝管相通（图10-53）。部分病例仅表现为胆总管轻度梭形扩张或全程均匀扩张，较难诊断。②胆囊及远端胆管：胆囊大小正常，偶见受推压往腹前壁移位。肝内胆管一般正常，也可轻度扩张。③合并症：合并结石或胆泥时，扩张的胆总管内可见强回声团伴声影，或不均质中-高等回声不伴声影；如合并癌变，则表现为管腔内不规则团块状低-中等回声，与胆管壁分界欠清，但有时较难与胆泥鉴别。

（2）先天性肝内胆管囊状扩张症

①肝内胆管：可发生于一个肝段、肝叶或弥漫分布于全肝。表现为沿左右肝管及肝内胆管分布，单发或多发性的圆形、梭形或不规则形无回声区，囊肿直径一般为3～10cm，囊壁清楚。多个囊腔可相互连通，并与邻近胆管相通。在较大的囊内可见细弱回声沉积（图10-54、图10-55），为胆汁淤积所致。邻近胆管可不扩张或轻度扩张。②合并症：1/2～1/3病例合并海绵肾、肾囊肿。合并结石时，扩张的胆管内可见强回声团伴声影；合并癌变时，胆管内可见不规则团块状低-中等回声（图10-56）。③肝脏及其他：若为肝纤维化型，则可出现肝实质回声不均匀增粗、脾肿大、腹水等肝硬化及门脉高压症的表现。

2. 多普勒超声　先天性胆管囊状扩张症胆管内无血流信号显示，胆管扩张明显者可推压周围血管。合并癌变时，胆管内团块内部可探及点条状血流信号，而胆管内胆泥或泥沙样结石则无血流信号。CDFI还可鉴别扩张的胆管与血管。

3. 超声造影　先天性胆管囊状扩张症合并癌变时，肿瘤内部血流微弱，CDFI无血流信号显示时，超声造影仍可显示肿瘤内部的微血流灌注，有利于与胆泥或泥沙样结石的鉴别（图10-56）。

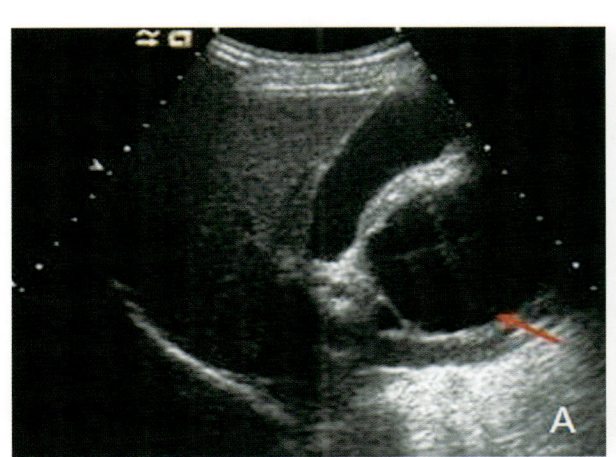
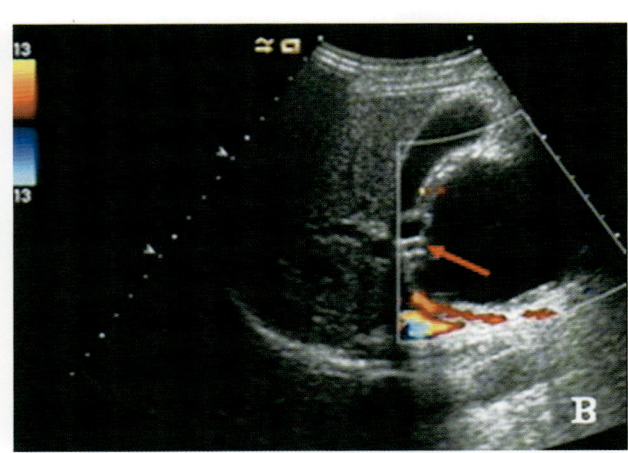

患者，女，21岁，上腹部隐痛2年。A：胆总管走行区一类圆形无回声区，壁薄，后方回声增强(↑)；B：多普勒超声显示无回声区内部无明显血流信号，周边血管受压，其上端与近段胆管相通(↑)

图10-53　先天性胆管囊状扩张症（Ⅰ型）

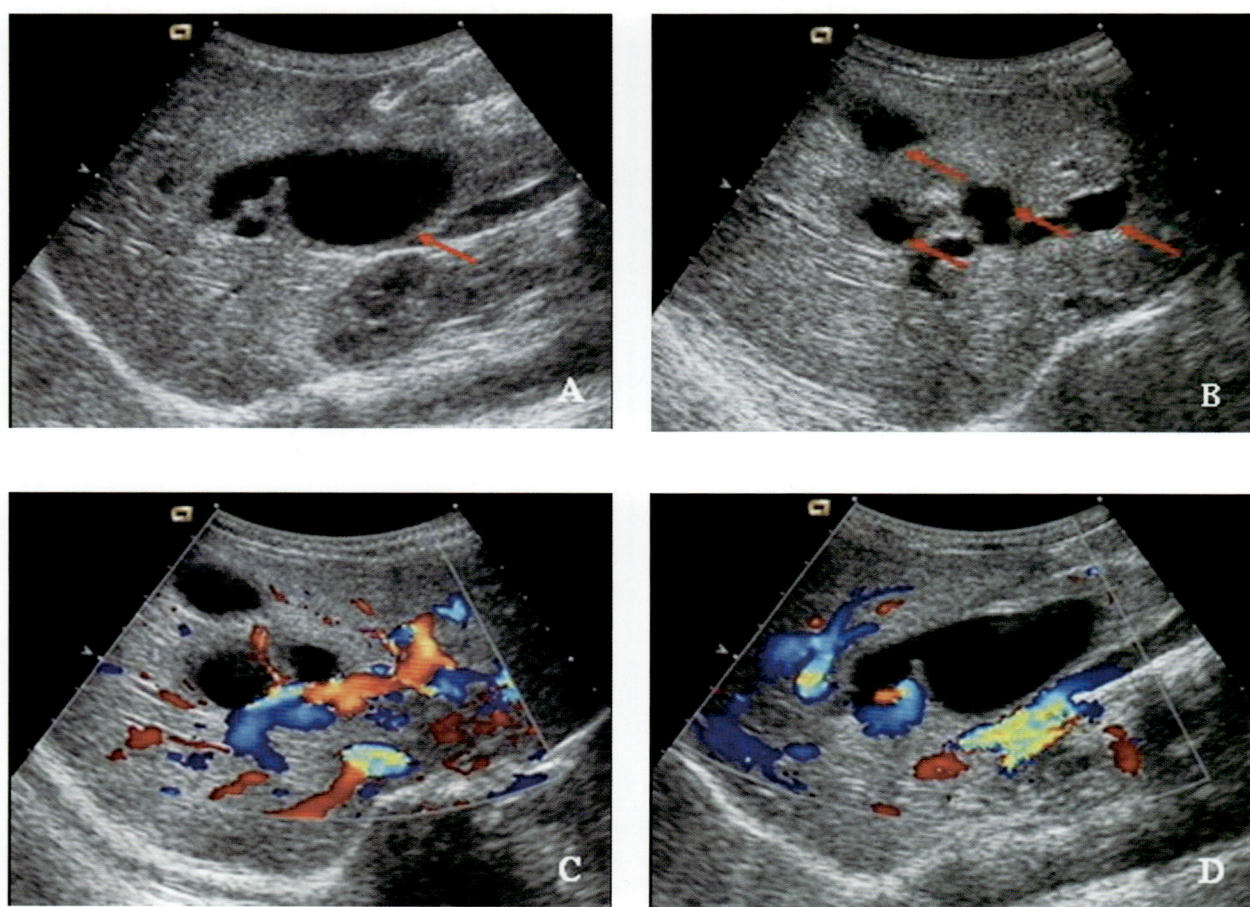

患者，女，32岁，上腹部隐痛2个月余。A：胆总管扩张呈椭圆形，囊壁清晰较薄，并于近端与肝总管相通，其内为无回声区，后方回声稍增强(↑)；B：肝内胆管亦呈节段性扩张，表现为多发类圆形无回声区（↑），与邻近胆管相连通；C、D：多普勒超声显示无回声区内部无血流信号

图10-54　先天性胆管囊状扩张症（Ⅳ型）

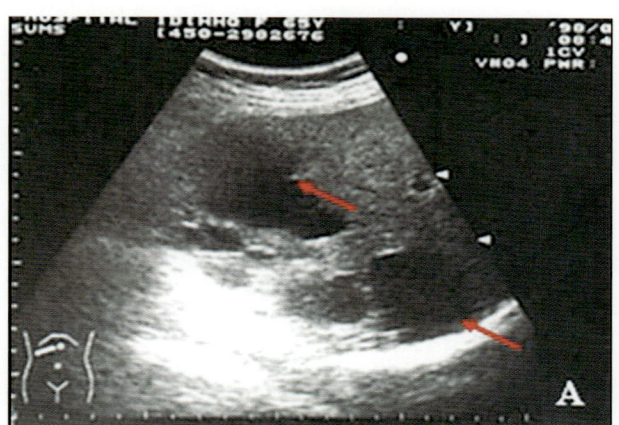

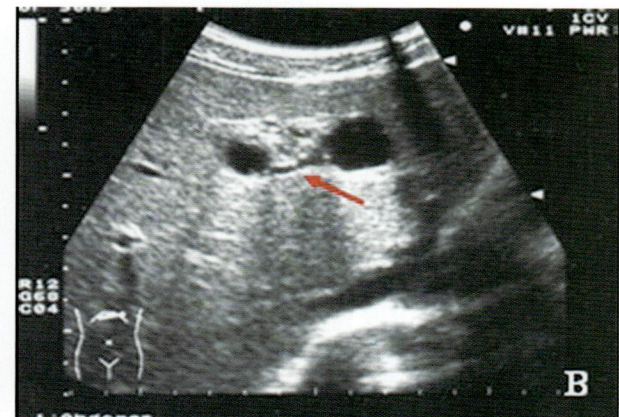

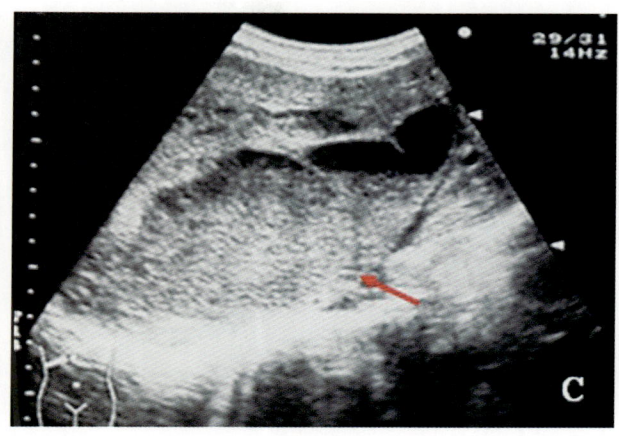

患者，女，36岁，反复上腹部痛半年月余，发热3周。A：肝内多个大小不等类圆形、椭圆形无回声区(↑)；B：部分无回声区与邻近胆管相通(↑)；C：较大无回声区内可见密集中等回声光点，后方声影不明显(↑)，为胆泥沉积

图10-55　先天性胆管囊状扩张症（Ⅳ型）

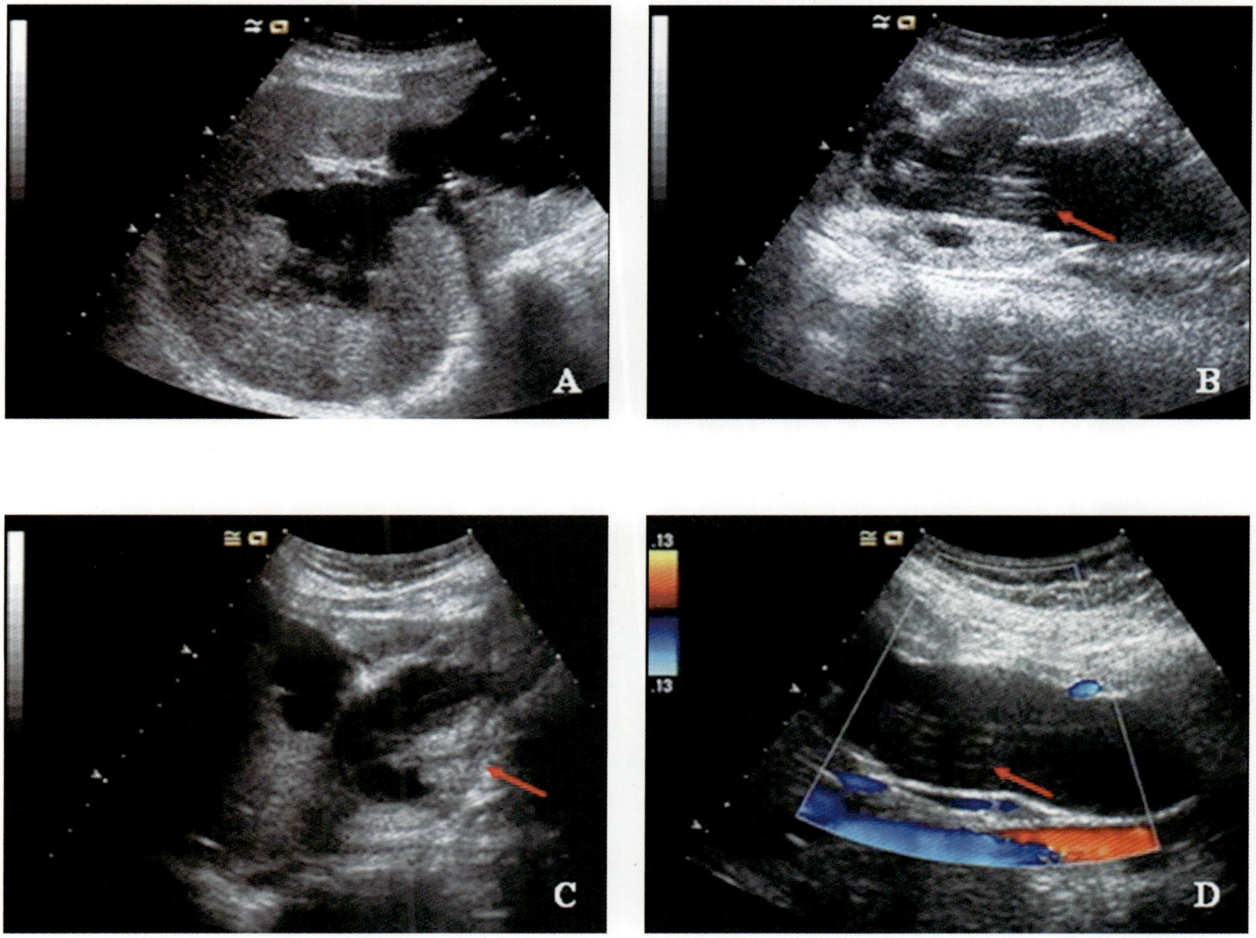

275

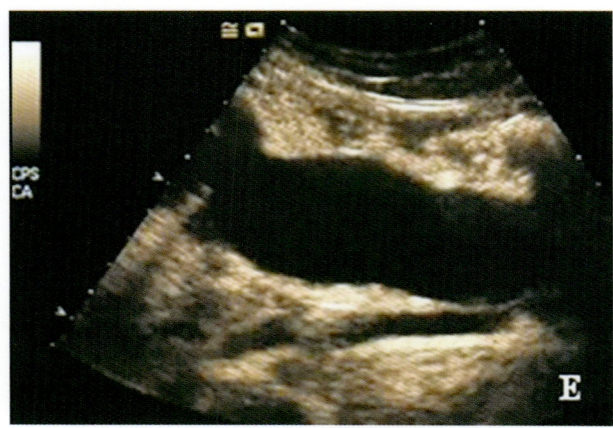

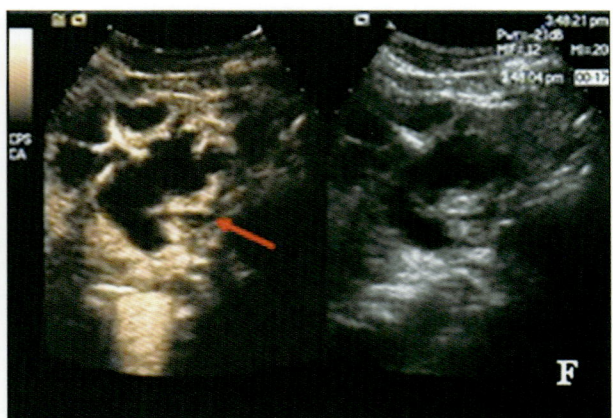

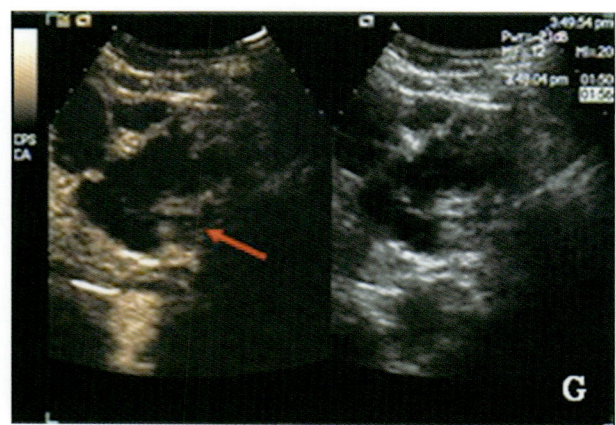

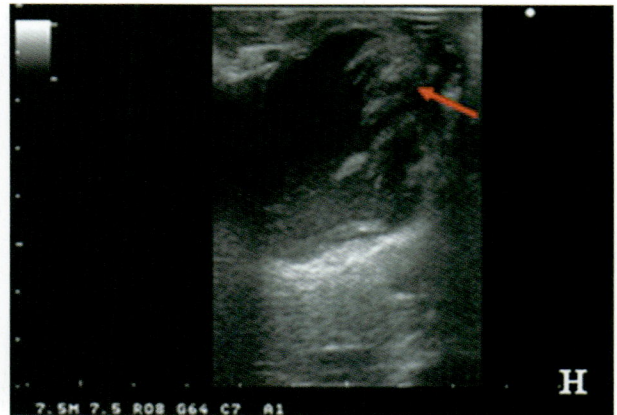

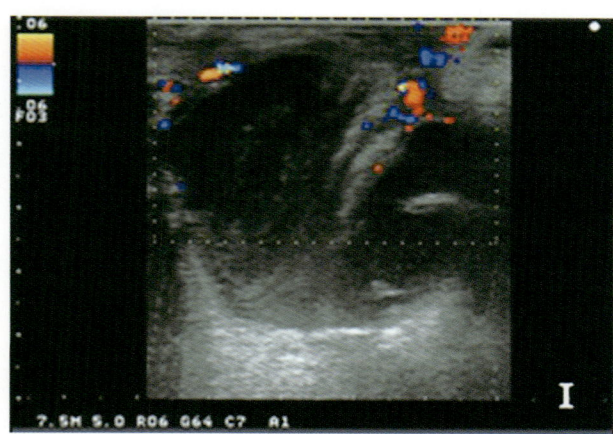

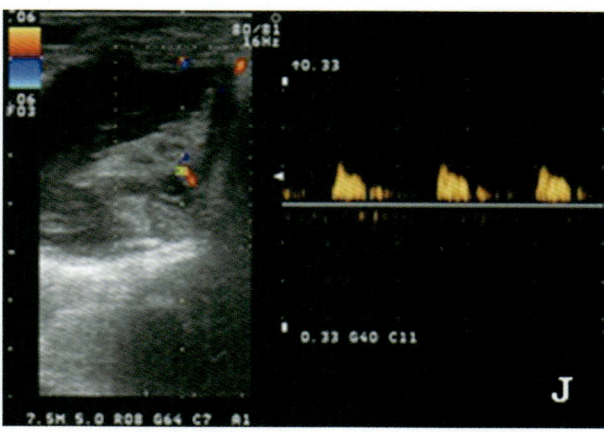

　　患者，男，56岁，进行性身目黄染7天。A、B：显示肝内胆管及胆总管明显扩张，胆总管腔内充满弱回声(↑)；C：在左肝内扩张的胆管内见结节状中等回声(↑)，与胆管壁分界欠清；D：多普勒超声显示胆总管腔内弱回声无明显血流信号(↑)；E：超声造影显示胆总管内始终无血流灌注；F：左肝内胆管内异常回声团增强早期呈不均匀高增强(↑)；G：增强晚期呈低增强(↑)；H、I、J：术中超声显示左肝S2扩张胆管内可见乳头状或结节状中等回声团(↑)，与胆管壁分界不清，其内部可见较丰富血流信号，并可探及高阻动脉血流信号。手术中可见胆总管内大量胶冻样物质，左肝外叶胆管扩张，S2扩张胆管内见一质脆易出血的黏液样物质

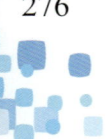

图10-56　先天性胆管扩张症并胆管乳头状囊腺瘤、局部癌变

【超声诊断与鉴别诊断】

当声像图表现为胆总管呈球形或纺锤形扩张，或肝内球形或串珠状囊性病变与相邻的胆管连通，诊断较易明确。除Ⅳ型及Ⅴ型外，超声尚难以进行准确分型诊断。不同部位病变需要鉴别的病变不同：

1. 先天性胆总管囊状扩张症需与肝门部囊肿、小网膜囊肿及胰头囊肿相鉴别：先天胆总管性囊状扩张症可见囊肿与邻近胆管相通。但囊肿较大时周边组织受压移位，较难鉴别，必要时需穿刺鉴定囊液性质来确诊。

2. 先天性肝内胆管囊状扩张症需与多囊肝、肝囊肿、多发肝脓肿相鉴别：前者表现为沿胆管分布的囊肿，且囊肿与胆管、囊肿之间均相通。而多囊肝、肝囊肿、多发肝脓肿则散在分布在肝内，各囊肿间、囊肿与胆管之间均不相通。

3. 先天性胆管囊状扩张症合并癌变时应与胆泥或泥沙样结石鉴别：运用CDFI特别是超声造影，显示实质回声内的血流信号或血流灌注，是诊断癌变的可靠依据。

4. 先天性胆管囊状扩张症合并结石且胆管扩张不明显时，需与胆管结石合并胆管扩张鉴别：Caroli病的特点是青少年即可发病，囊状病灶常为多发；而肝内胆管结石伴胆管扩张者，以成年人多见，一般不合并海绵肾或肾囊肿，且其他非扩张的胆管内也可有结石。但先天性胆总管囊状扩张症合并结石且胆管扩张不明显时，则与肝总管结石较难鉴别，前者肝内胆管一般不扩张可能有助于鉴别。

六、胆管出血

胆管出血（hematobilia）的病因有：肝胆手术以及PTC和肝穿刺等操作所致医源性创伤、胆管结石、寄生虫、感染、外伤，血管畸形、肿瘤等，以医源性胆管创伤最为常见，约占所有病因的65%。出血多来源于肝动脉，血液进入肝内胆管后导致急性胆管高压，从而引起胆管及括约肌痉挛，患者出现剧烈的胆绞痛，伴呕血、便血，部分患者可有黄疸。

【超声表现】

肝外胆管轻度扩张，管腔透声差，内可见条索状、斑点状高回声或混合回声。偶尔可见中央低回声的管道状结构。急性出血时可见点状弱回声流动。较小的血液凝块可随体位改变而移动(图10-57)。胆囊内出血时胆囊可增大，胆囊内可见胆泥样弱回声。出血停止一段时间后复查，胆管内异常回声可消失。

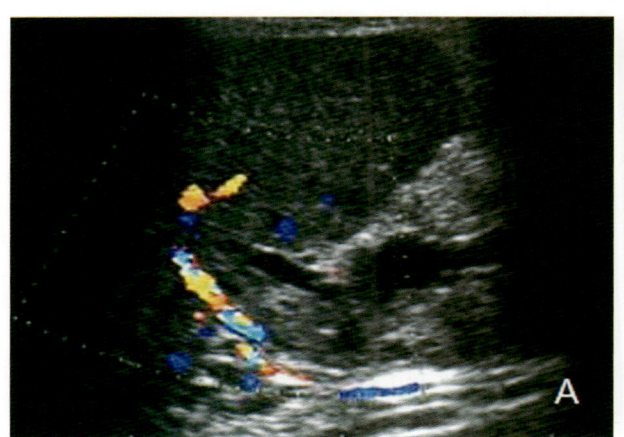
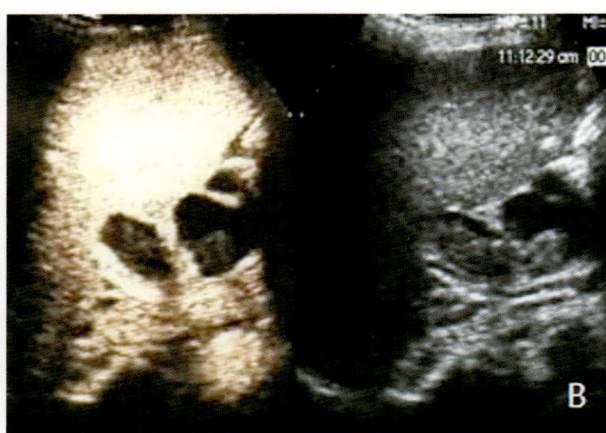

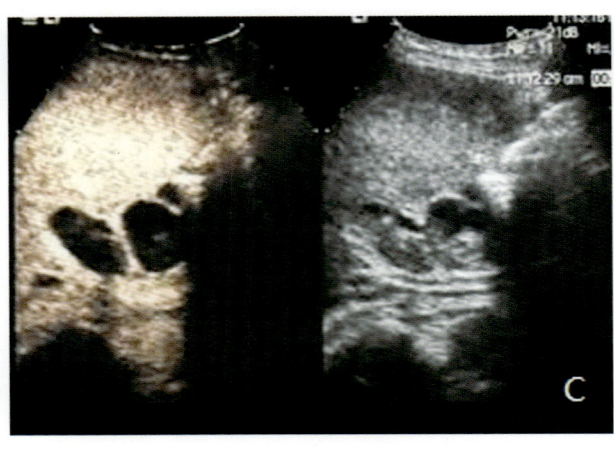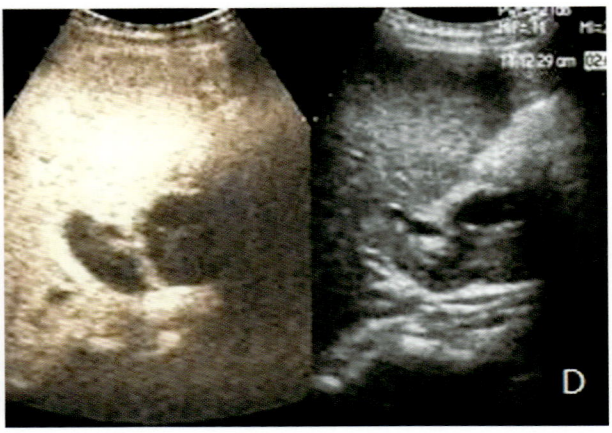

患者，女，71岁，左肝外叶切除+胆管探查术后3年，PTCD术后11天。A：肝内外胆管扩张；总胆管上段呈囊状扩张，管腔内透声性差，内可见附壁低回声团，后方不伴声影，与胆管壁分界清，多普勒超声显示内部未见明显血流信号；B、C、D：超声造影显示胆总管内低回声团早期及晚期均无增强

图10-57　胆管出血

【超声诊断与鉴别诊断】

胆管出血超声表现无明显特异性，诊断密切结合临床，特别是胆管手术或穿刺史及胆绞痛和消化道出血表现。

七、缺血性胆管病变

缺血性胆管病变（ischemic-type biliary lesion，ITBL）是指由于胆管血供障碍所导致的局限性或弥漫性胆管破坏，使得胆管树出现节段性胆管上皮坏死、狭窄、扩张、纤维组织增生以及肝内胆管消失等改变，最终造成胆管机械性梗阻和继发性胆管感染，也称为"缺血性胆管病变"（ischemic cholangitis）、缺血性胆管损伤(ischemic bile duct injury)，在肝移植术后发生也可称为胆管非吻合口狭窄（non-anastomotic biliary stricture，NAS）。

缺血性胆管病变最常见于肝移植术后，是肝移植最严重的并发症之一，其发病率为6%～35%，也可见于肿瘤血管栓塞术后、医源性损伤胆管供血动脉或艾滋病患者。

各种致病因素作用于胆管周围血管丛（peri-biliary vascular plexus，PBP），引起PBP狭窄、闭塞、数目减少从而导致胆管血流灌注减少、胆管受损。PBP是包绕在胆管周围的丰富的微血管网，由肝动脉单一供血。＞50%的肝动脉血供应给PBP。ITBL主要累及大胆管，尤其以肝门部胆管最为高发。

ITBL早期临床表现隐匿，随着狭窄程度加重，会出现黄疸、皮肤瘙痒、大便颜色变浅等胆管梗阻症状，胆红素、谷氨酰转肽酶、碱性磷酸酶渐进性升高，而谷草转氨酶和谷丙转氨酶的升高程度高低不等，通常与胆红素的升高幅度不成比例。少数患者会出现发热、右上腹痛等胆管炎症状。

【超声表现】

1. 二维灰阶超声

一般认为二维灰阶超声无法直接显示胆管狭窄部位，主要通过肝内外胆管扩张的间接征象提示胆管狭窄，因此二维灰阶超声也就难以对ITBL进行直接诊断。即便是对肝内外胆管扩张这一间接征象的

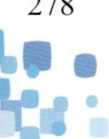

显示，二维灰阶超声也不敏感。在非移植梗阻性黄疸患者的研究中，二维灰阶超声检测胆管扩张的敏感性高达80%～100%，但对肝移植术后胆管狭窄者的肝内外胆管扩张，超声敏感性显著降低（38%，61.5%，58.8%和68.4%）而特异性较高（98%，91%）。这可能是因为移植肝胆管顺应性下降、胆管扩张受限，导致有33%～65%的ITBL患者无明显胆管扩张。

笔者所在课题组从二维灰阶超声上肝门部胆管（包括左右肝管及肝总管）管腔的内径、显示程度，胆管管壁的厚度、回声等多个角度，探讨了二维灰阶超声诊断肝移植术后ITBL中的价值。结果发现以肝门部胆管无扩张、管腔显示不清、管壁增厚为判定ITBL的诊断指标，各指标的诊断性能以肝门部胆管管腔显示不清为最高，其敏感性、特异性及准确性分别为93.7%、86.7%和92.3%。

总体来说，ITBL出现肝内胆管扩张时，通常呈不均匀扩张或串珠样扩张；肝门部胆管表现为胆管壁明显增厚、管腔显示不清(图10-58，图10-59)。当ITBL合并脓肿或胆汁瘤时，表现为沿胆管分布的无或低回声区，壁厚或稍厚，内壁光滑，内部见细弱回声点。典型者可观察到无或低回声区与胆管腔相通。

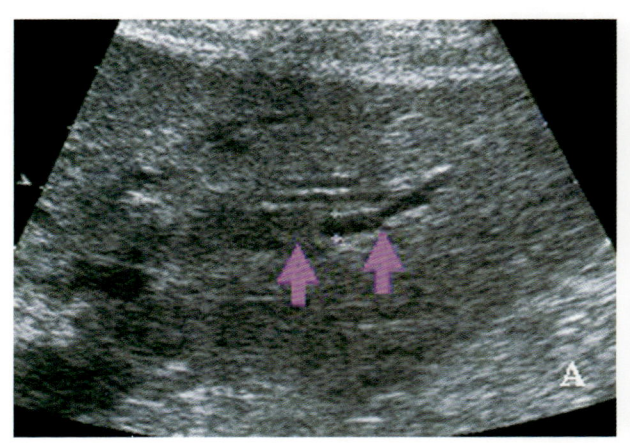
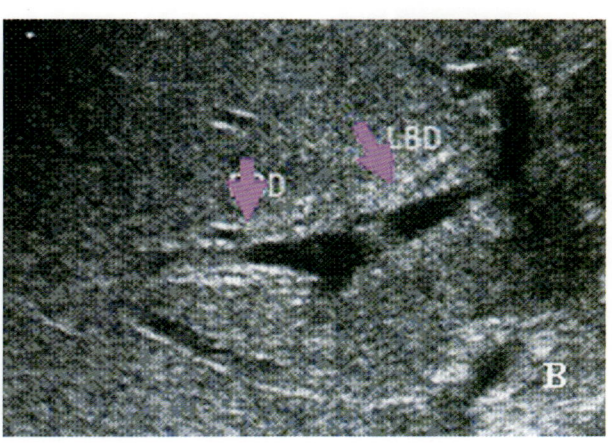
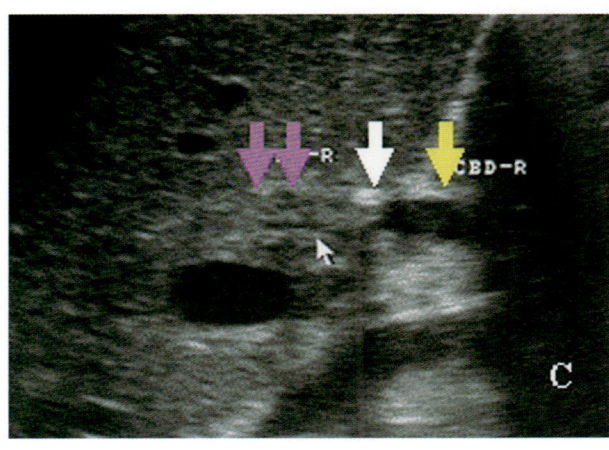
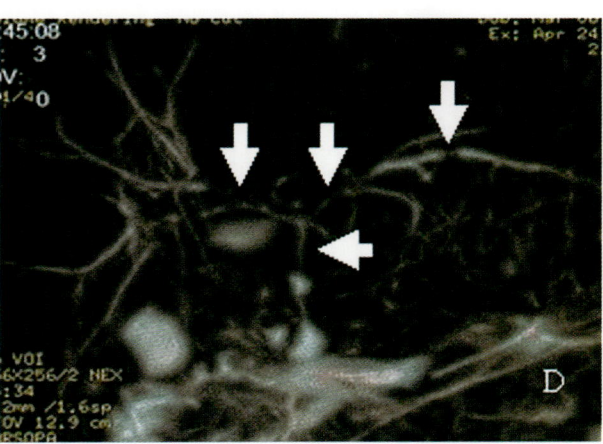

患者，男，54岁，肝移植术后2年，发热、黄疸1个月余。 A：左肝S2胆管远端扩张，近端管腔狭窄显示不清；B：左、右肝管管壁增厚，回声增高，管腔显示不清；C：总胆管供体段管壁增厚，回声增高（红箭头），管腔狭窄呈线状(↑)；D：磁共振胆管成像，证实S2胆管、左右肝管及总胆管供体段多发狭窄

图10-58　缺血性胆管病变

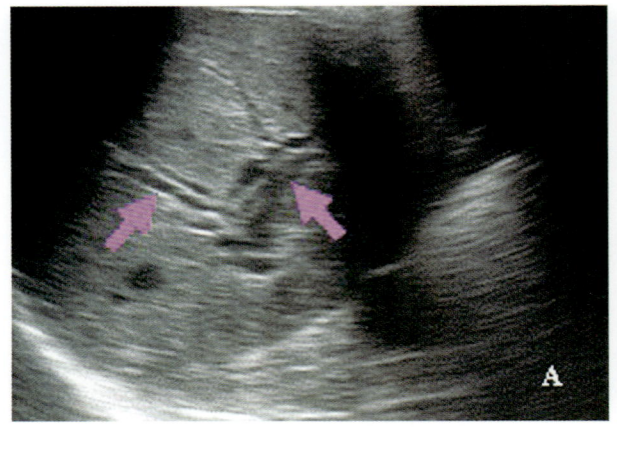
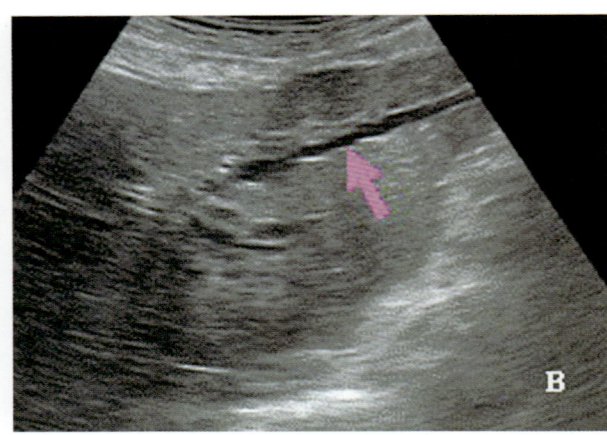
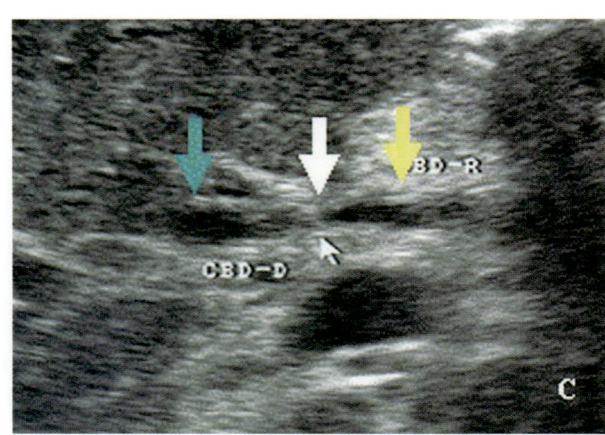
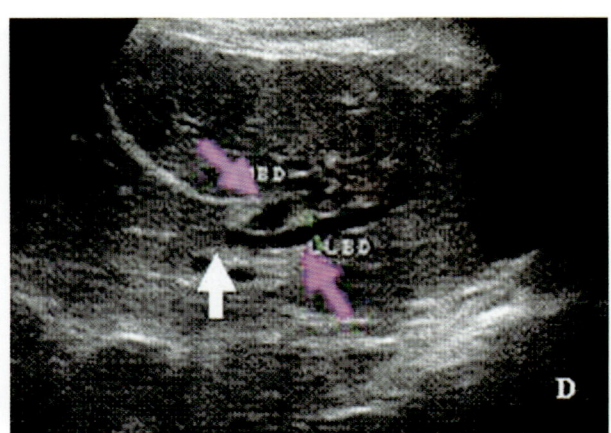
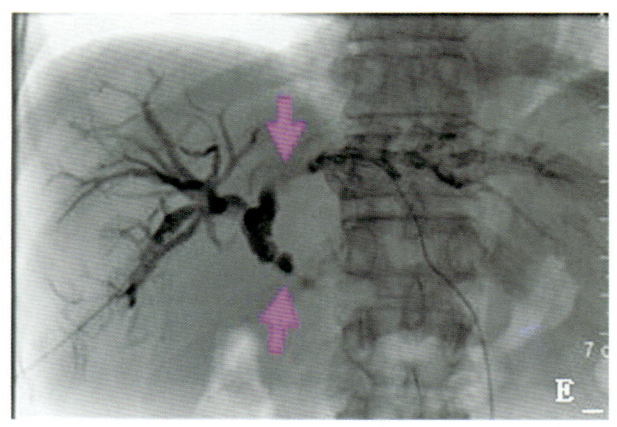

患者，男，48岁，肝移植术后1年余，黄疸3个月余。A、B：右肝内胆管均匀扩张；C：总胆管供体段扩张（蓝箭头），管壁无明显增厚，吻合口处（白箭头）管腔变窄，显示不清；D：左肝外叶胆管扩张（红箭头），左肝管变窄，管腔显示不清（白箭头）；E：为PTCD，证实左肝管及胆管吻合口均有狭窄

图10-59　胆管吻合口狭窄并非吻合口狭窄

2. 多普勒超声　对ITBL判定价值不大，主要用于发现肝动脉闭塞或肝动脉狭窄。肝动脉闭塞表现为肝外及肝内动脉未探及血流信号。肝动脉狭窄表现为肝内动脉血流参数异常，频谱多普勒呈现小慢波改变，即阻力指数降低<0.5，加速度时间延长>0.08s。

3. 超声造影　超声造影作为一种无创、可动态反映组织微循环灌注的新兴技术，我们的研究证实超声造影可通过实时观察胆管壁强化过程反映胆管的微循环灌注，并发现ITBL的特征性造影表现为动脉期胆管壁无或低增强，该增强表现反映了ITBL胆管PBP受损的基本病理改变。以该增强表现作为诊断指标，超声造影可早在肝移植术后2周、胆管尚未发生形态改变之前早期诊断ITBL，较其他影像学方法需于肝移植术后3个月方能诊断大为提前，为及时治疗奠定了基础；其诊断符合率达72%（图10-60至图10-62）。

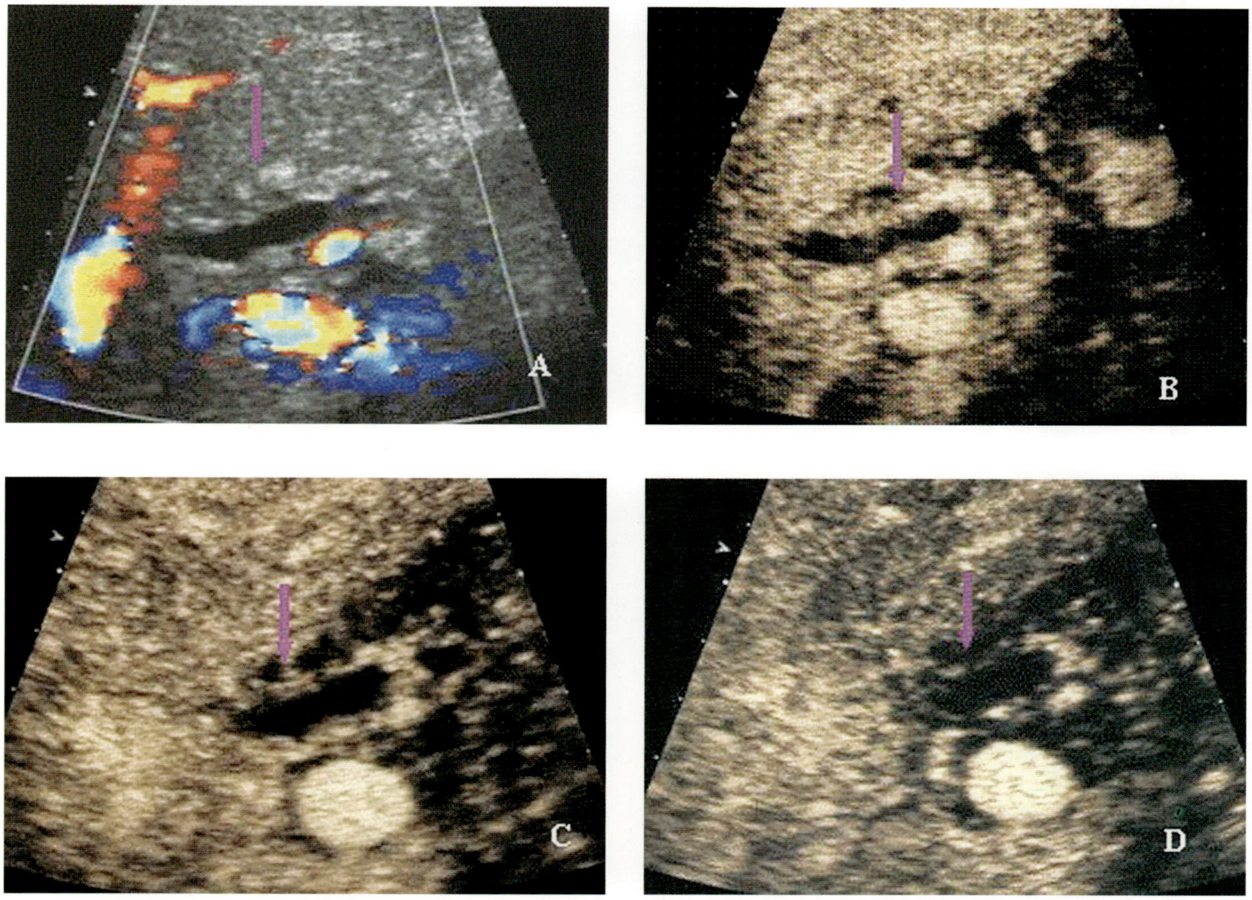

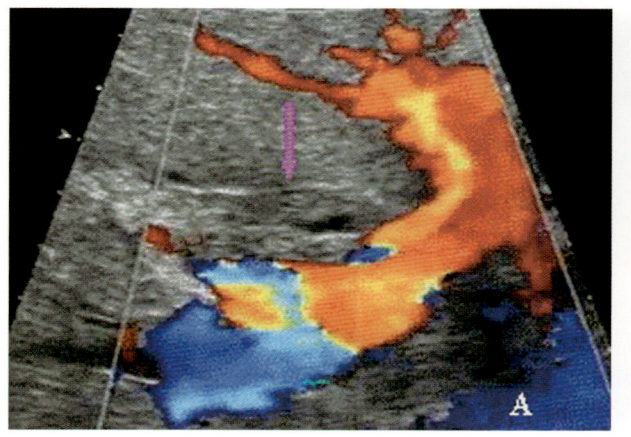

患者，男，49岁，肝移植术后8个月余，无不适。A：胆总管供体段管壁增厚，回声增高，管腔显示清晰，透声好（↑）；B、C、D：经静脉超声造影动脉期、门脉期和延迟期，胆管壁分别呈高增强、等增强、低增强

图10-60 无并发症移植肝

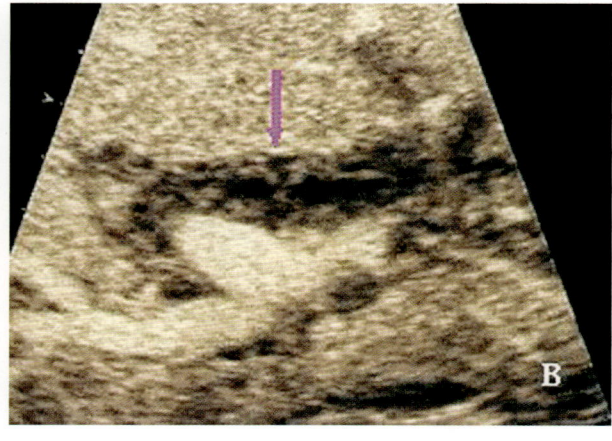

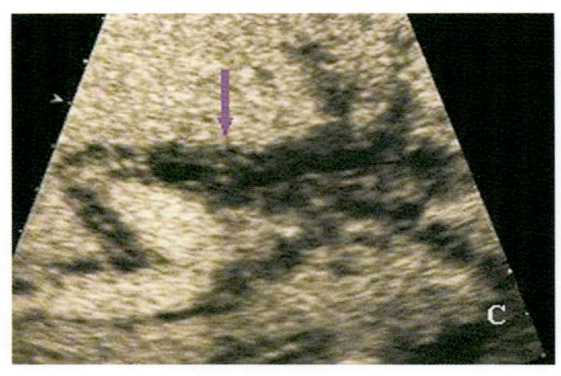
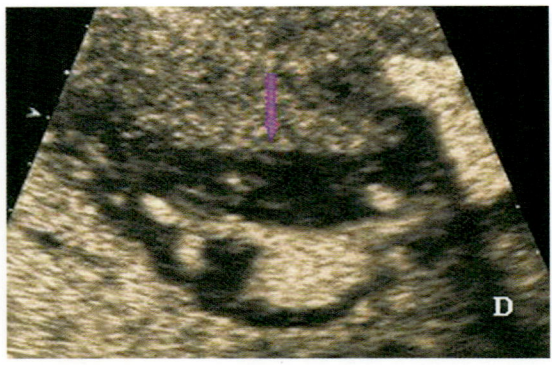

　　患者，男，62岁，肝移植术后2周。A：左右肝管汇合部管壁增厚，回声减低，管腔显示不清(↑)；B、C、D：经静脉超声造影动脉期、门脉期和延迟期，胆管壁分别呈低增强、低增强、低-无增强

图10-61　缺血性胆管病变

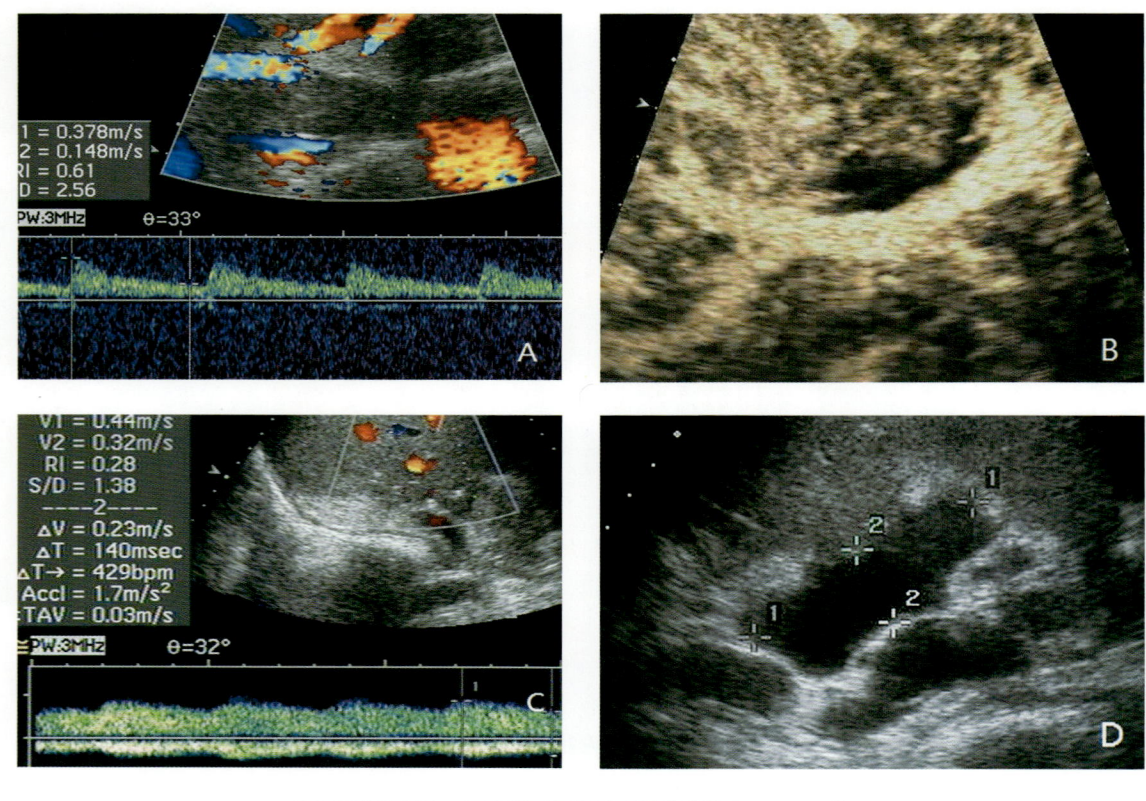

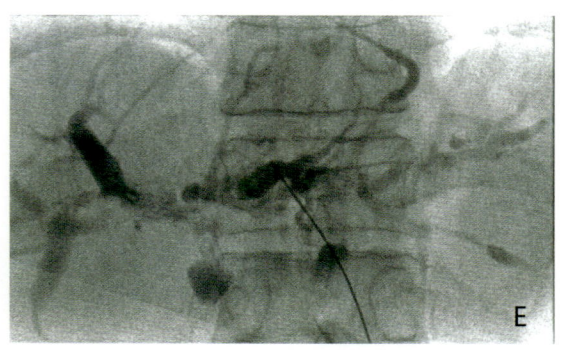

　　患者，男，51岁。肝移植术后17天检查，图A显示肝动脉频谱正常，但图B显示肝门部胆管壁无增强；肝移植术后2个月检查，图C显示肝动脉阻力指数降低，<0.5，加速度时间延长，>0.08s，提示肝动脉狭窄，图D显示肝门部积液，疑为胆漏；肝移植术后12个月，PTCD（图E）证实肝内外胆管多发狭窄，为缺血性胆管病变

图10-62　缺血性胆管病变

【超声诊断与鉴别诊断】

主要应与胆管吻合口狭窄鉴别。胆管吻合口狭窄是指发生在供受体胆管吻合处或胆肠吻合处的狭窄，通常由于吻合口水肿或瘢痕增生造成，胆管供血不受影响。胆管吻合口狭窄在二维灰阶超声上表现为吻合口以上肝内胆管均匀扩张，由粗到细呈树枝状，管壁纤细光滑；肝门部胆管亦扩张，管腔透声好显示清晰（图10-63）。在超声造影上，肝门部胆管壁动脉期高增强，与缺血性胆管病变鉴别不难。

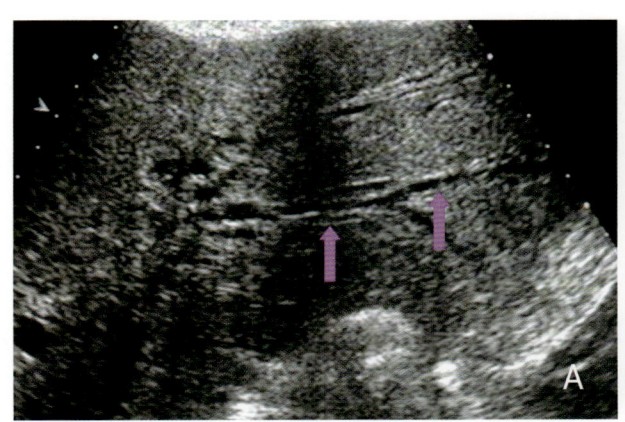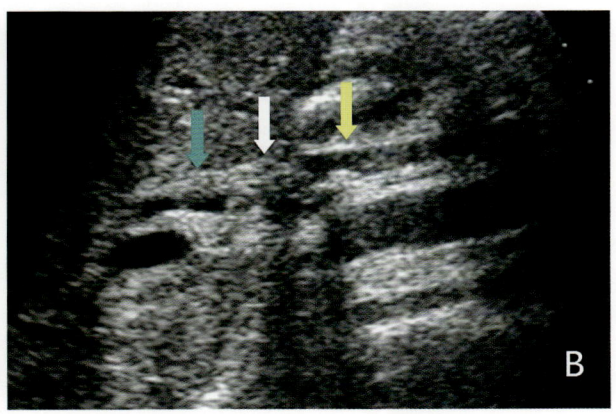
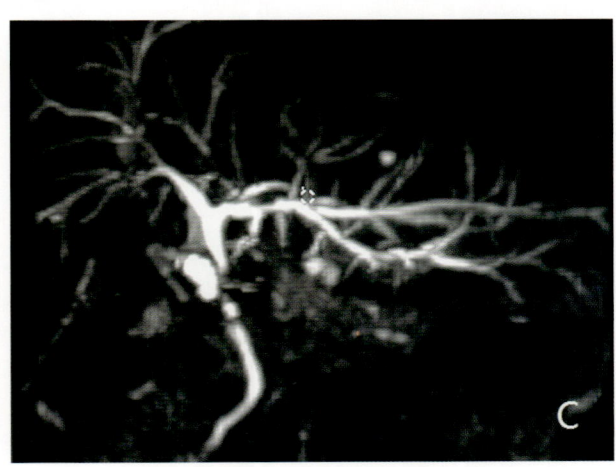

患者，男，肝移植术后1个月，发热。A：肝内胆管均匀扩张，管壁无明显增厚；B：胆总管供体段扩张（绿箭头），管壁增厚，胆管吻合口处管腔显示不清（白箭头）；C：磁共振胆管显像，证实为胆管吻合口狭窄

图10-63　胆管吻合口狭窄

八、黄疸的鉴别诊断

超声检查具有无创、简便、经济、可实时动态及多切面扫查等优势，能敏感发现胆管扩张，是黄疸鉴别诊断的首选影像学方法。超声鉴别梗阻性及非梗阻性黄疸准确率可达96%，判断梗阻部位准确率＞90%，诊断梗阻原因的准确率为71%～88%。

（一）鉴别梗阻性及非梗阻性黄疸

1. 胆管系统扩张是判断梗阻性黄疸的依据

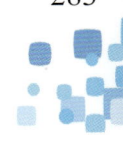

（1）肝内胆管扩张：左右肝内胆管内径＞3mm提示扩张。轻度至中度扩张时，肝内胆管管径与伴行的门静脉分支管径相似，呈"平行管征"；重度扩张时，伴行门静脉显示不清，胆管极度扩张呈树枝状、丛状向肝门部会聚，末梢胆管扩张可达肝包膜下。

（2）肝外胆管扩张：肝总管内径＞6mm，胆总管内径＞8mm提示扩张。胆外胆管扩张时，其管径与伴行的门静脉分支相似，肝门出现两条平行管道，称为"双筒猎枪征"。

2. 胆管轻度扩张的检测及鉴别　胆管不完全梗阻时，肝内外胆管可轻度扩张，甚至不扩张，加上肝外胆管容易受肠气等干扰，超声检查难以显示肝外胆管内病灶，也不易与胆管生理性扩张鉴别。采用以下方法有助于胆管轻度扩张时肝外胆管的显示及其与生理性扩张的鉴别。

（1）脂餐试验：脂餐试验后胆管管径缩小或不变，可认为是生理性扩张；而胆管管径增加≥1mm者，强烈提示为胆管梗阻引起的病理性扩张。脂餐试验有助于区分生理性及病理性胆管扩张，文献报道其鉴别诊断特异性可达100%。此外，对于胆管不完全梗阻，脂餐试验使胆管扩张明显后，更有利于显示胆管内的病灶。故当超声检查发现胆总管轻度扩张但找不出明显的病因、临床怀疑梗阻或实验室检查异常但胆总管不扩张、胆总管扩张但临床及实验室无异常时均可考虑应用脂餐试验。

（2）胃充盈显像法：有利于减少胃肠道气体干扰，更清楚显示胆管下段病变。

（3）其他：检查前充分做好胃肠道准备。检查时采用改变体位、加压探查等方法改善肝外胆管的显示。

（二）判断梗阻部位

根据肝内或肝外胆管是否扩张、胆囊是否增大、胰管是否扩张等判断梗阻部位。

1. 如肝内胆管及左、右肝管扩张，考虑梗阻部位在肝门部。

2. 如肝内胆管及肝总管或胆总管上段扩张、胆囊增大，考虑梗阻部位为胆总管；若胆囊不大，则考虑梗阻部位为肝总管与胆囊管汇合处以上的肝总管，或者胆囊本身存在病变。

3. 如肝内、外胆管扩张、胆囊增大、胰管扩张，则考虑梗阻部位在壶腹部水平。

（三）诊断梗阻病因

对于引起胆管梗阻的病因，可分为以下6类：①肝外胆管结石；②肿瘤；③先天性胆管疾病；④胆管炎及胆管寄生虫；⑤胆管出血；⑥外压性，如Mirizzi综合征及胰腺炎等。

梗阻性黄疸的常见病因可分为肿瘤性及非肿瘤性。肿瘤性以胆管癌、胰腺癌及壶腹癌较常见；非肿瘤性以胆管结石、胆管炎、先天性胆管疾病较常见。因梗阻性黄疸90%以上是由于胆管结石、胆管癌、壶腹癌导致，故鉴别重点是胆管结石及胆管肿瘤。胆管结石多为形态规整的强回声团伴声影，与胆管壁分界清楚；而胆管肿瘤则为形态不规则的等回声或弱回声，后方不伴声影，与胆管壁分界不清。但部分泥沙样结石、胆泥或陈旧性胆汁团声像图表现似肿块回声，与肿瘤较难鉴别，此时应用超声造影可以明确鉴别诊断。

（苏中振　任　杰　吴　涛）

第十一章
胰 腺 疾 病

第一节　解 剖 概 要

胰腺位于腹膜后，是一个无包膜的腹膜后脏器。胰腺前方被肝脏、胃体和胃窦部遮盖，胰腺与胃之间的间隙为小网膜囊。胰头部外、下侧分别与十二指肠降部和横部紧密相邻，胰尾部向左贴近脾门，胰腺下缘与横结肠系膜根部相邻。胰腺后方为下腔静脉、腹主动脉、肠系膜上血管、脾静脉、门静脉及胆总管下段等结构。

胰腺自右向左分为头、颈、体、尾四个部分，头部包括钩突，是胰腺最大的部分。胰腺大体形态主要有以下类型：①蝌蚪形：胰头粗而体尾部逐渐变细（约占40%）；②哑铃形：胰腺头、尾部粗而体部细（约占30%）；③腊肠形：胰腺头体尾部几乎等粗（约占20%）。其余还有S形、波浪形、三角形等。

胰腺的腺泡分泌胰液经各级胰管最终流入十二指肠。胰管可分为主胰管和副胰管，主胰管起始于胰尾部，经胰腺体部和颈部向胰头部延伸。70%以上主胰管与胆总管下段汇合，构成Vater壶腹，经十二指肠乳头部进入十二指肠降部的后内方。主胰管直径在胰头部≤5mm，体部≤3mm，尾部≤2mm。副胰管短小纤细，位于胰体上部，主要引流胰头上部和腹侧的腺体，末端于十二指肠大乳头上方形成小乳头，开口于十二指肠腔。

第二节　正常胰腺声像图

经剑突下横向扫查，显示胰腺长轴切面，呈带状或纺锤形（图11-1）。经剑突下纵向扫查，显示胰腺短轴切面，胰头部多呈椭圆形，胰体尾部多呈圆或三角形（图11-2）。胰腺边界整齐、光滑，内部回声均匀，多呈等或稍低回声，老年人胰腺回声增强，多呈均匀高回声（图11-3）。

胰腺正常径线因个体差异有所变化。目前常用的几项正常测值均为胰腺长轴切面测量所得：胰头厚度≤2.5cm，胰腺其余部分厚度≤2.0cm，胰管≤3mm。

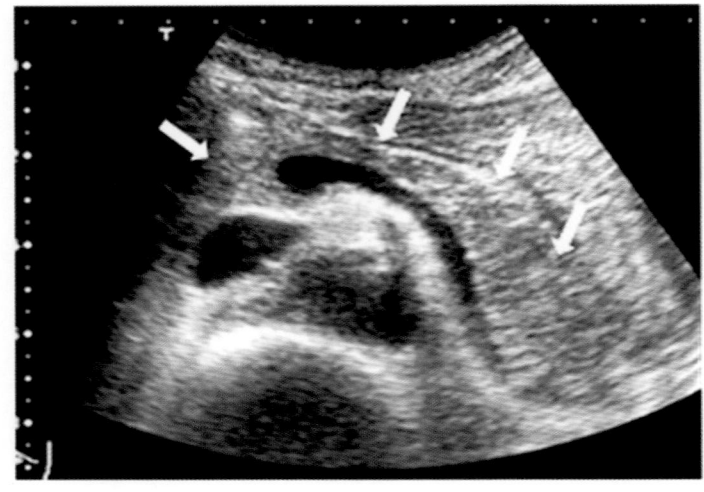

患者女，23岁。胰腺大小正常，呈均匀等回声，边界清晰，胰管未见扩张（↓）

图11-1　正常胰腺剑突下横切扫查

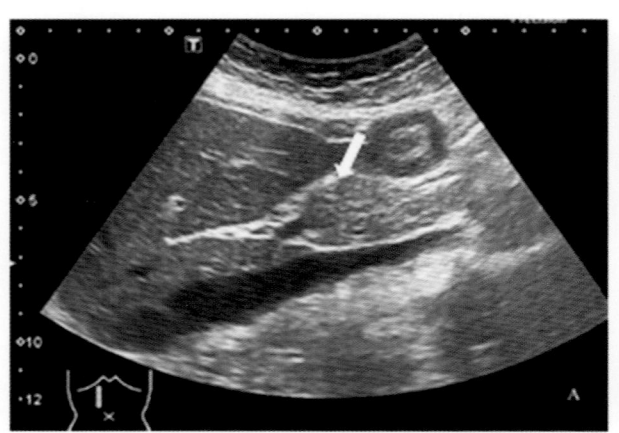

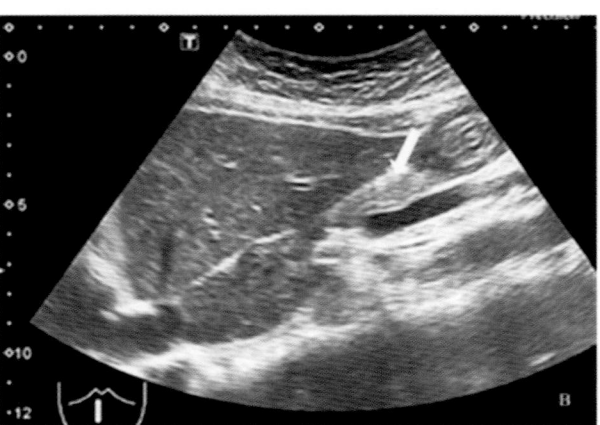

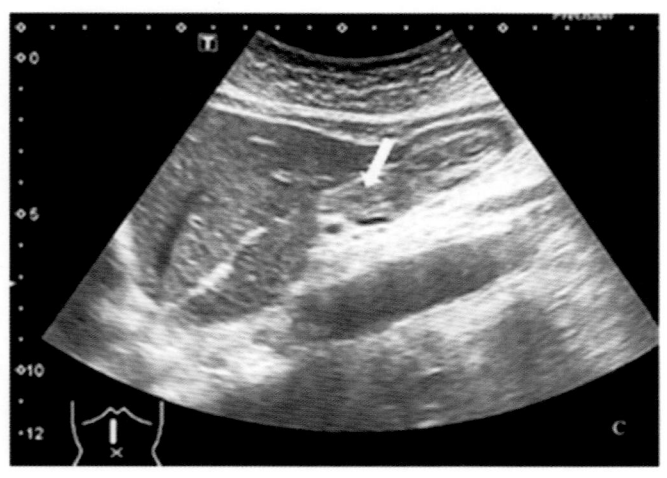

女，28岁，A：胰头纵切面（↓）；B：胰颈纵切面（↓）；C：胰体纵切面（↓）

图11-2　正常胰腺剑突下纵切扫查

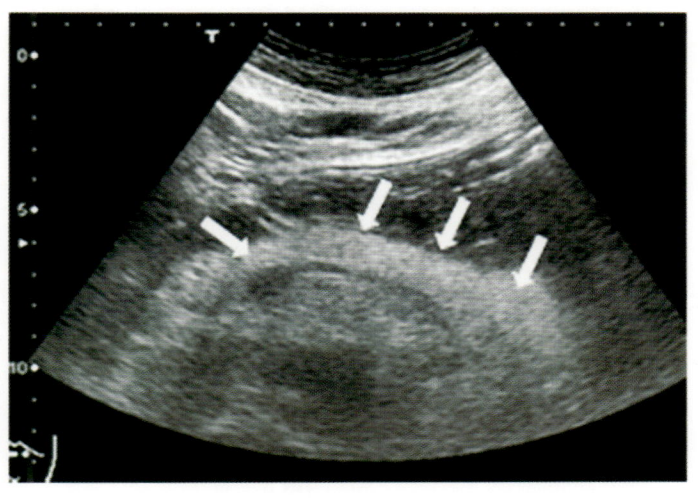

患者女，75岁，胰腺边界清晰，实质回声均匀增高，胰管未见扩张（↓）

图11-3 老年人胰腺

第三节 胰腺超声观察内容和诊断原则

一、胰腺超声检查的观察内容

1. 胰腺的大小、形态、位置、轮廓及实质回声 了解胰腺大小、形态、位置有无异常或变异；轮廓是否平滑、连续，有无局部突起或变形；实质回声粗细、强弱、分布是否均匀，有无衰减，有无局灶性病变等。

2. 胰管 了解胰管有无局限性或整体性的扩张、狭窄、扭曲、移位等。

3. 胰腺局灶性病变 应了解病灶的部位、数目、大小、形态、边界、内部回声、后方回声；病灶内部及周边部血流信号有无及多少、血流形态及类型（动脉或静脉）、血流峰值速度、动脉阻力指数；超声造影检查时，了解病灶与胰腺实质相比，其增强时间、水平、形态及增强水平随时间的变化；病灶有无侵犯胆管、腹膜后血管（包括门静脉、脾静脉、肠系膜上动静脉、腹腔干、下腔静脉及腹主动脉等）及邻近的脏器；有无肝门部及腹膜后淋巴结肿大。

二、超声诊断原则及注意事项

除了详细的分析超声征象外，还要了解主要临床表现、实验室检查、相关影像学资料等，进行综合分析。对于胰腺局灶性病变，要注意诊断原则和层次：首先明确病灶的物理性质，为囊性或为实性，还有可能是半囊实性。其次明确病灶的性质，为良性或为恶性。之后根据超声表现及临床资料，给出具体诊断，部分可达到病理诊断；最后，要对胰腺周围重要结构，如胆管和血管等，是否受侵进行评价。

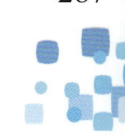

第四节　胰腺炎症性疾病

一、急性胰腺炎

急性胰腺炎（Acute pancreatitis）是指由多种病因导致胰酶被激活，消化胰腺自身及其周围组织所引起的化学性炎症，为常见的急腹症之一。我国急性胰腺炎最常见的病因是胆管疾患、酗酒、暴饮暴食、高脂血症、乳头括约肌功能紊乱等。急性胰腺炎最常见的临床表现为急性持续性腹痛，伴恶心、呕吐，血、尿清淀粉酶增高。

【超声表现】

1. 大小　胰腺弥漫性肿大，以前后径增加为主（图11-4），少数为局限性肿大，多见于胰头和胰尾。

2. 形态和边缘　比大小更能客观的反映胰腺的病理变化。水肿型胰腺边缘整齐，形态规则；出血坏死型胰腺炎则边缘模糊，形态不规则，与周围组织分界不清（图11-5）。

3. 内部回声　水肿型多呈均匀低回声，出血坏死型则多呈混合回声，伴有液化和钙化回声（图11-6）。

4. 胰管　轻度扩张或不扩张。

5. 积液　常见于胰周、双侧肾前间隙、髂窝。水肿型渗出较轻，出血坏死型则积液范围较广，且液体浓稠，回声增高，有时难以辨识（图11-7）。

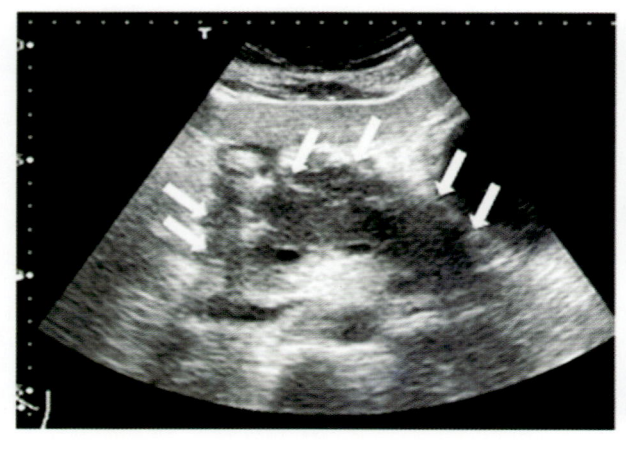

患者，男，28岁，上腹痛1周。胰腺肿大，回声减低，边界模糊不清（↓）

图11-4　急性胰腺炎

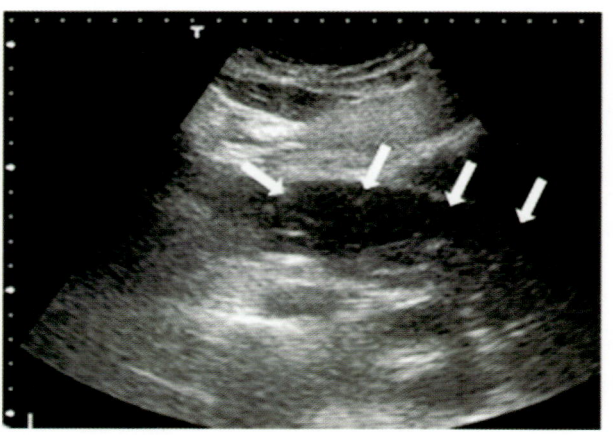

患者，女，18岁，上腹痛3天。胰腺弥漫性肿大，回声减低不均，边界模糊，与周边结构分界不清（↓）

图11-5　急性胰腺炎

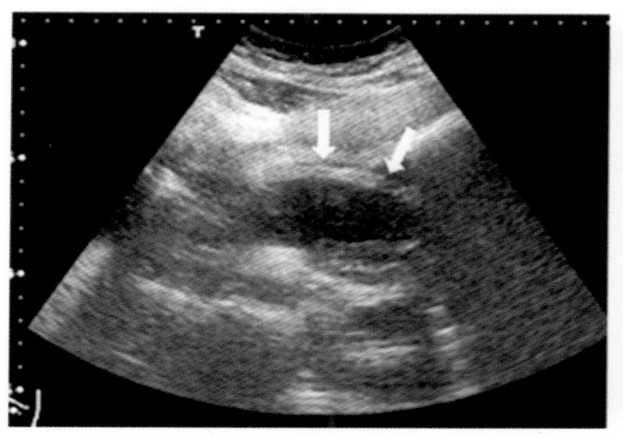 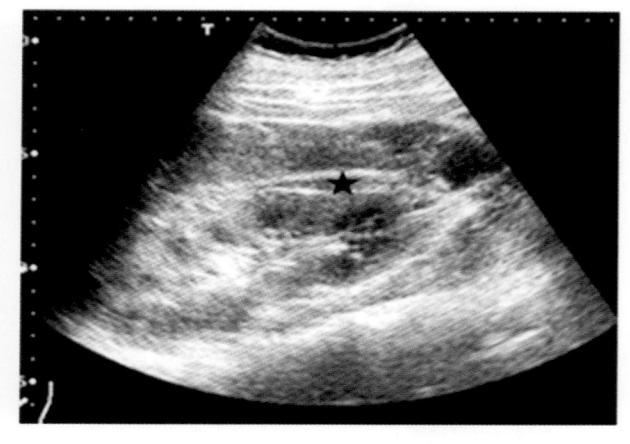

与图11-5为同一患者，胰体前方局限性积液（↓）

图11-6 急性胰腺炎

与图11-4为同一患者，左肾周间隙积液（★），液体黏稠，呈稍低-等回声，难以辨识

图11-7 急性胰腺炎

二、慢性胰腺炎

慢性胰腺炎（chronic pancreatitis）是由多种原因所致的胰腺实质节段性或弥漫性炎症，其渐进的病程最终引起胰腺坏死、纤维化，腺泡和胰岛细胞萎缩消失，最终导致胰腺结构和功能上不可逆的损害。胆管疾病是我国慢性胰腺炎的主要病因，胰腺炎与胆结石并存率达18%～50%。酗酒是西方国家慢性胰腺炎最常见的病因。另外，肠液反流、胰管梗阻、高钙血症和高脂血症等也可引起慢性胰腺炎。国际上根据慢性胰腺炎的病理将其分为：慢性梗阻性胰腺炎、慢性钙化性胰腺炎和慢性炎症性胰腺炎。

【超声表现】

1. 大小 病程早期胰腺多呈轻度弥漫性肿大或局限性肿大，但肿大程度不如急性胰腺炎。至病程晚期，胰腺体积缩小，少数甚至难以显示（图11-8）。

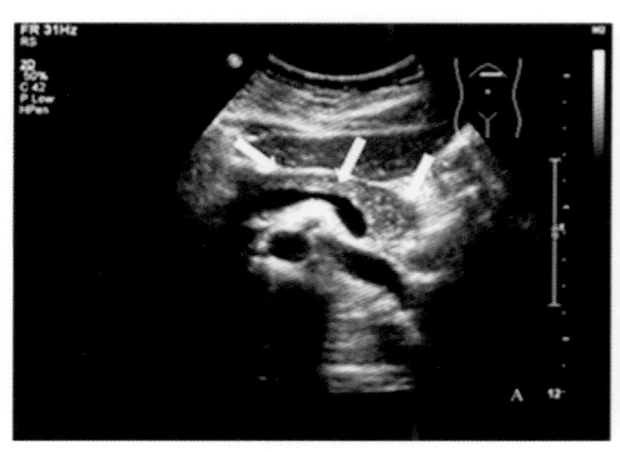 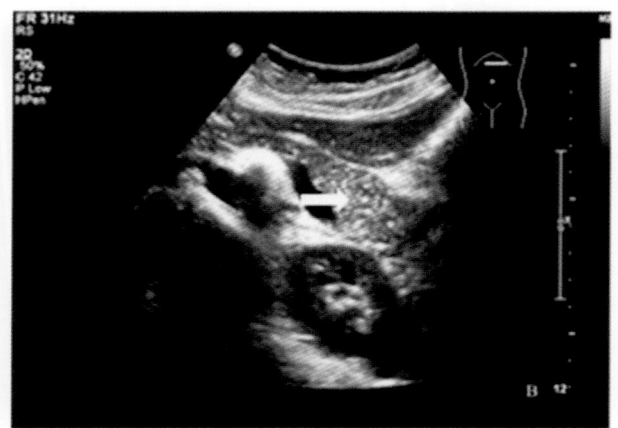

A：胰腺显著缩小，实质回声增粗（↓）；B：胰腺实质内可见散在钙化回声（↓）

图11-8 慢性胰腺炎

2. 形态和边缘　形态轻度不规则，有的局部突起。边缘不整齐，与周围组织分界不清楚。胰腺大小正常的病例有此征象有重要的诊断意义。

3. 回声　胰腺实质回声多增高，呈粗糙的点状不规则高回声，纤维化程度越明显，则回声越高。部分慢性胰腺炎因胰实质钙化产生粗大而致密强回声，较大的钙化灶多伴有声影。病程早期或胰腺弥漫性纤维化时可出现粗糙的不均匀低回声，慢性局限性胰腺炎形成纤维化炎性肿块时，内部呈不均匀低回声。

4. 胰管　主胰管多呈不规则扩张，粗细不均、管壁不规则（图11-9），管腔内可见结石（图11-10）。

5. 胰腺结石　对慢性胰腺炎有确诊价值。大的胰腺结石呈圆形、椭圆形或弧形致密强回声团，后方伴声影（图11-11）；小结石表现为点状强回声，伴"彗星尾"征（图11-8）。

6. 假性囊肿　慢性胰腺炎可形成大小不等的假性囊肿，多发生于胰体、尾部区域。超声发现率9%～28%。典型的假性囊肿腔内呈无回声，有清晰的囊壁回声，形态可规则或不规则（图11-12）。囊肿内有残屑或合并感染，出血时内可有弱到低回声密集点状物。

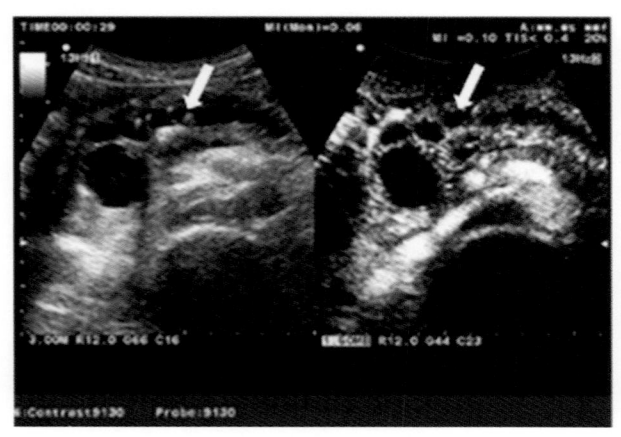

患者，男，49岁，胰管不规则扩张，呈串珠状改变（↓）

图11-9　慢性胰腺炎

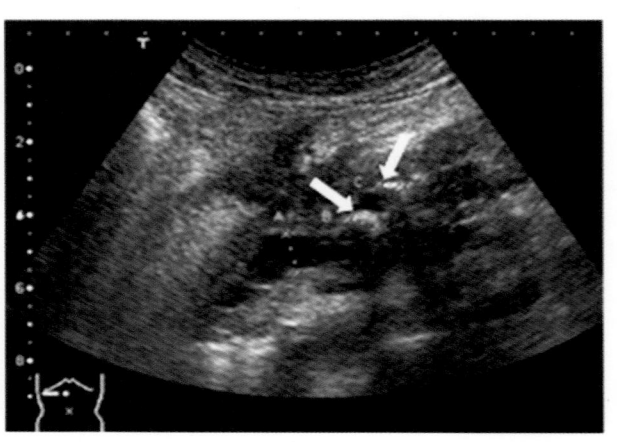

患者，男，52岁，伴胰管内强回声结石（↓）

图11-10　胰管扩张

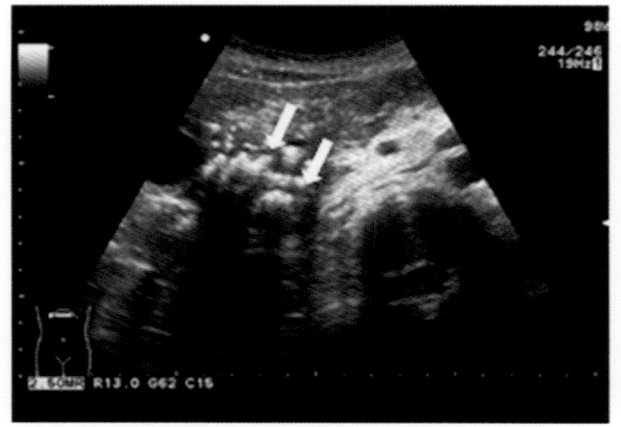

与图11-9为同一患者，胰腺实质内多发强回声结石（↓）

图11-11　胰腺结石

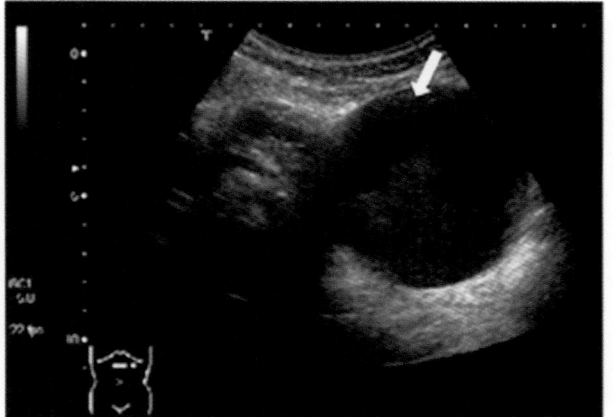

患者，男，62岁，胰尾部假性囊肿，边界清楚，内部呈低-无回声（↓）

图11-12　假性囊肿

【超声诊断与鉴别诊断】

1. 胰腺癌 局限性胰腺炎在局部形成"肿块"，需要与胰腺癌鉴别。局限性胰腺炎的特征为：①均匀低回声；②后方回声衰减不明显；③与周围境界尚清；④远端胰管扩张不明显或仅有轻度扩张；⑤胰管未受破坏；⑥胰周无明显异常肿大淋巴结。超声造影对于鉴别局限性胰腺炎和胰腺癌有一定帮助。局限性胰腺炎典型超声造影表现为病变区域与胰腺实质同时增强，增强早期及晚期均呈等增强；而胰腺癌多表现为病变增强慢于胰腺实质，早期及晚期多呈低增强。与胰腺癌鉴别困难时可结合肿瘤标志物等其他检查综合判断，必要时可行组织活检。

2. 全胰癌 慢性胰腺炎需要与全胰癌鉴别。全胰癌的声像特点是：①胰腺形态变化显著，呈膨胀性生长；②内部回声显著不均；③后方回声衰减明显；④周边器官、血管受压、移位或侵犯；5)胰周可见异常肿大淋巴结。

第五节 胰腺囊性病变

一、胰腺真性囊肿

胰腺真性囊肿（pancreatic true cyst）囊壁内被覆上皮细胞，仅占胰腺囊肿总数的15%，又被分为先天性囊肿和后天性囊肿，后者主要指潴留性囊肿。

【超声表现】

1. 先天性真性囊肿 胰腺实质单发或多发无回声肿物，圆形，边界清楚，与周边组织分界清晰（图11-13），病灶内不能探及血流信号。常合并肝、肾囊肿。超声造影对部分常规超声表现不典型的病例有较高诊断价值，表现为增强早期及晚期病灶均呈无增强，边界清楚，内无分隔增强。

2. 潴留性真性囊肿 体积相对较小，回声表现同先天性囊肿，有时可见胰管与囊肿相通。

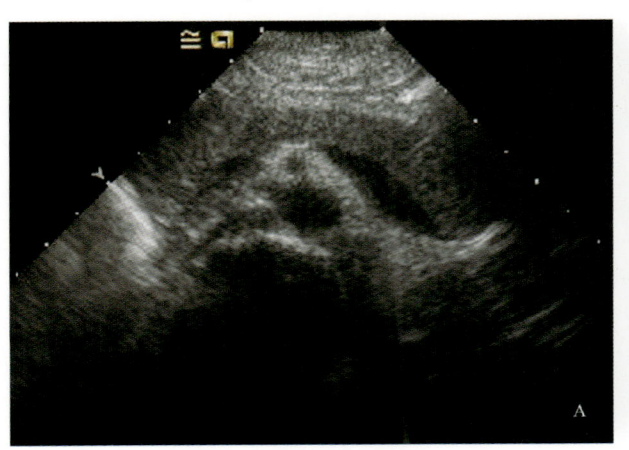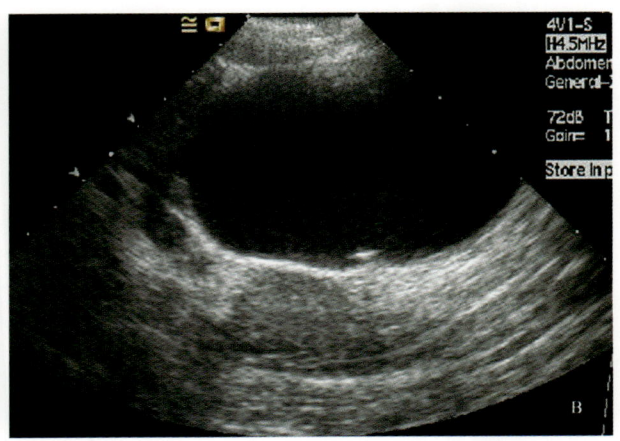

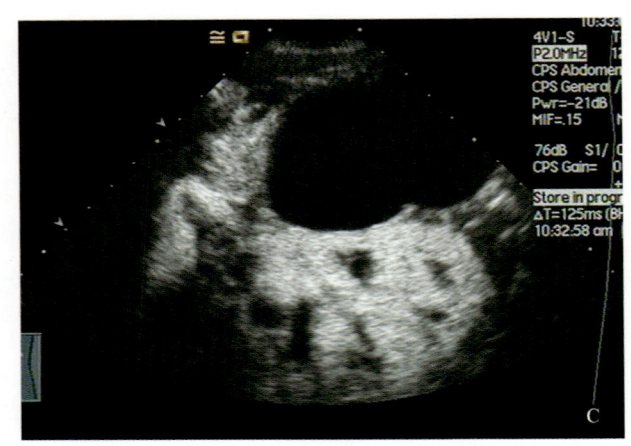

A：胰腺大小、形态正常，实质回声均匀；B：胰尾部巨大囊性病变，边界清楚，内部呈无回声；C：超声造影病灶边界清楚，呈无增强

图11-13　患者，女，28岁，体检发现上腹部囊性肿物，术后病理示胰腺单纯性囊肿

二、胰腺假性囊肿

胰腺假性囊肿（pancreatic pseudocyst）占胰腺囊肿总数的85%，多见于急性或慢性胰腺炎、胰腺外伤和胰腺手术后，由坏死液化的胰腺组织、出血以及外漏胰液等被周围纤维组织包裹而形成。囊肿较小多无明显症状，囊肿较大时，可压迫周围器官，导致上腹痛、恶心、纳差等。

【超声表现】

单个或多个类圆形或不规则形的局限性液性暗区，边界清楚。囊壁多较厚，部分可见分隔，囊液较清晰（图11-14），内部合并坏死物或继发感染者可见点状、片状混合回声。囊肿常压迫挤压周围器官，并与周围器官粘连。假性囊肿超声造影表现为囊壁、囊内间隔和实性回声部分均呈无增强，有助于更加清晰地显示囊肿的边界和范围（图11-15）。

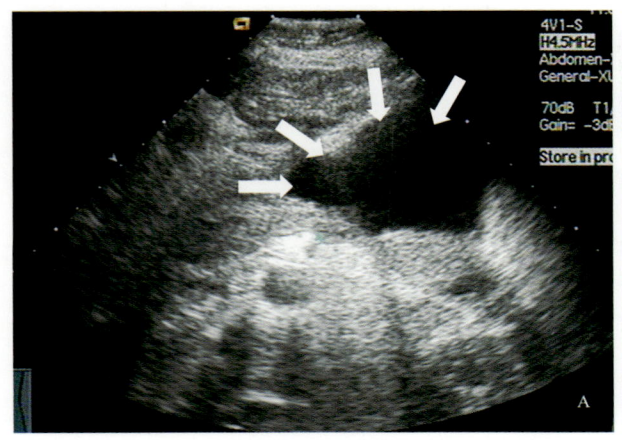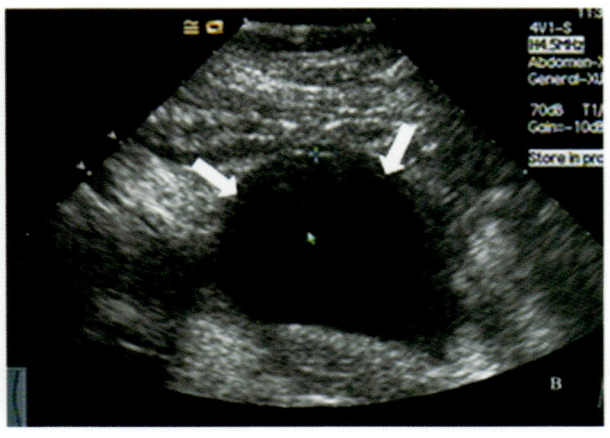

患者，男，45岁，急性胰腺炎后2个月。A：胰腺回声增粗，胰体尾部前方囊性病变（↓）；B：囊肿内部呈均匀无回声，边界清楚（↓）

图11-14　胰腺假性囊肿

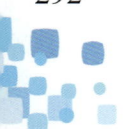

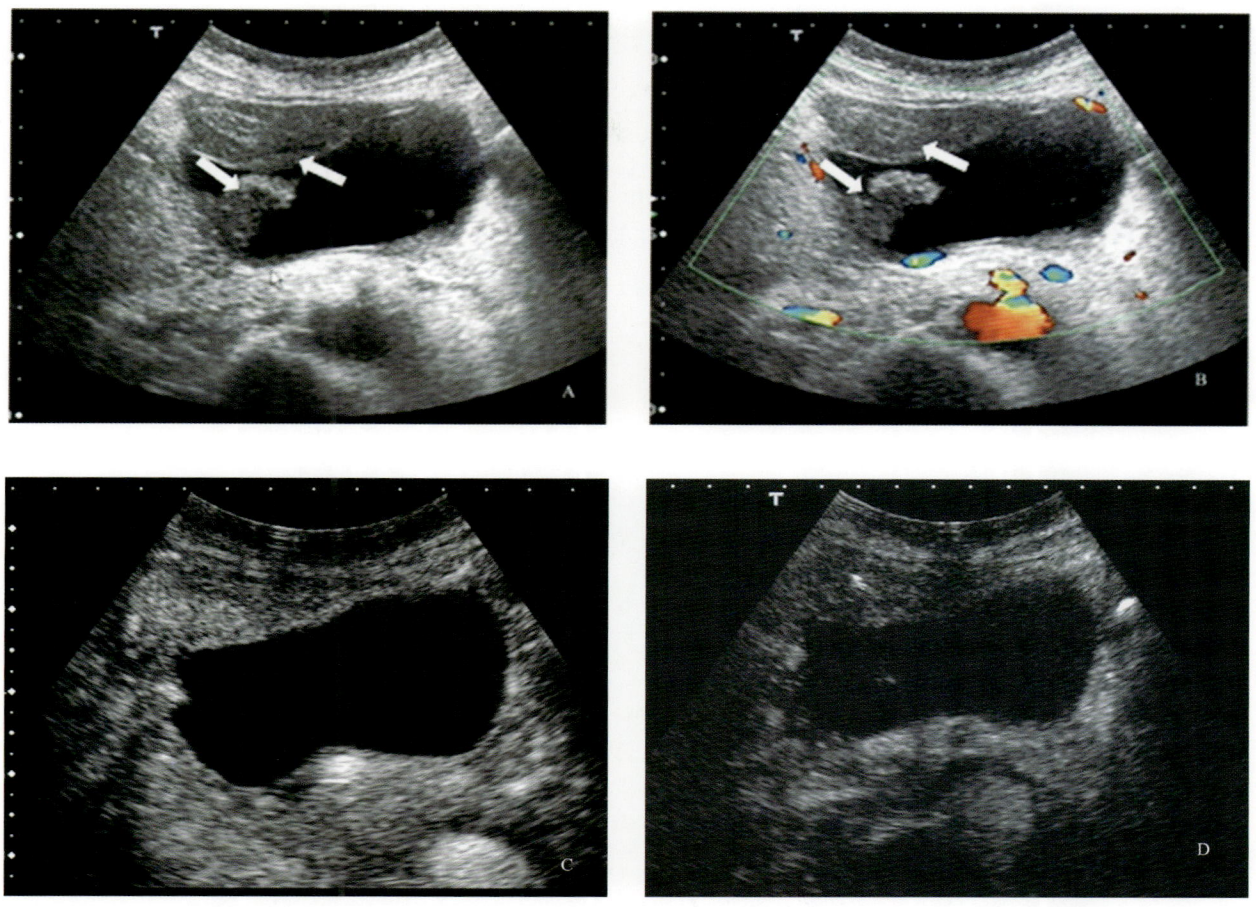

A：胰头区见囊实病变，部分可见实性回声（↓）；B：多普勒超声显示病灶内未见血流信号（↓）；C：超声造影早期囊壁及囊内实性回声均呈无增强；D：超声造影晚期病灶边界清楚

图11-15　患者，女，61岁，急性胰腺炎后3个月余

【超声诊断与鉴别诊断】

胰腺假性囊肿需与囊腺瘤或癌鉴别。囊腺瘤或癌的声像特点为：①囊实混合性病变，囊壁多可见实性条状分隔或乳头状突起；②囊内壁不光滑；③胰腺无慢性胰腺炎声像特征。

第六节　胰腺肿瘤性疾病

一、胰腺癌

胰腺癌（pancreatic cancer）是指发生在胰腺腺泡或导管腺上皮的恶性肿瘤，是消化系统恶性程度最高的肿瘤之一。胰腺癌多见于中老年患者，男性多于女性。起病隐匿，无特异症状，早期多表现为上腹部不适、隐痛，体重减轻，食欲减退，随病情进展出现黄疸。胰腺癌手术切除率低，并发症多，预后差。胰腺癌可发生于胰腺的任何部位，但最多见于胰头部（占66%～70%），胰体尾部次之

（20%～25%），局限在尾部者占5%～10%，全胰癌仅占6%～8%。

【超声表现】

1. 二维灰阶超声

（1）胰腺肿物：是胰腺癌的直接征象，<2cm的肿瘤多为均匀低回声，无包膜，与周围组织无明显界限，后方回声衰减不明显。肿瘤增大后形态不规则，内部回声不均，部分可有钙化、液化，浸润性生长与周围结构境界不清，肿物后方回声衰减。（图11-16、图11-17）

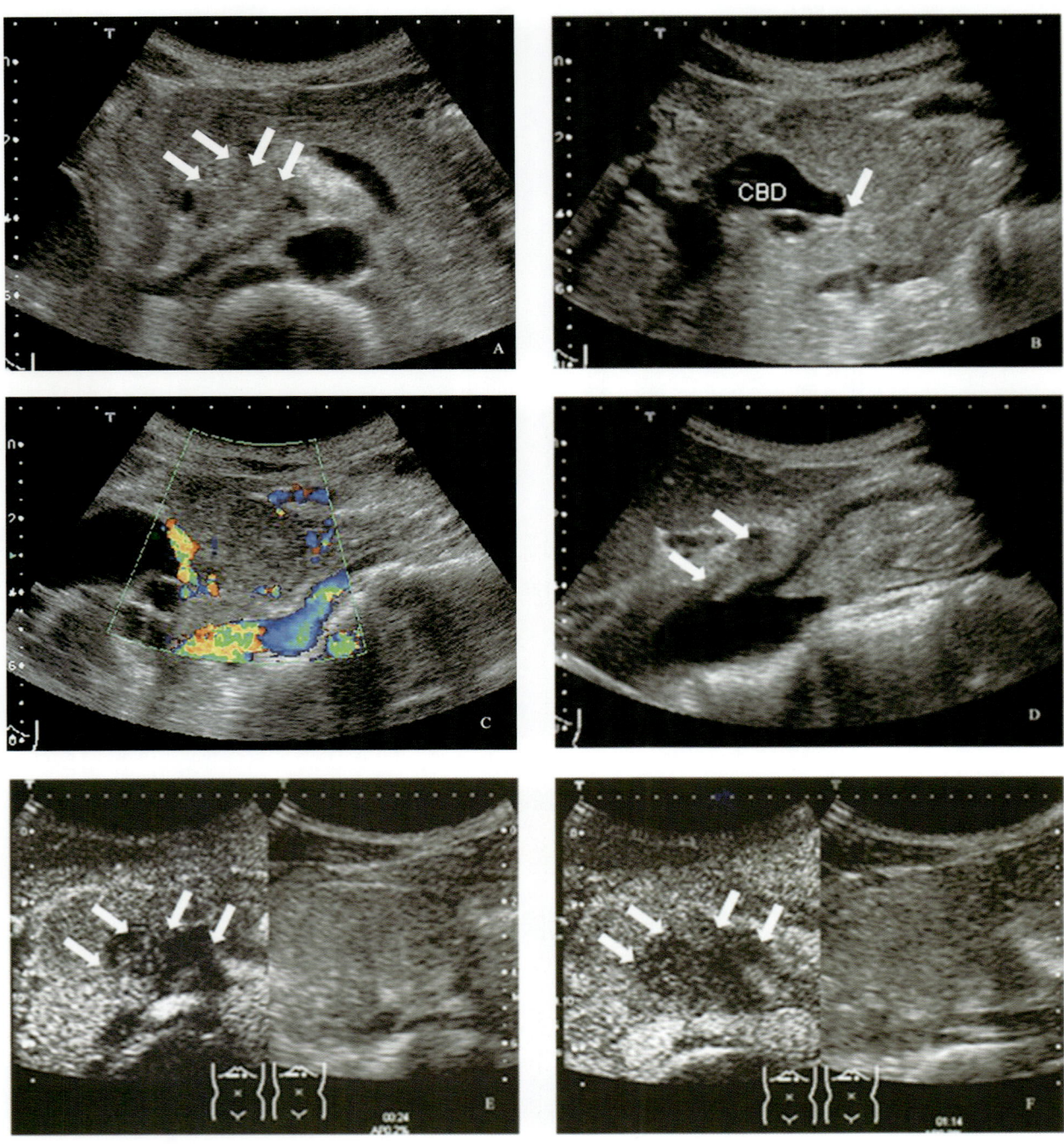

A：胰头钩突低回声肿物（↓）；B：胆总管扩张，于胰头肿物处中断（↓）；C：多普勒超声显示肿物内血流稀少；D：腹腔干、肠系膜上血管受累及，管壁显示不清（↓）；E：超声造影早期肿物呈低增强（↓）；F：超声造影晚期病灶边界更加清楚（↓）

图11-16　患者，男，52岁，无痛性进行性身目黄染1个月

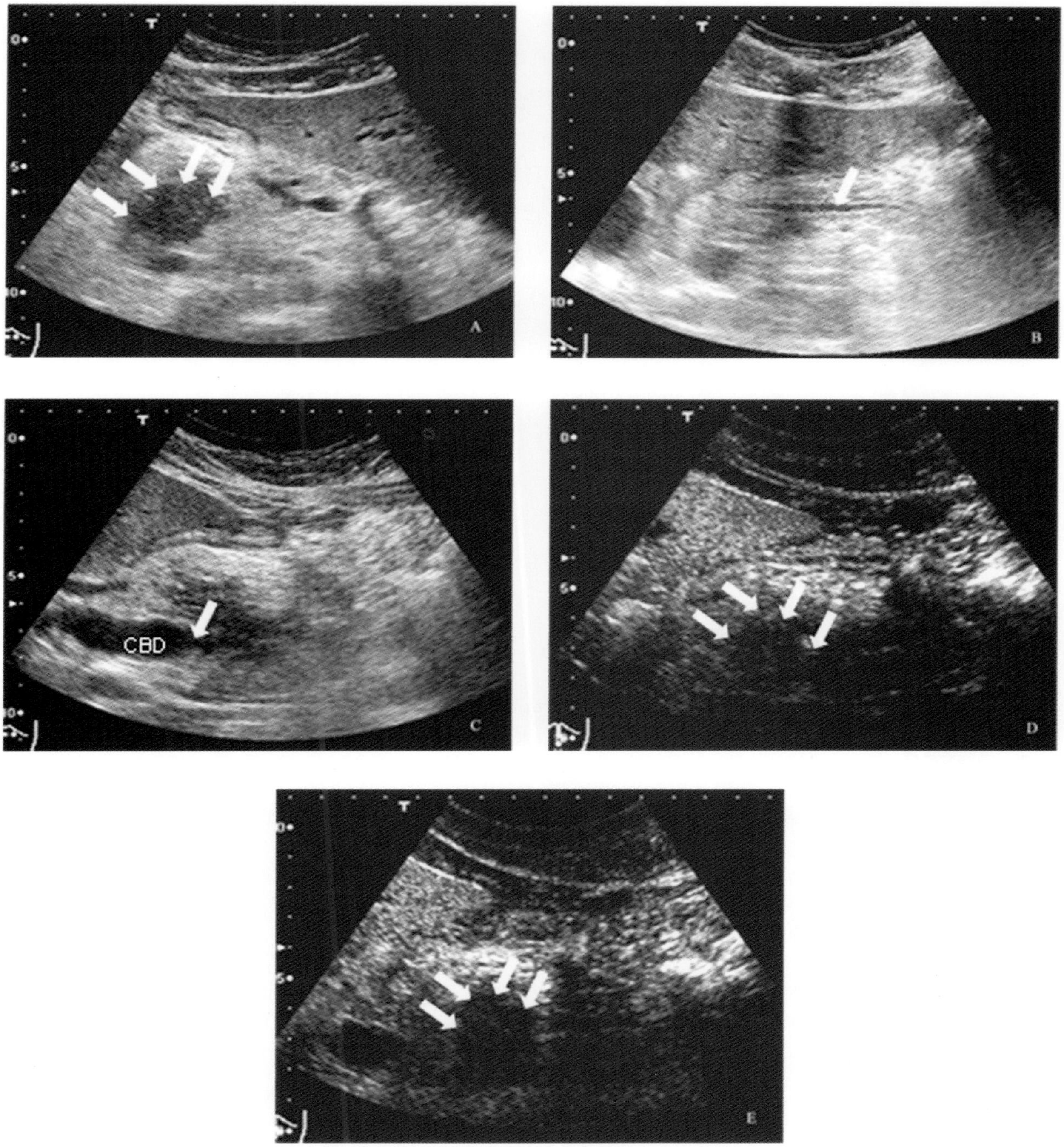

A：胰头低回声肿物（↓）；B：胰管扩张（↓）；C：胆总管扩张，于胰头肿物处中断（↓）；D：超声造影早期肿物呈低增强（↓）；E：超声造影晚期病灶边界更加清楚（↓）

图11-17　患者，男，55岁，无痛性进行性身目黄染2周

（2）胰腺大小、形态：肿瘤较大时胰腺多局限性肿大，轮廓不清，与周围器官分界不清，全胰癌者胰腺多弥漫性肿大，形态不规则。

（3）胰管扩张：胰管受肿瘤压迫和侵犯呈不同程度的扩张，内壁多尚平滑（图11-17）。

（4）胆管扩张：肿瘤和（或）转移性淋巴结浸润或压迫胆总管下段引起胆管梗阻扩张，可见扩张的胆总管中断于胰腺肿物内（图11-16、图11-17）。

（5）胰周血管、器官的压迫和侵犯：肿瘤附近血管多被推移、挤压或被肿瘤包绕，管壁高回声线

模糊，部分管腔内可见实性回声（图11-16）。

（6）淋巴结转移：胰周多见淋巴结肿大，类圆形，淋巴结门结构消失，内部呈低回声。

2. 多普勒超声　直径4cm以内的胰腺癌内部很少能测到血流信号（图11-16），肿瘤增大时部分可于周边检出低速血流。多普勒超声检查的重点是肿瘤对周围大血管有无压迫和侵犯（图11-16）。

3. 超声内镜　超声内镜下1cm以上的肿瘤可以清晰显示，2cm以内的肿瘤检出率达80%～95%，血管浸润的诊断准确率达85%～92%，对于早期诊断和判定进展程度起着非常重要的作用。

4. 超声造影　典型胰腺癌病灶增强晚于胰腺实质，增强早期及晚期呈不均匀低增强，部分病灶内增强早期可见肿瘤血管；增强晚期病灶边界更加清楚。（图11-16、图11-17）

【超声检查注意事项】

胰腺癌患者检查时应注意：①＜2cm的肿瘤普通超声受气体干扰往往显示困难，必要时需行超声内镜或CT/MRI检查；②脾动脉走形与胰管非常接近，易误认为扩张的胰管，应使用彩色多普勒显示管道血流状况或沿扩张胰管向头侧追踪管道走行以减少误诊；对于确认扩张的胰管，可追踪胰管直至显示梗阻部位；③横切扫查时胰周围肿瘤易误认为胰内肿物，必须多切面扫描，以确定病灶位置；④副胰管与主胰管相通或肿瘤位于胰腺钩突部时胰管可无扩张；⑤全胰癌可仅表现为胰腺回声不均匀，边界不整，无明显局灶性肿块，诊断时多需结合临床资料综合分析。

【超声诊断与鉴别诊断】

1. 局限性胰腺炎　①与正常组织分界不如胰腺癌清楚，内部回声均匀；②胰管扩张程度轻，内径可粗细不均；③"肿物"可有胰管穿通征；④有慢性胰腺炎超声表现；⑤"肿物"内有正常血管走行。

2. 胰腺囊腺瘤、囊腺癌　①多生长在胰体或胰尾部；②肿瘤多为囊实性多房性肿物，囊壁厚、内壁不光滑；③部分肿瘤以实性回声为主，但透声性好，后方回声无衰减；④胰管扩张较少见；⑤肿瘤内血流信号较胰腺癌丰富。

3. 胰岛素瘤　边界平滑清晰，回声较胰腺癌高，内部血流丰富。

4. 壶腹周围癌　①病灶较小即出现胰、胆管扩张；②肿瘤血供较丰富；③胰腺无明显肿大或肿物。

5. 腹膜后肿瘤　肿物多呈分叶状结构，与胰腺有一定分界，胰、胆管扩张较少见。

二、壶腹周围癌

壶腹周围癌（periampullary cancer）包括壶腹部癌、胆总管末端癌、胰管末端癌和十二指肠乳头癌。临床主要表现为阻塞性黄疸，黄疸出现较早且有波动性。

【超声表现】

壶腹部位于胰腺与十二指肠之间，正常不易显示。当癌肿导致胰、胆管扩张时，沿扩张胆管长轴向下追踪，可能检出肿物。由于肿物体积往往较小，且易受胃肠气体干扰，要辨认出1cm以下的肿块比较困难，如能显示，多为低回声病灶，边界不清，扩张的胰管、胆管在此低回声肿物处中断。肝内外胆管及胰管均匀扩张。可伴周围淋巴结肿大及血管侵犯（图11-18至图11-20）。

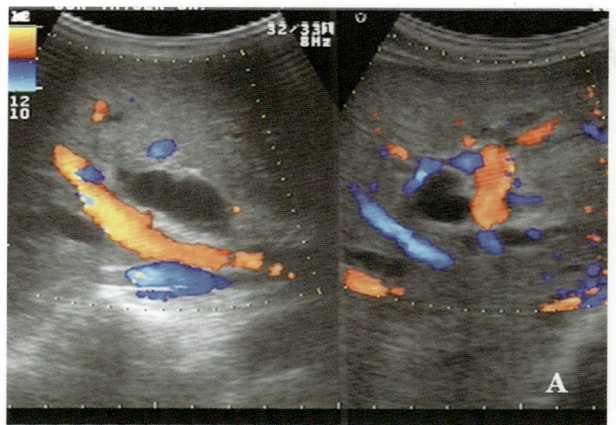
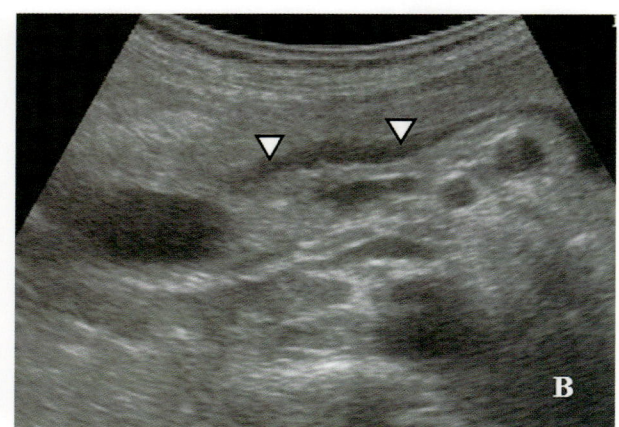

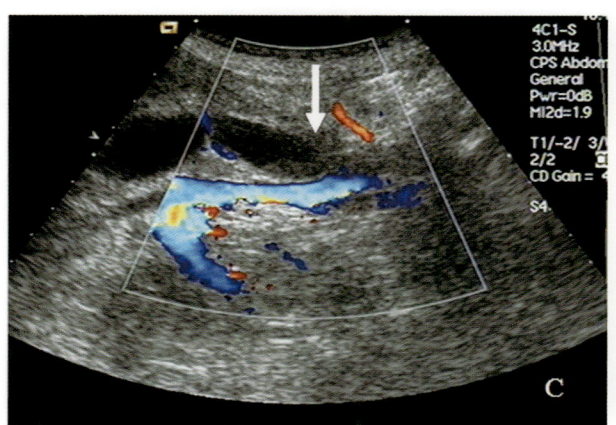
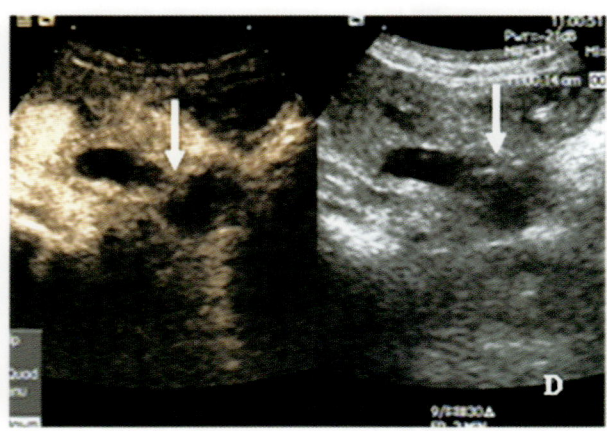

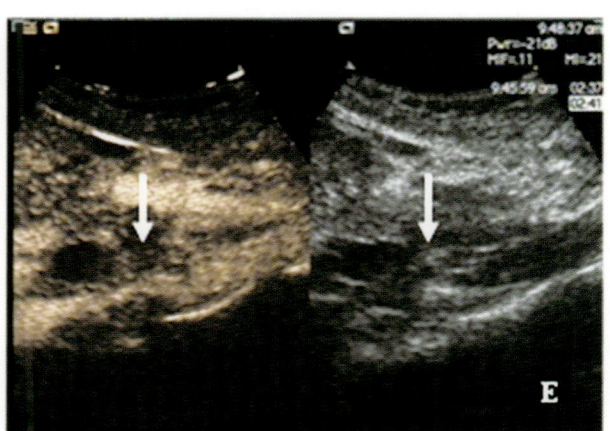

　　A、B：肝内外胆管明显扩张，呈软藤状，胰管轻度扩张(▽)；C：胆总管末段突然截断，截断处见不规则形低回声团（↓），低回声团与胆管壁分界欠清且近邻十二指肠乳头，CDFI显示内部未见明显血流信号；D、E：超声造影显示胆总管末段低回声团内部可见血流灌注，早期呈高增强，晚期消退呈低增强（↓）。术后病理：十二指肠乳头部中-低分化腺癌

图11-18　患者，男，75岁，右上腹隐痛伴身目黄染2个月余

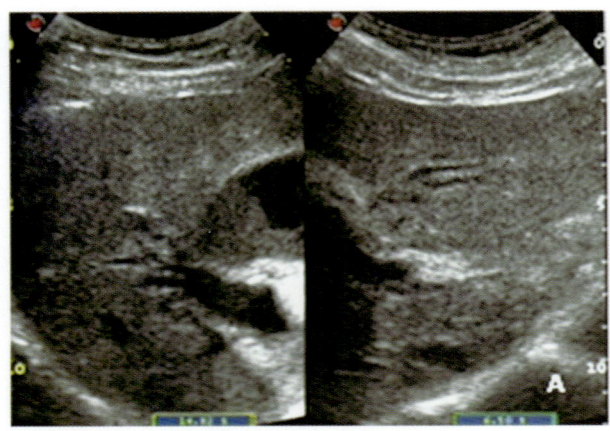
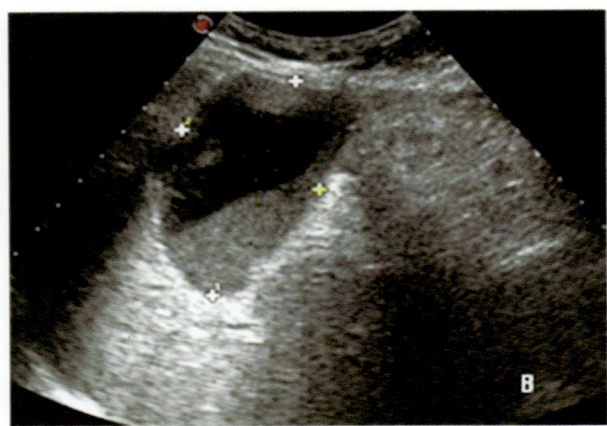
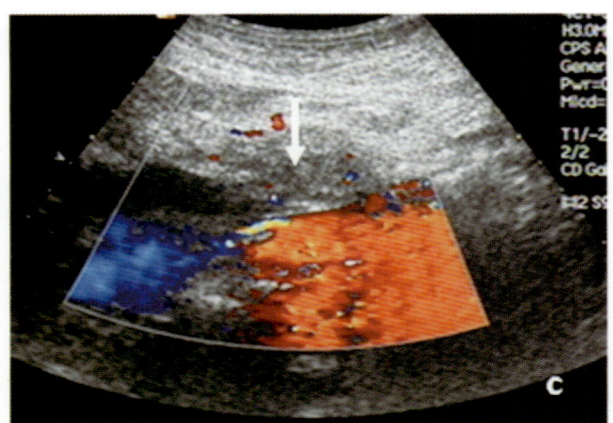
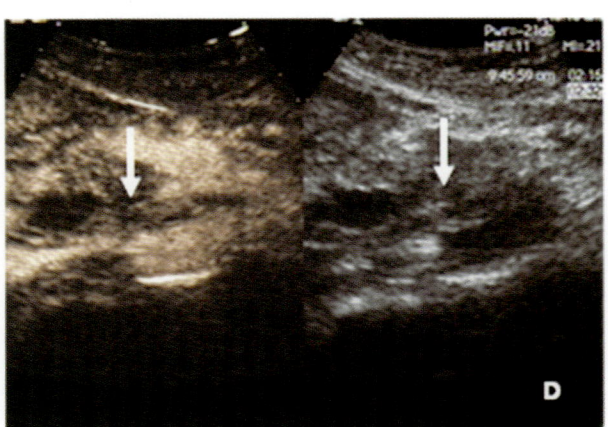
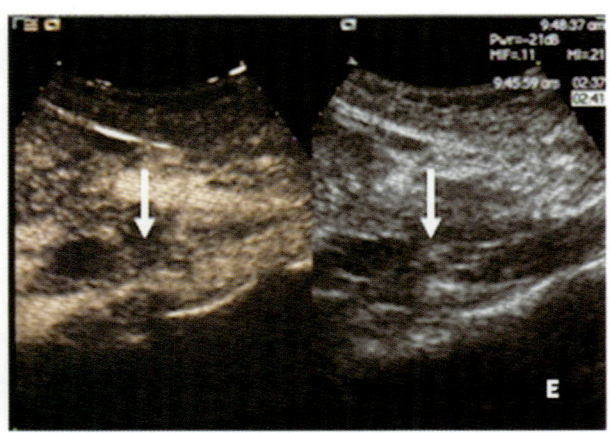

　　A、B：肝内胆管轻度扩张，胆囊增大，内部胆汁黏稠；C：胆总管下段突然截断，截断处见不规则形低回声团（↓），低回声团与胆管壁分界欠清。CDFI显示内部散在星点状血流信号；D、E：超声造影显示胆总管下段低回声团内部可见血流灌注，早期呈高增强，晚期消退呈稍低增强（↓）。术后病理：十二指肠壶部中分化腺癌，浸润胆总管壁

图11-19　患者，女，57岁，无痛性身目黄染1个月余

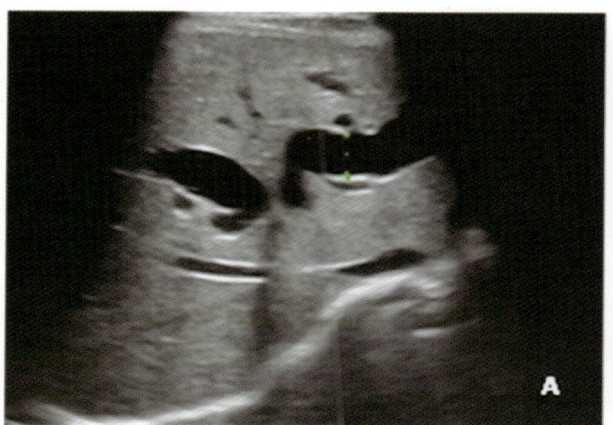
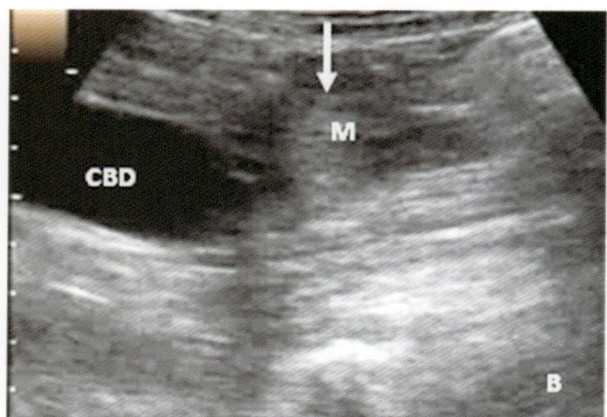
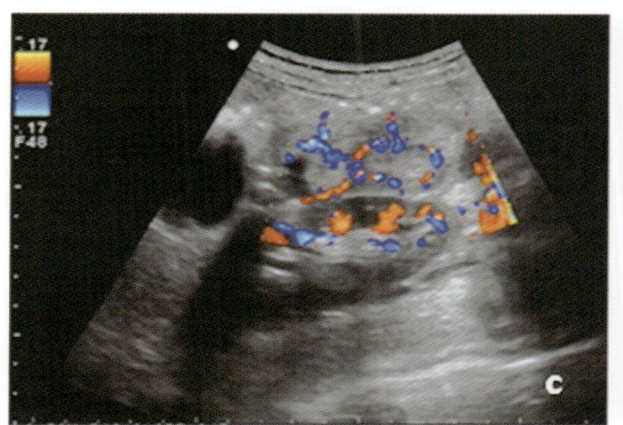
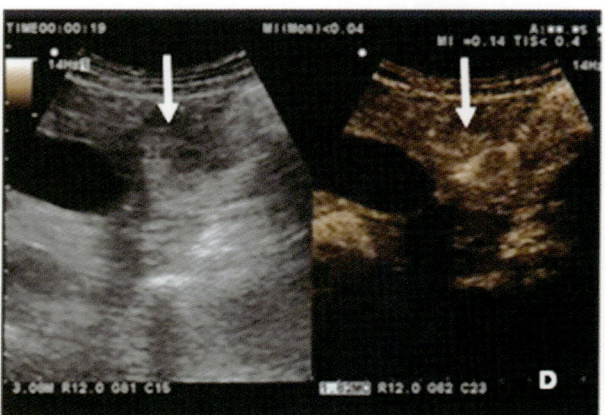
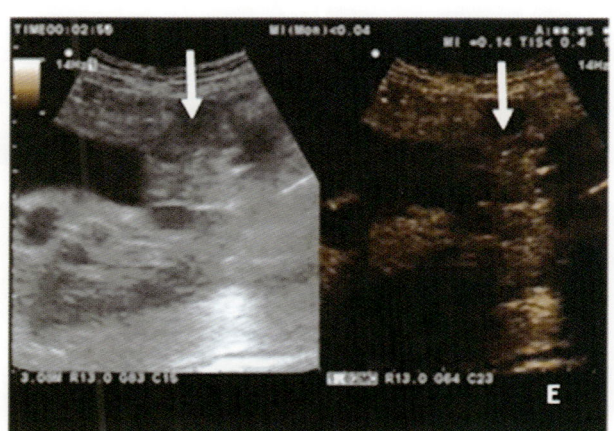

　　A：肝内胆管明显扩张；B、C：十二指肠降段内见一中等回声团（M），边界欠清，内部回声不均匀，其与胆总管下段关系密切。CDFI显示其内见分支状血流信号；D、E：超声造影显示肿块早期呈高增强，后期呈低增强，肿块全瘤增强，增强均匀（↓）。术后病理：十二指肠壶腹部高-中分化腺癌，侵犯胆总管下段

图11-20　患者，女，50岁，反复右上腹部隐痛半年，皮肤黄染1个月余

【超声诊断与鉴别诊断】

1. 胰头癌　胰头实性肿物，多呈低回声，肿物与邻近组织结构分界欠清，其内血流信号稀少。肿物较大时多侵犯周围血管。

2. 胆管结石　部分嵌顿于壶腹部的回声强度不高和声影不明显的结石与壶腹部肿瘤鉴别困难，须行超声内镜或ERCP检查。

三、胰腺内分泌肿瘤

1. 胰岛细胞瘤　胰岛细胞瘤（insulinoma）来源于胰岛B细胞瘤，多为良性，好发于体尾部，多为单发，直径一般在1.0～1.5cm。有功能性胰岛细胞瘤的典型临床症状为Whipple三联征，即阵发性发作的低血糖或昏迷、精神神经症状；发作时血糖<2.8mmol/L；口服或静脉注射葡萄糖后，症状即消失。低血糖发作多在清晨、傍晚或劳累后。

【超声表现】

胰岛细胞瘤多位于体尾部，体积较小，呈边界清晰的圆形低回声结节，内部回声均匀，血流信号丰富（图11-21）。胰腺实质回声正常，胰管无明显扩张。恶性胰岛细胞瘤体积较大，边界不整，有浸润生长趋势，并有淋巴结和远处器官转移。超声造影时病灶增强一般早于胰腺实质，增强早期呈高增强，晚期仍保持高增强，或消退呈等或低增强。

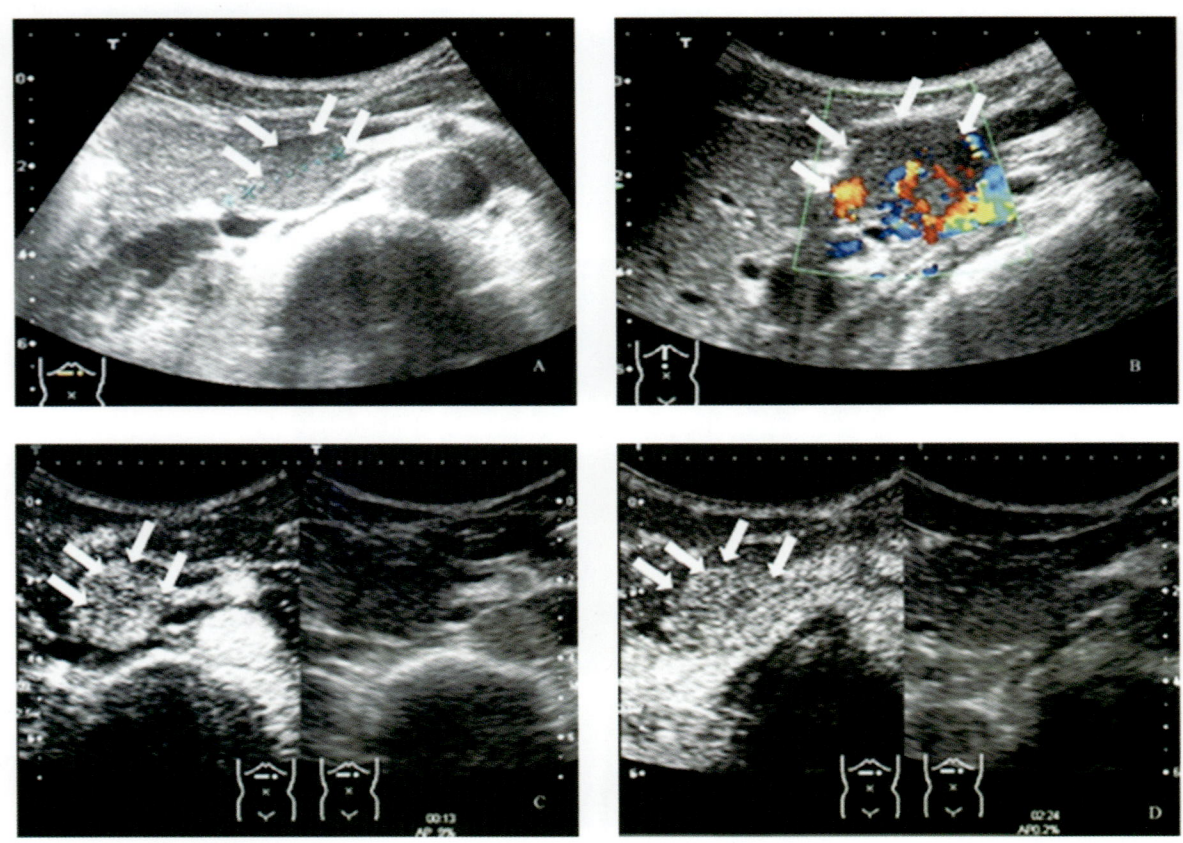

A：胰头稍低回声实性肿物（↓）；B：肿物内血流信号丰富（↓）；C：超声造影早期病灶呈均匀高增强（↓）；D：超声造影晚期仍呈高增强（↓）

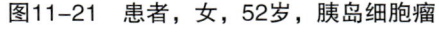
图11-21　患者，女，52岁，胰岛细胞瘤

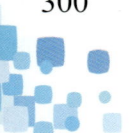

2. 胃泌素瘤　胃泌素瘤(gastrinoma)发生于胰腺内具有分泌胃泌素功能的肿瘤。多见于胰头和胰尾，常为多发，大小不等。多数为恶性。临床表现为Zollinger-Ellison综合征，即严重的难治性消化道溃疡，大量胃酸分泌和高胃泌素血症。

【超声表现】

胰腺内大小不等的低回声肿物，边界清晰，内部回声较均匀，胰管无明显扩张。肿瘤内部血流信号丰富。

3. 胰高血糖素瘤　胰高血糖素瘤（glucagonoma）分泌大量的胰高血糖素，多见于50～60岁女性，病灶多位于体尾部。恶性者占87%。常转移到肝和淋巴结。临床表现为坏死性游走性红斑、糖尿病、贫血、体重减轻、静脉血栓，血胰高血糖素升高。

【超声表现】

肿瘤为边界清晰的不均匀高回声，内部血流丰富。

四、胰腺囊腺瘤或囊腺癌

胰腺囊腺瘤和囊腺癌（cystadenoma or cystadenocarcinoma of pancreas）是一少见的胰腺外分泌肿瘤，占胰腺肿瘤的1%，占胰腺囊性疾病的10%～15%。多见于中年女性，好发于胰腺体、尾部，早期症状隐匿，肿物较大出现压迫症状时可引起上腹痛。囊腺瘤或癌发生于胰腺导管上皮，多呈圆形，有完整包膜，内呈单房或多房性改变，组织学上分为浆液性和黏液性两种。

【超声表现】

1. 二维灰阶超声　浆液性囊腺瘤边界清，内部呈蜂窝状囊性回声，整体回声稍高，囊肿小，分布密集，肿瘤后方回声增强（图11-22）；黏液性囊腺瘤表现为无回声的单房或多房团块，囊肿较大，后方回声增强（图11-23），如果囊壁明显厚薄不均、房内见粗大不规则乳头状赘生物、赘生物内引出血流信号者常提示恶变（图11-24）。

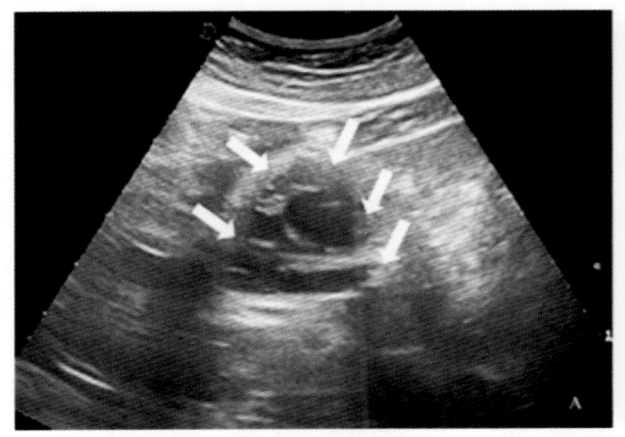
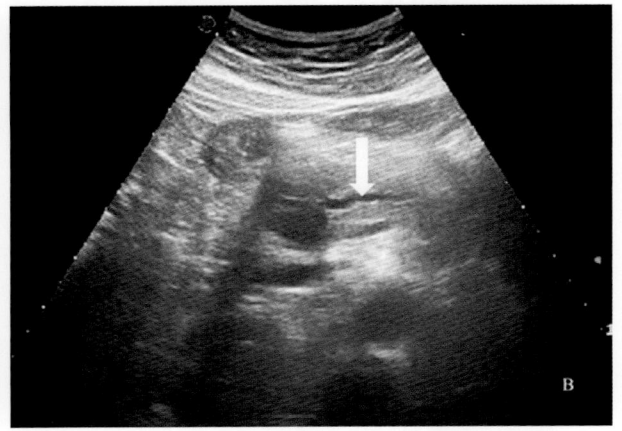

A：胰头囊实性肿物，边界清楚，内见较多分隔（↓）；B：胰管扩张（↓）

图11-22　患者，女，57岁，胰腺浆液性囊腺瘤

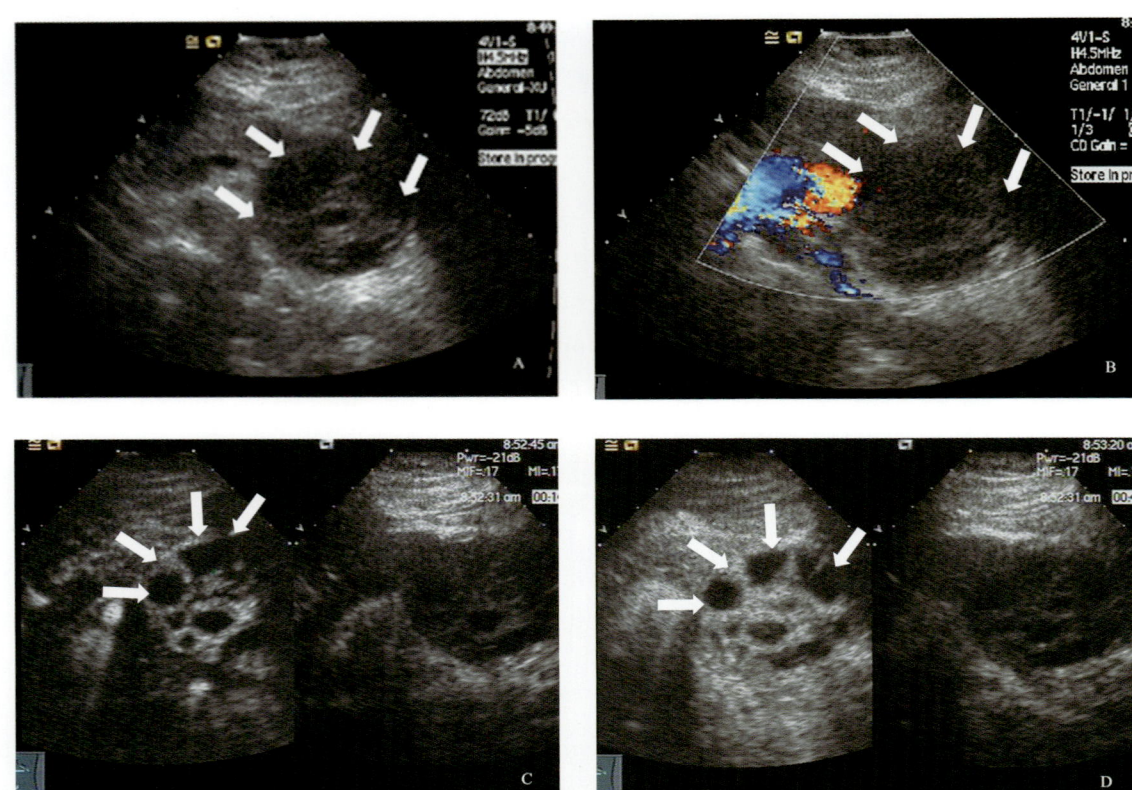

A：胰尾囊实性肿物，边界尚清（↓）；B：肿物内血流信号稀少（↓）；C：超声造影早期囊壁及分隔呈高增强（↓）；D：超声造影晚期囊壁及分隔呈等增强（↓）

图11-23　患者，女，48岁，胰腺黏液性囊腺瘤

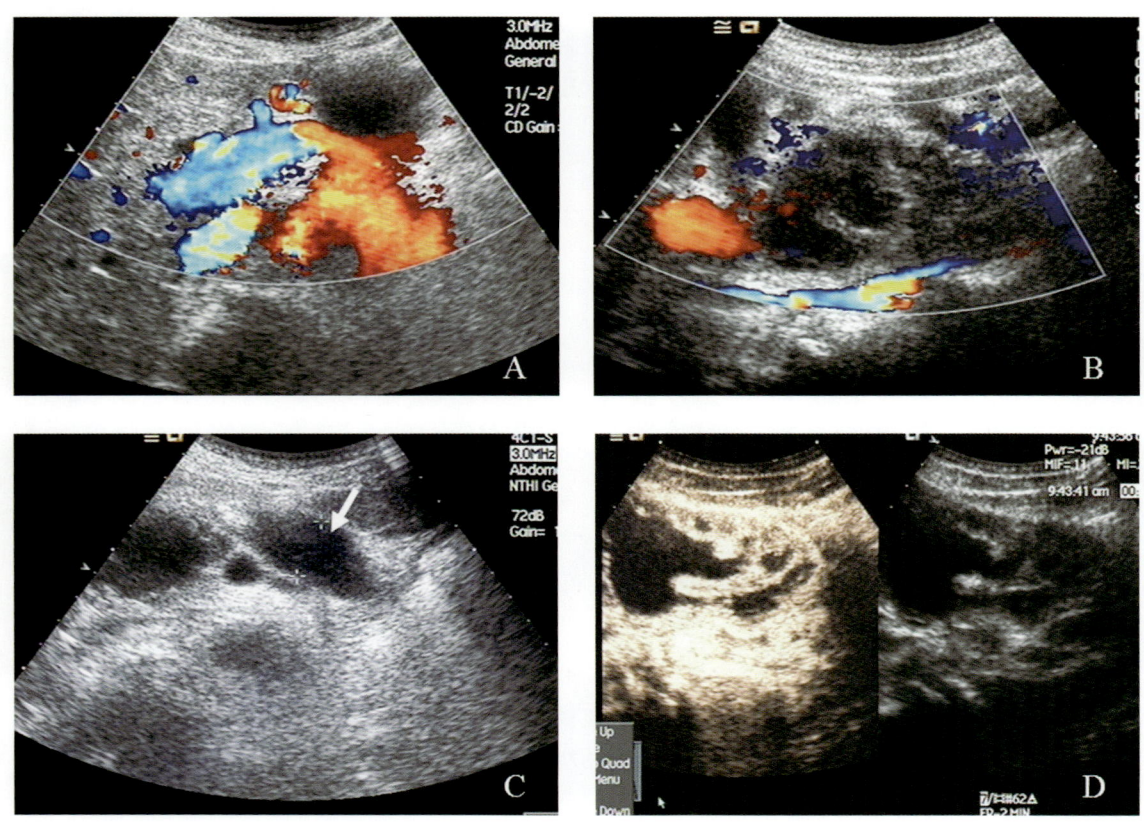

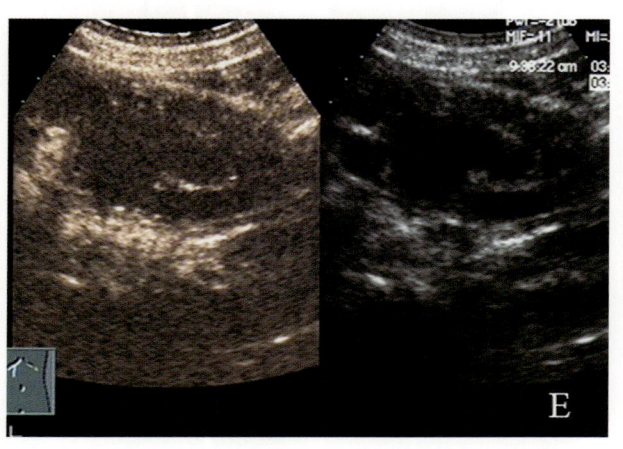

A、B：胰腺体部见一个囊性包块，囊壁厚薄不均，囊内见粗细不均分隔回声及不规则实性回声。CDFI显示囊壁内见点条状血流信号，实性部分内血流信号不丰富；C：胰管近肿块处呈受压改变，体尾部胰管明显扩张（↓）；D、E：超声造影显示囊壁及囊内实性部分早期呈不均匀高增强，晚期呈低增强。术后病理：交界性黏液性囊腺瘤

图11-24 患者，男，63岁，反复中上腹痛20余天

2. 超声造影　浆液性囊腺瘤增强早期及晚期表现为病灶内多个无增强的小囊；少数大囊样改变的病灶表现为囊壁及分隔呈均匀增强，囊内呈无增强。黏液性囊腺瘤表现为增强早期囊壁及分隔呈等或高增强，晚期多为等增强，内见大小不等的无增强区。

【超声诊断与鉴别诊断】

1. 胰腺癌　实性低回声肿物，后方回声衰减明显，常伴胰管扩张，瘤内血流信号稀少。

2. 胰腺假性囊肿　患者多有胰腺炎病史。囊壁厚薄相对均匀，囊液透声性好，内部多无实性乳头状突起。

五、胰腺导管内乳头状黏液性肿瘤

胰腺导管内乳头状黏液性肿瘤（intraductal papillary mucinous tumors of the pancreas，IPMT）是一种起源于胰腺导管上皮的胰腺外分泌肿瘤。多见于60岁以上男性。IPMT有两个特点：①导管内乳头状肿瘤；②黏液分泌亢进。肿瘤主要在胰管内播散，扩张的胰管具有分泌黏液能力的乳头状肿瘤上皮覆盖。大体形态上IPMT以胰管的囊性扩张为特征，扩张的胰管内充满黏稠、胶冻状黏液，胰腺组织呈阻塞性慢性胰腺炎。

【超声表现】

超声检查主要表现为主胰管或侧支胰管囊性扩张，内可见乳头状结节，超声造影可显示扩张胰管内的乳头状结节增强（图11-25）。

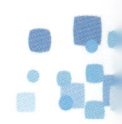

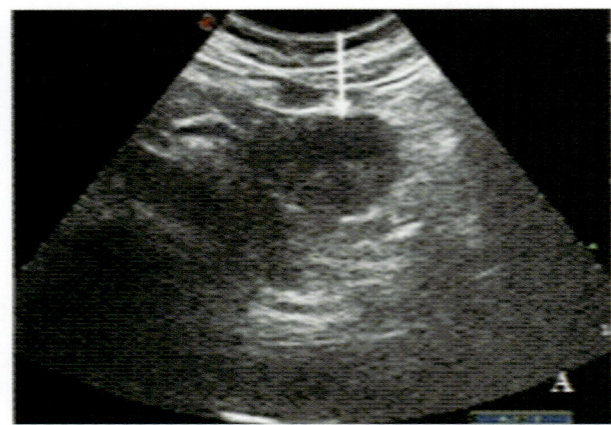
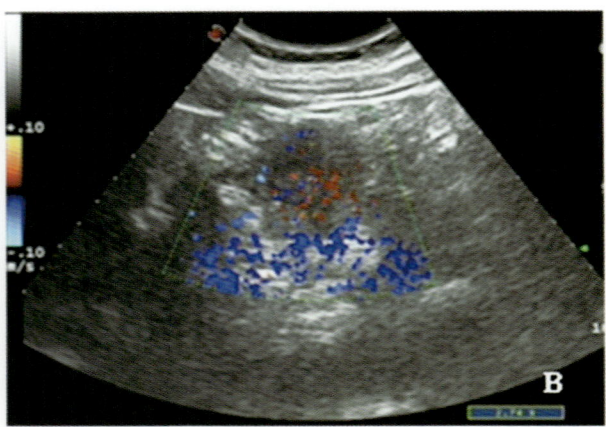
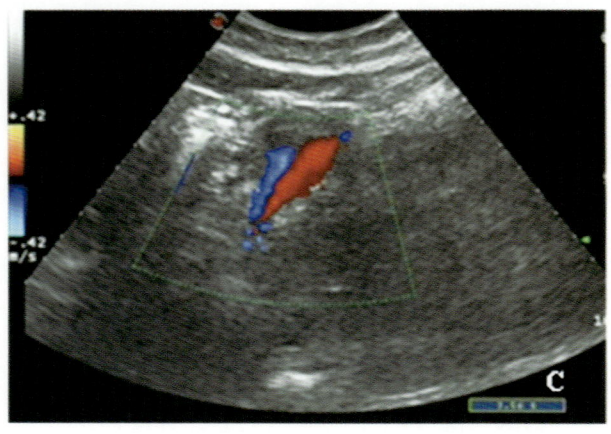

A：胰腺呈弥漫、不规则增大，轮廓欠清晰，胰腺内回声增强、增粗，分布不均匀（↓）；B：胰头体部胰管明显不均匀扩张，内部见厚薄不均分隔回声；C：CDFI显示胰管及内部分隔未见明显血流信号。术后病理：胰腺导管内乳头状瘤

图11-25　患者，女，65岁，胰腺导管内乳头状黏液性肿瘤

【超声诊断与鉴别诊断】

1. 黏液性囊腺瘤或囊腺癌　IPMT多见于胰头部，以胰管扩张为特征；黏液性囊腺瘤或癌多见胰体尾部，形态大而圆与胰管不相通。

2. 慢性胰腺炎　IPMT扩张的胰管近端无狭窄，慢性胰腺炎胰管是扩张与狭窄交替的"串珠样"改变。

六、胰腺实性假乳头肿瘤

胰腺实性假乳头肿瘤（solid pseudopapillary tumor of pancreas，SPT）是一种少见潜在低度恶性的胰腺肿瘤。多发生于青少年女性和年轻妇女的胰腺，偶发于后腹膜、肝、小肠。肿瘤呈囊实性并伴有不同程度假性囊肿形成，肿块中央为出血坏死碎片，周围为分叶乳头状浅褐色实性组织；肿瘤有完整包膜与周围界限清楚，肿瘤生长可侵犯邻近组织。

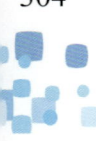

【超声表现】

　　病灶通常较大，边界清楚，多呈不均匀低回声，部分病灶呈囊实混合性。发生于胰头时，很少伴有胰管或胆管的扩张，即使扩张也与肿块的大小不成比例。超声造影多表现为增强早期及晚期呈不均匀等增强，内见多个大小不一的无增强区。（图11-26至图11-28）

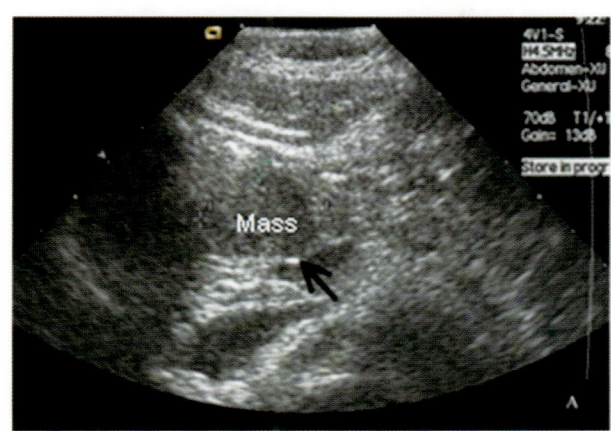
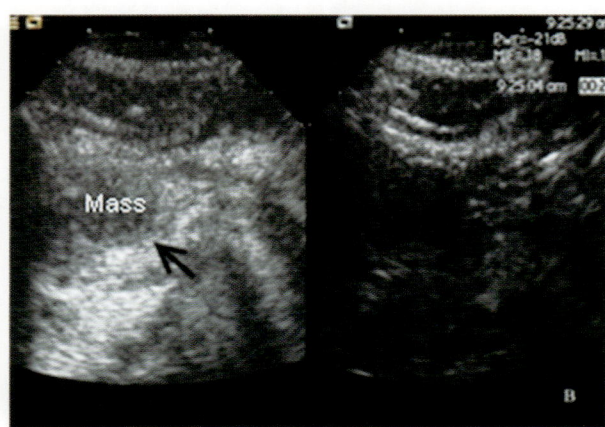
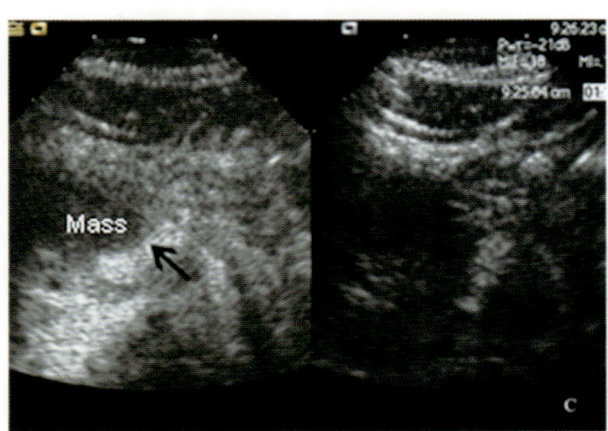

　　体检发现胰头占位性肿物10天。A：胰头低回声实性肿物，边界清楚(Mass)；B：增强早期病灶呈稍低增强(Mass)；C：增强晚期病灶仍为低增强(Mass)

图11-26　患者，女，20岁，胰腺实性假乳头状瘤

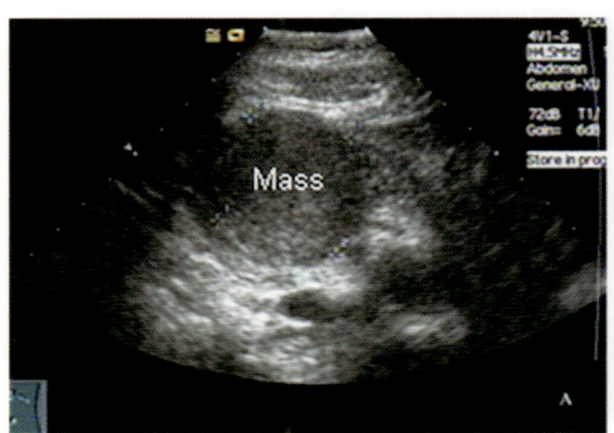
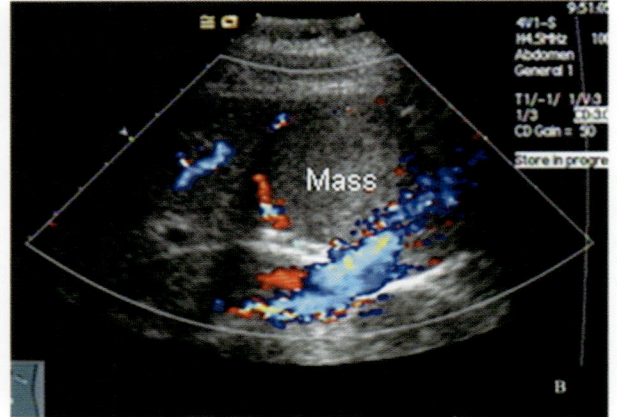

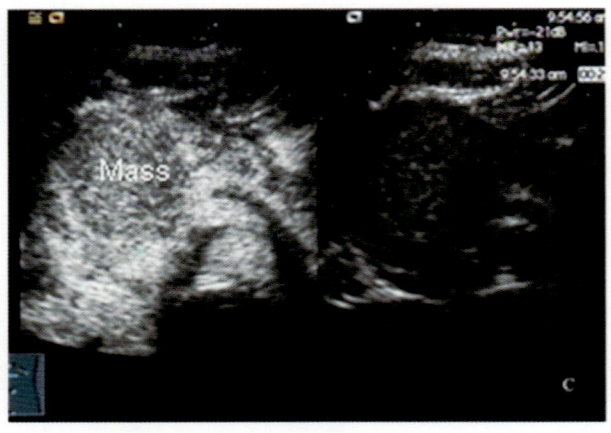
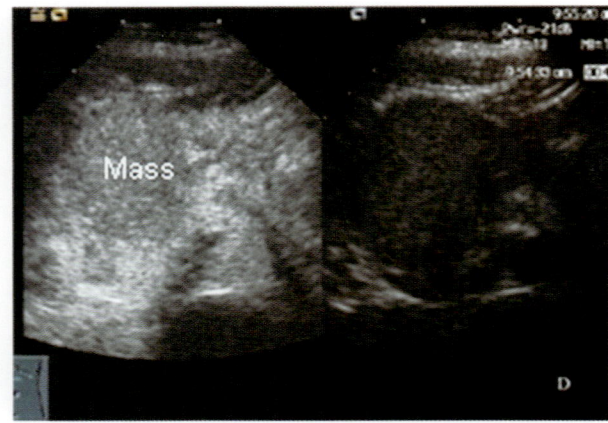

A：胰头稍低回声实性肿物，边界清楚(Mass)；B：多普勒超声见病灶内血流稀少(Mass)；C：增强早期病灶呈稍低增强(Mass)；D：增强晚期病灶仍为低增强(Mass)

图11-27　患者，女，24岁，胰腺实性假乳头状瘤

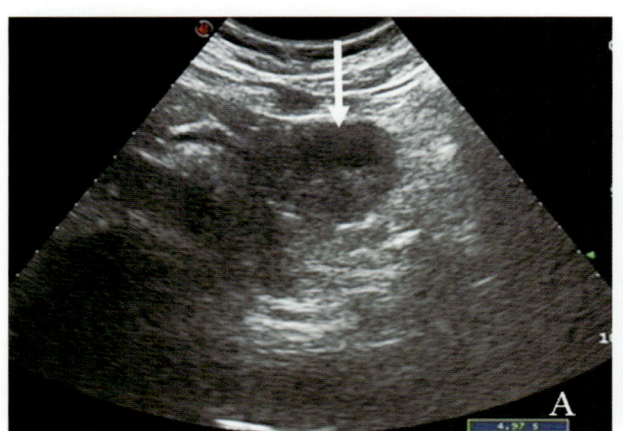
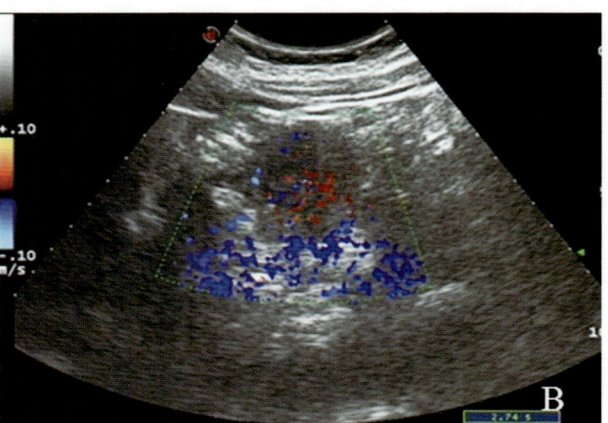

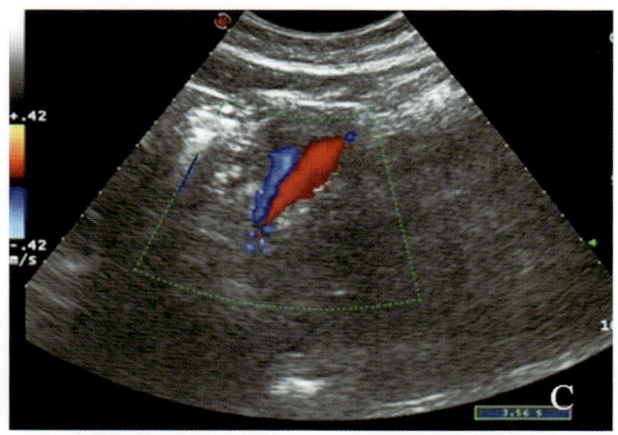

A：胰腺体尾部见一不规则形低回声团（↓），边界清楚，边缘不规整，内部回声欠均匀，后方回声无明显增强、衰减；B：CDFI显示低回声团内部见点条状血流信号；C：低回声团紧邻脾动、静脉血管，脾动、静脉管腔无明显狭窄，血流通畅。术后病理：实性假乳头状瘤

图11-28　患者，女，29岁，体检发现胰腺肿物4天

（刘广建　王　平）

第十二章
脾 脏 疾 病

第一节 解 剖 概 要

　　脾脏位于左上腹部，第9~11肋间腋前线至腋后线之间，呈长椭圆形，分为膈面与脏面。膈面光滑隆起，紧贴膈肌与侧胸壁；脏面向内凹陷，其内下方与胃底相邻，其下方与左肾和结肠脾曲靠近。中部为脾门，有血管和神经出入，组成脾蒂。胰尾常抵达脾门附近。脾动脉沿胰腺上缘迂曲行走至脾门附近处分成4~7个分支进入脾脏，进入脾实质后分为前支及后支。脾静脉在脾动脉下后方，在脾门处由3~6个较大分支静脉汇合而成，沿胰腺上后方行走，呈轻度弯曲状。

第二节 正常脾脏声像图和正常值

一、正常脾脏声像图

　　正常脾脏的肋间斜切声像图呈新月形，包膜薄而光滑，外侧缘呈向外突的弧形，内侧缘中部向内凹陷，为脾门。脾门区可见脾静脉的管状无回声区。脾动脉较细，常显示不清。正常脾实质呈均匀细小的点状回声，回声较低，一般稍低于正常肝组织的回声，比左肾实质略高。由于左肺下缘的遮盖，脾脏常不易完整显示。值得注意的是脾脏下极可向下、向前延伸到左肾上极的前面，易误认为左肾上腺或肾脏肿瘤。

二、正常值及其测量

　　1. 长度　即脾上极最高点至脾下极最低点间的距离，正常值范围为10~12cm。

　　2. 厚度　即脾门至脾门对侧缘最大的切线距离，正常值范围<4.0cm，具体而言，女性<3.5cm，男性<4.0cm。

　　3. 宽度　为垂直于长轴切面上的最大横径，正常值范围为5~7cm。

　　4. 脾面积指数（SI）SI=（a×b）cm²，其中a为脾门脾静脉中心至脾下缘距离；b为从脾静脉中心

307

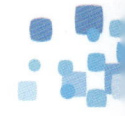

作a线的垂直线，与对侧膈面相交的距离（近似于脾脏厚度），一般SI＜20cm²。脾脏形态多变、个体差异大，有的脾脏圆钝，有的狭长，单纯按厚度或长度判断脾脏大小均不太合适，而脾指数综合考虑了厚度和长度，能够比较全面地反映脾脏大小。

5. 小儿脾脏大小的判断　判断小儿脾脏大小可采用自身对比，一般采用与同侧肾脏进行比较，即脾脏长度与肾脏长度的比值≤1.05。

6. 脾动脉直径4～5mm，脾静脉直径5～8mm。

第三节　脾脏超声检查的适应证、观察内容和诊断原则

一、脾脏超声检查的适应证

1. 脾脏大小判定　如脾肿大、脾萎缩。
2. 脾脏位置异常判定　如脾下垂、游走脾。
3. 脾脏先天性异常　如脾缺如、副脾、脾反位。
4. 脾脏炎症　如脾结核、脾脓肿。
5. 脾脏囊性占位性病变　如多囊脾、脾囊肿、脾假性囊肿、脾寄生虫性囊肿。
6. 脾实性占位性病变　如血管瘤、转移癌、淋巴瘤、错构瘤。
7. 脾破裂诊断及区别　脾实质内中央性破裂、被膜下破裂及真性破裂等。
8. 脾梗死、脾静脉栓塞。

二、脾脏超声检查的观察内容

1. 首先观察脾脏数目、位置和形态，以排除先天性异常引起的疾病。
2. 观察脾脏大小、边缘及内部回声。了解脾脏是否肿大，是弥漫性肿大还是局限性肿大。
3. 观察脾脏内有无占位性病变。如有，则应进一步观察病变的位置、范围、形态、大小、数目、内部回声以及与周围脏器的关系，并进一步结合临床分析病变性质，提出可能性诊断。
4. 观察脾脏血管及其周围分支的变化。尤其是脾静脉扩张时，应跟踪观察门静脉及周围血管，判断是门静脉高压引起还是脾静脉自身阻塞，进一步了解阻塞部位、原因及侧支循环。
5. 观察周围脏器有无病变及与脾脏的关系。

三、脾脏超声检查的诊断原则

1. 扫查脾脏必须全面，由于脾脏上部常被左侧肺脏下外侧缘遮盖，形成盲区，需采用多种体位，多个切面，以便观察脾脏的各个部分。
2. 由于脾脏是内凹的曲面体，因此不同扫查断面可能影响测值的准确性，应加以注意，尽量选择标准切面，如利用脾静脉作为超声解剖标识。
3. 熟悉脾脏生理变异，如脾下缘和内部回声的变异，切勿误认为占位性病变。

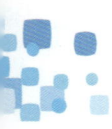

4. 脾脏大小的判断要采用综合分析的方法，如需考虑性别、年龄、身高，以及内分泌、地区民族等因素的影响，另外动态监测脾脏的大小变化，对于评价肝炎抗病毒治疗、脾淋巴瘤化疗效果，肝移植术后有无门静脉狭窄等具有重要意义。

第四节　脾脏先天性异常

一、无脾综合征

无脾综合征（asplenia syndrome）是一组以先天性脾脏缺如为特征的伴有复杂心血管畸形及胸膜位置和结构异常的病症。男性多发。病因和发病机理均不明，临床罕见，母亲妊娠期感染和家族史偶有意义，临床表现为呼吸困难、发育迟缓、紫绀等。

【超声表现】

脾窝及其他部位均无脾脏组织回声，肝脏位置居中或转位。

【超声鉴别与鉴别诊断】

根据超声检查发现脾脏缺如，同时合并心血管畸形或内脏转位，即可诊断。如超声检查未能发现或显示脾脏，但不能贸然诊断脾缺如。需与脾萎缩、游走脾和内脏转位鉴别。

1. 脾萎缩　脾萎缩多见于老年人，脾区可显示脾脏结构回声，只是厚度<2cm，长度<5cm。
2. 游走脾　正常脾区扫查不到脾脏，通过仔细扫查可在腹腔内其他部位发现脾脏声像图。
3. 内脏转位　脾区显示肝脏回声，而肝区显示脾脏回声。

二、副脾

副脾（accessory spleen）是指正常脾脏以外，与正常脾脏结构相似、功能相同的组织，出现率为15%～40%。位置、数目、大小均不恒定，多位于脾门、脾蒂、大网膜，少数位于脾结肠韧带、胰尾、肠系膜、左侧卵巢等处。其组织结构及功能与正常脾相同，血供来源于脾动脉。

副脾一般无特殊临床表现，较大时，偶可发生自发性破裂、栓塞和蒂扭转等。临床上脾切除术后，如症状再现，应考虑副脾存在、肿大的可能性。

【超声表现】

副脾表现为脾门区或胰尾附近类圆形实质性团块，边界清晰，包膜光滑完整。直径一般1～2cm。内部回声与脾一致，呈均匀一致细点状回声，与正脾的分界清晰，二者不相连续（图12-1）。多数副脾有血管分支与脾门血管相通，CDFI可显示来源于脾动脉的分支。

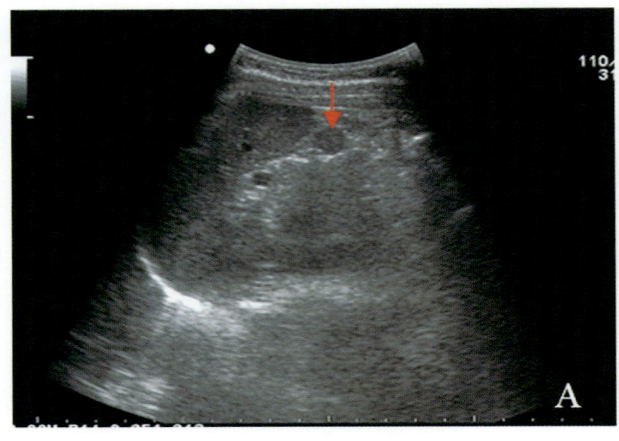
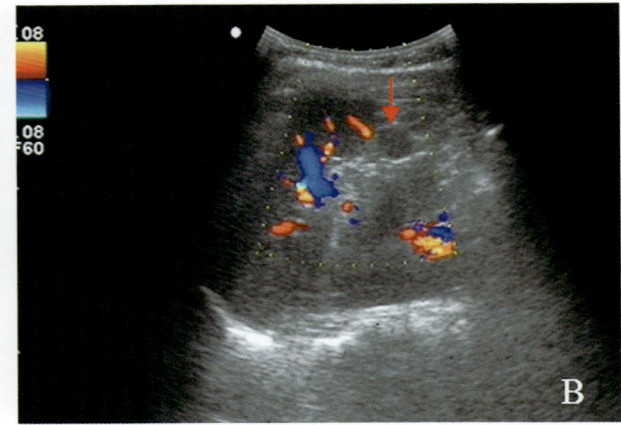

患者，男，33岁，健康体检。A：在脾脏下极可见与脾脏回声相同的圆形实性回声团（↑），与脾脏不相连，边界清晰，内部回声与脾脏回声相同；B：CDFI显示此实性回声团内未见血流信号（↑）

图12-1　副脾

【超声诊断与鉴别诊断】

副脾应与多脾综合征、脾门肿大淋巴结、肾上腺肿瘤及左侧腹膜后肿瘤相鉴别。

1. 脾门淋巴结肿大　脾门淋巴结肿大多由恶性肿瘤转移所致，有原发病的临床表现，且常为多发性，声像图表现为串珠样或分叶状实性低回声团块。单个肿大淋巴结酷似副脾，但无与脾门相通的血管。

2. 多脾综合征　多脾综合征是一种罕见的先天畸形。声像图表现为两个或两个以上脾组织结构聚集在一起，同时合并先天性心脏畸形，易于与副脾鉴别。

3. 肾上腺肿瘤及腹膜后肿瘤　有原发病的临床表现，动态观察增大迅速，且无与脾门相通的血管，容易鉴别。

三、游走脾

脾脏离开其正常解剖位置而异位于腹腔其他部位称游走脾（wandering spleen）。游走脾少见，多在20~40岁发病，也有在少儿期发病，以经产妇较多。临床表现因游走部位而异，由于游走脾缺乏韧带，仅靠较长脾带支持，因而可在剧烈活动后发生扭转。急性蒂扭转可导致缺血坏死，出现剧烈腹痛，可伴有发热。慢性扭转可因脾静脉回流受阻，而致脾脏进行性肿大。

【超声表现】

1. 脾区无脾脏回声，在腹腔其他部位发现脾脏回声，即可诊断。

2. 脾脏位置不固定，具有较大的移动度，如仰卧位超声显示脾脏位置正常，而转动体位后，脾脏迅速向右下移动，远离脾区，当恢复体位时，脾脏又能随之复位，据此亦可确诊。

3. 游走脾发生蒂扭转时，可表现为腹腔内实性低回声团，边界清晰，形态可因肿大而呈椭圆形，失去正常新月形，脾门切迹亦失去特征性；CDFI：低回声团内部无明显血流信号，或仅于边缘局部见点条状血流信号，有时在该处可见分支状回声，类似纤细分隔；超声造影无造影剂灌注。脾区无脾脏回声（图12-2）。

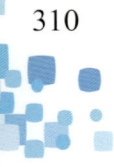

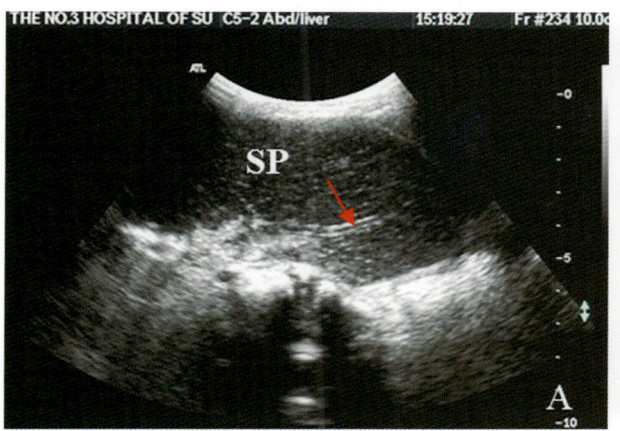
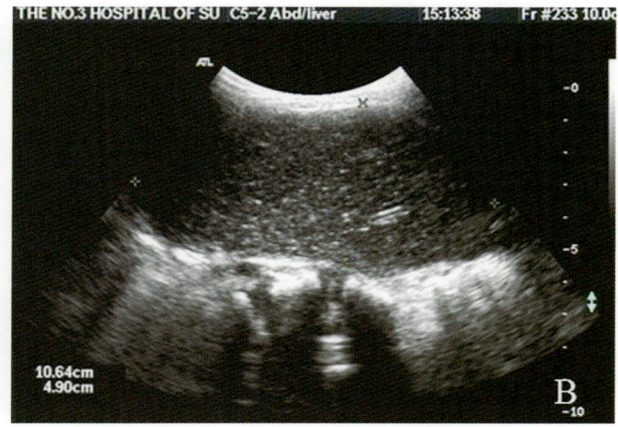

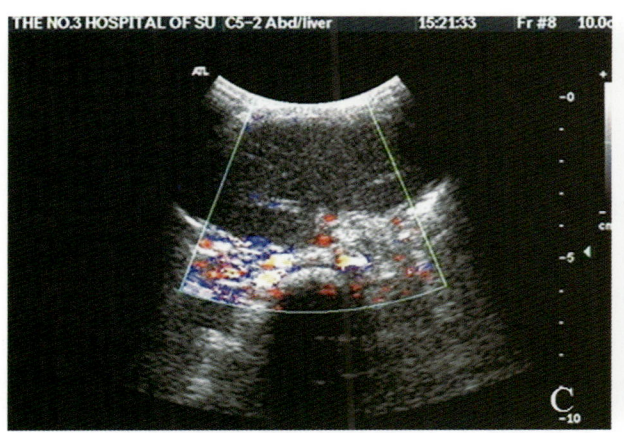
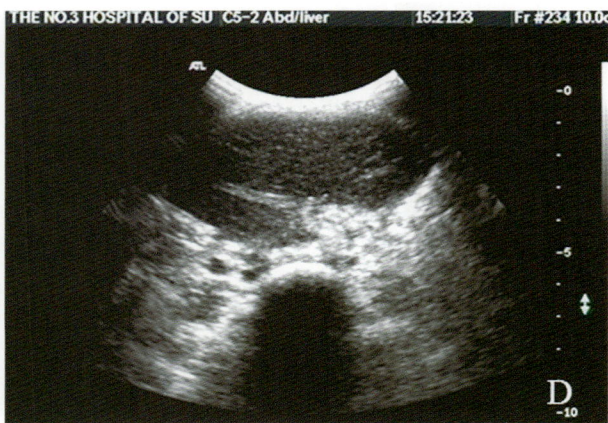

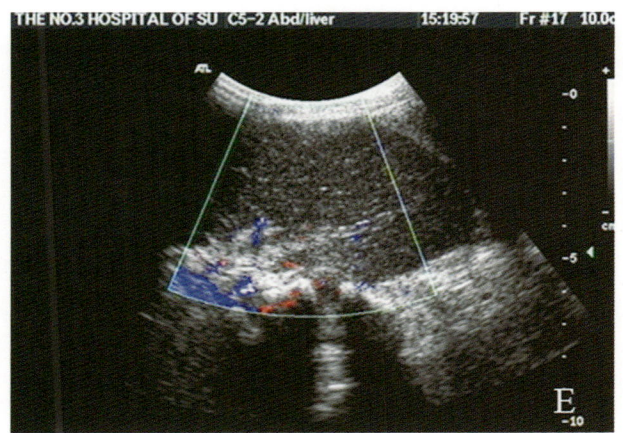

患者，女，4岁，反复下腹部疼痛1个月余。A、B、D：二维超声显示中下腹腔内一巨大低回声团（SP），大小为106mm×49mm×86mm，形态为椭圆形，边界清晰，内部回声分布均匀，其间可见数条高回声带，呈放射状（脾内血管分支↑），与左后方高回声结节相连（脾门）；C、E：CDFI显示低回声团内部未见明显血流信号，高回声结节内见星点状血流信号；肿块周围可见肠管结构，下腔静脉、腹主动脉及左侧髂总动静脉受压后移。脾窝内未见脾脏结构回声

图12-2 脾扭转

【超声诊断与鉴别诊断】

根据脾区无脾脏回声，而其他部位发现与脾脏相似回声团，尤其是找到脾门切迹和脾门血管图像，或随体位改变活动度大，即能诊断游走脾。

游走脾主要与左肾、胰腺、胃肠道肿块、淋巴瘤等鉴别。鉴别时应重点寻找脾门切迹和脾门血管声像，以及类似于脾实质回声结构，这是区别于其他腹腔脏器和肿瘤的主要鉴别点。

第五节　弥漫性脾肿大

脾脏弥漫性肿大（diffuse splenomegaly）多是全身性疾病的一部分，在正常状态下一般摸不到脾脏，如果仰卧或右侧卧位可能触摸到脾脏边缘即可认为是脾大。近年来B超在临床的广泛应用，发现了一大批用手摸不到的"脾大"，在健康体检中B超显示脾脏脾大者约占15%，其中绝大部分是用手摸不到的，B超显示脾大是经过实际测量的，即是真正的大，能较早地显示脾增大，当用手能触及脾脏时，脾脏已增大到1倍以上。

引起脾大的常见原因有：

1. 感染性脾大　各种急、慢性感染如伤寒、副伤寒、黑热病、血吸虫病、疟疾、病毒性肝炎、败血症、晚期梅毒等。

2. 淤血性脾肿大　斑替氏综合征、肝硬化、慢性心力衰竭致心原性肝硬化、慢性缩窄性心包炎、门静脉或脾静脉血栓形成。

3. 增生性脾大　见于某些血液病如白血病、溶血性贫血、恶性淋巴瘤等。

4. 其他　脾脏恶性肿瘤较罕见、脾脏囊肿、播散性红斑狼疮、皮肌炎、结节性多动脉炎、高雪氏病等。

【超声表现】

1. 脾脏肿大　主要表现为超声测量增加。有以下异常声像之一者，可考虑脾肿大。

（1）正常脾脏左侧肋缘下不能探及，如肋缘下探到脾脏回声应考虑脾肿大。

（2）成年男女脾脏厚度分别＞4cm和＞3.5cm，或脾脏长径＞11cm者超声提示脾肿大或脾脏面积指数大于20cm²。

2. 声像图对脾脏肿大的程度判断

（1）轻度肿大：形态一般正常，各径线测值稍有增加，但仰卧位检查深吸气时，脾下极声像图不超过肋弓下缘3cm。

（2）中度肿大：失去正常形态，下缘角变钝，各径线值明显增加，增大比例可不一致；下极不超过脐水平线。

（3）重度肿大：失去正常形态，下缘角变钝，脾门切迹消失，各径值显著增加，脾下缘超过脐，周围器官被推挤移位。

3. 脾内部回声　脾肿大时，其内部回声通常无明显改变（图12-3A），或回声增强、增粗，分布欠均匀或不均匀，部分可出现Gamna-Gandy结节，是门静脉高压致脾淤血、小灶性出血，随后纤维

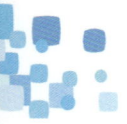

组织、钙质沉积所形成的结节，声像图表现为点状、结节样高-强回声，后方不伴声影。脾肿大显著时，可发生自发性破裂、出血或梗塞。

4. 脾门及其周围血管的变化　脾肿大时，脾门、脾实质、脾脏周围血管增多，脾门静脉扩张，脾静脉内径可达1～2cm，严重时可迂曲（图12-3），部分呈囊状，类似于静脉瘤，脾静脉血流速度增加；脾动脉扩张，血流丰富，其流速、流量等血流参数均高于正常脾脏。门静脉高压时，可出现脾-胃侧支、脾-肾侧支循环形成，声像表现为迂曲扩张的管状或蜂窝状暗区（图12-4、图12-5），CDFI：暗区内充满红蓝相间血流，PW可见持续性宽带状静脉血流频谱，血流速度、血流量明显大于正常脾脏。

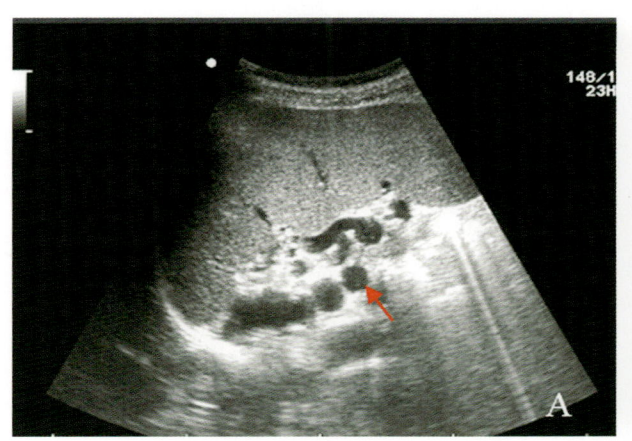
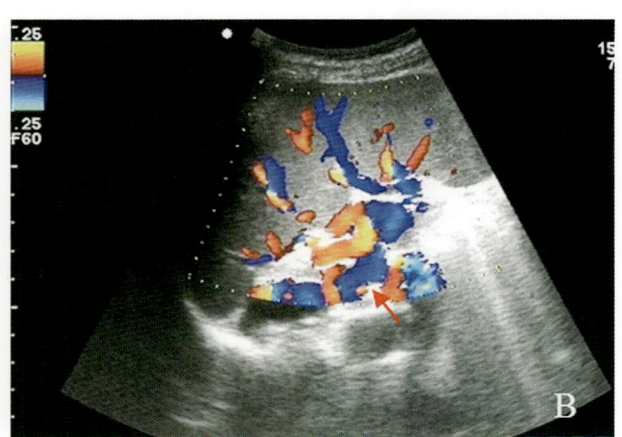

患者，女，46岁，发现乙肝肝硬化13年。A：二维超声显示脾脏失去正常形态，下缘角变钝，脾内回声水平无明显变化，脾内血管显露。脾门静脉迂曲扩张(↑)；B：CDFI显示脾内血流丰富，脾动、静脉血流增加，脾静脉走行迂曲(↑)

图12-3　脾肿大

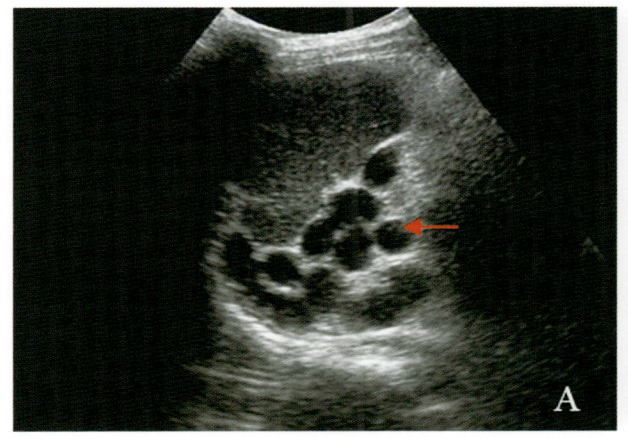
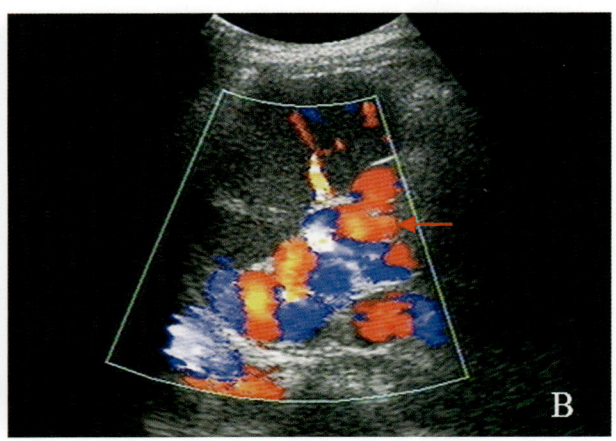

A：二维超声显示脾、胃之间可见迂曲走行管状和蜂窝状暗区(↑)；B：CDFI显示暗区内充满静脉样血流信号(↑)

图12-4　脾-胃侧支循环

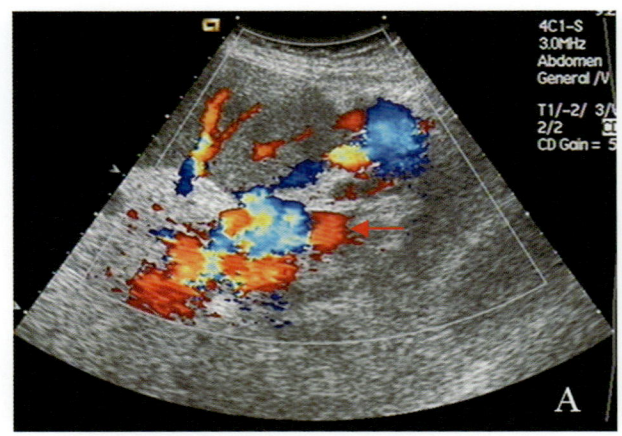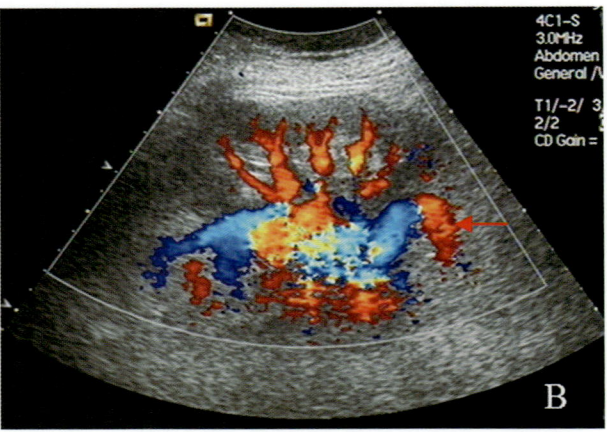

A、B：CDFI显示脾与左肾之间可见迂曲走行静脉样血流信号(↑)

图12-5　脾-肾侧支循环

【超声诊断与鉴别诊断】

　　诊断脾脏肿大主要依据客观、准确的超声测量值。脾内有Gamna-Gandy结节时，需要与脾结核钙化灶相鉴别，后者回声更强，常伴声影，分布更不均匀，患者常合并其他部位的结核病史，结合临床表现和实验室检查，不难作出鉴别。

第六节　脾脏囊性占位性病变

一、脾囊肿

　　脾囊肿（splenic cyst）可分为3类：表皮样囊肿，单纯性囊肿和假性囊肿。本病无特殊临床表现，30%以上病例无自觉症状，当囊肿较大时，部分患者左上腹钝性胀痛。若合并感染则会出现腹痛和发热。

【超声表现】

　　1. 脾脏大小正常或肿大，外形正常，轮廓线清晰，如囊肿位于脾脏浅表部位时可看到脾脏局限性隆起。

　　2. 脾实质内见到圆形或椭圆形无回声区，壁薄光滑，后方回声增强；病变大多数为单发，偶有多发（图12-6A）。

　　3. CDFI：囊腔内无血流信号（图12-6B）。超声造影呈全程无增强暗区。

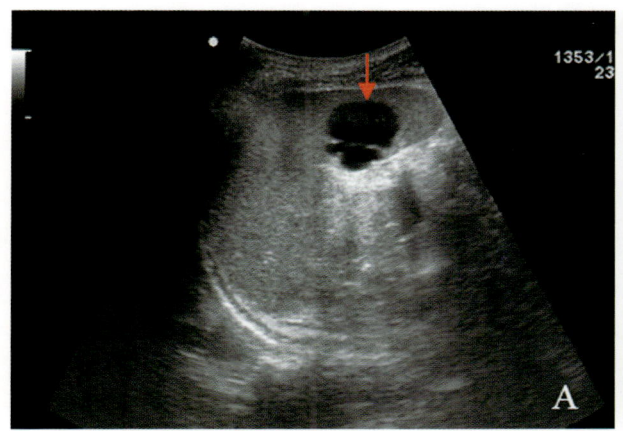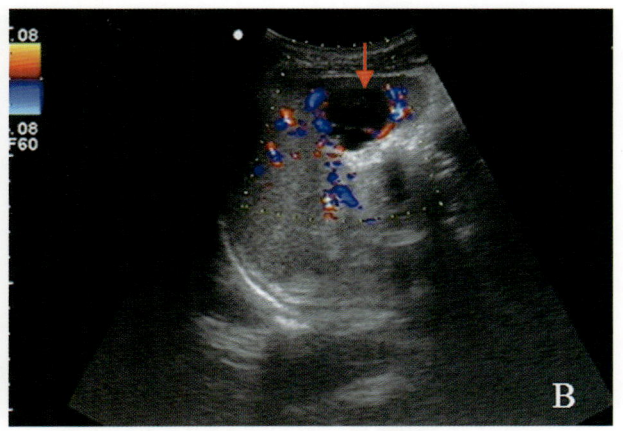

患者，男，39岁，常规体检。 A：实质内可见单个无回声区(↑)，圆形，壁薄光滑，后方回声增强，内可见纤细分隔；B：CDFI显示囊内及囊壁均无血流信号(↑)，囊肿周边可见受压绕行的血管

图12-6 脾囊肿

【超声诊断与鉴别诊断】

根据典型囊肿声像图表现，诊断不难；但当囊肿合并感染或出血时，声像图变得不典型，应与以下疾病鉴别：

1. 脾脓肿 常为全身感染性疾病时细菌经血行至脾脏，或脾囊肿继发感染所致，故二者有部分重叠，单纯从声像图上无法鉴别，此时应结合病史，脾囊肿继发感染者既往有囊肿病史。

2. 脾包膜下血肿 本病应与脾假性囊肿鉴别，前者多呈新月形，内部可见细弱点状回声，且新近有外伤或脾动脉栓塞史，脾区疼痛和叩击疼较明显，一般容易鉴别。

3. 脾淋巴瘤 因内部组织成分非常单一，缺乏超声回声界面，二维声像图呈现极低回声或接近于无回声，与脾囊肿容易混淆。但增大增益后，其内可见软组织结构回声，CDFI可见丰富血流信号，不同于脾囊肿。

4. 多囊脾 本病与脾脏多发性囊肿均可有多发性无回声暗区。但前者为先天性病变，脾脏多显著增大，形态失常；脾实质内大小不等多个液性暗区，轮廓清晰整齐；常同时伴有肝、肾的多囊病变。

二、脾脓肿

脾脓肿(splenic abscess)常为全身感染性疾病时细菌经血行至脾脏，或脾囊肿继发感染所致。因脾脏本身具有免疫功能，有很强的吞噬作用，故脾脓肿并不多见。早期主要表现为发热、左上腹疼痛及白细胞升高。

【超声表现】

1. 脾肿大 半数以上患者有脾肿大，肿大程度与脓肿发生的大小、数目有关。

2. 脾内回声异常 小而散在的脾脓肿，早期声像图可无明显改变。较大的脓肿早期可表现为单个或多个，圆形或不规则形异常回声，边界不清或欠清，边缘不规则，内部回声不均匀，CDFI内部可见稀疏血流信号；随着病情进展，病灶内部发生液化坏死，出现不规则或蜂窝状低-无回声区，其间散在点状、斑片状高回声，可随体位改变而浮动；壁较厚，后方回声增强，CDFI：脓腔内无明显血流信号，脓肿壁上的血流不易显示。超声造影表现为早期厚环样等或高增强，内部无增强，后期消退为低增强；部分周围可见异常灌注。

【超声诊断与鉴别诊断】

根据脾脏肿大，脾内圆形或椭圆形，壁较厚，内缘不整齐的低-无回声区，内可见散在的细小点状回声，或呈混合性回声；再结合临床资料，诊断比较容易，若穿刺出脓液，即可明确诊断。脾脓肿需与以下病变鉴别：

1. 脾结核　脾脓肿液化与脾结核干酪坏死型的声像图类似，不易鉴别。但前者以单发、高热，中性粒细胞升高为主要表现；而后者常以多发、低热、盗汗、消瘦及淋巴细胞升高为主要表现；另外脾结核容易合并钙化。若脓液中分离出结核杆菌则可确诊。

2. 脾转移瘤　脾脓肿病灶局限液化后，常呈类圆形厚壁回声，与脾转移瘤相似，超声造影亦有类似表现，声像图鉴别困难；结合有原发瘤病史，可有助于鉴别。

3. 脾血肿　脾血肿因出血时间不同而表现为低回声、高回声或无回声，可结合外伤史及声像图的动态变化与脾脓肿鉴别。

三、脾结核

脾结核(tuberculosis of spleen)较少见，是结核病的局部表现之一，结核病并非都伴有脾结核。结核属特殊性炎症变化，变性、渗出、增生，形成肉芽肿。临床表现为发热、消瘦、盗汗、脾大和脾区疼痛等。脾结核分为三种类型：

1. 粟粒型　为脾结核相对早期阶段，脾内仅有散在粟粒样结核结节。

2. 干酪坏死型　为脾结核的进展期，脾实质内出现大小不等的脓腔，其内充满干酪样坏死组织和脓液。

3. 钙化型　为脾结核的稳定好转期，肝内多发钙化点、钙化灶。

【超声表现】

脾结核声像图表现因结核病期不同而表现不一样。

1. 二维超声

（1）粟粒型：当患有急性全身性粟粒结核时，在脾内可形成无数肉眼可见的粟粒结核结节。声像图显示脾轻-中度肿大，脾内均匀密布米粒大小低回声结节，边界较清晰。当患有慢性血行播散性结核时脾脏轻度肿大，声像图表现大小不一、分布不均匀实性结节，可呈现强回声、低回声，边界较清晰，有的呈散在增强点状回声，似满天星状。

（2）干酪坏死型：脾脏肿大明显，脾内可见多个大小不等的混合性团块，为强弱不等的实性区与无回声区相间，或呈蜂窝状，边界不规则，无回声区内可见细点状回声漂浮。

（3）钙化型：脾脏大小正常或轻度肿大，脾内单个或多个点状、团块状或不规则强回声，后方伴声影。

2. 多普勒超声　脾结核病灶CDFI血流信号常不丰富。

3. 超声造影　脾结核超声造影动脉期均匀高增强，若发生内部坏死可表现为不均匀增强，增强后期快速消退呈低增强，具有造影剂"快进快退"的特征，单从影像特征上很难将炎性与恶性病变鉴别明确，除需结合临床表现外，必要时需穿刺活检取组织送病检明确诊断。

【超声诊断与鉴别诊断】

单纯从声像图诊断脾结核较困难，若超声发现上述回声改变时，再结合并存其他脏器结核和临床表现，应考虑脾结核可能。应与下列疾病鉴别：

1. 脾脓肿　脾脓肿液化与脾结核干酪坏死型的声像图类似，但前者常单发，边界清晰，壁较厚，囊内液性暗区可见密集点状或絮状回声。脾结核以多发为主，边界多不规则，内部回声杂乱，常坏死、增生、钙化斑等不同病程的声像图表现同时存在，为结核病特点。

2. 脾梗塞　为各种原因引起脾动脉或其分支栓塞所致的脾组织局部缺血坏死。超声表现为实质内楔形或不规则形均质低回声区，范围较大，呈楔形，尖端指向脾门，内部无血流信号和造影剂灌注，易于鉴别。

3. 脾淋巴瘤　常伴有全身淋巴结肿大及肝转移，结合病史容易诊断。

四、脾淋巴管瘤

一般认为脾淋巴管瘤(splenic lymphangioma)是在先天性淋巴管发育异常的基础上发生的，淋巴管阻塞导致淋巴液淤积，使被膜下小梁及小动脉周围的淋巴管腔不断扩张而成。淤积于囊内的淋巴液可因含有蛋白类物质而凝结干涸，形成细腻透明的凝固物。病理上可呈毛细血管状、海绵状或囊状扩张，单发或多发。与其他脾脏良性肿瘤相似，早期由于病变较小，通常无明显症状，而常在体检时或因其他原因行影像学检查时意外发现。

【超声表现】

依据病理类型不同，可分为海绵状淋巴管瘤、囊状淋巴管瘤和混合性淋巴管瘤，其超声表现也不相同；按分布范围分为局限性和弥漫性。海绵状淋巴管瘤表现为脾脏肿大，形态饱满，病变处脾实质正常回声消失，代之以强弱不均的杂乱回声，类似于海绵状血管瘤回声；囊状淋巴管瘤表现为大小不等的蜂窝状囊性无回声，也可表现为境界清晰的圆形无回声，后方回声增强，类似于脾囊肿或多囊脾回声；混合性淋巴管瘤兼具前两者回声特点，超声表现为实性、囊性或半囊实性回声；病灶实性部分可见点条状血流信号，囊性部分无明显血流信号（图12-7），脾门血管血流动力学无变化。

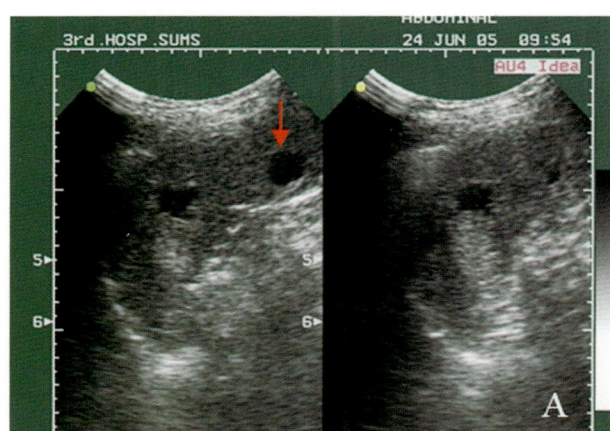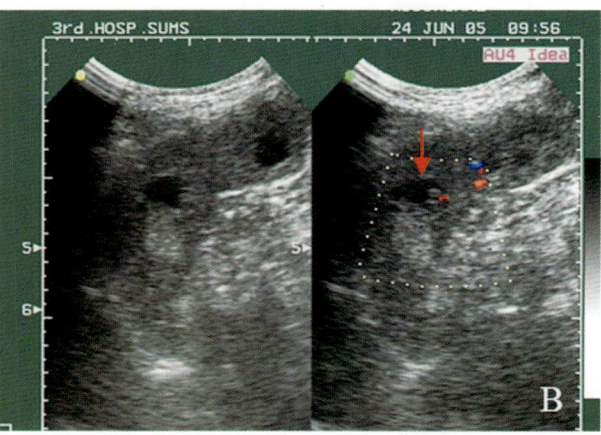

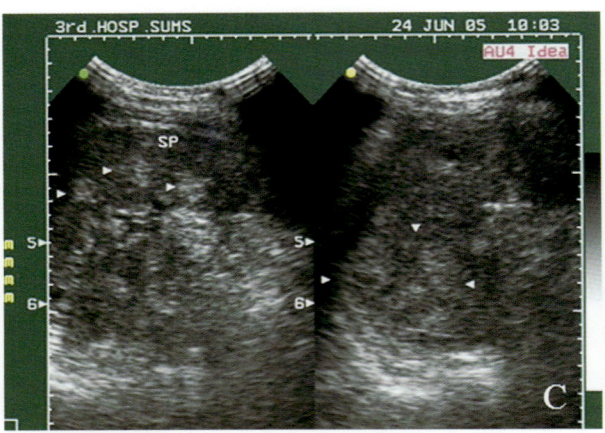
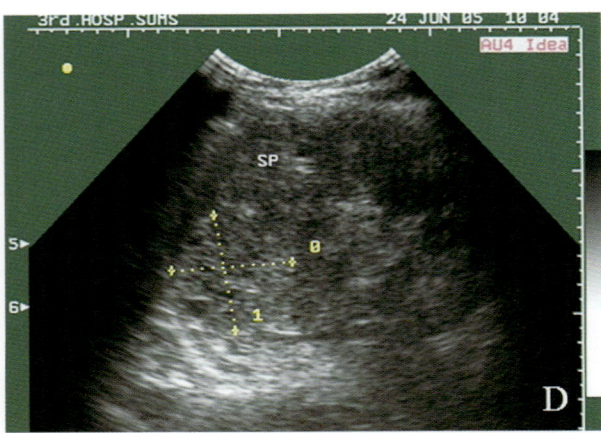

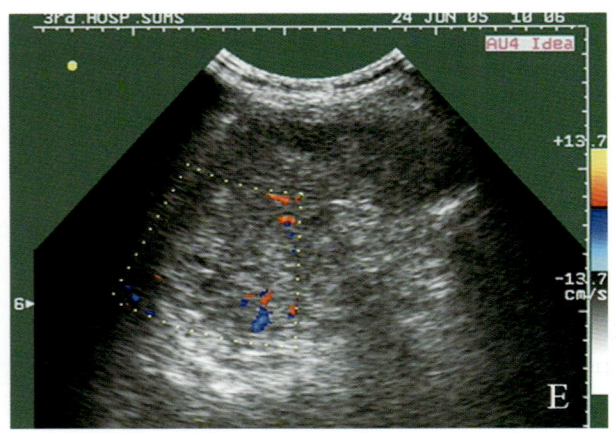

A、B、C、D、E：二维超声显示脾脏轻度肿大，形态饱满，脾内可见多个囊性(↑)、半囊实性及实性回声病灶，类圆形；囊性病灶边界清晰，壁薄欠光滑，囊腔透声性好，后方回声增强，CDFI：内部未见明显血流信号；半囊实性及实性病灶边界欠清，内部回声不均匀，可见蜂窝状小暗区，CDFI：病灶实性部分可见点条状血流信号，囊性部分无明显血流信号

图12-7　脾淋巴管瘤（混合型）

【超声诊断与鉴别诊断】

1. 脾血管瘤　毛细血管状脾淋巴管瘤需要与脾血管瘤鉴别。二维超声、彩色多普勒超声鉴别二者存在一定难度；但超声造影淋巴管瘤多无增强；而血管瘤多向心性增强，可帮助鉴别。

2. 胰腺假性囊肿　导致脾脏显著增大扩展至胰腺周围的囊状淋巴管瘤需与胰腺假性囊肿鉴别，发现由脾门中心向外延伸的扇形血管有助于确定肿瘤起源于脾脏。

3. 多囊脾　多合并多囊肝和多囊肾，增强扫描后囊肿壁多不强化，且具有一定的家族遗传史。

4. 脾包虫病　大多合并肝、肺等脏器同时受累，囊壁及囊内间隔常较厚，多有钙化；增强后囊壁可见明显强化。有时可见特征性的漂浮子囊。结合患者的牧区生活史、包虫囊液皮内试验等不难鉴别。

第七节　脾脏实性占位性病变

一、脾血管瘤

脾血管瘤（splenic hemangioma）尸解结果显示发病率为0.03%～0.14%，虽然罕见却为脾脏最常见的良性肿瘤，此病以20～50岁多见，男性多于女性，其中多发者为少见。脾脏血管瘤无明显包膜，瘤内为致密均质回绕的小血管，瘤内有时可见含血栓的腔隙或不规则形态纤维瘢痕，与正常脾脏实质境界清楚，形态多为圆形或类圆形。

【超声表现】

1. 二维超声　脾血管瘤表现为单个或多个，圆形或类圆形，实质性高回声或低回声团，边界清晰，边缘欠规整，边缘回声一般较瘤内稍高，内部回声不均匀，可见圆点状或血管状无回声区，后方回声无衰减；与肝脏血管瘤声像图表现一致（图12-8A）。

2. 多普勒超声　CDFI显示病灶周边少许血流绕行或穿行其中（图12-8B）。

3. 超声造影　血管瘤的增强模式与瘤内的组织学结构有关。脾脏血管瘤动态增强方式可分为4种：①增强早期周边环状或结节状高增强，此后增强范围向心性扩大，至增强晚期全瘤均匀高或等增强。②增强早期周边环状或结节状高增强，此后增强范围向心性扩大，至增强晚期呈高或等增强，仍有部分瘤体无增强。无或弱增强区域内多为大量瘢痕组织或囊腔结构。以上两种是血管瘤的主要增强模式。③增强早期即可达到全瘤均匀高增强。至增强晚期仍为高增强。部分血管瘤增强早期即可达到全瘤均匀性高增强，可能与血管瘤内部组织学结构较均匀，瘤内血管腔隙较小有关。④增强早期呈高增强，此后增强开始消退，增强晚期为低增强，可能与瘤体内存在较大流出静脉或动静脉瘘有关。后面两种的增强模式较少见。

超声造影对脾脏血管瘤的诊断率较高，对常规超声不能确诊的血管瘤多数可作出明确诊断，部分血管瘤超声造影后可呈不典型表现。

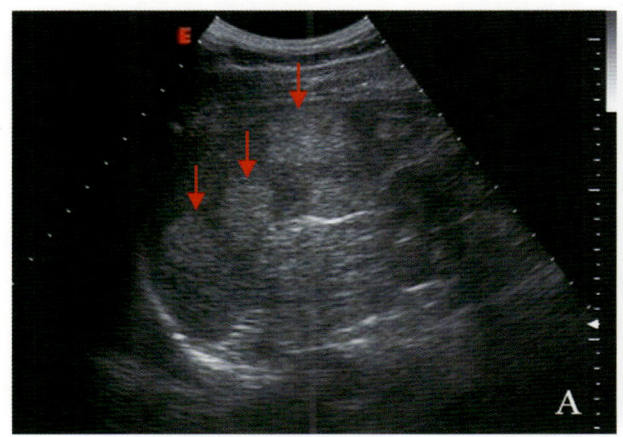
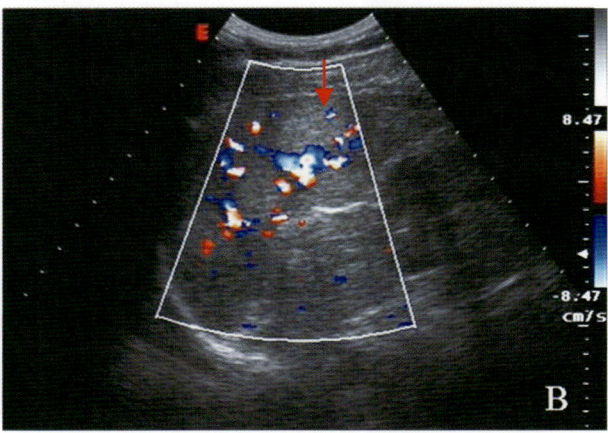

患者，男，39岁，左上腹不适3个月余。A：脾实质内见散在多个类圆形高回声团(↑)，边界清晰，内部回声尚均匀；B：CDFI显示高回声团周边血管绕行，内部未见明显血流信号(↑)

图12-8　脾血管瘤

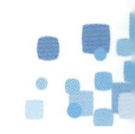

【超声诊断与鉴别诊断】

脾血管瘤超声表现具有多样性，二维和彩色多普勒超声，特别是超声造影的应用能对大部分血管瘤做出诊断，脾血管瘤需与以下疾病鉴别：

1. 低回声血管瘤与脾血肿、脓肿等鉴别 脾血肿多有新近的外伤史，呈特有的新月形；脾脓肿有急性感染症状，脾实质内呈不规则无回声，边缘较模糊，其内有碎屑样回声。超声造影脾血肿无造影剂灌注；脾脓肿环形增强，增强后期可消退；二者与血管瘤的"快进慢退"的向心性增强不同，易于鉴别。

2. 脾转移瘤 胃肠肿瘤脾转移灶亦可表现同血管瘤相似的高回声，但前者内部无筛孔状改变，且有原发灶病变。超声造影容易鉴别：脾转移瘤多呈"快进快退"的增强模式，而血管瘤多呈"快进慢退"的向心性增强。

二、脾淋巴瘤

脾脏原发性淋巴瘤一般指原发于脾脏或脾门淋巴结的淋巴瘤。在恶性淋巴瘤中仅占1%，但在脾脏原发性恶性肿瘤中仍占首位。该病多见于中老年，男性多于女性。早期无特殊症状。随病程发展可表现为左上腹不适及局部压迫症状，甚至消瘦乏力等。少数因脾破裂就诊，因此早期诊断者不多。脾淋巴瘤(splenic lymphoma)的病理改变亦有多种：①均质型，肉眼看不到结节；②粟粒型，切面呈多发粟粒大小的灰白色结节；③肿块型，较大的肿块，常为何杰金氏病；④巨块型，较少见。

【超声表现】

1. 二维超声 超声依据其病理类型可表现为：弥漫性浸润时表现为脾肿大，实质回声低于正常，常不能清晰显示结节；多发性结节状，脾实质内密布弱回声，呈蜂窝状改变（图12-9、图12-10A）；局限性较典型，在肿大的脾脏内可显示单发或多发的弱回声结节，大小不一，无明显包膜，但边界清晰，后方回声轻度增强或无明显增强效应，可融合呈分叶状，也有极少数可表现为高回声肿块。

2. 多普勒超声 彩色多普勒超声表现为瘤内及周边血流色彩丰富，呈搏动性动脉血供，脉冲多普勒显示脾门区动、静脉血流速度及血流量明显增大（图12-9、图12-10）。

3. 超声造影 脾淋巴瘤可呈现3种增强模式：①"网络样"增强：增强从脾浸润灶的周边开始，迅速向其中心充填，病灶内部呈现为"网络样"信号填充，间隔之间无增强信号；②"虫蚀样"增强：病灶由周边向中心增强，增强区域呈虫蚀状，中心部分出现边缘不规整的充盈缺损区域，达到顶峰时充盈缺损区域面积缩小(图12-11)；③无增强：病灶未见造影剂充填，呈完全充盈缺损。部分低回声病灶在造影后早期增强晚于并低于周围正常脾组织，增强后迅速消退。

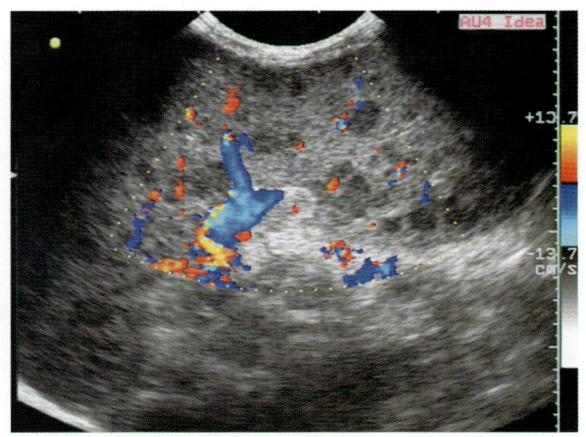

患者脾脏明显增大，形态饱满，下缘角变钝，内部回声不均匀，可见弥漫分布低回声小结节，边界清晰。CDFI：结节内部未见明显血流信号，余脾实质内血流信号丰富

图12-9 脾淋巴瘤

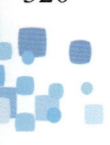

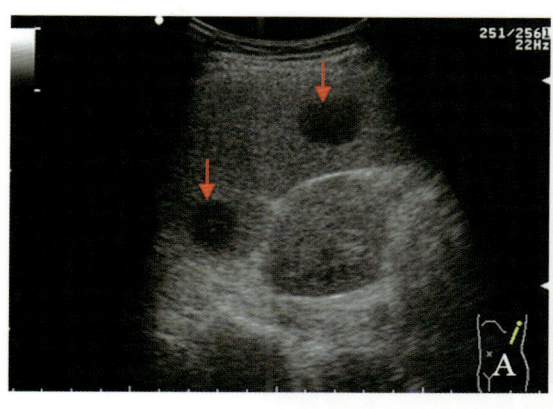
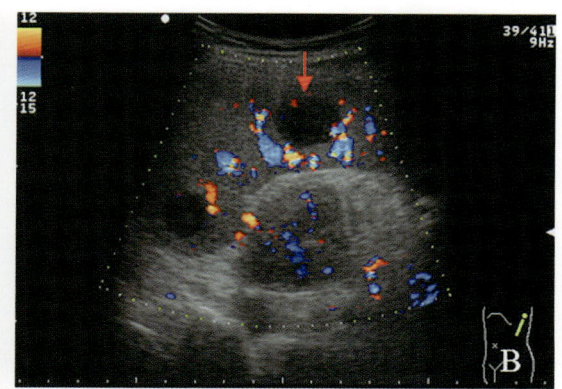

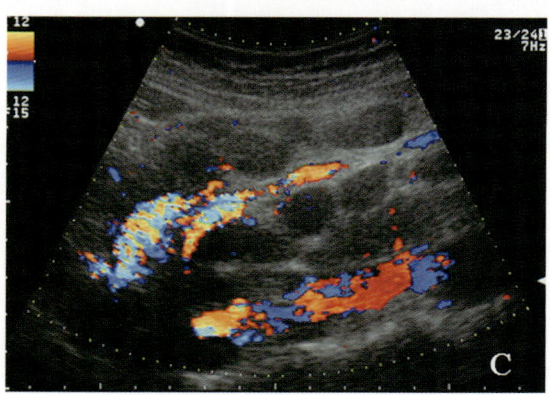

患者，女，37岁，中上腹隐痛2个月余，发现腹部包块10天。A：脾实质内可见两个低回声团(↑)，边界清楚，内部回声均匀；B：CDFI显示低回声团周边血管受压绕行，内部可见短条状血流信号(↑)；C：腹主动脉及下腔静脉旁见多个类圆形低回声团，成串排列，部分融合成团。CDFI：低回声团内未见明显血流信号。腹腔肿物手术病理证实为非何杰金恶性淋巴瘤

图12-10 脾淋巴瘤

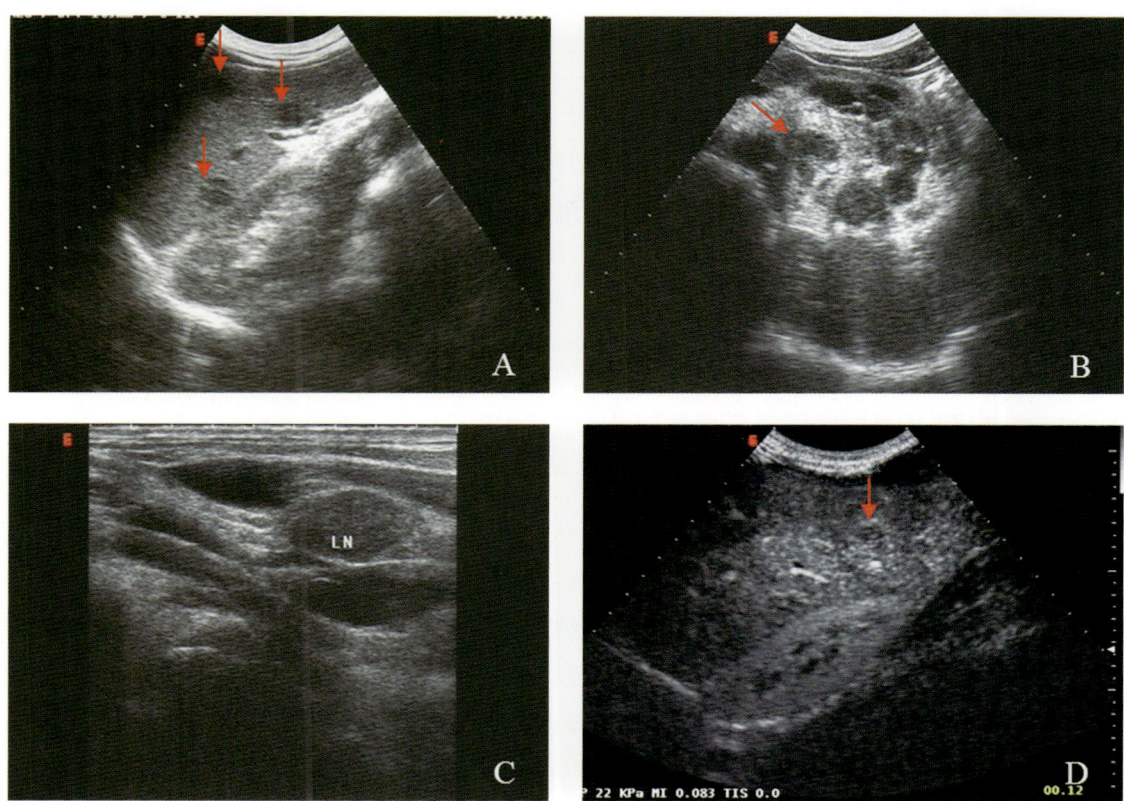

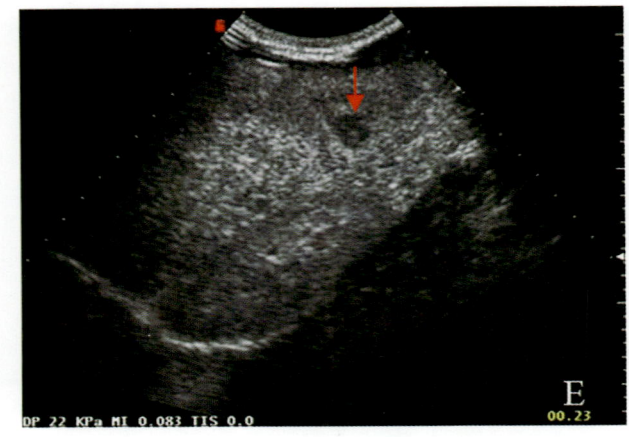

患者，男，34岁，发热20天。A：脾增大，脾内见多个低回声团(↑)，边界清楚，内部回声不均匀，后方回声无变化；B：腹主动脉及下腔静脉旁见多个类圆形低回声团(↑)，部分边界清楚，部分边界不清，有融合倾向，内部回声不均匀，未见淋巴结门结构；C：左侧锁骨上窝见一个类椭圆形低回声团(LN)，边界清楚，内部回声均匀；D：超声造影早期脾内病灶周边呈高增强(↑)，内部呈低增强；E：晚期病灶消退呈低增强(↑)。活检病理证实为非何杰金淋巴瘤

图12-11 脾淋巴瘤

【超声诊断与鉴别诊断】

原发性脾脏淋巴瘤表现为弥漫性低回声，形态不规则，边界不清晰或呈局限性低回声或蜂窝状低回声，边界清晰，内部回声不均匀，后方回声可轻度增强；结合超声造影"网络样"、"虫蚀样"增强，诊断不难。需与以下疾病鉴别：

1. 脾囊肿或多囊脾　部分脾淋巴瘤回声极低，酷似囊肿。脾囊肿或多囊脾超声表现为无回声。后方增强明显，彩色多普勒测不到血流，超声造影完全无造影剂灌注；多囊脾还可并发多囊肝、多囊肾。

2. 脾血管瘤　高回声淋巴瘤需与脾血管瘤鉴别。脾血管瘤显示为境界清晰的稍高回声团块，有时可见病变外血管进入而出现边缘缺裂现象。超声造影可呈向心性或整体增强，增强后期多不消退。而脾淋巴瘤多呈"网络样"、"虫蚀样"增强，后期消退。

3. 脾转移瘤　脾脏转移瘤可呈无回声型、低回声型、高回声型及牛眼征等多种不同类型的回声，但二维超声以高回声表现为主，且有原发灶病变。超声造影多呈"快进快出"为主的特征；与脾淋巴瘤的声像图表现不尽相同，鉴别困难的病例，可超声引导下穿刺活检。

三、脾转移瘤

尽管脾内有大量淋巴组织，并大量滤过体循环血液，却是肿瘤转移的相对少见部位，脾转移瘤（metastatic tumor of spleen）的平均发病率为3.0%～7.1%。目前多认为脾转移性肿瘤是指起源于上皮系统的恶性肿瘤，不包括起源于造血系统的恶性肿瘤。脾转移瘤大多数是癌性转移，主要经血液途径转移，仅少数经淋巴途径，亦可由邻近器官直接侵犯。转移可来自黑色素瘤、卵巢癌、胰腺癌、结肠癌、乳腺癌及子宫内膜癌、软骨肉瘤和胃淋巴瘤等，脾转移常为恶性肿瘤全身播散的一部分。脾转移瘤临床表现无特异性，或仅表现为原发肿瘤或全身转移的相应症状。

【超声表现】

1. 二维超声 脾转移瘤可因病理类型、来源不同，声像图上显示多种多样，就回声水平分类可分为回声增强型、回声低弱型、无回声型。增强型者，表现病灶边界欠规整，内部回声增强，杂乱不均；低回声型者，病灶内的回声比正常脾组织回声低，内部回声不均匀；无回声型者病灶边界清晰，内呈无回声暗区。病灶周边多有低回声晕环。

2. 多普勒超声 CDFI显示实质性团块内部及周边血流信号丰富，脉冲多普勒可检测到动、静脉血流频谱；如是囊性转移，则病灶内部往往难以测及血流信号。

3. 超声造影 超声造影多呈"快进快出"为主的特征，实质期消退，低于周围脾组织。

【超声诊断与鉴别诊断】

超声发现脾内占位病灶，如有特征性声像图表现，再结合有原发肿瘤病史，诊断脾转移瘤并不困难，但应与脾淋巴瘤、脾脓肿等鉴别。

1. 脾淋巴瘤 该病临床多有长期发热、浅表淋巴结肿大以及骨髓浸润等征象，且声像图表现具有一定特点，如弥漫性低回声，形态不规则，边界不清晰或呈局限性低回声或蜂窝状低回声，边界清晰，内部回声不均匀，后方回声可轻度增强；结合超声造影"网络样"、"虫蚀样"增强，鉴别不难。

2. 脾脓肿 多数为血行感染所致，特别是免疫功能低下者，常伴有全身感染。常为多发病灶，少数为单发。典型的脓肿可见不规则厚薄不均的脓肿壁，部分病灶脓腔内可见絮状回声，部分见气体回声。结合患者寒战，高热病史，一般可较好区分。

（苏中振 王 平 吴宇轩）

第十三章
血 管 性 疾 病

第一节　腹主动脉疾病

一、腹主动脉解剖概要及正常声像图

腹主动脉是胸主动脉穿过膈肌主动脉裂孔后在腹腔的延续。行于脊柱的左前方（图13-1），长度14～15cm，近段管径为2.0～3.0cm，中段为1.6～2.2cm，远段为1.3～1.7cm；管径可随年龄增宽。

纵行扫查时，腹主动脉呈搏动性长管状结构，管腔内径自上而下逐渐变细（图13-1）。横断扫查显示腹主动脉呈圆形搏动性结构，管腔内呈无回声（图13-2）。正常腹主动脉管壁呈三层结构，即内膜、中膜、外膜，内膜呈中等回声、光滑；中膜回声较低或呈无回声；外膜呈强回声。

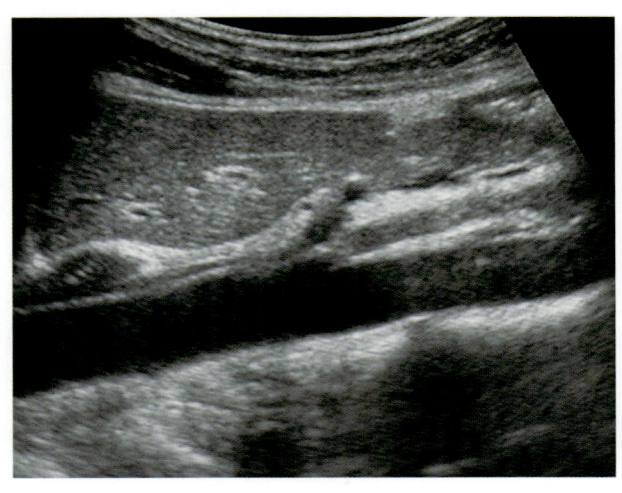

纵切面二维图显示腹主动脉呈搏动性长管状结构，管腔内呈无回声

图13-1　正常腹主动脉

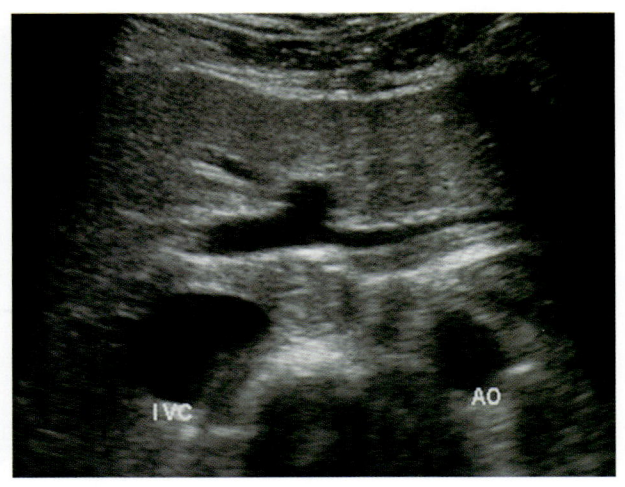

横切面二维图显示腹主动脉呈圆形搏动性结构，管腔内呈无回声（IVC：下腔静脉；AO：腹主动脉）

图13-2　正常腹主动脉

腹主动脉的彩色血流随心动周期变化，色彩呈红-蓝-红的三相血流信号。管腔中央血流速度较高，血流信号偏亮，近管壁血流速度较低，血流信号颜色偏暗（图13-3、图13-4）。

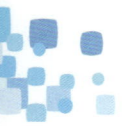

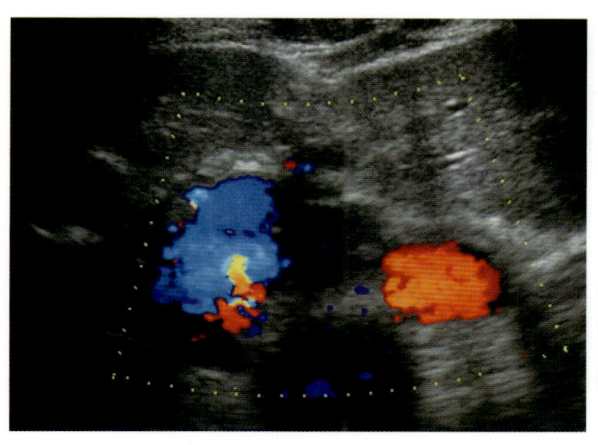

图13-3 正常腹主动脉彩色多普勒血流图（横切面）

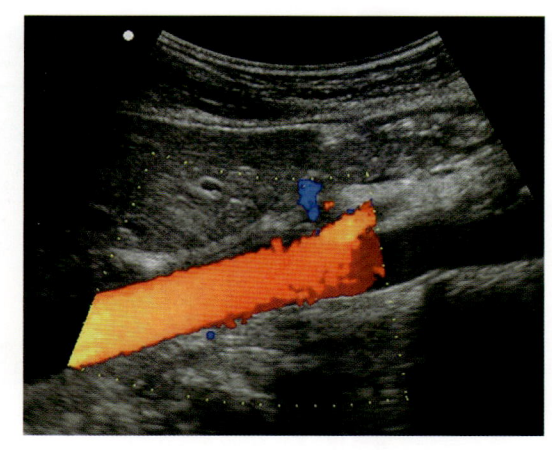

图13-4 正常腹主动脉彩色多普勒血流图（纵切面）

腹主动脉血流阻力较大，但属层流，频谱特点类似外周动脉，呈三相波，即在一陡直的收缩期血流之后，接着是舒张期反向血流，再有一个舒张中晚期正向血流（图13-5）。老年人因管壁逐渐硬化，弹性逐渐减低，舒张早期反向小峰可消失，收缩期频带也可增宽，体形肥胖的受检者由于腹主动脉位置较深也可出现双相甚至单相的动脉血流频谱。

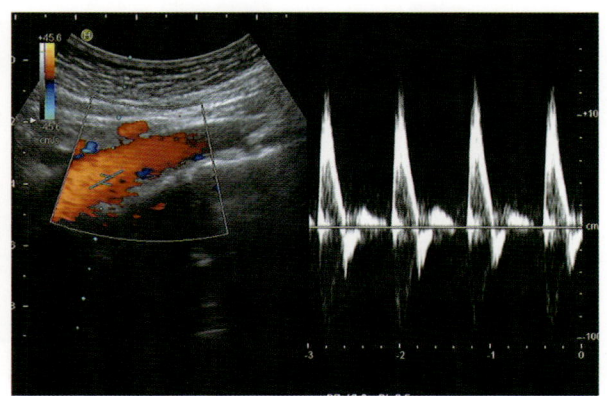

图13-5 腹主动脉血流频谱图，呈三相波

二、腹主动脉瘤

腹主动脉瘤（abdominal aortic aneurysm）是由于动脉壁遭到破坏或本身结构异常而形成的梭形或球形扩张性病变。引起主动脉瘤的主要原因有：动脉粥样硬化、感染、囊性中层坏死、外伤、先天性等。动脉瘤壁由内膜、中膜和外膜构成者为真性动脉瘤；有内膜撕裂者称夹层动脉瘤；部分瘤壁由纤维组织构成者则为假性动脉瘤。临床上，相当一部分患者是无症状的，常于体格检查时发现。有症状者表现为：①腹部搏动性肿物；②疼痛，主要为腹部、腰部疼痛，性质不一；③压迫症状；④栓塞症状，可导致下肢缺血甚至坏死；⑤破裂症状。腹主动脉瘤一旦破裂，死亡率高达90%，因此提倡早期诊断，早期治疗。

【超声表现】

（一）腹主动脉真性动脉瘤

1. 二维灰阶超声　纵断面显示腹主动脉局部呈梭形、囊状或圆柱状扩张。横断面显示动脉瘤呈圆形或类圆形，有明显搏动感，其与远侧段动脉的外径之比超过1.5∶1。动脉瘤与正常动脉管壁连续，管腔相通（图13-6、图13-7）。多数动脉瘤内壁伴有附壁血栓，血栓呈同心圆或偏心性层状分布于扩张的腹主动脉壁上，血栓回声表现为低或中等回声（图13-8）。很少的情况下，血栓可以发生液化形成新月形透声区，易被误诊为动脉夹层或假性动脉瘤。

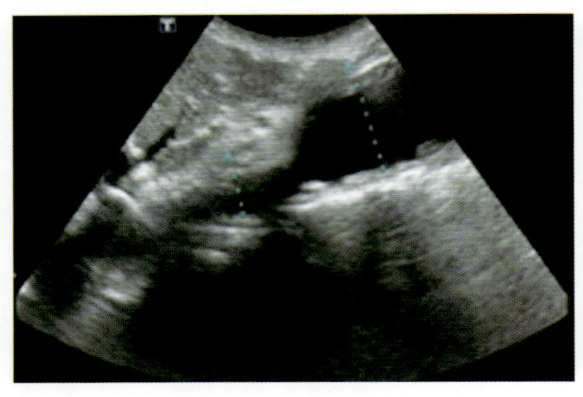

灰阶超声（纵切面）显示腹主动脉局部扩张，呈
类椭圆形，近段与远段的外径之比>2

图13-6　腹主动脉真性动脉瘤

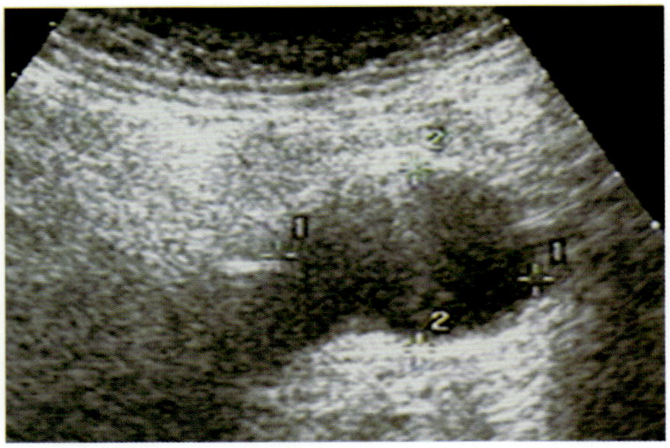

灰阶超声（横切面）显示测量腹主动脉瘤大小

图13-7　腹主动脉真性动脉瘤

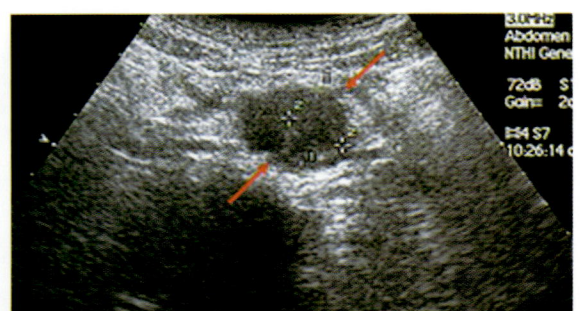

二维声像图显示扩张的腹主动脉管腔内可见低回
声团块附壁（↑），大小约2.17cm×1.56cm

图13-8　腹主动脉瘤附壁血栓

2.　多普勒超声　纵行扫查可见腹主动脉瘤的彩色血流与腹主动脉彩色血流相互连续，边界不整
齐，若瘤腔内合并较大的血栓使管腔狭窄时，腔内呈五彩镶嵌状血流信号；横断面显示瘤腔内呈双
色血流信号或呈杂乱的五彩镶嵌的血流信号（图13-9、图13-10），频谱多普勒表现为瘤内呈低速涡
流，狭窄处高速射流。

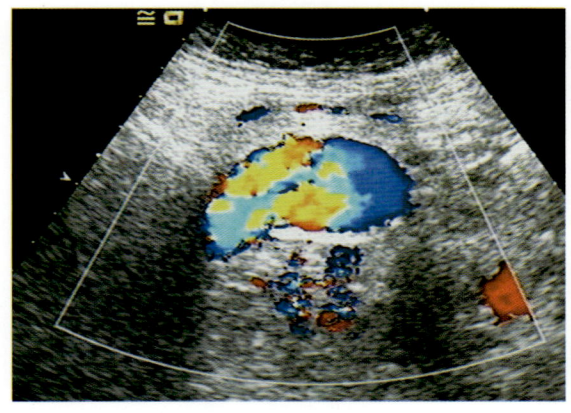

CDFI显示腹主动脉瘤内血流混乱，呈五彩镶嵌

图13-9　腹主动脉真性动脉瘤

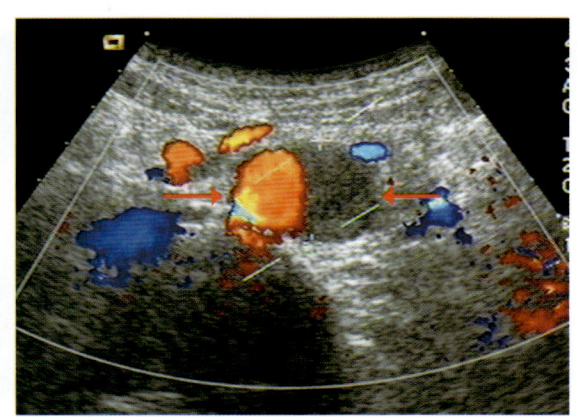

CDFI显示腹主动脉管腔（↑）内见低回声血
栓，彩色血流信号充盈缺损

图13-10　腹主动脉瘤附壁血栓

（二）腹主动脉假性动脉瘤

1. 二维灰阶超声　腹主动脉旁可见无回声区，呈类圆形或不规则，可有微弱的搏动或无明显的搏动，该无回声区与腹主动脉之间有破口相通，当伴有血栓形成时，瘤腔壁可见厚薄不均的低或中等回声。

2. 彩色多普勒　瘤腔内血流紊乱或呈涡流状。此外，彩色多普勒还能帮助判断破口的位置和大小，还可较清晰地显示瘤体与腹主动脉相通的通道。收缩期可见由腹主动脉"喷射"进入瘤体的高速血流，舒张期瘤体内血液流回动脉腔，彩色血流信号暗淡。如有血栓存在，彩色血流显示局限性充盈缺损。

3. 频谱多普勒　于破口处，可获得双向血流频谱，即收缩期由动脉流入瘤体的高速血流频谱，舒张期瘤体内的血流反流入动脉的低速血流频谱，这是假性动脉瘤的特点和诊断要点。

（三）腹主动脉夹层动脉瘤

1. 二维灰阶超声　动脉壁内膜分离，管腔内可见细线样回声，随血管搏动而飘动，纵断面显示腹主动脉外径较正常增宽，呈双腔（多数情况下假腔宽于真腔）（图13-11），横断面显示双环状，内环为细而弱的内膜回声（图13-12）。部分病例可见内膜连续中断（破口）。假腔内可并发血栓形成，此时真假腔之间的内膜摆动可不明显。动态观察，收缩期撕裂内膜短促向假腔侧移动，随即又向真腔移动，舒张期又朝向假腔移动。由于腹主动脉夹层动脉瘤多由胸主动脉夹层动脉瘤向下延伸所致，因此，必要时可以对胸主动脉进行追踪检查，撕开的夹层动脉可向远端及大分支扩张，累及肠系膜动脉、肾动脉及髂动脉等。

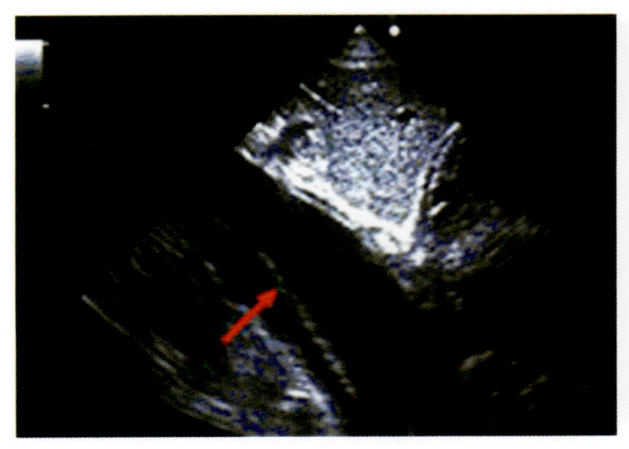

灰阶超声（纵切面）显示腹主动脉呈双腔，管腔内可见分离的内膜，表现为细线样回声（↑）

图13-11　腹主动脉夹层动脉瘤

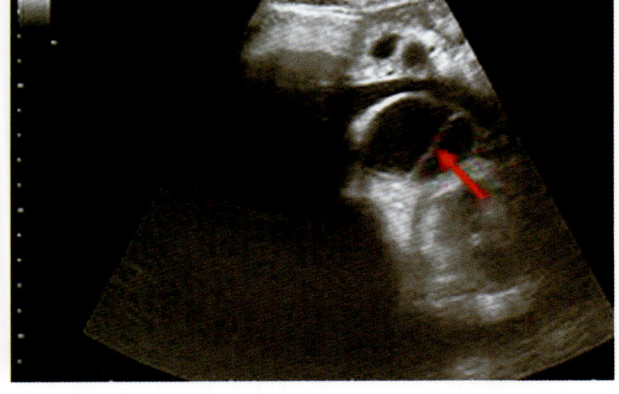

同一患者横断面显示腹主动脉呈双环状（↑）

图13-12　腹主动脉夹层动脉瘤

2. 彩色多普勒　真腔的血流类似正常动脉血流，但血流受剥离腔的影响变窄。假腔内血流常不规则，如假腔内血流速度太低或血栓形成则探不到血流信号，如能发现动脉夹层的破口，彩色多普勒则能显示收缩期高速血流从真腔经破口流入假腔内；舒张期可见血流自假腔经破口回流至真腔。

3. 频谱多普勒　腹主动脉剥离时，真腔内的血流频谱可发生变化，收缩期流速减低，假腔内的血流频谱呈低速紊乱频谱。如能发现破口，破口处可探及双向血流频谱。

【超声诊断与鉴别诊断】

超声诊断腹主动脉瘤并不困难，但在诊断真性腹主动脉瘤时，应注意与假性动脉、夹层动脉瘤的鉴别，详见表13-1。

表13-1 真性动脉瘤与假性动脉瘤、夹层动脉瘤的鉴别

鉴别项目	真性动脉瘤	假性动脉瘤	夹层动脉瘤
病因	动脉粥样硬化	外伤、感染	动脉粥样硬化、梅毒、Marfan综合征等
起病	缓慢	较慢	急骤
好发部位	肾动脉以下	不定	升主动脉、主动脉弓、胸主动脉，向下延伸
形态	梭形、囊状	囊状	梭形或螺旋形
超声表现纵断面	梭形	类圆形或不规则	双腔（真腔和假腔）
超声表现横断面	圆形、类圆形	腹主动脉外侧，类圆形或不规则	双腔
彩色多普勒	紊乱血流或涡流	瘤腔内见高速射流	真假腔内彩色血流不同
频谱多普勒	同彩色多普勒	湍流或高速射流频谱	真假腔多普勒频谱不同

第二节 下腔静脉疾病

一、下腔静脉解剖概要及正常声像图

下腔静脉是人体最大的静脉，由左、右髂总静脉在第4、5腰椎平面前方偏右汇合而成，沿脊柱右前方、腹主动脉右侧上行，经肝脏后方的腔静脉窝，穿过膈肌腔静脉孔进入胸腔，开口于右心房。下腔静脉管径与患者身高、呼吸和右心房压力有直接关系。

下腔静脉壁薄，呈强回声，管腔内为无回声。横切扫查时，下腔静脉位于脊柱的右前方，腹主动脉右侧，呈扁圆形（图13-13）。管腔内径可随呼吸运动和心动周期而变化，吸气时下腔静脉肝段前后径变窄呈扁平状，呼气时前后径增宽呈椭圆形。正常下腔静脉内径测量值：肝后段左右径2.0～2.4cm，前后径1.0～1.3cm；中段（肾动脉水平）分别为1.8～2.1cm和0.9～1.2cm；下段为1.7～1.9cm和0.9～1.1cm。

纵切显示下腔静脉长轴，静脉管腔内呈连续性血流信号，血流信号强度随呼吸运动和心动周期而变化（图13-14）。

下腔静脉近心段血流频谱呈多相型，在每一个心动周期，依次由s波、v波、d波和a波组成，偶尔在a波之后还有一个c波。s波和d波为前向波，s波波峰常＞d波波峰；v波、a波及c波为反向波，约半数的正常人出现v波，且v波波峰＜a波波峰。下腔静脉远心段血流受心脏舒缩的影响很小，因此多普勒频谱表现为连续前向血流，在收缩期和舒张期变化相对较小。

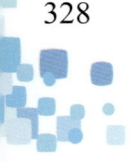

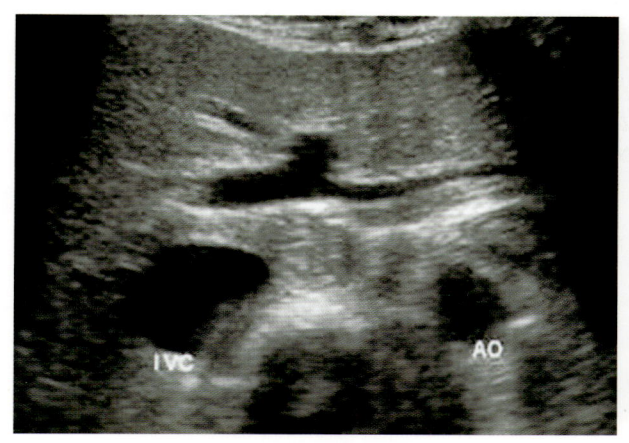

二维横切面图显示下腔静脉壁薄，管腔内为无回声，位于脊柱的右前方，腹主动脉右侧，呈扁圆形（IVC：下腔静脉；AO：腹主动脉）

图13-13 正常下腔静脉

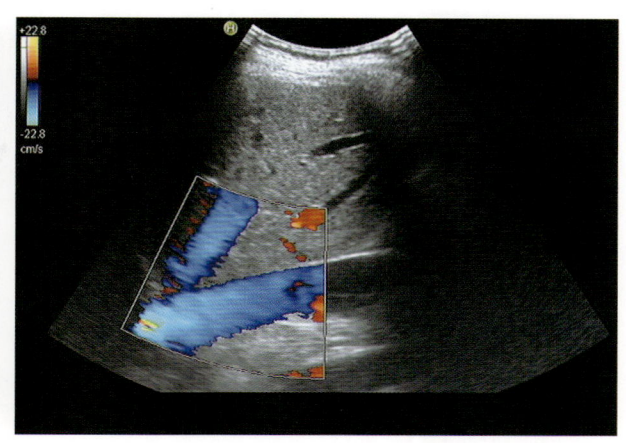

CDFI显示管腔内充满连续性血流信号

图13-14 正常下腔静脉

二、下腔静脉先天性疾病

下腔静脉是人体最大的静脉回流通道，它的畸形发生率达4.4%。主要有双下腔静脉、下腔静脉近心段缺如合并奇静脉或半奇静脉连接、左位下腔静脉、先天性下腔静脉膜状或纤维闭塞。除先天性下腔静脉膜状或纤维闭塞导致布-加综合征外，其他先天异常并未引起血流回流障碍，患者往往是无症状的，常于体检时发现。

【超声表现】

（一）双下腔静脉

上腹部横切面，在脊柱前方可见三个类圆形无回声区，其中有搏动的无回声区为腹主动脉，其两侧分别为右、左下腔静脉横断面，其右侧下腔静脉内径可以较左侧粗，也可与左下腔静脉内径相似。纵行扫查，在搏动的腹主动脉左右侧分别可显示与之平行的两条管状无回声区。右侧的管状无回声区进入右心房，管壁和管腔内径随心动周期变化。沿左侧管状无回声区上下移动探头，可显示左侧管状无回声起自左髂总静脉，向上行至肠系膜上动脉根部与左肾静脉汇合转向，跨越腹主动脉前方汇入右侧下腔静脉（图13-15）。彩

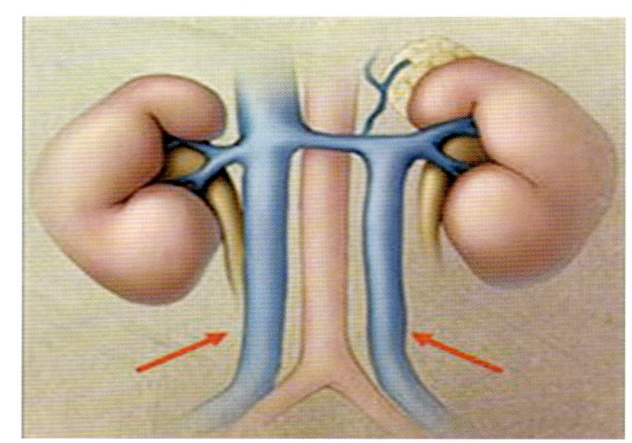

图13-15 双下腔静脉示意图（↑）

色血流显像显示腹主动脉两侧的无回声结构呈蓝色向心血流，频谱为静脉血流频谱。

（二）下腔静脉近心段缺如

又称下腔静脉经奇静脉或半奇静脉畸形引流，指下腔静脉近心段缺失不与肝静脉连接，身体下半

部分的静脉血经奇静脉或半奇静脉进入上腔静脉，再回流入右心房，肝静脉直接回流到右心房，这种异常连接并没有造成左右心血液分流，无血流动力学意义，无需进行外科矫治，但常合并其他心血管畸形。其声像图特点总结为：①下腔静脉近心段未直接与右心房连接，身体下半部分的静脉血经奇静脉或半奇静脉汇入上腔静脉后进入右房；②肝静脉直接汇入右房；③因奇静脉或半奇静脉的血液汇入上腔静脉，导致上腔静脉显著增宽。

（三）左位下腔静脉

上腹部横切面，脊柱中线左侧显示两个并列的圆形无回声区，右侧一个随心动周期有明显搏动，为腹主动脉，左侧一个管腔较大，壁薄，无明显搏动，内为静脉频谱。沿左侧无回声管状结构做上、下追踪扫查，向下与左、右髂总静脉相连通，由左、右髂总静脉在脊柱左侧汇合而成。上行过程中，左右肾静脉汇入该血管。在肠系膜上动脉根部下方，从左侧横跨腹主动脉前方至右侧，与肝段下腔静脉连通，肝段以下探测不到正常下腔静脉。

（四）先天性下腔静脉膜状或纤维闭塞

详见Budd-Chiari综合征章节。

三、下腔静脉肿瘤

原发性下腔静脉肿瘤（tumor of inferior vena cava）极为罕见，其中，平滑肌肉瘤是最为常见的，起源于静脉壁平滑肌。继发性下腔静脉肿瘤主要为下腔静脉内癌栓，主要来自周围器官的转移，或下腔静脉周围器官的癌肿对下腔的直接侵犯和压迫，最常见的是肝癌、肾癌和腹膜后淋巴结肿瘤。但无论原发性肿瘤或继发性癌栓，均会导致下腔静脉的梗阻或阻塞。病变位于肝静脉开口平面以下者主要表现为下腔静脉阻塞症状如双下肢、会阴部肿胀和胸肋、背部静脉曲张，尚可致肾静脉回流受阻导致肾功能不全等。部分患者血液淤滞于下半躯体，回心血量减少，因而心排出量减少，出现心悸、轻微活动即可引起心慌、气促，重者端坐呼吸。病变位于肝静脉开口平面以上者则表现为布-加综合征。下腔静脉内癌栓如脱落，可致肺梗塞，猝死。

【超声表现】

1. 二维灰阶超声 原发性肿瘤所致者下腔静脉腔内可见圆形或不规则实性团块（图13-16、图13-17）。癌栓则多为低回声或高回声，分布不均匀，病变部位管壁如受侵犯，则管壁连续性中断、模糊。周围器官肿瘤直接侵入下腔静脉内时，受累处下腔静脉管壁连续性中断，管腔内肿块与管腔外肿块回声相互延续。当肿瘤外压时，血管壁仍然连续，内膜光滑，外压处管腔出现弧形压迹，管腔狭窄，病变段远心端下腔静脉可增宽，管径不随心动周期变化。

2. 彩色多普勒 癌栓及肿瘤内可探及彩色血流信号。下腔静脉不完全阻塞处彩色血流束变细，或管腔内呈充盈缺损，流速增高，可出现五彩镶嵌样血流，病变远端下腔静脉内彩色血流呈单色，色彩不随正常心动周期变化。下腔静脉完全阻塞时，梗阻局部无血流信号通过，阻塞部位以下管径增宽，管腔内彩色血流呈单色，色彩亮度较暗，周围可见侧枝血管形成。

3. 频谱多普勒 下腔静脉病变部位管腔变窄时，其内血流呈连续性单向频谱，流速较快。病变部

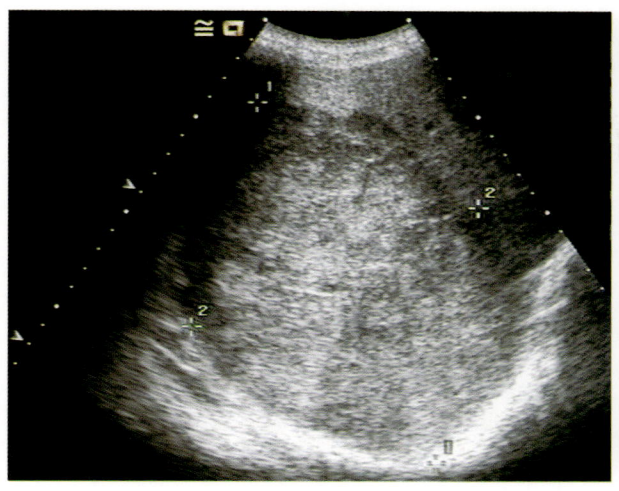

患者，男，54岁，二维灰阶超声显示右肝内见一个巨大类圆形中等回声团，边界清晰，内部回声均匀

图13-16　原发性肝癌（巨块型）合并肝右静脉、下腔静脉癌栓

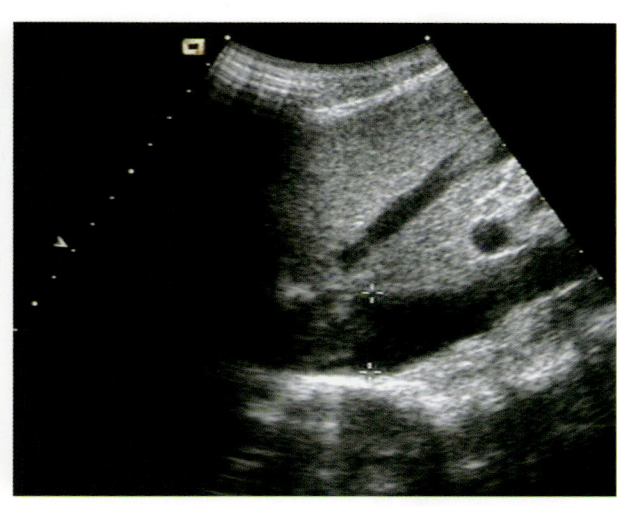

与图13-16为同一患者，肝右静脉汇入下腔静脉处可见实性回声团。下腔静脉肝后段管腔扩张，管腔内见实性回声团，与管壁分界欠清，与肝右静脉内实性回声相延续

图13-17　原发性肝癌合并肝右静脉、下腔静脉癌栓

位完全阻塞时，则测不到血流频谱。阻塞段以下下腔静脉血流亦呈单相连续性频谱，其随心动周期变化的血流频谱消失，流速减慢。

4. 超声造影　超声造影显示下腔静脉癌栓动脉期呈高增强，门静脉期呈低增强，延迟期呈低增强。

第三节　门静脉疾病

一、解剖概要及正常声像图

成人门静脉的管径为1.0～1.2cm，门静脉的主干长度约7cm，由肠系膜上静脉和脾静脉汇合而成。正常门静脉管壁呈强回声，管腔内为无回声，内径由肝门至肝周边分支逐渐变细，分支在肝内呈"树枝"状分布。门静脉自第一肝门入肝后上行并分为左右支（图13-18）。门静脉右支进一步分为右前支及右后支。门静脉左支横部分支至尾状叶后，继续左行并转向前上方，形成门静脉左支矢状部，发出分支至左内叶及左外叶，形成"工"字形结构（图13-19）。

正常门静脉为入肝血流，彩色多普勒依切面不同而表现不同，如右肋间扫查，门静脉主干及右支呈红色血流束；而右肋缘下扫查，门静脉主干呈蓝色血流束。门静脉频谱多普勒多呈连续的血流频谱，可随心动周期及呼吸波动（图13-20）。

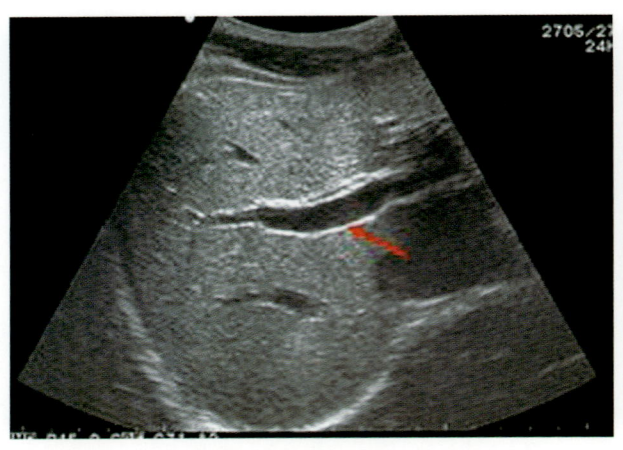

图13-18 门静脉右支（↑）

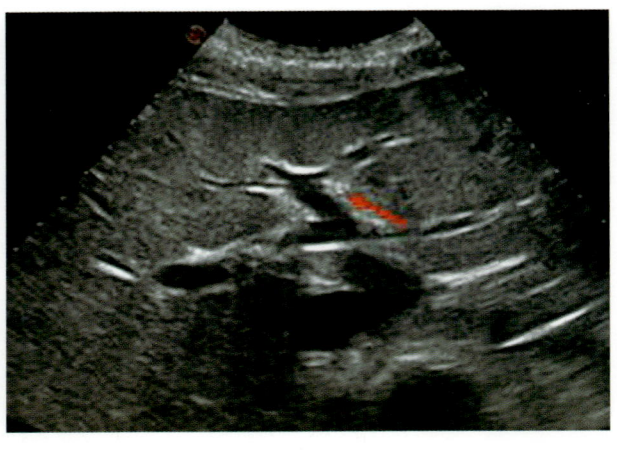

门静脉左支矢状部及其左内叶、左外叶分支，形成"工"字形结构（↑）

图13-19 门静脉左支

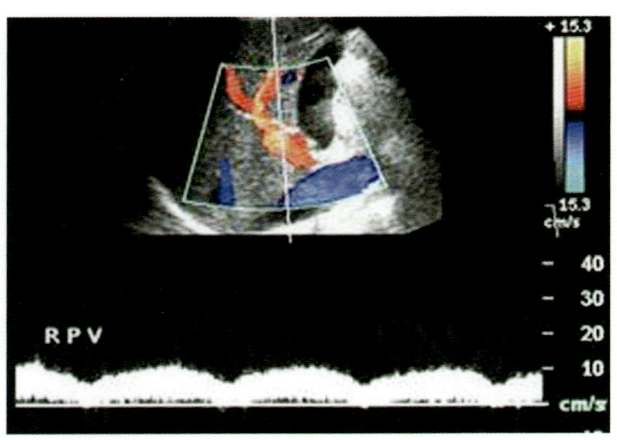

频谱多普勒显示正常门静脉呈连续的血流频谱，可随心动周期及呼吸波动

图13-20 门静脉血流频谱

二、门静脉变异与畸形

门静脉畸形罕见，包括重复门静脉，先天性缺如，分支缺如，门静脉瘤样扩张、门静脉左右支反位等；变异常见，常见有右后支为门静脉第1分支，门静脉三分支等。正确认识门静脉变异情况，有助于在部分肝切除、肝移植与经皮介入治疗时正确制定手术方案。

【超声表现】

（一）重复门静脉

重复门静脉类型包括：肝外双门静脉、肝内双门静脉及双矢状部，门静脉内径可正常亦可扩张，门静脉内常见血栓。肝脏大小、形态、实质回声无异常，脾脏轻度肿大。多普勒显示门静脉血流信号正常，合并血栓时可见彩色充盈缺损，完全阻塞则无彩色血流信号。如无血栓，可探及正常门静脉频谱，完全阻塞时则探不到血流频谱。

（二）门静脉缺如

又称Abernethy畸形Ⅰ型，多发生于女性，常合并其他脏器的先天畸形（如心脏畸形、胆管闭锁、多脾等）、肝脏结节样增生和肿瘤。声像图特征：肝脏或脾脏偏大，肝实质回声增粗，肝静脉正常，门静脉未见显示，肠系膜上下静脉和脾静脉血液通过异常走行的血管或肾静脉、肝静脉、直接进入下腔静脉等引流入右心房（图13-21）。

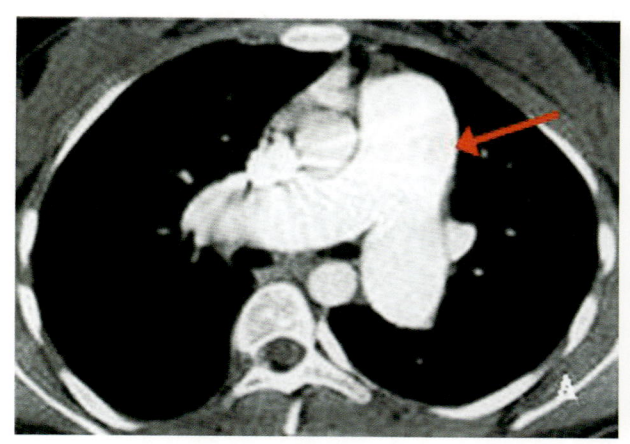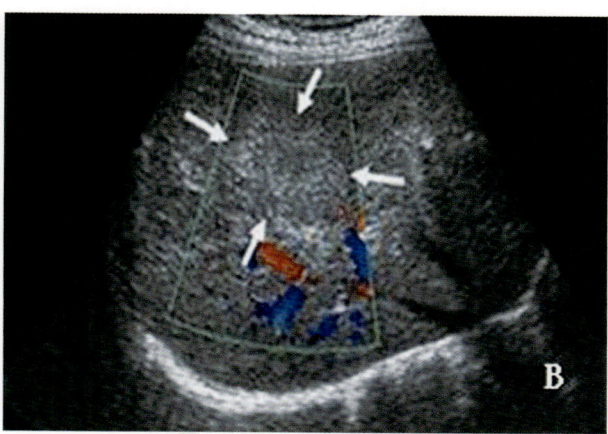

患者，女，15岁。A：CT显示肺动脉明显增宽（↑）；B：显示右肝前叶见等回声团（↑），边界欠清，内部回声均匀，内未见明显血流信号。活检证实为结节性再生性增生（NRH）

图13-21　先天性门静脉缺如

（三）门静脉瘤样扩张

门静脉瘤样扩张发病原因是门静脉管壁先天发育薄弱，或是继发于门静脉高压，在局部形成瘤样扩张，好发于血管分叉部。二维表现为局限扩张处门静脉可呈囊状、梭形或管壁一侧向外凸出，与门静脉管腔相通，其内为无回声（图13-22），肝内门静脉分支走向正常。彩色多普勒显示局限扩张处门静脉内可见漩涡状彩色血流信号（图13-23），频谱多普勒为持续低平门脉样血流频谱，超声是诊断本病最简捷可靠的影像学手段。

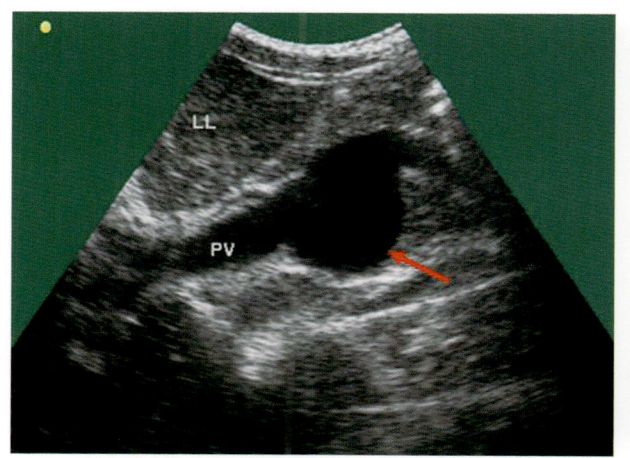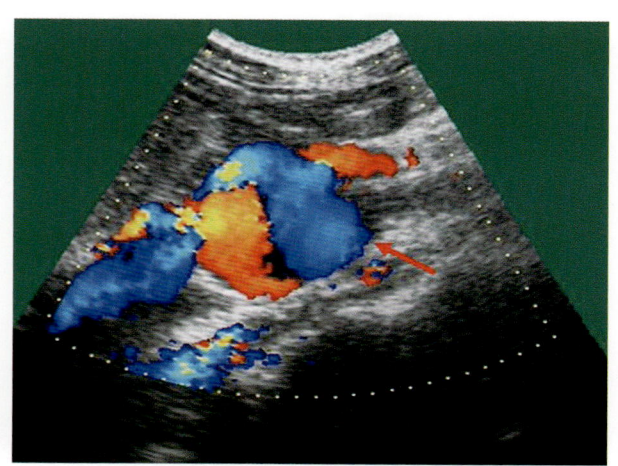

二维灰阶超声显示门静脉主干管径局部明显增宽，呈瘤样扩张（↑）

图13-22　门静脉瘤样扩张

CDFI显示管腔内涡流信号（↑）

图13-23　门静脉瘤样扩张

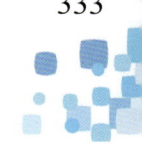

（四）门静脉左右支反位

各部及其分支清晰，原左支"工"字形结构位于肝右叶中部。原S2段支走向右后叶，S3段支走行于右前叶，左内叶支自囊部分出后向左仍进入左内叶。右支向左行并分支走向左外叶上段和下段，呈"Y"字形。主干无异常，左右支分叉处无折叠、扭曲现象。多普勒可探及门静脉血流频谱，形态及方向无异常。多伴有其他内脏反位。

（五）门静脉分支变异

1. 门脉主干在肝门处呈三叉状直接分为左支、右前支和右后支（图13-24）；
2. 门静脉主干先发出右后支，继续向上行分为左支和右前支。

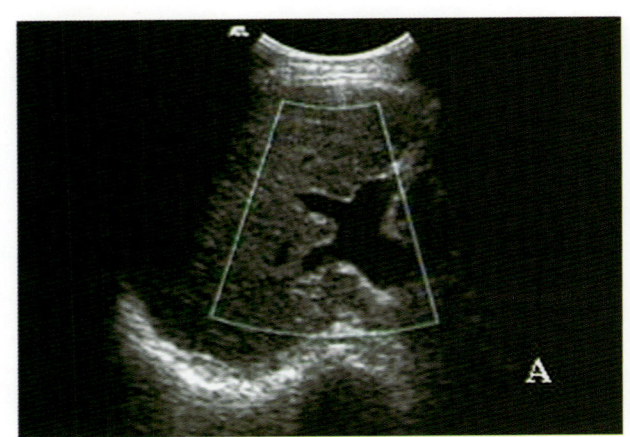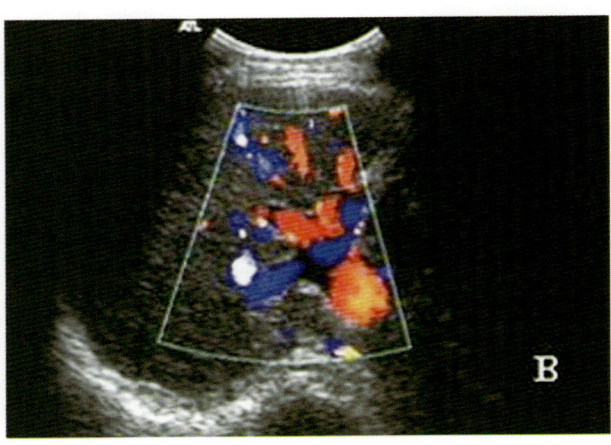

A：二维灰阶超声显示门脉主干在肝门处呈三叉状直接分为左支、右前支和右后支；B：CDFI显示门静脉三分支彩色血流图

图13-24　门静脉变异（三分叉）

三、门静脉血栓

门静脉血栓（thrombus in portal vein）原因主要有：脾切除术后、肝硬化门静脉血流缓慢、胰腺炎、感染性疾病（如阑尾炎）所致菌血症、高凝血状态（如妊娠期），此外门-腔静脉分流、新生儿脐炎、急性脱水等均可导致门静脉血栓形成。临床可有门脉高压症的表现，但部位、严重程度取决于血管阻塞程度、侧支循环建立情况。

【超声表现】

1. 二维灰阶超声　血栓多发生在门静脉主干或较大分支，门静脉管径正常或扩张，门静脉管壁连续、完整，急性及亚急性血栓表现为门静脉管腔内出现无回声或弱回声团块，二维灰阶超声容易漏诊。随着时间延长，血栓回声增高，二维灰阶超声较易显示，呈中等回声或高回声团（图13-25至图13-27）。慢性血栓，血栓纤维化或机化时，门静脉管腔可变细、狭窄，透声性差，管壁增厚，回声增强、模糊，不光滑。

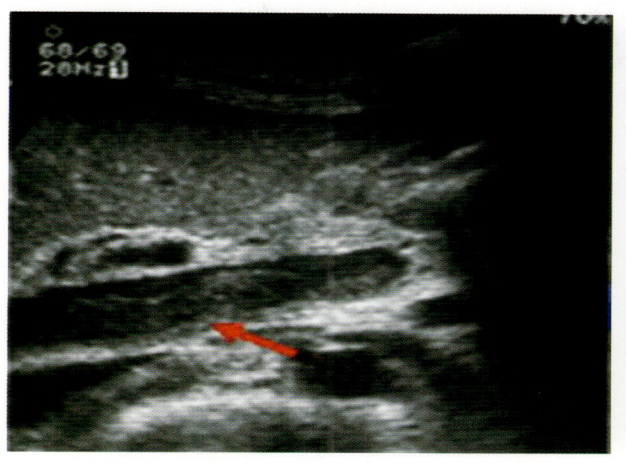

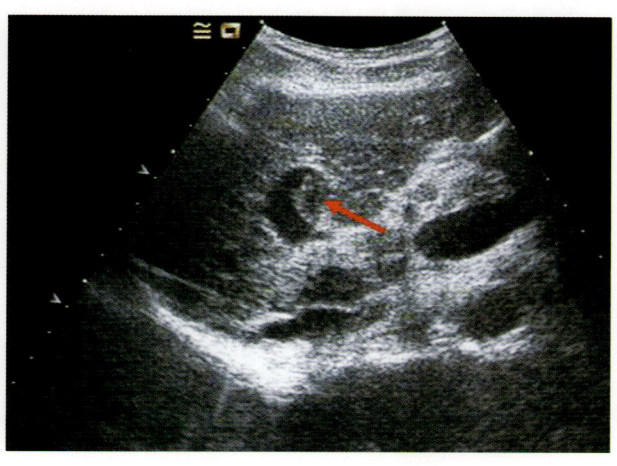

患者行脾切除术后，二维灰阶超声显示门静脉主干管腔内条状低回声附着于后壁（↑）

图13-25 门静脉血栓

二维灰阶超声显示门静脉左支矢状部管腔内见结节状中等回声附壁（↑）

图13-26 门静脉血栓

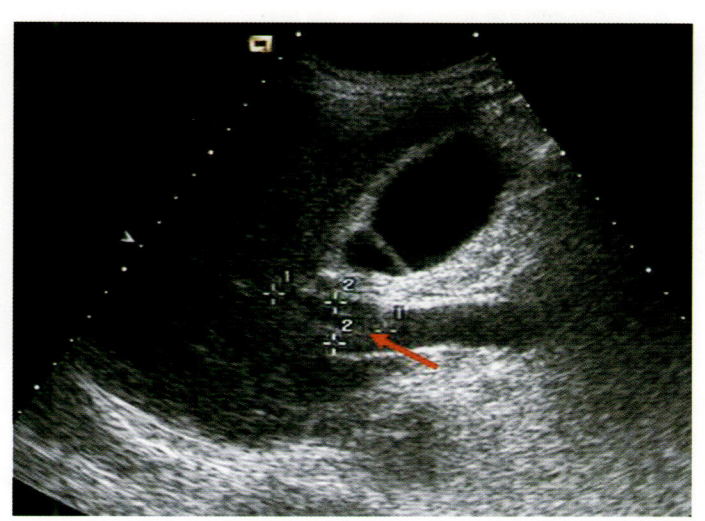

二维灰阶超声显示门静脉右支管腔内见中等回声，几乎充满管腔（↑）

图13-27 门静脉血栓

2. 多普勒超声　彩色多普勒显示门静脉血流充盈缺损，血栓周围可见残余血流（图13-28至图13-30）。如血栓引起门静脉完全闭塞则管腔内检测不到血流信号。频谱多普勒显示残存的血流呈连续性血流频谱，而不是正常期相性血流；完全阻塞者局部无法引出血流频谱。

3. 超声造影　超声造影表现为门静脉血栓肝动脉期、门静脉期、延迟期均无增强，即栓子内无血流灌注（图13-31），超声造影可明确诊断门静脉血栓，并能了解血栓累及范围。

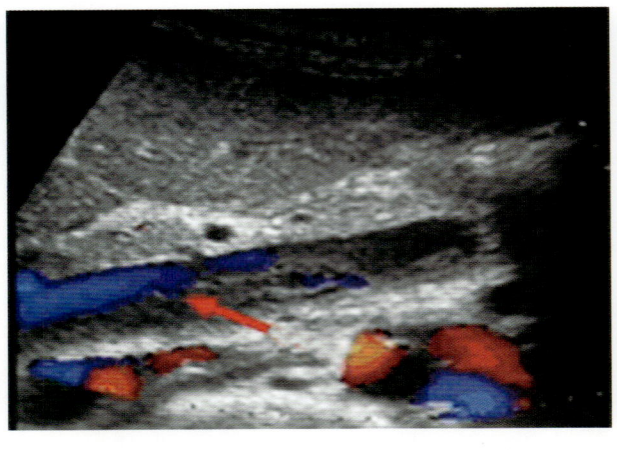

与图13-25为同一患者，CDFI显示低回声团内部无明显血流信号，门静脉主干血流充盈缺损，血流束变细（↑）

图13-28　门静脉血栓

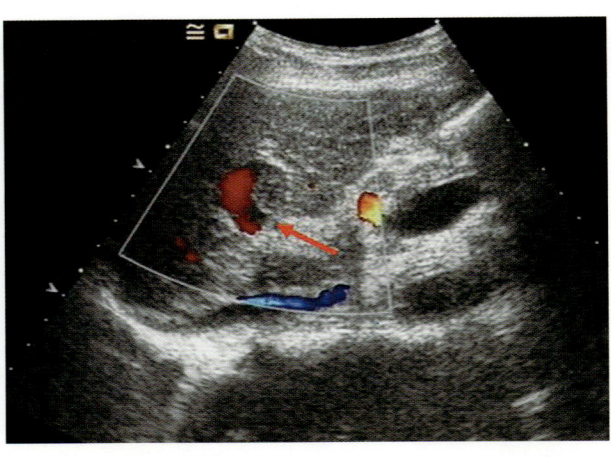

与图13-26为同一患者，CDFI显示实性回声团内部无明显血流信号，门静脉左支矢状部血流充盈缺损，血流束变细（↑）

图13-29　门静脉血栓

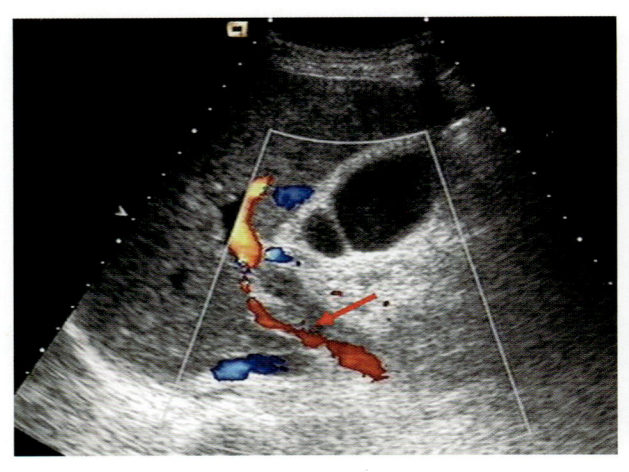

与图13-27为同一患者，CDFI显示中等回声内部无明显血流信号，门静脉右支血流充盈缺损，血流束明显变细（↑）

图13-30　门静脉血栓

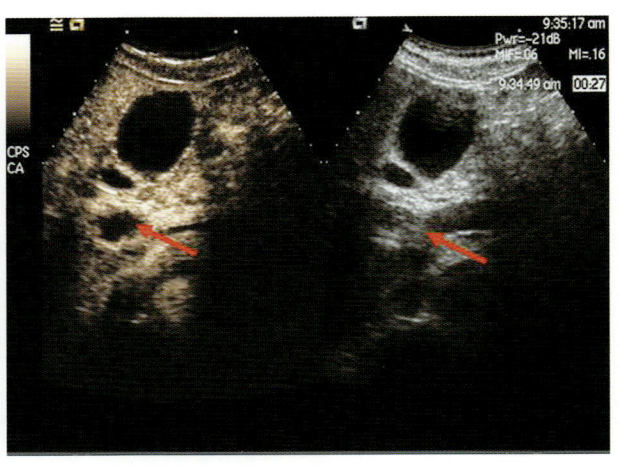

超声造影显示管腔内异常回声无血流灌注，呈无增强区（↑）

图13-31　门静脉血栓

四、门静脉癌栓

门静脉癌栓（cancerous thrombus in portal vein）主要源自于原发性肝癌，也可源于胆囊癌、肝门部胆管癌、胰头癌等。癌栓多起源于肿瘤附近的门静脉分支，并逐渐向门静脉大分支及主干延伸。甚至可到达另一肝叶的门静脉分支及肠系膜上静脉、脾静脉。常伴有肝内的转移病灶。门静脉压力取决于门静脉阻塞程度及侧支循环情况，严重者可引起顽固性门静脉高压、大量腹水等。

【超声表现】

1. 二维灰阶超声　癌栓主要发生在肝内或肝外肿块相邻的门静脉管腔内，并向远处分支或近端蔓延。癌栓表现为门静脉管腔内实性回声，可为低、等或高回声，呈条索状、树枝状充满管腔，与门静脉管壁分界不清或欠清。早期管径正常，管壁连续；随着癌栓的生长，门静脉管腔扩张，管壁连续性中断，回声模糊（图13-32）。

2. 多普勒超声　彩色及频谱多普勒显示门静脉血流充盈缺损或消失，栓子内可探及动脉血流频谱或动静脉瘘血流频谱（图13-33、图13-34）。

3. 超声造影　超声造影显示门静脉癌栓动脉期呈高增强，门脉期呈低增强，延迟期呈低增强（图13-35）。

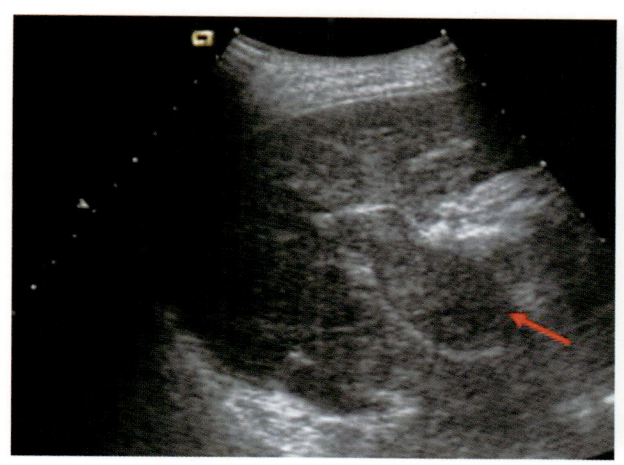

二维灰阶超声显示门静脉右支管径增宽，管腔内充满低回声团，与管壁分界欠清（↑）

图13-32　门静脉癌栓

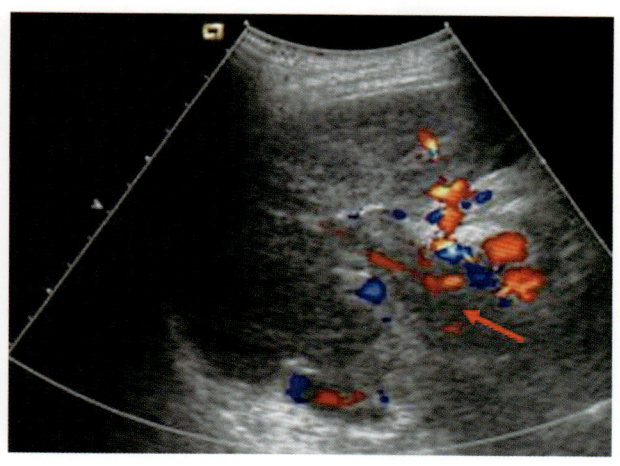

CDFI显示低回声团内部探及条状血流信号，门静脉右支血流消失，周围血流信号增多（↑）

图13-33　门静脉癌栓

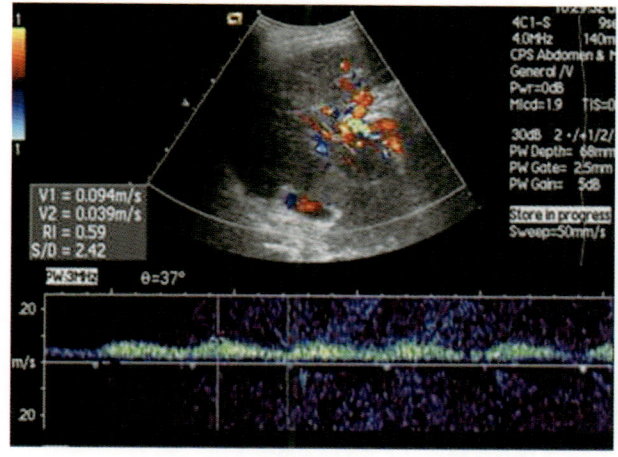

频谱多普勒显示低回声团内部可探及动脉血流频谱

图13-34　门静脉癌栓

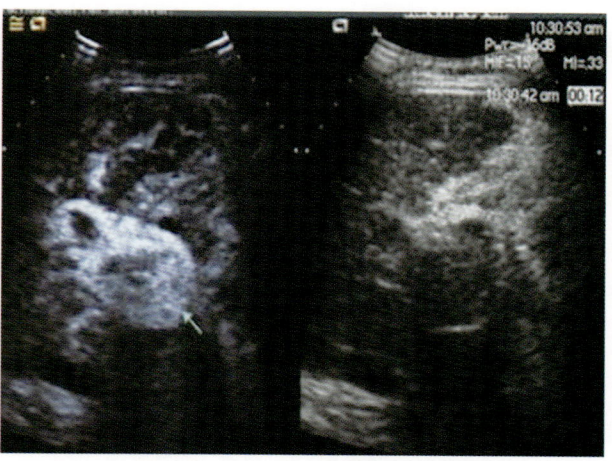

超声造影显示门静脉右支低回声团，动脉期呈高增强（↑），表明内部有动脉血流灌注，为门静脉癌栓

图13-35　门静脉癌栓

【超声诊断与鉴别诊断】

门静脉癌栓和血栓均表现为门静脉管腔内条带状或条索状实性回声，均可造成门静脉完全性或不完全性阻塞，但二者在诱发病因、发生部位、演变过程、受累血管、血供状况等方面具有不同，临床上可据此进行诊断和鉴别诊断：①诱发病因：门静脉癌栓常合并肝内恶性占位病变，部分可因胰头癌侵犯门静脉，进而生长至肝内门静脉分支；门静脉血栓常发生于肝硬化、脾切除或脾栓塞术后、食管套扎术后等，部分可并发于门静脉炎后。②发生部位及演变过程：门静脉癌栓早期常位于癌肿附近的细小门静脉分支，为癌肿累及、侵犯所致，随病程发展或时间延长，癌栓逐渐增大，回声欠均或不均，累及范围亦逐渐扩大，甚至可累及整个门静脉系；而门静脉血栓常位于门静脉主干、左右支等较大门静脉分支，部分自脾主静脉延续而来，随病程发展或时间延长，血栓逐渐吸收、缩小，回声逐渐增高。③受累血管：门静脉癌栓受累血管常表现为管壁回声中断、模糊，管径扩张；而门静脉血栓受累血管常表现为管壁回声连续，无中断，早期管径稍扩张或不扩张，部分后期管径可变细、狭窄。④血供状况：门静脉癌栓具有血供，其内可探及血流信号，特别是动脉血流频谱；而门静脉血栓缺乏血供，其内不能探及动脉血流信号。⑤超声造影：可以直接显示门静脉栓子的血供状况及血流灌注特点，对栓子的性质做出明确诊断，如癌栓表现为"快进快出"的灌注特点，即动脉期呈高增强，门脉期及延迟期呈低增强；而血栓三期均表现为无增强。

五、门静脉海绵样变性

门静脉海绵样变性（portal vien spongy alteration）是指由于门静脉系统先天性发育异常或继发于肝内外相关疾病导致门静脉主干和（或）分支完全或部分阻塞，其周围形成大量侧枝静脉。其临床主要表现为门静脉高压的症状，如脾大、腹水或静脉曲张性出血等。

【超声表现】

1. 二维灰阶超声　门静脉主干或分支正常结构消失。门静脉管腔狭窄甚至闭塞，管壁回声增强；或门静脉内可见栓子回声。周围可见迂曲成团的血管，呈蜂窝状或网格状无回声结构（图13-36、图13-37）。

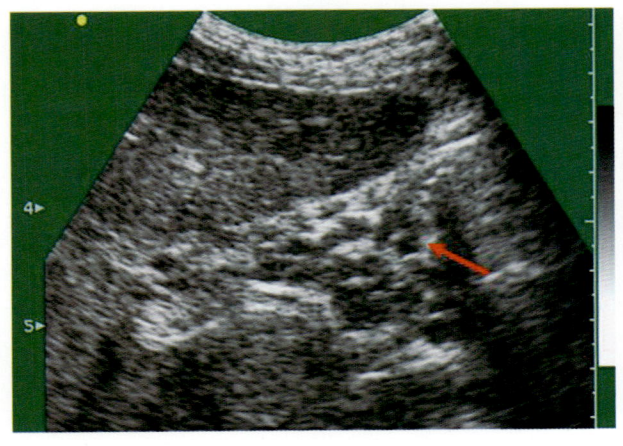

二维灰阶超声显示肝门部正常门脉结构消失，可见迂曲管状暗区（↑）

图13-36　门静脉海绵样变性

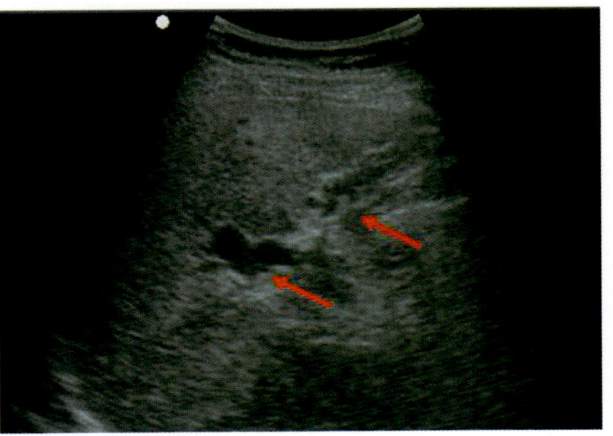

二维灰阶超声显示门静脉左右支正常结构消失，管腔显示不清，可见迂曲的管状暗区（↑）

图13-37　门静脉海绵样变性

2. 彩色多普勒 不完全栓塞的门静脉管腔内可见星点状、细线样血流信号；完全栓塞时血流信号消失。栓塞或闭塞的门静脉周围可见蜂窝状彩色血流信号（图13-38、图13-39）。

3. 频谱多普勒 门静脉周围蜂窝状无回声区内可探及门静脉样低速连续血流频谱（图13-40）。若合并动静瘘时，可探及动脉样高速低阻频谱。

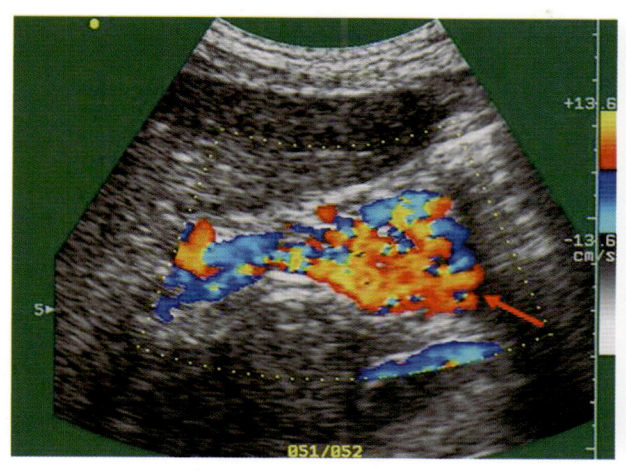

与图13-36为同一患者，CDFI显示蜂窝状暗区内探及丰富彩色血流信号（↑）

图13-38 门静脉海绵样变性

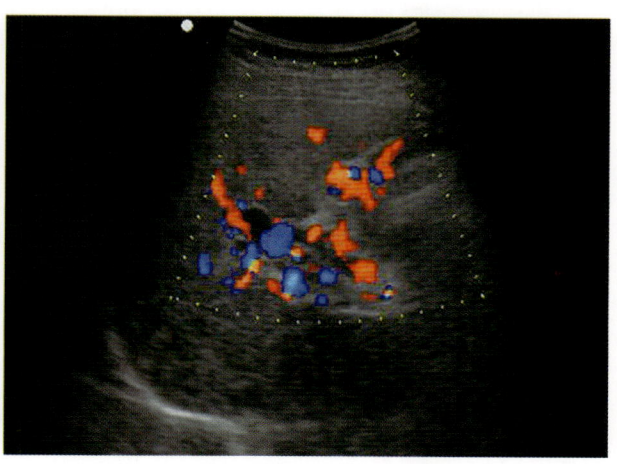

与图13-37为同一患者，CDFI显示门静脉左右支周围管状暗区内可见短条状血流信号

图13-39 门静脉海绵样变性

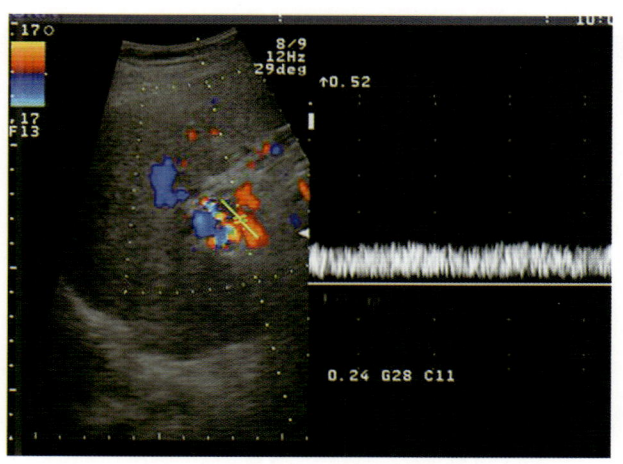

频谱多普勒可探及门脉样连续带状低速血流频谱

图13-40 门静脉海绵样变性

六、门静脉狭窄

门静脉狭窄（portal vein stenosis）可发生在门静脉的任何部位，多数发生在门静脉主干。可分为先天性和继发性两种，先天性门静脉狭窄是先天变异之一，其狭窄机制可能与出生后早期循环状态的改变有关，出生后，脐静脉闭塞且进行性纤维化、形成韧带。如纤维化过度延伸至门静脉及其分支，

即可导致门静脉狭窄，甚至闭塞。继发性门静脉狭窄常发生于门静脉受其附近占位性病变的挤压、受侵，或原位肝移植术后等。

【超声表现】

1. 二维灰阶超声　先天性门静脉狭窄表现为门静脉壁回声增强，管腔细小。脾肿大，脾静脉内径增宽，可见脾肾静脉分流。继发性门静脉狭窄则表现为受压处门静脉移位、管腔变细，如果癌肿侵犯、挤压所致，可见到肿块回声和门静脉受侵改变。

2. 彩色多普勒　先天性门静脉狭窄多为门静脉管腔内彩色血流束细小甚至缺失。继发性门静脉狭窄，多为局限性狭窄，受压处门静脉管腔内彩色血流变细、明亮。

3. 频谱多普勒　不完全梗阻时，狭窄处可测及连续性高速血流频谱，若合并门脉高压症，则狭窄处血流速度可低于正常人。完全梗阻时，管腔内可无血流频谱。

七、门静脉分流

门静脉分流（portal vein shunt）是指门静脉系统与体循环间相连通。门静脉血绕过血窦直接注入肝静脉或下腔静脉，可缓解门静脉高压，同时因内毒素等物质不能被肝脏有效清除，易发生肝性脑病。门静脉－体静脉分流可分为肝内分流与肝外分流，包括：①先天性肝外门－体分流；②获得性肝外门－体分流；③肝内门－体分流；④动脉－门静脉分流。

【超声表现】

1. 先天性肝外门－体分流　罕见，常与其他先天畸形相关，如心血管异常，胆管闭锁，其他腹部器官异常。超声表现门静脉可缺如，发育不良或正常大小，缺如时肝动脉常扩张。

2. 获得性肝外门－体分流　为门静脉分流中最常见病变，门脉高压时引起原有不明显的分流增大，最常见为胃食管旁，其次为脐旁，脾肾与肠系膜下静脉侧支循环。超声表现为迂曲、扩张、走行异常的管状结构，内见血流信号，频谱为门静脉样血流（图13-41、图13-42）。

3. 肝内门－体分流　肝内门体静脉分流包括门静脉－肝静脉瘘、门静脉－下腔静脉瘘。前者多位于肝脏边缘处，多为小的静脉瘘，可多发，少数瘘口较大，呈管状或瘤样（图13-43、图13-44）；后者多为管状的大瘘，出现肝性脑病的概率较大。超声表现为门静脉分支与肝静脉或下腔静脉之间可见交通支，瘘口处静脉管径增粗，可有扭曲现象。彩色多普勒显示瘘口充满彩色血流信号。频谱多普勒为瘘口内见涡流状频谱。肝静脉血流频谱类似门静脉频谱。

4. 动脉－门静脉分流　动脉－门静脉分流并非罕见。可为先天性（先天性出血性毛细血管扩张症）或获得性病变，获得性分流可见于肝硬化、外伤、经皮介入、肿瘤继发等。超声特点：肝动脉－门静脉瘘时，可出现门静脉高压，受累门静脉血流可反向；合并肝动脉－肝静脉瘘时，超声造影显示肝静脉可早显，血流频谱呈动脉样血流；门静脉周围有异常增多、增宽的肝动脉血管，彩色多普勒显示血流信号异常丰富，肝动脉血流频谱呈高速低阻型（图13-45）。

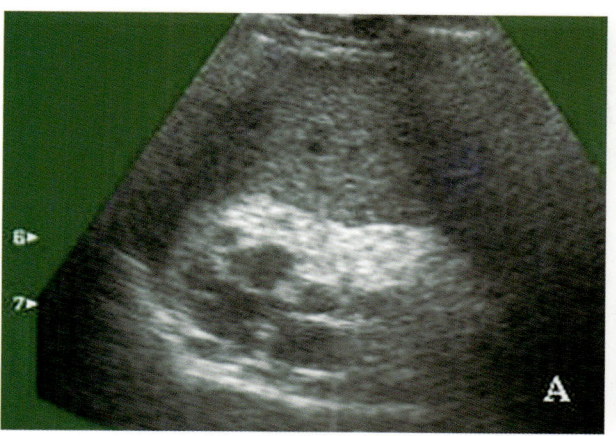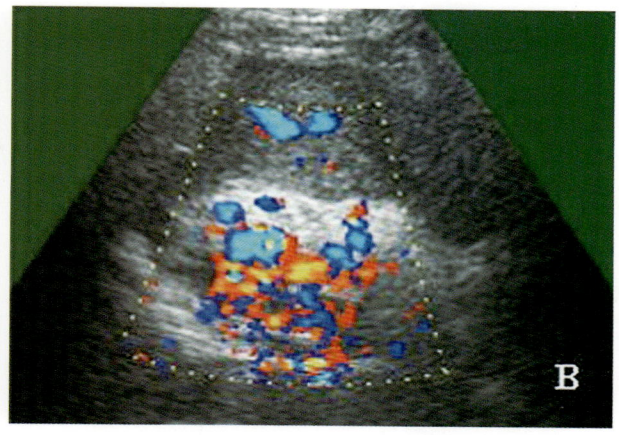

A：二维灰阶超声显示胃底部见蜂窝状无回声区；B：CDFI显示暗区内充满丰富彩色血流信号

图13-41　胃底静脉曲张

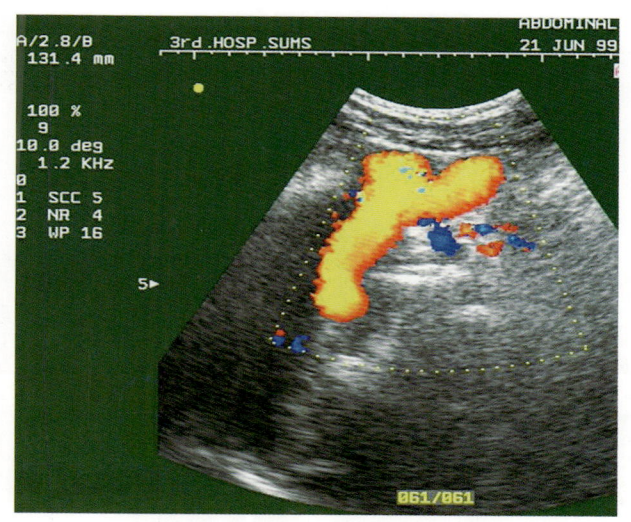

CDFI显示附脐静脉开放，为出肝红色血流

图13-42　附脐静脉重开

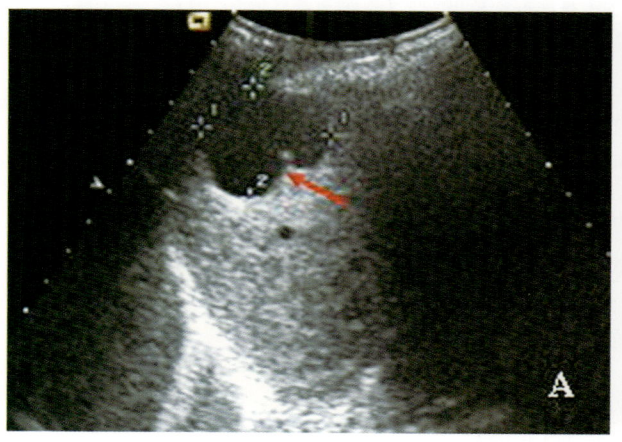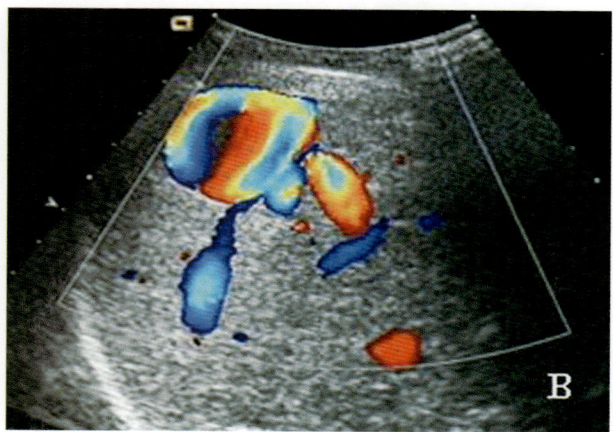

A：二维灰阶超声显示右肝实质内一类圆形液性暗区，边界清晰，后方回声稍增强，酷似肝囊肿（↑）；B：CDFI显示暗区内有涡流状血流信号，分别与门静脉分支、肝右静脉相连通

图13-43　门静脉-肝静脉瘘

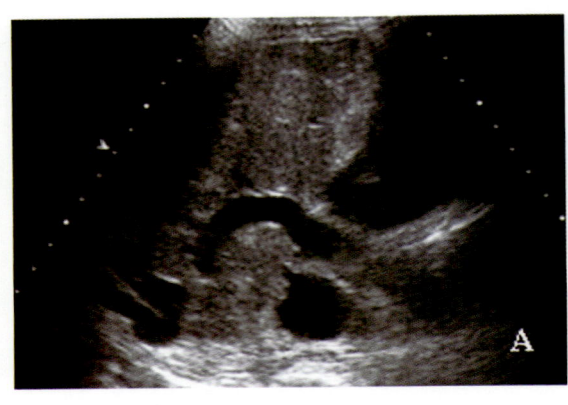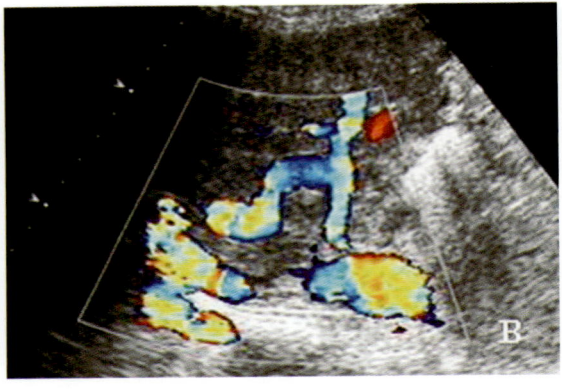

A：二维灰阶超声显示门静脉右后支及肝右静脉根部扩张，走行迂曲；B：CDFI显示门静脉右后支及肝右静脉根部间血流信号相交通

图13-44　门静脉-肝静脉瘘

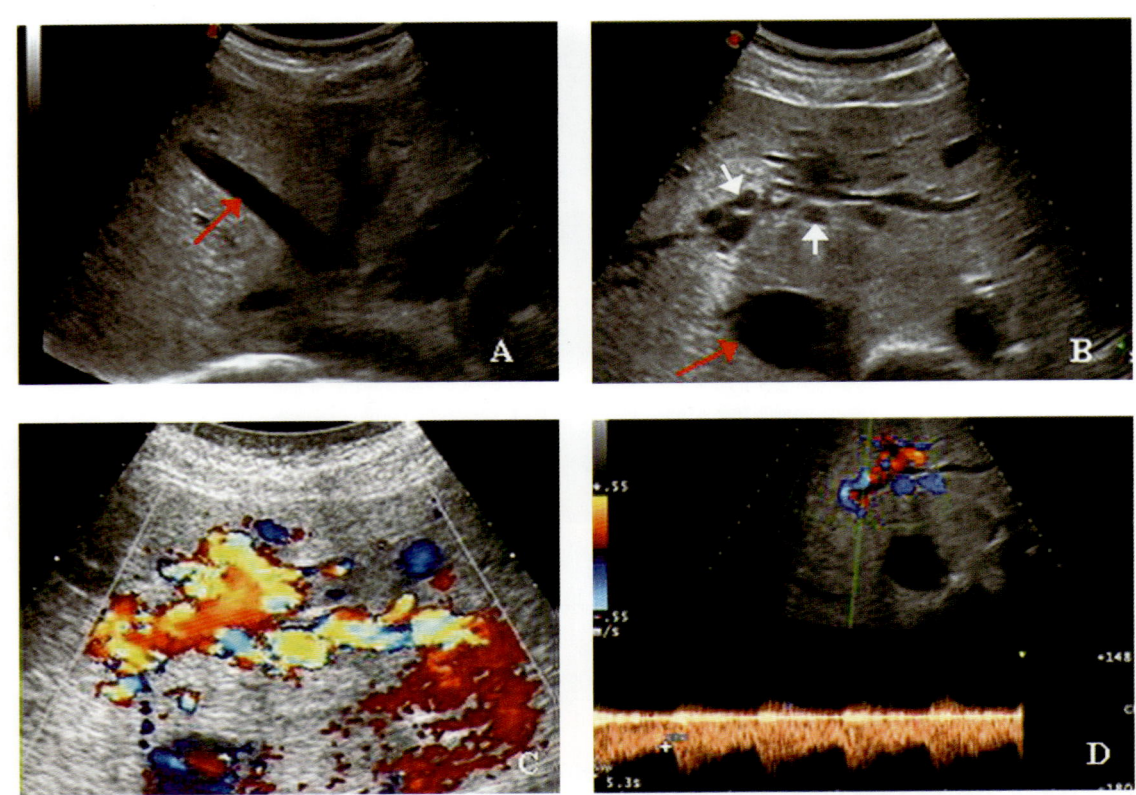

遗传性毛细血管扩张症患者，女，43岁，既往"鼻衄"30余年。A：二维灰阶超声显示肝静脉增宽（↑）；B：二维灰阶超声显示下腔静脉增宽（红↑），肝内见广泛迂曲扩张的管状暗区（白↑）；C：CDFI显示肝内管状暗区内探及丰富血流信号；D：频谱多普勒显示管状暗区内均为肝动脉频谱，Vmax：108cm/s，RI：0.46～0.50

图13-45　动脉-门静脉分流

八、门静脉高压症

门静脉高压症（portal hypertension）可分为肝内型、肝外型和特发性。肝内型在我国最常见，占95%以上。按其病理形态不同又可分为窦前性、窦性和窦后性3种。窦前性常见病因是血吸虫病性肝硬化。窦性和窦后性常见病因是肝炎后肝硬化，肝小静脉闭塞症。肝外型门静脉高压症分为肝前型和肝

后型两种。肝前型的主要原因是门静脉主干的血栓形成，在小儿则多为先天性畸形，如门静脉主干的闭锁、狭窄或海绵样变性。肝后型是由于肝静脉和（或）其开口以上下腔静脉阻塞性病变所致（布-加氏综合征）及右心功能不全。特发性门静脉高压症，其病因和发病机制还不清楚，无肝内或肝外门静脉阻塞，而患者有脾大、上消化道出血和腹水等。

【超声表现】

（一）直接征象

1. 门-体静脉侧支循环形成（图13-46）。

2. 附脐静脉开放　在门静脉左支矢状部经腹壁至脐部之间可见管状回声区，可迂曲，CDFI显示其为离肝门静脉样血流（图13-47）。

3. 胃左静脉曲张　在肝左叶和腹主动脉之间纵向和横向扫查，显示迂曲管状无回声区，CDFI显示迂曲管状无回声区内探及红色或蓝色血流，呈静脉血流频谱（图13-48）。

4. 门静脉血流反向（图13-49）。

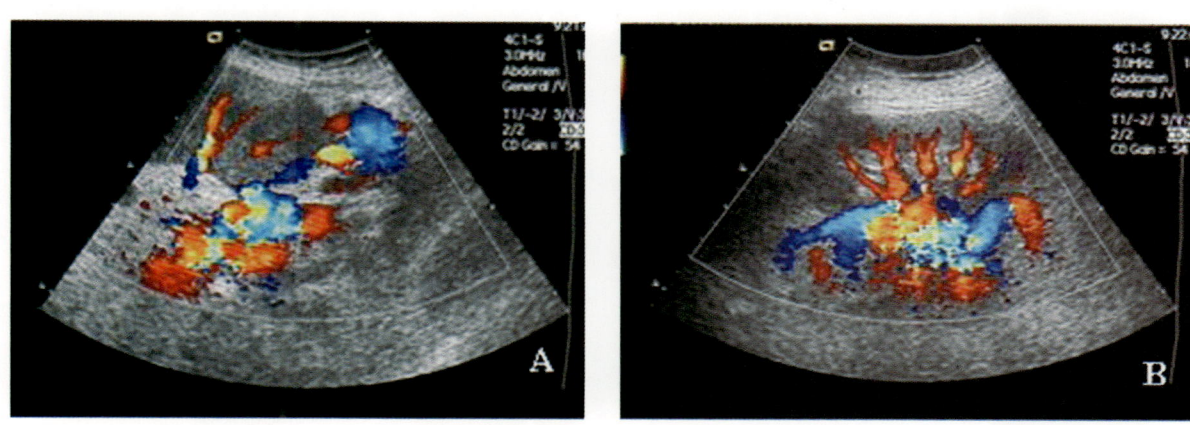

A、B：CDFI显示脾静脉、肾静脉之间见丰富血流信号

图13-46　脾-肾侧支循环形成

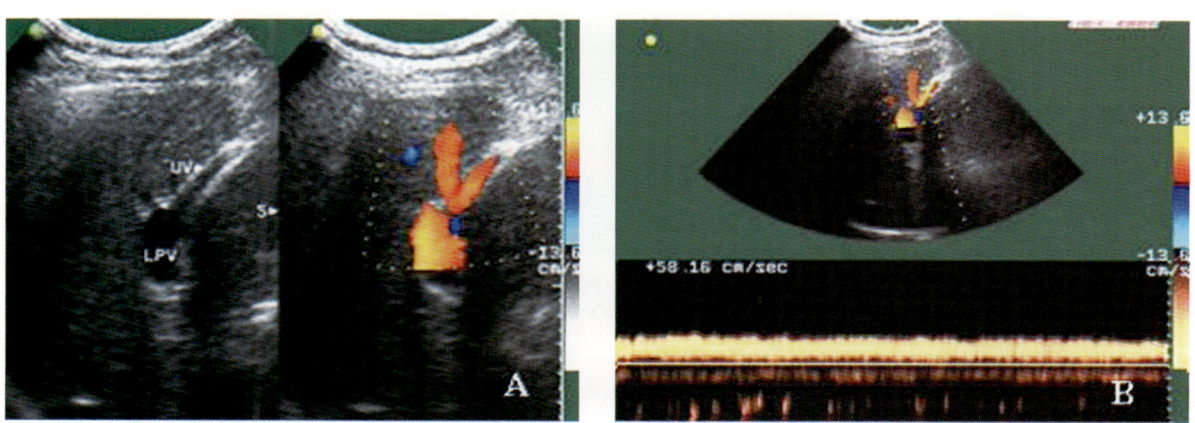

A：门静脉左支矢状部可见管状无回声区，向腹壁走行，CDFI显示其内可见血流信号，为离肝血流；B：频谱多普勒显示开放的附脐静脉内探及门静脉样血流频谱

图13-47　附脐静脉重开

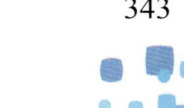

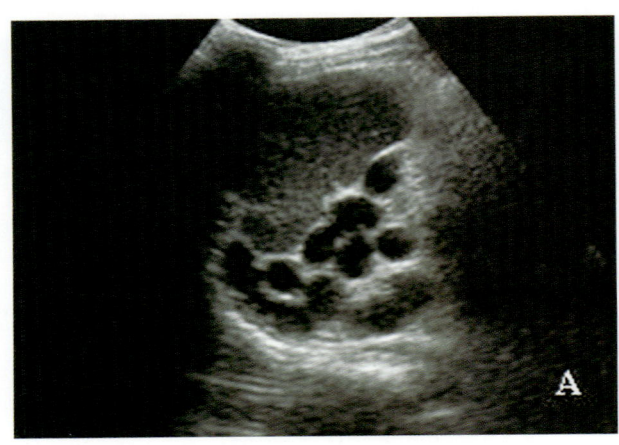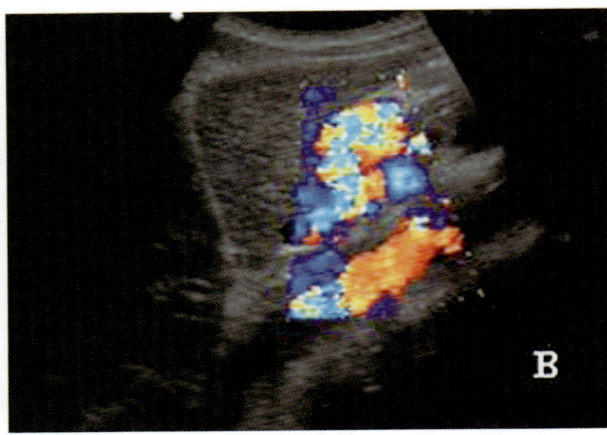

A：二维显示胃左静脉扩张，走行迂曲呈蜂窝状；B：CDFI曲张的胃左静脉内探及丰富血流信号

图13-48　胃左静脉曲张

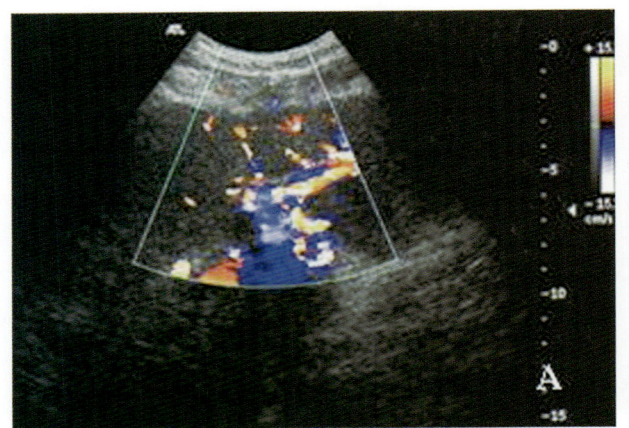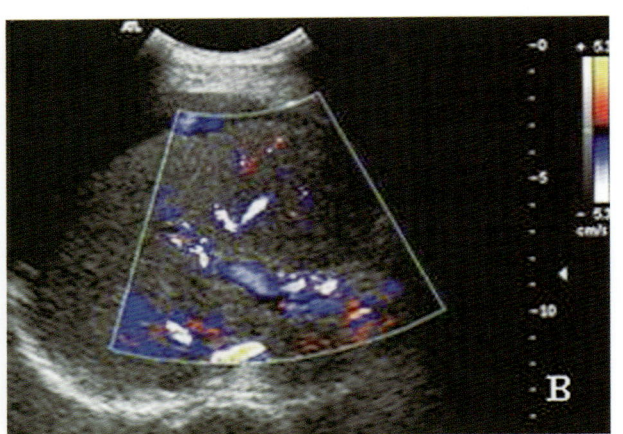

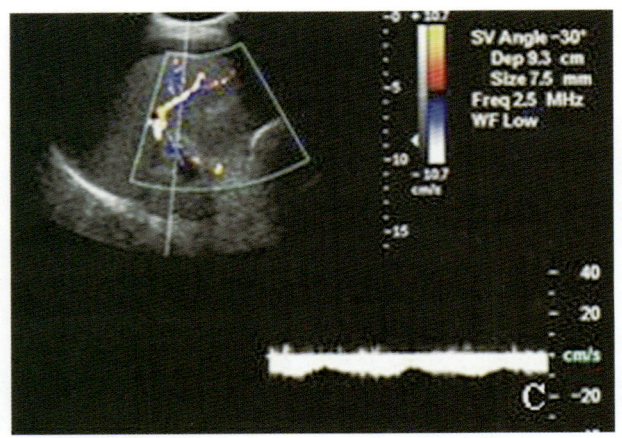

A：CDFI显示左支矢状部血流反向；B：CDFI显示门静脉
右支血流反向；C：频谱多普勒显示门静脉右支反向血流频谱

图13-49　门静脉血流反向

（二）间接征象

1. 门脉管径增宽，＞13mm；
2. 门脉血流速度减慢，＜20cm/s；
3. 脾大；
4. 脾静脉扩张，管径＞8mm；
5. 腹水。

九、Budd-Chiari综合征

布-加氏综合征（Budd-Chiari syndrome， BCS）是指肝静脉和（或）其开口以上的下腔静脉段阻塞所引起的门静脉高压症。按其发病病因分为原发性和继发性。原发性BCS是指肝静脉先天性阻塞或肝段下腔静脉的先天性纤维隔膜或节段性索带状狭窄。继发性BCS多因肝静脉和（或）下腔静脉因血栓栓塞或肿瘤压迫、侵犯造成。按其阻塞的部位分为肝静脉阻塞型、下腔静脉阻塞型及混合型。

临床上主要表现为血液回流受阻及侧支循环开放，如肝淤血性肿大、下肢浮肿、腹壁静脉曲张、腹腔积液等。

【超声表现】

（一）二维灰阶超声

1. 肝静脉改变　呈多样性，受累肝静脉可以是一条或多条。病变可表现为肝静脉的全程变细或闭塞；或仅为肝静脉根部的狭窄、闭塞（图13-50）；亦可为肝静脉汇入下腔静脉处隔膜或团块状回声阻塞。远端管腔扩张迂曲，并见与未受累肝静脉间有粗细不均、走行无规律的交通支（图13-51）。肝短静脉扩张。

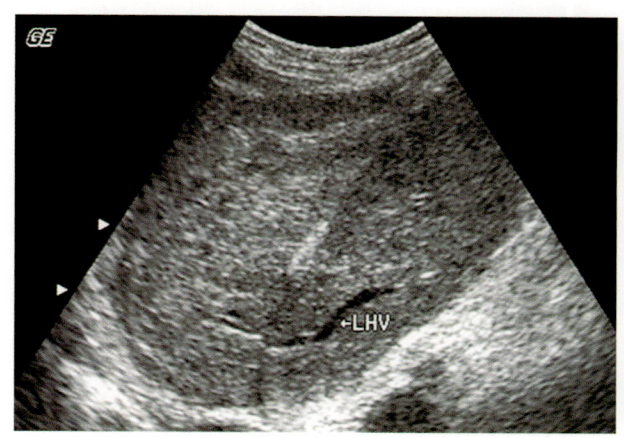

二维灰阶超声显示肝左静脉根部变细（↑，LHV），管腔显示不清，肝静脉走行异常

图13-50　布-加氏综合征（肝静脉型）

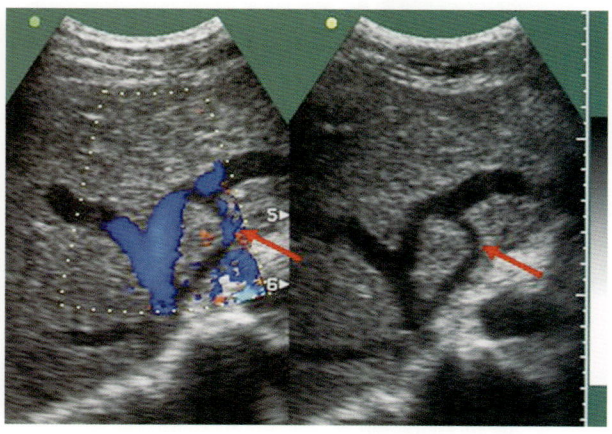

二维灰阶超声显示肝内血管走行紊乱，肝静脉根部闭塞，其间见交通支（右图↑）。CDFI显示交通静脉内蓝色血流信号（左图↑）

图13-51　布-加氏综合征（肝静脉型）

2. 下腔静脉改变　下腔静脉肝段梗阻声像图可分为3种类型：①隔膜型：隔膜呈向上凸起或斜行的中、低回声分隔带，隔膜一般较纤细，厚度1～3mm，根据隔膜上有无孔可分为膜狭窄型和膜闭塞

型，狭窄型可显示隔膜回声中断（图13-52）。②狭窄型或闭塞型：下腔静脉局部管腔狭窄或闭塞，管壁增厚、回声增强（图13-53）。如为外压所致狭窄，则表现为受压处血管壁出现弧形压迹，并可发现原发病变。③梗阻型：下腔静脉内见团块回声（血栓或瘤栓），部分或完全阻塞管腔。梗阻远端管径增宽，其内径随呼吸和心动周期的变化减弱或消失。

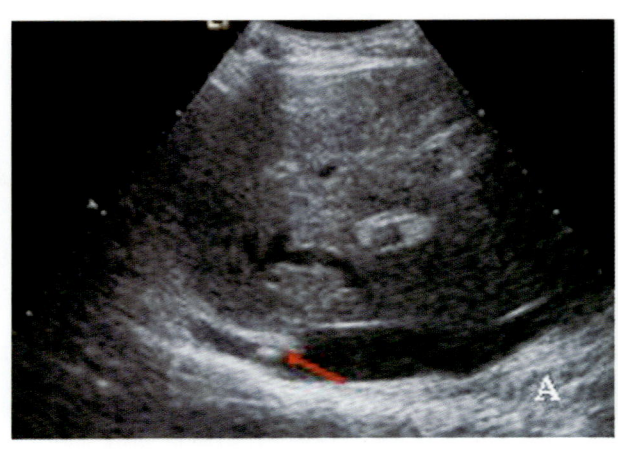
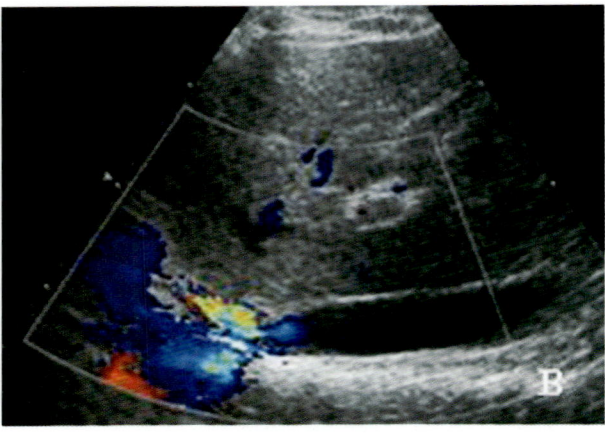

A：二维灰阶超声显示下腔静脉近右心房入口处管腔内见隔膜回声（↑）；B：CDFI显示近端管腔内五彩镶嵌湍流血流信号，远端由于血流速度缓慢而无明显血流显示

图13-52　布-加氏综合征（下腔静脉隔膜型）

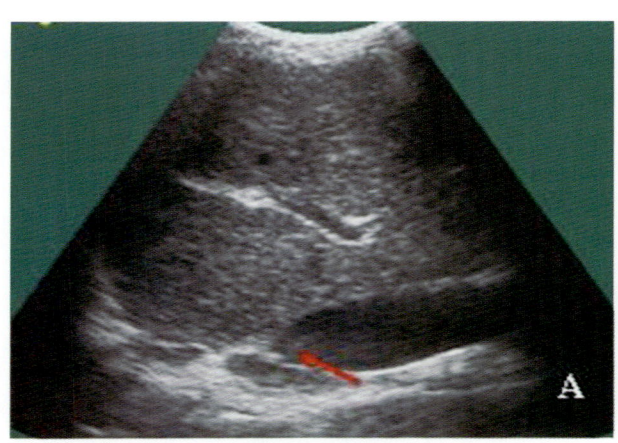
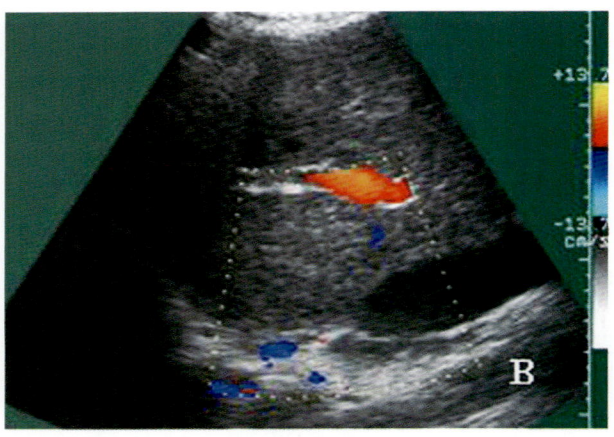

A：二维灰阶超声显示下腔静脉肝后段节段性管腔闭塞（↑），远端管径扩张；B：CDFI显示该处无血流信号通过，远端下腔静脉因血流缓慢而无血流显示

图13-53　布-加氏综合征（下腔静脉闭塞型）

3. 其他声像　肝脏增大，以尾状叶增大为主，肝实质回声均匀或不均匀，门静脉管径增宽，门静脉高压，脾脏增大，脾静脉扩张，腹水等。

（二）多普勒超声

完全阻塞时，病变处血流信号消失，探测不到血流频谱，远端血流呈离心改变。部分阻塞时，狭窄局部见"五彩镶嵌"血流信号，可探及连续高速湍流频谱，远段下腔静脉流速降低，呈低速平坦带状频谱。肝内可见相互交通的杂乱血流束，并可有肝外侧支循环。

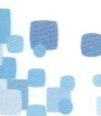

（三）超声造影

超声造影可观察下腔静脉及肝静脉阻塞的部位、程度及肝内交通支情况。下腔静脉完全闭塞时可见造影剂微泡逆流；下腔静脉狭窄时，超声造影可更准确显示管腔狭窄的程度及范围。

【超声诊断与鉴别诊断】

1. 肝硬化　也可出现肝脾增大、肝静脉变细、走行迂曲，局部血流方向改变、门脉血流速度减低等，与BCS的鉴别详见表13-2。

表13-2　BCS与肝硬化的鉴别表

鉴别要点	BCS	肝硬化
临床资料	可无肝炎病史，下肢水肿、肝肿大、腹水，肝功能损害较轻	有肝炎、饮酒等病史，纳差、腹胀、黄疸，肝功能损害严重
下腔静脉、肝静脉	狭窄或闭塞。梗阻远端扩张	肝静脉变细
肝脏	明显肿大，尾状叶更显著，包膜光滑	左肝增大，右肝缩小，包膜不光滑

2. 右心衰竭所致的肝淤血　肝均匀性增大，肝静脉、下腔静脉扩张、管径增宽；而BCS肝大以尾状叶为著，肝静脉远端增宽，近端或（和）下腔静脉肝段狭窄或闭塞。

3. 肝内小静脉闭塞症　病因可能与生物碱中毒或骨髓移植后化疗、肝脏放疗有关。临床表现与BCS相似。主要病理改变是肝小静脉内膜炎及纤维化引起管腔狭窄或闭塞。其下腔静脉及肝静脉主干管径正常，为向心血流，频谱仍有时相性变化，与BCS不同。肝活检对BCS和肝内小静脉闭塞症最有鉴别意义，BCS时肝静脉内可有血栓形成，且多在主肝静脉出口部受累，肝内小静脉闭塞则无肝静脉血栓形成，病变主要累及中央静脉和小叶下静脉，且为水肿性狭窄或纤维性狭窄。但由于该病变分布不均匀，常可出现假阴性。

第四节　下肢静脉疾病

一、解剖概要及正常声像图

下肢静脉系统由深、浅静脉系统及交通支组成。浅静脉包括大隐静脉和小隐静脉，位于皮下组织中，不与动脉伴行。下肢深静脉与同名动脉伴行，均为两条。穿静脉联系深、浅静脉系统。下肢深静脉瓣膜绝大多数为双瓣型，每一瓣叶附着的局部静脉管壁向外膨出。其次，静脉瓣膜均为单向瓣，即瓣膜功能正常时，深、浅静脉内血流均无逆流。穿静脉瓣膜功能正常时，只允许血流从浅静脉汇流入深静脉。

正常下肢静脉管壁薄，膨大处的管腔内可见静脉瓣开启、关闭。内径可随呼吸而改变（吸气屏气或做Valsalva试验后下肢静脉管径增大），横断面显示下肢静脉管腔呈椭圆形，探头加压后其管腔可被压瘪。

下肢静脉彩色血流显示单一方向的回心血流信号，呈持续性顺行血流（图13-54）。吸气时血流变慢，以致中断，彩色多普勒显示短暂的彩色血流信号中断，呼气时血流加速则色彩明亮；加压远端肢体，血流回流加速，彩色血流色彩增亮。

正常下肢静脉随呼吸运动呈周期性轻微改变的单相血流，频谱形态随呼吸有波浪起伏变化。Valsalva试验静脉内可见短暂反向血流，随后该血流消失。呼气后正向血流突然增加，但迅速恢复至正常水平。

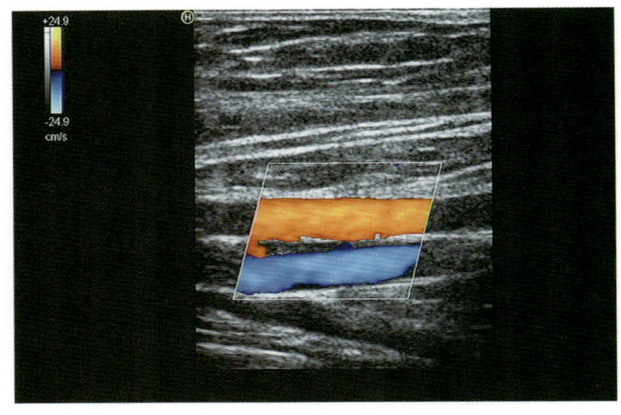

图13-54 股浅动脉与股浅静脉血流图（红色-股浅动脉，蓝色-股浅静脉）

二、下肢深静脉瓣膜功能不全

原发性下肢深静脉瓣膜功能不全（lower limb deep venous insufficiency）的病因尚未完全阐明，主要考虑与瓣膜胚胎发育缺陷、瓣膜损伤、瓣膜结构变性等因素有关。继发性者多数为深静脉血栓形成后，由于瓣膜受损而导致深静脉功能不全。当隐-股静脉瓣单独受累时，形成单纯性下肢静脉曲张，深静脉瓣膜的破坏仍然局限于大腿，一般临床症状不明显。当瓣膜破坏一旦越过了腘静脉水平，则出现较为严重的症状。临床表现轻重不一，轻者为踝部的肿胀、浅静脉曲张；中度者表现为足靴区皮肤色素沉着，中度硬实肿胀；重者表现为小腿疼痛伴水肿、湿疹和溃疡形成。

【超声表现】

（一）二维灰阶超声

深静脉血栓者显示管径扩张，内见血栓回声，管壁增厚，可见静脉瓣形态发生改变，开闭活动受限。原发性静脉瓣功能不全者，管壁光滑，管腔内无实性回声，探头加压后管腔能被压瘪，瓣膜纤细，活动良好或可见瓣膜不对称，瓣膜增厚，甚至缺如。

（二）彩色多普勒

Valsalva试验或挤压小腿放松后管腔内血液反流，其持续时间的长短与瓣膜功能不全的程度相关。

（三）频谱多普勒

Valsalva试验或挤压小腿放松后，血流频谱显示反流，反流时间>0.5s（图13-55）。

判断静脉反流的常用指标主要有反流峰值速度（V_{max}），反流持续时间（$\triangle T$）和反流量（Q）。

1. 反流持续时间 多数学者认为反流时间<0.5s提示正常，以反流时间>1.0s来诊断下肢深静脉瓣膜功能不全较为合适。

2. 反流峰速 采用反流峰速诊断下肢深静脉瓣膜功能不全存在较大争议。Masuda等发现峰值

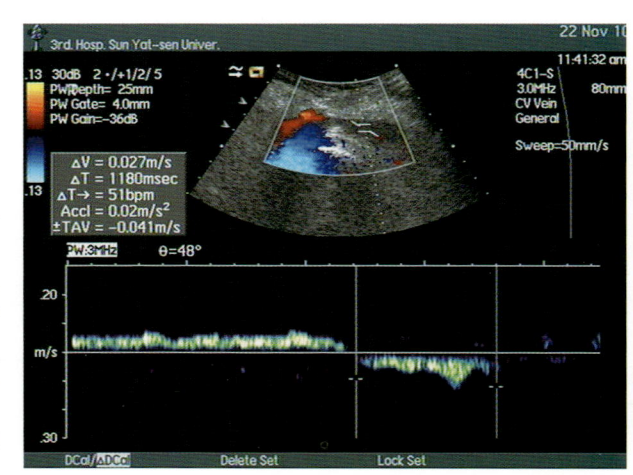

频谱多普勒显示大力Valsava动作后，股总静脉可见反流，反流时间>1s

图13-55 下肢深静脉瓣膜功能不全

流速>30cm/s提示瓣膜功能不全。

3. 返流量　由于现有的超声仪对下肢静脉反流横截面积的测量很不准确，故对反流量的评价很不可靠。

4. 反流分级法　以反流时间>0.5s判断为阳性，根据反流的位置位于股总静脉、股浅静脉、腘静脉和胫后静脉而将反流程度由轻到重依次分为1~4级。反流部位越靠近足侧，反流程度越重。文献报道，按此方法，超声诊断符合率达94.4%。

三、下肢深静脉血栓

下肢深静脉血栓（deep venous thrombosis of lower limb）形成的三大因素为血流滞缓、静脉壁损伤和高凝状态。在这三大因素中，任何一个单一因素都不足以致病，必须是各种因素的组合，尤其是血流缓慢和高凝状态。常见于骨折后长期卧床、手术、妊娠、肥胖、口服避孕药等；以及静脉壁损伤，如化学性损伤（静脉点滴各种药物）、机械性损伤（静脉局部挫伤、挫裂伤、骨折碎片创伤）和感染性损伤（化脓性血栓性静脉炎）。临床表现包括疼痛及压痛、肿胀、浅静脉曲张，严重者可出现股青肿。

【超声表现】

（一）二维灰阶超声

二维灰阶超声诊断下肢深静脉血栓的直接征象是病变静脉管腔内显示弱回声、低-中等实性回声。间接征象是二维灰阶超声显示病变静脉管腔扩张，不能压瘪（图13-56）。乏氏动作管腔无变化。是否能够看到血栓取决于血栓形成的时间、范围以及血栓的回声，一些急性期的血栓是无回声的，此时单独依靠灰阶超声会导致漏诊。因此，更应将静脉管腔无法压瘪作为深静脉血栓的标志性改变，但须注意的是压迫实验有可能导致血栓脱落，引发肺栓塞，必须十分小心。

（二）彩色多普勒

彩色多普勒显示病变静脉管腔内血流消失或探及少量血流信号。血栓再通管腔内亦可显示血流信号（图13-57）。

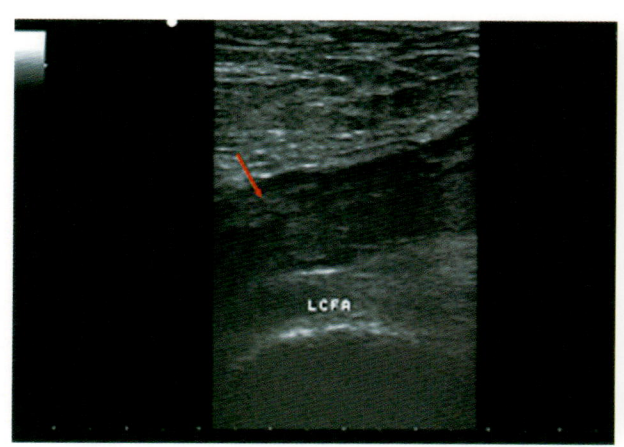

二维灰阶超声显示股总静脉管腔内充满实性低回声团（↑）

图13-56　股总静脉血栓

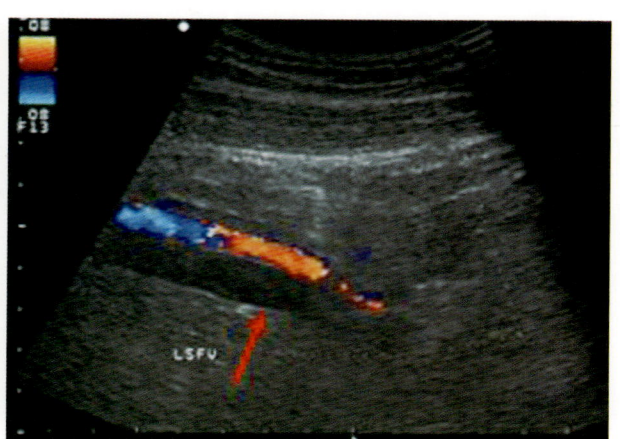

CDFI显示股浅静脉内未探及血流信号（↑），股浅动脉血流充盈饱满

图13-57　股浅静脉血栓

（三）频谱多普勒

频谱多普勒显示病变静脉管腔内无血流信号，阻塞远端血流速度减慢，可无自发性血流频谱，代之不随呼吸变化的连续性血流频谱；Valsalva试验及挤压远端肢体放松后血流频谱改变不明显。但是，血栓致管腔部分阻塞或阻塞后产生丰富的侧支循环时，可能并不发生这些改变。

四、下肢静脉曲张

下肢静脉曲张（varicose vein of lower limb）又称下肢浅静脉瓣膜功能不全，分为原发性和继发性两类。原发性下肢静脉曲张表现为浅静脉异常扩张、迂曲延长，不伴有深静脉疾患。继发性下肢静脉曲张则与深静脉阻塞、瓣膜功能不全有关。

【超声表现】

1. 病变处浅静脉扩张、走行迂曲，可见反流，有时管腔内可见血栓回声（图13-58）。
2. 大隐静脉可表现为全程静脉曲张，或远段静脉曲张，或近段静脉曲张。所以，应重点观察静脉

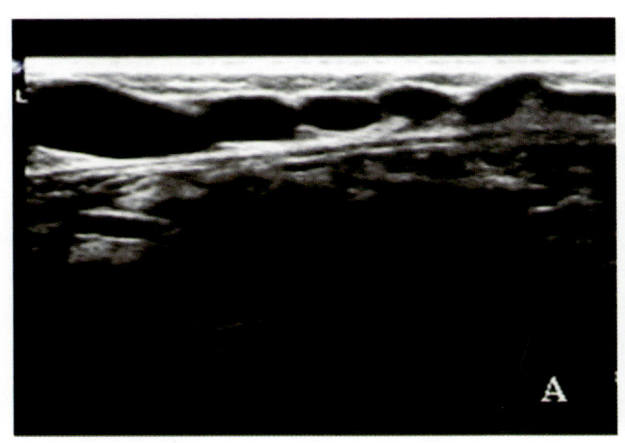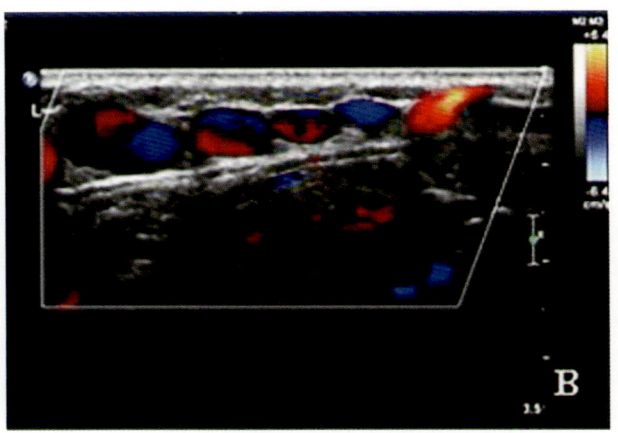

A：二维灰阶超声显示小隐静脉迂曲扩张；B：CDFI显示小隐静脉见红蓝相间血流充盈

图13-58　下肢静脉曲张

曲张区的血流来源，尤其是隐股静脉交界或隐腘静脉交界处的瓣膜反流，或穿静脉反流。

（王小立　苏中振　曹君妍）

第十四章
介 入 性 超 声

第一节　超声引导组织及肿块穿刺活检

活体组织检查（biopsy）简称"活检"，是指应诊断、治疗的需要，从患者体内切取、钳取或穿刺等取出病变组织，进行病理学检查的技术。这一技术可协助临床对病变作出诊断或为疾病诊断提供线索；了解病变性质、发展趋势，判断疾病的预后；验证及观察药物疗效，为临床用药提供参考依据；参与临床科研，发现新的疾病或新的类型，为临床科研提供病理组织学依据。超声图像清晰、实时性好、操作简便，在超声引导下穿刺，可准确将穿刺活检针送到病变部位，并取出少量病变组织，进行病理学检查，从而达到快速明确诊断的目的，还可避免伤及邻近组织，减少并发症的发生，是一种安全的介入诊断方法。

一、适应证与禁忌证

（一）适应证

以临床诊断为目的需要获取组织病理的均可采用此方法。

（二）禁忌证

1. 有严重出血倾向者。
2. 合并其他严重疾病及不能配合治疗者。
3. 穿刺路径上有无法避开的重要结构，如心脏、大血管、肺脏、胆囊等。

二、器具及药物

1. 彩色超声仪及相匹配的穿刺引导设备。
2. 穿刺针通常使用16～18G的活检针，若为抽吸活检则多用20～22G的PTC针。
3. 穿刺包内应有消毒棉球、纱布、消毒巾、针筒、无菌试管。
4. 药品：常规皮肤消毒药物、局麻药及硬化剂。

351

三、术前准备

1. 常规检查血常规、凝血四项。

2. 禁食8~12h。

3. 与患者沟通并解释操作过程，对患者进行呼吸训练。

四、麻醉与体位

通常在局部麻醉下进行操作，必要时监测血压、脉搏、呼吸、血氧等，对于较为虚弱的患者可给予吸氧，一般采用仰卧位，也可采用侧卧位。

五、操作方法

经超声检查确定穿刺点及穿刺路径后（图14-1），穿刺点周围皮肤常规消毒并铺无菌巾后，使用1%~2%的利多卡因将穿刺点皮肤至皮下局部浸润麻醉，使用彩超避开穿刺路径上的大血管及周围正常脏器（图14-2），在超声实时引导下进针（图14-3），活检针尖到达脏器表面时应嘱患者屏住呼吸后激发活检枪（图14-4）。

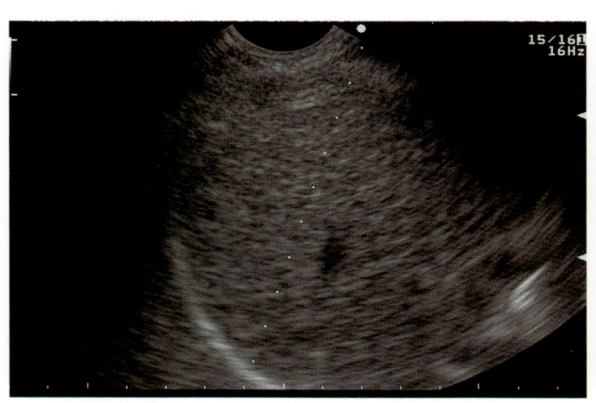 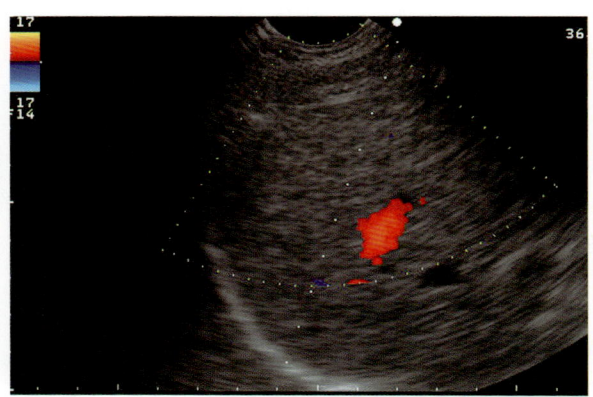

图14-1 超声扫查确定穿刺路径　　　　　　　图14-2 使用彩色多普勒避开肝内大血管

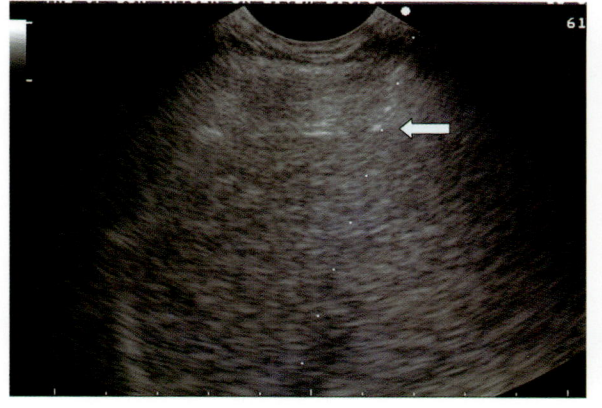 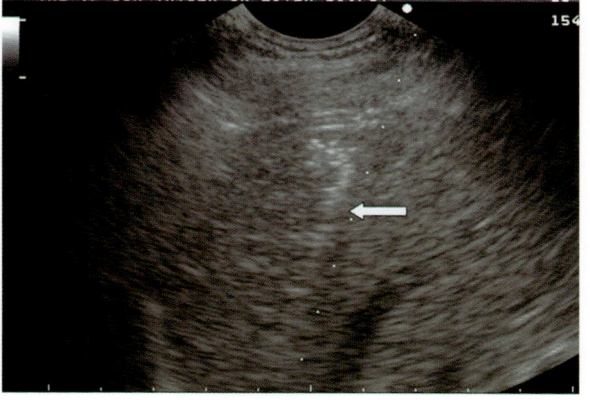

图14-3 进针至肝包膜（针尖位于箭头所示位置）　　图14-4 嘱患者屏住呼吸，继续进针至肝内约2cm，触发活检枪（箭头示穿刺后针道呈高回声）

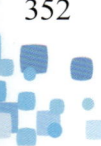

六、术后处理

1. 治疗后应静卧0.5h以上，注意观察患者生命体征及腹壁情况。
2. 患者离开治疗室前，应再次复查超声，确认无异常发生后，方可离开。
3. 嘱患者当天尽可能卧床休息，避免较为剧烈的活动，并注意穿刺伤口的保护，避免感染。

七、并发症及预防和处理

（一）疼痛

局部麻醉效果欠佳或出现出血时患者会感到穿刺点位置疼痛，穿刺路径上均匀注射麻醉药，尤其是近肝、肾包膜处，可减少疼痛感；患者术后离开介入室前应再次对穿刺点局部行超声搜查，排除出血。

（二）出血

患者凝血功能不好或穿刺时未能避开大血管是导致出血的主要原因，所以术前仔细评估患者状况至关重要；穿刺过程中需准确严密监视针尖可减少出血发生的概率。若发生出血，可用压迫、注射止血药等方法，必要时注射生物蛋白胶、消融或介入栓塞出血部位，严重时开腹止血。

八、注意事项

1. 麻醉时注射器针尖的入针角度需与活检针保持一致，保证整个穿刺路径得到麻醉。
2. 肝脏一般选择右肝后叶进行活检，在腋前线于肋间隙中央进针，并避开肋间血管；肾脏一般选择右肾下极，因右肾相对位置较低，可避开肋骨遮挡。
3. 触发活检枪需在活检针进入肝内10～20mm后进行，这可减少穿刺后肝组织出血发生的概率；但在肾活检时在穿刺针到达肾脏表面时就可触发活检枪；肿块活检时一般在肿块的前缘触发活检枪。
4. 使用全自动活检枪时需注意活检针向前弹射的距离，避免损伤肿物深处的脏器。
5. 儿科患者肝脏活检有时需在手术室全麻状态下进行，以保证穿刺的安全性。
6. 穿刺后出血、腹膜炎、血气胸等常见并发症多发生在术后2～3h，所以患者术后至少需卧床休息4h，并在此期间加强监护。

第二节　超声引导脓肿置管引流

脓肿是一种常见的急性感染性病变，早期发现且脓腔较小时，应用大量抗生素及支持疗法可治愈；如脓腔较大，一般需手术切开引流。非手术疗法时间长，费用高，开腹手术疗法创伤较大，且有部分患者因身体一般状况较差而无法立刻接受手术治疗。近年来，超声引导脓肿穿刺抽吸及置管引流治疗腹部脓肿逐渐成为一种趋势。此方法具有创伤小、疗程短、费用较低等优点，尤其对于年老体弱、不能耐受手术的患者具有明显优势。

一、禁忌证与适应证

（一）禁忌证

1. 患者有严重出血倾向。
2. 大量腹水者。
3. 超声无法清楚显示脓肿。
4. 早期脓肿未完全液化，仍表现为实性肿块者。
5. 并发DIC的多房性脓肿。
6. 穿刺路径上有不可避开的大血管、大胆管、肠管或肺等重要组织脏器。
7. 肝包虫病、肿瘤或血管瘤合并感染者。
8. 患者无法合作。

（二）适应证

在排除禁忌证后所有的脓肿都可采用超声引导下穿刺抽吸和置管引流治疗。

二、仪器与设备

1. 彩色多普勒超声仪、带有穿刺引导功能的超声探头及穿刺引导架。最常使用的是凸阵探头，因穿刺时探头往往要放在肋间隙，所以小凸探头比大凸探头有更好的灵活性。
2. 穿刺针具　18G PTC穿刺针；导丝，一端呈"J"型弯曲；扩张管；引流管，多使用尖端具有多个侧孔的"猪尾管"（图14-5）。

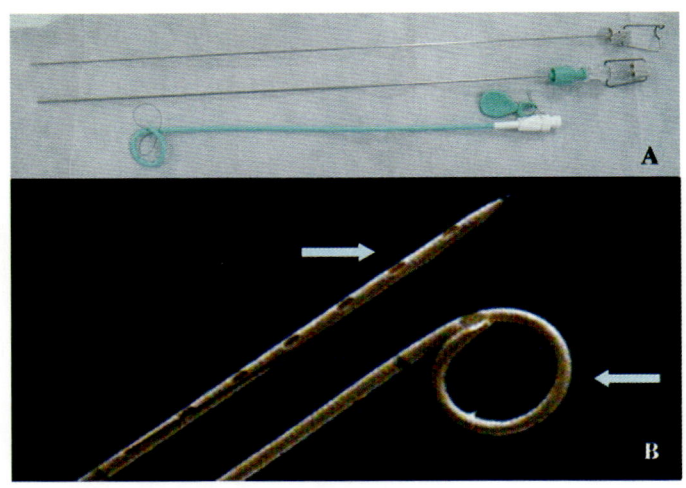

A图为三件套的"猪尾管"，由上向下分别为穿刺针、支撑管和"猪尾管"，穿刺时穿刺针插入支撑管内，再插入"猪尾管"中。B图中向右箭头所指为穿刺时三件套的管尖形态。置入脓肿内后可先将穿刺针拔出，通过支撑管尾部抽吸见脓液流出即证明管尖确实位于脓腔内，再固定支撑管，将"猪尾管"送入脓腔内，"猪尾管"前段弯曲形似猪尾（B图中向左箭头所指），可起到固定管头的作用，防止管子从脓腔内脱出

图14-5　腹腔脓肿置管多选择前端有多个侧孔的"猪尾管"

三、术前准备

1. 了解患者病史及基本身体状况。
2. 完善各项检查，血常规、凝血功能、肝功能、肾功能等。
3. 对症治疗以改善患者的一般情况。
4. 术前必须进行二维灰阶及彩色多普勒超声检查，明确脓肿诊断，并选择穿刺点。
5. 排除注射药物过敏。
6. 准备甲硝唑或庆大霉素注射剂及细菌培养器。
7. 根据患者情况使用镇静药物。
8. 根据患者凝血功能情况，必要时术前肌注止血药物。
9. 术前向患者解释有关事项，并签知情同意书。

四、麻醉与体位

通常在局部麻醉下进行操作，必要时监测血压、脉搏、呼吸、血氧等，对于较为虚弱的患者可给予吸氧。根据入针时选择的穿刺点和穿刺角度，患者一般采用仰卧位、左前斜位或左侧卧位。

五、操作步骤

1. 患者取合适体位以方便手术操作。
2. 训练患者控制呼吸以配合穿刺。
3. 超声测量脓肿体积以计算液体含量。
4. 选择入针点及穿刺路径，注意使用彩色多普勒功能避开穿刺路径上大的血管、胆管等重要结构（图14-6）。
5. 常规消毒铺巾，1%~2%利多卡因5~10 mL于穿刺点皮肤局部麻醉。
6. 超声引导下将穿刺针刺入脓肿中心，拔出针芯，连接注射器抽吸。
7. 将最先抽出的部分脓液作常规、生化、细胞学、细菌培养等检查。
8. 充分抽尽脓液后以甲硝唑或庆大霉素冲洗脓腔3~5次，直至冲洗液澄清。
9. 再用无水乙醇（以不超过抽出液的1/4为宜）反复冲洗到回抽液清亮，最后尽可能抽尽残留乙醇。
10. 对于脓液黏稠、脓腔过大、有坏死组织块

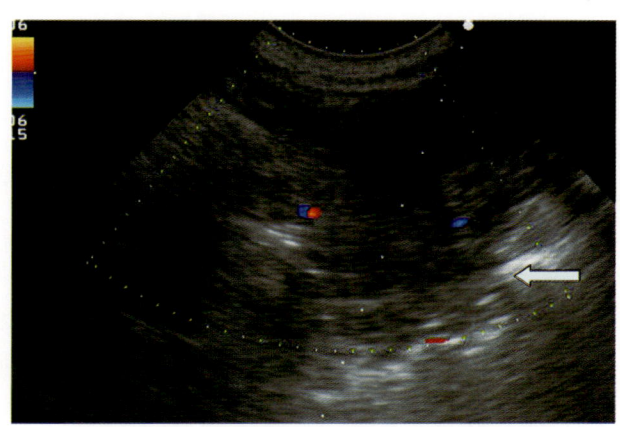

图14-6　箭头所指为腹腔内脓肿，使用穿刺线模拟穿刺路径，利用彩超避开穿刺路径上大的血管结构

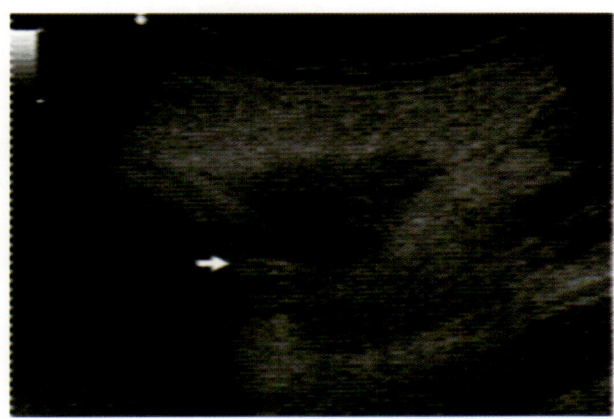

图14-7　置管后暗区内可见等号状引流管回声结构（图中箭头所示）

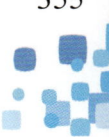

或脓液难以抽尽者，可选择放置引流管（图14-7），每日两次冲洗脓腔。

11. 对脓腔内有分隔，脓液黏稠，不易抽出者，可将尿激酶100 000U溶入10mL生理盐水中，注入脓腔内，夹管留置8～12 h后抽出，继续冲洗至脓腔内抽出液基本澄清。

六、术后处理

1. 术后平卧位，24h内避免剧烈活动和腹部用力。

2. 给予止血药及抗生素治疗，保持引流管通畅。

3. 注意观察患者腹部情况及生命体征。

4. 从术后第2天开始用0.9%氯化钠溶液或敏感抗生素（药敏实验回报后）反复冲洗脓腔。冲洗时注意一次冲洗的液体量一定要小于脓腔的体积，并注意边冲洗边抽吸，否则容易造成脓腔内压力过高，导致感染播散。

5. 如果脓液黏稠，可在冲洗脓腔后注入糜蛋白酶一支并闭管4h，再开放引流。

6. 穿刺后每周复查B超，直至脓腔吸收，临床症状完全消失。以后坚持继续用B超随诊1～2个月。

七、并发症及其预防

1. 菌血症　穿刺置管有可能引起感染扩散，尤其是当穿刺针穿过大的静脉，而脓腔内的压力又很高时，病原菌会进入血液循环而引起菌血症。患者表现为穿刺数小时后突然出现高热、寒战症状，血培养可见致病菌。穿刺前使用彩色多普勒避开大血管进行穿刺可降低菌血症的发生率。

2. 出血　穿刺前使用彩色多普勒避开大的血管可有效避免出血的发生。随着穿刺器械的改进，新型的细穿刺针在正确操作时很少会引起出血。

3. 误伤右肺、胆囊、右肾、结肠等脏器　穿刺时损伤病灶周围重要脏器多是在引导显示不清的情况下盲目进针引起，反复穿刺更容易导致上述并发症的发生。所以B超引导下选择穿刺点及穿刺路径非常重要，在整个穿刺过程中都要能清楚显示穿刺针尖的位置，并要充分考虑到呼吸对穿刺的影响；穿刺深度的测量一定要精确；术者的操作技巧、动作的轻柔亦非常关键。

八、临床意义

研究显示手术治疗肝脓肿的病死率高达25%。超声引导下穿刺抽吸和置管引流治疗可使82%～98%的肝脓肿避免外科手术。实时超声监控大大提高了穿刺的准确性，特别是对于小病变，穿刺命中率可高达100%。同时，超声引导可选择最佳的穿刺点和穿刺角度，并能在穿刺过程中及时调整入针路径，避免损伤大血管、胆管、胆囊等重要脏器，提高了穿刺的安全性。穿刺明确诊断后，可以在实时超声监视下对肝脏含液性病变进行抽吸检查、引流、注入药物等，从而达到治疗的目的。

九、注意事项

穿刺路径的选择：理论上穿刺途径越短，与腹壁距离越近越好。但在实际操作中，经过的正常肝组织太薄，不利于引流管的固定，亦容易使脓液进入腹腔，甚至可能使临近肝表面的脓肿破裂。并且

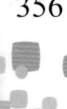

在充分引流使脓腔缩小后，引流管侧孔易脱出肝外，造成腹腔感染或出血。故在B超下选择穿刺路径时，最好经过正常肝组织3cm以上。

如脓肿内部有漂浮的组织物，在抽吸中会堵塞针尖，此时不要使用太大容量的注射器，因大注射器产生的负压过大，容易将漂浮物抽吸至针尖处堵塞针尖。如果针尖已经被堵塞，可用1 mL无水酒清冲洗穿刺针后，再旋转并推进或拔出穿刺针少许后继续抽吸。如果堵塞针尖的组织物较多，可放入穿刺导丝疏通。

脓肿一经确诊，在全身应用抗菌素及支持治疗的基础上，即使脓腔液化不完全也可以穿刺抽脓，清除已液化的坏死组织，使脓腔内压力降低，同时向腔内注入一定量的抗生素及糜蛋白酶，有助于周围未液化组织的液化，并促使炎症吸收好转。超声引导经皮经肝穿刺损伤小，不需担心术后伤口不能愈合。

第三节　超声引导胆囊及胆管置管引流

一、经皮经肝胆囊置管引流

急性重症胆囊炎的治疗通常比较棘手，这类患者常需手术治疗。但不少患者因伴有其他脏器的严重疾病而不能耐受麻醉和手术。超声引导下经皮经肝胆囊置管引流（percutaneous transhepatic bile duct drainage，PTGD）是一种简便的胆囊穿刺插管造瘘术，可进行胆囊引流减压，同时还能注入药物，以达到治疗目的，尤其适用于老年患者，可避免外科手术带来的风险。

（一）适应证

1. 急性胆囊炎患者合并心、肺、肝、肾等脏器严重疾病，或年老体衰不能耐受外科手术者。
2. 胆总管梗阻合并胆囊肿大者，尤其是PTBD失败而病情危重者。
3. 急性化脓性胆管炎肝内胆管扩张并不明显而胆囊显著肿大，病情危急需行胆汁引流者。

（二）禁忌证

1. 有弥漫性腹膜炎，可疑胆囊穿孔者。
2. 有Charcot三联症，而B超提示胆囊小，胆管扩张者。
3. 胆囊壁厚，可疑癌变者。
4. 严重出血倾向者。
5. 大量腹水。

（三）仪器及设备

1. 彩色多普勒超声仪、带有穿刺引导功能的超声探头及穿刺引导架。
2. 穿刺针具　18G PTC穿刺针；导丝，一端呈"J"型弯曲；扩张管；引流管，由外管及管芯组成，也可采用专用胆管引流管，如Ring胆系引流管、Cook-Cope胆系引流管（图14-8）。

（四）术前准备

1. 了解患者病史及基本身体状况。

2. 完善各项检查，了解患者的凝血功能等。

3. 术前使用彩色多普勒超声选择穿刺点及穿刺路径。

4. 对症治疗以改善患者的一般情况。

5. 术前禁食8h。

6. 术前向患者解释有关事项，并签知情同意书。

7. 根据患者情况使用镇静药物。

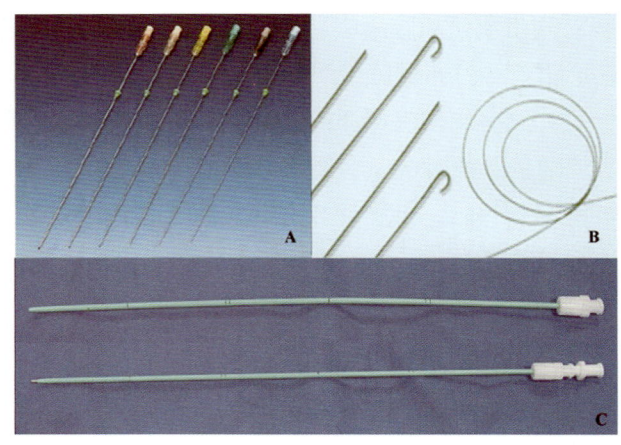

图14-8　经肝胆管穿刺置管使用的针具包括PTC针（A）、导丝（B）和PTC管（C），其中PTC管包括内部的支撑管和留置管

（五）麻醉与体位

通常在局部麻醉下进行，操作时监测血压、脉搏、呼吸、血氧等，对于较为虚弱的患者需给予吸氧。根据入针时选择的穿刺点和穿刺角度，患者一般采用仰卧位或左前斜位。

（六）操作方法

1. 患者取平卧或左前斜位，使用彩色多普勒超声扫查，再次确定进针点、进针角度及进针深度，右肝多于右腋前线7、8肋间进针，位置尽可能靠下，以免误入胸腔。肿大的胆囊亦可在平卧位于右肋缘下进针。穿刺路径一般选择经胆囊体部的中心或近颈部的部位，尽可能先经过一段正常肝组织。

2. 穿刺区域常规消毒、铺巾。

3. 2%利多卡因5～10 mL于穿刺点皮肤局部麻醉。

4. 用尖刀于皮肤切0.3～0.5cm小口，用16～20号粗针头将肋间肌扩开，以利导管通过。

5. 再换用PTC针在超声监视下进针，直至进入预定部位后退出针芯，见胆汁流出后，插入引导钢丝，退出穿刺针。

6. 沿钢丝置入引流管。

7. 将最先抽出的部分液体作细菌培养等检查，然后应尽量抽尽胆汁，并采用灭滴灵液或其他抗生素液冲洗。

8. 除向胆囊内注入抗生素外，还可注射解痉剂，不仅可迅速控制胆囊炎症，还能使胆囊颈及胆囊管充血水肿消退、扩张，有利于胆汁排出。

（七）术后处理

1. 穿刺操作完成后嘱患者平卧24h，避免身体大幅度运动以防套管脱出。

2. 手术当晚注意观察患者自觉症状及血压脉搏，胆汁流量及性质。

3. 根据患者情况使用止血药。

4. 定时观察引流管的位置（体外留置部分长度）及引流量，及时调整。

5. 根据细菌培养结果，每日于引流管内注入适量抗生素。

（八）并发症及处理

1. 胆汁漏和胆汁性腹膜炎　是经皮肝胆囊穿刺引流的主要并发症，其原因与PTBD类似；此外，

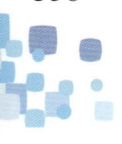

导管脱出也是原因之一，主要是经过的肝组织较薄，引流管固定不够。防止该并发症的方法是穿刺针进入胆囊后要及时抽吸胆汁进行减压；另外，选用有较多侧孔的引流管，防止引流管阻塞。

2. 出血　其发生原因及防治方法同PTBD。

（九）临床意义

PTGD是一种应急措施，常用于危重而不宜手术的患者。通过胆囊引流减压来改善肝脏和全身情况，为择期手术创造条件。在B超引导下，PTGD的成功率达90%以上。经胆囊置管引流后，患者疼痛多在1~3h明显减轻；1~2天临床症状基本缓解；体温、黄疸、腹部体征及血象亦随之迅速恢复正常。通过留置在胆囊内的导管，还可以抽吸胆汁作细胞学或细菌学检查，以进一步明确病变的性质和原因。

PTGD的另一特点是胆囊造影显像清晰。经皮经肝胆管穿刺及经内镜逆行胰胆管造影（ERCP）虽能清晰地显示胆管系统，但胆囊显影率较低。经皮经肝胆囊穿刺造影不受胆囊功能、肝功能等因素的影响，通过多角度摄片可获得清晰完整的胆囊影像。在胆管通畅的情况下，肝外胆管也多清晰显影，如再与经皮经肝胆管穿刺相结合，则肝门病变显影更为清楚，有助于提高胆管疾患的诊断正确率。另外，通过引流导管进行溶石治疗或扩张取石也是临床可以选择的方法之一。Johnson及沈氏报告，通过导管注入甲基叔丁醚（MTBE）的结石溶解率为50%以上，如治疗有效，则可以避免进一步手术取石。

（十）注意事项

1. 首先是穿刺置管力求一次成功，以尽可能减小对肝脏和胆囊的损伤。这就要求胆囊和穿刺针显示清晰，穿刺途径恰当，以及患者的呼吸配合满意。当条件不满意时不作勉强穿刺，更要避免盲目试穿。应耐心调整条件，直至满意为止。

2. 要避免在深呼气或深吸气状态下穿刺和置管，最好是在平静呼吸状态下屏气进行，这样在置管后患者呼吸过程中腹壁针道与肝表面针孔移动错位最小，置管后稳定性较好。

3. 穿刺和置管要在超声图像显示清晰时进行。此外，要避免用力过猛而贯穿损伤胆囊后壁。原则上只要置管成功，引流效果满意，严重胆汁漏的发生率是很低的。

4. 由于胆囊内插管长度一般较短，容易脱出，因而置管后的固定十分重要。用尼龙线将胆囊内导管前段拉紧成环状，或用气囊导管等均为较可靠的固定方法。

5. 为了尽可能地减少胆汁漏的危险，原则上应选择经肝脏胆囊床进入胆囊的穿刺途径，临床上一般选择胆囊体部的中心或近颈部的部位进行穿刺。

二、经皮经肝胆管穿刺置管引流

梗阻性病变引起的重度黄疸使患者的手术死亡率高达20%。如先进行胆管减压，改善患者的一般情况及肝功能后再行手术治疗，手术死亡率可降至8%。经皮经肝穿刺胆管置管引流（percutaneous transhepatic bile duct drainage，PTBD）是进行胆管减压最常用的方法。超声引导的实时性及高分辨率彩色多普勒超声诊断仪的应用，使超声成为PTBD最主要的引导方法之一。

（一）适应证

1. 梗阻性病变引起黄疸，术前需胆管减压或改善症状者。

2. 恶性病变引起胆管梗阻，已不可手术切除者可用PTBD作为一种姑息性治疗措施。

（二）禁忌证

1. 胆管扩张直径<4mm。

2. 穿刺路径上有无法避开的大血管、大胆管等重要结构者。

3. 严重出血倾向者。

4. 大量腹水。

5. 患者无法配合。

（三）仪器及设备

1. 彩色多普勒超声仪、带有穿刺引导功能的超声探头及穿刺引导架。

2. 穿刺针具：18G PTC穿刺针；导丝，一端呈"J"型弯曲；扩张管；引流管，由外管及管芯组成。也可采用专用胆管引流管，如Ring胆系引流管、Cook-Cope胆系引流管。

（四）术前准备

1. 术前评估胆管梗阻的程度、范围及部位，明确左、右胆管是否相通，置管后能否达到好的引流效果。

2. 术前使用彩色多普勒超声选择所要穿刺的胆管及穿刺路径，测量引流管可以进入胆管内的长度。

3. 了解患者病史及基本身体状况。

4. 完善各项检查，了解患者的凝血功能等。

5. 对症治疗以改善患者的一般情况。

6. 术前禁食8h。

7. 术前向患者解释有关事项，并签知情同意书。

8. 根据患者情况使用镇静药物。

（五）麻醉与体位

通常在局部麻醉下进行操作，必要时监测血压、脉搏、呼吸、血氧等，对于较为虚弱的患者可给予吸氧。根据入针时选择的穿刺点和穿刺角度，患者一般采用仰卧位、左前斜位或左侧卧位。

（六）操作步骤

1. 术前需训练患者控制呼吸以配合穿刺。如果患者无法配合，可让工作人员帮助患者捏鼻子屏气配合穿刺。

2. 术前扫查肝脏，确定患者体位、穿刺点及穿刺角度，要避开肿瘤及主要的血管。

3. 常规消毒铺巾。

4. 2%利多卡因5～10 mL于穿刺点皮肤局部麻醉。

5. 在超声实时引导下，先用PTC针进针至肝包膜，嘱患者屏气后，继续进针至目标胆管内（图14-9），拔出针芯可见胆汁流出。

6. 拔出穿刺针针芯，置入导丝，取出穿刺针（图14-10）。

7. 扩张管扩皮，增大穿刺通道的管径。

8. 插入引流套，管芯尖端到达目前胆管后，固定管芯，继续推入引流管，见引流管进入胆管后可再向外拔出管芯约1cm，同时继续向胆管内推进引流管，引流管在胆管内的长度至少应>6cm。

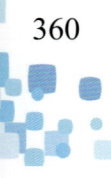

9. 见引流管内有胆汁流出后，拔出导丝，固定引流管（图14-11）。

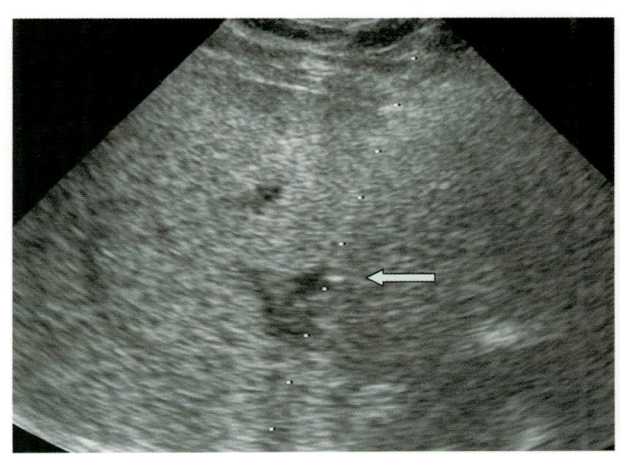

图14-9　过程中先使用PTC针穿刺到胆管腔，超声实时显示针尖位置（箭头所指高回声短线样结构为针尖）

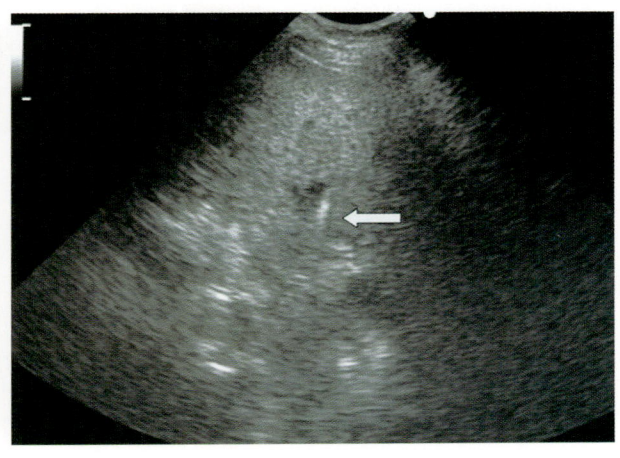

图14-10　拔出穿刺针针芯，见黏稠胆汁流出，置入导丝（箭头所指强回声结构为导丝）

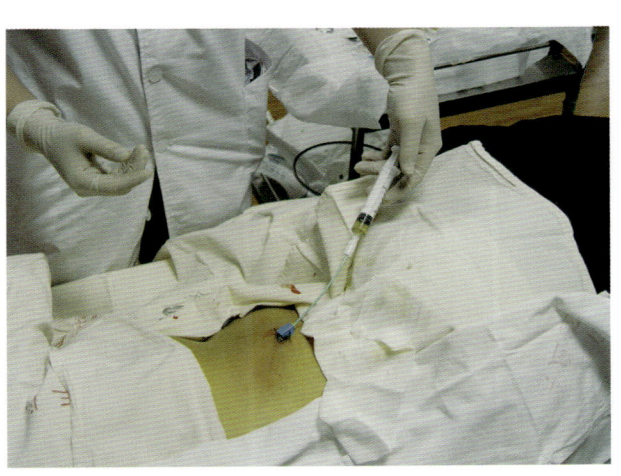

图14-11　沿导丝置入PCT管，进入到合适深度后拔出支撑管和导丝，固定留置管

（七）术后处理

1. 嘱患者平卧24h，避免身体大幅度运动以防引流管脱出。

2. 手术当晚注意观察患者血压、脉搏、胆汁流量及性质。

3. 根据患者情况使用抗生素及止血药。

4. 复查肝功能，选择进一步手术的时机。

5. 定时观察引流管的位置（体外留置部分长度）及引流量。若引流量明显减少，则需重新插入导丝通管、调整引流管位置或换管，以免重新穿刺。

（八）并发症预防及处理

1. 胆汁漏和胆汁性腹膜炎　胆汁漏和胆汁性腹膜炎是PTBD的主要并发症，原因其一是胆管梗阻后胆管内压力增高，胆汁会沿着穿刺针道进入腹腔；另一个原因是当引流不顺畅时胆汁也会沿针道进入腹腔。防止胆汁漏和胆汁性腹膜炎的方法，首先是要选择细针穿刺，穿刺过程力求准确进针，一次到位；引流管进入胆管后要及时抽吸胆汁以使胆管减压；选用有较多侧孔的引流管，防止引流管阻塞。

2. 出血　因胆管与门静脉及肝动脉伴行，穿刺时可能会损伤到上述血管结构引起出血。术前用彩超了解穿刺点周围组织结构及其分布，避开血管以选择最佳穿刺路径是防止误穿血管的一个重要方法。减少误穿血管的另一个方法是尽量准确穿刺以减少穿刺的次数。

（九）临床意义

重度梗阻性黄疸的患者往往因肝脏功能明显受损而无法接受手术治疗。术前胆汁外引流，改善肝功能，从而改善患者全身状况，能明显提高梗阻性黄疸手术治疗的安全性，减少术后并发症，减少死亡率。对不能行根治手术的患者，PTBD是简便易行而有效的姑息性治疗方法，使患者得到很好的永久性胆汁外引流方法，改善临床症状，延长生命，提高有限的生活质量。董宝玮报道，使用穿刺探头引导PTBD一次成功率与二次成功率分别为76.4%与90.0%，失败率为5.5%。而王建宏等亦报道，超声引导下行PTBD术成功率高达87.5%。相对于既往的剖腹手术置管或胆肠吻合等手术引流，超声引导下PTBD有微创、安全、简便及价廉的优势；而相对于X线或CT引导下的PTBD，超声具有全程实时引导、穿刺目标准确、穿刺成功率高、并发症发生率低的优势，更能避免X线对操作人员及患者的辐射。所以对胆管梗阻、胆汁淤积不能手术或不宜立即手术者，超声引导下的PTBD常为临床首选。

（十）注意事项

1. 选择胆管时一般选择右肝内胆管，原因是：①S2、S3段肝内胆管穿刺路径上往往无法避开门静脉；②左肝活动性较大，穿刺有难度；③左肝肝组织较薄，引流管无法通过足够厚的正常肝组织，置管后容易脱出。

2. 如果梗阻部位在左右肝管汇合之前，则左右肝管可能并不相通，这时只引流一侧肝内胆管往往无法达到明显改善患者症状的目的。此时可先行右肝内胆管置管引流，再根据胆管造影或患者的症状改善情况及术后复查B超判定是否需要行另一侧肝内胆管的置管引流。

3. 训练患者控制呼吸以配合穿刺十分重要，因胆管与血管伴行，有时只在呼吸的瞬间可以避开血管，同时胆管又显示为最大切面。尽量让患者在平静呼吸下停止呼吸，而不是大力吸气后，因每次吸气时的力度可能不同，皮肤内针道与肝内针道会有错位，入引流管时会受影响。

4. 选择穿刺位置后，入针前要仔细扫查胆管以找到最大管径平面。因超声有部分容积效应，即将一定厚度的图像叠加显示，即使穿刺针没有进入胆管内，超声图像经叠加后可显示穿刺针已进入胆管，但这时拔出穿刺针芯却抽不出胆汁。所以在穿刺时要尽量选择最大管径平面，保证穿刺针顺利进入目标胆管。

5. 穿刺过程中如果胆管内压力较大，胆汁会顺着穿刺通道渗至肝表面引起剧烈疼痛，穿刺前可在超声引导下对穿刺点附近腹膜及肝包膜进行浸润性麻醉。

6. 穿刺针入针时与胆管走行的角度最好在30°～60°。角度太小，穿刺针较难突破胆管壁；角度太大，则入导丝及引流管时会有困难。

7. 目标胆管需扩张明显，直径>4mm。

8. 目标胆管的穿刺点距梗阻部位至少需有6cm，使引流管在胆管内保留有一定的长度以防脱出。

9. 目标胆管不能距肝表面太表浅，也不能距离太深。胆管位置过浅则胆汁易顺针道流入腹腔引起胆汁性腹膜炎，胆管位置过深则穿刺时针易偏移。

10. 穿刺针入针时应尽量与肝表面保持垂直，否则在入针时会因肝脏与腹壁相对错位移动使目标胆管移位。

11. 入针时需用冲击手法，使用腕部的力量。先进针至皮下，确保穿刺针在穿刺线上，再快速刺入目标胆管。入针速度不能太慢，否则会使肝组织相对移动以致目标胆管移位。

12. 扩张管扩皮时要避免穿入腹腔，否则可能会将空气带入腹腔，影响下一步的操作。

13. 在向胆管内推进引流管时，管芯不可太快退出，否则引流管会在肝表面打折，无法全部进入肝组织，此时操作者会误认为已有足够长度的引流管进入胆管。

14. 因肿瘤引起胆管梗阻时，导丝和引流管不可置入过深以防刺入肿瘤会引起胆管内出血。

15. 如果一次穿刺不成功，不能把穿刺针完全拔出肝表面，这样胆汁会顺针道溢出，引起剧烈腹痛。应尽量在肝内调整针的方向，完成穿刺。

第四节 超声引导肝脏肿瘤热消融治疗

近十年是肝脏肿瘤热消融疗法兴起并快速发展的十年。热消融疗法是借助特殊的治疗设备输入激光、微波、射频、高强度聚焦超声等能源或制冷剂，在肿瘤内产生高温或低温效应使癌瘤组织毁灭。化学消融和热消融都是导致肿瘤组织发生凝固性坏死，但是后者的作用相对更强和不受组织结构的影响，灭瘤效果更加可靠。目前在各种热消融治疗手段中，最常用的是射频消融和微波消融，下面就对几种肝脏肿瘤的热消融治疗作逐一介绍。

一、射频消融治疗肝脏肿瘤

射频消融（radio frequency ablation，RFA）是一种热凝固疗法，其历史最早可追溯到几千年前，古埃及和古希腊人曾利用烧灼的方法治疗表浅溃疡、灭活新生物。1868年Darsonval首次将RFA技术用于活体组织，此后人们逐渐将RFA应用于神经外科治疗肿瘤和功能性疾病，及应用于心脏治疗心律失常。1990年Rossi和Mcgahan等分别报道了动物肝脏组织消融实验。1992年Mcgahan等完成了在B超导向下经皮穿刺猪肝脏的消融实验，5周后大体标本显示肝坏死的范围为1cm×2cm，因此，他们设想RFA对小肝癌的治疗应该有重要的应用价值。1999年，Sobiati等报道采用RFA治疗16例肝癌患者共31个病灶取得良好效果。随着RFA技术逐渐在临床推广应用，此项技术现已成为肝脏肿瘤非手术治疗的重要方法之一。

RFA的原理是将射频电极插入组织内，通过射频发生器发射460～500kHz的射频电流，使组织内的带电粒子振荡摩擦产热而直接毁损病灶。射频电极针产热杀死细胞主要与以下几个方面有关：①细胞膜损伤，包括细胞膜成分、膜通透性及流动性等改变导致细胞死亡；②溶酶体损伤，溶酶体内消化酶的释放引起细胞死亡；③与合成DNA、RNA有关的蛋白质受损伤而间接引起细胞死亡。

RFA治疗肿瘤的生物学基础是：①乏氧细胞对热损伤的敏感性要高于足氧细胞，因肿瘤生长较快，肿瘤组织往往供血不足，为乏氧细胞，所以肿瘤组织对热损伤更敏感；②肿瘤细胞多处于低pH值

363

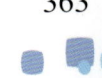

及营养不良环境，此种环境下细胞对热损伤的敏感性增加；③细胞分裂周期中，对放射线耐受能力强的S期细胞对热损伤敏感，所以有些放疗效果差的病例用热消融的效果会很好；④肿瘤散热能力差，肿瘤组织内热量沉积多，细胞杀伤作用也强；⑤RFA还可导致肿瘤组织内微管系统完全破坏，致使肝动脉、门静脉及肝静脉发生栓塞，使之不能向肿瘤供血，引起瘤细胞缺血坏死并可防止肿瘤转移；⑥肿瘤坏死物质吸收后还可激发机体的抗肿瘤免疫，使T淋巴细胞转化率明显提高，免疫球蛋白水平也提高，使机体自身对抗肿瘤的能力也增强。

（一）适应证

1. 肿瘤直径<5cm，尤其是≤3cm，无手术指征或有手术指征但因肿瘤部位特殊无法手术的肝脏恶性肿瘤。

2. 再次手术切除困难的复发性小肝癌。

3. 肝功能差不能耐受手术者。

4. 年龄较大，全身情况欠佳，不能耐受化疗或放疗，以及不愿意接受手术者。

5. 原发灶已根治的继发性小肝癌，瘤灶数<5个。

6. 肝动脉化疗栓塞（transcatheter arterial chemoembolization，TACE）疗效不佳者。

7. 对于直径>5cm的肝癌，可通过多次、多点热凝或TACE术后再行RFA治疗。

8. 等待供体的肝移植患者，用于阻止肿瘤进展。

（二）相对适应证

1. 肝功能Child C级，经治疗后可转为Child B级者。

2. 肝癌伴阻塞性黄疸，经引流后黄疸明显消退者。

3. 肿瘤靠近第一肝门，TACE或肝动脉栓塞术（transcatheter arterial embolization，TAE）后再行RFA治疗者。

（三）禁忌证

1. 特大肝癌或弥漫性肝癌，肝功能损害较重、经常性发热及恶液质患者。

2. 大量腹水。

3. 具有凝血功能障碍的患者。

（四）相对禁忌证

1. 安有心脏起搏器的患者。

2. 处于感染急性期的患者。

3. 妊娠期妇女。

4. 肝肿瘤周围有大血管、胆管或胃肠道等重要结构。

（五）RFA发生仪

RFA仪的主要组成部分为射频发生器、电极针及皮肤负极板。针对各种不同的病灶及用途，射频电极针的设计及输出功率不同，有单电极、双电极、多电极、钩突状电极、冷却式电极等。根据监测指标的需要，电极针的顶端配备热敏电偶并与射频仪的射频发射系统相连。通电后电极针不仅能将射频热能播散到组织内，同时仪表板上可显示电极周围组织内的温度或阻抗等，从而具备监测功能。

目前临床中采用的射频消融仪有3种：①RITA射频消融系统（RITA Medical System, Inc, Mountain View, CA）。主机的能量设置为50~150W，射频发生器的频率为460kHz。电极针产品系采用一根15G的套针（Starbust电极针），配有多个电极导线；当套针刺入肿瘤内后，推进内套针，其顶端有4~7根球形空间分布均匀的细针呈伞状展开，可覆盖或包绕肿瘤；②Tyco公司的冷循环射频针。在治疗过程中冷却的纯净水通过专用的动力泵在中空的针内循环，以防止由于温度过高使电极周围组织炭化而增加阻抗；③RTC公司生产的RF2000型RF消融仪（Radio Therapeuticus Corporation, Mountain View, CA）。装置与RITA系统相似，主机为100W的射频交流电机，治疗针为可伸缩性15G套管针。展开内套针，顶端为10支可弯曲的爪状细电极针。研究报道多爪型电极可产生较为均匀的热损伤区域（图14-12）。

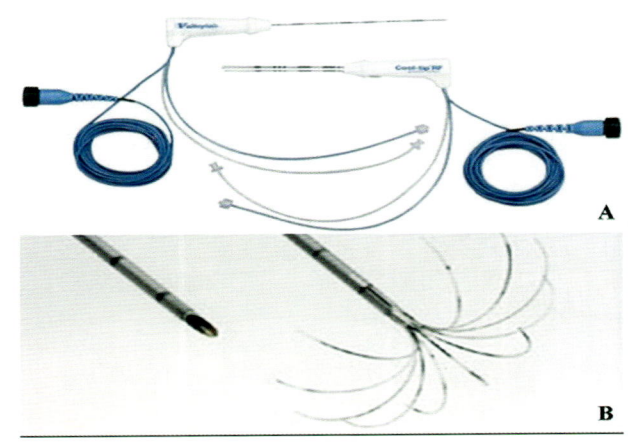

A为冷循环电极，B为包含多个子针的电极

图14-12 射频消融电极

（六）术前准备

1. 详细询问病史　包括手术史、高血压、糖尿病、肾病、脑血管病、精神病、金属物置入史等，全面观察及综合分析患者一般情况、营养状况、活动能力等。

2. 术前一般检查　血常规、肝功能、血生化、凝血功能、肿瘤标记物如AFP、CA19-9、CEA等，心电图，胸透。

3. 术前彩超及超声造影、CT检查，必要时行MRI以明确病灶大小、个数、位置及与邻近组织和肝内管道的关系，制定RFA治疗方案，选择穿刺点及穿刺路径。

4. 患者知情同意　与患者充分沟通，解释检查治疗计划、治疗过程、麻醉方法、可能的危险和并发症，获得患者知情同意，并签知情同意书。

5. 术前会诊讨论　对于重点患者，需多学科，如麻醉科、心血管科、内分泌科、肝胆外科、放射科等会诊讨论，以制定合理、可行的治疗方案。

6. 患者术前禁食8h。

7. 术前使用镇静药及止痛药。

（七）麻醉与体位

经皮RFA通常在局部麻醉下进行操作，手术时需监测血压、脉搏、呼吸、血氧等，对于较为虚弱的患者应给予吸氧。一般采用仰卧位，也可采用侧卧位。开腹及腹腔镜下手术在全身麻醉下进行操作。

（八）操作方法

1. RFA治疗途径的选择　RFA治疗的途径通常有3种：

（1）超声或CT引导下经皮RFA治疗是最常用的方式，对于早期肝癌，肿瘤较小（<3cm）且位于肝脏周边者、肿瘤数目较少者可选择经皮RFA。此方法具有手术损伤最小、可通过局部麻醉在门诊手术室完成、术后恢复快等特点，但经皮RFA易受到肋骨、肺脏及胃肠道气体的影响。

（2）腹腔镜下RFA，腹腔镜下RFA治疗同时可应用腹腔镜超声，其清晰度优于经腹超声，能够

更好地判断肿瘤的大小、数目以及肿瘤与周围血管的关系。此外，腹腔镜还可显示腹腔内其他脏器的情况，对于判断是否有腹膜转移具有很好的效果。腹腔镜超声引导下穿刺准确性较高，对于直径稍大（4cm左右）以及位置靠近大血管的肿瘤，其定位准确性优于超声引导下经皮穿刺。

（3）开腹术中RFA治疗：术中RFA具有以下优点：①在开腹手术中置入射频电极针有更大的自由度，使经皮穿刺治疗较困难的病灶，如邻近膈肌、肠道、胆囊的肿瘤治疗相对容易，而且提高了安全性；②当肿瘤与大血管关系密切，以及因腹腔手术后造成腹腔粘连不适于腹腔镜下RFA治疗时可采用术中RFA治疗；③对于多发性病灶，可在术中切除较大病灶后，再采用RFA治疗较小病灶，能避免大范围肝组织切除引起的肝功能衰竭；④术中RFA治疗还可以应用肝门阻断的方法，短时间阻断肝脏血流，从而增加消融的体积。术中RFA的缺点为：开腹手术创伤大，需要全麻或硬膜外麻醉，术后患者恢复慢，治疗费用增加。

2. 经皮RFA操作步骤

（1）建立静脉通道、吸氧、心电监护。

（2）术前超声检查：再次确定穿刺点及入针角度（图14-13）。

（3）常规消毒铺巾。

（4）经皮消融者使用2%利多卡因5～10mL进针点局部麻醉，或根据患者情况采用静脉麻醉。

（5）进针点切皮0.5 cm，超声引导下将射频电极针置入肿块内，针尖达肿块后边界。

（6）据预设功率、消融时间及布针策略开始消融，注意先消融深部组织，因消融时会产生微气泡（图14-14），如果先消融浅部组织，会影响深部组织消融时的观察。

（7）在治疗过程中通过超声实时监测治疗进程，并根据消融情况对治疗方案做出相应调整。

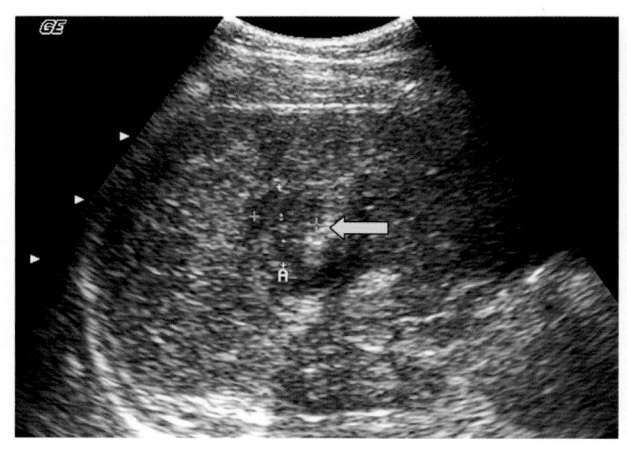

图14-13　确定穿刺点及入针角度

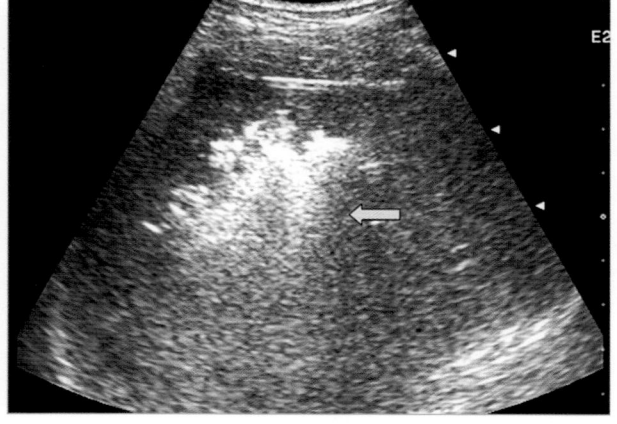

图14-14　消融过程中病灶局部变为强回声区（箭头所示）

3. 增加消融范围的方法　1996年Rossi用单电极对小肝癌进行治疗，采用的电极针外径为（1.4±0.2）mm，针尖裸露长度1～2cm，其余部分作绝缘处理。当RFA功率为26W，频率为480kHz时，电极周围的组织凝固坏死区仅限于针尖周围1.6cm。考虑其原因为较高的能量使电极周围组织气化、炭化，导致阻抗增加，减少了射频能量积聚。消融范围小阻碍了RFA的推广应用，所以随后的研究重点之一就是如何增大消融的范围。

目前可采用多种方法增大消融灶的体积：

（1）使用多极电极：多极射频电极常有7～9根子电极针，子电极针的远端有热电偶，用于测量局部组织的温度。当主电极的绝缘外鞘进入肿瘤时，子电极从鞘内伸出，在肿瘤内呈发射状伸开。由于多点产热及热场互补，多根电极能产生更大范围、更均匀的球状凝固性坏死灶，范围可达6cm×5cm×6cm。1998年Goldberg将双电极、三电极和四电极针分别呈并行、三角和矩形排列，相距不等，多根射频针与射频发生器相通，实验结果示两个针尖相距2cm时，可获得最大热凝固坏死灶，且不等于几个电极针所产生的坏死灶的简单相加。多根电极针治疗的范围虽然有所增大，但放置部位的精确性难以保证，凝固范围不易控制，且固定电极耗时较长。

（2）局部灌注生理盐水：RFA中需要借助组织内部的离子振动摩擦产热，所以理论上增加组织内的离子浓度有可能提高RFA的产热功效。实验表明，注射生理盐水后RFA的凝固灶范围与不注射相比有明显扩大，其原因可能是：①生理盐水增加了局部组织内的离子浓度；②盐水增大了局部组织对热的传导性，使更多的热量均匀地向四周组织扩散。生理盐水注射量以10mL最佳，增加注射量不能扩大凝固灶范围。

（3）冷循环电极：冷循环电极（包括单根或集束电极针）有两个内腔，用于治疗过程中灌注冰冻蒸馏水或注射用水，并把加热的水排出体外。传统的射频电极所产生的组织坏死范围较小，是因为较高的能量使电极周围的组织过热而发生炭化，增加了组织的阻抗，降低了射频能量的释放，从而减少了组织凝固性坏死的范围。使用冷循环电极可以克服这一缺点，以冷冻灌注液从内部冷却电极，使临近电极针的组织发热减轻，防止其炭化，从而增加总的能量，增加了热凝固效应。Solbiati用冷循环电极治疗，冷却完毕后针尖温度达86℃，每个病灶保证针尖温度60℃以上2min，结果1次凝固坏死达84%，2次达91%，最大坏死范围达2.5cm。Goldberg进行冷循环集束电极的动物实验和临床研究，结果显示消融灶前边界距离电极针尖0.5～1.0cm，离体肝脏坏死范围呈球形，直径为（4.1±0.2）cm，而在活体肝脏球形消融灶直径为（3.3±0.2）cm。

（4）改变RFA参数：国内有学者在使用RFA系统时，发现较低起始功率和较缓慢的功率升速，有利于增大单针消融的范围。其原因可能是使用较低的起始功率和较缓慢的步升速度，有利于电极针周围的热量弥散，避免热量过快积聚导致针尖周围组织炭化，从而使得较大范围的组织共同受热凝固。

4. RFA联合其他方法治疗肝癌

（1）RFA联合静脉全身化疗治疗肝癌：全身化疗是恶性肿瘤晚期有远处器官转移时最为常用的治疗方法。但是如果肿瘤体积较大，或某些肿瘤细胞对化疗药物不敏感，以及受化疗毒性的限制，单纯的全身化疗难以达到有效控制肿瘤的目的。化疗前RFA可以减轻肿瘤负荷，化疗后可利用RFA杀灭一些对药物不敏感的残留癌细胞。单纯的RFA对数目较多或病灶直径较大的转移瘤治疗效果不佳，研究发现RFA联合静脉内给予阿霉素能够增大肿瘤的消融坏死范围，对不宜或不能手术的转移性肝癌患者行RFA联合化疗治疗效果较好，且安全性提高。也有学者认为，即使对直径≤3cm不宜切除的原发性肝癌患者，RFA联合全身化疗也能降低肝癌原位复发率。所以RFA与全身化疗具有相互补充的作用，更能体现局部治疗与全身治疗相结合的治疗原则。

（2）RFA联合PEIT治疗肝癌：超声引导下PEIT治疗小肝癌技术已较成熟。但酒精的渗透和弥散有限，对较大的肝癌酒精在瘤内渗透和弥散不完全，致使部分肿瘤细胞逃脱无水酒精的杀灭作用。RFA联合PEIT治疗肝癌可明显提高RFA的治疗效果。Kurokohchi等报道，RFA联合PEIT在离体实验和临床应用中都可以扩大消融范围，主要原因有：①RFA可以加热注入的无水乙醇，提高无水乙醇的治疗作用；②PEIT使小血管栓塞，减少了血流引起的"热沉效应"；③无水乙醇可以弥散到RFA的漏空部位及消融范围的外周，达到有效的凝固范围及足够的"安全边界"。对于直径＜5cm的肝癌，RFA热凝固可使85%～90%的癌细胞达到完全坏死，再联合无水酒精注射，容易达到完全消融。此外，RFA联合PEIT还特别适合治疗位于肝门大血管旁、胆囊旁及邻近胃肠道的肿瘤。方法是对靠近重要部位的肿瘤区域注射无水酒精，而其余区域采用RFA，其优点是操作方便、创伤性小、准确性高、安全性好。

（3）RFA联合TACE治疗肝癌：RFA联合TACE治疗原发性肝癌具有以下优势：①先期进行TACE治疗，阻断瘤内和瘤周动脉血供，减少血流，减少局部热量的散失，有助于肿瘤的热凝消融；②采用碘化油行肝动脉栓塞时，碘油的沉积增加了肿瘤的阻抗。同时，碘油是热的良好导体，RFA的热能效应也将最大程度杀灭碘油沉积区或其周边残存的肿瘤细胞。两者相互弥补，可大大缩短RFA的治疗时间，提高肝癌的完全坏死率，从而进一步提高肝癌的总体治疗效果，故TACE和RFA联合治疗肝癌具有安全和增效的作用；③先行TACE对于发现微小子灶具有重要价值，它可以发现B超、CT和MRI尚未发现的微小子灶，对治疗方法的选择提供有价值的依据；④TACE在治疗主要肿瘤的同时，对子灶或肝内扩散的小病灶亦有较好的治疗作用。采用RFA治疗主瘤后，TACE对残余的微小病灶具有补充治疗作用，因此目前学者主张在RFA后再次进行TACE治疗，具有增效作用。RFA与TACE治疗的间隔时间为1～2周，TACE造成肿瘤局部相对缺血，这样不仅可以防止肝癌细胞的扩散，而且能缩短RFA治疗时间，扩大组织凝固坏死范围。

5. 使用辅助手段对特殊部位肝癌进行RFA

（1）位于横膈下方的肿瘤：位于横膈下方的肿瘤，因肺部气体的干扰，难以完整、清晰显示。Koda等在胸腔内注入5%葡萄糖液，造成"人工胸水"，使25例位于横膈下方的病灶中有23例能清晰显示，并且成功地进行了RFA治疗，其中22例病灶完全坏死。此组病例中仅有3例出现轻微咳嗽，2例患者治疗期间出现轻微的短暂性呼吸困难伴血氧饱和度轻度下降。"人工胸水"不仅将肺与消融灶隔离开，减少了肺脏热损伤的发生，还可通过对膈肌降温起到了保护膈肌的作用。需注意的是，"人工胸水"可用气腹针，减少穿刺时对肺脏或肠管的损伤可能，另外最好使用不含离子的葡萄糖液。因生理盐水等含离子液可以增加局部的离子浓度，使保护作用有所减弱。此外，"人工胸水"可以同"人工腹水"联合使用，"人工腹水"可以进一步隔开肝脏和膈肌，减少消融时对膈肌的损伤（图14-15至图14-19）。

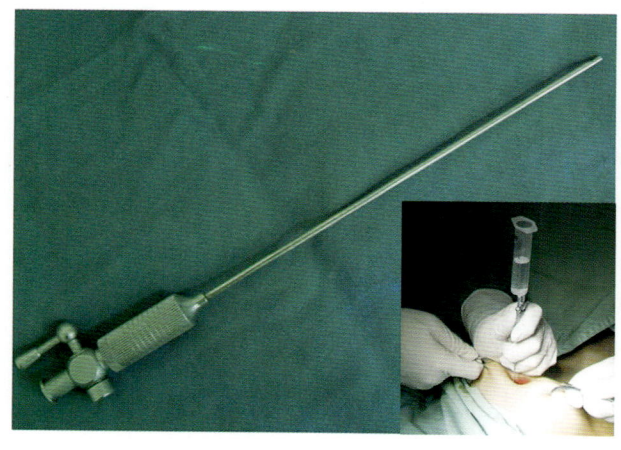

图14-15　腹腔穿刺时使用的气腹针，小图显示穿刺腹腔

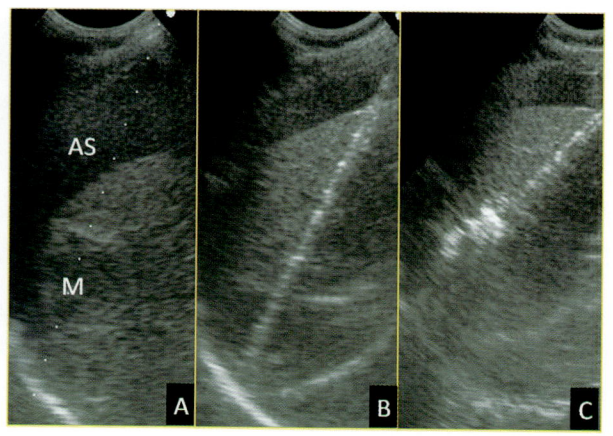

A中M为肿瘤，AS为肝与膈肌之间人工腹水；B为穿刺病灶超声图像；C为消融时病灶局部变为强回声

图14-16　人工腹水辅助肝癌消融

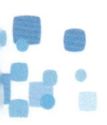

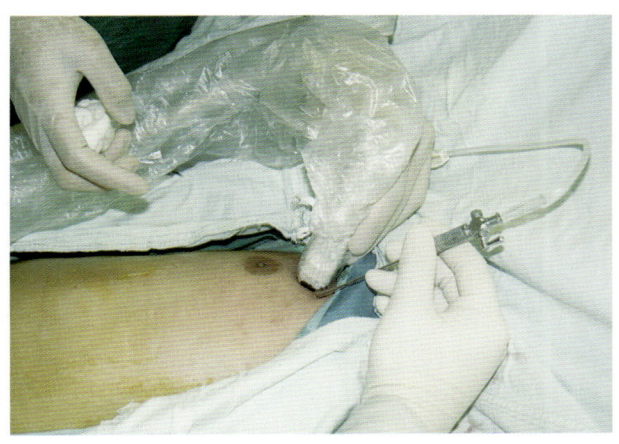

图14-17　超声引导下使用气腹针行胸腔穿刺，向胸腔内灌注生理盐水，制成人工胸水

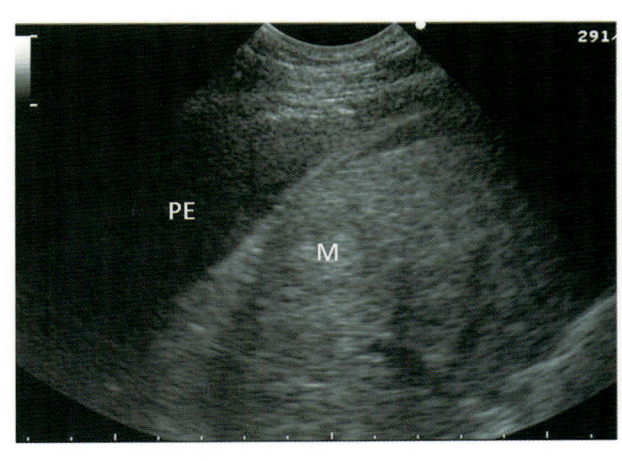

图14-18　制作人工胸水后的超声图像，其中M处为肝内病灶，PE处为右侧胸腔内胸腔积液

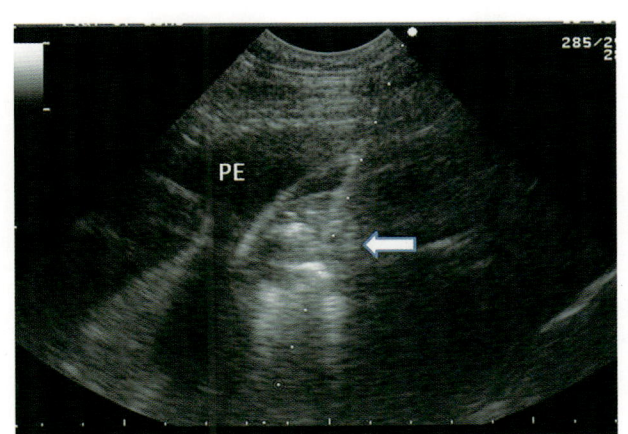

图14-19　制作人工胸水后行穿刺消融，其中箭头所指处为消融时形成的强回声，PE处为右侧胸腔内胸腔积液

（2）胆囊旁的肿瘤：对邻近胆囊的肿瘤，RFA的可行性和安全性一直受到关注。一般认为肿瘤距离胆囊在10 mm以内属于经皮穿刺RFA的禁忌证。此时可采用腹腔镜或开腹手术RFA，先对癌灶进行消融，如果发生了胆囊损伤再行胆囊切除。只要重视操作技巧及应用附加方法，RFA治疗胆囊旁肿瘤仍然是安全的。穿刺时需在超声实时监测下，垂直于胆囊进针，防止电极针误穿胆囊。对胆囊有压迹的肿瘤，可采用局部注水的方法，即治疗前在超声引导下采用PTC针向胆囊窝局部注入液体，使胆囊与肝分离，再进行RFA。采用上述方法后，只有部分患者出现右侧胸腹部痛、右侧肩部痛和轻中度发热等自限性症状。此外，在消融胆囊旁肿瘤时要注意监测患者的生命体征，因RFA消融过程中，由于反射会造成患者心率减慢。

（3）肝被膜下肿瘤：肝被膜下肿瘤RFA治疗后容易发生出血、针道种植和局部复发等并发症，使RFA应用受到限制。Poon等认为，对肝被膜下肿瘤，电极针不要从肿瘤表面直接刺入，可从肿瘤周围正常肝组织进针，治疗后要对针道进行充分热凝固。如果遵从以上原则，RFA对肝被膜下肿瘤的治疗与非肝被膜下肿瘤的治疗效果相类似。另外，对此类肿瘤可经腹腔镜引导或开腹手术行RFA治疗，故肝被膜下肿瘤不应被视为RFA的禁忌证。

（4）邻近胃肠道的肝肿瘤：邻近胃肠道的肝肿瘤，尤其对于有腹腔脏器手术史的患者，RFA容易

369

造成胃肠道穿孔，所以此类肿瘤一般采用其他介入治疗方法。Yamakado等通过向肿瘤和胃肠道间置入球囊，将两者隔开后再进行RFA，有效地保护了胃肠道，可避免胃肠道穿孔的发生。通过腹腔镜引导或开腹术中RFA可直视下将肝与胃肠道分开，能更有效地保护胃肠道。

（5）肝门部主胆管旁的肿瘤：一般认为，病灶距主胆管在15 mm范围内不宜行RFA治疗，因为热量可以造成胆管损伤和胆管狭窄。有研究报道，在治疗时向主胆管内连续注入冰生理盐水，通过冷却主胆管达到保护作用。Elias等用上述方法在术中对13例距离主胆管只有6 mm的肿瘤进行RFA治疗，平均随访19.7个月，仅有1例在6个月后出现胆管狭窄，1例出现局部复发，总体治疗效果满意。（图14-20、图14-21）也有学者认为在主胆管内预先置入支架，可起到保护的作用，防止胆漏的发生。

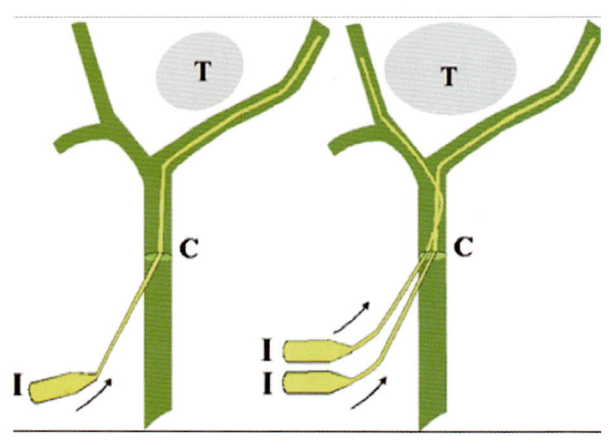

图14-20　胆管内插管灌注生理盐水示意图，其中T为肿瘤，C为胆管，I为导管

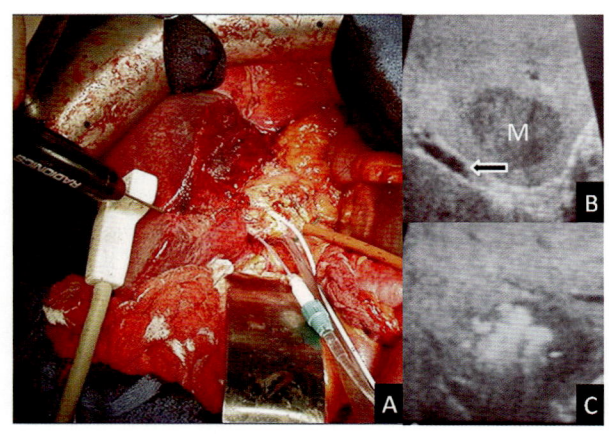

A为手术术野；B为超声显示肿瘤（M）与胆管（箭头所示）关系；C为超声显示消融时病灶局部变为强回声

图14-21　胆管内插管灌注生理盐水辅助胆管旁肿瘤消融

（6）肿瘤穿刺路径上有肋骨、大血管或胆管等结构：通过改变患者体位，让患者配合呼吸，一般情况下可以在穿刺路径上避开肋骨、大血管或胆管。也可采用"人工腹水"方法使肝脏下移改善穿刺路径，亦有学者将消融针适度弯曲后再穿刺以避开重要结构。

6. RFA在肝癌并发症治疗中的应用　RFA治疗肝癌破裂出血：肝癌自发破裂属于临床急腹症，如果处理不及时可危及患者生命。此时通常需开腹行肝部分切除、肝动脉结扎或TACE等治疗，但效果不理想，死亡率很高，大部分患者死于术后肝功能衰竭。有学者尝试用RFA治疗肝癌破裂，在开腹或腹腔镜引导下将射频电极针直接刺入出血部位，RFA过程中产热起到有效止血和灭活肿瘤的双重作用，还能降低肝功能衰竭发生的概率。如果一次治疗止血不彻底，可重复多次治疗。

（九）术后处理

1. 术后嘱患者平卧至少6h，避免用力。

2. 常规禁食8～12h。左叶肝癌者应禁食24h后，从流质开始，逐渐过渡到常规饮食。

3. 术后第二天需复查肝、肾功能。

4. 术后随访：治疗后2年内每2个月随访1次，2年以上每4个月随访1次，5年以上每半年复查1次。随访内容主要包括肿瘤标志物，如AFP、肝脏影像学检查、肝功能等。

（十）并发症及其防治

Mulier等总结82篇文献共3670例包括经皮穿刺、腹腔镜和开腹术中RFA病例，总体死亡率0.5%，

主要原因为肝功能衰竭及心脏并发症；总并发症发生率为8.9%，前5位的分别是腹腔出血1.6%、腹腔感染1.1%、胆管损伤1.0%、肝功能衰竭0.8%及肺部并发症0.8%。

1. 出血 出血的原因包括肝包膜下肿瘤凝固不完全导致的针道出血，以及肝动脉损伤所致的血肿破裂出血等。多数病例可以经保守治疗止血，治疗无效时可行TACE或开腹手术止血。防止出血的方法：①术前纠正患者的凝血功能；②消融完成后，应缓慢退出电极针，并对针道进行凝固。无论患者是否存在肝硬化，无论使用何种射频治疗仪，都应对电极针道进行凝固，否则30%左右的患者可发生<10 mL的针道出血，其中可能存在活的肿瘤细胞，如不对针道进行凝固，可能导致肿瘤种植转移；③也可以使用生物胶填塞电极针道止血；④治疗后应该常规监测生命体征并行B超检查。

2. 胆管损伤 胆管损伤可导致胆漏或胆管狭窄。小胆管狭窄一般无症状；大胆管狭窄可导致所属肝段或肝叶的萎缩；肝门部胆管损伤可导致严重的梗阻性黄疸，需要行内置支架治疗。胆漏有时可导致严重的胆汁性胸膜炎或胆汁性腹膜炎，一旦发生就应该进行充分的引流。肿瘤边界与大胆管距离<1cm是RFA治疗的一个相对禁忌证，也有学者在消融过程中用冰盐水灌注胆管降温，或在胆管内预先置入支架以防术后胆管狭窄。

3. 血肿和血管损伤 血肿包括肝被膜下血肿和肝内血肿。肝被膜下血肿常见于肝被膜下肿瘤治疗后，肝实质内血肿是由于电极针误伤较大血管所致。穿刺前使用彩色多普勒确定穿刺路径，避开大血管，可以减少此并发症的发生。对邻近大血管的肿瘤单电极针比多电极针安全。门静脉分支血栓一般没有症状，但是门静脉主干血栓可能危及生命。在对距离门静脉主干1cm的肿瘤进行RFA治疗时应该特别慎重。术中消融治疗时阻断肝门可增加发生门静脉血栓的可能性。较小的肝动脉损伤可出现肝动脉-门静脉短路。研究发现25%的RFA患者可出现较小的肝动脉-门静脉短路，一般80%在1个月内消失，另外20%在4个月内消失。较大的肝动脉损伤可以导致假性动脉瘤，或出现肝内血肿，血肿破裂可导致大出血。对于假性动脉瘤可以进行介入栓塞治疗。

4. 周围脏器损伤 多见于经皮途径的RFA治疗，主要包括十二指肠穿孔、结肠穿孔、空肠穿孔、膈肌麻痹、膈肌损伤、胆囊穿孔、胆汁性胸膜炎及腹膜炎。对于靠近胃肠道1cm的肿瘤，可采用置入球囊隔开胃肠道后再行经皮RFA治疗，或采用经腹腔镜RFA或开腹手术中RFA。近胆囊的肿块一般先行肿瘤RFA治疗，然后切除胆囊，以避免胆囊床肿瘤细胞种植。

5. 感染 主要包括肝脓肿和腹膜炎。肝脓肿可发生在治疗后数天到5个月内。发生的高危因素包括胆管狭窄、胆肠吻合以及胆管支架等病理因素。RFA术后出现持续发热、白细胞升高，以及病灶内出现气体应考虑肝脓肿可能。但部分术后正常患者亦可在CT片上发现病灶内气体，一般在1个月后消失。肝脓肿的治疗方法是经皮针吸或引流和静脉内使用抗生素，经皮针吸可能优于经皮引流。经皮针吸时用生理盐水冲洗脓腔，操作要轻柔，冲洗完毕后向脓腔注入抗生素。严格无菌操作是防止腹腔感染的关键，此外，对于有糖尿病及胆肠吻合术后等感染高危因素的患者，可预防性使用抗生素。

6. 心、肝、肺等重要器官的并发症 RFA治疗对肝功能的损害较轻，多数患者治疗后Child-Pugh肝功能评分增高1～3点，一般在2周内恢复到治疗前水平。位于肝脏近膈顶的病灶RFA治疗后，部分患者可出现反应性胸腔积液，一般不需要处理。经肋间经皮途径RFA治疗要避免损伤胸膜，否则易导致气胸。穿刺时要注意肋间血管的解剖，避免损伤导致血胸。良好的麻醉可以避免因疼痛迷走神经张力升高而导致的心律紊乱。对有冠心病的患者在治疗过程中要进行心电监护并准备除颤设备。

7. 肿瘤种植 肿瘤种植转移与肿瘤的病理分级、术中针道出血、穿刺路径选择以及治疗过程中是否行活检有关。肿瘤病理分级越高或分化越差，则发生种植转移的几率增加。Livraghi等报道2 320个肝脏肿瘤（其中69%为HCC）RFA后针道转移的发生率为 0.5%。虽然发生率不高，但仍要通过以下几点

来尽量减少此并发症的发生：①消融结束后退出电极针时，针道的少量出血中可能残留肿瘤细胞，烧灼针道可以帮助杀灭针道内的肿瘤细胞；②用生物胶填塞电极针道也可达到既止血，又防止肿瘤种植的目的；③对于靠近肝包膜的病灶，选择穿刺路径时，应先经过一段正常肝组织或斜穿至肿瘤底部进行消融，否则肿瘤细胞可通过肝包膜裂口播散转移至肝外；④穿刺定位不准确，反复穿刺亦可造成针道种植转移，故穿刺前应周密计划，穿刺时采用影像学手段准确定位及引导，尽量减少穿刺次数；⑤尽管肿瘤活检发生针道转移的文献报道极少，但仍需严格掌握适应证，术前活检仅适用于诊断不明确的患者。

8. 负极板皮肤烧伤　一般电凝工作是间断性的，而且电流量＜700 mA，因此，使用标准负极板是安全的。但是RFA治疗的电流可高达2 000 mA，功率亦较高（＞50 W），当RFA治疗持续的时间较长时（＞10min），发生负极板皮肤烧伤的可能性增高。负极板接触部位多余的毛发、脂肪沉积、骨性突起以及电极凝胶变干、身体表面不平整、电极接触不好等都是易导致电极板皮肤烧伤的因素。除避免上述情况的发生外，接触面积大的电极板可降低电极板皮肤烧伤的发生率。此外，使用电极板皮温报警装置和电极板接触不良报警装置也可减少皮肤烧伤的发生。

（十一）疗效及疗效评价

国内外大量临床资料表明，RFA治疗肝癌疗效确切，特别是对小肝癌效果更佳。RFA治疗肝脏肿瘤的完全消融率可高达100%，香港玛丽医院报道了直径＜5cm肝癌RFA治疗后，1、3、5年的生存率分别为88%、58%及42%，1、3、5年的无瘤生存率分别为54%、31%及17%。国内陈敏华等回顾性分析比较了RFA与手术切除治疗小肝癌的疗效。结果显示，两组患者平均生存时间为（54.9±3.8）个月（RFA组）、（55.6±5.0）个月（手术组）。1、2、3、4年总生存率RFA组分别为95.9%、87.0%、74.5%和61.9%；手术组分别为94.1%、87.8%、75.3%和70.7%，两组间无明显差异（P=0.743）。提示RFA治疗小肝癌与手术切除效果相仿。

研究显示经腹消融直径＞5cm HCC的完全消融率小于50%。开腹术中直径＞5cm的HCC完全消融率为83%，而直径＜3cm的HCC完全消融率约为96%。直径＞5cm的HCC开腹手术行RFA 1、3、5年的生存率也比小肝癌组有明显降低，分别为83%、42%及0%。

目前文献RFA治疗后局部复发率为3.6%~15%，复发率的高低与下列因素有关：

1. RFA治疗途径：RFA可以通过经皮、经腹腔镜、开腹三种途径完成。Kuvshinoff等研究发现，开腹RFA局部复发率最低；其次是经腹腔镜RFA，局部复发率为23%；经皮RFA局部复发率高达53%。

2. 肿瘤的大小：直径3cm以下的肿瘤治疗效果最好，当结节直径＞4cm时，即使施行多点穿刺，多点消融，肿瘤完全消融率仍不到20%，说明消融漏空现象十分严重。肿瘤是个三维空间结构，在二维灰阶超声引导下的RFA难以完全保证各消融区之间达到有效重叠，肿瘤越大问题越突出。实验研究表明2个消融点之间平行间隔2.5cm和上下间隔3.0cm，可以克服漏空现象。

3. 肿瘤的位置：靠近大血管的肿瘤，由于血流带走热量，降低治疗温度，导致肿瘤易于残留。

4. 肿瘤的病理类型：原发性肝癌的治疗效果比肝转移性肿瘤好。原发性肝癌多在肝硬化的基础上发生，推测肝硬化组织与肿瘤组织可能呈"热绝缘"状态，阻止热量从肿瘤组织向外继续扩散，起到"烤箱效应"，从而增加瘤内的热沉积。

RFA治疗有效可表现为患者一般状况、自我感觉及受累组织器官功能的改善，但这些指标只能粗略反应治疗效果。主要评价指标应包括肿瘤标记物检测，如AFP，及肝脏影像学检查。所有HCC患者每3个月检测1次AFP，此方法能较敏感地提示是否有肿瘤复发或新生灶。但肿瘤标记物检测的不足之

处在于，临床上的原发性肝癌患者中只有约60%会有AFP升高，而对于另外的40%患者只能通过影像学方法对治疗效果进行评估：

1. 增强CT　RFA治疗后CT平扫示消融区呈近似圆形的低密度区，密度低于周围肝实质及治疗前病灶。治疗彻底的病灶呈凝固性坏死，无动脉及门脉血供，因而治疗后增强CT动脉期及门静脉期病灶均表现为低密度，无强化，尤其是门静脉期病灶密度与肝实质密度差异显著增大，在肝实质衬托下，病灶边界显示更清楚。如增强CT动脉期或门静脉期病灶内或边缘局部可见不规则强化或结节样强化，门静脉期及平衡期该处密度下降呈低密度改变，则表明病灶内有残存血供，有部分存活的癌细胞，应继续治疗。

治疗后早期应用增强CT评价治疗效果时，应注意邻近治疗区肝实质的强化有时会干扰对疗效的正确评定。治疗后1个月内行增强CT检查，动脉期可见厚薄基本一致的均匀强化带环绕在治疗区周围，于门静脉期仍表现为高密度或等密度。此环状强化带与残存癌的区别在于后者在门静脉期及平衡期表现为低密度。目前认为，环形强化带与治疗后局部肝实质炎性充血、肿瘤旁肉芽组织增生及纤维化、门静脉内血栓形成致肝动脉血供代偿性增多有关。这种环形强化带可掩盖残存癌的强化区，从而造成临床漏诊。此外，早期增强CT还可以在动脉期显示消融区周围由于动静脉分流所致的楔形强化区，往往与残存的血供丰富肿瘤组织难以鉴别。其持续时间＞1个月，但范围会逐渐缩小、密度逐渐降低直至消失。与残癌组织鉴别要点亦在于后者在门静脉期及平衡期呈低密度，而前者却仍然呈高或等密度。因此，RFA治疗后1个月或更长时间行增强CT评价疗效较为适宜。

目前，增强CT是评价消融治疗疗效中最常用且较准确的方法，有学者认为它是判断热消融治疗疗效的金标准。但治疗后尤其是治疗后早期（3个月内）增强CT判断治疗效果也会出现漏诊。因此，在临床实际应用中，要结合患者血清肿瘤标志物及其他影像学检查结果，动态观察，对比分析治疗前、后不同时期增强CT表现，进行综合判断。

2. 增强MRI　治疗彻底病灶其MR表现为低信号，如病灶内部有出血、液化坏死，病灶内相应部位会表现为高信号；T1WI上治疗早期（2周内），病灶呈低-高信号不同表现，随后（3~6个月）消融灶呈等-低信号，信号强度比逐渐降低。Gd-DTPA（磁显葡胺）增强扫描，T1WI病灶内无增强，呈低信号。残存肿瘤表现为不规则的灶状或结节影，T1WI上呈低信号，T2WI上呈稍高信号，注射Gd-DTPA后，动脉期轻度至明显强化。在治疗后早期，MRI上也可以见到环绕消融区病灶的异常信号带，T2WI上呈高信号，T1WI上表现为低信号，Gd-DTPA T1WI上表现为环形强化。3个月后环形强化逐渐减弱甚至消失。环形强化的病理基础与增强CT所见一致。

目前，多数学者认为MR在评价肝癌热消融治疗疗效方面具有重要价值。由于凝固性坏死在T2WI上均呈低信号，因而在T2WI上判断凝固性坏死十分可靠。但在实际应用中，MR对于热消融治疗疗效的判定存在着一定的漏诊及误诊率，可能与下列原因有关：①存活肿瘤、出血、液化坏死和炎性细胞的浸润在T2WI上均可表现为高信号，可能会掩盖残癌组织的较高信号；②治疗后早期病灶周边环形强化掩盖残癌强化信号。部分残存癌仅表现为T2WI上紧邻病灶旁的稍高信号，短期内T1WI及Gd-DTPA增强T1WI无可疑信号及强化。MR较CT能更早地识别残癌组织，更好地判断消融范围。增强CT与增强MR判断热消融治疗结果的一致性大约为86%。但是MR价格昂贵，只有在临床结果与CT结果相矛盾或CT结果不明确时，才加行MR检查。

3. 超声　普通超声检查包括灰阶超声、彩色多普勒超声（CDFI）及能量多普勒超声（CDE）。灰阶超声在热消融治疗疗效判断中的作用有限。CDFI及CDE由于对过低速血流或很细小的血流的敏感性有限，因而其评价作用也是有限的。治疗后病灶内部血流信号减少及消失视为治疗有效；病灶内部

373

可见血流信号，尤其是动脉样血流信号，提示有残癌存在；若病灶周边血流信号持续存在且流速不降低甚至增高，应结合CT或MRI检查做出综合判断。

超声造影剂的出现显著提高了超声判断RFA治疗效果的能力。超声造影剂能明显增加超声对组织内血流尤其是低速、细小血流探查的敏感性。文献报道超声造影多普勒血流成像检出小肝癌内及RFA凝固治疗后病灶内血流的敏感性与血管造影、增强CT相当，对判断RFA治疗疗效具有实际的临床应用价值。造影增强能量多普勒血流成像对于治疗后病灶内的血流信号显示率较CDE显著增加，但由于彩色溢出等伪像影响，上述超声造影方法不易直观显示组织微血流灌注。

近年来，低机械指数实时灰阶超声造影开始应用于临床，并显示出很高的临床应用价值。此方法可实时观察病灶微血流灌注信息，加上声学定量分析所示残癌的时间强度曲线特点，能够敏感地探测微小残癌，其能力不亚于增强CT，具有广阔的应用前景（图14-22）。

三维超声的研究显示，该技术可在RFA治疗前获得肿瘤的立体形态、体积及血管的三维空间分布信息，有利于制定合理的治疗方案；治疗中可了解电极的空间位置，有利于准确布放电极，实现精确灭活。

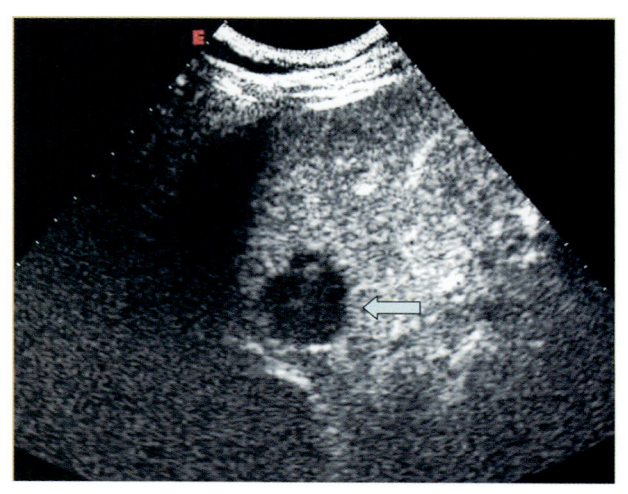

图14-22　消融后超声造影提示病灶局部均变为无灌注区，提示消融完全

二、微波消融治疗肝脏肿瘤

微波消融技术在临床应用已有20多年的历史，首先是作为"微波刀"在手术中对组织进行凝固、止血及切割。上世纪90年代初，日本学者Seki等对"微波刀"进行了改进，使其适于超声引导下经皮穿刺直接凝固杀灭肿瘤组织，开创了超声引导下微波消融治疗肝癌的先河。此后，国内外学者相继报道了这一技术的改进和临床应用。近年来，该技术已受到临床广泛的重视，成为微创治疗肝癌的重要方法之一（图14-23）。

微波是电磁波，微波凝固治疗是将微波能量通过同轴电缆、微波辐射电极导入组织，在电极周围形成辐射场。生物组织内含有大量带电粒子，在外电场的作用下产生振动，与周围其他离子或分子碰撞而产生热，称为生物体的离子加热。同时，生物组织含有大量水分子和蛋白质分子，这类极性分子在微波交变电场中随外加电场的频率而转动，与其相邻分子摩擦产生热，称之为偶极子加热。微波作用在生物组织上产生热量是离子加热与偶极子加热的综合效应，以偶极子加热为主。产热后微波针尖周围的肿瘤组织及部分正常组织受热后不可逆地凝固坏死。

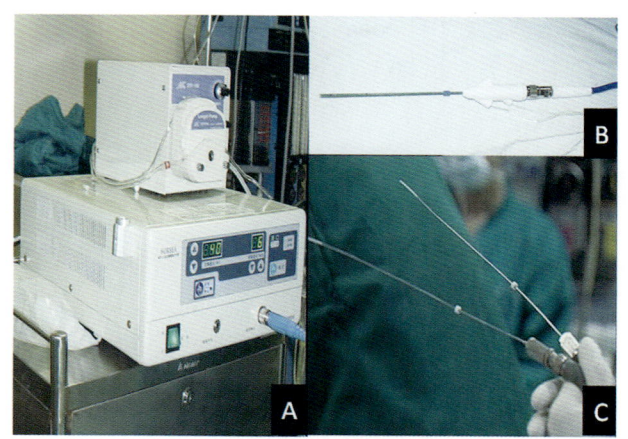

图14-23　微波消融机（A）和微波天线（B、C）

肿瘤血管壁受微波作用后，发生透壁性坏死，内皮细胞崩解，血管内血栓形成，并可导致坏死血

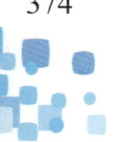

管周围肝组织进一步发生缺血坏死。80 W条件下可阻断直径<5 mm的门静脉、肝静脉及直径<0.7mm的肝动脉血流。阻断血流后，由血流热沉作用带走的能量也相应减少，从而提高肿瘤内部的热量沉积，增加微波消融的功效。

灭活的肿瘤组织可产生热休克蛋白，刺激机体的免疫系统，使局部和全身免疫功能增强，从而限制肿瘤细胞扩散。Zhang等的研究表明，微波消融治疗后，肿瘤和临近肝组织内的免疫细胞明显增加，提示局部免疫功能增强。研究发现，微波治疗后CD4、CD57和CD68局部浸润程度较治疗前显著增加，提示微波凝固治疗肝癌后，局部免疫细胞浸润增加。

（一）适应证及禁忌证

见射频消融章节。

（二）微波发生器

微波由发生器中的磁控管产生，其频率2 450 MHz左右，输出功率10～100 W，常用60W，通过同轴电缆传送到天线末端。天线呈杆状，长度10～30 cm，直径1.6～2.0 mm，常用1.6mm。

（三）术前准备

见射频消融章节。

（四）麻醉与体位

见射频消融章节。

（五）操作方法

见射频消融章节。

（六）操作过程注意事项

操作过程注意事项与射频消融相类似，不同之处在于微波天线的直径相对较粗，容易引起组织出血，应尽量减少穿刺次数。治疗结束后，拔出微波针时应注意烧灼针道止血。此外，在同样功率、同样时间条件下，国内外文献报道的微波凝固范围有较大的差异。其原因之一是仪表板上显示的功率为磁控管输出功率，而各个厂家仪器其微波传输至天线末端内发射导体时所需的传输能量损耗有很大区别，所以最终天线末端发射的微波能量也各有不同。在使用新的微波消融仪治疗患者之前，要先做离体或活体动物实验，以明确不同治疗参数时可得到的凝固坏死灶范围。

（七）术后处理

见射频消融章节。

（八）并发症及处理

1. 皮肤烧伤　治疗过程中天线杆温过高，能造成穿刺引导针与组织粘连，皮肤灼伤。冷循环天线通过天线内外导体间的水循环冷却装置，可有效降低杆温，减少了并发症，患者耐受性也大大增强。局部皮肤烧伤多数3～5天可自行恢复，严重者局部使用清凉剂，出现水疱应避免感染，必要时加用抗生素。

2. 发热、疼痛、肿瘤种植、感染、脏器损伤、血肿和血管损伤、胆管损伤等并发症及处理详见肝癌的射频消融治疗。

（九）疗效及疗效评价

肝癌微波热疗，具有热效率高，凝固范围可靠、疗效确定、副作用小等特点。据国内董宝玮对120例肝癌中的176枚结节施行微波凝固后的临床疗效分析，认为根据影像学、AFP及再活检病理检查等综合指标判断，微波治疗后肝癌肿块完全坏死率可达90%；1、3、5年生存率分别为92.5%、70.1%、67.3%，1、3、5年复发率分别为30.1%、37.2%、46.7%，优于其他肝癌治疗方法；微波热疗能增强全身及癌肿局部的免疫功能；对肝功影响小，全身副作用轻微，无严重并发症发生。

微波消融治疗有效可表现为患者一般状况、自我感觉及受累组织器官功能的改善，但这些指标只能粗略反应治疗效果。主要评价指标应包括肿瘤标记物检测，如AFP，及肝脏影像学检查（具体见肝癌RFA治疗部分）。

第五节　超声-CT/MRI实时虚拟导航在介入性超声中的应用

超声-CT/MRI实时虚拟导航系统是一种全新的影像融合技术，它采用磁定位系统将CT/MRI三维图像与超声图像实时融合对应，利用CT/MRI的图像信息对肝内病灶进行定位，成功地将CT/MRI的良好空间分辨率和超声的良好实时性进行互补，真正做到"眼"（CT/MRI）和"手"（超声）的完美结合，达到优势互补，继而引导超声对病灶，尤其是普通超声无法显示的病灶进行定位、穿刺、治疗及术中即时评估，成为超声介入领域中的研究热点（图14-24至图14-26）。

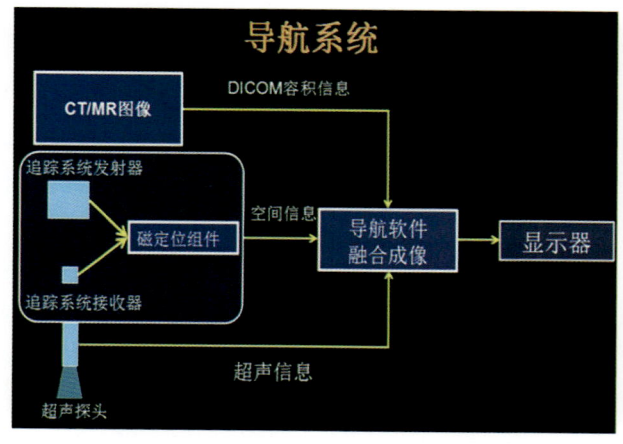

利用磁定位组件，超声和CT/MR图像通过导航软件完成图像融合，再于显示器上同时显示超声和相对应的CT/MR图像

图14-24　导航系统组成示意图

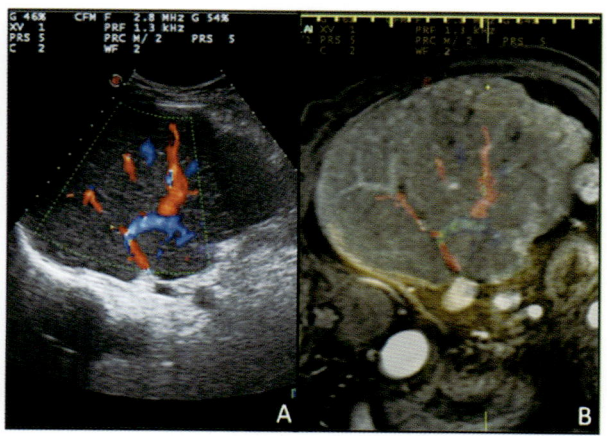

A：彩色超声图；B：超声-CT融合图

图14-25　导航系统界面

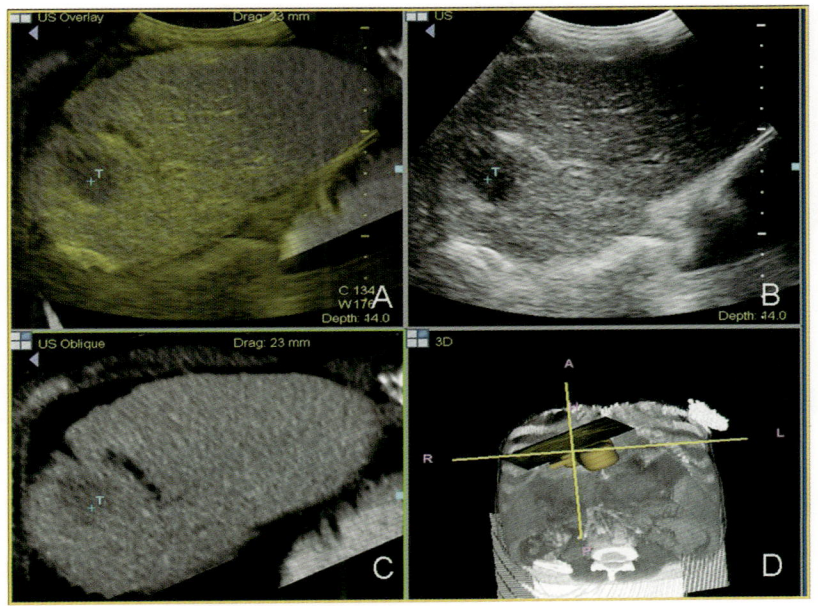

A：超声–CT融合图；B：超声图；C：CT图；D：显示探头的空间位置

图14-26 导航系统界面

一、对常规超声显示不清的病灶进行消融引导

根据术前影像融合系统对常规超声显示不清病灶的定性及定位结果，消融术中可以通过超声–CT/MRI影像融合来确定病灶的位置，亦可联合超声造影再次确认病灶位置，并在实时超声或超声造影的引导下进行穿刺，以保证消融完全覆盖常规超声显示不清的病灶。国内学者刘广健等早在2005年首先利用虚拟导航系统对4例肝癌病灶施行无水酒精消融治疗，其中2个病灶因呈等回声且伴严重肝硬化，致常规超声无法显示，另外2个病灶因分别位于S4、S7近膈肌处，受肺气干扰不能显示或只能部分显示；消融术后1个月行增强CT或MRI进行疗效评估，发现2个病灶消融完全，2个病灶局部残留，分析原因可能与下述因素有关：即时监控不够准确或酒精弥散不均以及导航系统操作不够熟练等。蒋天安等对22例常规超声无法显示但CT或MRI能清晰显示的肝癌病灶，进行导航超声引导下经皮消融治疗，消融术后1个月行增强CT或MRI疗效评估，结果显示20个病灶消融完全，2个病灶局部残留，发生残留的主要原因是：病灶位置过深且位于重要结构附近，为了避开重要结构导致穿刺不够精准。Liu FY等应用影像融合技术对18个常规超声不能显示的肝癌病灶进行消融，经过8～30 min［平均（13.3±5.7）min］影像融合，共17个病灶得到有效消融，技术成功率约94.4%（17/18），术后经过3～12个月（中位数，6个月）追踪随访，全部病例均未发生严重并发症和肿瘤局部进展。徐作峰等采用影像融合引导消融81个常规超声显示困难的肝癌病灶，肿瘤完全消融率为91.6%（74/81），未发生相关并发症。Lee MW等利用超声–CT/MRI影像融合对常规超声显示不清的病灶进行消融，观察该技术对操作者信心的影响，结果显示操作者信心为3.3±0.9。Xu HX等应用影像融合技术对20例肝癌进行消融治疗，分析评价该技术对操作信心、治疗策略及疗效的影响，结果显示16例（80%）有实质性帮助和增强操作信心，其中2例常规超声无法显示的病灶和1例TACE术后残留的病灶得到了准确治疗。上述众多研究表明影像融合导航系统引导肝癌消融治疗是安全有效的，尤其是对于常规超声显示不清的病灶更有价值，值得推广应用（图14-27至图14-29）。

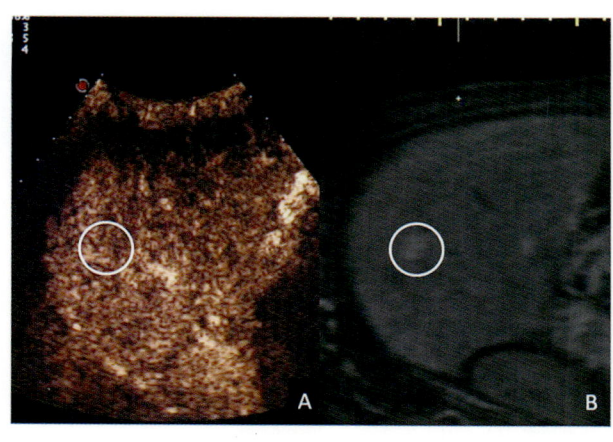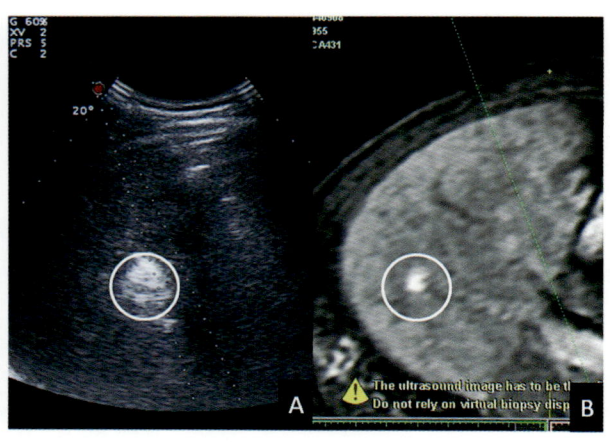

A：超声造影图；B：相应切面的CT图，CT图内圆圈显示病灶位置，但超声造影图像未在相应位置显示病灶

图14-27　导航系统界面

A：超声图；B：相应切面的CT图，CT图内圆圈显示病灶位置，A图显示消融病灶时局部超声图像显示为强回声区

图14-28　导航系统界面

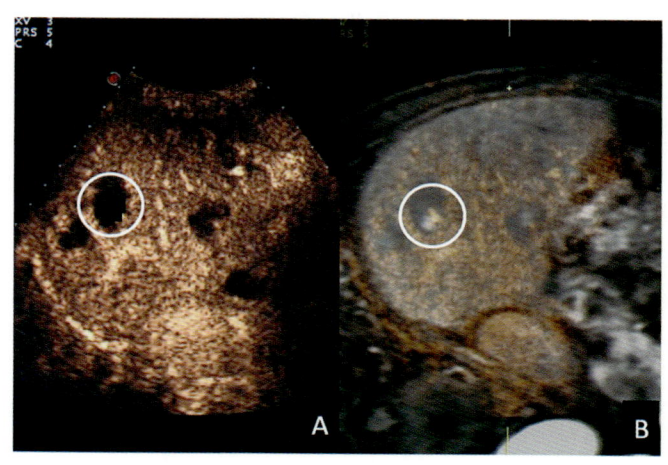

A：消融后超声造影图，圆圈显示消融灶；B：超声造影–CT融合图，其内圆圈显示超声造影显示消融灶范围覆盖CT显示的原病灶范围

图14-29　导航系统界面

二、术中指导大肿瘤消融

　　对于较大或形态不规则的病灶，单针单次消融常无法完全覆盖，如行多针多次消融，则会出现前一针消融所产生的气体影响下一针的布针，容易造成病灶残留或术后复发；再者，残留灶或复发灶一般多为不规则形或沿消融灶边缘不规则分布，增加了再次消融的难度。Chen MH等对大肿瘤采用多点多次重叠消融布针，并利用数学模型计算出三维空间上的合理布针，为用最少布针次数实现对肿瘤最大毁损给出了理论上的指导。但在临床实际应用中，消融计划的制订多基于医师对病灶术前图像的解读，依靠操作者在头脑中重建病灶及其周围解剖结构的三维影像，设计进针路线和安排合理布针，这一过程严重依赖操作者经验，显得不够客观、不够规范且可重复性差，难以达到精准消融的目的。导航计划系统运用多种影像技术的融合和对针尖的追踪显示技术给医生布针提供更多的信息，具体方法：通过CT或MRI容积数据对病灶进行三维重建，将预设的消融范围和（或）安全边界在三维空间

叠加在病灶上，根据计算机重建的病灶形态、范围，模拟布针位置及进针入路，避开大血管和重要结构，指导每一次的布针和监测整个消融过程，确保穿刺的安全性及每次消融范围的有效重叠，最终保证肿瘤整体完全消融。合理的消融计划制定后，术中逐点穿刺布针，进针点和进针路径的选择以及针尖的观察完全依靠导航计划来完成，可不必考虑气体强回声的影响，这为大肿瘤适形消融提供一种全新的治疗方法，摆脱了对操作者经验的依赖。郭昌宇采用虚拟导航技术对38例肝脏恶性肿瘤进行射频消融治疗，通过合理模拟针道设计和实时超声监察，均顺利完成介入操作，无严重并发症发生，其中27例完全消融，随访3～6个月（中位数，4.8个月）无复发；另外11例在复查期内病灶范围未见明显变化，取得了良好的消融效果（图14-30至图14-32）。

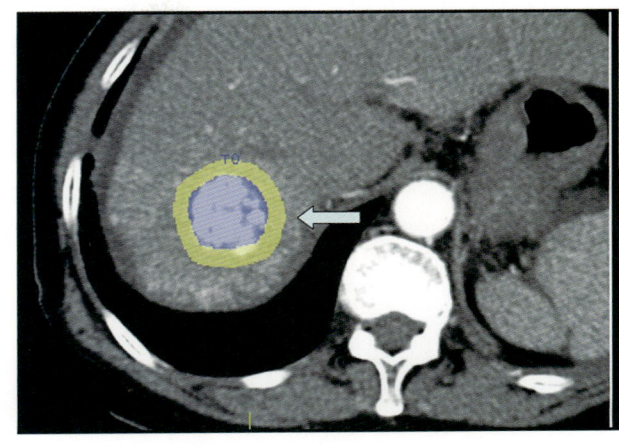

图14-30 在CT图像内用蓝色标出肿瘤范围，同时设定周边5mm消融安全边界的范围，并用黄色标注

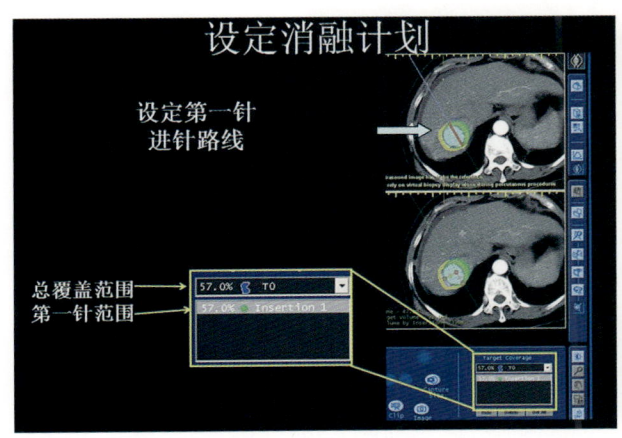

图14-31 系统用绿色代表单针消融范围（箭头所示），并在空间上使用消融范围覆盖肿瘤及消融安全边界范围，以模拟第一针消融，同时系统会给出第一针穿刺所能覆盖病灶的百分比

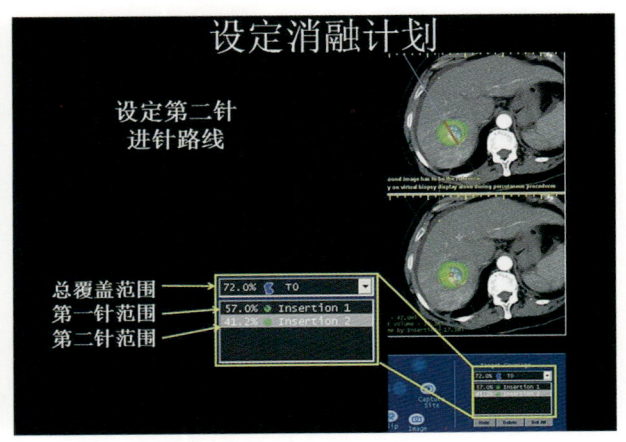

图14-32 模拟第一针穿刺后，再使用第二针的范围覆盖病灶未被消融的部分，系统会给出两针后病灶被覆盖的范围，如未被完全覆盖，继续用第三针直至整个病灶被完全覆盖

三、术中实时监测消融和评价疗效

消融术中准确评估消融灶范围非常重要，可以使肿瘤在一次治疗中获得完全灭活，减少治疗次数和术后局部复发。尽管超声图像在消融过程中能提供实时反馈，但是消融过程中产生的气体掩盖了图像细节，导致常规超声评价疗效价值非常有限。增强CT/MRI一直被认为是评价消融术后局部疗效的金标准，但存在放射性损伤、碘造影剂过敏、价格昂贵以及不能床旁检查等不足，使其在术中即时评估疗效上受到限制。近来，超声造影已经成为一种可以在消融过程中评价局部疗效的手段，而且具有价格低廉、无放射性、可在床旁进行检查的优点，然而由于超声造影很难区分消融后凝固坏死的肿瘤

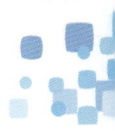

组织和肝组织，且肿瘤原始位置变得难以确定，常给准确评估消融疗效，特别是安全边界带来困难。Lee JY等利用超声-CT影像融合术评估消融安全边界，具体方法：在融合图像上显示肿瘤的最大切面后，分别在肿瘤中心和肿瘤周边12、3、9、6方向标注5个点，相应的超声图像上也出现5个点，消融治疗气体强光团边缘与最近1个点的距离应满足安全边界的要求；利用该方法对24个肿瘤病灶进行了治疗，治疗后增强CT显示仅3个肿瘤未达到安全边界，需要再次消融，4个肿瘤1年后出现局部复发，达到了术中即时评估疗效的目的。但这种方法亦存在一定不足，如安全边界评估是一个三维空间上的问题，而单纯依靠5个点，难以全面地反映安全边界；消融产生的气体强回声只能粗略估计消融范围，而不能作为准确判断安全边界的依据，如在影像融合的基础上联合三维超声造影相信会为术中安全边界的评估带来帮助（图14-33）。

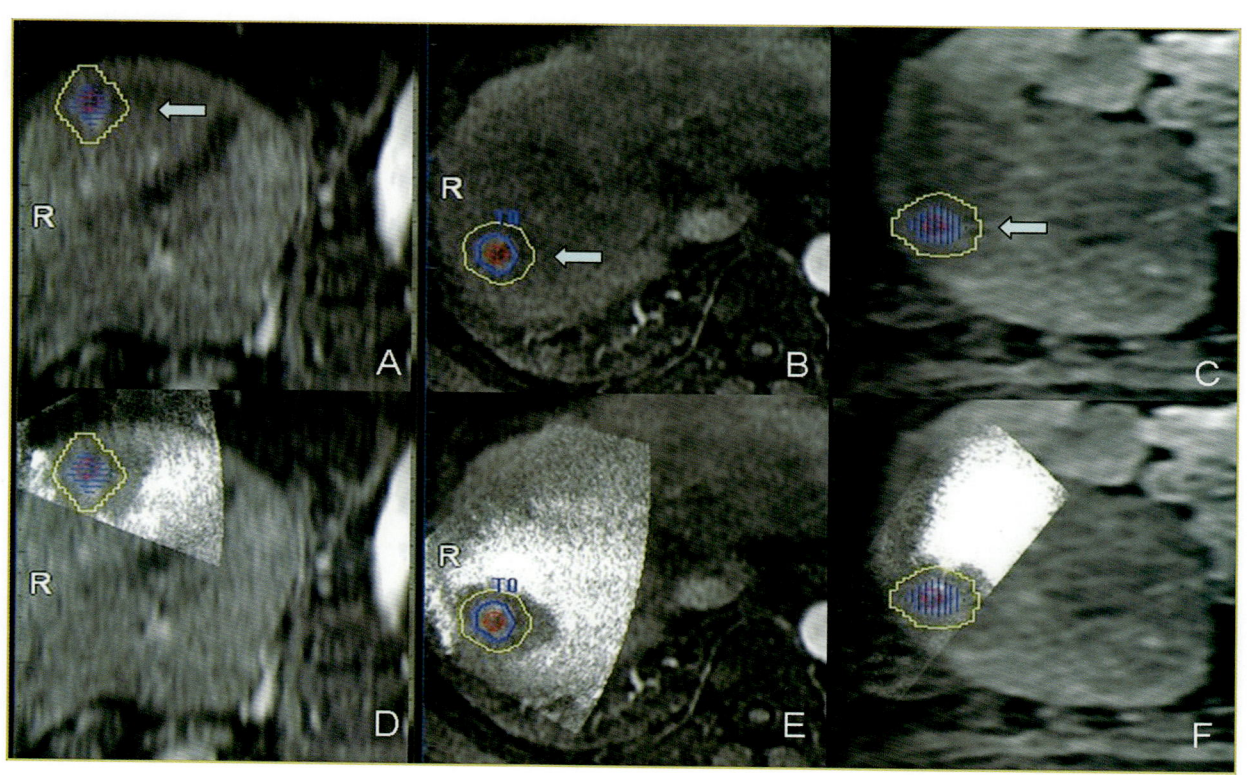

图14-33　A、B、C：消融术前肿瘤的MR图像，其中A、B、C分别是冠状面、横切面和矢状面图像，箭头所指的是肿瘤，用蓝色代表其范围，黄色代表周边5mm消融安全边界的预设范围；D、E、F：消融灶超声造影图像与消融术前肿瘤MR的融合图像，显示消融灶的范围在空间三个切面上均完全覆盖原病灶及周边5mm的消融安全边界

（李　凯）

参 考 文 献

[1] 吕明德，董宝伟. 临床腹部超声诊断与介入超声学[M]. 广州：广东科技出版社，2001.

[2] 郑荣琴，吕明德. 超声造影新技术临床应用[M]. 广州：广东科技出版社，2007.

[3] 张青萍，邓又斌. 超声诊断临床指南[M]. 北京：科学出版社，2005.

[4] 孟悛非. 医学影像学[M]. 北京：高等教育出版社，2009.

[5] 冯开梅. 医学影像设备[M]. 北京：人民卫生出版社，2008.

[6] 周永昌，郭万学. 超声医学[M]. 北京：人民军医出版社，2011.

[7] 张缙熙，姜玉新. 浅表器官及组织超声诊断学[M]. 北京：科学技术出版社，2000.

[8] 严松莉. 乳腺超声与病理[M]. 北京：人民卫生出版社，2009.

[9] 尚克中. 中华影像消化系统卷[M]. 北京：人民卫生出版社，2002.

[10] 吴在德，吴肇汉. 外科学[M]. 北京：人民卫生出版社，2008.

[11] 郭万学. 超声医学[M]. 北京：人民军医出版社，2011.

[12] 刘吉斌. 现代介入性超声诊断与治疗[M]. 北京：科学技术文献出版社，2004.

[13] 张武. 现代超声诊断学[M]. 北京：科学技术文献出版社，2008.

[14] 孙燕，赵平. 临床肿瘤学进展[M]. 北京：中国协和医科大学出版社，2005.

[15] 曹海根，王金锐. 实用腹部超声诊断学[M]. 北京：人民卫生出版社，1994.

[16] 郑芝田. 消化性溃疡病[M]. 北京：人民卫生出版社，1998.

[17] 夏焙，吴瑛. 小儿超声诊断学[M]. 北京：人民卫生出版社，2001.

[18] 周永昌，郭万学. 超声医学[M]. 北京：科学技术文献出版社，2005.

[19] 雷道年. 消化道疾病诊断病理学[M]. 北京：北京大学医学出版社，2008.

[20] 刘学明. 腹部超声诊断学图解[M]. 北京：人民军医出版社，2011.

[21] 胡正详，秦光，刘勇. 病理学[M]. 北京：科学出版社，1992：242–287.

[22] 李治安. 临床超声影像学[M]. 北京：人民卫生出版社，2003.

[23] 黄国英，林其珊，钱蔷英. 小儿临床超声诊断学[M]. 上海：科学出版社，2006.

[24] 陆恩祥，任卫东. 腹部血管超声诊断图谱[M]. 沈阳：辽宁科学技术出版社，2006.

[25] 胡正详，秦光，刘勇. 病理学[M]. 北京：科学出版社，1992.

[26] 张青萍，李泉水. 现代超声显像鉴别诊断学[M]. 南昌：江西科学技术出版社，2000.

[27] 张缙熙. 超声诊断问答[M]. 北京：科学技术文献出版社，2001.

[28] 吴乃森. 腹部超声诊断与鉴别诊断[M]. 北京：科学技术文献出版社，1997.

[29] 徐秋华. 颌部颈部超声动态图鉴[M]. 上海：上海交通大学出版社，2011.

[30] 王纯正，张武. 腹部超声诊断图谱[M]. 沈阳：辽宁科学技术出版社，1996.

[31] 徐智章. 现代腹部超声诊断学[M]. 北京：科学出版社，2001.

[32] 刘瑞，黄怡. 实用胰腺病学[M]. 北京：人民军医出版社，2009.

[33] 赵玉沛. 胰腺病学[M]. 北京：人民卫生出版社，2007.

[34] 王国良，范建高. 临床脾脏病学[M]. 北京：人民卫生出版社，2005.

[35] 曹海根，王金锐. 实用腹部超声诊断学[M]. 北京：人民卫生出版社，2006.

381

[36] 唐杰，温朝阳. 腹部和外周血管彩色多普勒诊断学[M]. 北京：人民卫生出版社，2007.

[37] 李治安，勇强. 血管疾病超声诊断图谱[M]. 北京：科学技术文献出版社，2004.

[38] 胡向东，何文. 超声弹性成像技术临床应用现状[J]. 中华临床医师杂志（电子版），2010，4（12）：2364-2369.

[39] 周霞，李泉水，张家庭，等. 超声显像鉴别甲状腺癌结节的价值[J]. 中国医学影像技术，2009，25（2）：128-132.

[40] 龙丽娟，胡蓉，邵波，等. 超声探测钙化灶在甲状腺结节诊断中的临床价值[J]. 中国医学影像学杂志，2009，17（4）：286-288.

[41] 傅先水，逯彦飞. 颈部囊状淋巴管瘤的超声诊断[J]. 中华超声影像学杂志，2002，11（7）：413-415.

[42] 牛丽娟，郝玉芝. 颈动脉体瘤的超声诊断[J]. 中华肿瘤杂志，2002，24（5）：488-490.

[43] 徐秋华，燕山. 颈部淋巴结结核的超声诊断研究[J]. 中国超声诊断杂志，2006，7（6）：403-405.

[44] 俞清，袁锦芳. 超声对颈部神经鞘瘤诊断及鉴别诊断的价值[J]. 中国医学影像技术，2003，19（1）：27-28.

[45] 李娜，朱庆莉，姜玉新，等. 乳腺导管内原位癌的超声表现与病理相关性[J]. 中国医学影像技术，2011，27（6）：1150-1154.

[46] 富丽娜，王怡，黄咏红，等. 乳腺实质性导管内乳头状瘤的超声特征[J]. 中国医学影像技术，2010，26（8）：1481-1484.

[47] 智慧，罗葆明，欧冰，等. 超声弹性成像、二维超声及钼靶X线诊断早期乳腺癌的对照研究[C]. //第二届全国乳腺影像诊断与技术应用研讨会暨学习班论文汇编. 青岛：青岛出版社，2007：49-51.

[48] 周辉红，徐秋华，燕山. 乳腺导管内癌的超声研究[J]. 中国超声医学杂志，2008（4）：367-369.

[49] 吴丽足，林礼务，何以牧，等. 高频彩色多普勒超声在乳腺髓样癌与腺纤维瘤鉴别诊断中的价值[J]. 中国超声医学杂志，2009，25（8）：738-741.

[50] 苏莉，梁萍，董宝玮，等. 乳腺髓样癌的超声诊断及其病理基础[J]. 中华超声影像学杂志，2001（6）：41-43.

[51] 罗葆明，欧冰，冯霞，等. 乳腺疾病实时组织弹性成像与病理对照的初步探讨[J]. 中国超声医学杂志，2005，21（9）：662-664.

[52] 李俊来，苏莉，于德江，等. 超声引导经皮穿刺活检对乳腺占位性病变的诊断价值[J]. 中国医学影像技术，2006，22（8）：1230-1232.

[53] 郑敏，陈聪，张伟，等. B型超声引导下龙胆紫穿刺定位行乳腺小肿瘤切除[J]. 中华普通外科杂志，2004，19（6）：378.

[54] 罗葆明，欧冰，智慧，等. 改良超声弹性成像评分标准在乳腺肿块鉴别诊断中的价值[J]. 现代临床医学生物工程学杂志，2006，12（5）：396-398.

[55] 赵东兵，冯晓莉，吴健雄，等. 乳腺叶状肿瘤和巨纤维腺瘤的临床病理特征——附89例临床分析[J]. 肿瘤防治研究，2004，31（4）：231-233.

[56] 陈绮璐，汤庆，廖海星，等. 乳腺叶状肿瘤的超声表现及病理对照[J]. 广州医学院学报，2011，39（3）：31-35.

[57] 黄渊金，肖莹，廖锦堂，等. 乳腺结核的超声诊断与分型[J]. 中国超声医学杂志，2000，16（10）：782-784.

[58] 李文秀，唐杰，吕发勤，等. 超声造影引导肝脾脏外伤的微创止血治疗[J]. 中国医学影像技术，2008，24（6）：908-911.

[59] 梁峭嵘，梁彤，石星，等. 造影增强超声对肝脾外伤的诊断价值[J]. 中华超声影像学杂志，2005，14（12）：908-910.

[60] 梁峭嵘，梁彤，黄春燕，等. 超声造影在肝脏外伤鉴别诊断中的应用价值[J]. 中国超声医学杂志. 2006，22（10）：760-763.

[61] 刘栋文，青建芳. 延迟性和隐匿性脾破裂超声影像34例分析[J]. 中国误诊学杂志. 2005，5（12）：2319-2320.

[62] 霍敏中，梁彤. 超声造影在脾脏外伤鉴别诊断中的价值[J]. 临床超声医学杂志，2010，12（5）：348-349.

[63] 郑瑜，陈定章，朱亚莉，等. 超声对胰腺损伤的诊断价值[J]. 中国超声医学杂志，2007，23（7）：549-551.

[64] 刘震杰，沈来根. 胰腺假性囊肿的治疗现状及进展[J]. 国际外科学杂志，2006，33（3）：189-192.

[65] 宋青，罗渝昆，吕发勤，等. 超声造影对急性胰腺断裂伤分级与手术结果对照实验研究[J]. 中国超声医学杂志，2010，26（10）：876-878.

[66] 梁彤，梁峭嵘，石星，等. 超声造影对肾脏外伤诊断价值的探讨[J]. 中国医学影像技术，2006，22（2）：193-195.

[67] 梁彤，梁峭嵘，张惠琴，等. 超声造影在肾脏外伤分级诊断中的应用价值[J]. 中华医学超声杂志（电子版），2007，4（6）：363-365.

[68] 梁彤，任杰，梁峭嵘，等. 肾脏外伤的超声造影分级与预后评估[J]. 中国医学影像技术，2009，25（8）：1458-1460.

[69] 崔伟珍，陈焕伟，甄作均，等. 超声引导经皮穿刺置管引流治疗腹腔脓肿[J]. 临床超声医学杂志，2007，9（10）：626-627.

[70] 崔立刚，王金锐，李磊，等. 腹股沟斜疝与直疝的超声鉴别诊断[J/CD]. 中华医学超声杂志（电子版），2009，6（1）：49-53.

[71] 赵敏，许亮，王蓓，等. 超声对原发性肠系膜肿瘤的诊断价值[J]. 中国超声诊断杂志，2005，6（7）：508-509.

[72] 项飞翔，黄幼珍，谢明星，等. 腹膜间皮瘤的超声诊断价值[J]. 中国超声诊断杂志，2004，5（2）：105-107.

[73] 苗立英，吕国荣，贾建文，等. 原发性十二指肠恶性肿瘤17例超声检查分析[J]. 中华物理医学杂志，1991，13（3）：145.

[74] 苗立英，张武，刘普玲，等. 消化道穿孔超声检查临床应用的评价[J]. 中国医学影像技术，1998，14：280-282.

[75] 郭心璋. 胃窗-85超声显像剂在胃疾病超声诊断中的应用[J]. 中华医学杂志，1988，68（5）：288.

[76] 郭心璋. 十二指肠病变的超声诊断研究[J]. 中国医学影像技术，1992，8（增刊）：68.

[77] 郭心璋，张武. 口服胃肠超声造影的临床应用[J]. 中华医学超声杂志（电子版），2010，7（3）：4-8.

[78] 郭心璋等. 胃及十二指肠超声显像剂的检查方法[J]. 中国医学影像技术，1995，11（1）：56.

[79] 黄品同，李艳萍，薛念余，等. 超声造影对进展期胃癌肝转移的评价[J]. 中华超声影像学杂志，2009，18（10）：840-842.

[80] 黄品同，杨勇明，黄福光，等. 胃癌超声双重造影增强强度与微血管密度的相关性研究[J]. 中国超声医学杂志，2008，24（3）：257-259.

[81] 黄品同，李艳萍，赵雅萍，等. 超声双重造影对胃癌术前T分期的价值[J]. 中华超声影像学杂志，2008，17（1）：33-36.

[82] 马忠武，周美树，朱小敏，等. 胃超声造影剂的临床应用研究[J]. 武警医学，2003，14（2）：85-87.

[83] 陈顺平，胡元平，陈丽霞. 急性肠系膜血栓形成的超声诊断[J]. 中国基层医药杂志，2011，19（19）：2601-2602.

[84] 胡静丽. 彩色多普勒超声对肠系膜病的超声诊断应用[J]. 长治医学学报，2011，25（3）：217-218.

[85] 于柏江. 门静脉和肠系膜上静脉血栓形成的彩色超声诊断[J]. 中国医疗前沿，2010，5（5）：68.

[86] 卫生部医政司. 结直肠癌诊疗规范（2010年版）[J]. 中华胃肠外科杂志，2010，13（11）：865-875.

[87] 汪建平，杨祖立，王磊，等. 结直肠癌临床病理特征与预后的多因素回归分析[J]. 中华肿瘤杂志，2003，25

（1）：59-61.

[88] 徐海涛，于志伟，邢军，等. 简化大肠癌大体类型的临床意义[J]. 中华肿瘤杂志，2009，31（5）：380-383.

[89] 戚菊莉. 二维及彩色多普勒超声对结肠癌的诊断价值分析[J]. 中国辐射卫生，2011，20（2）：251-252.

[90] 林晓东，林礼务，吴丽足，等. 端扫式直肠探头探测直肠癌的诊断价值[J]. 中华超声影像学杂志，2006，15（11）：820-823.

[91] 徐栋，鞠海星，钱超文，等. 腔内超声与螺旋CT对直肠癌术前分期与术后病理对比的研究[J]. 中华超声影像学杂志，2008，17（8）：697-700.

[92] 廖盛日，陈敏华，戴莹，等. 经直肠超声在早期直肠癌诊断中应用初步探讨[J]. 中华外科杂志，2008，46（18）：1382-1385.

[93] 王竹，徐辉雄，谢晓燕，等. 肝血管平滑肌脂肪瘤的超声造影表现[J]. 中华超声影像学杂志，2009，18（6）：499-502.

[94] 敖建阳，蒋天安，翁慧芳，等. 肝血管平滑肌脂肪瘤超声分型的诊断研究[J]. 中华超声影像学杂志，2008，17（9）：824-825.

[95] 王文平，徐智章. 肝脏炎性假瘤的多普勒超声和灰阶超声诊断[J]. 中华超声影像学杂志，1995，4（4）：145-147.

[96] 莫国强，潘敏强，刘学明. 肝脏炎性假瘤的声像图表现及随访观察[J]. 中国超声医学杂志，2003，19（1）：57-59.

[97] 陈燕，蒋天安，敖建阳，等. 超声造影在肝脏炎性假瘤诊断中的临床价值探讨[J]. 浙江大学学报（医学版），2010，39（6）：634-637.

[98] 周晓军，张泰和. 肝脏实质良性结节性病变[J]. 诊断病理学杂志，1995，2：230.

[99] 陈军，张辉，郑荣琴，等. 肝外胆管癌超声造影的诊断价值[J]. 中国超声诊断杂志，2006，7（10）：735-738.

[101] 袁海燕，王文平，丁红，等. 实时超声造影对胆囊良恶性病变鉴别诊断的价值[J]. 中华超声影像学杂志，2007，16（5）：412-415.

[102] 徐作峰，谢晓燕，吕明德，等. 胆囊疾病的超声造影诊断研究[J]. 中华超声影像学杂志，2007，16（3）：236-238.

[103] 任杰，廖梅，王平，等. 超声造影检测移植肝肝门部胆管微循环的可行性研究[J]. 中华超声影像学杂志，2010，19（7）：580-582.

[104] 李凯，袁树芳，郑荣琴，等. 虚拟导航超声造影与常规超声造影定位检测肝局灶性病变的比较[J]. 中华超声影像学杂志，2011，40：390-392.

[105] 任杰，许尔蛟，廖梅，等. 移植肝胆管并发症与正常胆管的超声造影增强特点比较[J]. 中华超声影像学杂志，2012，21（11）：961-964.

[106] 吕明德. 胰腺和脾脏外科疾病的超声诊断[J]. 中国实用外科杂志，2001，3（11）：190-191.

[107] 严昆，戴莹，王艳滨，等. 超声造影对胰腺占位病变的诊断应用价值[J]. 中华超声影像学杂志，2006，5（15）：361-364.

[108] 谢晓燕. 超声内镜和超声造影在胰腺局灶性病变诊断中的应用[J]. 中华医学超声杂志（电子版），2011，8（7）：1402-1407.

[109] 于晓玲，梁萍，董宝玮，等. 超声造影诊断胰腺局灶性病变的诊断价值[J]. 中国医学影像学杂志，2008，16（3）：170-173.

[110] 唐少珊，王丹，高金梅，等. 胰腺实性假乳头状瘤的超声及超声造影表现[J]. 中国医学影像技术，2009，25（9）：1635-1637.

[111] 甘科红，王煜，丛淑珍. 超声造影在脾脏血管瘤诊断中的应用[J]. 实用医学杂志，2007，23（24）：3910-3911.

[112] 赵月环，王秀荣. 脾脏肿瘤的超声诊断[J]. 中华肿瘤防治杂志，2007，14（6）：457-458.

[113] 周畅，谢汉波，平祖衡，等. 原发性脾脏肿瘤的超声诊断[J]. 临床超声医学杂志，2006，8（5）：282-284.

[114] 李静，张改英，李爱民，等. 非霍奇金淋巴瘤的超声诊断[J]. 上海医学影像，2005，14（2）：112-113，139.

[115] 黄安茜，许亮，包凌云，等. 48例脾脏恶性淋巴瘤的超声回顾性分析[J]. 医学影像学杂志，2010，20（6）：854-855.

[116] 于杰，于晓玲，梁萍，等. 实时超声造影技术在脾脏局灶性病变诊断中的应用[J]. 中国医疗设备，2009，24（11）：5-9.

[117] 郑笑娟，王洪梅，杨序春，等. 超声造影与CT在非霍奇金淋巴瘤脾脏浸润灶诊断中的比较[J]. 中国超声医学杂志，2008，24（9）：824-827.

[118] 王晖，高永艳，石文媛，等. 脾脏低回声病变的超声造影诊断[J]. 中国医学影像学杂志，2007，15（5）：328-331.

[119] 阳红艳，许乙凯，吴元魁，等. 脾脏转移性肿瘤的影像学特征分析与探讨[J]. 临床放射学杂志，2008，27（3）：343-346.

[120] 霍苓，陈敏华，严昆，等. 胆囊旁肝肿瘤RFA治疗附加方法及疗效[J]. 中华超声影像学杂志，2005，14：437-440.

[121] 吕明德，徐辉雄，匡铭，等. 改良微波消融技术治疗肝癌的研究[J]. 中国实用外科杂志，2004，24：678-680.

[122] 刘全达，马宽生，何振平，等. 射频消融治疗继发性脾肿大脾亢可行性和安全性的实验研究[J]. 中华外科杂志，2003，40：299-302.

[123] Carol M，Rumack FacR，Stephanie R，et al. Willian Charboneau. Diagnostic Ultrasound [M]. Singapore：Elsevier，2007.

[124] Kawasoe H，Eguchi Y，Mizuta T，et al. Radiofrequency ablation with the real-time virtual sonography system for treating hepatocellular carcinoma difficult to detect by ultrasonography[J]. J Clin Biochem Nutr，2007，40：66-72.

[125] Mukherjee A，Parvaiz A，Cecil TD，et al. Pseudomyxoma peritonei usually originates from the appendix：a review of evidence[J]. Eur J Gynaecol Oncol，2004，25（4）：411-444.

[126] Tsai CJ. Ultrasound feaures of disseminated adenomucinosis（pseudomyxoma）[J]. Br J Radiol，1998，71（845）：564-566.

[126] D'Onofrio M，Gallotti A，Principe F，et al. Contrast-enhanced ultrasound of the pancreas[J]. World J Radiol，2010，2（3）：97-102.

[127] Sakamoto H，Kitano M，Komaki T，et al. Small invasive ductal carcinoma of the pancreas distinct from branch duct intraductal papillary mucinous neoplasm[J]. World J Gastroenterol，2009，15（43）：5489-5492.

[128] Dorffel Y，Wermke W. Neuroendocrine tumors：characterization with contrast-enhanced ultrasonography[J]. Ultraschall Med，2008，29（5）：506-514.

[129] Faccioli N，Crippa S，Bassi C，et al. Contrast-enhanced ultrasonography of the pancreas[J]. Pancreatology，2009，9（5）：560-566.

[130] D'Onofrio M，Malago R，Vecchiato F，et al. Contrast-enhanced ultrasonography of small solid pseudopapillary tumors of the

pancreas： enhancement pattern and pathologic correlation of 2 cases [J]. J Ultrasound Med，2005，24（6）：849-854.

[131] D'Onofrio M，Caffarri S，Zamboni G，et al. Contrast-enhanced ultrasonography in the characterization of pancreatic mucinous cystadenoma[J]. J Ultrasound Med，2004，23（8）：1125-1129.

[132] Xu M，Xie XY，Liu GJ，et al. The application value of contrast-enhanced ultrasound in the differential diagnosis of pancreatic solid-cystic lesions[J]. Eur J Radiol，2012，81（7）：1432-1437.

[133] Brox A，Bishinsky JI，Berry G. Primary non-Hodgkin lymphoma of the spleen[J]. Am J Hematol，1991，38（2）：95-100.

[134] Dachman AH，Buck JL，Krishnan J，et al. Primary non-Hodgkin's splenic lymphoma[J]. Clin Radiol，1998，53（2）：623-624.

[135] Poon RT，Ng KK，Lam CM et al. Radiofrequency ablation for subcapsular hepatocellular carcinoma[J]. Ann Surg Oncol，2004，11：281-289.

[136] Yamakado K，Nakatsuka A，Akeboshi M，et al. Percutaneous radiofrequency ablation of liver neoplasms adjacent to the gastrointestinal tract after balloon catheter interposition[J]. J Vasc Interv Radiol，2003，14：1183-1186.

[137] Elias D，Sideris L，Pocard M，et al. Intraductal cooling of the main bile ducts during radiofrequency ablation prevents biliary stenosis[J]. J Am Coil Surg，2004，198：717-721.

[138] Lieberman S，Goldin E，Loterm M，et al. Irrigation of the bile ducts with chilled saline during percutaneous radiofrequency ablation of a hepatic ocular melanoma metastasis[J]. Am J Roentgenol，2004，183：596-598.

[139] Mulier S，Mulier P，Ni Y，et al. Complications of radiofrequency coagulation of liver tumours[J]. Br J Surg，2002，89：1206-1222.

[140] Livraghi T，Solbiati L，Meloni MF，et al. Treatment of focal liver tumors with percutaneous radio-frequency ablation： complications encountered in a multicenter study[J]. Radiology，2003，226：441-451.

[141] Vivarelli M，Guglielmi A，Ruzzenente A，et al. Surgical resection versus percutaneous radiofrequency ablation in the treatment of hepatocellular carcinoma on cirrhotic liver[J]. Ann Surg，2004，240：102-107.

[142] Zhang J，Dong B，Hang P，et al. Significance of changes in local immunity in patients with hepatocellular carcinoma after percutaneous microwave coagulation therapy[J]. Chin Med J，2002，115：1367-1371.

[143] Liang P，Dong BW，Yu XL，et al. Computer-aided dynamic simulation of microwave-induced thermal distribtion in coagulation of liver cancer[J]. IEEE Trans Biomed Eng，2001，48：821.

[144] Goldberg SN，Grassi CJ，Cardella JF，et al. Image-guided tumor ablation： standardization of terminology and reporting criteria[J]. J Vasc Interv Radiol，2009，20Suppl：S377-390.

[145] Yamamuro M，Kusaka K，Kato M，et al. Celiac plexus block in cancer pain management[J]. Tohoku J Exp Med，2000，192：1218.

[146] Matsui Y，Nakagama A，Kamiyama Y，et al. Selective thermocoagulation of unresectable pancreatic cancers by using radiofrequency capacitive heating[J]. Pancreas，2000，20：14-20.

[147] Chang KJ，Nguyen PT，Thompson JA，et al. Phase I clinical trial of allogeneic mixed lymphocyte culture （cytoimplant） delivered by endoscopic ultrasound-guided fine needle injection in patients with advanced pancreatic carcinoma[J]. Cancer，2000，88：1325-1335.

[148] Minami Y，Kudo M，Chung H，et al. Percutaneous radiofrequency ablation of sonographically unidentifiable liver tumors. Feasibility and usefulness of a novel guiding technique with an integrated system of computed tomography and sonographic images[J]. Oncology，2007，72Suppl 1：111-116.

[149] Hoi-Hung Chan，Norman Shizuaki Nishioka，Mari Mino，et al. EUS-guided photodynamic therapy of the pancreas：

a pilot study[J]. Gastrointestinal endoscopy, 2004, 59: 95-99.

[150] Wray CJ, Ahmad SA, Matthews JB, et al. Surgery for pancreatic cancer: recent controversies and current practice[J]. Gastroen-terology, 2005, 128: 1626-1641.

[151] Wood BJ, Bates S. Radiofrequency thermal ablation of a splenic metastasis[J]. J Vasc Interv Radiol, 2001, 12: 261-263.

[152] Koda M, Ueki M, Maeda Y, et al. Percutaneous sonographically guided radiofrequency ablation with artificial pleural effusion for hepatocellular carcinoma located under the diaphragm. [J]. Am J Roentgenol, 2004, 183: 583-588.

[153] Thomson BN, Parks RW, Redhead DN, et al. Refining the role of laparoscopy and laparoscopic ultrasound in the staging of presumed pancreatic head and ampullary tumours[J]. Br J Cancer, 2006, 94: 213-217.

[154] Kann PH, Wirkus B, Keth A, et al. Pitfalls in endosono-graphic imaging of suspected insulinomas: pancreatic nodules of unknown dignity[J]. Eur J Endocrinol, 2003, 148: 531-534.

[155] Kann PH, Ivan D, Pfutzner A, et al. Preoperative diagnosis of insulinoma: low body mass index, young age, and female gender are associated with negative imaging by endoscopic ultrasound[J]. Eur J Endocrinol, 2007, 157: 209-213.

[156] Jaroszewski DE, Schlinkert RT, Thompson GB, et al. Laparoscopic localization and resection of insulinomas[J]. Arch Saurg, 2004, 139: 270-274.

[157] Wakelin SJ, Deans C, Crofts TJ, et al. A comparison of computerized tomography, laparoscopic ultrasound and endoscopic ultrasound in the preoperative staging of oesophago-gastric carcinoma[J]. Eur J Radiol, 2002, 41: 161-167.

[158] Santambrogio R, Montorsi M, Schubert L, et al. Laparoscopic ultrasound-guided resection of gastric submucosal tumors[J]. Surg Endosc, 2006, 20: 1305-1307.

[159] Hyung WJ, Lim JS, Cheong JH, et al. Tumor localization using laparoscopic ultrasound for a small submucosal tumors[J]. J Surg Oncol, 2004, 86: 164-166.

[160] Hyung WJ, Lim JS, Cheong JH, et al. Laparoscopic resection of a huge intraluminal gastric submucosal tumor located in the anterior wall: eversion method[J]. Surg Oncol, 2005, 89: 95-98.

[161] Solbiati L, Goldberg SN, Ierace T, et al. Radiofrequency ablation of hepatic metastasis: postprocedural assessment with a US microbubble contrast agent-early experience[J]. Radiology, 1999, 211: 643-649.

[162] Ewertsen C, Grossjohann HS, Nielsen KR, et al. Biopsy guided by real-time sonography fused with MRI: a phantom study[J]. AJR, 2008, 190: 1671-1674.

[163] Jung EM, Schreyer AG, Schacherer D, et al. New real-time image fusion technique for characterization of tumor vascularization and tumor perfusion of liver tumors with contrast-enhanced ultrasound, spiral CT or MRI: first results[J]. Clin Hemorheol Microcirc, 2009, 43: 57-69.

[164] Ewertsen C, Henriksen BM, Torp-Pedersen S, et al. Characterization by biopsy or CEUS of liver lesions guided by image fusion between ultrasonography and CT, PET/CT or MRI[J]. Ultraschall Med, 2011, 32: 191-197.